AF267956

LA PRATIQUE

DES

MALADIES DES FEMMES

PAR

Th. A. EMMET

CHIRURGIEN DE L'HÔPITAL DES FEMMES DE NEW-YORK
ANCIEN PRÉSIDENT DE LA SOCIÉTÉ GYNÉCOLOGIQUE AMÉRICAINE
ET DE LA SOCIÉTÉ OBSTÉTRICALE DE NEW-YORK, ETC.

OUVRAGE TRADUIT SUR LA TROISIÈME ÉDITION ET ANNOTÉ

PAR

Adolphe OLIVIER

Ancien interne des Hôpitaux et de la Maternité de Paris
Secrétaire annuel adjoint de la Société obstétricale et gynécologique de Paris, etc.

AVEC UNE PRÉFACE

PAR

M. LE Professeur U. TRÉLAT

Avec 220 figures intercalées dans le texte

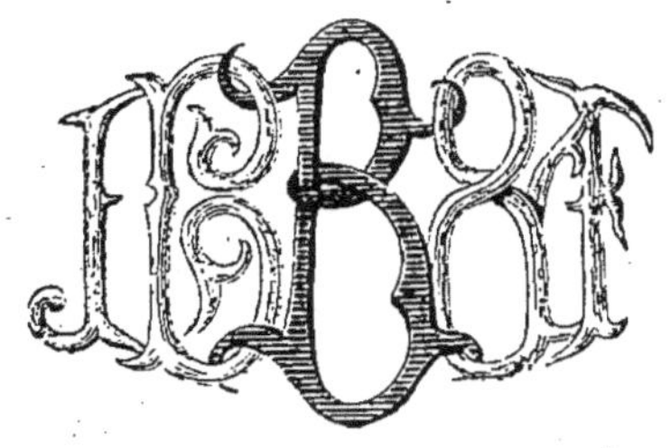

PARIS

LIBRAIRIE J.-B. BAILLIÈRE ET FILS
19, RUE HAUTEFEUILLE, PRÈS DU BOULEVARD SAINT-GERMAIN

1887

LA PRATIQUE

DES

MALADIES DES FEMMES

LA PRATIQUE

DES

MALADIES DES FEMMES

PAR

Th. A. EMMET

CHIRURGIEN DE L'HÔPITAL DES FEMMES DE NEW-YORK
ANCIEN PRÉSIDENT DE LA SOCIÉTÉ GYNÉCOLOGIQUE AMÉRICAINE
ET DE LA SOCIÉTÉ OBSTÉTRICALE DE NEW-YORK, ETC.

OUVRAGE TRADUIT SUR LA TROISIÈME ÉDITION ET ANNOTÉ

PAR

Adolphe OLIVIER

Ancien interne des Hôpitaux et de la Maternité de Paris
Secrétaire annuel adjoint de la Société obstétricale et gynécologique de Paris, etc.

AVEC UNE PRÉFACE

PAR

M. LE PROFESSEUR U. TRÉLAT

Avec 220 figures intercalées dans le texte

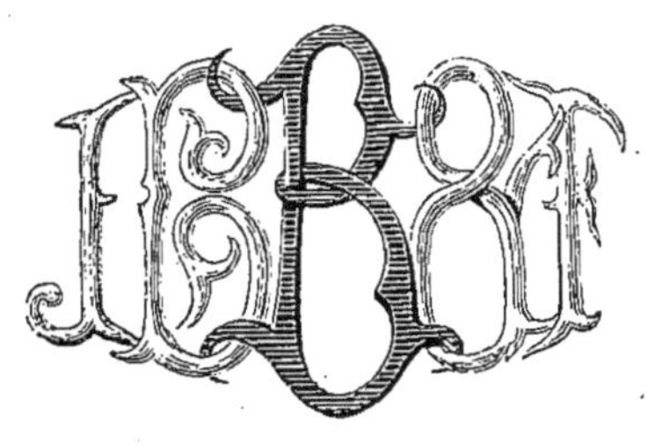

PARIS

LIBRAIRIE J.-B. BAILLIÈRE ET FILS

19, RUE HAUTEFEUILLE, PRÈS DU BOULEVARD SAINT-GERMAIN

1887

PRÉFACE

La *Pratique des Maladies des Femmes* d'Emmet, dont nous présentons la traduction au public, est l'une des expressions d'un besoin fortement ressenti dans notre pays et surtout accusé depuis dix ans.

C'est un changement de voie très heureux et très profitable, qui s'exécute en France dans les études et la pratique de la gynécologie.

Cette partie de la science a toujours été en honneur parmi nous. Elle a été particulièrement cultivée de 1840 à 1860 ou 1865, mais à cette époque, c'étaient les médecins qui dirigeaient la pratique Ce sont les livres d'Aran, Nonat, Alfred Becquerel, Bernutz qui tenaient la scène. Alors se produisait un singulier partage Les accoucheurs restaient confinés dans l'obstétrique proprement dite ; les chirurgiens intervenaient dans quelques cas d'évidente nécessité opératoire ; les médecins négligeaient ces derniers cas ; ils ne s'occupaient guère de la périnéorraphie, des fistules vésico-vaginales, ni des polypes et fibromes utérins, et réservaient toute leur attention pour l'utérus et surtout pour ses altérations accessibles au doigt et à l'œil.

Les questions doctrinales tenaient alors une large place. L'engorgement, la fluxion, la congestion; l'inflammation, l'ulcération étaient l'objet d'interminables chapitres, et, suivant le choix ou la doctrine de l'auteur, la médication générale devenait anodine, révulsive, expectante ou antiphlogistique.

Ces trois domaines circonscrits et limités : l'obstétrical, le chirurgical et le médical, n'empiétaient guère les uns sur les autres, et au dehors d'eux s'étendaient de larges confins inexplorés et inconnus.

Il n'y a pas bien longtemps qu'Aran écrivait que les maladies utérines ne devraient pas sortir du domaine de la médecine et que pour elles, l'intervention chirurgicale devait être réduite aux proportions les plus simples et les plus élémentaires. Longtemps encore après lui on poussait les hauts cris au sujet de l'emploi des pessaires contre les déviations de l'utérus et, à l'occasion de quelques petites opérations proposées contre certaines malformations utérines, les mêmes auteurs se signaient d'horreur. Est-ce que c'est, disaient-ils, un parti pris de traiter toutes les maladies utérines par des opérations chirurgicales ? Si cette calamité doit arriver, que le ciel en préserve notre pays !

Hélas, notre pays n'a été que trop préservé de cette enviable calamité ! C'est hors de lui que se sont accomplis les grands progrès de la gynécologie, et ces progrès sont presque tous d'ordre chirurgical. Douloureuse, mais nécessaire constatation !

Aujourd'hui nous sommes sortis de cette torpeur. Il se passe pour la gynécologie ce qui s'est produit il y a quinze ans pour l'ophtalmologie. Il y a comme un besoin d'invasion de la chirurgie et de l'obstétrique sur le terrain jusqu'ici trop médical des maladies des femmes. Cette mêlée un peu confuse sera féconde dès qu'elle se sera éclaircie.

Les maladies de l'appareil génital de la femme reconnaissent des origines diverses. Elles sont congénitales, diathésiques, obstétricales et dyscrasiques, exceptionnellement traumatiques.

L'influence des diathèses ou mieux des prédispositions constitutionnelles, les complications, les conséquences éloignées et indirectes des affections génitales, appartiennent à la médecine. Elle est là sur son terrain de prévision, de prévention et de traitement général.

En dehors de la grossesse et de l'accouchement, l'obstétrique doit revendiquer tout ce qui se réfère aux troubles des fonctions menstruelles, à ceux de l'involution utérine, aux inflammations post-puerpérales.

C'est à la chirurgie que reviennent toutes les opérations de diérèse, d'exérèse ou de synthèse qui se pratiquent sur les organes génitaux externes et internes de la femme.

Il se peut qu'un accoucheur soit ou devienne chirurgien, de même qu'il se peut qu'un chirurgien devienne accoucheur. Mais cette fusion est rare. La technique chirurgicale moderne est considérable; elle l emande un long et constant apprentissage, et ne peut s'improviser.

Au point de vue de la pathologie, il y a grand avantage à ce que le gynécologiste connaisse à fond les processus puerpéraux et post-puerpéraux, source de tant d'affections génitales. A ce titre, l'accoucheur, le tocologiste apporte un contingent important et précieux, mais il ne résulte pas de ce fait que l'acte thérapeutique opératoire rentre dans sa compétence.

Je me suis, pour ma part, toujours applaudi d'avoir été pendant trois ans et demi chirurgien en chef de la Maternité, et par conséquent accoucheur. C'est là que je me suis familiarisé avec les procédés d'exploration pelvienne et avec la physiologie spéciale des organes génitaux, mais c'est aussi depuis cette époque que je me suis bien rendu compte de la répartition des rôles entre le chirurgien et l'accoucheur en présence des affections gynécologiques.

Certains progrès de premier ordre sont purement chirurgicaux. Lawson Tait insiste judicieusement, dans son *Traité des maladies des ovaires,* sur les nombreux renseignements que les opérations abdominales ont fournis quant aux maladies des annexes de l'utérus. Un progrès véritable en engendre d'autres. La répétition des laparotomies a révélé des faits ignorés sur la pathologie des trompes et des ovaires. Le diagnostic de ces faits a pu être précisé ; les indications opératoires ont été établies, les opérations exécutées, et des affections, naguère mortelles ou entraînant de longues infirmités, peuvent maintenant être considérées comme curables et même rapidement curables, grâce à des interventions apportunes.

Disons pour conclure que le gynécologiste doit être un chirurgien fortement imprégné de tocologie, ou un accoucheur profondément versé dans la chirurgie.

Les tendances actuelles poussent vers la réalisation de cette double donnée. Il faut s'en applaudir.

Ces tendances se sont d'ailleurs caractérisées et affirmées par la recherche et l'étude des travaux étrangers. En dehors de nos propres productions, nous avons voulu connaître ce qui s'était fait dans toutes les nations scientifiques. C'est ainsi que nous avons eu la traduction du *Traité des maladies des femmes*, de Fleetwood Churchill ; les *Leçons sur les maladies des femmes*, de Ch. West ; le *Traité clinique des maladies des femmes*, de Gaillard Thomas ; la *Clinique obstétricale et gynécologique*, de Sir James Y Simpson ; le *Traité clinique des maladies des femmes*, de Robert Barnes ; le *Traité des déviations utérines*, de Schultze ; le *Traité des tumeurs de l'ovaire et de l'utérus*, de Spencer Wells ; l'important *Traité de gynécologie opératoire*, d'Hegar et Kaltenbach ; le *Manuel de gynécologie*, de Hart et Barbour ; la remarquable étude de Snéguireff sur les *Hémorragies utérines* ; l'instructif et entraînant *Traité des maladies des ovaires*, de Lawson Tait.

A cette importante collection nous joignons aujourd'hui la *Pratique des maladies des femmes*, d'Emmet.

Emmet entra à l'hôpital des femmes de New-York à la formation de cet établissement .

D'abord chirurgien adjoint de M. Sims en 1854, il devint chirurgien en chef en 1862.

C'est avec les nombreux documents recueillis pendant plus de vingt ans à l'hôpital des femmes de New-York et dans son hôpital privé qu'il a composé son ouvrage. La première édition parut en 1879 et fut rapidement épuisée. Une seconde édition fut publiée en 1880. C'est sur la troisième édition, datant de novembre 1884, que le D^r Ad. Olivier a fait sa traduction.

Un pareil livre est, on le conçoit, une œuvre mûrie et personnelle. C'est le résultat d'une longue pratique éclairée par les connaissances scientifiques régnantes. L'auteur ne s'occupe que du traitement chirurgical des affections des organes génito-urinaires de la femme.

Malgré cette limitation, l'ouvrage abonde en documents précis et considérables. Un grand nombre de tableaux résument, à l'occasion de toutes les maladies importantes, les conditions d'âge, de durée, de terminaison, les rapports avec la menstruation, la ménopause et les grossesses.

L'histoire pathologique des maladies est singulièrement affermie par ces renseignements numériques. Emmet donne son opinion et sa manière de voir sur chacun des nombreux sujets que renferme son livre. Nous ne pouvons avoir la pensée d'en faire l'analyse. Bornons-nous à signaler les importants chapitres sur la *menstruation*, la *rétention menstruelle*, l'*hématocèle pelvienne* et la *cellulite du petit bassin*, où l'ancienne doctrine du phlegmon est défendue avec une grande richesse d'arguments.

Après Sims, avant Simon d'Heidelberg, Emmet a proposé et exécuté des opérations délicates pour combattre la *cystocèle* et la *rectocèle* fréquemment accompagnée de déchirure incomplète du périnée. On sait qu'Emmet est l'auteur de procédés connus depuis assez longtemps pour la périnéorraphie, complète ou incomplète. Ces procédés nous ont assurément rendu des services en simplifiant l'opération et en la rendant plus sûre, mais nous avouons avoir éprouvé quelque surprise en constatant que notre opération actuelle, telle du moins que nous la pratiquons personnellement, est encore plus simple que celle d'Emmet qui emploie des plombs pour fixer ses fils vaginaux, tandis que nous nous bornons, quand c'est utile, à faire usage de fils de catgut assez fins, que nous abandonnons à la résorption. D'ailleurs il faut reconnaître que l'antisepsie joue ici un rôle de premier ordre et, suivant nous, c'est à elle, mieux qu'au choix du procédé, qu'il faut rapporter la constance des succès obtenus actuellement. A ce chapitre M. Ad. Olivier a joint l'exposé des procédés employés en France.

Le nom d'Emmet est encore attaché à une opération qu'il a préconisée contre les *déchirures étendues du col utérin* consécutives à l'accouchement. Ces déchirures produisent ce que l'on a nommé *éversion,* ou *ectropion des lèvres du col.* Il combat cette disposition par la *trachélorraphie.* On a singulièrement abusé de cette opération en Amérique ; l'auteur dit qu'elle n'est qu'exceptionnellement nécessaire et qu'avant d'y avoir recours il faut toujours employer le traitement topique médicamenteux. Il est certain qu'une pareille opération est utile lorsque les indications, tirées de l'existence des accidents menstruels, sont bien caractérisées.

Mentionnons la pratique de l'auteur pour l'*exploration du canal de l'urètre* à l'aide d'une fistule établie à la paroi inférieure ; le traitement des *cystites* et des *cystalgies* par la section vésico-vaginale du bas-fond de la vessie, opinion qui trouve un vigoureux appui dans les travaux récents des urologistes.

Emmet a fait subir quelques modifications heureuses à l'écraseur linéaire. Il a articulé la terminaison de la gaîne, ce qui permet à l'instrument d'être droit ou courbe suivant le besoin ; puis il a modifié l'insertion de la chaîne sur les tiges mobiles de manière à rendre plus commode le placement de cette chaîne autour d'un fibrome profondément caché dans la cavité utérine. Il préconise son écraseur ainsi modifié pour les fibromes pédiculés, et pour les autres, l'extirpation par traction, ce qui est la même chose que l'arrachement combiné avec le morcellement.

On lira avec quelque étonnement le chapitre relatif à l'*amputation du col utérin.* Sauf pour les cas de tumeurs malignes, l'auteur repousse cette opération ; il considère l'allongement des portions sus et sous-vaginales comme une simple apparence. Il suffit, dit-il, de placer les femmes dans la position génu-pectorale pour voir aussitôt disparaître des allongements qu'on avait évalués à 18 et 20 centimètres de longueur. Nous avouons ne pas être convaincu, mais le chapitre n'en est pas moins curieux à lire.

Le traducteur, M. Ad. Olivier, a placé là le résultat de ses études sur la nature propre de l'hypertrophie sus-vaginale. Il pense que l'affection est due à une artério-sclérose, et explique ainsi les hémorragies, quelquefois graves, qui apparaissent dans certains cas à la chute des escarres, lorsqu'on a amputé le col avec l'anse galvano-caustique.

Nous avons hâte de nous arrêter dans ces indications sommaires. Une préface ne peut ni ne doit être une analyse. Nous avons dû nous borner à mentionner quelques-uns des points saillants. M. Ad. Olivier, à qui nous devons déjà la traduction du *Traité des maladies des ovaires*, de Lawson Tait, a joint à sa laborieuse traduction d'Emmet un grand nombre de notes, d'éclaircissements, de rappels, que le lecteur trouvera dans le cours du texte placés entre des crochets.

Tel qu'est ce livre considérable, nous sommes assuré qu'il prendra place dans la bibliothèque de tous ceux qui s'occupent de gynécologie. Peut-être seront-ils moins attirés par les nouveautés opératoires que par les documents précis et personnels, présentés tantôt sous forme de tableaux, tantôt comme observations détaillées.

Il y a là un ensemble hautement instructif et utile, dont nous avons plaisir à remercier les éditeurs et le traducteur du livre.

U. TRÉLAT.

Paris, le 15 mars 1887.

LA PRATIQUE

DES

MALADIES DES FEMMES

CHAPITRE PREMIER

RAPPORTS DU CLIMAT, DE L'ÉDUCATION ET DES CONDITIONS SOCIALES AVEC LE DÉVELOPPEMENT

Effets du climat sur la longévité, la nutrition, le développement et la génération. — Les premières impressions reçues par le système nerveux sont ineffaçables et se transmettent aux descendants. — Causes du développement imparfait des jeunes femmes. — Les travaux intellectuels à la période de développement sont incompatibles avec la croissance normale et le bon fonction-nement de l'utérus et des ovaires.

Tout le monde sait que le climat a une influence considérable sur l'économie, influence qui se traduit selon les pays par des maladies particulières. Cette influence, on peut le dire, se fait surtout sentir chez les femmes, dont la constitution généralement délicate est plus vivement impressionnée par les variations atmosphériques que ne l'est celle de l'homme.

Aux États-Unis, de même qu'en France, le climat est éminemment variable ; il stimule le système nerveux aux dépens de la nutrition. Le développement y est précoce, mais les maladies y sont peut-être plus fréquentes qu'ailleurs. Le degré moyen de l'intelligence est plus élevé que dans les autres pays, et cela tient fort probablement à l'origine hétérogène de la population. Si on ne peut se soustraire complètement aux mauvais effets du climat, on peut du moins, dans une certaine mesure par une judicieuse hygiène, pro-téger la jeune fille de façon à ce que, lorsqu'elle aura atteint son développement complet, elle soit moins sujette aux maladies, et plus capable de remplir ses devoirs de mère. Mais pour cela il ne faut pas qu'au moment de la puberté l'enfant dépense toute sa force nerveuse en travaux intellectuels aux dépens de sa croissance. A cette période critique, le système nerveux devient domi-nant dans l'organisation féminine, et il est d'une grande sensibilité ; si à ce moment la jeune fille transgresse les lois de la nature, son organisation s'en ressentira profondément. Elle sera exposée aux maladies locales avant le mariage, à la stérilité après, et si par hasard elle devient enceinte, la naissance de son enfant en fera une invalide, et cet enfant héritera de sa constitution affaiblie.

La marche du développement est la même dans les deux sexes jusqu'à onze ou douze ans ; mais à partir de ce moment, jusqu'à la vieillesse, elle diffère totalement. Le garçon se développe imperceptiblement de l'enfance à la virilité, ses fonctions génératrices se perfectionnent sans trouble nerveux particulier ; et il est plus facile de remédier plus tard aux défauts de sa constitution physique que chez la femme. Celle-ci, au contraire, passe rapidement à la nubilité, et ses organes de la génération acquièrent une influence prépondérante sur son organisme complexe. Le moindre trouble dans le développement de ces organes retentit par l'intermédiaire des nerfs sympathiques sur l'organisme tout entier et peut altérer la nutrition générale ; et si on ne réussit à y porter remède, il peut s'ensuivre une décadence générale physique et fonctionnelle.

Le système d'éducation physique et morale auquel on soumet aujourd'hui la jeune fille est absolument pernicieux. A peine pubère, la jeune fille veut être habillée comme ses aînées, il lui faut des robes longues. Ces vêtements, serrés à la taille, gênent le fonctionnement des organes thoraciques et abdominaux et en amènent l'atrophie. Par suite de la gêne apportée à la circulation et au retour du sang veineux vers le cœur, et de la constipation, les veines pelviennes se dilatent, et cette dilatation, qui devient permanente, est une source féconde de maladie. Quand la jeune fille sort, on lui met un voile sur la figure, des gants aux mains ; et on soustrait ainsi la peau à l'influence bienfaisante de la lumière solaire, le sang s'appauvrit, l'anémie s'établit. C'est précisément au moment de la puberté, à la période de la vie où elle a besoin de toute sa force nerveuse pour achever le développement de ses organes générateurs, qu'on pousse la jeune fille au travail, qu'on la surmène ; et cela, pour acquérir des connaissances qu'elle se hâtera d'oublier ou de laisser de côté après son mariage. Chose curieuse, ce sont surtout celles qui sont le moins préparées à supporter ce surmenage intellectuel, qui toujours font le plus d'efforts. J'estime qu'on ne peut élever une fille comme un garçon, sans que cela entraîne de sérieuses conséquences ; car la fatigue cérébrale détermine toujours un arrêt de développement des ovaires. C'est aussi l'opinion qu'a soutenue le Dr H. Clarke, de Boston, dans les deux intéressants mémoires qu'il a publiés sur ce sujet [1].

Pour atteindre le plus grand développement physique possible, il faut mettre la jeune fille à l'abri de toute influence excitante pendant l'année qui précède la puberté, et pendant les deux années qui la suivent. Il faut la faire vivre avec des enfants aussi longtemps que possible, et lui en donner le vêtement, le régime et le genre de vie. Tout doit se faire régulièrement. On lui fera prendre de l'exercice, mais il ne doit pas être fatigant. On ne surmènera

---

[1] *Sex in education, or a fair chance for the girls.* Boston, 1873. — *The building of a brain.* Boston, 1874.

pas son esprit par un travail prolongé ; les heures de classes doivent être courtes et entrecoupées de fréquents repos. Au moment de chaque période menstruelle, la jeune fille restera couchée jusqu'à ce que les organes génitaux se soient bien habitués au nouvel ordre de choses. Pendant cette période elle doit cesser tout travail.

A l'approche de la puberté, la mère doit renseigner un peu la jeune fille sur son état. Elle lui dira ce que c'est que la menstruation et lui fera comprendre qu'il est nécessaire qu'elle se soigne et que sa santé future et son bonheur dépendent de son accomplissement normal.

Si on jugeait qu'une jeune fille est capable d'acquérir une éducation tout à fait supérieure, ou si les circonstances l'y forçaient, elle ne devra l'entreprendre que lorsque son développement physique sera complet,

Les femmes de la classe pauvre sont, en général, réglées plus tard que celles des classes élevées, mais elles acquièrent plus tôt leur développement physique complet. Cela tient à ce qu'elles ont un genre de vie plus simple, qui leur permet de supporter quelques privations et exige une dépense moindre de force nerveuse. Ce genre de vie rend la femme plus propre au mariage et plus capable de remplir ses devoirs de mère.

Je ne veux pas rechercher ici si notre système d'éducation tout entier n'est pas défectueux, mais il est certain que le surmenage de l'esprit et l'éducation supérieure à leur position sociale qu'on donne aux garçons et aux filles, n'ont souvent amené que de mauvais résultats ; et je me demande jusqu'à quel point cette éducation aide à remplir les maisons de prostitution de jeunes filles à qui on a appris à rougir de leur entourage à la maison, et les pénitentiers de garçons qui se croiraient avilis s'ils tenaient plus longtemps le manche de la charrue. En donnant à la fille de l'artisan une certaine éducation, on lui rend un mauvais service, car après avoir reçu quelques notions superficielles, elle a honte de se livrer à un travail domestique, et comme elle ne peut s'occuper selon son goût, ni satisfaire son amour pour la toilette, elle tombe et disparait.

La mission de la femme est de peupler la terre, il n'en est pas de plus noble ; mais pour qu'elle puisse la remplir il faut que nous donnions toute notre attention à ce que son développement physique soit complet. Si elle n'y arrive pas, la femme doit nécessairement faillir à sa mission, soit en étant partiellement ou complétement stérile, soit en ne pouvant remplir ses devoirs maternels et donner ses soins personnels à ses enfants. Si donc, au lieu de s'appliquer à ne pas transgresser les lois de la santé et de la vie, on cherche à perfectionner et à agrandir encore l'éducation classique des filles, on s'expose aux plus graves conséquences, à la dégénérescence de la race.

C'est le médecin qui doit indiquer quelle est la meilleure manière d'élever les femmes de la génération nouvelle ; c'est lui qui doit chercher à faire reposer le bien-être du peuple sur l'équilibre ; c'est lui, enfin, qui doit s'efforcer de faire comprendre combien il est nécessaire de donner le pas, dans l'avenir, au développement physique sur la culture intellectuelle.

CHAPITRE II

CAUSES RÉFLEXES ET DIRECTES DES MALADIES

Influence du système nerveux ganglionnaire ou sympathique. — Nutrition insuffisante. — Congestion et inflammation de l'utérus. — Effet de l'augmentation de poids de l'utérus. — Influence des ovaires sur l'état de l'utérus. — Subinvolution. — Constipation. — Influence de la fécondité et de la stérilité sur les tumeurs. — Différence entre un fibroïde et une tumeur fibreuse. — Les femmes qui prennent de l'exercice sont moins exposées aux affections utérines qui résultent du célibat. — Cancer et ulcère rongeant. — Atrophie du corps de l'utérus. — Causes accidentelles de maladie : 1° effets de l'inflammation et de l'hémorragie ; 2° lésions du col et déplacements ; 3° lésions du vagin et de son orifice ; 4° résultats de l'inflammation des glandes muqueuses du vagin, de l'utérus, des trompes de Fallope et des ovaires.

Pendant l'enfance, les organes sexuels de la femme sont en général exempts de maladies ; mais par suite de causes constitutionnelles, ou accidentelles, on voit parfois se produire l'inflammation de la membrane muqueuse du vagin et de son orifice. Dans certains cas, rares d'ailleurs, des tumeurs de l'ovaire et de l'utérus se développent avant la puberté, par suite d'une altération de la nutrition. Les maladies qui apparaissent pendant la puberté reconnaissent pour cause efficiente une faiblesse héréditaire ou acquise de l'organisme, qui empêche entièrement ou qui arrête le développement de ces organes, et détermine des désordres du système nerveux par suite d'une altération de la nutrition générale. Chez les femmes mariées, les maladies de ces organes sont dues principalement à la stérilité et aux accidents de la grossesse,

Immédiatement avant et après la ménopause, les désordres du système nerveux sont très communs et provoquent des troubles dans les fonctions générales, qui persistent jusqu'à ce que les organes sexuels se reposent enfin, ou jusqu'à ce que les influences morbides dues à la présence de nouveaux développements possibles aient disparu. Quand l'activité des ovaires a cessé et que leur atrophie a commencé, les organes de la génération, comme pendant l'enfance, ne sont plus exposés qu'aux maladies de la membrane muqueuse dues à des causes fortuites.

Le grand sympathique ou système nerveux ganglionnaire est le régulateur de la vie organique. C'est lui qui représente les grands canaux de force nerveuse qui président à la régularité des fonctions une fois que les éléments de la vie de mouvement et de sentiment se sont mis en équilibre d'action. Lorsqu'il fonctionne bien, notre santé est bonne ; lorsqu'il fonctionne mal, nous devenons malades ; lorsqu'il cesse de fonctionner, c'est la mort. Pour le but que nous nous proposons ici, nous nous contenterons de mentionner son rapport intime avec la nutrition. Les vaisseaux, même les plus petits capillaires, sont enlacés d'un réseau filamenteux du grand sympathique. Il est hors de doute que c'est le sympathique qui excite le cœur à une action énergique, ainsi que les artères, à se contracter ; mais il est douteux que le cœur aurait assez de force pour chasser le sang à travers les capillaires, sans la stimulation locale directe de ces filaments, excités eux-mêmes par un sang en bon état. Si la nutrition est altérée, le sang manquera des éléments essentiels destinés à alimenter ce stimulus ; la circulation deviendra alors languissante, et les capillaires veineux seront distendus. Par conséquent, quand nous nous trouvons en présence d'une maladie, nous pensons que l'altération de la nutrition en est la cause et non l'effet ; que c'est elle qui amoindrit l'activité nerveuse et amène ainsi un trouble fonctionnel. Ou bien encore, au contraire, par le fait d'une cause inconnue, cette force nerveuse devient insuffisante pour maîtriser la vie organique, et la nutrition est compromise avant qu'on ait pu découvrir aucune maladie. En voici l'explication : Quoique la nutrition soit subordonnée à l'influence des centres ganglionnaires, cette dépendance est cependant réciproque, et l'activité des centres ganglionnaires ne peut pas être complète aussi longtemps que la nutrition est défectueuse. Que l'équilibre de ces deux éléments soit rompu, ce fait se traduira par un état pathologique sur un point faible de l'organisme, et chez la femme, ce point faible est généralement le système génital. Dans nos spéculations sur les causes efficientes des maladies, nous ne pouvons aller au delà d'une certaine limite. L'essence de la vie, le commencement des maladies et la mort restent toujours au delà des limites de notre appréciation.

Vu l'insuffisance de nos connaissances précises sur un grand nombre de points de pathologie, il serait difficile de faire des maladies des femmes une classification à laquelle on ne puisse faire d'objection.

Pour exposer mes idées personnelles, j'admettrai, pour plus de commodité, que les maladies en question reconnaissent pour cause soit la mauvaise nutrition, soit les accidents.

Dans la première classe (mauvaise nutrition) je rangerai les maladies provenant de causes congénitales ou acquises. A la tête des causes congénitales, je placerai la faiblesse congénitale, l'arrêt de développement et l'absence de développement avant la puberté ; puisqu'il n'est pas douteux que ces causes prédisposent les femmes aux maladies. Les causes acquises des maladies doivent être directement cherchées dans une altération de la nutrition survenue après la puberté, l'équilibre entre la dépense et la réparation étant rompu ; ce qui, comme nous l'avons montré, détermine des troubles organiques et fonctionnels. C'est de ce défaut d'équilibre que naissent les troubles du côté de la circulation, qui produisent les hypertrophies ou les atrophies des tissus déjà développés, les tumeurs et les affections malignes.

Parmi les maladies dues à cette cause, il faut placer en première ligne les différentes lésions de l'accouchement et celles qui proviennent de l'inflammation.

La jeune fille est exposée aux conséquences de la faible organisation qu'elle tient de ses parents, à moins qu'elle n'ait été servie avant la puberté par des circonstances assez favorables pour y échapper. Fort heureusement, c'est plutôt de son père qu'elle est prédisposée à hériter ses tendances physiques ainsi que sa force intellectuelle ; mais pour ce qui est du développement sexuel, il est certain qu'elle sera plus exposée aux maladies utérines si sa mère en a souffert. Cependant il y a, à cette règle, de nombreuses exceptions qui dépendent de l'âge relatif des parents aussi bien que de l'âge de la mère au moment de la parturition. La fille, si elle est l'aînée, sera moins sujette

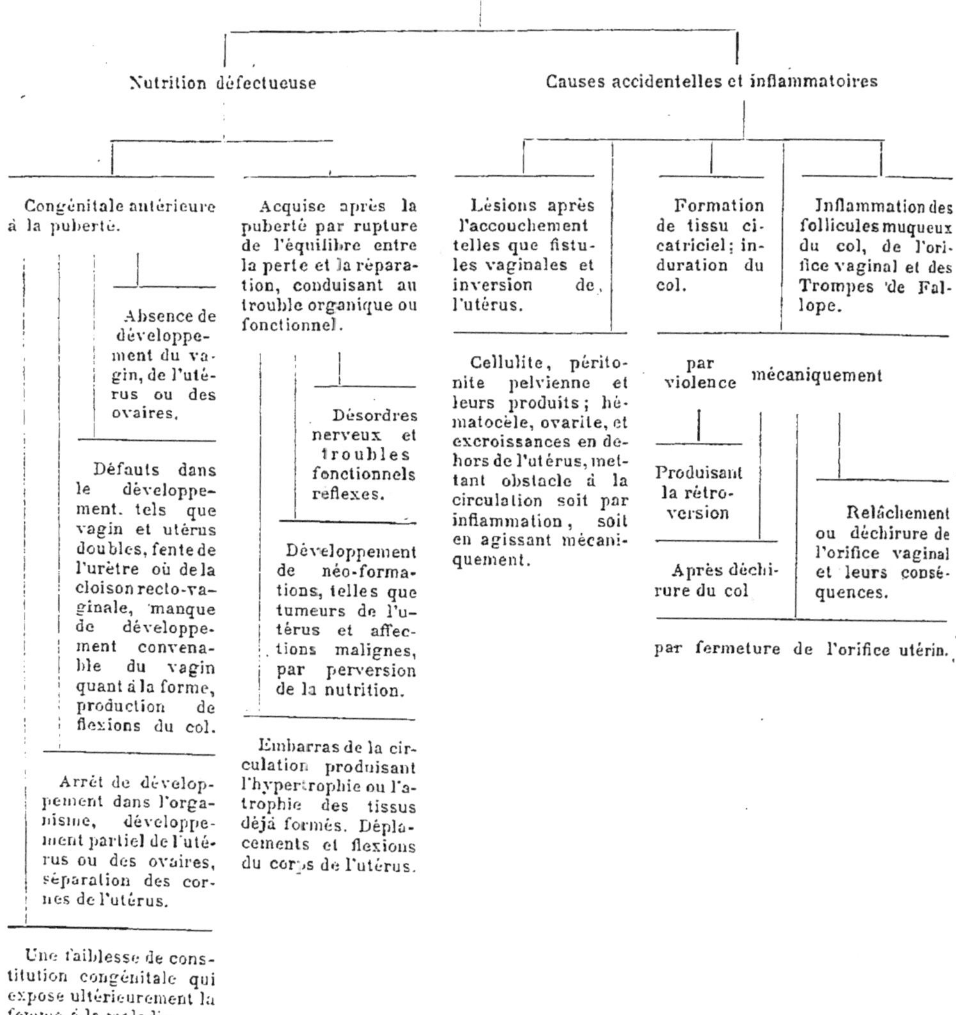

CAUSES DE MALADIE DES ORGANES DE LA GÉNÉRATION CHEZ LA FEMME

Nutrition défectueuse

Congénitale antérieure à la puberté.

Absence de développement du vagin, de l'utérus ou des ovaires.

Défauts dans le développement. tels que vagin et utérus doubles, fente de l'urètre où de la cloison recto-vaginale, manque de développement convenable du vagin quant à la forme, production de flexions du col.

Arrêt de développement dans l'organisme, développement partiel de l'utérus ou des ovaires, séparation des cornes de l'utérus.

Une faiblesse de constitution congénitale qui expose ultérieurement la femme à la maladie.

Acquise après la puberté par rupture de l'équilibre entre la perte et la réparation, conduisant au trouble organique ou fonctionnel.

Désordres nerveux et troubles fonctionnels reflexes.

Développement de néo-formations, telles que tumeurs de l'utérus et affections malignes, par perversion de la nutrition.

Embarras de la circulation produisant l'hypertrophie ou l'atrophie des tissus déjà formés. Déplacements et flexions du corps de l'utérus.

Causes accidentelles et inflammatoires

Lésions après l'accouchement telles que fistules vaginales et inversion de l'utérus.

Cellulite, péritonite pelvienne et leurs produits ; hématocèle, ovarite, et excroissances en dehors de l'utérus, mettant obstacle à la circulation soit par inflammation, soit en agissant mécaniquement.

Formation de tissu cicatriciel ; induration du col.

par violence mécaniquement

Produisant la rétroversion

Après déchirure du col

par fermeture de l'orifice utérin.

Inflammation des follicules muqueux du col, de l'orifice vaginal et des Trompes de Fallope.

Relâchement ou déchirure de l'orifice vaginal et leurs conséquences.

aux maladies locales qu'elle l'eût été, si elle était née après d'autres enfants, alors que la santé de la mère peut déjà avoir été compromise. Chez la jeune fille de constitution faible, les règles apparaissent en général de bonne heure, à moins que pendant son enfance on ait prêté une attention particulière à son éducation physique proprement dite. La précocité est ordinairement due à un développement nerveux anormal, qui est susceptible de laisser plus tard

des souffrances par suite de quelque dérangement des organes de la génération, qui n'est que le résultat d'une altération de la nutrition.

Il peut arriver que l'utérus subisse un arrêt de développement chez l'embryon, sans que cet arrêt corresponde à un arrêt de développement des
ovaires, en sorte que les cornes de l'utérus peuvent rester séparées ; le vagin
peut manquer complètement ou n'être qu'imparfaitement développé. Mais à
partir du moment où les ovaires ont atteint un certain degré de croissance,
le développement ultérieur de l'utérus en dépend. C'est pourquoi, sans l'influence des ovaires, l'utérus n'atteindra pas son volume normal, bien qu'il
puisse être parfaitement conformé. Les ovaires peuvent arriver à un degré
de développement permettant l'ovulation, mais les ovules, n'étant pas
arrivés à maturité parfaite, le processus ne peut fournir à l'utérus le stimulus
nécessaire, en sorte qu'il peut y avoir arrêt de développement avant l'entier
développement de cet organe.

C'est à ces sortes de développement défectueux qu'il faut attribuer l'existence d'un utérus et d'un vagin double, d'un utérus double et d'un vagin
simple, d'un utérus simple et d'un vagin double. Le vagin peut être divisé
par une cloison partielle ou s'étendant sur toute sa longueur ; ou bien il peut
exister une cloison qu'on ne peut traverser, comme je l'ai vu, placée en
travers de sa lumière, formant avec l'hymen deux cavités fermées. L'urètre
peut être fendu sur toute son étendue, j'en ai vu un cas, et il peut en être
de même de la cloison recto-vaginale en même temps qu'il y a absence du
périnée, chose qu'il n'est pas rare de rencontrer. Je mentionnerai encore un
vice de conformation du vagin, dont on ne reconnaît pas pleinement l'importance ; le cul-de-sac postérieur peut manquer, ce qui devient une cause de
rétroversion et de flexion subséquente. Un développement exagéré de la
longueur ou de la largeur du col de l'utérus est un défaut commun, qui
peut avoir pour conséquence soit une rétroversion de l'utérus, soit une
flexion du col utérin au niveau de sa jonction avec le vagin. La conformation
défectueuse du vagin et la mauvaise direction du col sont ordinairement en
rapport avec un mauvais état de la nutrition, provenant d'une activité nerveuse exagérée ou mal appliquée. On peut trouver l'une ou l'autre de ces
conditions chez la jeune fille qui a succombé, après avoir réussi à compléter
son éducation, au moment où la nature faisait tous ses efforts pour achever le
développement des organes de la génération. Une telle perversion de l'activité
nerveuse entraîne toujours un défaut dans le développement sexuel. Toutes les
fois qu'une jeune fille, pendant la puberté ou après, aura été chargée de soins
et de responsabilité, ou que son système nerveux aura été surmené par une
cause quelconque aux dépens de la nutrition, il en résultera une perversion
ou un arrêt du développement. Aussi se produit-il souvent un arrêt de développement des ovaires et de l'utérus, aussi bien que des imperfections dans
leur développement, et la nature proteste énergiquement avant de cesser ses
efforts pour la réparation de la lésion. J'ai connu beaucoup de jeunes filles
chez lesquelles les règles apparurent d'abord sans douleur, leur santé étant
bonne, et qui ne souffrirent que lorsqu'elles eurent commencé à surmener
leurs nerfs par l'excès de travail. Dans ces cas, un examen physique me

permettait de découvrir une flexion du col, causant de la dysménorrhée, qui pouvait n'avoir pas existé au début, alors que l'écoulement menstruel ne s'accompagnait pas de douleur.

Pour ce qui est de l'absence complète de développement, c'est celle du vagin qu'on rencontre le plus souvent. On s'est demandé si l'utérus manque quelquefois complètement, certains auteurs pensant qu'une corne, sinon les deux, existe toujours, au moins à l'état rudimentaire. J'ai vu un certain nombre de cas où il fut impossible, quels que fussent les moyens d'exploration employés, de découvrir la moindre trace de l'existence d'un utérus, et dans ces cas le vagin manquait toujours. Je n'ai jamais rencontré un cas où j'aie pu me convaincre de l'absence des ovaires, car l'état physique général m'a toujours indiqué leur développement au moins partiel.

Nous nous occuperons tout particulièrement de l'effet de l'altération de la nutrition, survenue après la puberté par rupture de l'équilibre entre la dépense et la réparation, comme facteur principal ou cause efficiente de maladie. Nous examinerons d'abord les effets des troubles de la circulation, qui produisent l'hypertrophie ou l'atrophie des tissus déjà formés, et les déplacements et les flexions du corps de l'utérus.

La congestion produit un état de plénitude et de distension des tissus, et peut rester passive ou se résoudre en inflammation, tandis que la diminution de l'alimentation sanguine peut causer l'atrophie. La congestion artérielle, résultat d'une irritation locale, est toujours d'une durée temporaire, et disparaît rapidement une fois que l'irritation cesse, à la condition toutefois que les forces réparatrices soient à l'état d'intégrité. Cependant, la congestion n'implique pas nécessairement l'inflammation, quoiqu'il ne puisse pas y avoir inflammation sans congestion préalable. Si la congestion artérielle atteint un degré suffisant pour se résoudre en inflammation, il se produira un certain nombre de symptômes, conséquences immédiates ou secondaires de l'état primitif. A ce point de vue, il est très important de bien saisir la différence qu'il y a entre la congestion passive, qui est ordinairement veineuse, et l'inflammation qui commence par une stase dans les capillaires artériels. Ces deux termes, inflammation et congestion, sont généralement regardés comme synonymes, mais c'est là une erreur, comme il en est tant, du reste, dans la terminologie des maladies de l'utérus. L'inflammation comprend toujours une infiltration des éléments cellulaires dans les tissus, ou une multiplication des cellules qui existent déjà; ce qui peut se reconnaître à un examen superficiel, si toutefois elles n'ont pas déjà été résorbées. Mais après la mort, nous chercherions en vain les signes d'une métrite ou d'une endométrite ou une ulcération du col, comme on dit, car aucun de ces états n'est inflammatoire. Au contraire, dans les états dont nous venons de parler, les tissus sont décolorés, le sang des capillaires ayant pénétré dans les vaisseaux plus larges, dès que l'action du cœur a cessé de se faire sentir ; et on ne peut découvrir aucune perte de substance à la surface de la membrane muqueuse en dehors de l'épithélium, ni aucune hyperplasie dans l'organe lui-même. L'inflammation, strictement parlant, ne peut exister qu'à l'état aigu, quoique ses produits puissent persister pendant un temps indéfini. C'est pourquoi l'expression « inflammation chronique » appliquée à l'utérus est une erreur, et ne sert qu'à donner de fausses idées sur la pathologie et le traitement des maladies de l'utérus. L'inflammation du corps de l'utérus ne se produit jamais qu'après la parturition, et ces états, qu'on considère communément comme les résultats de l'inflammation, sont dus uniquement à une obstruction de la circulation dans l'organe, causée par les processus pathologiques du col et des parties environnantes. C'est de la sorte qu'il faut aussi expliquer la formation des flexions, un grand nombre de déplacements, et ce qu'on a appelé les hyperplasies de l'utérus, avec la leucorrhée qui les accompagne.

Nous aurons fait un grand progrès lorsque nous aurons résolu le problème de la véritable pathologie de beaucoup d'affections prétendues utérines, en en cherchant les causes en dehors des limites de l'utérus. Pendant nombre d'années j'ai été convaincu que nous nous sommes trompés en confondant la cause avec l'effet. L'inflammation du tissu connectif qui entoure les veines et les lymphatiques du bassin, et l'action mécanique exercée par les nouvelles formations non en rapport immédiat avec l'utérus, avaient amené d'une manière indirecte des ulcérations de l'utérus que nous avons traitées comme étant la maladie principale. Nous n'avons reconnu que l'effet représenté par une augmentation ou une diminution de sécrétion, par la formation apparente de nouveaux tissus, ou par une diminution de l'ancien.

L'utérus étant un organe érectile et entouré d'un grand nombre de vaisseaux qui se portent dans toutes les directions à travers le tissu connectif lâche du bassin, est immédiatement affecté par une diminution ou une augmentation quelconque de la circulation environnante. Nous devons attacher d'autant plus d'importance à ce fait, que dans aucune autre partie du corps nous ne voyons un semblable réseau de vaisseaux sur un même espace. Par suite du caractère érectile du tissu de l'utérus, ces vaisseaux deviennent, avec le temps, variqueux, ou trop distendus, par suite de l'obstruction continue de la circulation, et arrivent à avoir une capacité veineuse presque incroyable. De même qu'un torrent sature la terre et se perd en un marais, de même la circulation à travers le tissu cellulaire pelvien, dans les maladies, deviendra stagnante. Quand on essaye, après la mort, d'injecter les vaisseaux pelviens d'une femme qui a longtemps souffert d'une affection utérine, on trouve que les veines ont fréquemment perdu leur caractère distinctif en différents points ; et malgré tous les soins qu'on prend, l'injection s'extravase et diffuse. En admettant l'hypothèse que la rupture pourrait se produire du fait de l'injection, alors que l'extravasation ne se produirait pas pendant la vie, il a été démontré que ces veines se distendent graduellement de toutes façons en différents points et arrivent à être de simples réceptacles. Les veines ainsi distendues perdent leur contractilité, et ne peuvent plus renvoyer à la circulation générale la même quantité de sang qu'elles en ont reçue par les capillaires.

L'utérus descend plus bas dans le bassin quand son poids augmente, et la traction qui en résulte accroît encore la difficulté en obstruant davantage les veines, qui se laissent plus facilement comprimer que les artères. Si le prolapsus augmente, l'utérus, en glissant en avant vers l'orifice vaginal, se place en rétroversion en atteignant un point donné, bien qu'il ait pu se trouver en antéversion au début. Lorsque l'obstruction a été limitée à un seul côté, de façon à n'amener qu'une augmentation de volume latérale, l'utérus se fléchit du côté relativement sain, mais lorsque l'obstruction est plus limitée au corps (et c'est là la forme la plus commune), la flexion se fait du côté malade. Aussitôt que le poids de l'utérus fléchi détermine son enclavement dans le bassin, la circulation s'obstrue, et il en résulte les mêmes conséquences qui accompagnent l'hypertrophie congestive. Il peut exister une antéflexion du corps de l'utérus, et cependant si l'organe devient assez lourd pour atteindre le point convenable dans le bassin, l'utérus se place en rétroversion, et cette version se transforme même en rétroflexion.

On peut considérer comme la forme la plus simple de l'hypertrophie congestive, l'état qu'on trouve parfois chez les femmes qui n'ont jamais été imprégnées, état qui se produit comme une sorte de protestation de la nature, l'utérus n'ayant jamais été appelé à remplir sa véritable fonction. Peu de femmes non mariées atteignent l'âge de trente-cinq ans sans souffrir plus ou moins de cet état lorsque la fonction de nutrition s'altère par trouble nerveux ; et il est probable que c'est là la manifestation la plus précoce. Si la nutrition s'améliore, cette hypertrophie congestive disparaît, et le système se réconcilie avec le célibat. Lorsque cet équilibre ne s'établit pas, il y a des chances pour qu'une affection utérine permanente s'établisse, et généralement sous forme de tumeur fibreuse.

Nous rencontrons l'hypertrophie congestive accompagnant la stérilité ; et c'est là encore une protestation de la nature. On trouvera cet état lorsque les lois de la nature auront été violées d'une façon persistante par l'emploi de moyens destinés à empêcher la conception, ou bien lorsque les rapports sexuels n'auront pas été pratiqués comme il convient. La cause commune est l'emploi du condom et autres moyens qui empêchent la semence d'être versée dans le vagin, sa présence étant sans doute le stimulus naturel qui fait disparaître la congestion des organes de la génération de la femme. L'hypertrophie congestive se produit aussi chez la femme qui a été la victime d'un mariage mal assorti, chez les prostituées, et probablement aussi chez celles qui abusent d'elles-mêmes. Cependant, en raison de la grande expérience que j'ai acquise, je dois dire, à l'honneur du sexe, que je n'ai jamais rencontré de cas d'abus de soi-même chez la femme adulte pouvant être considéré comme la cause de la maladie et non comme l'effet. J'ai rencontré des cas d'hypertrophie congestive dus simplement, à ce que j'ai pensé, au fait que la femme n'a pas subi la bonne influence d'avoir donné naissance à des enfants. Dans ces cas, on ne peut découvrir aucune cause à la stérilité, qui, par conséquent, par déduction, ne pourrait être due qu'à un défaut de développement, ou à l'obstruction des trompes de Fallope. On ne peut savoir naturellement quel est l'état des trompes de Fallope, mais l'ovulation peut certainement se faire. En l'absence de toute connaissance positive, on a supposé que dans ces cas l'ovulation se faisait d'une façon si imparfaite, que non seulement elle rendait la conception impossible, mais même qu'elle n'engendrait pas une influence ovarienne normale.

On peut soutenir que l'existence de l'hypertrophie congestive passive de l'utérus est due secondairement à un état anormal des ovaires. Les ovaires, excepté pendant la grossesse, exercent indubitablement une influence très importante sur l'utérus pendant la vie sexuelle de la femme, sans laquelle cet organe ne peut remplir complètement ses fonctions. Cependant, il arrive souvent qu'on constate l'existence de l'hypertrophie de l'utérus longtemps avant de pouvoir découvrir un état anormal quelconque des ovaires. Ultérieurement, si l'hypertrophie continue, la douleur et l'augmentation de volume indiqueront que l'un ou les deux ovaires sont malades, et il peut même s'ensuivre un prolapsus comme résultat de l'état de l'utérus ; au moins c'est ce qu'il nous semble, en tant que nous pouvons juger de la cause à l'effet. Ces faits et d'autres, qui ressortent d'une longue et minutieuse étude de cas de ce genre, me permettent de croire que la nutrition utérine et les fonctions de cet organe ne peuvent être uniquement sous la dépendance de l'influence des ovaires. Les ovaires peuvent, sans aucun doute, remplir leurs fonctions en l'absence de l'utérus, tandis que le contraire est impossible, ce qui démontre l'état de subordination dans lequel se trouve l'utérus vis-à-vis des ovaires. Les organes dépendent pour leur alimentation nerveuse du plexus solaire qui leur est commun avec tous les organes de l'abdomen, mais je crois qu'on trouvera exacte cette idée qui a été mise en avant par un observateur, qu'ils sont l'un et l'autre sous l'influence d'un ganglion spécial. Mais, bien que dans certaines circonstances ils puissent être vis-à-vis l'un de l'autre dans une mutuelle dépendance, bien que l'un et l'autre puissent être subordonnés à une influence dirigeante commune, un état morbide peut cependant exister chez l'un de ces organes, sans que l'autre en soit nécessairement atteint.

L'état auquel on a donné le nom de subinvolution, dans lequel l'utérus reste trop volumineux après l'accouchement, est dû à une altération de la nutrition, qui consiste en ce que les puissances réparatrices ont été arrêtées dans leur travail d'enlèvement des vieux matériaux. Le poids de l'utérus devient une nouvelle source d'irritation aussitôt que la femme prend de l'exercice, et l'hypertrophie augmente par le fait de la congestion passive qui se produit. Il est beaucoup de ces cas dans lesquels l'arrêt de la réparation pourrait être mis sur le compte d'un affaiblissement de l'état général, et serait dû par conséquent strictement à une nutrition défectueuse. Mais, d'après ce que j'ai vu, le nombre des cas où cette cause pourrait être invoquée n'est nullement aussi grand qu'on le suppose généralement, la nutrition défectueuse étant souvent l'effet et non la cause. Nous en reparlerons avec plus de détails au chapitre des causes accidentelles ; on verra que l'arrêt de l'involution est dû à l'effet mécanique produit par une déchirure du col, et au déplacement de l'utérus, qui est le fait d'un manque de soutien au niveau de l'orifice vaginal. J'ai fréquemment rencontré l'hypertrophie congestive chez les femmes qui avaient habité dans les districts à fièvre intermittente des États du Sud. Cette augmentation de volume de l'utérus restait comme une suite des attaques répétées de fièvre intermittente après l'amélioration de l'état général. La congestion veineuse du bassin et l'augmentation de volume de l'utérus se produisaient après que les vaisseaux avaient perdu leur tonicité, par suite de l'obstacle constant apporté à la circulation en retour à travers le système porte.

La constipation habituelle et les erreurs d'habillement, en déterminant une obstruction de la circulation veineuse du bassin, sont des causes fréquentes d'hypertrophie congestive de l'utérus. L'obstruction de la circulation est d'abord purement mécanique, mais à la longue les tuniques des vaisseaux perdent leur tonicité, et comme ils sont constamment distendus outre mesure, ils peuvent rester en cet état longtemps après que la cause a disparu.

Nous étudierons ici brièvement le développement des nouvelles formations qui résultent d'une altération acquise de la nutrition, due à la rupture de l'équilibre entre la perte et la réparation. Aussi longtemps que l'utérus remplit convenablement ses fonctions légitimes, cet équilibre est rarement perdu. La femme qui a passé sa vie dans le célibat est plus exposée, passé l'âge de trente ans, à être atteinte de tumeur fibreuse que la femme stérile ou qui a donné naissance à des enfants ; et la femme stérile l'est davantage que la femme féconde. A ce même moment, la femme qui a donné naissance à des enfants peut être atteinte de ces tumeurs ; mais, règle générale, cela n'arrive que lorsqu'elle est devenue stérile par quelque autre cause. Ainsi, il semblerait que les rapports sexuels agissent en s'opposant au développement de ces tumeurs, en les limitant comme volume et comme nombre. Lorsqu'une tumeur de ce genre est seule et isolée, on peut lui donner le nom de fibroïde, et lorsqu'elle est multiple, lorsqu'il y a un certain nombre de tumeurs réunies, on peut leur donner le nom de tumeur fibreuse. Un fibroïde unique ou isolé peut se développer dans la paroi utérine d'une femme stérile ; mais, par suite de ce fait que celle-ci est mariée, son développement sera maintenu en échec. La femme non mariée, menant une vie contraire aux desseins de la nature, ne possède pas de débouché pour la force nerveuse qui est constamment dirigée vers son utérus, et peut voir par conséquent de nombreux et volumineux fibroïdes se développer.

On a mentionné que quelquefois les fibroïdes agissent comme cause mécanique de stérilité.

Si la femme non mariée, soit par nécessité, soit par inclination, dépense sa force nerveuse par d'autres canaux, comme par exemple en une grande occupation de l'esprit ou du corps, l'utérus sera moins exposé à subir les peines du célibat. C'est ainsi que la jeune fille domestique, si elle se nourrit bien et se précautionne contre les effets du froid, est beaucoup moins exposée à avoir une tumeur fibreuse ou un fibroïde qu'une femme qui passe sa vie dans des conditions meilleures pour la génération de la force nerveuse, et qui n'a pas de canaux qui lui permettent de la dépenser.

La femme qui a traversé la période de la vie sexuelle en parfaite santé, qui a dépensé en grossesses tout le superflu de sa force nerveuse, est moins exposée, lorsque arrive la ménopause, à souffrir d'altération de la nutrition se traduisant par le développement d'une forme quelconque d'affection maligne. Le sarcome peut se produire à tout moment pendant la vie sexuelle active de la femme, et, à une ou deux exceptions près, dans un petit nombre de cas, j'ai reconnu que cet état avait été précédé par un fibroïde. Dans ces

cas, la maladie siégeait au niveau de la tumeur et semblait s'être développée,
par suite d'un changement produit dans la tumeur elle-même, changement
qui résulterait d'une nutrition défectueuse. On trouve rarement cette maladie
chez la femme qui a conçu; du moins, je ne l'ai jamais rencontrée que chez
la femme non mariée et stérile. L'épithélioma, au contraire, se rencontre
chez la femme qui a eu une excellente santé, et qui, règle générale, a donné
naissance à un nombre d'enfants qui dépasse la moyenne. Je vois par mes
notes que dans ma pratique privée je n'ai jamais rencontré un cas de cette
maladie chez la femme stérile ou non mariée. Toutes avaient été imprégnées
et avaient donné naissance à des enfants à terme, excepté deux, et celles-ci
avaient fait un avortement criminel dans leur jeunesse, et avaient été stériles
ensuite. Dans la pratique hospitalière publique, j'ai trouvé rapportées les
histoires de plusieurs femmes atteintes d'épithélioma, qui se sont dites célibataires et ont par conséquent nié toute grossesse. Comme les femmes
appartenant à la classe que je soigne dans ma pratique privée ne peuvent
avoir aucun motif de tromper, nous pouvons accepter comme un fait, qu'on
trouve rarement l'épithélioma chez la femme qui n'a jamais été imprégnée.
L'épithélioma et l'ulcère rongeant, règle générale, se développent tard dans
la vie ; le dernier habituellement avant la cessation normale de la menstruation et le premier après sa disparition. Je n'ai jamais rencontré de cas
d'ulcère rongeant avant l'âge de trente-cinq ans, mais l'épithélioma, je l'ai
vu, exceptionnellement, à l'âge de vingt-trois ans. En étudiant les observations
de ces cas, il m'a semblé que la cause efficiente pouvait être une irritation
locale, due à une lésion de l'accouchement, très vraisemblablement, à une
déchirure du col.

L'atrophie du corps de l'utérus et du col commence à se produire aussitôt que l'influence de l'ovaire cesse de se faire sentir, c'est-à-dire, quand
les ovaires cessent de remplir leurs fonctions. C'est alors, comme nous
l'avons déjà montré, que l'influence du système sympathique, qui a été
secondaire depuis la puberté, commence à être de nouveau le pouvoir dirigeant. Lorsque la ménopause s'est produite sous une bonne influence, l'ins-
tinct nutritif se porte peu à peu vers les autres points du corps, et manifeste sa décadence, quelle que soit la partie vers laquelle il se porte, par
une dégénérescence graisseuse des tissus. En conséquence, la nutrition dans
l'utérus ne s'occupe plus de la formation de nouveaux éléments, et ne
procède qu'à l'enlèvement des vieux matériaux. Il est possible alors, que la
nutrition soit mal dirigée dans ses tentatives d'enlèvement des produits d'une
lésion antérieure quelconque, ce qui pourra donner lieu au développement
d'un néoplasme, de la nature de l'épithélioma. Peut-être l'atrophie de l'utérus
se produisant, la quantité de sang distribuée à ses tissus diminue-t-elle
considérablement, mais celle qui se rend à la muqueuse qui conserve encore,
jusqu'à un certain point, ses fonctions, se trouve accrue pendant quelque
temps. Les follicules muqueux ou glandes subissent peu à peu la dégénérescence kystique, puis s'atrophient et disparaissent, en sorte que la
muqueuse se trouve à la longue considérablement changée, en comparaison
de son ancien état. Si la marche de ce changement naturel de la membrane

muqueuse est retardée ou empêchée, comme nous l'avons dit, par une lésion qui n'a été que partiellement réparée, il n'est pas difficile de comprendre qu'un épithélioma puisse se développer par suite de l'altération de la nutrition. Il y a une différence marquée entre le développement et la marche d'un épithélioma et ceux d'un ulcère rongeant. L'une et l'autre de ces maladies, et même l'infiltration cancéreuse des tissus pelviens, peuvent avoir une origine ou cause efficiente locale, et acquérir ensuite des caractères distinctifs qu'elles doivent à un voisinage accidentel que nous ne pouvons pas toujours apprécier.

La tendance aux nouvelles formations de la muqueuse utérine des femmes qui ont donné naissance à des enfants s'accroit, lorsqu'elles approchent de la période où la vie active de l'organe va cesser. Ainsi nous trouvons plus fréquemment à cette période de la vie, les polypes muqueux, les granulations et les végétations.

Les désordres nerveux et les troubles fonctionnels réflexes qui sont le résultat d'une maladie locale des organes de la génération présentent aux recherches un champ très important. Nos connaissances actuelles nous permettent de reconnaître le rapport général de cause à effet, mais nous ne pouvons encore expliquer pourquoi, avec un état local en apparence semblable, il peut se produire un ensemble de symptômes nerveux très différent, non seulement chez des individus différents, mais encore chez le même individu à des moments différents. Une irritation locale, relativement légère même, produira fréquemment un trouble marqué du cerveau ou de toute autre portion du système nerveux. D'autre part, le cerveau réagira sur un état local à un degré tel que chez certains individus l'influence de la dépression mentale sur la marche de la maladie utérine est remarquable et absolument évidente.

Chez les femmes, le système ganglionnaire est développé à un plus haut degré, et comme volume des ganglions et comme distribution des nerfs, que chez les hommes, et par conséquent, leur vitalité et leur puissance de résistance aux effets de la maladie sont plus grandes. Mais cette particularité les expose beaucoup plus aux troubles réflexes par suite de désordres ovariens et utérins.

On a montré que l'influence de l'ovaire, lorsqu'elle s'exerce normalement par le système sympathique sur la nutrition, est un excellent stimulus pour la vie organique. Mais lorsque ce stimulus a été altéré, ou dévié par suite d'une maladie locale, il s'ensuit ailleurs des troubles fonctionnels réflexes.

Deux grands centres nerveux sont les récipients, directs ou indirects, de toute irritation nerveuse. Le cerveau est le centre du système cérébro-spinal, et le plexus solaire, ou cerveau abdominal, comme on l'a appelé, est le centre du système ganglionnaire. Les nerfs spinaux pénètrent dans les ganglions et transportent les impressions au système spinal, et celui-ci les transmet au cerveau. Aussi longtemps que la vie fonctionnelle est bien réglée, le système ganglionnaire est un associé silencieux dans le cercle nerveux, mais un associé occupé à maintenir la nutrition. Chaque système, bien que complet en lui-même, est en étroite relation avec l'autre, et tous les deux, comme les aiguilles d'une montre, ne travaillent harmonieusement ensemble qu'aussi longtemps que chacun d'eux remplit ses fonctions propres, et n'est pas troublé par des influences étrangères. Chaque système est en communication constante avec l'autre, maintenant l'action bien ordonnée et en bon état, et ce n'est seulement qu'en cas de désordre que le système sympathique affirme sa puissance pour le mal en transmettant les impressions morbides au cerveau à travers les nerfs spinaux. Le cerveau renvoie au ganglion spécial de l'organe l'impression qu'il a reçue, impression qui se traduit par une douleur dans la zone de distribution de son nerf spinal.

Dans les classes inférieures des animaux, le système ganglionnaire se développe d'une façon absolument distincte du cerveau. Une impression morbide prenant naissance dans les organes de la génération serait transmise au plexus solaire et au système spinal, mais sans trouble réflexe sérieux au cerveau lui-même. Chez la femme, qui est un type plus élevé de développement, le cerveau est disposé pour participer plus ou moins à tous les troubles qui se produisent dans le cercle utéro-ovarien, et elle est souvent souffrante même lorsque ses fonctions s'exécutent normalement. Mais lorsque par suite d'une éducation défectueuse, du manque d'éducation morale, ou de quelque shock mental antérieur, le cerveau est devenu d'une impressionnabilité morbide, toute la force d'un trouble quelconque dans les organes de la génération se porte directement sur le système cérébro-spinal. C'est alors que se manifestent certaines formes de maux de tête, d'insomnies inhabituelles et de changement de caractère. La femme deviendra irritable ou excentrique; on verra se développer des degrés divers de l'hystérie, et toute l'échelle des troubles mentaux, même jusqu'à la folie. C'est chez la femme qui n'a pas été dressée à une contrainte morale suffisante, exercée sur sa propre volonté ou sur d'autres agents, que l'on rencontre les formes les plus marquées d'hystérie. Il faut faire une distinction bien nette entre l'hystérie qui peut être maintenue en bride, par l'exercice salutaire de la volonté, et les autres troubles nerveux qui sont réellement en dehors de l'action de la patiente.

Lorsque le développement de l'hystérie a atteint un certain degré et que la femme ne peut plus la dominer, nous avons la catalepsie; c'est un état dont les symptômes ressemblent au coma et qui résulte d'une maladie du cerveau lui-même. Dans d'autres circonstances, l'état morbide du cerveau dans ses rapports avec les nerfs spinaux se traduit par la perte du mouvement ou par la simulation de maladies des articulations et de l'épine. D'autre part, l'irritation réflexe peut se manifester à travers le système cérébro-spinal par un trouble de l'action musculaire, par l'arrachement de muscles spéciaux, par la chorée ou par une première attaque d'épilepsie. Plus le trouble est marqué dans le système cérébro-spinal, plus grandes sont les probabilités, pour qu'on en puisse faire remonter la cause première à quelque erreur dans l'éducation mentale et physique de l'enfant, qui a perverti la nutrition ou l'a détournée de son travail normal. Il est fréquent de trouver ces manifestations chez la femme malheureuse dont le cerveau a été développé et surmené aux dépens de ses organes de la génération; chez celles qui s'adonnent à la luxure et à l'oisiveté, chez les victimes du sentiment et du roman, et en une forme aggravée, chez les femmes chez lesquelles manque cette planche de salut de la nubilité, à savoir, une ardeur aux devoirs et un sentiment droit de l'obligation morale.

La femme qui a été élevée à maintenir ses émotions à un degré convenable de discipline, et chez laquelle elles ont été tenues en échec par une occupation saine du corps et de l'esprit, n'échappe pas nécessairement à tout degré de trouble. Mais, lorsqu'un trouble se produit, l'effet est passager et elle échappe à la réaction maladive du cerveau troublé sur l'affection locale des organes de la génération, qui est souvent une sérieuse complication. Elle sera plus exposée à souffrir de certains symptômes réflexes qu'on peut reporter directement à l'action du plexus solaire, ou à éprouver quelques douleurs le long des nerfs spinaux. Une douleur de ce genre peut se traduire par une sensibilité à la pression en un point quelconque de la région de l'épine, ou bien dans les organes de la génération à la partie inférieure de l'abdomen et dans les extrémités. Lorsque le plexus solaire est en défaut, la détresse ne peut mieux s'exprimer que par les paroles d'une Irlandaise : *une défaillance complète,* « a weakness entirely », ce qui signifie une sensation subite de dépression survenant sans cause apparente. L'estomac sympathise fréquemment par action réflexe, comme le montrent les nausées, les troubles de la digestion et les maux de tête dispeptiques. L'action du foie devient irrégulière, les intestins sont constamment distendus par une accumulation de gaz, et parfois il y a de la diarrhée. L'action régulière du cœur est souvent troublée, et en fait, il n'est pas un organe dans le corps qui ne puisse sympathiser avec un état maladif des organes de la génération de la femme, et il n'est pas une partie du corps qui ne puisse, à un moment quelconque, devenir le siège de névralgies par la même cause.

Causes accidentelles de maladie.

Sous ce titre, d'une façon générale, ont été groupés : 1° ce qu'on a appelé les produits de l'inflammation, à savoir ceux qui résultent de la cellulite seule, ou ceux qui suivent l'accumulation du sang en une hématocèle située au voisinage de l'utérus, et qui, en déplaçant l'utérus ou en mettant obstacle à la circulation, ont déterminé l'inflammation des parties contiguës ; 2° les lésions du col et les déplacements de l'utérus par violence ; 3° les lésions du vagin et de son orifice ; 4° le résultat de l'inflammation des glandes muqueuses du vagin, de l'utérus ou des trompes de Fallope.

De toutes les causes accidentelles, l'inflammation du tissu cellulaire ou connectif du bassin, et particulièrement de celui qui est compris entre les replis du ligament large, est le plus commun ; puis, par ordre de fréquence, on peut placer la péritonite pelvienne et l'hématocèle. Ces états se produisent beaucoup plus souvent que ne le supposent généralement les médecins. Souvent ils ne sont pas reconnus lorsqu'ils existent, et leurs produits, qu'il faut trouver longtemps après la disparition de la maladie primitive, ne sont presque jamais remarqués. Leur effet mécanique est de déplacer l'utérus et de mettre obstacle à sa circulation, déterminant une hypertrophie congestive et entravant souvent sérieusement le fonctionnement de la vessie et du rectum par pression. Lorsque l'état primitif a disparu, l'épaississement et la rétraction se produisent, continuant à agir comme une source mécanique d'irritation pour l'utérus, et à déjouer tout effort pour la guérison jusqu'à ce qu'on ait bien apprécié l'état véritable. Par exemple : après une attaque d'inflammation un des ligaments larges se raccourcira, en sorte que l'un ou les deux états, épaississement et raccourcissement, seront une cause d'irritation. Ou bien, tout le poids de l'utérus pèsera sur le ligament large raccourci, entretenant ainsi la cellulite de ce côté ; ou bien la traction exercée sur le ligament opposé sera suffisante pour déterminer de l'inflammation dans son voisinage. Dans l'un ou l'autre cas, ou si l'un et l'autre existent, tout traitement local qui ne sera dirigé que sur l'utérus seul ne pourra réduire son volume, ni ne pourra faire disparaître une flexion ou cicatriser une érosion qui peut avoir été le résultat d'une tentative des vaisseaux de l'utérus pour se soulager des effets d'une circulation obstruée. Le premier pas vers la guérison sera fait aussitôt que l'utérus aura été soulevé et maintenu dans le bassin dans une position qui fera disparaître cette traction et l'obstruction de la circulation. L'effet produit sur la vessie et le rectum sera de faire disparaître l'irritation réflexe qu'ils causent à l'utérus, source qu'on ne remarque pas souvent dans la confusion que l'on fait de la cause et de l'effet. Plus tard, lorsque nous traiterons des déplacements, cet important sujet sera soigneusement examiné.

L'inflammation du tissu ovarien est rare, mais son existence agit comme une source d'irritation réflexe pour l'utérus, déterminant une hypertrophie congestive et souvent une rétroversion.

Une escarre produite par pression continue de la tête de l'enfant sur les parois vaginales pendant le travail, donnant lieu à des fistules, ou à des pertes de tissu avec rétraction consécutive, déplacera souvent l'utérus, mettra obstacle à la circulation et causera une grande irritation de la vessie et du rectum. La même cause et la même lésion de l'utérus donnent souvent lieu à une atrophie de l'organe, et à la cessation permanente de la menstruation, même peu de temps après la nubilité.

L'inversion de l'utérus altère l'état général par suite de la perte continue de sang qui se produit et de l'écoulement leucorrhéique qui l'accompagne, mais cet état se produit rarement directement par violence.

On peut citer la violence, qu'elle soit le résultat d'un travail rapide ou d'un travail prolongé jusqu'à ce que les parties aient perdu leur élasticité naturelle, ou d'un accouchement qui exige l'emploi des instruments, comme une cause de déchirure du col et du périnée, partielle ou complète. On verra plus tard que la déchirure du col devient une cause très fréquente d'affection utérine, arrêtant l'involution en raison de l'irritation produite par la séparation des lambeaux. L'hypertrophie de l'utérus se trouve ainsi maintenue et augmentée par cette source d'irritation, et une forme inguérissable d'érosion apparaît, qui s'accompagne d'une augmentation de l'écoulement menstruel et d'une leucorrhée épuisante dans l'intervalle des règles.

Il se produit un prolapsus du vagin lorsque celui-ci n'est plus soutenu au niveau de l'orifice ; l'utérus se place alors en rétroversion, et par suite de l'obstacle apporté à la circulation par sa mauvaise position, il augmente encore plus de volume. Une violence directe, comme une chute, cause fréquemment la rétroversion, particulièrement si la vessie est pleine d'urine au moment de l'accident. Ce déplacement de l'utérus est toujours suivi d'une obstruction de la circulation, variable avec son degré, qui augmente le volume de l'organe, et si une cellulite se produit du fait de la lésion, il en résulte habituellement une flexion.

Les effets les plus fréquents de la formation du tissu cicatriciel dans le col, après l'inflammation ou l'induration succédant à l'emploi continu des caustiques ou du nitrate d'argent, sont une irritabilité nerveuse générale, et de la névralgie dans différentes parties du corps. Il suffit, quant à présent, d'attirer l'attention sur le fait que le col est recouvert de tissu érectile, et est, par conséquent, largement fourni de vaisseaux sanguins, qui sont enveloppés par un réseau de nerfs du système sympathique. Sa structure explique absolument l'irritation réflexe dont souffrent si fréquemment les femmes, irritation qui est en rapport avec les lésions et les maladies du col.

L'exposition au froid, les écoulements irritants, la violence ou les poisons spécifiques déterminent l'inflammation de la membrane muqueuse du vagin, du canal utérin et des trompes de Fallope. Par suite d'une cause inconnue, la vaginite et l'inflammation de la membrane du canal utérin, ne comprenant pas les tissus plus profonds, disparaissent quelquefois subitement, ainsi que je l'ai observé, comme par métastase, et cette disparition est suivie d'une attaque de cellulite ou de péritonite. La vaginite simple, qu'elle soit catarrhale ou causée par un écoulement irritant de l'utérus, est de peu d'importance en dehors des troubles passagers qu'elle entraîne. Lorsque c'est la gonorrhée qui a produit l'inflammation, celle-ci peut comprendre la membrane muqueuse de l'urètre et causer de la cystite, par extension à la vessie.

D'après les observations du Dr Nœggerath[1], les sécrétions de l'urètre d'un homme qui a un rétrécissement, résultat d'une gonorrhée, ont un caractère suffisamment irritant pour déterminer une inflammation des voies génitales de l'épouse, et cette inflammation se localise de préférence dans les trompes de Fallope. Le résultat de cette inflammation sera la fermeture et le rétrécissement de ces trompes, et cela serait d'après lui une cause fréquente de stérilité. J'ai vu souvent ce rétrécissement des trompes, sans en connaître la cause, mais je n'ai jamais rencontré de cas dans lequel j'eusse pu reconnaître son existence pendant la vie.

Dans tous les cas de stérilité persistante, il serait du devoir du médecin d'examiner l'état du mari. S'il était atteint d'un rétrécissement peu marqué, mais siégeant près de la portion bulbeuse de l'urètre, l'épouse resterait stérile selon toutes probabilités. L'apparition d'une nouvelle attaque de blennorrhée chez l'homme peut déterminer une vaginite chez la femme, et

---

[1] Latent gonorrhœa, especially with regard to its influence on fertility in woman (*Trans. of the Amec. gynœc. Soc.*, vol. I, 1876).

cette inflammation peut s'étendre progressivement à la membrane qui tapisse les trompes de Fallope. Une vaginite grave peut, par quelque rapport inconnu déterminer une cellulite ou une péritonite, et les ovaires peuvent être indirectement atteints. Mais l'état décrit par Nœggerath, dans ses rapports de cause à effet, ne pourra être établi qu'après une longue observation.

La maladie kystique des follicules muqueux est un état amené par une inflammation longtemps prolongée du col, et par l'emploi fréquent du nitrate d'argent et autres caustiques. Du fait de l'inflammation, les tissus sous-jàcents deviennent denses et changent de caractère, en sorte que l'alimentation sanguine des glandes muqueuses se trouve interceptée à un haut degré. Leurs orifices se ferment et les glandes subissent la dégénérescence kystique. Lorsqu'un certain nombre d'entre elles sont atteintes, la pression qu'elles exercent est souvent suffisante pour détruire les autres glandes du voisinage qui peuvent n'avoir pas encore été atteintes. Lorsqu'on ne fait pas disparaître cette pression par ponction, l'état morbide s'étend en général ; les kystes se rompent peu à peu par excès de distension, leurs cavités se rétractent, et il peut arriver que l'atrophie de l'utérus suive l'hypertrophie du col. L'atrophie de l'utérus par cette cause peut se produire de bonne heure dans la vie, soit comme résultat d'une déchirure du col, soit par toute autre cause qui détermine de l'inflammation, et j'ai vu souvent la cessation de la menstruation, après ce changement, suivie du développement rapide de la phtisie. Mais lorsque les écoulements vaginaux ont été abondants et ont duré longtemps, les poumons sont fréquemment atteints avant que la menstruation cesse.

CHAPITRE III

COMMENT ON PREND UNE OBSERVATION. — MANIÈRE D'EXAMINER
POINTS IMPORTANTS POUR LE DIAGNOSTIC

Observation en blanc. — Propreté des instruments et du chirurgien. — Lit d'examen. — Toucher ; son importance ; manière de le pratiquer ; points à noter. — Examen combiné. — Signes physiques de l'utérus en rétroversion, en flexion ; d'un fibrome utérin. — Utérus augmenté de volume ; diagnostic de cet état avec la grossesse, les productions diverses, les tumeurs, les collections sanguines, etc. — État du vagin, de l'urètre, de la vessie, du col de l'utérus, du périnée, du rectum. — Dilater l'urètre est une mauvaise pratique. — Manière de se servir du spéculum. — Points à noter. — Usage de la sonde. — Cellulite latente.

Il faut prendre l'observation de tous les cas : cela sert plus tard. Chaque point important en pratique doit être connu dans tous ses détails ; il faudra donc noter ceux-ci d'une façon concise. Il suffit d'un petit nombre de questions pour mettre sur la voie, et conduire à ne demander que les points essentiels : on gagnera de cette façon beaucoup de temps et on s'épargnera un travail inutile.

Dans la première consultation, il faut laisser la malade exposer son histoire sans l'interrompre, car il n'est pas douteux qu'elle ait bien fixé dans son esprit, avant de se rendre à votre cabinet, tous les traits importants de sa maladie. Il est bien probable que dans tout ce qu'elle exposera, il y aura quantité de choses inutiles, mais le médecin doit savoir écouter avec patience : la malade sera ainsi convaincue que son histoire est connue à fond : elle prendra confiance et sera sûre que le médecin lui porte intérêt. Est-elle nerveuse, il faut l'engager à se dominer de façon à pouvoir répondre convenablement aux questions nécessaires. Mais une fois que la malade a bien exposé son histoire, et dès qu'on commence à résumer son observation, il faut prendre comme règle de la laisser seulement répondre aux questions posées.

Le tableau qu'on va lire est le cadre habituel dans lequel j'enferme mes observations : en le remplissant avec les détails particuliers à chaque cas, on peut être assuré d'avoir une observation complète. Il faut laisser un espace suffisant pour inscrire les « premiers symptômes de la maladie », « l'état présent », « ce qu'on trouve à l'examen » et pour « les suites de l'affection et le traitement ».

Je donne ici l'histoire d'un cas fictif, un de ceux qu'on rencontre fréquemment en pratique. La partie imprimée du modèle est en petites capitales. Quelques mots portent des traits, comme s'ils avaient été rayés à la plume ; les italiques montrent comment on remplit le cadre.

DATE DE LA PREMIÈRE CONSULTATION, *1er janv.* *1876*   RECOMMANDÉE
DOMICILE. *New-York.*   *par D*r* J. Smith,*
OU BUREAU DU MARI. *Wall st.*   *New-York.*

NOM, *A. B.* AGE, *trente ans.* ~~NON~~ MARIÉE. AGE AUQUEL ONT APPARU LES PREMIÈRES RÈGLES, *quatorze ans.* RÉGULIÈRES. AU BOUT DE *deux mois.* *Légère* ~~PAS DE~~ DOULEUR AU COMMENCEMENT DE, ~~PENDANT~~, ~~APRÈS~~ LA MENSTRUATION.

DURÉE : *quatre jours.* SANTÉ GÉNÉRALE *toujours bonne.* MARIÉE DEPUIS *dix ans ; a un* ENFANT, *une* FAUSSE COUCHE A *trois mois.* LA DERNIÈRE GROSSESSE, *fausse couche, il y a huit* ANS. LE DERNIER ACCOUCHEMENT A ÉTÉ ~~NATUREL~~, ~~LENT~~, RAPIDE ; ~~UNE INTERVENTION A ÉTÉ NÉCESSAIRE~~. IL A DURÉ *cinq* HEURES. A *eu* APRÈS SES COUCHES DE LA DIFFICULTÉ *à se tenir debout, avec fréquentes envies d'uriner. N'a pas recouvré ses forces. Incapable de nourrir son enfant. A subi un traitement local et se trouvait mieux avant sa fausse couche.* N'A PAS ÉTÉ EN BONNE SANTÉ *depuis sa dernière couche et s'est trouvée plus mal depuis sa fausse couche.* A DÈS LORS SOUFFERT *de douleurs dorsales persistantes, de leucorrhée, de douleur dans les membres inférieurs. L'irritabilité de la vessie s'est accrue ; incapable de se tenir debout ou de marcher. Constipation.*

ÉTAT ACTUEL. *Très nerveuse ; névralgie faciale ; leucorrhée continuelle, mais plus marquée après la période menstruelle. Les règles viennent un peu irrégulièrement, d'un jour ou deux en avance. Elles durent actuellement six jours, mais sont un peu moins abondantes qu'autrefois. La menstruation est actuellement douloureuse, surtout vers la fin de la période. Plus constipée, souffre vivement à chaque mouvement intestinal. L'excitabilité vésicale persiste ; la malade ne peut marcher ou se tenir debout sans souffrir davantage de la région dorsale et des membres inférieurs. Dort rarement sans l'aide d'un narcotique ; maux de tête fréquents ; il lui semble parfois qu'elle devient folle ;*

elle ressent des bourdonnements et un trouble étrange dans la tête, comme si de l'eau y tombait goutte à goutte; palpitations fréquentes; perte d'appétit, dyspepsie; sensation de froid aux pieds.

L'EXAMEN PHYSIQUE FAIT CONSTATER *une déchirure du périnée; la paroi vaginale postérieure est en prolapsus; l'utérus est en rétroversion et augmenté de volume; le col est déchiré de chaque côté au niveau de la jonction du vagin; les lèvres de la déchirure sont écartées et couvertes d'une vaste érosion; il est ulcéré; abondante leucorrhée venant du col; profondeur de l'utérus : 3 pouces et demi.*

TRAITEMENT ET RÉSULTAT. . . . .

Si nous analysons l'histoire du cas précédent, nous voyons que la santé de la malade s'était maintenue excellente jusqu'à son accouchement. Les premiers symptômes de la maladie, tels qu'ils sont relatés, sont si caractéristiques que même avant le toucher il ne saurait y avoir doute sur la lésion. L'accouchement a été extraordinairement rapide, et s'est accompagné de déchirure du périnée et du col utérin. Dès qu'elle s'est levée, le prolapsus de la paroi vaginale postérieure est apparu. La déchirure du col devait retarder le retour de l'utérus à ses dimensions normales, après l'accouchement, et l'utérus devenu plus lourd devait s'abaisser sur le plancher pelvien. Peu à peu, à mesure que la rectocèle se prononçait, le col de l'utérus gagnait l'ouverture du vagin, descendant dans la direction qui offrait le moins de résistance. Le fond de la matrice se portait nécessairement en arrière, et la rétroversion devenait de plus en plus accentuée à mesure que le col utérin descendait vers l'orifice vaginal. En même temps que l'utérus s'abaissait, les deux lèvres de la déchirure s'écartaient de plus en plus; de là, vive irritation qui donnait lieu à une augmentation de volume de l'utérus, à la production d'une érosion du col, à une leucorrhée abondante et aux douleurs lombaires. L'utérus, plus lourd, comprimait les nerfs de la région et donnait naissance aux douleurs dans les membres. En même temps la paroi vaginale antérieure était comprimée et tiraillée, ce qui produisait une irritation de la vessie.

Il est possible que notre malade ait été soumise à un traitement local, et en ait retiré quelque amélioration, mais il est de toute vraisemblance que la déchirure du col a passé inaperçue et que le déplacement utérin n'a pas été corrigé. L'érosion du col, déterminée surtout par les sécrétions utérines, et qui s'était fortement accrue dans les efforts faits par la nature pour améliorer l'état congestif de l'utérus, avait été prise sans aucun doute pour une ulcération, et considérée comme la lésion principale. Le nitrate d'argent avait dû être appliqué sur la surface de cette prétendue ulcération jusqu'à cicatrisation complète. L'état général s'améliora alors, et avant qu'une récidive ait pu se produire, notre malade devint enceinte. L'utérus en rétroversion, et étroitement logé dans la concavité du sacrum, ne put se développer au delà d'une certaine mesure. Plus il augmenta et plus la rétroversion s'accentua et avec elle les troubles généraux; enfin la fausse couche survint. Nouvelle et plus grande difficulté; l'utérus demeurait avec des dimensions plus grandes qu'auparavant, et tous les symptômes d'autrefois reparaissaient, mais exagérés cette fois. L'utérus, en rétroversion plus accentuée, exerça une pression continuelle sur le rectum ; de là, constipation, et bientôt fissure ou déchirure anale, ce qui était encore une nouvelle difficulté. La stérilité et les irrégularités de la menstruation apparurent comme conséquence naturelle. La leucorrhée s'établit à l'état continu ; joignez à cet écoulement le séjour forcé à la chambre, et vous comprendrez l'état d'anémie dans lequel tomba la malade, état où le sang pauvre en éléments morphologiques est incapable de fournir aux centres nerveux la nutrition et l'excitant nécessaires. Ainsi s'expliquent les troubles céphaliques, les palpitations, la nervosité, les névralgies, etc.

Nous avons ainsi, dans une forme aussi concise que possible, résumé et mis en lumière les traits principaux et pratiques de ce cas fictif. Plus tard, nous verrons d'autres causes locales produire les mêmes troubles généraux ; et l'on peut dire que la plupart de ces symptômes se rencontreront dans les cas observés journellement.

Manière de pratiquer l'examen. Points principaux de diagnostic.

Une malade me raconta un jour qu'elle avait refusé de se soumettre à un examen parce qu'elle avait remarqué le peu de propreté des ongles du médecin consultant. Elle en concluait qu'un homme aussi négligent de sa personne devait fort probablement négliger les détails de sa maladie. Bien que cette déduction ne fût pas entièrement rigoureuse, la malade n'était pas à blâmer de ne pas vouloir, pour son propre intérêt, se soumettre à l'examen. Un médecin devra, dans toute sa personne, être d'une propreté scrupuleuse, mais il est tout particulièrement important d'avoir au moins les ongles courts et soignés. Un médecin négligent, qui pratique plusieurs examens, peut déterminer de la vaginite chez une de ses malades en lui transmettant par l'intermédiaire de ses ongles malpropres les sécrétions virulentes d'une malade qu'il aura examinée auparavant. Il faut se laver les mains soigneusement avant et après chaque examen, et prendre l'habitude de se nettoyer les ongles lorsqu'on vient d'examiner une malade atteinte d'un écoulement abondant. Et ce n'est pas là une précaution qui ne profite qu'à la malade : le médecin lui-même en bénéficie, son toucher devient plus délicat, plus sensible.

Il faut aussi que chacun des instruments dont on se sert soit entièrement nettoyé, et si l'on tient pour suspectes les sécrétions de la malade, il faut ajouter à l'eau où l'on plonge les instruments un peu d'acide phénique ou tout autre désinfectant. Je me trouve bien dans la pratique courante d'une pommade à l'acide borique contenant 1 partie de cet acide pour 6 de véhicule : j'ai l'habitude, chaque fois que je procède à un examen vaginal, d'enduire de cette pommade mon spéculum et mes doigts.

J'ai adopté pour toutes mes opérations et tous mes examens dans ma maison de santé particulière, une table longue de $1^m,20$, haute de $0^m,75$, sans les roulettes, et large de $0^m,60$. Dans mon cabinet, j'ai un fauteuil de

malade, de hauteur et de largeur appropriées. La malade y prend place,
puis la domestique la fait renverser en arrière, et le dossier s'abaissant,
elle se trouve en position horizontale. La table, dont j'ai donné la description, couverte d'un drap, munie de couvertures et d'un petit coussin
convient tout autant, sinon mieux, qu'un fauteuil beaucoup plus coûteux. La
seule objection qu'on puisse lui faire, c'est son aspect effrayant : lorsqu'on a
affaire à une malade inexpérimentée, cette table peut lui donner à penser
qu'il va s'agir pour elle d'une opération chirurgicale.

Lorsque le doigt est bien exercé, il vaut encore mieux pour le diagnostic
que l'œil seul, et cela dans les circonstances mêmes où tout est propice à
l'examen par la vue. Aussi le toucher devra-t-il toujours être pratiqué complètement et méthodiquement. Il est essentiel de bien connaître les états
anormaux. Plus le toucher sera délicat et plus on sera certain d'apprécier
es modifications les plus légères.

Il est assurément bien remarquable de voir quelle variété les chirurgiens
apportent dans leur méthode de toucher. L'un agit brusquement, et met
toute la vigueur qu'il faudrait pour percer un trou ; celui-là rencontre tout
au plus le col qui ne lui apparaît guère que comme un obstacle sur son chemin. Il n'acquiert aucun renseignement, et fait souffrir inutilement la malade.
Un autre, en moins de temps, passera légèrement son doigt sur toutes les
parties du vagin et se mettra rapidement en mesure de connaître à fond le
cas en question, et cela sans avoir causé aucune souffrance à la malade.

La manière dont j'ai vu quelques examens pratiqués, même par des
médecins expérimentés, ne peut être qualifiée que de brutale. La douleur
qu'ils infligent inutilement à la malade et le peu d'adresse dont ils font
preuve devraient leur interdire la pratique de toutes les branches quelles
qu'elles soient de notre profession.

Pour bien pratiquer le toucher il faut faire coucher la malade, les jambes
relevées, et le siège portant sur le bout de la table de façon à ce que l'opérateur puisse facilement s'en approcher. On la couvrira d'un drap, on lui fera
bien écarter les genoux, et maintenir les pieds à 15 centimètres l'un de
l'autre. Il faut se servir de l'index gauche, car sa sensibilité tactile est plus
délicate, et la main droite doit être libre pour pouvoir pratiquer la palpation
abdominale. L'opérateur ayant soigneusement lavé ses mains, et bien graissé
son index gauche, passera la main gauche sous le drap, et glissera le long de
la surface de la table jusqu'à ce qu'il rencontre le sillon interfessier. Alors
l'index suivant le périnée atteint la fourchette et entre dans le vagin. Lorsque
le doigt aura pénétré d'une certaine longueur, il devra doucement, mais
fortement, déprimer le périnée pour laisser entrer l'air qui ouvrira le passage
et donnera l'espace nécessaire à l'examen. Il faudra alors tourner la main de
façon que sa paume soit en haut, et que la courbe du doigt réponde à celle du
vagin ; les autres doigts et le pouce seront fléchis, de façon à éviter le clitoris.
A mesure que le doigt chemine dans le vagin, il doit repousser le périnée en
arrière jusqu'à ce qu'enfin il touche le col utérin.

On note alors tout d'abord la position du col dans le vagin, ses dimensions,
sa forme, sa consistance, la présence ou l'absence d'érosion et le diamètre de

son orifice. La position et les dimensions du col pourront dans une certaine mesure renseigner sur l'état du corps. Tous ces détails doivent être étudiés au point de vue de la stérilité ; la forme du col, son degré de flexion, une certaine étroitesse de l'orifice, sont autant de points d'un intérêt tout spécial dans les cas de menstruation douloureuse. Dans les symptômes que présente la malade il y a quelquefois l'indice d'un cancer ; si le cancer existe on le reconnaîtra par la consistance ou l'infiltration du col, l'existence de quelque végétation ou d'une ulcération.

L'érosion qu'on rencontre communément sur le col n'a que peu d'importance et n'implique pas que la circulation pelvienne soit entravée. Les surfaces à vif que l'on rencontre sur le col peuvent aussi provenir de déchirure, lésion

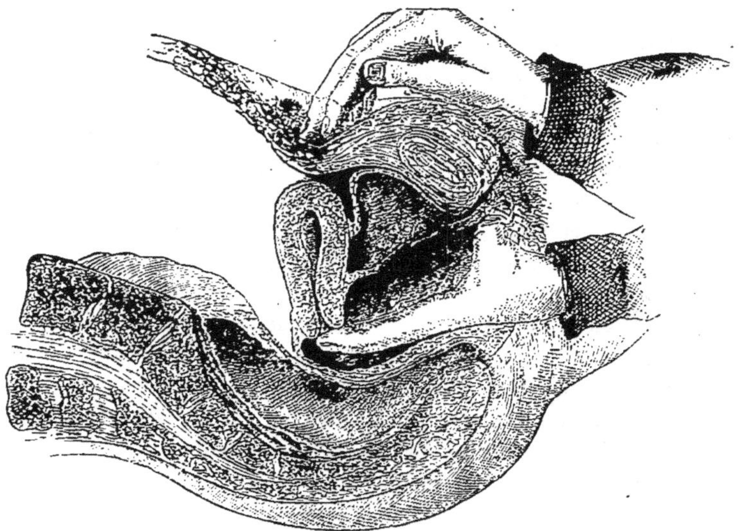

Fig. 1. — Toucher vaginal combiné à la palpation abdominale.

qui se produit souvent dans l'accouchement, empêche l'involution utérine et donne lieu à une abondante leucorrhée. Souvent elle passe inaperçue, encore qu'elle soit des plus fréquentes en pathologie utérine, et qu'il suffise de toucher pour la reconnaître.

Si l'on place la main droite sur l'abdomen, immédiatement au-dessus du pubis, et que d'autre part on introduise un doigt de la main gauche dans le vagin, on peut, par cet examen combiné, juger sainement des dimensions et de la situation de l'utérus.

Dans la figure 1 on voit la main droite déprimer la paroi abdominale de manière à ce que l'utérus soit pour ainsi dire saisi entre les deux mains ; on peut de la sorte se faire une idée exacte de ses dimensions. C'est encore ainsi qu'on reconnaît si l'utérus est dans sa position normale ou s'il est dévié en avant, à droite ou à gauche : il est bien évident que si l'utérus est en rétroversion, on ne peut le saisir entre les deux mains ainsi placées ; c'est par le toucher vaginal et le toucher rectal qu'il faut le chercher.

Les manœuvres combinées de cette façon nous permettent encore de connaître les dimensions des tumeurs développées sur la surface extérieure de l'utérus, et les rapports de cet organe avec les tumeurs du voisinage.

La première notion, quand on veut fixer la situation de l'utérus, est donnée par le doigt placé dans le vagin et contournant le col : la main placée sur la paroi abdominale contrôle l'impression ainsi reçue. Si cela ne suffit pas il est évident qu'il faudra s'adresser à tous les moyens propres à éclaircir le diagnostic et à l'établir solidement. Lorsque le doigt qui a touché le col revient en avant, il explore la paroi antérieure du vagin, et la vessie dans les cas où l'utérus est placé en avant. En passant le doigt dans les culs-de-sac latéraux

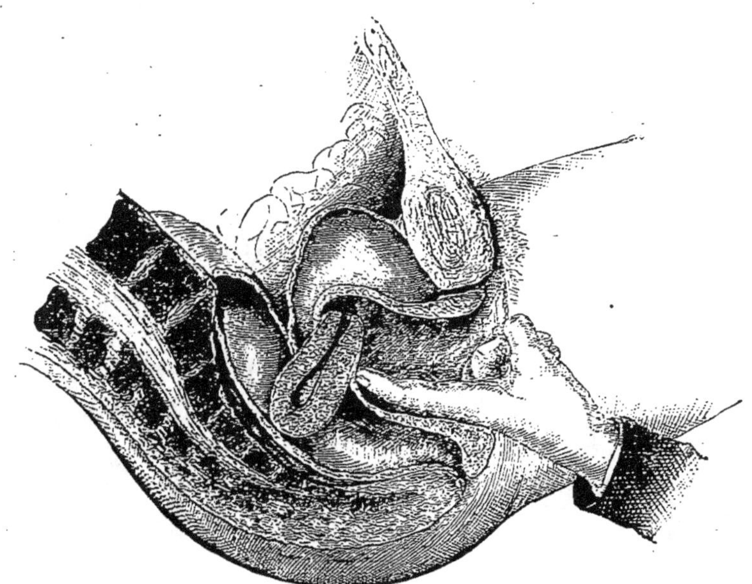

FIG. 2. — Utérus en rétroversion.

on découvre la latéroversion, si elle existe, ou toute tumeur latérale. Lors - qu'on trouve ainsi à droite ou à gauche, soit l'utérus, soit quelque masse indurée, on doit supposer, jusqu'à preuve du contraire, qu'il y a eu antérieure- ment un processus inflammatoire siégeant entre les feuillets du ligament large ; dans ces cas on trouvera probablement encore du côté correspondant une déchirure du col.

Quand l'utérus est en rétroversion, sa face postérieure est amenée en avant, et peut aisément se sentir dans le cul-de-sac postérieur du vagin, ainsi que le démontre la figure 2.

On ne peut néanmoins avoir la certitude qu'un corps senti dans cette position est bien l'utérus en rétroversion, à moins que la rétroversion ne soit très marquée.

Dans ce cas le col de l'utérus peut être senti dans une direction tout à fait opposée à celle qu'il a normalement : c'est ce dont on peut se rendre compte en jetant un coup d'œil sur les figures 1 et 2.

Le col de l'utérus dans la figure 2 n'est plus dans sa position normale, mais a exécuté une rotation d'un tiers de cercle environ ; il peut, cela va sans dire, ne pas toujours s'écarter autant de sa situation normale, et occuper une position intermédiaire à celles où nous l'avons représenté dans nos figures. L'utérus peut être en partie entraîné en arrière par une tumeur siégeant dans sa paroi postérieure ; il peut encore être ramolli par suite d'une inflammation antérieure ; il faut faire usage de la sonde pour être fixé sur ces points.

Le corps de l'utérus se plie fréquemment sur lui-même, formant une *flexion* que le doigt introduit dans le vagin ne peut pas toujours différencier d'une tumeur développée à la surface de l'organe. Ainsi dans les figures 3 et 4 on voit que le doigt reconnaîtra facilement un sillon qui dans les deux cas siège en avant du col, et dans les deux cas on pourra croire à une antéflexion. L'antéflexion existe bien dans la figure 4, mais dans la figure 3 en A il y a

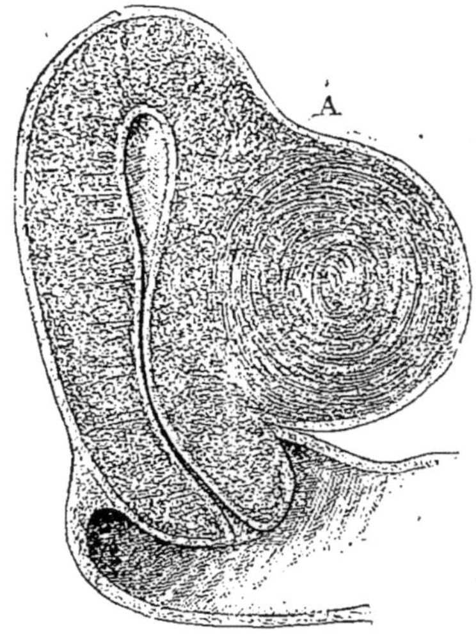

Fig. 3. — Tumeur fibreuse dans la paroi antérieure de l'utérus.

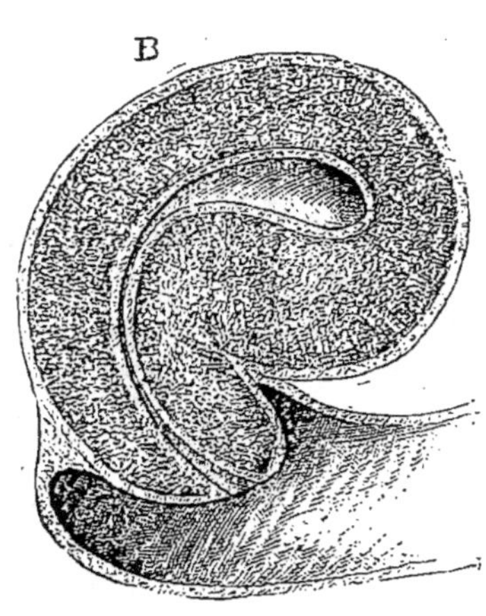

Fig. 4. — Utérus en antéflexion.

une tumeur fibreuse née de la paroi antérieure de l'utérus, n'oblitérant pas le canal utérin, et l'organe est presque en position normale. Le toucher combiné à la palpation abdominale nous permettra de décider entre l'une ou l'autre hypothèse, antéflexion ou tumeur ; mais il est bien probable qu'il restera toujours un peu de doute jusqu'à ce que la sonde en donnant la direction de la cavité utérine ait éclairci tout à fait le cas. On peut facilement imaginer que la même difficulté se présentera lorsqu'il faudra diagnostiquer une rétro-flexion d'une rétroversion partielle due à la présence d'une tumeur dans la paroi postérieure de l'utérus, et les mêmes moyens serviront à trancher la question. De petites masses de dimension inférieure à celle de l'utérus peuvent parfois se rencontrer dans le bassin, accompagnant un déplacement de l'utérus, et il importe de reconnaître leurs rapports et leur nature. L'ovaire hyper-trophié et en prolapsus, un kyste du ligament large, un fibrome pédiculé, peuvent donner lieu à un déplacement utérin. L'ovaire, lorsqu'il est augmenté de volume au point d'être en prolapsus, tombera toujours dans le cul-de-sac de Douglas, et se trouvera généralement sous l'utérus en rétroversion. Cet ovaire est très sensible à la pression, et situé à droite ou à gauche de la ligne médiane, il ne peut s'être déplacé qu'en suivant la direction sous laquelle il est tombé.

On trouve souvent des kystes dans l'ovaire et le ligament large; ils ne sont pas douloureux à la pression et ne tombent pas dans le cul-de-sac comme l'ovaire hypertrophié. En introduisant un doigt dans le rectum on peut ordinairement reconnaître leur nature. Un fibrome pédiculé est dur, et n'est pas sensible au toucher. Quand le pédicule est assez long pour permettre à la tumeur de se mouvoir librement, rarement on la rencontrera deux fois de suite dans la même position, et généralement elle entraînera l'utérus en avant ou en arrière.

Il est d'une grande importance de savoir, dès le début du toucher, reconnaître le degré de mobilité de l'utérus, et cela non seulement dans le cas où il est en connexion avec une tumeur voisine, mais encore en l'absence de toute tumeur. Lorsqu'on reconnaît par le toucher, que l'utérus ne jouit pas de toute sa mobilité normale, il faut procéder à l'examen avec la plus grande douceur. Car on doit supposer qu'il y a eu une inflammation du tissu péri-utérin, et si l'on veut savoir quelles ont été l'étendue et la nature de cette inflammation, il faut agir sans brusquerie, car on risquerait de déterminer par des manœuvres brutales une inflammation aiguë.

Quand on trouve l'utérus augmenté de volume, il faut s'efforcer de déterminer la cause de l'ampliation de cet organe, car sans un diagnostic étiologique exact on ne peut établir le traitement approprié.

La présence d'une masse pelvienne ou abdominale peut être aisément sentie par les manœuvres combinées des deux mains, mais il faut un examen plus approfondi avant de pouvoir décider si cette masse est formée par un utérus augmenté de volume, ou par une tumeur étrangère enveloppant l'utérus ou les organes du voisinage. Nous allons passer systématiquement en revue dans l'ordre suivant les conditions diverses qui peuvent se rencontrer ici; nous ne voulons pas dire que l'ordre où nous les énumérerons implique leur degré de préférence, mais il nous permettra de les éliminer successivement avec certitude, et l'examen clinique en deviendra plus rapide sans préjudice pour la malade :

1° Grossesse ;

2° Augmentation de volume de l'utérus accompagnant la cellulite ou l'hématocèle;

3° Augmentation de volume persistant après un avortement ou un accouchement (subinvolution) ;

4° Augmentation de volume de l'utérus par tumeurs pariétales ou cavitaires ;

5° Augmentation de volume de l'utérus chez les vierges ou les femmes stériles (hypertrophie congestive) ;

6° Tumeurs ovariques, grossesse extra-utérine, et autres tumeurs de voisinage. L'histoire des antécédents sera généralement fort importante dans l'espèce, car elle servira de guide, mais il ne faudrait pas s'y fier exclusivement.

Quand on apprend de la malade qu'elle n'a pas eu ses règles depuis plusieurs mois, l'idée d'une grossesse se présente tout naturellement à l'esprit, mais encore faut-il qu'il y ait un rapport entre les dimensions de l'utérus et le temps qui s'est écoulé depuis la dernière époque menstruelle. La grossesse peut être soupçonnée, mais nous n'avons pas de moyens certains, et j'ajouterai de moyens légalement permis, de mettre son existence hors de doute tant que l'utérus augmenté de volume n'a pas quitté la cavité pelvienne pour s'élever dans l'abdomen. Dans ce cas, au contraire, si la grossesse existe, on peut entendre les battements du cœur fœtal, ou sentir les mouvements actifs du fœtus, et dans l'un comme dans l'autre cas, la conclusion s'impose. L'utérus est ici plus mou, et sa forme est plus régulière que lorsqu'il est augmenté de volume par le fait d'une tumeur fibreuse pariétale. D'ailleurs s'il s'agit d'une tumeur fibreuse on trouvera dans l'histoire de la malade l'existence d'hémorragies, et cela depuis un temps beaucoup plus long que le temps compatible avec une grossesse. C'est dans les premiers mois de la grossesse qu'il est surtout difficile de faire un diagnostic certain. Tous les symptômes précoces de la grossesse peuvent aussi se montrer dans l'ampliation utérine tenant à toute autre cause, et la malade peut « voir » régulièrement encore, quoique enceinte de plusieurs mois, l'écoulement provenant d'une érosion cervicale.

[Les érosions du col donnent en effet quelquefois lieu à de petites hémorragies ; mais ces hémorragies sont peu abondantes, ne reviennent pas régulièrement et surviennent le plus souvent à la suite de fatigues, de marches prolongées ou des rapports sexuels. Lorsque l'hémorragie affecte une certaine régularité, on dit que la femme est réglée. Il peut se produire, en effet, chez la femme enceinte pendant les deux ou trois premiers mois, quelquefois les cinq ou six premiers, un écoulement sanguin à peu près périodique qui a les apparences d'un flux menstruel. Mais comme le dit fort bien le professeur Tarnier [1], « les règles sont alors *modifiées ;* l'écoulement dure moins longtemps, le sang n'est pas aussi abondant, ni aussi coloré qu'avant la fécondation. En d'autres termes, les règles qui se produisent dans le cours de la gestation sont modifiées en *durée,* en *quantité,* en *qualité.* »]

Il faut toujours être bien pénétré de la possibilité de tous ces faits, et quand on doute, mieux vaut savoir attendre quelques mois pour porter un diagnostic certain, que de causer un dommage à la malade. Provoquer l'avortement par manque de précautions dans un examen est tout aussi coupable que faire avorter criminellement. La grossesse ne peut exister sans donner lieu à des symptômes qui nous amènent à la soupçonner, et elle ne doit pas échapper à un examen bien fait. J'ai souvent vu des femmes venir me consulter et chercher à me tromper par leurs renseignements : puis, quand après un simple examen par le toucher je me déclarais suffisamment éclairé, elles témoignaient leur surprise de ne pas me voir employer la sonde. Elles

---

[1] Tarnier et Chantreuil, *Traité de l'art des accouchements,* p. 475.

m'avouaient ensuite naïvement qu'elles se savaient enceintes, et qu'elles étaient venues se soumettre à l'examen dans la pensée que, me servant habituellement de la sonde, je ne manquerais pas de le faire, à leur grand dommage et déterminerais ainsi l'avortement. Il nous faut donc toujours être sur nos gardes, et cela non seulement dans notre propre intérêt, mais aussi pour le bien de nos malades elles-mêmes qui peuvent ignorer leur position ; en effet, un avortement provoqué compliquerait sérieusement, suivant toute probabilité, leur situation.

L'inflammation plus ou moins étendue du tissu cellulaire péri-utérin se rencontre fréquemment ; elle peut parfois envelopper l'utérus de telle façon qu'elle rende difficile toute appréciation de son état exact. Il se peut fort bien que les antécédents ne nous fassent pas soupçonner cette complication avant l'examen direct. Si le processus inflammatoire est de fraîche date, le doigt trouvera une surface dure, non dépressible, unie, occupant le bassin et qu'on ne saurait confondre avec aucune autre chose. Quoique l'utérus soit toujours dans ces cas augmenté de volume, par suite de l'obstacle que l'inflammation apporte à la circulation, on reconnaîtra en s'aidant de la palpation abdominale que l'ampliation de l'utérus n'est pas en rapport avec la masse que trouve le doigt porté dans le vagin. Il est très important de rechercher et d'apprécier le degré et l'étendue de cette complication toujours assez sérieuse ; et si l'on néglige de prendre toutes les précautions nécessaires dans l'examen, on risque de réveiller l'inflammation.

Il se produit parfois une hémorragie dans le bassin, donnant lieu à une hématocèle qu'il peut être difficile de distinguer de la cellulite qui s'y trouve souvent associée. Mais l'hématocèle présente le plus souvent un début brusque, survenant, comme c'est la règle, aux environs d'une période menstruelle, et s'accompagnant de prostration et de tous les symptômes révélateurs d'une perte de sang. Si l'hématocèle est récente, la masse qu'on sentira sous le doigt sera plus molle que celle de la cellulite simple, et sa forme sera également différente. Le doigt peut encore rencontrer une dépression entre la masse sanguine et l'utérus, comme lorsque deux surfaces arrondies sont en contact. Le sang s'accumule d'abord dans le cul-de-sac postérieur qui est le point le plus déclive, et la collection en se moulant sur lui prend une forme arrondie, ce qui n'arrive jamais dans la cellulite. Quand la collection sanguine est très considérable, en plaçant une main sur l'abdomen, et un doigt de l'autre dans le vagin, on sentira la masse développée d'un côté, ayant une forme aplatie et dépassant les limites qu'atteint la cellulite ; et on ne la prendra pas pour l'utérus. Dans ce cas, il faudra toucher avec la plus grande délicatesse, et ne pas déplacer l'utérus, de peur de reproduire l'hémorragie.

Après un accouchement ou une fausse couche l'utérus peut ne pas accomplir son involution et demeurer avec des dimensions exagérées. L'organe sera généralement mobile, libre de toute adhérence, et uniformément développé. Le col sera fréquemment déchiré, et couvert d'une vaste érosion ; il sera aussi entr'ouvert, laissant échapper une leucorrhée abondante. On apprendra de la malade qu'elle a eu une grossesse difficile, que sa menstruation est soit diminuée, soit exagérée, et le plus souvent douloureuse. L'état local sera facile à préciser, et le point principal sera d'établir la cause de cette subinvolution, afin de pouvoir instituer le traitement convenable. On trouvera comme étiologie la déchirure du col, la cellulite, les déplacements utérins par déchirure périnéale et le prolapsus des parois vaginales. L'état général sera altéré.

Une tumeur fibreuse ne peut guère être prise pour une grossesse, car il y aura eu, sauf de rares exceptions, dans le cours de l'affection, des hémorragies fréquentes et irrégulières pendant de longues années. Si la tumeur est assez volumineuse pour occuper une place dans la cavité abdominale, on sentira une surface dure, irrégulière et bosselée. Parfois on peut rencontrer un cas de tumeur fibreuse dans lequel l'écoulement menstruel ne s'est même pas montré pendant un temps assez long. Dans ces cas, avant de tenter un examen interne de l'utérus, il faut éclaircir l'hypothèse d'une grossesse possible coexistant avec la tumeur. Quand un néoplasme occupe l'intérieur de l'utérus, ou se rapproche plus de la surface interne que de la surface externe, l'organe peut être de forme régulière, et il n'est pas possible de se faire une opinion tant qu'on n'a pas dilaté le col avec la tente-éponge pour permettre l'introduction du doigt.

Chez les femmes qui n'ont jamais été enceintes, le corps de l'utérus peut augmenter de volume à la suite de quelque obstacle circulatoire. Il existe souvent alors une flexion de l'utérus, au-dessus de l'insertion vaginale, et on peut rencontrer le reliquat d'une cellulite antérieure. L'ampliation de l'utérus se rencontre chez les femmes qui ont l'habitude d'employer des moyens préventifs de la conception, chez celles qui par suite de l'impuissance maritale ont des rapports sexuels incomplets, chez celles enfin qui s'obstinent à violer les lois de la nature.

Si on ne connaît pas l'histoire de la maladie, on risque de prendre pour une grossesse un kyste ou une tumeur de l'ovaire, mais le développement de ces productions est généralement d'une durée beaucoup plus longue que la grossesse. En général, la menstruation n'est pas troublée ; on trouve ordinairement de la fluctuation en quelque point de la masse, et par le toucher vaginal on trouve l'utérus de dimension normale placé en arrière ou en avant et au-dessous de la tumeur. Il est quelquefois difficile d'arriver par la palpation seule au diagnostic entre un kyste ovarique, et une tumeur fibro-kystique de l'utérus, mais quand on a affaire à ce dernier cas, on trouve, avec la sonde utérine, la matrice très augmentée de volume.

La grossesse extra-utérine se présente assez rarement, ce qui est fort heureux, et son existence n'est guère soupçonnée avant la rupture du sac. Elle se prolonge parfois bien au delà du terme ordinaire de la grossesse, et c'est là une circonstance qui peut conduire à un examen, le plus souvent du reste infructueux. Car si le fœtus est mort, la masse peut en totalité ou en partie s'enkyster, mais l'utérus, quoique légèrement augmenté de volume, restera libre, et n'adhérera en tout cas au kyste qu'indirectement à la suite d'une cellulite.

On trouve quelquefois des abcès dans le tissu cellulaire compris entre les feuillets des ligaments larges et dans le tissu de l'ovaire. L'histoire de chacun de ces cas particuliers révélera l'existence de troubles fonctionnels par inflammation et formation de pus, et il ne sera pas difficile de voir que l'utérus lui-même n'est pas touché.

L'infiltration cancéreuse des tissus pelviens et de l'épiploon mérite à peine une mention, car il n'est pas malaisé d'en établir les rapports avec l'utérus et les autres organes.

Quand on aura recueilli tous les renseignements que peut donner l'examen digital, il faudra rechercher les dimensions du vagin, voir s'il n'y a pas prolapsus de l'une ou l'autre paroi, quelle est l'épaisseur de l'urètre, et s'assurer s'il n'y a pas une déchirure périnéale, et en ce cas, quelles en sont les conséquences. Il n'y aura de nécessité d'examiner la vessie que si quelque particularité dans l'histoire de la malade le commande.

Mais il n'y a pas d'examen complet sans le toucher rectal qui contrôle les sensations fournies par le toucher vaginal, et renseigne sur l'état de l'intestin lui-même. A l'entrée de l'anus, dans les plis sphinctériens on peut rencontrer une fissure qu'on ne soupçonnait pas, et qui par voie réflexe peut engendrer une irritabilité vésicale, un trouble de la circulation pelvienne, et à la suite la dysménorrhée, le ténesme, le prolapsus utérin, la leucorrhée et la congestion ovarienne. Tous ces états pathologiques, je les attribue directement à la fissure, et ils s'apaisent quand on la guérit. Une fissure s'accompagne toujours de constipation opiniâtre, et c'est là un état qui, si l'on n'y porte remède, retardera grandement la guérison d'une maladie utérine par le fait de l'obstacle circulatoire qu'il produit. La présence d'un polype rectal sera une source d'irritation réflexe très marquée pour les organes voisins. Mais le grand avantage du toucher rectal, c'est de nous permettre d'explorer des parties du bassin que le doigt ne peut atteindre par le vagin. A travers la paroi rectale le doigt peut sentir presque toute la surface postérieure de l'utérus, quand elle est de dimension normale, et découvrir toute hypertrophie de l'ovaire dans cette direction. Par ce moyen, l'étendue d'une cellulite sera nettement circonscrite, et nous pouvons apprécier la nature de productions qu'au toucher vaginal nous n'aurions même pas soupçonnées.

Le professeur Simon, d'Heidelberg, était tellement persuadé des avantages du toucher rectal qu'il avait pris l'habitude d'introduire sa main tout entière dans le rectum et de dépasser l'S iliaque. J'ai réussi à introduire ma main dans le rectum plusieurs fois, et je n'ai pas causé le moindre dommage à la malade, car peu de jours après le sphincter avait retrouvé sa tonicité ; mais je n'ai rien gagné à cette pratique, et n'ai pas été mieux renseigné, peut-être moins, que par le toucher avec un ou deux doigts seulement, car ma main gênée n'avait pas sa liberté de mouvement. Pour faire cette introduction de la main, il est toujours nécessaire d'anesthésier le sujet. En agissant ainsi, j'arrive avec deux doigts jusqu'à l'S iliaque, et en combinant l'examen avec la palpation abdominale j'explore le bassin beaucoup mieux que sans le secours de l'anesthésie. L'S iliaque n'étant pas libre à sa partie inférieure, je ne puis me départir de la conviction qu'il est dangereux de chercher à la dépasser.

Je dois dire quelques mots de la pratique récente qui consiste à explorer la vessie et la paroi antérieure de l'utérus en introduisant le doigt dans l'urètre. Le professeur Simon employait une série de dilatateurs coniques gradués, et voulait que la dilatation fût rapide. J'ai fait usage des dilatateurs, et d'un autre côté je me suis servi de mon doigt comme unique dilatateur. J'ai réussi à faire la dilatation rapide, et je l'ai faite aussi graduellement, mais toujours avec les plus grandes précautions. En 1869[1] je déclarais mauvaise la pratique de dilater l'urètre pour enlever un calcul, car j'avais rencontré des cas où l'incontinence d'urine avait suivi cette opération. J'ai cependant vu des cas où l'urètre a été dilaté sans que le moindre dommage ait été causé à la malade, et sans qu'il en soit résulté d'incontinence d'urine. Mais d'autre part il m'est arrivé d'avoir le malheur de déchirer le col de la vessie, en dépit de toutes mes précautions et sans que rien ait pu m'avertir de l'accident. Je sais que pareil accident s'est produit entre les mains d'autres chirurgiens. Actuellement, tout ce qu'on peut dire, c'est que l'avantage qu'on retire de cette exploration n'en compense pas les risques, et que par le toucher vaginal et la palpation abdominale combinés, on peut tout aussi complètement examiner la paroi antérieure de l'utérus.

La sonde seule peut nous renseigner exactement sur la direction du canal utérin et sur les rapports de cet organe avec les tumeurs extra-utérines. On peut introduire la sonde, la malade étant placée sur le dos : le doigt la guide jusqu'à l'orifice utérin. Mais je préfère donner à la malade la position ordinaire, le décubitus latéral ; le col est d'abord mis à découvert, ce qui peut parfois obliger à remettre la malade sur le dos. Nous reviendrons sur la manière de pratiquer l'examen avec la sonde.

Quand on veut compléter l'examen par le rectum, s'il reste encore un doute, par exemple sur les rapports de quelque production anormale avec l'utérus, on peut faire coucher la malade sur le dos et employer l'élévateur de Sims. On peut aussi n'en faire usage qu'après l'examen au spéculum. Cet instrument rend des services quand il s'agit de dégager l'utérus du contact de quelque masse siégeant au voisinage.

Quand on sait s'en servir, il renseigne à fond l'opérateur sur la position et la mobilité de l'utérus, et à moins que celui-ci, trop augmenté de volume, n'ait perdu presque toute liberté de mouvement, on peut avec cet instrument se faire une idée complète de ce qui l'entoure et de ses attaches.

Mode d'emploi du spéculum.

Bien mettre à découvert le col utérin et la plus grande partie du vagin soit avec le rétracteur périnéal de Sims, soit avec le spéculum, dépend plutôt de la position qu'on donne à la malade que de la manière dont on tient l'instrument.

Il faut placer la malade sur le côté gauche obliquement en travers de la table, les membres inférieurs fléchis, de telle sorte que sa tête et ses genoux

[1] Emmet, *On fistula vesico-vaginal*, 1869.

touchent le bord de la table, à droite de l'opérateur, et que ses hanches arrivent à l'angle inférieur du côté opposé. Le bras gauche doit être dégagé et fléchi sur le dos, et le corps pelotonné autant que possible. Il faudra donc fléchir la cuisse droite, jusqu'à ce que le genou touche la table, et cette cuisse doit en conséquence être plus en avant que l'autre. Dans cette position la face regarde un peu à droite ; la tête est plus basse que le bassin, et repose sur un petit coussin. Il est bon que les pieds de la table soient du côté de la tête de 7 centimètres environ plus courts que du côté des pieds, et il doit y avoir une planche qu'on puisse tirer au besoin pour laisser reposer les pieds, et pour permettre à l'opérateur d'atteindre plus aisément la région des hanches.

Quand on doit faire une opération ou pratiquer un examen minutieux on doit faire relâcher les vêtements de la malade à la ceinture ; de cette façon les viscères abdominaux s'éloignent des parois vaginales et le vagin se détend complètement par la pénétration de l'air dès que le spéculum est introduit. Dans les examens ordinaires cette préparation n'est pas nécessaire, car si le col ne se découvre pas du premier coup, il existe d'autres moyens pour arriver au but. Afin de ne pas exposer la malade inutilement, la garde devra la couvrir avec un drap dont elle relèvera une des extrémités entre les jambes, de façon à protéger la fesse supérieure, tandis que la fesse inférieure sera garantie par une serviette qui en même temps empêchera que les vêtements de la malade ne soient souillés.

Pendant que la garde, de la main gauche, relève la lèvre droite, l'opérateur introduit l'instrument bien graissé, l'index droit dans la concavité du spéculum pour le bien diriger. Lorsque l'instrument a pénétré dans la concavité du sacrum, on refoule fortement en arrière les parties molles avec le pouce et l'index qui pressent contre l'instrument, qu'on tient dans cette position jusqu'à ce qu'on puisse le confier à un aide. Si le spéculum est maintenu en bonne position, non seulement il refoule le périnée, mais il aide à l'élévation de la lèvre supérieure. Le refoulement du périnée ne doit pas se faire directement en arrière, sur le coccyx, mais un peu à droite de celui-ci, et dans une direction qui croise obliquement la fesse supérieure. En faisant placer les fesses près de l'angle de la table, on permet à l'aide de se tenir assez bien derrière la malade pour fixer l'instrument. La portion centrale de l'instrument repose dans le plat de la main, et la partie supérieure est tenue entre le pouce et l'index, de telle façon que les doigts sont libres, et peuvent se mouvoir sans déranger la position du spéculum. En se servant de la main comme d'un coin, on peut maintenir l'instrument en place durant des heures sans fatigue pour les doigts. C'est un soulagement pour la malade quand l'instrument est tenu de cette manière ; cela lui permet de relâcher ses muscles, ce qu'elle ne peut faire si le périnée et le rectum sont irrités par les secousses continuelles qui se produisent quand la traction n'est faite que par les doigts, sans appui pour la main, ainsi que je l'ai dit.

A moins que le vêtement ne soit desserré à la taille, l'utérus ne se présente pas toujours immédiatement à la vue quand le spéculum pénètre dans le vagin, et souvent il est nécessaire de repousser de côté la paroi antérieure avec le dépresseur. Quand le col est bien en vue, il ne bouge pas si on a soin

de l'attirer doucement en bas avec un ténaculum, en avant de la paroi
déprimée.

Il faut examiner avec soin l'état de la muqueuse vaginale et le col. Sur
l'aspect et l'abondance de l'écoulement on peut se faire une idée de l'étendue
et du siège de la lésion intra-cavitaire. Plus la sécrétion est abondante, et
plus il est certain qu'elle provient des parties situées au-dessus de l'orifice
interne, et de la portion cervicale du canal. Toutes les fois que la femme a
eu une fausse couche ou une grossesse à terme, il faut rechercher avec soin
s'il existe une déchirure quelconque, car c'est là la cause ordinaire de
l'hypertrophie utérine. S'il existe une érosion, c'est probablement une déchirure en partie guérie qu'il ne faut pas prendre pour ce qu'on appelle
communément une *ulcération;* celle-ci n'est qu'une excoriation causée par
le contact de la leucorrhée.

Quand après le toucher il reste un doute sur la direction du canal utérin,
ce n'est qu'avec la sonde utérine qu'on peut arriver à la certitude. Il faut
donner à l'instrument une courbure conforme avec la direction supposée de
l'utérus, et tandis qu'on l'introduit, il faut fixer le col avec un ténaculum. Si
on rencontre de la résistance, il faut la retirer pour changer la courbure;
et l'on devra recommencer jusqu'à ce qu'on atteigne sans difficulté le fond de
l'utérus. C'est de cette façon que sans causer de dommage à la malade on
arrive à apprécier la profondeur et la direction exacte du canal. Pour obtenir
les meilleurs résultats, il faut manier la sonde doucement, l'introduire avec
précaution et délicatesse. Il faut la faire cheminer d'une main légère comme
le chirurgien qui sonde une plaie d'arme à feu; de la sorte on arrive à apprécier les changements de diamètre, et tous les détails de la surface du canal.
En un mot on doit sentir avec la sonde comme si elle n'était que l'index
prolongé, et si dans les circonstances ordinaires on détermine de la douleur ou
une hémorragie, cela ne résulte que d'une maladresse. La sonde de Simpson
ne m'a jamais rendu aucun service, et depuis de longues années je l'ai abandonnée, la considérant comme un instrument dangereux. Assurément beaucoup de chirurgiens, qui la trouvent excellente, estimeront que j'ai tort; mais
que sans parti pris on essaye la sonde, et l'on sera bien récompensé en voyant
une nouvelle méthode d'exploration s'ouvrir devant soi. Quand l'utérus est
fortement en antéversion ou en flexion, il est souvent difficile de passer la
sonde, et il faudra lui donner deux courbures, dont l'une à grand rayon, car
le périnée barrerait la voie si l'on essayait d'introduire un instrument droit.
Quand il faut passer la sonde dans un canal sinueux, on est souvent obligé,
après un certain trajet, de faire placer la malade sur le dos sans bouger l'instrument. Alors, tandis que d'une main on dirige la sonde, on peut changer
sa courbure de temps à autre, en exerçant une pression dans la direction
convenable sur le côté du vagin ou du col avec l'index de l'autre main.

Il est deux conditions qu'il faut toujours avoir présentes à l'esprit quand
on va passer la sonde, et bien que j'en aie déjà parlé, leur importance excuse
une répétition: *il faut s'être assuré au préalable qu'il n'existe ni cellulite
ni grossesse.*

Lorsqu'il y a doute sur la seconde de ces conditions, il faut remettre l'examen jusqu'à l'instant où le doute sera éclairci, mais passer outre est coupable. Lorsque la malade a eu récemment une cellulite, ou tant qu'il subsiste de la douleur à la pression autour du vagin, on ne doit pas introduire l'instrument. Si le doigt peut encore découvrir des traces de cellulite, sous forme d'induration, et qu'elle est indolente, on peut avec précaution faire usage de la sonde, mais il faut se garder de changer la position de l'utérus.

Plus d'une pauvre femme a eu à souffrir d'une mauvaise santé pendant plusieurs années et souvent d'une stérilité incurable, par suite de la négligence de son médecin qui avait méconnu une cellulite latente, qui se ranima à la suite de l'usage de la sonde, et s'étendit alors bien au delà de ses premières limites.

CHAPITRE IV

INSTRUMENTS EMPLOYÉS POUR L'EXAMEN

Spéculum de Sims, d'Emmet, de Récamier, de Ricord, de Cusco, de Bouveret, de Gemrig. — Dépresseur. — Ténaculums. — Sonde en cuivre de Sims. — Sonde d'Emmet. — Sonde spirale de Jenks. — Porte-éponge. — Seringue à longue canule — Élévateur de Sims. — Élévateur d'Emmet. — Applicateur. — Trousse gynécologique. — Tentes-éponges ; manière de les préparer. — Dilatateur utérin d'Emmet au moyen de l'éponge et de l'eau. — Règles pour l'usage des tentes-éponges. — Laminaire.

Il existe différentes formes de spéculums ayant chacune des partisans, car l'instrument favori est celui auquel l'opérateur est accoutumé.

J'ai toujours fait usage du rétracteur périnéal de Sims ou de mon instrument construit sur le même principe.

L'instrument du Dr Sims a été modifié de toutes les manières, et on en a inventé de nouveaux sur le même principe, permettant de se passer d'aides, mais on n'a encore rien trouvé qui puisse le remplacer. Cet instrument est si simple, et remplit si bien les indications, qu'il ne sera probablement jamais surpassé. La seule objection qu'on puisse faire, c'est qu'on ne saurait se passer d'un aide quand on en fait usage. Mais en réalité, c'est là un avantage de cet instrument, car il ne faut, autant que possible, faire un examen qu'en présence d'un tiers. Il n'est pas nécessaire d'avoir toujours avec soi un aide expérimenté, car chacun peut parfaitement tenir le spéculum, sans avoir besoin d'une dose d'intelligence particulière ; il faut seulement que l'opérateur en comprenne lui-même très bien l'usage. Il est de la plus haute importance, au contraire, de bien connaître la position qu'il faut donner à la femme pour l'examen. L'instrument est généralement trop lourd et trop droit dans sa partie centrale. Quand il est trop lourd il fatigue vite la main,

même lorsqu'on en a l'habitude ; quand il est trop droit, il peut glisser tout
à coup du vagin.

Tant que le seul usage du spéculum fut de donner à la vue accès sur le
col et de faciliter le passage du porte-caustique pour le traitement de la prétendue ulcération, le spéculum cylindrique fut suffisant. Mais lorsque nos
connaissances thérapeutiques en gynécologie furent plus avancées, on dut
se procurer plus d'espace et de lumière, et le spéculum cylindrique fut peu
à peu remplacé par différents instruments à valves mobiles pour élargir la
portion supérieure du vagin. Mais tous les spéculums de cette espèce que
j'ai vus sont si longs qu'ils déplacent plus ou moins l'utérus, et que leur
usage prolongé tend à dilater
la partie supérieure du vagin.
J'ai vu la rétroversion et la
chute de l'utérus suivre l'usage
persistant du spéculum à valves
qui distendait le vagin dans ses
parties élevées. La quantité de
lumière et d'espace que l'on se
procure par l'un quelconque de

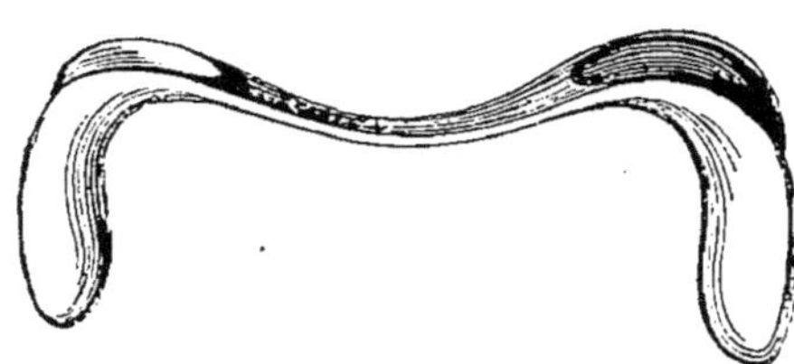

Fig. 5. — Spéculum de Sims.

ces instruments est peu de chose en comparaison de ce que donne le
spéculum de Sims, et de plus ils sont inutiles quand il s'agit de procéder à
une opération chirurgicale (fig. 5).

Les médecins âgés qui ont une longue habitude d'un instrument ne peuvent se résigner à en adopter un nouveau, ni apprécier la nécessité de le
faire. Mais les jeunes médecins devront toujours s'adresser d'abord au
spéculum de Sims, s'ils veulent marcher avec le progrès.

On ne peut, dans l'état actuel de nos connaissances, faire un bon traitement
gynécologique qu'avec ce rétracteur périnéal, ou tout autre instrument
similaire, capable comme lui de découvrir le vagin tout entier.

Dans l'espace d'une seule génération, l'usage de cet instrument a fait
faire de grands progrès à nos connaissances et à la thérapeutique des maladies utérines, des traumatismes en particulier, et a élevé la gynécologie à la
hauteur tout au moins de toutes les autres branches de la chirurgie.

[En France, on ne se sert guère du spéculum de Sims que pour les opérations
de longue durée ; ce n'est à vrai dire qu'un simple dilatateur du vagin, qui
ne reflète que fort imparfaitement les rayons lumineux ; il présente cependant un avantage, c'est de permettre de pratiquer le toucher simultanément
avec l'examen par la vue, ce qu'on ne peut faire aussi facilement avec aucun
autre instrument.

Les gynécologistes préfèrent se servir soit du spéculum plein, soit du
spéculum bivalve. C'est à Récamier que nous devons le premier spéculum
plein. Ce n'était tout d'abord qu'une canule en fer-blanc destinée à protéger
les parois vaginales contre l'action irritante des topiques qu'il voulait porter
sur la partie malade. Il élargit bientôt sa canule et lui donna la forme
cylindro-conique ; enfin il substitua l'étain au fer-blanc. Afin de rendre ce
spéculum plus maniable Dupuytren y ajouta un manche soudé à angle droit

près de son orifice externe (fig. 6), et Mme Boivin, afin d'en rendre l'introduction plus facile, y fit adapter un embout (fig. 7). Depuis lors on s'est
servi pour sa confection de l'argent, du maillechort, de l'ivoire, du buis, etc.

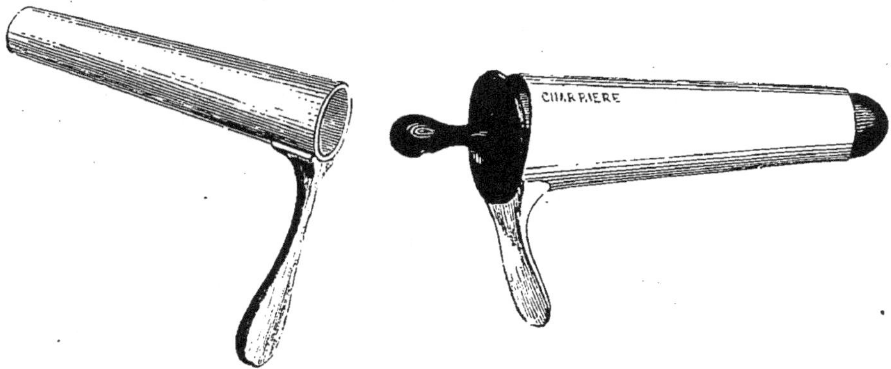

Fig. 6. — Spéculum de Récamier modifié.   Fig. 7. — Spéculum de Dupuytren avec embout.

Fergusson, cherchant à éclairer autant que possible le fond du vagin, a
construit un spéculum en verre étamé recouvert d'une couche de caoutchouc

durci. Son extrémité est
coupée en biseau et les
rebords en sont retournés
en dedans de façon à en faciliter l'introduction et à
l'empêcher de couper ou
de contondre les parois du
vagin (fig. 8).

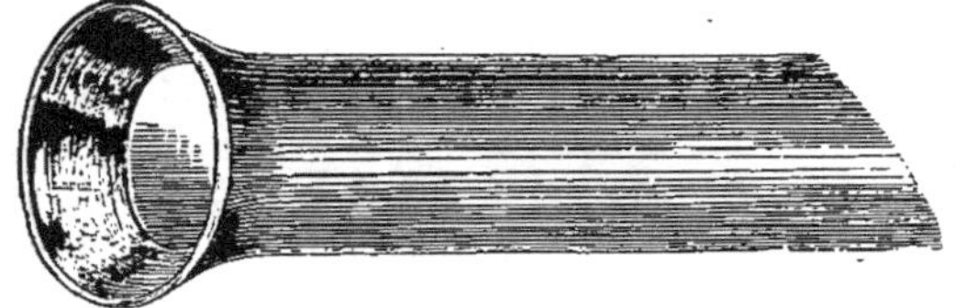

Fig. 8. — Spéculum de Fergusson.

Les spéculums bivalves ont été construits d'après le principe posé et parfaitement démontré par Jobert de Lamballe, qu'il fallait, tout en donnant à
l'anneau vulvaire tout le degré de dilatation qu'il est susceptible d'acquérir
sans inconvénient, éviter de le tirailler d'une façon douloureuse, pour obte-

nir un écartement qui
peut être, sans inconvé-
nient, porté à des limites
bien plus étendues, lors-
qu'on opère au fond du
vagin. Jobert fit cons-
truire par Charrière un
instrument (fig. 9) qui
fut bientôt perfectionné
par Ricord. Celui-ci fit
placer l'articulation jus-

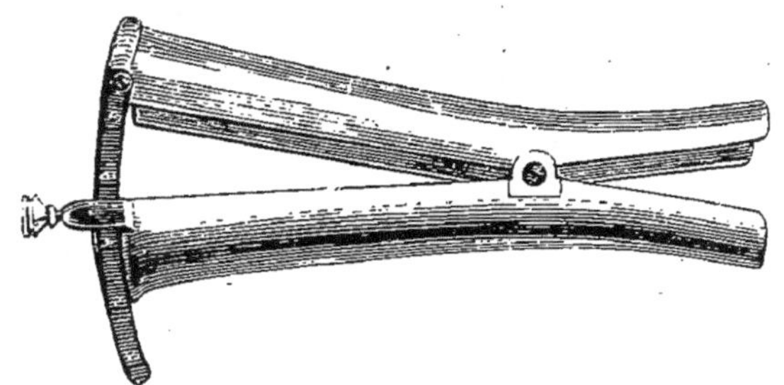

Fig. 9. — Spéculum de Jobert de Lamballe.

te au niveau de la vulve et ajouta deux manches à son spéculum afin de
pouvoir le manier plus commodément. Une articulation placée près des
manches permet de les replier et le rend plus facile à transporter

(fig. 10 et 11). Ce spéculum, qui rend de grands services quand on veut découvrir un col volumineux présente des inconvénients. Souvent les parois vaginales, lorsqu'elles sont flasques, s'introduisent entre les valves de

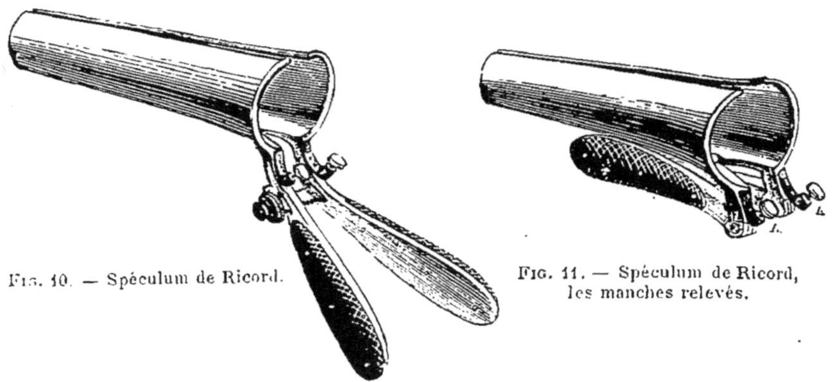

Fig. 10. — Spéculum de Ricord.

Fig. 11. — Spéculum de Ricord, les manches relevés.

l'instrument, et il faut se servir d'une pince pour les écarter. Les valves étant assez longues, on refoule souvent l'utérus et on le déplace. Enfin, il ne peut tenir seul en place, et si l'on a à faire une petite opération exigeant

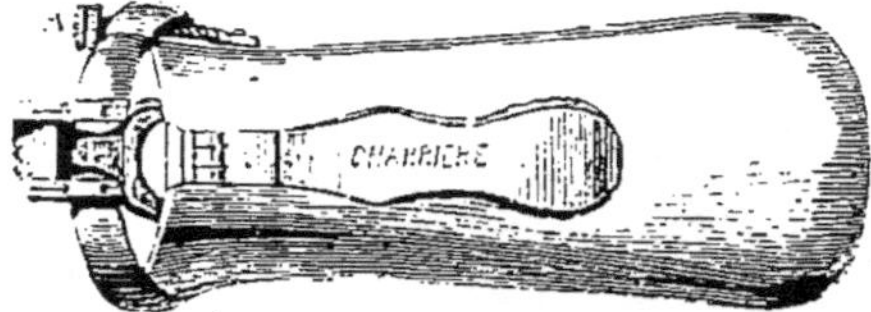

Fig. 12. — Spéculum de Cusco, vu de face.

l'emploi des deux mains, il faut un aide pour le tenir.

M. Cusco a inventé un spéculum qui présente de grands avantages ; il a la forme d'un bec de cane (fig. 12) ; tout en conservant un diamètre constant à son extrémité vulvaire, il permet d'écarter fortement le fond du vagin, par suite de la grande largeur des deux valves de l'instrument à leur extrémité utérine et de l'écartement que permet de leur donner le système d'articulation, disposé au niveau de l'anneau vulvaire (fig. 13). L'écartement s'obtient par le rapprochement des manches de l'instrument et se maintient au moyen d'une vis de pression. Le spéculum est plus court que celui de Ricord et ne refoule pas l'utérus ; il est extrêmement commode et facile à manier. Il ne présente qu'un inconvénient, c'est que ses deux valves se réunissant par une

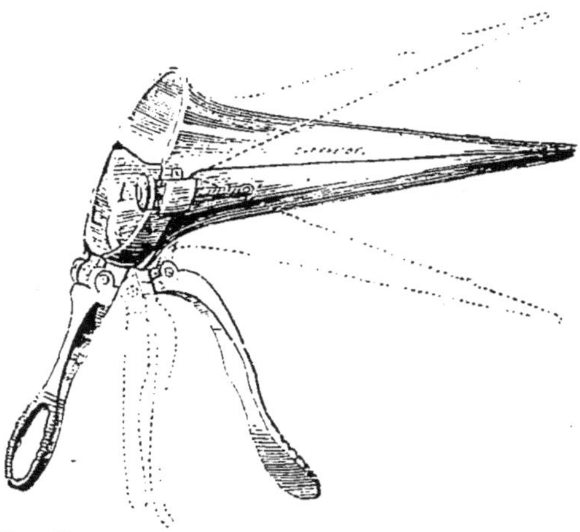

Fig. 13. — Spéculum de Cusco, vu de coté. Les lignes ponctuées indiquent le degré d'écartement des valves.

double articulation, forment un cercle complet au niveau de la vulve, ce qui ne permet pas de le retirer, en laissant dans le vagin soit une pince, soit une sonde. M. Bouveret, interne de M. Gallard, a fait disparaître cet inconvénient dans le spéculum qu'il a fait construire par M. Aubry, fabricant d'instruments de chirurgie (fig. 14 et 15). Il a complété ce perfectionnement en taillant la valve supérieure en biseau de façon à obtenir les avantages recherchés par Récamier et Fergusson, et qui sont réels, car en

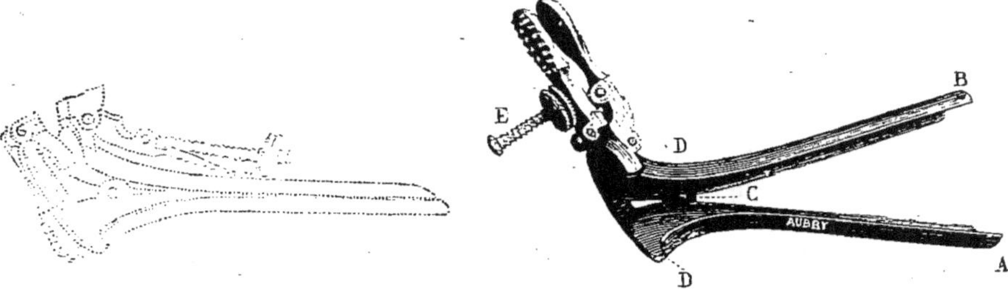

FIG. 14. — Spéculum de Bouveret (fermé).   FIG. 15. — Spéculum de Bouveret (ouvert).

raison de l'obliquité antérieure de l'utérus et de la plus grande brièveté de la paroi vaginale antérieure, le museau de tanche s'emboîte plus facilement dans un instrument ainsi disposé [1]. Tous ces avantages se trouvent réunis dans le spéculum de Gemrig. Ce spéculum se compose de deux valves articulées de telle sorte que chacune peut se mouvoir isolément et être fixée à un degré d'écartement différent de la valve opposée (fig. 16). Une vis placée à l'extrémité du manche permet de donner à l'ensemble de l'instrument un écartement plus considérable, alors même que les valves sont déjà fixées ; il est vrai que l'écartement porte autant sur la vulve que sur le canal vaginal ;

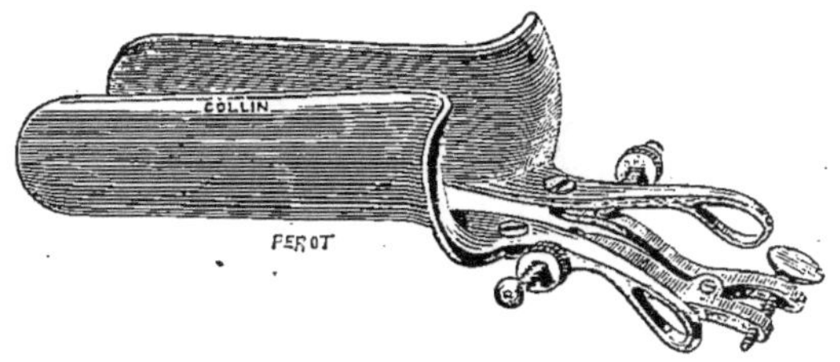

FIG. 16. — Spéculum de Gemrig.

mais cet écartement de la vulve est quelquefois indispensable dans la pratique de certaines opérations, et c'est alors que le spéculum de Gemrig devient réellement utile.]

Mon spéculum, ou *rétracteur*, est en usage depuis 1867. Quand il est bien placé, il tient de lui-même, et dans bien des cas dispense de tout aide. Je l'ai fréquemment employé dans des opérations chirurgicales de longue durée, et à défaut de l'instrument de Sims, on peut le recommander comme remplissant toutes les conditions désirables, car son action est basée sur les mêmes principes. Pour en faire usage, il faut placer la malade sur le côté gauche, dans la position de Sims, l'introduire dans le vagin sur l'index de la main droite, et le pousser derrière le col, en même temps que plaçant le

[1] Voir T. Gallard, *Leçons cliniques sur les maladies des femmes*, 2ᵉ éd., 1879, p. 25?. et article SPÉCULUM du *Nouveau dictionnaire de médecine et de chirurgie pratiques*, t. XXXIII.

pouce de la même main vis-à-vis de la vis F, on déprime le périnée. Lorsque l'instrument est ainsi mis en position, on tourne la vis F de façon à placer la partie intra-vaginale dans la concavité du sacrum ; en même temps la valve fenêtrée s'applique sur les parties molles de la fesse supérieure, et le périnée est rétracté. La vis H est destinée à permettre à la valve de se placer sous tel angle qu'on veut. Au moyen de la vis D la moitié supérieure de la partie vaginale peut être élevée et avec elle la lèvre droite ou supérieure. L'instrument est maintenu en place par la valve appliquée sur la fesse, mais comme cette surface est plus ou moins mobile, il arrive parfois que l'autre extrémité de l'instrument se déplace, et on ne peut alors toujours découvrir l'orifice utérin, à moins de donner à la malade une position inclinée. On peut d'ailleurs facilement tourner la difficulté, en faisant placer à demeure le doigt d'un aide sur la partie supérieure de la valve, et il m'est arrivé souvent de la faire tenir à la malade elle-même avec un doigt de la main gauche, qui, dans la position de Sims, est toujours dégagée et se place sur le dos.

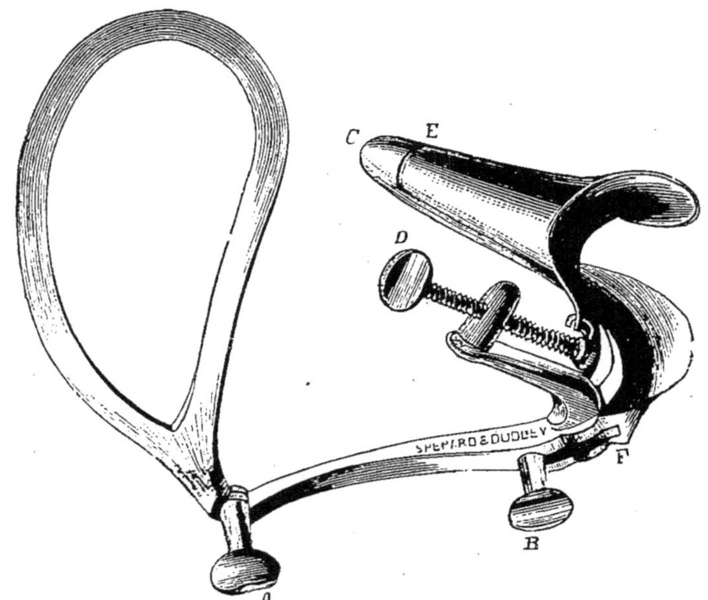

Fig. 17. — Rétracteur périnéal bi-valve d'Emmet.

Depuis qu'on sait avec quelle facilité la malade ou un aide quelconque peut maintenir le spéculum, Tiemann et Cie ont refait l'instrument original qu'ils avaient construit pour moi, il y a bien des années. C'est une simple valve, un peu plus large que le spéculum ordinaire de Sims, et cela constitue un instrument très convenable pour la pratique de cabinet dans le traitement des femmes qui ont eu des enfants. Par la suppression de la vis et de la portion supérieure qu'on voit dans la figure 17, l'instrument devient d'un prix beaucoup plus modéré.

La valve unique est cependant trop large quand on a affaire à des femmes non mariées, et c'est ce qui ne se produirait pas avec l'instrument à valves réunies. Mais cette objection, pour quelques cas, est applicable à tout autre instrument, excepté au spéculum de Sims de petite dimension. Je recommande l'instrument à large valve pour les opérations chirurgicales, avec anesthésie pour relâcher les parois du vagin. Des valves de différentes dimensions peuvent être faites, qui s'adaptent ou se retirent au moyen du pivot F, figure 18.

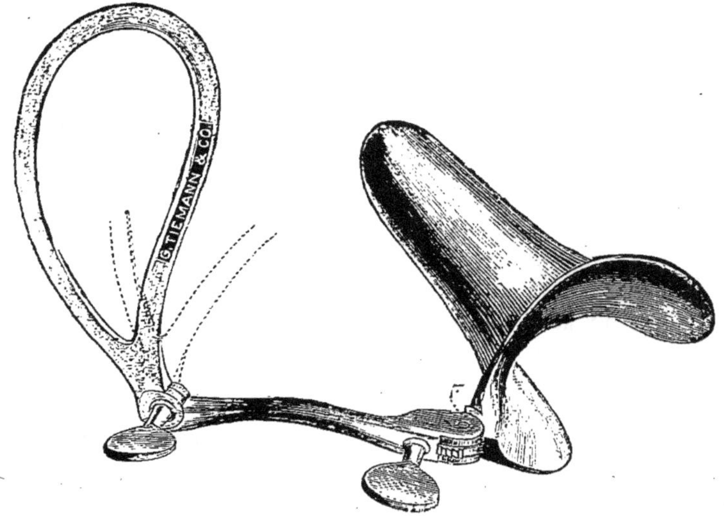

Fig. 18. — Rétracteur périnéal à valve unique d'Emmet.

On se sert du dépresseur quand il faut repousser la paroi antérieure du vagin de façon à découvrir le col de l'utérus. On l'a construit en forme de spatule, et sous d'autres formes ; mais l'instrument original improvisé avec une sonde en cuivre recouverte d'argent plaqué est encore ce qu'il y a de mieux.

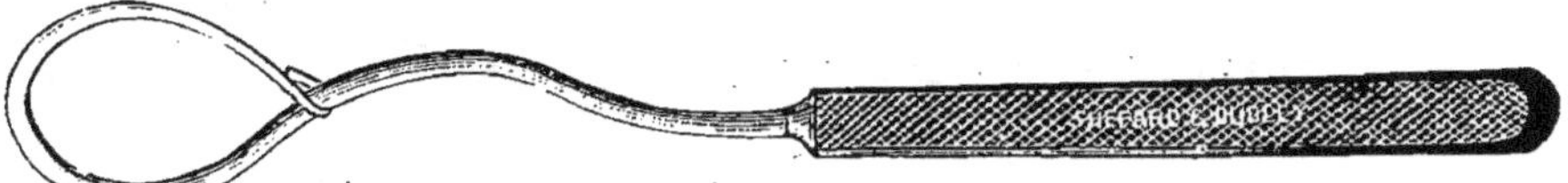

Fig. 19. — Dépresseur de Sims.

Le *ténaculum* est nécessaire pour saisir le col et l'amener à la vue, ainsi que pour fixer l'utérus pour les examens ou les applications thérapeutiques intra-utérines. J'ai modifié l'instrument de Sims en réduisant ses dimensions, en le rendant plus léger, en changeant la forme du crochet qui au lieu d'une courbe douce fait avec le manche un angle presque droit, et ne se recourbe qu'à l'extrémité très légèrement (fig. 21).

Les deux instruments sont généralement fabriqués trop émoussés alors que la pointe devrait en être fine et aiguë comme celle d'une aiguille.

Le ténaculum plus fort, inventé par Sims, convient bien aux examens, et est souvent plus utile en raison de sa force et de sa dimension, mais le ténaculum plus petit est meilleur quand il faut saisir les tissus et les écarter du champ opératoire.

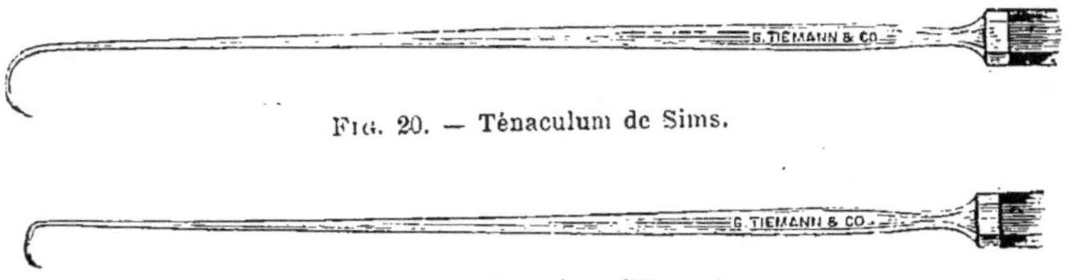

Fig. 20. — Ténaculum de Sims.

Fig. 21. — Ténaculum d'Emmet.

Le Dr Sims, il y a bien des années, faisait usage de la sonde en cuivre de Simpson, légèrement réduite dans ses dimensions. C'était là assurément une grande amélioration, puisqu'on pouvait ainsi changer la courbure de l'instrument à volonté. Mais il m'a paru que cet instrument pouvait donner de fausses indications sur la position de l'utérus, car lorsqu'on l'avait courbé suivant l'impression fournie par l'examen digital, il pouvait arriver que l'utérus se moulât sur la courbe de l'instrument. Aussi ai-je adopté la sonde chirurgicale en argent, faite plus longue et munie d'un manche. Je l'emploie uniquement pour me renseigner, pour ainsi dire, quand les parties sont loin de la portée du doigt, et comme elle est trop délicate pour faire bouger l'utérus, je ne puis ni être induit en erreur, ni faire mal.

. Le Dr Jenks, de Détroit, a inventé une sonde où il met en application le principe de la sonde spirale d'Otis pour l'homme. Il me semble que cet instrument est excellent dans certaines circonstances pour se rendre un compte exact de la profondeur du canal utérin.

La figure 22 donne la dimension de deux portions (le milieu n'est pas figuré) de l'instrument que j'emploie. Il est grand pour permettre de mesurer

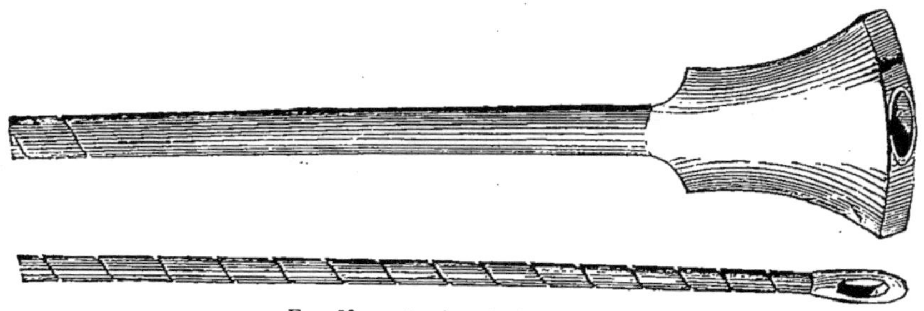

Fig. 22. — Sonde spirale de Jenks.

le canal lorsqu'une tumeur en a augmenté la profondeur, et dans plusieurs cas on a pu, grâce à lui, faire le diagnostic entre une tumeur ovarienne et une tumeur fibro-kystique alors que la sonde ordinaire ne pourrait atteindre le fond de l'utérus. Il est ouvert à ses deux bouts pour qu'on puisse le nettoyer en faisant passer un courant d'eau chaude, et pour qu'il puisse au besoin servir de cathéter chez la femme. Je l'ai fait construire par Tieman et Cie en deux portions, afin qu'elles puissent glisser l'une dans l'autre, et servir, quand elles sont vissées l'une sur l'autre, de cathéter dans la pratique obstétricale. L'avantage de sa longueur et de sa forme est qu'il peut pénétrer dans la vessie alors que ni la sonde en caoutchouc molle ni la sonde d'homme en argent ne peuvent passer.

Le Dr G. Thomas emploie depuis longtemps une sonde en baleine pour pouvoir mesurer la profondeur de l'utérus dans le cas où la cavité est devenue sinueuse par le fait d'une tumeur fibreuse. La grande flexibilité de cet instrument fait qu'il peut atteindre le fond alors qu'aucun autre instrument ne peut y parvenir.

Une tige de baleine de 20 à 22 centimètres de longueur avec un bout de fil grossier adapté à l'extrémité est une bonne invention de Sims pour fixer la ouate qui doit servir à nettoyer le vagin. La ouate, qui remplit mieux le but qu'un morceau d'éponge, est ficelée sur la baleine, et il est aisé de l'enlever en déroulant le fil. La tige est très utile également, comme nous le verrons, pour le tamponnement du vagin.

Il faut toujours un assez grand nombre de *porte-éponges* de Sims (fig. 23) pour les opérations chirurgicales, et pour enlever le sang du vagin dans les cas d'hémorragie accidentelle se produisant après un examen. Ces instru-

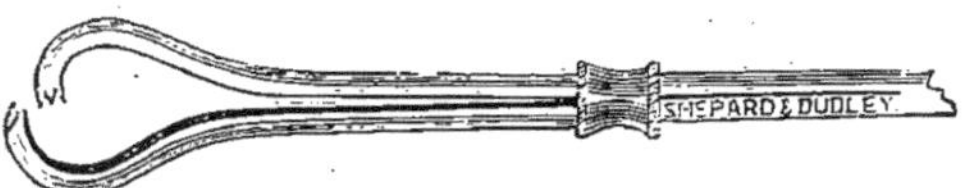

FIG. 23. — Porte-éponge de Sims.

ments se composent d'une simple pièce en fer nickelé, ou en cuivre argenté, ce qui est mieux; car s'ils sont munis d'un manche en os ou en bois, celui-ci éclate bientôt au contact de l'eau chaude et se sépare du métal.

Pour enlever les mucosités utérines, je me sers d'une *seringue à longue canule* (fig. 24) faite en caoutchouc durci, que je façonne à la forme conve-

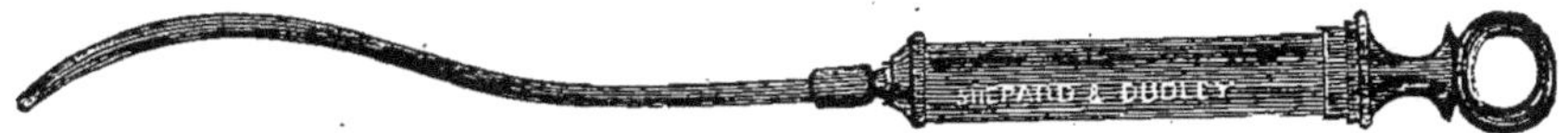

FIG. 24. — Seringue à longue canule.

nable pour l'introduction dans l'utérus en la chauffant à la flamme d'une lampe à alcool. Pour préserver le caoutchouc d'une brûlure, il faut bien graisser la canule avant de la chauffer. On lui fait ensuite garder la courbure convenable en le plongeant dans l'eau froide.

Il y a seize ans environ, le Dr Sims inventa l'*élévateur*, ingénieux instrument pour corriger la rétroversion utérine (fig. 25). La partie en forme de tige est introduite dans la cavité utérine; on abaisse alors l'instrument, et en le poussant doucement en arrière dans le cul-de-sac postérieur, on fait passer le col en dessous et au delà du fond de l'utérus qui se place ainsi en antéversion. C'est là un progrès considérable sur l'ancienne méthode de correction du déplacement avec la sonde de Simpson, procédé toujours aventureux même dans des mains expérimentées, car la pointe peut perforer le fond de l'utérus. Bien plus, on ne peut apprécier le degré de force qu'on emploie, ni l'existence d'adhérences. Avec l'instrument de Sims, on ne touche pas au fond de l'organe; l'utérus s'appuie sur le renflement qui est à la base de la tige, et, avec quelques précautions, on se rend compte de la plus légère résistance. Le seul empêchement à l'usage de cet instrument, c'est l'étroitesse du vagin ou le peu de profondeur du cul-de-sac postérieur, car on ne peut alors retirer l'instrument sans reproduire en partie la rétroversion.

Cette difficulté me conduisit à diviser la tige ou portion utérine à la façon d'un doigt, en trois segments ou phalanges, ne pouvant que se porter de la direction rectiligne en avant (fig. 26). En pressant sur le manche en arrière, on dispose les trois segments en ligne droite, et la tige alors est rigide comme celle de l'instrument de Sims. On l'applique de la même façon, mais les articulations permettent de retirer la portion intra utérine, sans déranger la position corrigée de l'utérus.

Depuis plusieurs années, je fais usage de l'élévateur de Sims pour rechercher les rapports de l'utérus avec une tumeur abdominale. Un stylet est disposé dans l'instrument, et au moyen d'un ressort placé dans le manche, on le fait glisser dans une série de trous du renflement, de telle façon que la portion utérine peut être fixée dans telle ou telle direction. Quand on a introduit l'instrument dans l'utérus et qu'on l'a ainsi assuré, l'organe est entièrement à la disposition de l'opérateur. En faisant mouvoir l'utérus dans

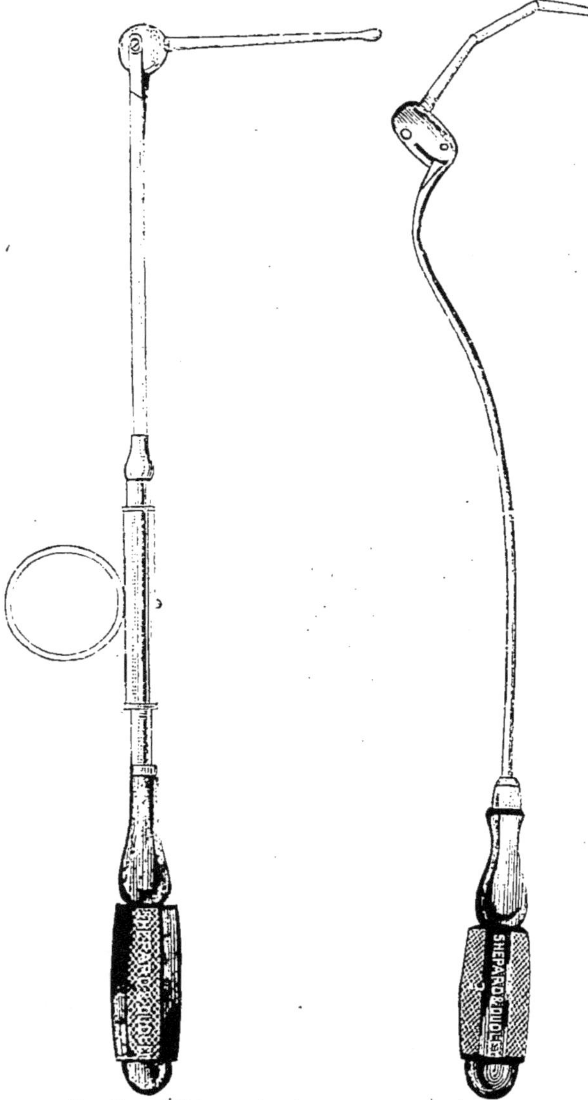

Fig. 25. — Élévateur de Sims (demi-grandeur).

Fig. 26. — Élévateur d'Emmet. (demi-grandeur).

telle direction qu'on veut avec l'instrument tenu d'une main, et en plaçant l'autre sur l'abdomen, on peut juger de ses rapports avec une tumeur abdominale.

L'*applicateur* (fig. 27) a pour but l'introduction des liquides médicamenteux dans la cavité utérine et l'arrêt d'une hémorragie accidentelle se produisant après un examen. Cet instrument, aussi bien que la sonde, doit être en argent pur, car, fait avec un alliage, il ne tarderait pas à être brisé par les fréquents changements de courbure. Tel qu'on le trouve chez les fabricants, il est de peu d'utilité, car il est trop long, et ayant la même épaisseur dans toute son étendue, il plie si facilement qu'il n'atteint que malaisément le fond de l'utérus. Il est quelquefois fait en argent allemand auquel on soude une partie en argent allié, mais cela ne vaut pas mieux, car les deux parties ne tardent pas à se séparer. Parfois, l'instrument est si peu profondément emmanché qu'il se brise facilement. Il doit être fait d'une tige d'argent, formant un carré de 3 millimètres environ et allant en s'effilant de façon à se réduire de moitié en épaisseur et en largeur. Le manche doit avoir juste la largeur de celui d'une sonde cannelée, ce qui est suffisant pour pouvoir être saisi entre le pouce et l'index, et l'instrument tout entier peut être d'une seule pièce, de 20 centimètres de longueur environ. La sonde aussi doit être en une seule pièce, mais bien plus

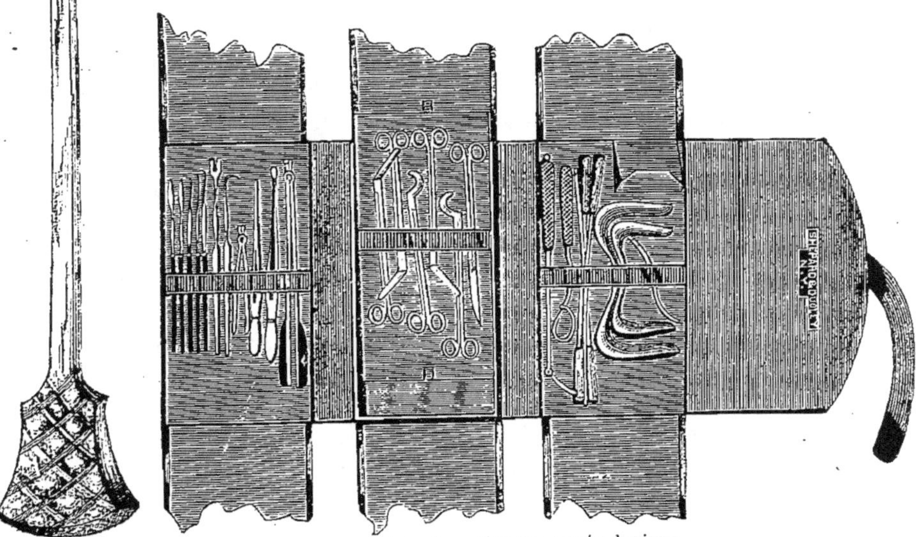

FIG. 27.
Applicateur d'Emmet.

FIG. 28. — Trousse gynécologique.

légère, et s'amincissant graduellement à partir du manche. Les bords doivent être arrondis à partir de la moitié de la longueur, et l'instrument doit se terminer par un bouton ou renflement.

La figure 28 représente une trousse faite pour recevoir dans un petit espace tous les instruments que nous avons décrits, et quelques autres dont il sera question plus loin. Dans le compartiment du milieu sont les ciseaux et les autres instruments qui ne sauraient sans inconvénient être placés dans les parties de la trousse qu'on plie ou qu'on enroule. Au-dessous est la place réservée au spéculum et aux porte-éponges.

Les tentes-éponges sont indispensables pour dilater l'orifice utérin et le col, pour nous permettre de découvrir la source d'une hémorragie et d'apprécier la situation et la dimension d'une tumeur intra-cavitaire. Elles sont aussi de la plus grande utilité dans le traitement de certains états dont nous aurons à parler dans la suite. Leur emploi peut avoir de fâcheuses conséquences, dues au manque de précautions dans leur préparation, à une fausse appréciation de leur indication, ou à une négligence dans le traitement consécutif.

La bonne préparation de ces éponges est assez importante pour que le chirurgien se charge de ce soin, et, si cela est impossible, il ne doit en charger qu'une personne compétente et digne de confiance. Les éponges doivent être choisies soigneusement, de qualité plutôt un peu grossière, mais sans sable ni coquilles. Il faut les laver soigneusement au savon et à l'eau chaude, les débarrasser autant que possible de toutes impuretés, et les exposer au soleil un jour ou deux. On les coupe alors en cônes de différentes dimensions, on les dégrossit au bout interne, mais autant que possible il ne faut pas toucher à la partie externe, car elle offre une surface plus douce pour l'enroulement de la corde. On les lave alors une seconde fois entièrement à l'eau chaude additionnée d'un peu d'acide phénique impur de Squibb ; et de nouveau on les débarrasse du sable ou des coquilles qui pourraient s'y trouver encore, et qu'on sent mieux dans ces petits morceaux. La gomme arabique doit être d'excellente qualité, et en solution saturée. Un instrument muni d'une poignée, comme un poinçon droit (un ténaculum brisé conviendrait très bien à condition d'être plus long que l'éponge), est alors passé de part en part dans l'éponge ; on plonge celle-ci dans la solution et on la mouille bien. La corde doit être forte, mais non de diamètre trop grand, et il faut lorsqu'on l'enroule faire tout d'abord deux demi-nœuds au bout le plus large, de telle façon que la corde ne puisse glisser. Plus la corde est serrée, mieux cela est ; elle doit être égale partout, et on termine par des demi-nœuds. Il faut non seulement comprimer l'éponge dans sa largeur, mais encore la raccourcir autant que possible en la pressant de haut en bas sur la tige autour de laquelle elle s'enroule. On doit faire ainsi pour que, non seulement l'éponge se dilate en largeur, mais encore pour qu'elle augmente de longueur et dépasse le point d'introduction. Quand la corde est bien fixée, on retire la tige, et on fait sécher rapidement les éponges devant le feu ou au soleil. Quand elles sont presque sèches, mais encore souples, il faut donner différentes courbures à plusieurs d'entre elles et les laisser durcir dans la forme donnée. Lorsqu'elles sont complètement sèches, on enlève la corde, et elles sont alors toutes prêtes à servir. Il n'est pas besoin de cire, et il vaut mieux s'en passer, car le revêtement de cire occupe un espace dans lequel on pourrait, s'il n'existait pas, introduire une tente de plus

forte dimension. La surface rude qui reste lorsque la corde est enlevée est
avantageuse, car elle empêche la tente de glisser, et d'ailleurs elle ne blesse
en aucune façon la membrane interne de l'utérus, car elle se ramollit dès
qu'elle vient en contact avec un point mouillé.

Lorsqu'on veut faire pénétrer de force une éponge droite dans un canal
courbe on détermine beaucoup d'irritation et parfois de l'inflammation. Il
faut donc, ainsi que je l'enseigne depuis
quinze ans et plus, avoir des tentes courbées suivant l'axe du canal utérin. On
arrive à ce résultat au moyen de la sonde
qu'on recourbe et qu'on introduit doucement jusqu'à ce qu'on obtienne l'exacte
courbure. Si l'on choisit bien alors la tente
convenable, on peut l'introduire sans difficulté, et sans causer la moindre irritation.

La figure 29 représente un *dilatateur-
éponge* que j'ai inventé en 1870 et qui
m'a paru utile pour procéder à la dilatation finale du canal utérin avant une
opération. A travers un disque de gomme
dure passe un tube en cuivre, percé d'un
grand nombre de petits trous et ouvert
à chaque bout. Ce tube traverse le centre
d'une tente-éponge de dimension convenable ; et le tout est couvert d'un morceau ou d'un sac en caoutchouc peu épais,
dont l'ouverture est tendue sur le disque, et dont le bord libre est fixé entre
la partie inférieure du disque et la plaque
métallique AB. A cette plaque AB est
attaché du côté B un bouton que peut
saisir une paire de pinces dont les branches se ferment en glissant à travers la
canule E. Quand le bouton B est saisi par
la pince, il se forme une articulation qui

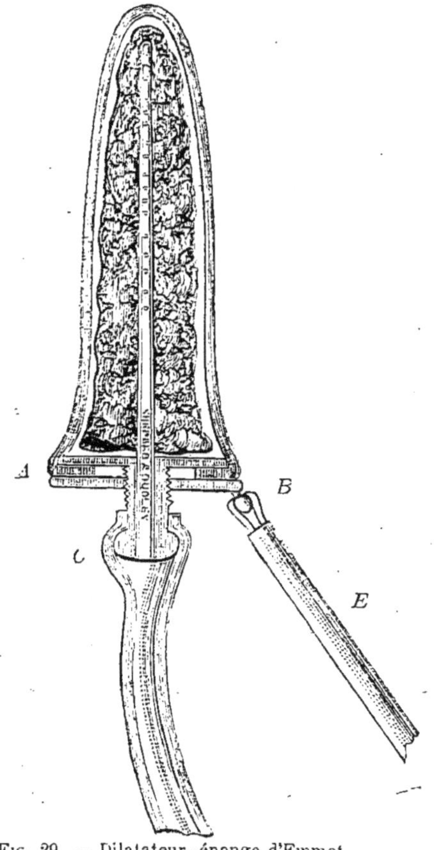

Fig. 29. — Dilatateur-éponge d'Emmet.

pourra se mouvoir dans toutes les directions. Au renflement C on adapte un
tube en caoutchouc, de 30 centimètres ou plus de longueur, dans lequel on
lance l'eau qui doit dilater la tente, et au bout de ce tube est un robinet
d'arrêt. A l'autre bout du robinet on peut fixer une seringue de Davidson, ou ce
qui est mieux encore, à mon avis, un mince sac de caoutchouc, comme ceux
dont on se sert pour les pessaires, avec tube et robinet d'arrêt. Le dilatateur
est introduit en fixant le col avec le ténaculum d'une main, et en dirigeant avec
la pince, de l'autre main, l'instrument dans la direction convenable. Lorsqu'il
a pénétré dans le canal, il faut avant d'enlever la pince, injecter une petite
quantité d'eau. Comme le tube placé au centre de l'éponge est ouvert à son
extrémité, et percé de trous sur les côtés, l'eau s'échappera par la partie la plus

élevée, et la dilatation se fera de bas en haut de telle façon que l'instrument ne pourra glisser. En quelques moments l'éponge est dans un état de dilatation suffisant pour ne pouvoir bouger, et la pince peut être enlevée en faisant glisser en arrière la canule. Je fais coucher la malade sur le dos, et je place sur son ventre le sac rempli d'eau qu'on fait écouler vers le dilatateur par des pressions de la main faites de temps à autre.

Je laisse généralement le dilatateur pendant douze heures, à moins qu'il n'y ait quelque raison de procéder plus rapidement. On retire aisément l'instrument, quand la malade est dans le décubitus dorsal, en enlevant le sac, et en ouvrant le robinet qui donne écoulement à l'eau contenue dans l'éponge. On passe alors la pince dans le vagin sur l'index conducteur, on va saisir le bouton, et on le retire si le moment est venu, en tenant le doigt sur le col pour préserver l'utérus de tout déplacement.

Le principal avantage de ce dilatateur, c'est qu'il réduit beaucoup les chances d'infection du sang, ce qu'on ne peut toujours éviter quand on fait usage d'éponges découvertes. Par bonheur, quand cet accident se produit il provient bien rarement du seul usage de la tente, et si on prend la précaution sur laquelle j'insiste toujours, de laver complètement la cavité utérine après la sortie de la tente, on ne court pas grand risque. Un autre avantage du dilatateur, c'est qu'il ne blesse pas les parois utérines, et par conséquent ne détermine aucun suintement sanguin. De plus, avec ce dilatateur, la violence n'est pas concentrée sur un seul point, mais se répartit également sur tous.

Son désavantage est qu'on ne peut obtenir avec lui le même degré de dilatation qu'avec la tente seule. Le tissu utérin cède à la pression constante de l'éponge, mais l'élasticité du sac en caoutchouc vient contrarier dans une certaine mesure la force dilatatrice. Il faut donc se servir d'un revêtement beaucoup plus large que l'éponge, qui prendra de la place, et la cavité utérine devra donc être déjà quelque peu élargie avant qu'on puisse introduire le dilatateur.

J'ai plusieurs fois employé l'instrument pour la dilatation rapide et il donne de bons résultats ; mais, sauf le cas où il y a urgence, il vaut mieux employer le procédé lent, car c'est celui qui fait courir le moins de risque ; naturellement ceci ne s'applique pas à la pratique obstétricale. Dans la dilatation rapide cependant, son action au commencement est celle de tout sac à eau, mais dès que l'éponge a pris le temps de se dilater, elle absorbe l'eau et la pression devient dès lors uniforme. Avec les autres dilatateurs, lorsque l'eau est le seul agent employé, la force est beaucoup plus grande, mais une partie de cette force se perd toujours dans le vagin, et si les parties situées plus haut ne cèdent pas promptement, le sac se rompt. C'est la principale objection à faire au dilatateur de Barnes ; une grande partie du sac se dilate dans le vagin et y éclate fréquemment à moins qu'il n'y ait assez d'espace dans la cavité utérine pour permettre à la dilatation du sac de se faire dans cette direction.

C'est cette difficulté que j'ai surmontée par un instrument, *le dilatateur à eau*, qui peut s'introduire sans aucune difficulté, et se maintenir en position jusqu'à ce que la dilatation étant devenue suffisante, il glisse du canal (fig. 30).

La petite ouverture qui se trouve à l'extrémité du sac en caoutchouc se place sur un bouton en gomme dure, et ne peut glisser car elle est maintenue par compression entre ce bouton et un disque vissé en position. Le sac est percé à sa partie inférieure et latérale pour donner passage à un tube fermé à sa partie supérieure, et flottant librement dans le sac dont il atteint la partie la plus élevée. Dans ce tube passe une sonde en cuivre, destinée à porter le sac jusqu'au fond de l'utérus. Pour en rendre l'introduction plus facile, cette sonde peut être courbée dans telle ou telle direction, et le sac prendra naturellement la même direction.

Un tube de longueur suffisante pour pendre au dehors du vagin est attaché au bouton, et le bec d'une seringue de Davidson se fixe sur l'extrémité opposée. Le sommet du sac doit parvenir jusqu'au fond de l'utérus guidé par la sonde, et y demeurer maintenu pendant toute l'opération, ou du moins jusqu'à ce qu'une quantité suffisante d'eau ait été injectée, et qu'il soit assez dilaté pour se maintenir de lui-même.

Sur le tube on dispose un simple crampon qui permet une forte compression. Lorsque le sac est complètement distendu, en comprimant le tube au moyen du crampon,

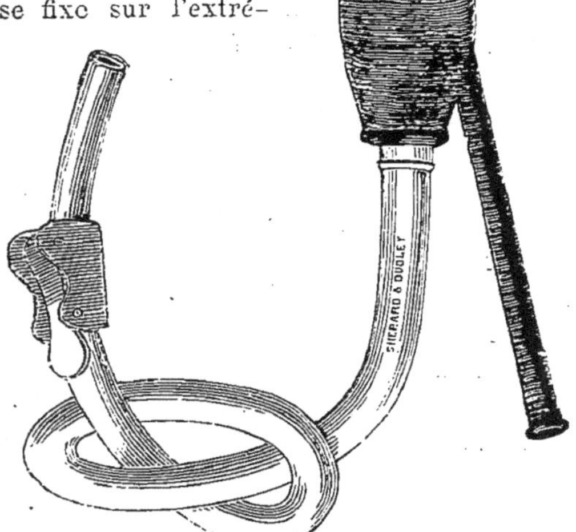

FIG. 30. — Dilatateur à eau d'Emmet.

on maintient à un degré constant la force de dilatation. A de courts intervalles, on injecte de l'eau, et l'utérus peut ainsi par degrés se dilater aussi rapidement, peut-être même plus rapidement qu'avec tout autre dilatateur. La grande objection à faire à cet instrument comme à tout autre en caoutchouc mou, c'est que lorsqu'il n'est pas de fabrication récente, on ne peut compter qu'il sera capable d'un effort soutenu sans se rompre. Et pourtant, dans certains cas, il résistera mieux que d'autres, car il est soutenu uniformément par les parois utérines. On peut, pour la pratique obstétricale, donner à cet instrument de plus grandes dimensions ; et alors il donne des résultats parfaits quand on veut par une rapide dilatation du col, provoquer le travail.

Cet instrument m'a paru souvent utile pour arrêter l'hémorragie, surtout celle qui provient de tumeurs molles, ou de quelque condition pathologique du canal. Il est excellent pour augmenter encore la dilatation produite par une tente au moment d'enlever une tumeur intra-utérine. Dix ou quinze minutes suffiront souvent pour produire la dilatation nécessaire à un examen, mais ainsi que je l'ai déjà dit, il ne faut jamais, à moins d'urgence, faire la dilatation rapide.

S'il y a grossesse et qu'une tente ait déjà été employée, ou bien s'il y a hémorragie, on courra moins de risque avec la dilatation rapide. Dans toute autre circonstance on aura à craindre de provoquer une inflammation.

Règles pour l'usage des tentes-éponges.

Avant d'introduire une tente-éponge pour dilater la cavité utérine, l'intestin doit être libre, et la malade ne doit pas être sous le coup d'un refroidissement ou de quelque autre trouble. Mais, et ceci est de beaucoup le plus important, *il ne faut jamais introduire une tente s'il y a eu de la cellulite assez récemment pour qu'il reste quelque vestige d'épaississement des tissus, ou si le toucher vaginal révèle la moindre souffrance à la pression dans ce conduit.*

L'opérateur qui ne sait pas parfaitement s'il y a eu chez sa malade quelque ancienne cellulite, si elle est en état de supporter l'opération, fait preuve d'une négligence coupable, car en dépit des soins les plus conciencieux l'usage des tentes sera funeste à sa malade.

Quand le canal utérin est recourbé, il faut avoir une tente de courbure semblable, et il vaut mieux employer plusieurs tentes de petites dimensions qu'une seule très volumineuse; on en choisit une dont l'introduction soit aisée et on en glisse autour d'elle plusieurs de moindre dimension. Chaque tente doit porter à sa base une ficelle attachée par un double demi-nœud, et avant de l'introduire il faut l'enduire de glycérine qui la laissera se dilater plus rapidement, et qui d'autre part est un bon désinfectant. J'ai adopté comme règle de faire placer immédiatement la malade sur le lit, les pieds chauffés par un moyen convenable, et si le temps est froid je fais bassiner le lit. Jamais je ne permets à mes malades, en quelque circonstance que ce soit, de quitter le lit. La vessie sera vidée s'il le faut par la sonde, ou bien la malade urinera dans un bassin. Il faut faire la plus grande attention à ce que la malade ne prenne pas froid ; le repos complet sera gardé, et on donnera un lavement opiacé, s'il y a indication de calmant. Quand la douleur est forte, et ne cède pas à l'opium, ou quand il y a frisson, il vaut mieux enlever la tente et remettre la dilatation à plus tard.

La garde-malade donnera une abondante injection vaginale matin et soir, et ajoutera un peu d'acide phénique s'il y a un écoulement abondant. Il ne faudra jamais laisser la tente en place plus de vingt heures quand elle n'est employée que pour permettre le diagnostic.

Il faut enlever la tente, la malade étant sur le dos ; pour cela on tient la ficelle d'une main, et avec l'index, de l'autre, on tire en bas et en arrière sur la partie de la ficelle qui est la plus rapprochée du col.

Si la tente est de grande dimension, il vaut mieux découvrir d'abord le col avec le spéculum de Sims; on saisit alors la tente avec une paire de fortes pinces et on l'enroule sur elle-même jusqu'à ce qu'elle perde prise; mais avant d'enlever complètement la tente, il faudra prendre soin de dérouler la ficelle, de façon à ce que l'éponge en se dilatant puisse reprendre tout le liquide qu'elle avait perdu par expression.

Pour faciliter le diagnostic de l'état de la cavité utérine, il faut faire prendre à la malade le décubitus dorsal, les jambes relevées. Alors, pendant qu'un doigt est introduit dans l'utérus, l'autre main placée sur le ventre fixe l'organe, et en même temps l'abaisse doucement dans le bassin, de façon à ce que le doigt puisse aisément arriver jusqu'au fond, à moins que l'utérus ne soit de trop grande dimension. Lorsque l'examen est terminé, il faut avec le doigt remettre l'utérus en position normale, et bien laver la cavité à l'eau chaude. On peut faire cela, la malade étant sur le dos, avec un bassin sous elle, le bec de la seringue de Davidson introduit dans la cavité utérine; on peut encore faire placer la malade sur le côté gauche, mettre le spéculum, et introduire l'eau chaude ainsi que la faire sortir au moyen de la seringue à bec courbé représentée dans la figure. Si l'utérus est bien dilaté, la meilleure position pour un lavage complet est le décubitus dorsal. Afin de faciliter la sortie de l'eau et des caillots hors de la cavité utérine, il faudra introduire l'index d'une main juste à l'entrée de l'orifice, et rétracter fortement le périnée en comprimant avec le dos de l'autre main. Lorsque l'injection est donnée, on peut introduire le dilatateur ou une autre tente, si c'est nécessaire; on place de nouveau la malade sur le dos et on agit absolument comme dans la première dilatation. Si on ne doit pas procéder à une nouvelle dilatation, il faut (c'est la règle que j'ai adoptée) badigeonner largement la cavité utérine avec la solution iodée forte de Churchill, soit au moyen de l'applicateur, soit en injectant avec la seringue à long bec une petite quantité de cette teinture jusqu'au fond de l'utérus. L'iode fait bientôt contracter l'utérus, et est aussi un bon désinfectant. Puis la malade sera remise au lit, et gardera le repos jusqu'au jour suivant.

Il y a beaucoup de médecins qui tournent en ridicule les précautions minutieuses que je conseille, mais j'ai eu dans ma pratique d'autrefois quelques accidents qui me rendent prudent aujourd'hui. Depuis plusieurs années j'agis comme je l'ai dit, et jamais je ne consentirai, par exemple, à placer une tente dans mon cabinet, et à laisser ensuite la malade retourner à son domicile. D'une façon générale, je tâche de faire séjourner la malade pendant quelque temps dans ma maison de santé particulière, et je ne consens à diriger le traitement en ville que lorsque je sais que mes recommandations seront suivies de point en point. L'expérience de chaque année n'a fait que confirmer mon opinion sur l'usage et les dangers de la tente.

La tente-éponge n'est pas seulement un moyen d'établir un diagnostic, mais c'est encore un adjuvant de premier ordre dans le traitement de certaines formes de maladies utérines, ainsi que nous le verrons dans la suite. Presque tous les praticiens ont eu sous les yeux à un moment donné les effets détestables et souvent désastreux de l'emploi des tentes; aussi faut-il, lorsqu'on en fait usage, un soin tout particulier, sinon un des meilleurs moyens de la chirurgie gynécologique risquera d'être dénigré. Parfois, une irritation relativement légère, déterminée par les tentes, provoquera l'apparition d'une cellulite ou la septicémie ; en d'autres circonstances la malade les tolère remarquablement.

OBSERVATION I. — J'eus un jour à soigner une dame, très élégante atteinte d'hémorragies abondantes et répétées. J'appliquai une tente et lui recommandai le repos absolu. Malgré mes recommandations, elle sortit, alla au bal, etc., si bien que je ne pus la revoir que le cinquième jour où je retirai la tente éponge. En dépit de ces extravagances, il ne se produisit aucune inflammation et la malade guérit parfaitement

D'autres agents ont été employés pour la dilatation du canal utérin, mais il n'en est aucun qui vaille l'éponge comprimée, et par conséquent ils n'ont tous que peu de valeur, soit comme moyens chirurgicaux, soit comme moyens de diagnostic. On avait pensé que la *Laminaria digitata* serait supérieure à l'éponge, et diminuerait les chances d'une infection du sang ; mais outre que sa puissance dilatatrice est faible, il y a plus d'une objection à faire à son usage. On a remarqué qu'elle se dilatait inégalement dans sa longueur, et quand il arrive que la dilatation a été la plus forte à l'extrémité placée en haut, il n'est pas aisé de la retirer. La laminaria est souvent plus irritante que l'éponge, car elle est dure et peu souple, et comme elle se dilate avec plus de lenteur, il est encore plus difficile de l'empêcher de glisser de la cavité.

Quand l'orifice est resserré au point qu'une tente-éponge ne peut pénétrer, on peut employer un petit morceau de laminaria pour ouvrir la cavité cervicale et permettre ensuite l'introduction de la tente.

Le Dr G. F. Susdorff, de New-York, a recommmandé [1] comme succédané de la tente-éponge la racine de *Nyssa aquatica*, qui se trouve dans les marais des États du Sud. Cet agent est supérieur de beaucoup à la laminaria, mais il n'a pas la force dilatatrice de la tente-éponge. C'est néanmoins une bonne découverte. La puissance de dilatation de cet agent a été dans ces derniers temps augmentée par la compression plus forte qu'on exerce dans la préparation de ces tentes.

On laisse maintenant un canal d'un bout de l'autre de la tente, canal qu'on pratique sans perte de substance, et l'on prétend que c'est là un procédé très avantageux, car il permet la libre sortie des liquides de la partie supérieure. On donne aussi à ces tentes diverses courbures dans la préparation, de telle façon que leur introduction peut se faire au besoin dans un canal sinueux, sans danger, ce qui ne saurait être avec une tente rectiligne.

Le Dr Goldsmith, d'Atlanta (Géorgie), fait usage pour la dilatation de tentes de moelle d'épi de blé comprimé. Malheureusement, cette substance n'a pas la puissance de dilatation de l'éponge, mais elle est, à mon avis, d'une

____

[1] *The medical Record*, New-York, 14 juillet 1877.

grande utilité dans le traitement de certains états de l'utérus dont nous parlerons plus tard.

Le professeur H. Fritsch [1] blâme l'emploi des tentes dilatatrices quand il s'agit seulement d'obtenir accès dans la cavité utérine. Il se sert de sondes métalliques de calibre croissant, qu'il fait pénétrer de force, la malade étant anesthésiée ; il faut prendre soin d'exercer une contre-pression sur le fond de l'utérus.

La dilatation rapide par cette méthode peut n'être pas aussi efficace, mais elle est tout aussi sûre qu'avec les autres moyens, quand il y a lieu de l'employer.

Mais s'il y a quelque induration des ligaments larges, ou s'il existe quelques traces d'inflammation ancienne, les risques, en cas de dilatation, seront bien moins grands avec la tente-éponge.

CHAPITRE V

INSTRUMENTS CHIRURGICAUX ET LEURS APPLICATIONS

Ciseaux à courbures variées. — Couteau à boule et emboîtement (*ball and socket*). — Aiguilles. — Porte-aiguille de Sims. — Pince à aiguille d'Emmet. — *Feeder* de Sims. — Pince à torsion — Protecteur de Sims. — Ténaculum double. — Crochet mousse de Sims. — Crochet à contre-pression de Hank. — Fil d'argent. — Manière d'aviver la surface avant de placer les sutures. — Sutures d'argent et manière de les placer. — Manière de donner les injections vaginales chaudes. — Seringue vaginale de Foster. — Tamponnement vaginal et son mode d'application.

Ciseaux.

Depuis bien des années, je me sers presque exclusivement de ciseaux de préférence au bistouri, et j'ai contribué à les introduire dans la chirurgie gynécologique pour les différentes opérations. Une surface peut être complètement avivée avec les ciseaux, en moins de temps et avec une perte de sang moindre qu'avec le bistouri. Quand on recourt à ce dernier, il n'est pas rare de voir l'opération se prolonger et même de la voir abandonner à cause de l'hémorragie qui se produit.

Je me sers de quatre paires de ciseaux, dont deux fortement courbées sur leurs deux branches droite et gauche, et deux faiblement courbées, également à droite et à gauche. Les ciseaux que représente la figure 31 sont les moins courbés, et sont le plus généralement employés.

[1] *Centralblatt für Gynækologie*, 6 déc. 1879.

L'autre paire (fig. 32) est précieuse lorsqu'elle est bien construite, pour l'avivement d'une surface élevée, ou traversant le vagin. Il est presque impossible de donner dans un dessin le raccourci de la courbe de ces ciseaux.

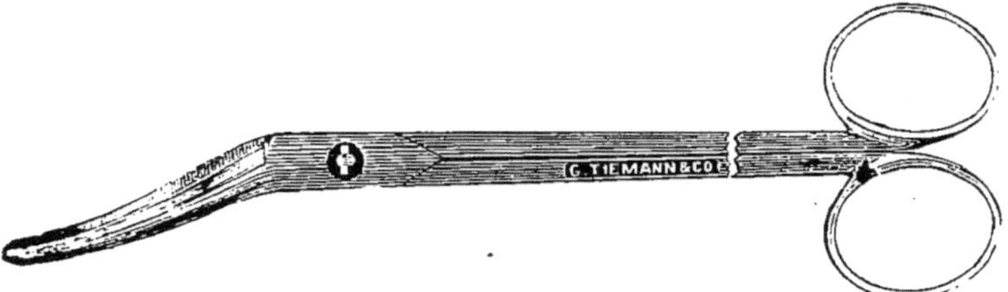

Fig. 31. — Ciseaux d'Emmet à courbure légère.

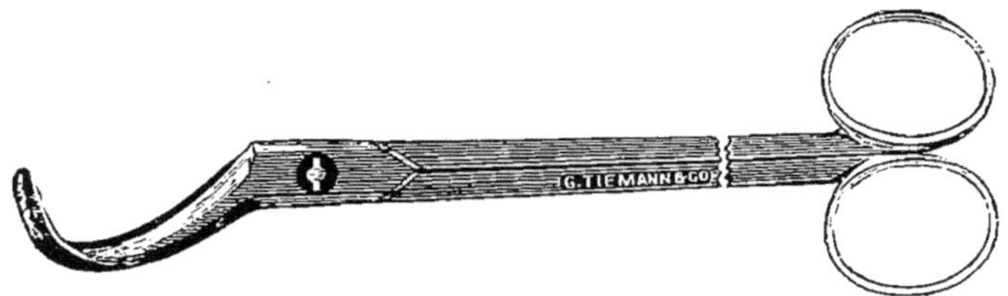

Fig. 32. — Ciseaux d'Emmet à forte courbure

L'angle des branches avec la poignée est d'environ trente degrés, et leur courbe est d'un quart de cercle, l'extrémité ou bout coupant se prolongeant un peu en ligne droite. Les branches, à l'articulation, sont verticales, mais peu à peu elles s'enroulent sur elles-mêmes, de telle sorte qu'à leur extrémité elles sont perpendiculaires à la poignée. On peut se faire une idée de cette double courbure en plaçant l'avant-bras sur la table, la main tournée en dehors de telle sorte que la face dorsale des doigts en demi-flexion s'appuie sur la table. Un grand nombre de ces ciseaux, tels qu'on les trouve chez les fabricants, sont de médiocre valeur, leur forme n'ayant aucune analogie avec la forme convenable. Nécessairement, chaque branche représente l'axe d'un cercle différent, et elles doivent être adaptées de telle façon que leurs extrémités coupantes ne se touchent que près de la pointe. Même quand la forme est correcte, il arrive souvent que l'instrument est médiocre, par suite de la mauvaise fabrication, les branches se croisant, et se touchant depuis le talon jusqu'à la pointe. Il en résulte que l'articulation ne tarde pas à se forcer et que les branches étant rapprochées au point de ne laisser aucun espace entre elles pour saisir les tissus ne peuvent couper que pièce à pièce, et non d'une seule teneur comme cela devrait être.

La figure 33 représente une autre paire de ciseaux d'un bon usage. Ils servent surtout à diviser les bandes cicatricielles du vagin, à enlever les parties pendantes, et à sectionner le col en arrière. Ces ciseaux sont à pointe mousse, à courbure angulaire, et ne sont pas incurvés sur le plat.

Parfois il faut un bistouri pour atteindre quelque point inaccesible aux ciseaux, et c'est alors que le couteau à boule et emboîtement trouvera son emploi (fig. 34).

Depuis 1861, Sims a introduit dans la pratique un bistouri destiné à diviser le col latéralement. Ce bistouri n'avait qu'une articulation spéciale, de façon que la lame ne pouvait, comme le radius, se mouvoir que dans un sens ;

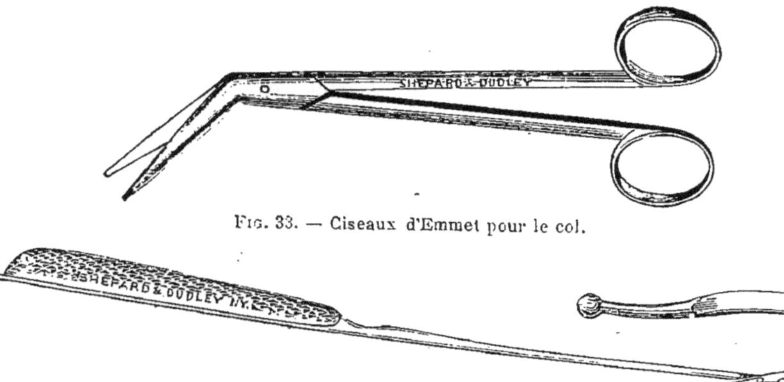

Fig. 33. — Ciseaux d'Emmet pour le col.

Fig. 34. — Couteau à boule et emboîtement.

une vis fixait l'articulation. Environ deux ans après, j'ai inventé l'instrument représenté ci- dessus, dont les poignées sont figurées en demi-grandeur et la lame en grandeur naturelle. La lame a la forme et la dimension de celle de l'instrument de Sims, mais l'articulation en creux et par emboîtement *(ball-and-socket joint)* permet de placer la lame sous tel angle qu'on veut ; il suffit de fermer les poignées pour la fixer dans la position voulue.

Aiguilles.

Les aiguilles rondes ont l'avantage de faire seulement une piqûre que remplit la suture. J'ai été le premier à vanter leur usage pour toutes les opérations sur le vagin. Les aiguilles dont on se sert généralement, à bout lancéolé ou à forme triangulaire, à extrémité coupante et surpassant de beaucoup le diamètre du fil, déterminent souvent dans les tissus vasculaires un suintement sanguin gênant après la mise en place des sutures ; et parfois elles laissent quelques petits trajets fistuleux quand elles passent trop près de la vessie.

Les aiguilles dont je me sers ordinairement ont de 1 à 2 centimètres de longueur ; elles sont rondes avec une légère courbure

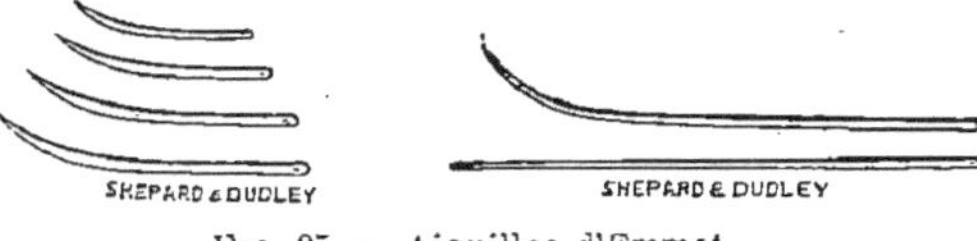

Fig. 35. — Aiguilles d'Emmet.

à la pointe, et un épaississement à la partie forée qui reçoit le fil. Les aiguilles de la plus petite dimension sont employées pour les fistules vésicales ou rectales ou pour les autres opérations vaginales. La dimension immédiatement au-dessus convient à la suture des déchirures du col. Les plus grandes ont 5 centimètres de longueur; c'est presque une aiguille à coudre ordinaire, épaisse et forte, avec un œil profondément foré. C'est de cette aiguille que je me sers pour la suture périnéale, et la suture de l'abdomen après l'ovariotomie.

Quand les tissus sont denses et cicatriciels, comme cela se voit fréquemment dans le voisinage du col, il y a souvent une extrême difficulté à faire pénétrer l'aiguille ronde. Mais de tels tissus ne sont guère vasculaires, et par conséquent n'exigent pas l'emploi de l'aiguille ronde. Dans ce cas, je me sers souvent de l'aiguille à pointe lancéolée, qui s'introduit très facilement; mais quand les tissus sont mous et vasculaires, il faut prendre l'aiguille ronde.

La pince à aiguille (fig. 36), imaginée par Sims, est un excellent

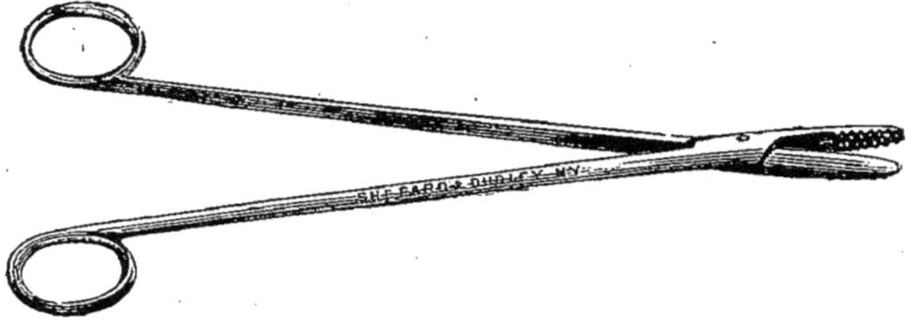

Fic. 36. — Pince à aiguille de Sims.

instrument, car il saisit bien l'aiguille et la pousse aisément au travers des tissus dans telle direction qu'on veut. Mais j'ai fait construire un instrument à mors plus courts qui donne encore plus de facilité pour l'introduction des aiguilles.

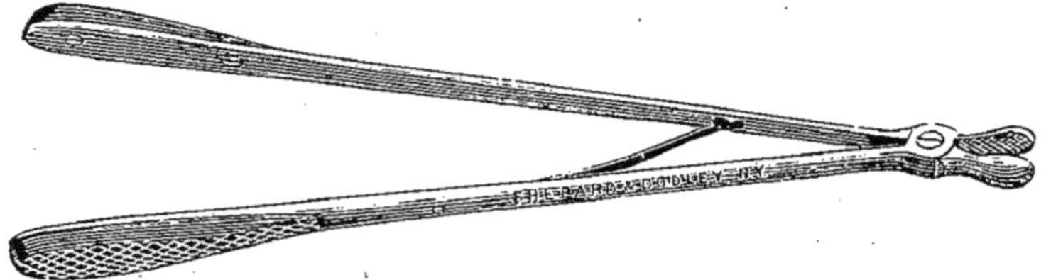

Fig. 37. — Pince à aiguille d'Emmet.

Les poignées sont rugueuses et plates, de telle sorte qu'on peut les tenir solidement dans la main; entre elles il y a un ressort, de telle façon que l'aiguille devient libre dès que la pression de la main se relâche. L'un des mors doit être profondément découpé, et l'autre présenter une surface plane métallique, en cuivre, de telle sorte que l'aiguille risque moins d'être évasée que lorsqu'elle se trouve serrée entre deux surfaces d'acier rugueuses.

Le *feeder* est un instrument en forme de fourche, inventé par Sims, excellent lorsqu'il faut faciliter le passage d'un fil à suture dirigé de telle sorte qu'il sectionnerait les tissus, si on venait à exercer sur lui dans sa marche une traction à angle aigu.

Une paire de bonnes pinces à pansement sera tout à fait convenable pour assujettir le fil de métal à l'anse de soie qui doit servir à l'introduire, mais pour ma part je me sers d'un instrument ressemblant à la pince à aiguille

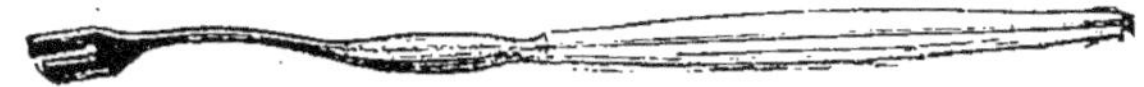

Fig. 38. — Feeder de Sims.

(fig. 37) dont il diffère par ses dimensions plus petites, et par ses mors qui ne sont pas découpés. On accroche dans l'anse de soie une petite portion coudée du fil métallique qu'on aplatit avec la pince, et qu'on enroule une ou deux fois sur elle-même.

Pince à torsion.

J'ai modifié *la pince à torsion* du Dr Sims dans sa forme première, en construisant les mors tout à fait droits, et en changeant leur mécanisme de fermeture.

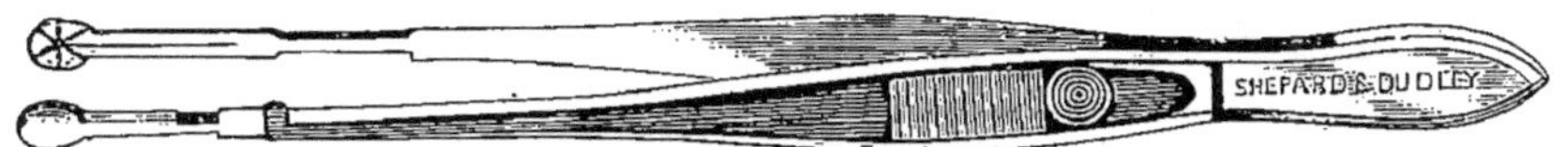

Fig. 39. — Pince à torsion d'Emmet.

Le *protecteur* de Sims est fait pour fixer les sutures, et pour diriger les fils au point exact où il faudra les nouer.

Cet instrument était autrefois en acier, mais j'ai trouvé qu'il valait mieux le faire tout d'une pièce en cuivre recouvert d'argent. Lorsqu'il est en cuivre on peut le plier à volonté, de telle façon qu'il reste à plat sur la surface où

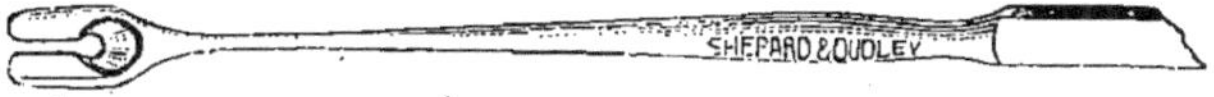

Fig. 40. — Protecteur de Sims.

passent les sutures. L'instrument qu'on trouve dans le commerce est rarement d'une bonne facture, car l'extrémité qui porte la fente, sur laquelle viendra se réunir le fil à nouer, est tellement épaisse qu'elle empêche de faire le œud au point convenable.

Le *ténaculum double* (fig. 41) s'emploie dans les opérations au voisinage du col ; il sert à fixer l'utérus quand il faut y faire des applications, ou quand on opère dans la cavité. Il doit être tenu de la main gauche ; en appuyant avec le pouce sur la pièce A, on écarte les branches, et on dilate les parties ; on rapproche les branches en repoussant avec l'index la crémaillère B.

Pince ténaculum double (fig. 42). Les crochets de cet instrument sont disposés de façon à se trouver écartés l'un de l'autre de 5 millimètres quand la pince est fermée. Il présente donc cet avantage qu'il ne peut lâcher prise dans un tissu assez résistant pour supporter la traction nécessaire. Il est particulièrement indiqué dans l'amputation du col et dans l'ablation des tumeurs

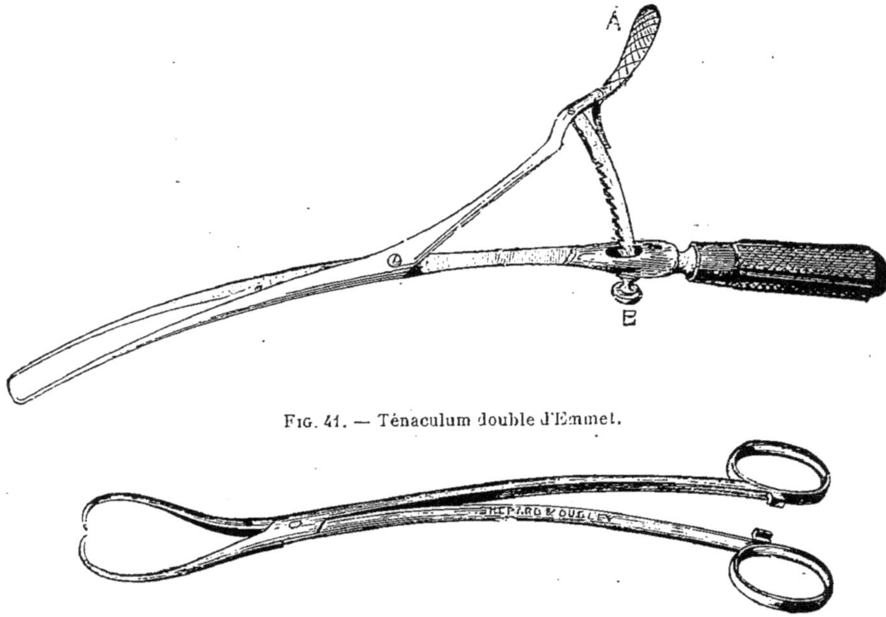

Fig. 41. — Ténaculum double d'Emmet.

Fig. 42. — Pince ténaculum double d'Emmet.

fibreuses lorsqu'il faut maintenir fortement toute la masse. Comme l'instrument est pourvu d'une légère courbure en S, il peut être manié ou tenu par un aide sans que la vue soit gênée.

Crochets.

Le *crochet à contre-pression* (fig. 43) sert à exercer une pression sur la pointe de l'aiguille au moment où elle chemine à travers les tissus. On emploie

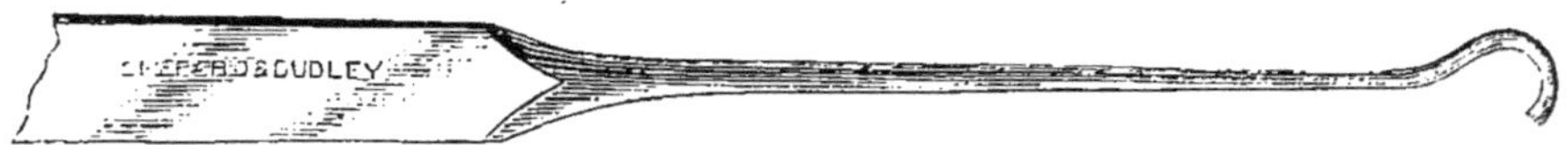

Fig. 43. — Crochet à contre-pression d'Emmet.

généralement dans ce but le ténaculum pointu, mais il est trop léger, se rompt ou se plie facilement. L'instrument doit être d'une seule pièce, en acier bien trempé, et assez fort pour ne pas plier ou se rompre.

Le Dr H. T. Hanks, aide chirurgien au *Woman's Hospital,* a inventé un crochet dont la courbe est presque fermée afin de pouvoir agir sur une plus large surface ; pour que l'instrument ne glisse pas, il porte au côté un petit éperon qui s'enfonce dans les tissus au moment de l'application. C'est un excellent instrument.

Le *crochet mousse* (fig. 44) était employé par Sims pour rechercher les petits trajets fistuleux : c'est en somme un stylet d'acier.

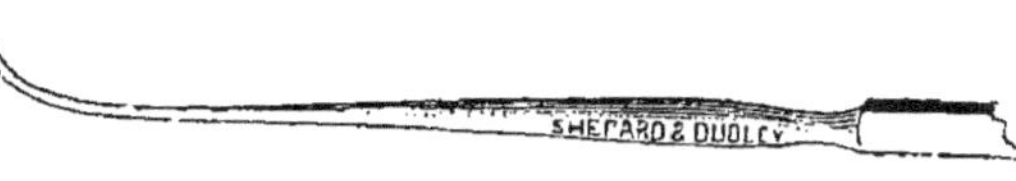

Fig. 44. — Crochet mousse de Sims.

J'ai vu à Londres une invention des plus utiles connue sous le nom de *béquille de Clover ;* c'est un instrument destiné à maintenir la patiente sur le dos, les jambes fléchies sur l'abdomen, « dans la position de la lithotomie » (fig. 45). Il se fixe à chaque jambe par une courroie de cuir et une boucle, et l'attache se fait au-dessus ou au-dessous du genou au gré de l'opérateur. Les deux parties sont réunies par une pièce de fer coulissée, et une vis, de telle sorte que les jambes peuvent être maintenues écartées au degré qu'on veut. A la pièce de fer se fixent les extrémités d'une forte courroie de cuir qui doit passer sur le cou et sous l'un des bras du sujet. Convenablement placé, l'appareil doit croiser les épaules, et être assez long pour tenir les jambes dans la position de flexion. Cet instrument est précieux quand l'opérateur n'a pas le nombre d'aides nécessaire pour maintenir les jambes en position, et quand il faut que l'aide donne l'éther au besoin. Alors même qu'on dispose d'autant d'aides qu'il est nécessaire, l'instrument est encore excellent, car il permet de maintenir invariablement les jambes dans tout le cours de l'opération.

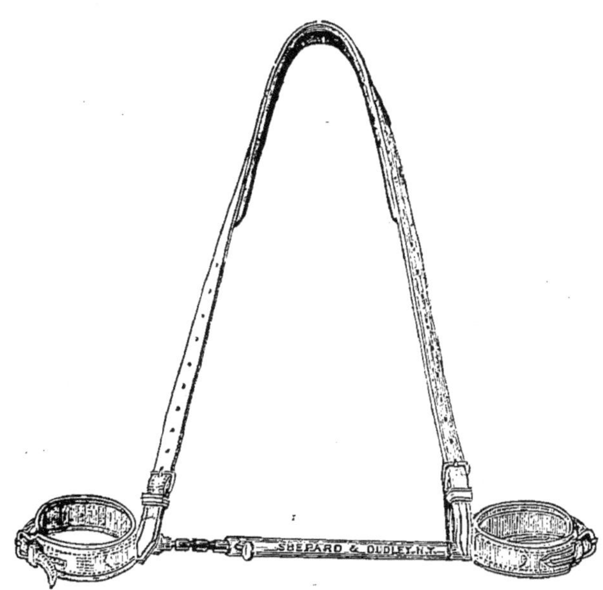

Fig. 45. — Béquille de Clover.

Manière d'aviver les surfaces avant l'introduction des sutures.

Lorsque deux surfaces doivent être réunies par une suture, il faut les aviver sur une égale étendue, de telle façon qu'il ne reste aucune surface capable de guérir isolément en se couvrant de bourgeons. Si les parties ne contiennent pas de tissu cicatriciel, et sont avivées sur une surface large, et bien unie, si les bords sont bien affrontés sans tension, et si les sutures ne causent pas d'étranglement, parce qu'elles ont été trop serrées, il se fait ordinairement une réunion par première intention. Il faut autant que possible chercher à assurer ce mode de réunion dans toutes les opérations faites sur le vagin, car toute surface qui guérit par bourgeonnement devient plus ou moins cicatricielle et rétractile. Lorsqu'on avive une surface, mieux vaut commencer par la partie inférieure pour remonter, car de cette façon on évite que le suintement sanguin ne vienne recouvrir les parties à mesure qu'on les suture. Au point de départ, le tissu à enlever doit être saisi par un petit ténaculum, et sectionné d'un seul coup, autant que possible, soit avec les ciseaux, soit avec le bistouri. Souvent j'enlève toute la surface d'un seul coup de la périphérie au centre, et de cette façon je suis sûr qu'il ne reste aucune portion non dénudée.

Sutures d'argent, leur mode d'introduction.

On s'est servi de sutures de diverses matières pour les opérations gynécologiques. Le fil d'argent sans alliage est bien supérieur à toutes les autres sutures métalliques. Mais les fils qu'on trouve dans le commerce sont généralement en argent impur, et ne valent pas mieux alors que les fils de fer de première qualité. Si les surfaces sont bien en contact, le résultat sera souvent excellent quelle que soit la suture, mais la suture d'argent est plus employée que toute autre. Lorsqu'elle est bien faite, il n'y a aucune objection valable à lui opposer, et l'expérience a démontré sa supériorité. Depuis longtemps les sutures d'argent sont en usage, mais c'est au Dr Sims qu'on doit d'avoir fait connaître leur valeur. Depuis le 24 juin 1856, le Dr Sims [1] n'a cessé de se servir de la suture interrompue dans toutes ses opérations, car il lui semblait que cela simplifiait et remplissait toutes les indications. Lorsque j'étais son assistant au *Woman's Hospital*, je fus témoin des résultats qu'il avait annoncés, et depuis lors, ma propre expérience a pleinement confirmé ses vues.

Le fil peut être directement attaché à l'œil de l'aiguille, et introduit de cette façon; mais alors il peut se tordre. Le mieux est de passer d'abord un cordonnet de soie ou de coton, et de s'en servir pour guider le fil d'argent. L'œil de l'aiguille doit être de dimension suffisante pour permettre aux deux extrémités du cordonnet de former une anse, et celle-ci doit avoir 15 centim. de longueur environ. L'aiguille doit être assez large pour donner libre passage au demi-nœud qu'il faut faire près de l'œil pour empêcher le fil de glisser.

Le point où doit passer l'aiguille est saisi avec un ténaculum, au ras duquel on introduit l'aiguille, elle est ensuite poussée dans les tissus par une pince, et dès que la pointe apparaît, on facilite le cheminement par une contre-pression avec le crochet à pointe courbe et mousse, comme le montre la figure 46. Quand la pince ne peut pousser davantage, on saisit la pointe de l'aiguille, et on la tire jusqu'au bout, en continuant de faire la contre-pression avec le crochet mousse.

Lorsque l'anse est passée, il vaut mieux faire suivre immédiatement le fil métallique, car la soie perd de sa résistance au contact du sang et de l'urine.

---

[1] Voy. J. Marion Sims, *Silver Sutures in Surgery*, New-York, 1858, p. 21.

On attache alors le fil d'argent à l'anse de soie ou de coton, comme je l'ai
déjà dit, et on l'aplatit avec la pince métallique, de façon que le passage se
fasse sans résistance. Lorsqu'il faut un grand nombre de sutures, on s'évitera une perte de temps et un certain degré de confusion si l'on tire bien
jusqu'au bout chaque fil de suture : puis on fait à la petite extrémité une
anse dans laquelle on passe la longue extrémité, qu'on laisse pendre en
dehors du spéculum et qu'on confie à un aide jusqu'à ce qu'on fasse le nœud.

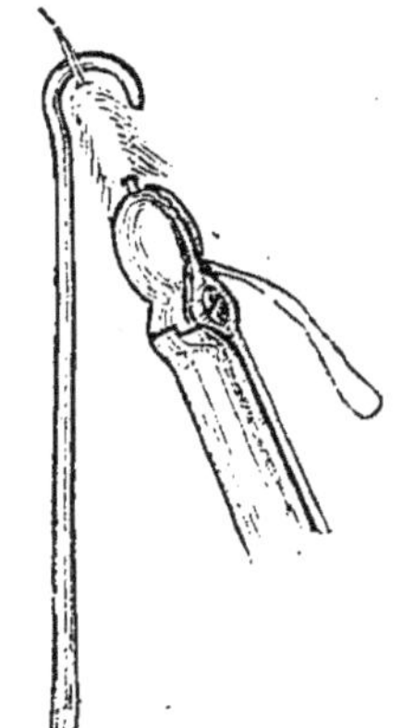

FIG. 46. — Manière de faire
la contre-pression.

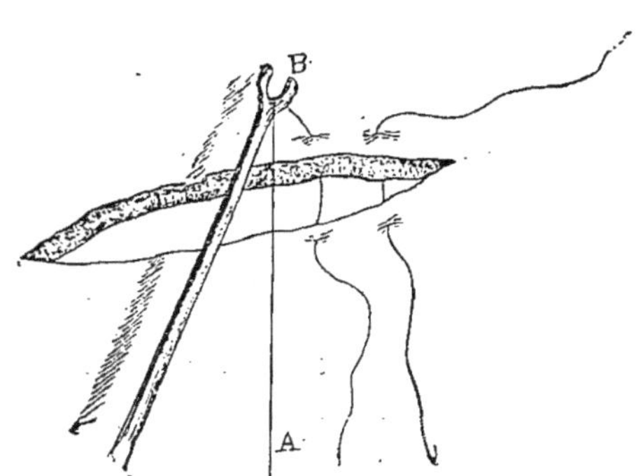

FIG. 47. — Emploi du *feeder* dans l'introduction
des sutures.

Nous avons déjà parlé de l'emploi du *feeder*, et la figure 47 en montre
l'usage.

Le fil A est tenu d'une main, et l'instrument tenu de l'autre main le fait
cheminer dans les tissus en suivant la direction B. Sans cet instrument, il
arriverait souvent que le fil se romprait si la traction était faite à angle aigu
au point d'introduction. Chaque suture doit comprendre une bonne épaisseur
de tissu, et, règle générale, il faut de quatre à cinq fils par pouce.

On pensait autrefois qu'il était nécessaire de bien veiller à ce que les
points d'entrée et de sortie des fils fussent à égale distance des bords des
surfaces à réunir. Ce principe est bon, car il est important d'éviter le contact
d'une surface avivée avec une surface intacte : alors en effet, la réunion ne se
ferait pas en ce point, et la suture serait affaiblie. Mais, en réalité, il est bien
à peu près impossible, même avec une grande habitude et dans les cas les plus
favorables d'arriver à une telle précision. Dans les limites raisonnables, il
n'est pas nécessaire d'être minutieux si les sutures sont bien affrontées et
bien assurées de façon que le nœud se fasse sur le milieu de la ligne de
réunion ; en d'autres termes, chaque extrémité de la suture doit être repliée
à plat sur la surface vaginale au point de sortie, et pliée encore à angle droit
juste au bord de la surface à unir. La figure 48 représente les surfaces réunies par deux sutures pliées de la façon que je viens de dire et tordues à
l'extrémité supérieure de la plaie, tandis que la suture inférieure est bien
fixée de la même façon, mais non encore tordue. Si la suture est bien repliée
à angle droit, sur la ligne médiane, et tordue seulement sur ce point, il est

évident qu'elle ne peut tourner d'un côté ni de l'autre. Lorsqu'on place les sutures, il vaut mieux commencer par la plus rapprochée, car ainsi chaque suture peut être tenue de façon à ne pas gêner et à ne pas être embrouillée. Lorsqu'on fait la torsion, il est préférable ordinairement de s'occuper d'abord de la suture la plus rapprochée de l'orifice vaginal, celle qui a été placée la dernière. En d'autres termes, lorsqu'une fois on a réuni ensemble les extrémités des fils à mesure qu'on les place, et qu'on les a confiées à l'aide qui tient le spéculum, on tord les sutures dans l'ordre inverse en commençant par la dernière suture passée. En prenant avec un ténaculum ou un crochet mousse chaque fil sur le bord de la surface à unir, on peut facilement le dégager des autres. On saisit alors de la main gauche l'extrémité la plus longue du fil, et on rétrécit la boutonnière en tirant d'environ 2 centimètres. Le petit nœud coulant est alors saisi dans la pince, de façon à ce que ses deux extrémités soient bien comprises entre les mors, et l'on coupe le bout du fil au ras de l'instrument.

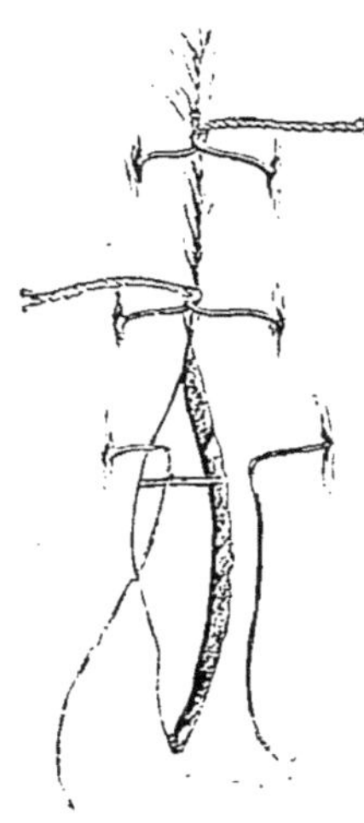

Fig. 48. — Affrontement des sutures

Au moyen d'une contre-pression faite avec le plat du ténaculum, on tire sur l'anse, de façon à affronter les bords, et l'on fixe chacun des fils de la façon que nous avons dite.

Lorsqu'on a introduit le fil dans la fente du protecteur, la pince et la poignée de celui-ci sont amenées en contact, comme le montre la figure 49, et tournées jusqu'à ce que l'angle formé par le croisement des deux fils arrive au ras du bord de la fente du protecteur. Si le bord sur lequel la suture doit se replier par traction modérée quand les deux instruments sont en contact est aussi mince que possible, et si l'enroulement se fait dans les limites précises, il est évident qu'avec un peu de soin les surfaces avivées seront seules en contact.

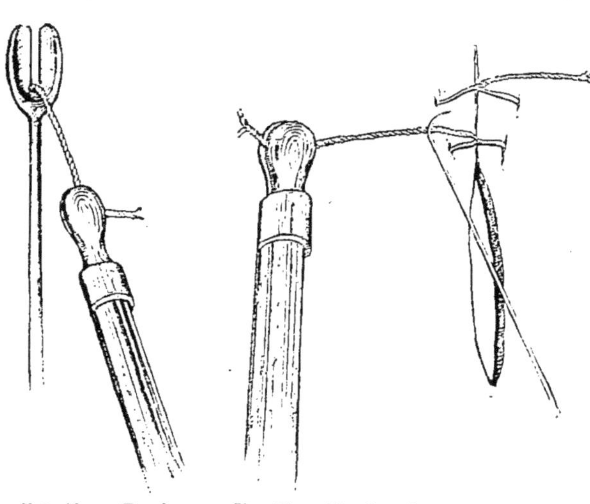

Fig. 49. — Torsion des sutures.

Fig. 50. — Manière de disposer les sutures à plat sur la paroi vaginale

Si les parties sont saines, et n'ont pas été distendues avant l'opération, les sutures ne couperont pas, à moins qu'elles n'aient été trop serrées ou enroulées en dehors du point convenable. Lorsqu'elles ont été fixées il faut les étendre à plat sur la surface vaginale. On y arrive en les attirant en bas avec un ténaculum tenu sur la ligne de réunion, et en se servant ensuite du ténaculum comme d'un point d'appui pour amener la suture dans la direction opposée au point où on les coupera (voy. fig. 50). L'angle formé en repliant ainsi la suture au point où on la coupera doit être d'environ 1 centimètre et demi à partir de la ligne de réunion.

Lorsqu'on a de l'espace pour le faire, il est bon de placer alternativement les sutures d'un côté et de l'autre, de façon qu'elles se trouvent aisément, quand on voudra les enlever, dans le cas où l'une d'elles s'incrusterait dans les tissus.

Le moment favorable pour enlever les fils est entre sept et dix jours, mais nous y reviendrons en traitant de chaque sujet en particulier. On les enlève en les soulevant doucement tour à tour avec la pince et en coupant au ras de la boutonnière; de cette façon, à mesure qu'on les retire, les parties restent en contact.

Injections vaginales d'eau chaude.

Nous démontrerons plus tard que les injections vaginales chaudes, à divers degrés de température, suivant les particularités de chaque cas, sont un adjuvant inestimable dans le traitement des maladies utérines. Il est donc de la plus haute importance qu'elles soient administrées convenablement. Lorsqu'on les donne dans la position debout ou assise, leur effet est moindre qu'un simple lavage vaginal. On n'obtient leur plein effet *qu'en les administrant à la malade couchée sur le dos, et il faut que ce soit une autre personne que la malade elle-même qui les administre.* Il faut aussi que le siége soit élevé, et la quantité d'eau pour chaque injection ne doit pas être inférieure à deux litres.

Un bassin de forme et de dimension appropriées est indispensable pour portéger les draps de la malade. Le bassin connu sous le nom de *bassin anglais,* quoique peu employé aujourd'hui, répond très bien aux indications. Le bassin en caoutchouc à insufflation est bon pour un usage momentané, mais ses parois peuvent s'agglutiner sous l'influence de l'eau chaude.

Le bassin français en forme de pelle, qui est d'un usage plus répandu dans la chambre des malades, ne répond pas au but, car il laisse mouiller les draps. Quand on se sert du bassin ordinaire, il faut placer la malade assez avant sur ce bassin pour que son poids ne le fasse pas pencher.

On peut encore, à la poignée qui est creuse, et qu'on tourne d'un côté, fixer un large tube de caoutchouc pour laisser l'eau s'écouler dans un récipient placé le long du lit. Dans ma maison de santé particulière, je me sers d'un bassin de même forme, en cuivre, qui au lieu d'une large poignée, porte un petit tuyau pouvant être fermé au besoin par un bouchon. Quand on donne l'injection on enlève le bouchon, et un petit tube adapté au tuyau conduit l'eau au dehors.

L'injection doit être administrée à la malade quand elle est déshabillée pour la nuit et au lit. Il faut la placer au bord du lit, le siège élevé autant que possible par le bassin, un petit coussin sous le dos, les membres inférieurs dans la flexion. Il faut couvrir la malade pour la garantir du froid, et on doit éviter que la position lui cause la moindre gène. Lorsque le lit est mou, il faut mettre une large planche sous le bassin pour l'empêcher de s'enfoncer par le poids de la malade, et pour tenir le siège bien élevé. Le vase d'eau chaude est placé sur une chaise à côté du lit, et la garde-malade introduit la canule de la seringue dans le vagin, en la faisant glisser sur la paroi recto-vaginale jusqu'au cul-de-sac postérieur. L'eau doit être injectée doucement d'abord, jusqu'à ce que le vagin soit distendu. Si le bec de la seringue n'est pas bien placé, le jet pourra pénétrer directement dans l'utérus. La pénétration violente d'un liquide quel qu'il soit dans l'utérus non dilaté cause une vive douleur, et souvent détermine des symptômes alarmants de prostration nerveuse et de collapsus ; parfois une cellulite se déclare. Lorsque l'injection a bien pénétré, on peut vider le vagin en pressant sur le périnée pendant quelques instants. On place le doigt sur le bec de la seringue avant de la retirer, et quand le bassin est enlevé on dispose une serviette à l'entrée du vagin afin d'absorber l'eau qui ne se serait pas écoulée.

Quand les circonstances s'opposent à ce que l'injection soit ainsi donnée, il vaut mieux user d'un siphon que de laisser la malade se donner son injection elle-même. Mais ce n'est là qu'une façon succédanée, qui n'est jamais aussi efficace. Quoi qu'il en soit, le siège doit toujours être élevé. Le jet continu ne vaut jamais le jet interrompu que donne la seringue de Davidson. On dirait en effet qu'en plus de la chaleur de l'eau le jet de la seringue détermine la contraction des vaisseaux et qu'il agit à la façon d'un stimulant.

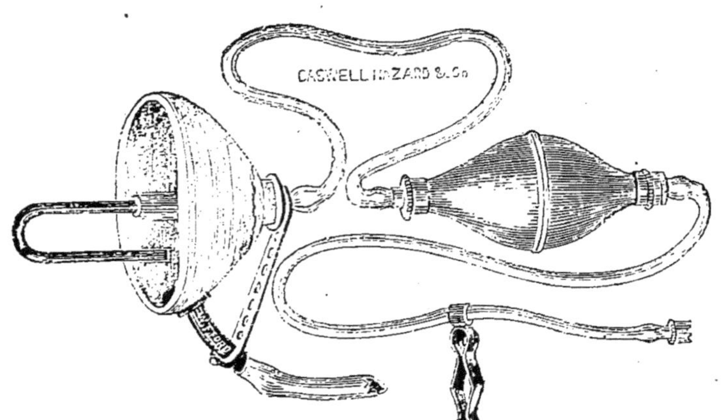

Fig. 51. — Seringue vaginale de Foster.

Le Dr Frank P. Foster, de cette ville, a trouvé une disposition qui permet de se passer de bassin, et ne nécessite pas la présence d'un aide pour donner l'injection. En enfonçant la moitié d'un sac en caoutchouc dans l'autre moitié et en les vissant l'une sur l'autre on fait une cuvette (fig. 51). Le fond laisse passer le tube d'une seringue de Davidson qui est retenu par un manchon de cuivre. Lorsqu'on presse sur la poche, l'eau pénètre dans la portion vaginale ou canule de la seringue qui a la forme d'un U, et est percée d'un trou près de la courbure de l'U, à son côté interne. Comme la cuvette en caoutchouc est maintenue sur les lèvres, l'eau ne peut s'échapper que par le tube de sortie. Le bec de la seringue est attaché à la cuvette par un tube court, de façon à ce qu'il puisse tourner dans différentes directions sans déplacer la cuvette. Le siège de la malade doit être élevé de façon que le vagin puisse se distendre largement, et seul le trop-plein de l'eau s'écoule par le tube de sortie. Cette disposition est bien supérieure au siphon, et si elle évite de mouiller la malade dans tous les cas, elle rendra de grands services. Le docteur a fait fonctionner son instrument devant moi dans plusieurs cas pris au hasard, et il n'y a jamais eu de fuite de liquide de quelque importance ; mais il m'a semblé que la cuvette pouvait parfois se déplacer, car il fallait en même temps et l'appuyer fortement contre les lèvres et administrer l'injection. Le Dr Foster m'a dit, d'ailleurs, qu'il était venu à bout de cette difficulté en faisant usage d'un tube muni d'un ressort, dont une extrémité s'attache à la cuvette, tandis que l'autre aboutit à un coussin placé sous les genoux de la malade.

Tamponnement vaginal.

Le but du tamponnement vaginal, c'est d'arrêter l'hémorragie utérine, et en même temps d'exercer sur les parois du vagin une pression uniforme qui supprime en grande partie l'afflux du sang à l'organe. Peu de médecins savent appliquer un tampon. La méthode qui consiste à introduire quelques morceaux de chiffon huilé, un peu de charpie, ou tout autre chose analogue, est encore plus mauvaise qu'inutile. Il est impossible de faire un bon tamponnement vaginal sans le spéculum de Sims. Barrer la route au sang à l'orifice vaginal est insuffisant, car celui-ci peut ensuite s'accumuler au-dessus sans qu'on soupçonne sa présence. Quand l'hémorragie est abondante, il faut arrêter l'écoulement à l'orifice utérin autant que possible, et pour cela il peut être parfois nécessaire de tamponner la portion inférieure du canal utérin. Il n'y a pas ici, comme après l'accouchement, danger de voir l'utérus se dilater par rétention hémorragique, et je ne pense pas non plus qu'il y ait à craindre de voir le sang s'échapper par les trompes de Fallope dans la cavité péritonéale. La formation d'un caillot fera contracter l'utérus, qui le chassera dans le vagin C'est justement à cela que doivent tendre nos efforts, car dès que l'utérus se contracte, ses vaisseaux sont comprimés, et le flux sanguin s'arrête.

Le meilleur tampon, c'est le coton mouillé. Il faut en humecter une certaine quantité, et l'exprimer jusqu'à sécheresse presque complète. On l'imbibe alors d'alun en solution saturée, et on l'exprime de nouveau. Mais avant qu'il soit trop séché, il faut le diviser en plusieurs parties dont on enroule les bords, de telle façon que chaque partie, après compression, représente un carré de 60 centimètres environ, épais de 1 cent. 1/2. Si on superpose alors ces carrés, ils ne deviendront pas trop secs avant qu'on s'en serve.

Avant d'introduire le tampon, il faut vider la vessie, coucher la malade sur le côté gauche, et introduire le spéculum. Il faut d'abord débarrasser le vagin du sang et des caillots, et bien nettoyer toute la cavité vaginale avec une éponge mouillée montée sur une paire de longues pinces à pansement, ou un porte-éponge. Quand l'hémorragie est abondante, il peut être nécessaire de faire une application iodée à l'intérieur de la cavité utérine pour provoquer une contraction. On enroule sur l'applicateur un morceau de coton, on donne à l'instrument la courbure du canal utérin, on le trempe dans l'iode et on badigeonne jusqu'au fond. Souvent j'abandonne le coton dans le canal pour laisser mieux agir l'iode, et cette pratique ne présente aucun danger si on en laisse une partie pendre hors de l'orifice. Lorsqu'on veut laisser le coton en place, il n'y a, pour le détacher de l'applicateur, qu'à faire exécuter à l'instrument plusieurs tours dans la direction opposée à celle de l'enroulement ; on place alors l'ongle de l'index sur un côté de l'instrument, on le retire, faisant ainsi glisser le coton, et on l'abandonne dans la cavité. Avant de placer le tampon, il est bon de bien enduire les parois vaginales de vaseline ou de tout autre corps gras de consistance convenable avec l'éponge montée. Lorsqu'on agit ainsi, le tampon peut être plus compact, et la malade souffre moins. Il est encore un autre avantage, et de grande importance, c'est que la surface vaginale enduite d'un corps gras s'oppose à la sortie du sang glissant le long de ses parois. Lorsqu'on emploie la méthode ordinaire, au contraire, le sang s'échappe encore longtemps, tant que le tampon n'est pas saturé, de façon qu'on est bientôt obligé de l'enlever et d'infliger à la malade l'ennui d'une nouvelle application. On peut en quelques mots résumer les avantages de la pratique que je conseille : le tampon s'introduit plus facilement, on n'est pas obligé de le changer aussi souvent, et on l'enlève avec plus de facilité, car les parties ne se sèchent pas comme dans la pratique ordinaire.

. On commence à garnir le vagin en plaçant sur le col un morceau de coton imbibé fraîchement d'alun en solution. Puis on place un morceau de coton roulé dans le cul-de-sac postérieur, près du col, un autre de chaque côté et en avant, et sur le tout on pose à plat un morceau de coton. Les tampons sont ainsi disposés en cercle autour du col, et on remplit l'espace central. Quand la masse commence à porter sur les parois du vagin, on la comprime avec une tige de baleine, de la périphérie au centre, et à mesure qu'on gagne de l'espace, on introduit de nouveaux morceaux de coton avec une pince à pansement ; puis, faisant une nouvelle compression, on en introduit encore tant qu'il reste de la place. Quand le vagin est bien rempli, il faut exercer une forte pression de la partie antérieure vers la concavité du sacrum, et quand on a appliqué le spéculum sur sa paroi antérieure, l'espace ainsi rendu libre s'étend en haut jusqu'à l'utérus. C'est cet espace qu'il faut alors remplir de la même façon jusqu'à ce que tout le canal vaginal soit bien garni. Il ne faut pas employer la force, mais contourner la masse, et la comprimer fortement avec la pince, morceau par morceau. De la sorte, on distend graduellement le vagin, s'il le faut, jusqu'à ce que tout le petit bassin soit rempli par le tampon.

Il faut toujours imposer le séjour au lit à la malade, et donner un calmant si le tampon est de forte dimension ; la vessie peut être vidée au moyen d'un cathéter simple. Il vaut mieux ordinairement donner le calmant en lavement sous forme de teinture acétique d'opium. Ou bien encore on peut, si l'on veut, faire usage d'un suppositoire de belladone et de morphine, qu'on introduira dans le rectum avant de commencer le tamponnement. La gêne que cause un gros tampon est surtout due à la pression sur le col de la vessie. Si le calmant échoue, il faut changer la position de la malade, la coucher en travers du lit, le siège près du bord, les jambes fléchies, et enlever avec soin une partie du coton appliqué sur la région voisine du col vésical. On y arrive en se servant d'une pince, ou mieux en faisant pénétrer sur l'index, dans chaque morceau, la tige de baleine à laquelle on aura fait une encoche. En quelques heures, sous l'influence de cette compression, les vaisseaux se contracteront, de façon qu'on pourra sans crainte pour soulager la malade enlever une certaine quantité de coton, si elle garde la position horizontale. Bien que l'alun soit astringent et désinfectant, on devra, au bout de vingt-quatre ou trente-six heures enlever le tampon, car alors, saturé de sang et de sécrétions vaginales, il pourrait être nuisible. Lorsqu'on l'aura enlevé, on donnera, pour laver largement le vagin, une injection d'eau chaude contenant un peu d'acide phénique ordinaire ; on pourra alors, si cela est nécessaire, tamponner de nouveau. Comme l'hémorragie aura été, suivant toute probabilité, diminuée par la compression du premier tampon, le second ne doit pas être aussi fort. Avant de placer le nouveau tampon, il est bon d'entourer le col avec plusieurs morceaux d'ouate glycérinée. Non seulement c'est là un bon désinfectant, mais encore elle rend la position de la malade plus supportable, en diminuant la chaleur et la sécheresse, conséquences habituelles de l'emploi du tampon et de l'alun.

Le Dr Frank P. Foster [1] recommande pour le tamponnement vaginal l'usage de mèches de lampe, qu'on a toujours sous la main, qu'on peut placer sans autre aide qu'un spéculum, et dont les propriétés d'absorption permettent une imbibition complète par les substances astringentes ou autres. Il dit : « Lorsque le tampon doit être enlevé, la malade n'a qu'à tirer sur la portion qu'on a laissé pendre hors de la vulve, et la masse ne s'emmêle pas à mesure qu'on tire. Aussi n'est-ce pas un paquet volumineux qui se présente à l'orifice vulvaire, et l'extraction se fait sans douleur. Outre les avantages que donne sa faculté d'absorption, il m'a paru que rien ne valait cette substance pour la rapidité et la facilité de l'exécution. De plus, il est souvent désirable de tamponner le canal cervical, ou d'introduire un agent thérapeutique dans la cavité utérine, de façon à assurer son contact prolongé avec la muqueuse. Pour cela on enduit de gélatine une extrémité de la mèche pour la raidir, on la trempe dans le liquide choisi, et on l'introduit avec une pince à pansement. Si on a eu bien soin de ne pas enduire de gélatine toute la circonférence, le liquide médicamenteux imbibe promptement la mèche, et on peut ainsi en introduire une grande quantité dans le canal utérin. Puis on place dans le vagin la substance en quantité suffisante pour faire tampon, et quand on l'enlève, la partie introduite d'abord dans l'utérus sort avec elle.

[1] *Remarks on vaginal tampons (New York Med. Journ.*, June 1880).

CHAPITRE VI

PRINCIPES DU TRAITEMENT GÉNÉRAL

La confiance de la malade est indispensable au succès. — Influence du moral sur la maladie. — Anémie. — Manière d'améliorer la digestion et la nutrition. — Influence de la lumière solaire. Influence du régime, etc. : café, stimulants, calmants. — Malades incurables. — Vêtement heures des repas, etc. — Importance des détails.

Il y a certains principes généraux de traitement applicables à toutes les espèces de maladies utérines, quelles que soient d'ailleurs les indications spéciales à chacune. Toutes les maladies locales qui se constituent à l'état chronique sont intimement liées à un vice de nutrition. Il existe communément alors quelque altération de la santé générale qui se manifeste par un trouble fonctionnel et l'anémie, et la maladie locale est entretenue par la perte de tonicité des vaisseaux pelviens. Le traitement doit donc avoir pour but d'améliorer la nutrition générale et de rendre aux vaisseaux pelviens leur tonicité. Il importe au succès final que la malade reçoive un traitement général aussi bien qu'un traitement local ; ils sont tous deux essentiels, et le médecin qui négligera l'un ou l'autre doit s'attendre à quelque déception.

Il ne peut se produire aucune amélioration générale ou locale tant qu'existe l'anémie, et tant que le sang manque de ces éléments qui seuls peuvent entretenir la vie dans les organes. Dans une maladie de longue durée, il serait difficile de trouver un seul organe qui ne fût pas troublé dans ses fonctions. Les rapports des diverses fonctions entre elles sont, ainsi que nous l'avons vu, si intimes que le trouble apporté à l'une d'elles retentit sur toutes les autres. Il advient alors que la digestion se fait mal, que la circulation porte se ralentit, et que la respiration est incomplète. L'hématose pulmonaire est imparfaite et le sang retourne dans la grande circulation, peu différent de ce qu'il est chez un animal à sang froid. Les reins sont surmenés, la peau est inactive. La réparation organique cesse dans une certaine mesure, et le dépérissement général devient la règle. Il faut ajouter encore que souvent nous rencontrons accumulés sur un même sujet les effets pernicieux de l'usage habituel et de l'abus des boissons alcooliques, des calmants et du café.

Influence du moral sur la maladie.

Le premier pas à faire dans le traitement est de gagner, si c'est possible, l'entière confiance de la malade. Comme le moral exerce une grande influence sur le corps, la malade sera favorablement impressionnée en acquérant la certitude qu'elle recouvrera la santé; si le médecin peut en toute conscience promettre un semblable résultat. Mais il ne faut jamais se compromettre en fixant l'époque de la guérison, car elle varie nécessairement avec chaque sujet. Le médecin ne devra jamais se mettre dans le cas de voir sa véracité mise en doute par la malade. Celle-ci ne lui pardonnerait jamais d'avoir cherché à la tromper par de fausses promesses, et lorsque la confiance qu'elle avait en son médecin aura été ébranlée, le traitement ne donnera plus que de médiocres résultats. La malade doit apprendre à dominer son état nerveux, car c'est là une condition de guérison. Les relations entre le médecin et la malade ne doivent pas être sur le pied de l'intimité, car il ne saurait alors avoir aucune influence sur celle qu'il doit guider et aider. Le médecin sera bon et prévenant, mais saura garder la mesure, et ne jamais montrer à la malade un sentiment de sympathie.

Lorsqu'une malade a pris l'habitude des stimulants, des calmants ou du café, il faut lutter sans retard, et tâcher de soustraire, sans faiblesse, la malade à ces poisons insidieux du système nerveux. L'usage qui en avait été fait à tort et à travers au début du traitement n'ayant pas peu contribué au dommage général, en continuer l'usage serait vouloir compromettre le traitement le mieux ordonné. Il m'est rarement arrivé de rencontrer des cas où les malades fussent au point de ne pouvoir être tirées de ce mauvais pas; et d'ailleurs elles n'en éprouvent pas trop d'ennui. Dans la pratique de la ville, il peut être difficile d'en venir à ses fins. Mais dans ma maison de santé toute femme adonnée aux stimulants ou aux calmants est soumise à une surveillance rigoureuse, car il ne faut jamais se fier même à la plus honnête personne lorsqu'il s'agit de la mettre à l'épreuve pour la guérir de ses habitudes alcooliques, ou de sa manie d'opium. Les médecins sont assurément responsables des abus, eux qui prescrivent parfois bien à tort ces agents thérapeutiques puissants. Il est exceptionnel que l'usage répété des calmants soit indiqué, excepté toutefois au cours d'une maladie inflammatoire aiguë, ou après une opération chirurgicale, lorsqu'on se propose un but spécial, ou encore dans les stades ultimes d'une maladie organique. C'est une pratique très aisée assurément, mais injustifiable, que d'injecter sous la peau quelques gouttes de morphine, ou d'administrer le chloral, et cela tout simplement pour s'épargner l'ennui ou la nécessité de faire une recherche exacte des douleurs réelles ou imaginaires d'une femme nerveuse. J'ai eu le malheur de constater tant de fois les effets déplorables de cette habitude qu'on prend si facilement et qu'il est souvent beaucoup plus malaisé de vaincre que la maladie originelle même, que depuis de longues années j'ai renoncé aux injections hypodermiques. Je donne rarement l'opium sous quelque forme que ce soit par la bouche ; lorsque j'en juge l'emploi nécessaire, je le donne en lavement.

L'administration des calmants par la voie rectale est la méthode qui trouble le moins les fonctions de l'estomac ; elle n'exige pas des doses constamment et rapidement croissantes, et elle a cet avantage que la malade ne peut y avoir recours en dehors du médecin. Dans la pratique de la ville il faut désespérer d'une malade le jour où elle se laisse dominer par l'usage des calmants. Dès lors la nutrition générale ne saurait s'améliorer, et les symptômes nerveux s'accroissent, masquant l'état réel du sujet. La malade souffre d'un état nerveux dû à l'opium, ou plutôt encore, l'usage habituel de ce calmant la jette dans un tel état d'abattement et de prostration qu'elle a perdu toute tolérance, et que la moindre sensation désagréable devient pour elle une véritable douleur. Le seul espoir de guérison est dans la suppression radicale du calmant, ainsi que je l'ai dit; et dans la clientèle de la ville, le médecin sera bien heureux s'il peut s'assurer l'appui de l'entourage de la malade lorsqu'il lui faudra prendre une décision en apparence si douloureuse et si cruelle pour celle-ci. On peut être dans la nécessité de recourir pour un temps à un usage judicieux du bromure de potassium ; on prescrira une alimentation plus forte, et l'on mettra tout en œuvre pour améliorer l'état général.

Manière d'améliorer la digestion et la nutrition.

La digestion ne peut guère être facilitée tout d'abord par l'usage des médicaments : il faut compter plutôt sur une alimentation simple, mais nourrissante, donnée à petites doses, mais fréquemment et régulièrement. Aussitôt que possible il faudra s'appliquer à rétablir l'activité normale de la peau, au moyen de bains d'air chaud, de frictions sur tout le corps et surtout en faisant placer la malade le plus souvent qu'il se pourra au grand soleil.

Dans la plupart des villes il est facile de faire prendre aux malades les bains turcs; à la campagne il faut savoir prescrire quelque chose qui s'en rapproche. L'air chaud convient mieux aux anémiques que la vapeur ou le bain russe : ces derniers moyens s'adressent plutôt aux gens plus robustes. Le bain d'air chaud ne doit pas, au début, être prolongé au delà de dix à quinze minutes, ce qui est généralement un temps très suffisant pour amener une sudation abondante. La malade sera ensuite lavée à l'eau froide, aussi froide qu'elle pourra la supporter sans être incommodée, essuyée complètement et bien frottée de la tête aux pieds. Elle devra se mettre au lit aussitôt que possible, prendre du thé de bœuf, ou tout autre nourriture et se reposer une heure ou deux.

On peut improviser un bain d'air chaud en faisant étendre la malade sur un sofa canné ou sur plusieurs chaises, et en plaçant au-dessous plusieurs lampes à alcool sur autant d'assiettes : la malade et les chaises seront enveloppées de couvertures. J'ai souvent eu recours à ce moyen quand la malade ne pouvait être transportée aux bains publics, et je m'en suis bien trouvé. Je fais étendre deux grandes couvertures par terre, puis je place la rangée de chaises au milieu, les lampes sous les chaises. Les lampes sont d'abord allumées, et les extrémités des couvertures sont ramenées par-dessus les chaises jusqu'à ce que l'air soit suffisamment échauffé. Il faut, cela va sans dire, que la température de la chambre soit élevée à un degré convenable avant l'opération pour que la malade ne coure pas le risque d'un refroidissement. On fait alors étendre la malade entièrement nue sur le sofa ou les chaises : on la met à l'aise et on place un oreiller sous sa tête. Les extrémités des couvertures étendues sur le plancher sont alors relevées sur la malade, et on dispose sur elle une troisième couverture, en ne laissant que la face à découvert : elle se trouve ainsi directement exposée à l'air échauffé par les lampes placées sous elle, car elle repose immédiatement sur le fond à jour du siège. Cette pratique exige une certaine confiance de la part de la malade la première fois, car elle peut croire qu'il y a danger pour elle à se placer sur cette sorte de gril au-dessus du feu ; mais son corps est trop loin de la flamme des lampes pour en sentir la chaleur, et si les lampes sont bien placées, il n'y a vraiment aucun danger d'enflammer les couvertures. Dès que la peau commence à fonctionner largement, il faut tour à tour éponger les membres et le corps, les essuyer et les bien frictionner. Il faut ne pas découvrir, en pratiquant cette opération, plus d'une seule partie du corps à la fois, et on peut envelopper la malade d'une couverture sèche en attendant qu'elle soit assez rafraîchie pour être reportée dans son lit, ou pour être rhabillée. Quand elle est assez forte pour s'aider, la malade peut s'envelopper d'une couverture et se mettre immédiatement dans une grande baignoire remplie d'eau à une bonne température ; après ce bain elle sera bien essuyée et frictionnée. Le bain d'air chaud peut être donné deux ou trois fois par semaine, et quand la malade est capable de le bien supporter on peut le donner tous les jours. La fonction de la peau s'améliore sous son influence, et particulièrement chez les malades qui ont toujours les jambes froides jusqu'aux genoux, on verra se produire un soulagement véritable : la circulation rénale et la circulation porte seront facilitées, et par suite, la digestion s'améliorera.

Nous pouvons tirer un grand enseignement de la pratique des hydrothérapistes qui réussissent souvent à restaurer l'état général et à améliorer l'état local de leurs malades, dans des cas où d'autres ont échoué avec les toniques et les autres remèdes, alors que la malade est incapable de s'assimiler convenablement la nourriture. Leur méthode consiste à envelopper, à *empaqueter* d'abord leur malade dans un drap mouillé, trempé dans l'eau chaude, et ensuite à couvrir le corps de couvertures jusqu'à ce que la peau fonctionne franchement. Puis ils font prendre un bain et font frictionner le corps ; c'est là une pratique excellente lorsque le sujet est en état de prendre de l'exercice.

Influence de la lumière solaire sur l'anémie.

L'action du soleil est bonne dans les états anémiques, car elle permet à l'estomac de tolérer les préparations ferrugineuses. L'emploi du fer et les sorties au soleil doivent dans certains cas marcher de front, car sans ce dernier moyen la médication ferrugineuse n'est pas supportée par l'estomac et agit comme irritant. Il est souvent impossible aux femmes de remplir nos prescriptions à ce sujet, car il faut nécessairement que le corps tout entier soit exposé aux rayons du soleil, et en général celles qui auraient le plus besoin de soleil sont justement trop faibles pour se rendre aux établissements de la ville, appropriés à cet effet. Il faut alors, pour un temps du moins, qu'elles s'arrangent à recevoir les rayons du soleil dans leurs chambres. Le meilleur moment de la journée est une ou deux heures avant midi. La malade sera placée vis-à-vis d'une fenêtre sur une chaise basse ou sur un sofa, et elle s'enveloppera d'une couverture de façon à pouvoir se garantir du froid en couvrant toutes les parties du corps qui ne reçoivent pas les rayons du soleil. A l'exception des cas où la température extérieure est très douce et la chambre suffisamment chaude, il est plus prudent de faire garder les bas, et si la femme craint pour son teint, on protégera la figure par un voile, et les mains par des gants. Si le temps est froid et que la fenêtre soit assez rapprochée de la cheminée, la femme pourra s'étendre à terre sur un matelas et des couvertures; un écran la protégera contre la vue. Tant qu'elle ne risque pas de prendre froid ou de se fatiguer, elle peut rester exposée au soleil, et présenter tour à tour toutes les parties du corps aux rayons solaires. Ce mode de traitement donne d'excellents résultats et serait parfait si on pouvait y joindre l'action de l'air lui-même. La malade sera largement récompensée de tous les ennuis que pourra lui causer cette pratique, mais elle doit persévérer pendant des semaines et au besoin pendant des mois. Pendant l'époque menstruelle la malade pourra en s'exposant au soleil conserver des vêtements sur elle; elle doit bien se garder de tout refroidissement. Je connais deux exemples où les règles se supprimèrent brusquement par l'effet de ce mode de traitement; le froid fut probablement la cause de cet arrêt de la menstruation, mais il est possible que l'action du soleil ait suffi pour troubler la circulation et pour supprimer les règles, en attirant vers la surface cutanée une trop grande quantité de sang. Dès que l'anémie diminuera dans une certaine mesure et que le corps prendra de la force, le fonctionnement des capillaires sera plus énergique, et les facultés d'assimilation et d'élimination augmenteront. C'est alors qu'on pourra agir avec plus d'efficacité sur la digestion par les moyens médicaux, et que l'on pourra reprendre l'usage des toniques et des préparations ferrugineuses.

Influence du régime sur l'économie.

C'est un fait bien établi que, tant que la langue reste chargée et les voies digestives embarrassées, les toniques ne produisent rien ou presque rien. J'ai la conviction formelle qu'il n'y a pas d'erreur plus fréquente dans le traitement de l'anémie, que l'oubli des purgatifs actifs, tels que les purgatifs mercuriels. Même les malades en apparence les plus débilitées en retirent bénéfice; et bien que l'affaiblissement puisse en être augmenté pour un moment, c'est un affaiblissement plus apparent que réel et qui ne tarde pas à être suivi de réaction. C'est merveille que l'infection du sang ne se montre pas parfois et même souvent dans les cas de constipation habituelle, quand on songe à l'incroyable quantité de matières qui fréquemment s'accumule dans le conduit intestinal, et à la viciation des sécrétions. Ce degré singulier de tolérance de l'économie est très heureux à certains égards ; mais on doit savoir que tant que persistera l'accumulation des matières fécales, et que les sécrétions ne se modifieront pas, il ne peut y avoir aucune amélioration de l'appétit. Tous les moyens employés pour stimuler la digestion échoueront tant que durera l'état intestinal, et ne feront qu'ajouter au malaise. En vidant entièrement les intestins, et en soulageant la circulation porte, on améliore grandement la fonction digestive, et en même temps on écarte le principal obstacle qui s'oppose au retour du sang pelvien dans la circulation générale au travers du foie.

A moins de contre-indications, voici comment j'agis le plus souvent et c'est ainsi que je débute dans le traitement des malades qui souffrent depuis longtemps, dont le mal est pour ainsi dire à l'état chronique.

Je fais dissoudre dans de l'eau chaude 15 grammes de fiel de bœuf concentré, et je la fais pénétrer dans le côlon au moyen de la seringue de Davidson, la malade étant placée en position génu-pectorale. On peut dans cette posture, en agissant lentement, faire passer dans l'intestin la plus grande partie de la quantité du liquide En faisant exercer une forte pression sur l'anus avec une serviette pliée, on aide la malade à garder le lavement le temps nécessaire pour que le fiel de bœuf puisse exercer une action dissolvante sur les masses fécales indurées. La malade sera suivant toute probabilité très épuisée à la suite ; néanmoins on devra, douze heures après, administrer par la bouche 50 à 60 centigrammes de calomel, 1 gramme de bicarbonate de soude, et 3 centigrammes d'ipéca. Il vaut mieux donner les médicaments à l'heure du coucher.

La soude aura pour effet d'augmenter l'action purgative du calomel, qui agira ainsi beaucoup mieux que s'il était administré seul. L'action pourtant ne sera pas excessive ; mais il sera inutile de donner un nouveau purgatif. On verra alors que la nourriture est mieux supportée, et la digestion pourra être facilitée par l'emploi des infusions amères. Au bout de quelques jours, si la langue reste chargée, on fera bien de donner l'ipéca à la dose de 6 centigrammes ou plus, et quand l'estomac sera reposé, on répétera la dose de calomel et le bicarbonate de soude.

La méthode que je viens de décrire peut paraitre un peu dure pour une classe de malades généralement affaiblies ; pourtant elle est presque toujours bien supportée, et le résultat compense largement le malaise d'un instant. Il est hors de doute que ces malades sont dans l'affaiblissement, qu'elles souffrent pour la raison que j'ai dite, et que les moyens de douceur sont incapables de les soulager ; le traitement que j'ai exposé leur réussit très bien. Dans la suite il peut être nécessaire de recourir encore au même purgatif ou à une pilule bleue ; mais avec quelques précautions, on arrivera à régulariser les selles sans qu'il soit nécessaire de recourir aux drogues, et on devra alors instituer un traitement tonique pour améliorer l'état général. Il est quelques eaux minérales, ferrugineuses ou non, qui peuvent rendre des services, prises avant le repas, pour agir sur l'intestin. Une vieille préparation, connue sous le nom de *solution de Rigby*, donnera de bons résultats en plus d'un cas. Elle se compose de 30 grammes ou plus de sulfate de magnésie dissous dans sept fois environ son poids d'eau. Le sel se convertit en bi-sulfate, et est rendu ainsi plus actif, par l'addition de $1^{gr},50$ d'acide sulfurique dilué. On peut ajouter 30 grammes de sirop d'écorces d'oranges avec un gramme de sulfate de fer, au besoin, et donner le matin à jeun dans un peu d'eau, une à deux cuillerées à bouche de la préparation. Ce mélange est excellent; il ne constipe pas à la longue; on peut cesser de le donner, et le reprendre ensuite au besoin. Comme pour tout purgatif salin on peut en activer l'effet en donnant quelque boisson chaude, une tasse de thé par exemple, aussitôt après que la potion a été prise. Quand la malade ne peut pas prendre d'exercice, et que par suite il y a tendance à l'accumulation des fèces, on peut donner dans une pilule, trois fois par jour, 30 centigrammes de fiel de bœuf concentré, avec une petite dose de rhubarbe et de soude dans la soirée. La malade doit s'habituer à avoir des selles régulières, et s'il est nécessaire, on donnera un petit lavement d'eau tiède pour produire la garde-robe en temps utile. Il faut quelquefois ajouter la strychnine ou toute autre préparation de noix vomique aux divers remèdes employés pour régler l'intestin; le but à atteindre, c'est d'exciter la contraction de la couche musculaire intestinale, de lui rendre sa tonicité qu'elle a graduellement perdue par excès de distension. Mais en raison de la propriété bien connue que possède la noix vomique d'augmenter l'action des autres médicaments, on devra en donner une dose plus faible que si elle était administrée seule. De petites doses d'ipéca combinées avec les autres agents réussissent souvent à favoriser la digestion. En donnant de 15 à 30 milligrammes d'ipéca trois fois par jour, on augmente l'action péristaltique, et on améliore la nature des sécrétions. L'ipéca en effet, ou bien est lui-même un tonique, ou bien agit indirectement comme tel en renforçant l'action des médicaments toniques.

La préparation ferrugineuse qui convient à chaque cas individuel ne peut être fixée d'avance ; on la trouve à force d'essais, mais on se trouve toujours mieux de varier les préparations ferrugineuses que de donner indéfiniment la même. Les préparations ferrugineuses combinées avec les acides végétaux, tels que le citrate et le tartrate de fer, sont toujours supportées lorsque le fer peut être pris sous une forme quelconque. Le tartrate ferrico-potassique, en raison de sa tendance à relâcher l'intestin ou plutôt à ne pas constiper, est également une excellente préparation. Quand il faut changer, on doit essayer la mixture de fer composée, car il n'existe pas beaucoup de préparations ferrugineuses réussissant mieux à tonifier les organes digestifs. Dès que l'estomac devient tolérant pour les autres préparations de fer, je fais généralement usage de la teinture de chlorure de fer, aujourd'hui à la mode, et qui, après tout, est encore une des plus efficaces de la pharmacopée. Lorsque celle-ci est faite depuis déjà plusieurs années, et qu'elle est dans un état tel que les droguistes la rejettent, elle occasionne moins de céphalalgie, et est mieux tolérée par l'estomac, en raison d'une certaine quantité d'acide libre qui s'y est développée. On peut la prendre dans un peu d'eau, à la dose de $1^{gr},50$, alors que 10 gouttes de préparation fraîche ne seraient pas aussi bien tolérées; comme le médicament pris dans ces conditions peut exercer une action fàcheuse sur les dents, on doit chercher à éviter cet inconvénient en faisant usage d'un tube en verre, et en nettoyant ensuite soigneusement les dents.

Il existe aujourd'hui plusieurs préparations ferrugineuses de fabrication récente, qu'on peut donner sous forme gazeuse, ce qui est toujours mieux accepté par les estomacs faibles.

On doit, d'une façon générale, appliquer le même régime à tous les cas, en apportant les modifications que commande chaque cas particulier.

Avant de faire prendre à la malade un certain degré d'exercice, il faut nécessairement prescrire une nourriture plus fortifiante sous un moindre volume, qu'on fera prendre à intervalles rapprochés, tout comme s'il s'agissait de traiter une convalescente.

Tant que la malade ne s'en fatigue pas, il faut lui faire prendre le thé de bœuf concentré et frais, qui constitue une partie fort importante du régime. Du bœuf cru finement haché dans un mortier, puis assaisonné et arrangé en sandwich, rendra service jusqu'à ce que le filet de bœuf puisse être digéré. On peut donner le lait et la crème à la malade en telle quantité qu'elle pourra les supporter, et si l'on ajoute une certaine quantité de sel au lait, il constipera moins et sera plus agréable pour beaucoup de personnes.

Le but à atteindre quand on fait usage de l'alimentation concentrée, c'est d'éviter l'accumulation des matières dans les intestins, car on sait combien il est difficile de régler les garde-robes quand la malade ne peut prendre d'exercice.

Les purgatifs ne sauraient être employés d'une façon constante, et nous avons déjà dit qu'il fallait soulager la circulation pelvienne en maintenant l'intestin libre.

Il faut donner l'huile de foie de morue dès qu'elle peut être bien tolérée; lorsqu'on l'administre vers la fin de la digestion, et non immédiatement après le repas, elle séjourne si peu de temps dans l'estomac qu'elle ne causera vraisemblablement aucun dégoût à la malade. Une préparation qui remplace bien l'huile de foie de morue et qui est mieux supportée, c'est le gras de porc bien apprêté. Je fais prendre un morceau épais de côte de porc sans maigre et je le fais tremper trente-six heures avant d'être bouilli. L'eau doit être changée souvent afin qu'il ne reste plus de sel. Il faut faire bouillir lentement et donner une cuisson complète, et pendant que l'eau bout, il faut la changer plusieurs fois et la remplacer par une eau nouvelle presque bouillante. On doit faire prendre le gras de porc froid en sandwich dans du pain rassis; les tranches doivent être aussi minces que possible. C'est une préparation très nourrissante, mais qu'il ne faut donner d'abord qu'en petite quantité jusqu'à ce que la malade y prenne goût. C'est la forme la plus concentrée sous laquelle on puisse en certaine quantité faire prendre la nourriture, et j'ai souvent vu l'estomac garder cette préparation alors qu'il était trop irrité pour en garder aucune autre. Lorsque l'estomac est dans un grand état de faiblesse, on peut encore hacher complètement le gras de porc dans un mortier en porcelaine et le donner par petites quantités à la fois. L'addition d'un peu de sel de table le rend plus agréable au goût et le fera mieux tolérer; tandis que le sel qu'on emploie pour la conservation des aliments devient rance si on ne le mouille pas et détermine des troubles, même dans un estomac sain. Il y a quelques années j'ai sauvé la vie de deux de mes enfants, qui à différentes fois furent atteints de choléra infantile, en ne les nourrissant que de gras de porc préparé de la façon que j'ai dite; l'estomac ne pouvait rien garder, et non seulement cette préparation fut digérée, mais encore elle exerça un excellent effet sur la diarrhée.

On tire encore bien plus de profit de cette pratique lorsqu'on a affaire à un estomac dégoûté, ou dyspeptique pour l'appeler d'un autre nom; mais comme le préjugé est naturellement assez grand contre la préparation, il vaut mieux en faire prendre l'habitude à la malade sans lui en faire connaitre le nom.

Emploi des stimulants et des calmants.

J'ai souvent remarqué que le café même faible était des plus nuisibles aux femmes atteintes d'affection utérine, en raison de l'effet indirect qu'il exerce sur la nutrition par l'intermédiaire du système nerveux. Quand le thé est pris en excès, il est également nuisible, car il trouble au même degré la digestion et enlève complètement l'appétit pour la nourriture animale. La nutrition se trouble au point que l'état local doit être considéré comme en étant presque la conséquence, chez un grand nombre de malades qui sont à la merci de ces agents stimulants. Dans ma maison de santé particulière, le café additionné de beaucoup de lait n'est donné qu'une fois par jour, mais nos malades peuvent prendre à volonté du thé léger. Lorsque l'usage du thé ne passe pas en abus, je reconnais qu'il n'est pas sans avantages, car pris à faible dose, c'est un tonique; il agit en effet à la façon d'un aliment d'épargne pour le système nerveux et n'exerce pas d'effet dépressif consécutif. Le café au contraire est un puissant stimulant, mais son usage est toujours suivi d'une dépression, surtout marquée chez les malades qui souffrent plus ou moins de quelque trouble nerveux.

J'ai déjà dit quelques mots de l'abus des excitants et des calmants; mais avant de terminer ce chapitre de traitement général, je dois encore parler de ces agents et indiquer l'usage légitime qu'on en peut faire.

Les excitants sont souvent très utiles, quand on les prend de temps à autre pour aider la digestion; bien dirigé, leur emploi est une bonne médication. Mais tout le monde sait que les cas sont nombreux où l'usage des stimulants est devenu une habitude enracinée, et cela par suite de l'erreur coupable des médecins qui les ordonnent hors de propos et sans en surveiller l'usage. Il est peu de malades qui échappent à cette funeste habitude lorsqu'elles ont une fois ressenti le bienfait de l'accroissement des forces que procurent passagèrement ces agents. La cause en est que les maladies des organes génitaux de la femme s'accompagnent d'un degré de prostration qu'on trouve rarement dans l'autre sexe. L'usage des agents tels que le café produit un degré de prostration considérable chez quelques femmes en raison de l'état de leur système nerveux. Il faut donc chez elles recourir fréquemment aux stimulants, bien plus que chez les hommes, et par suite, l'habitude de l'intempérance s'acquiert plus facilement chez les femmes malades. On ne peut en dire autant d'ailleurs pour les femmes en bonne santé, car le sens inné du devoir et de la moralité que possède la femme l'empêche beaucoup plus que l'homme de céder à la tentation.

Je fais souvent prendre avant le repas principal, à midi, un ou deux verres de bon bordeaux, de bourgogne ou de sherry sec; et lorsque la malade est très faible, je fais parfois avant le déjeuner donner un verre de sherry avec un œuf frais. On ordonne trop souvent les stimulants à l'heure du coucher, l'estomac étant à vide, quand la malade a des insomnies. Je crois cette pratique très nuisible, car elle peut exercer une mauvaise influence sur la digestion le lendemain, et d'autre part on ne saurait la continuer, même peu de temps, sans amener l'habitude. Il vaut beaucoup mieux faire prendre quelque nourriture légère, qui, lorsqu'elle digère, donne assez de repos au cerveau pour amener le sommeil. Le bordeaux, à moins qu'il ne possède un peu de *corps*, comme le bourgogne, est sujet à devenir acide, et alors il vaut mieux le prendre pur que mélangé d'eau. Ces vins, en aidant la digestion, augmentent rapidement et la quantité et la qualité du sang, tandis que le whisky ne procure sous ce rapport que peu ou point de bénéfice.

Pour porter remède à la brusque et inquiétante sensation d'abattement, due au défaut d'action du plexus solaire, à laquelle sont exposées les femmes qui souffrent de quelque lésion de l'utérus, on administrera, de préférence aux alcooliques, une mixture camphrée composée d'esprit de lavande, d'esprit aromatique d'ammoniaque, ou de teinture ammoniacale de valériane. Dès que la malade pourra prendre de l'exercice au grand air, il faudra supprimer tout stimulant, à moins qu'il n'y ait quelque raison d'agir autrement, et on s'en remettra aux bons effets de l'air pur et du soleil.

Quant à l'usage des calmants, nous n'avons que peu de choses à ajouter; il ne nous reste qu'à recommander de nouveau les plus grandes précautions dans leur emploi. Les donner pour soulager les sensations douloureuses et l'insomnie des femmes nerveuses alitées est une grave erreur de pratique, car leur usage ne fait qu'accroître la difficulté, et il est presque certain qu'on arrivera à créer une habitude et à mettre les femmes à leur merci.

Ces symptômes ne sont que les cris de l'économie réclamant de l'air, du soleil, et une circulation mieux réglée ; ainsi donc, on est dans la bonne voie chaque fois qu'on s'efforce de procurer à la malade le bénéfice de quelqu'une de ces choses essentielles. Les différents moyens dont nous avons déjà parlé peuvent être employés, et lorsqu'on veut améliorer l'état de la circulation, il faut souvent faire frictionner complètement la surface du corps et les extrémités. Les frictions et un doux massage sont utiles pour calmer la fatigue et l'insomnie des personnes qui ne peuvent prendre de l'exercice. Nous indiquerons plus tard d'autres moyens locaux, mais cette méthode doit être employée assez longtemps pour que la malade tombe assoupie de fatigue. Les combinaisons du brome et de l'iode avec le potassium, le calcium et

l'ammonium rendront des services, administrées en potions. Une petite quan·
tité de nourriture légère, mais sous forme concentrée, prise à l'heure du
coucher après une bonne friction procurera souvent une bonne nuit, et c'est
en tout cas une bonne pratique, car la nuit est souvent une trop longue
période de jeûne pour beaucoup de malades. Il faut donc par un moyen ou
un autre gagner du temps et éviter, si c'est possible, le recours au chloral
et aux préparations opiacées. A moins que la malade n'ait actuellement
quelque maladie inflammatoire, une cellulite par exemple, qui commande
le séjour au lit. il faut aussitôt que possible la faire lever, et la mettre
au grand air. Il n'y a jamais eu de plus grosse erreur de pratique que de
mettre au lit une femme souffrant de maladie utérine, et d'attendre que ce
séjour lui rende la santé. La détérioration que subira l'état général par suite
du confinement au lit, ne sera pas compensée par le bénéfice que la malade
en tirera, fût-il combiné avec le traitement le plus judicieux. Il ne faudra
donc pas attendre que le séjour au lit ait altéré la santé générale au point
d'augmenter la sensibilité nerveuse de la femme. A la longue, lorsque la
malade fera une tentative pour se mettre sur son séant, la souffrance que lui
causera le sang mis en mouvement par la pesanteur et distendant les vaisseaux la fera renoncer à sa tentative. Lorsqu'elle aura gardé la position
horizontale quelque temps, les vaisseaux diminueront naturellement de calibre, car ils n'auront plus à supporter le poids de la colonne sanguine.
Lorsque la femme se met debout, les vaisseaux sont de nouveau distendus,
et peu de femmes ont le courage de persévérer, car elles attribuent toujours
leur souffrance à la persistance de l'état local. Il est des femmes qui peuvent
rester des années au lit sans que leur santé générale paraisse souffrir. Ce
degré de tolérance cependant n'arrive pas à l'acclimatation (à l'adaptation) ;
la santé générale finit toujours par souffrir. Au commencement, la maladie
locale peut s'améliorer, ou même disparaître sous l'influence du repos, mais
en dépit de cette amélioration, la malade restera infirme et elle aura déjà pris
les habitudes d'une infirme. C'est ainsi que commence l'incurabilité, et souvent le point de départ est l'ignorance, l'indifférence, ou le peu d'honnêteté
du médecin traitant. Il faut, par charité, attribuer de tels résultats à l'ignorance, dans le plus grand nombre des cas, et à une ignorance telle qu'elle
ne serait jamais tolérée dans aucune des autres branches de la médecine. Il
existe dans presque toutes les maladies des femmes une phase qui se déroule
dans le jeune âge, qui, si elle est reconnue et bien traitée, peut se terminer
par la restauration complète de la santé.

On ne doit jamais soumettre une jeune fille à un examen physique sans
nécessité absolue, et l'examen ne doit être pratiqué que par une personne
qui soit parfaitement compétente pour porter un jugement. Toutefois les
jeunes filles ne sont pas absolument exemptes de toute disposition aux
lésions locales de l'utérus ; un accident, une imprudence, peuvent les déterminer ; ainsi une chute peut produire une rétroversion ; le fait de se mouiller
les pieds peut déterminer une attaque de cellulite ; le médecin traitant serait
donc coupable, si par crainte de manquer d'habileté pour établir le diagnostic,
ou par indifférence, il passait outre à l'examen, prétextant de la jeunesse de

la malade. Il est fréquent de trouver des exemples de cas de cette sorte négligés au commencement par la raison que j'ai dite, et où le médecin a assuré à la famille que le temps et le repos amèneraient la guérison. Trop souvent la promesse ne se réalise pas, et la malade passe à l'état incurable, et se met à la merci des excitants ou des calmants. Supposons le cas où une jeune fille est prise de dysenterie : son médecin ordonne le repos complet, et pour ne pas blesser sa modestie, borne là son examen, laissant la maladie traîner en longueur jusqu'à ce qu'il pense que la malade est assez âgée pour être examinée. A ce moment il constate que la dysenterie est passée à l'état chronique, avec ulcération et épaississement de tout le côlon. Est-ce que la responsabilité d'un médecin cesserait s'il conseillait à la malade d'aller consulter un autre médecin qui l'examinerait mieux que lui-même ? Mais il n'est pas de médecin qui laisserait la maladie faire des progrès sans rechercher autant que possible quelle est sa cause, sans essayer tous les moyens en son pouvoir ou ceux qu'on lui conseillera pour en arrêter la marche. Eh bien ! dans la pratique gynécologique on rencontre souvent de déplorables résultats amenés par l'ignorance ou la négligence, et la cause que j'ai supposée dans l'exemple choisi, n'est qu'un des nombreux et stupides prétextes grâce auxquels on laisse la voie ouverte aux désordres les plus graves.

Nous devons aussi appeler l'attention sur les fâcheuses conséquences qui résultent d'un examen incomplet, et cela non seulement chez les jeunes filles, mais encore chez les femmes d'un certain âge. Souvent on perd du temps et la malade devient incurable parce qu'on a méconnu les symptômes de la maladie. Est-il un exemple plus commun que celui d'une rétroversion ou d'un déplacement qui n'est souvent même pas soupçonné, et où l'on perd des mois à vouloir traiter la première et la seule modification pathologique qu'on ait trouvée, c'est-à-dire la prétendue ulcération du col, lésion insignifiante et qui disparaîtrait vraisemblablement par la correction du déplacement, et le rétablissement normal de la circulation dans l'organe. La maladie de bien des femmes a commencé par un simple déplacement, et a fini par le séjour au lit à la suite de fréquentes récidives de cellulite, ou à la suite de la propagation de l'inflammation aux ovaires, dont elle détermine le prolapsus et l'hypertrophie.

Il est plus d'un cas où la femme a été confinée au lit par le médecin qui attachait une importance exagérée à l'état local, ou n'avait pas su s'opposer fermement à la tendance de sa malade à devenir une infirme chronique. Ces femmes sont toujours très intelligentes et pleines de raison, mais ce sont des névropathes à un haut degré. Lorsqu'elles ont séjourné quelque temps dans le lit, tous les arguments qu'on emploie ne font pas sur elles la plus légère impression : le médecin est vraiment désarmé, puisque chacune de ses raisons est aussitôt réfutée.

J'ai été consulté pour des cas de ce genre où je n'ai pu découvrir le moindre signe de maladie utérine. Les malades restaient au lit jusqu'à ce qu'un incendie providentiel, un accès de colère ou tout autre puissante excitation leur apportât par hasard le soulagement qu'elles n'avaient pu obtenir. Bien que ce sujet ait été déjà traité dans toute son étendue, son importance justifiera l'insertion de ces deux observations qui, parmi toutes celles qui ont passé sous mes yeux montreront ce qu'on peut faire quand on est servi par les circonstances favorables.

OBSERVATION II. — Il y a quelques années, je fus appelé à voir une dame qui gardait le lit depuis cinq ans. Je l'examinai, mais avec assez de difficulté, parce qu'elle paraissait très faible, Je ne trouvai qu'un peu de rétroversion, ce qui me surprit beaucoup ; rien ne justifiait le séjour au lit. Il me parut absolument nécessaire de la déterminer à quitter le lit. Comme elle habitait à la campagne et que j'avais huit heures devant moi avant de prendre le train, je résolus d'essayer. J'entamai plusieurs sujets de conversation sans parvenir à l'intéresser ; je commençais à désespérer, lorsque par hasard je me mis à parler d'autographes. J'appris alors que la malade en avait fait une collection, nous en causâmes et bientôt je la vis se soulever sur le coude et s'animer. Au bout d'un moment, je lui demandai : «N'éprouvez-vous pas quelque soulagement? » Toute surprise, elle me répondit : « Mais oui, pourquoi? — Je m'y attendais repris-je ; nous allons vous envoyer votre femme de chambre et vous allez vous habiller et venir dîner avec nous. — Pensez-vous que je puisse me lever? reprit-elle. — Certainement. » Je lui fis frictionner les jambes, elle se leva, s'habilla et vint se mettre à table. Au bout d'une demi-heure, la voyant fatiguée, je la fis placer sur un sofa. Quinze jours après elle venait me voir dans mon cabinet à New-York.

Dans ce cas, le médecin avait supposé l'existence d'une lésion locale et avait fait garder le lit à la malade. Sa santé générale ne tarda pas à s'altérer ; dans la suite elle reprit ses forces, mais elle avait si bien pris les habitudes d'une infirme qu'elle continua à se confiner au lit. Par bonheur elle avait attaché une importance exagérée à ma visite et était presque préparée à l'accomplissement de quelque miracle que devait produire mon habileté. Et cependant, malgré tout, je ne serais arrivé à rien sans l'heureuse circonstance des autographes qui me permit de tourner l'écueil et de gagner sa confiance.

En considérant cette observation, il n'est pas déplacé de rappeler encore combien il est essentiel de gagner la confiance d'une certaine catégorie de malades, si l'on veut faire quelques progrès dans le traitement.

Il ne suffit pas que la malade ait toute confiance dans l'habileté de son médecin, car dans certaines dispositions du système nerveux, cette habileté ne contribuera pas beaucoup à l'influence personnelle du médecin. C'est là qu'est la grande difficulté, difficulté souvent insurmontable : il faut toujours prendre de l'influence, soit en inspirant la confiance, soit en se faisant craindre quand il s'agit d'une malade traitée chez elle et entourée de personnes qui sympathisent avec elle. Il m'est arrivé souvent de travailler des heures et des jours, sans que la malade en eût conscience, à m'assurer sur elle l'influence nécessaire et à la mettre sous ma dépendance. Lorsque l'on est arrivé au but, la malade a la ferme confiance qu'elle guérira, Plus j'étudie les cas particuliers, plus j'arrive à connaître mieux la femme qu'elle-même, en saisissant tous les dessous de son existence, toutes les circonstances qui peuvent avoir agi au détriment de son système nerveux.

La femme me donnera elle-même tous les renseignements dont je puis avoir besoin avec la confiance d'une enfant, puis elle m'attribuera une perspicacité que je ne mérite pas, mais dont l'effet sera d'ajouter grandement à mon influence. Lorsqu'il a atteint ce but, le médecin est bien payé de sa peine, car la malade ne songe plus à elle-même et n'a qu'une préoccupation, exécuter ses prescriptions sans mot dire, et simplement parce que c'est le désir du médecin.

Grâce à cette influence, la malade parvient à dominer ses sensations nerveuses, et c'est à ce point qu'il n'est rien de plus mortifiant pour une malade de ma maison de santé particulière que de me voir mettre en doute sa puissance sur elle-même. Ce n'est pas en cherchant à pénétrer dans l'intimité ou en témoignant de la sympathie, mais plutôt en faisant le contraire qu'on arrive à gagner l'influence.

Quand il faut arriver à ce résultat, je vise à me rendre absolument maitre de la malade, à saisir toutes ses pensées, tout ce qui la fait agir et à la diriger comme une enfant. Celles qui sont affectées de troubles hystériques ou d'autres troubles nerveux ne peuvent être dominées ou dirigées qu'à la condition de se trouver maitrisées par une volonté plus forte que la leur. J'ai vu plus d'un cas où elles en étaient arrivées à ce point d'égoïsme et d'entêtement qu'on ne pouvait prendre d'influence sur elles qu'en se faisant craindre; et les faire lever du lit aurait été à la fin un acte de bonté, même s'il était devenu nécessaire d'employer la force.

OBSERVATION III. — Il y a huit ans on m'amena sur un brancard une jeune femme célibataire, qui m'était envoyée par le Dr Wm. H. Van Buren. C'était un véritable squelette; elle ne voulait ni manger ni se remuer; la nuit une personne de sa famille devait la veiller et il fallait laisser le gaz allumé. De plus, pour ennuyer les personnes qui la soignaient, elle allait volontairement à la selle dans son lit. Depuis quatre ans elle ne s'était pas levée. Je fis un examen local avec difficulté parce qu'elle raidit les jambes, et je ne trouvai rien d'anormal, si ce n'est un peu d'hypertrophie utérine et une antéversion très marquée. Je vis qu'il me fallait employer les grands moyens moraux pour la guérir. Je dis aux parents de retourner chez eux, ce à quoi ils eurent de la peine à se décider, puis je montai auprès de ma malade. Je lui dis : « Toute votre famille vous abandonne, elle vient de partir sans même vous dire adieu, vous êtes maintenant entièrement en mon pouvoir. Ici tout le monde m'obéit, et quand on n'exécute pas mes instructions je suis terrible ; si vous désobéissez, vous vous en repentirez. Je fais la visite demain à 10 heures : il faudra que vous soyez habillée pour cette heure. Si vous n'êtes pas habillée, c'est moi-même qui viendrai faire la femme de chambre et vous mettre votre chemise. »

Sur ce mot, elle ouvrit les yeux et me dit : « Vous êtes une brute, Monsieur. » Je lui fis donner des aliments et on la laissa seule. Le soir, à 9 heures, je fis fermer le gaz. Le lendemain, à 10 heures, j'entrai dans sa chambre et je m'aperçus qu'elle était vaincue, car en entendant mes pas elle s'était mise à passer ses bas. Je lui parlai doucement et lui permis de rester encore ce jour au lit pour se reposer du voyage. Le lendemain elle se leva et vint à mon cabinet où je pus l'examiner à mon aise. Un mois après elle rentrait chez elle guérie. Le traitement consista à lui faire faire tous les jours des injections d'eau chaude; à badigeonner à plusieurs reprises tout le vagin avec de l'iode, et à la frictionner des pieds à la tête trois fois par jour. On lui fit prendre l'air et le soleil le plus possible, et on lui donna quelques purgatifs pour maintenir le ventre libre.

J'ai donné à ces deux observations plus de développement qu'elles ne semblaient en comporter au premier coup d'œil. La différence était grande entre elles, et le traitement devait naturellement être tout différent. La première de ces deux malades avait gardé tous les attributs de son sexe, et le sentiment du devoir l'avait amenée à un moment donné à faire effort pour secouer ses habitudes d'infirme. Tout au moins ne s'entêtait-elle pas à refuser d'écouter un conseil, si convaincue qu'elle pût-être de son incapacité à le suivre. Mais la seconde malade n'avait plus guère que des instincts d'animal: elle n'était pas conduite par un sentiment de modestie; elle eut seulement peur quand elle comprit que je semblais être en état de la dompter. Ce qui m'aida, c'est qu'elle se vit sans secours, seule au milieu d'étrangers, et la crainte de la punition la mata. Mais dès qu'elle eut cédé, et que chacun se montra bienveillant à son égard, je n'eus pas à lui donner l'ordre de faire effort en quoi que ce fût, car la simple connaissance qu'elle avait de mes désirs l'excitait à faire la preuve qu'elle était digne de ma confiance. Je lui représentai doucement les quelques défauts sérieux qu'elle devait s'appliquer à corriger. L'effort qu'elle fit alors pour se dominer et se soumettre à la discipline mit en lumière tous les bons côtés de son caractère.

Bien surveiller toute disposition de la malade à prendre des habitudes d'infirme, et combattre ces dispositions est un devoir qui s'impose au médecin tout autant que le traitement général ou local; à moins qu'il n'y ait quelque condition imposant le séjour au lit, le médecin doit insister pour que chaque jour la malade s'habille, et fasse toilette complète comme pour une sortie, au lieu de rester enveloppée dans une couverture, ou vêtue d'une robe du matin. Le déjeuner ne doit qu'exceptionnellement être donné au lit, car c'est là une mauvaise manière de commencer la journée. Lorsque la malade ne peut aller à table, faites-la servir dans une autre pièce, dût-on même l'y porter, car on peut profiter de ce moment pour aérer largement sa chambre. Tant qu'on est obligé d'imposer cette manière de faire, il faut craindre que la malade n'en arrive à se confiner au lit. J'ai souvent vu, non sans satisfaction, la malade ajouter à sa toilette quelque ruban ou quelque parure, ou se parer d'un élégant bonnet pour déjeuner, et j'en augurais bien pour l'avenir. La malade doit chaque jour s'habiller comme si elle attendait des visites, et on doit l'exhorter à se faire aussi attrayante que possible. Dans ma maison de santé j'insiste quelquefois sur cette manière de faire, que je présente comme l'expression du respect qui m'est dû.

Bien que la toilette fatigue la femme, elle occupe son esprit, et produit une impression favorable en lui faisant voir qu'elle n'est pas malade à garder le lit. Il est pourtant des cas où la méthode que je recommande parait ne pouvoir être suivie, tant il est pénible de surmonter les difficultés qui se présentent. Là encore le médecin doit persévérer, et au besoin faire un compromis; ce qu'il aura gagné lui sera d'un grand secours pour le succès final. Je suis toujours en éveil, cherchant à profiter de toute circonstance, et il m'est souvent arrivé de prescrire un article de toilette comme je prescrirais un tonique.

Observation IV. — En 1876, une dame du Sud qui gardait la chambre depuis la naissance de son dernier enfant qui remontait à six ans, entra dans ma maison de santé. Elle passait son temps soit au lit soit sur un sofa, enveloppée dans une couverture, se plaignant de souffrir dans le ventre. Elle s'était habituée à ne pas sortir et n'avait même pas de robe. A sa surprise, ma première prescription fut de lui faire commander une robe de soie à la dernière mode. Un matin, sous mes yeux je la fis s'habiller; sa robe n'allait pas très bien; je sortis un moment et quand je revins, la curiosité l'emportant, je la trouvai devant une glace en train d'arranger sa robe. Je lui fis donner un chapeau, et avant qu'elle eût eu le temps de se reconnaitre, je la fis sortir. Le charme était rompu. la guérison marcha ensuite rapidement.

Quoique la circulation capillaire soit bien faible chez beaucoup de femmes, elles portent pour se garantir du froid moins de vêtements que les hommes. Bien qu'elles puissent sur le moment ne ressentir aucun malaise, le froid auquel elles s'exposent détermine, même chez les femmes en bonne santé, des effets désastreux sur la circulation cutanée et sur celle des extrémités, et finit par créer une congestion habituelle des viscères. Dans un climat à température constante, la nature peut établir l'habitude d'un certain degré de tolérance, mais pour nous qui sommes soumis à de grands et soudains changements atmosphériques, il est toujours impossible, quelque précaution que l'on prenne, de se garantir complètement. Bien des hommes périraient s'ils n'étaient pas mieux protégés que les femmes les plus prudentes. En mettant de côté les accidents consécutifs à la grossesse et les traumatismes, on trouvera, j'en suis convaincu, que la grande cause des maladies des femmes, c'est le refroidissement par suite de l'insuffisance des vêtements. Il faudra bien du temps avant que le public arrive à comprendre que le vêtement des femmes et celui des enfants doivent être modifiés. Ce sujet doit surtout faire l'objet de toute l'attention du médecin qui traite les maladies utérines. C'est là surtout qu'un bon vêtement est nécessaire, car à l'état pathologique, l'économie résiste bien moins qu'à l'état de santé, et il faut employer tous les moyens possibles pour améliorer la circulation capillaire de telle façon qu'on évite la congestion des gros vaisseaux.

Dans l'hiver, il faut faire porter en contact immédiat avec la peau une chemise de flanelle et des caleçons de même étoffe. Dans les temps chauds, on pourra porter de la flanelle plus légère, mais il ne faudra jamais s'en passer entièrement. Le soir on doit changer la flanelle portée pendant le jour pour en prendre une fraîche, plus légère au besoin, mais ce n'est qu'en bonne santé qu'on peut la laisser de côté. Les caleçons doivent être fermés au-dessous des genoux en hiver par un ruban d'élastique, mais en été ils peuvent être ouverts; ou bien on peut les porter de coton. La toile ne convient pas du tout à notre climat, même dans la saison chaude, et je n'en permets pour ma part l'usage en aucun temps, je lui substitue le coton. En hiver, alors même que la femme garde la chambre, elle doit porter des bas de laine, car le parquet est toujours la partie la plus froide d'une pièce, et les pieds sont exposés aux courants d'air. S'il faut sauvegarder la coquetterie de la femme on y arrivera en faisant mettre par-dessus le bas en étoffe grossière un bas en étoffe plus fine. En été on pourra laisser porter le coton ou la soie à moins que la femme ne soit, par sa faiblesse,

condamnée à avoir froid aux pieds en toute saison. Des pantoufles à semelle minces ne sont pas bonnes pour une malade, même à la chambre, car
les pieds ne sont pas suffisamment protégés, à moins que les pantoufles ne
soient doublées ou faites en toile. On ne saurait trop apporter de soin à bien
protéger les pieds, et les semelles des chaussures doivent être assez épaisses
non seulement pour les garantir de l'humidité, mais encore pour maintenir
la chaleur. On doit rapporter à l'absurde habitude si répandue parmi les
jeunes femmes de marcher avec des chaussures à talons bas et garnies de
semelles bonnes tout au plus pour une salle de danse, un grand nombre de
cellulites avec leur conséquence : la stérilité. En hiver presque toutes les
femmes portent un jupon de flanelle, mais souvent trop court. On ne devra
quitter ce jupon en été que dans les journées très chaudes, et encore doit-
on le reprendre à temps pour se garantir en cas de changement atmosphérique. Ce qui vaut mieux c'est, même en été, une ceinture de flanelle
d'une seule épaisseur, assez large pour occuper l'espace compris entre les
fesses et l'ombilic, et retenue à la taille par un ruban de coton, ou fixée
aux bas par un élastique. On peut la couper de biais, de façon à ce qu'elle
serre moins étroitement le corps, tout en étant plus élastique. L'aversion
qu'on a pour la flanelle n'est rien qu'une habitude, car la chaleur est rarement assez forte dans notre pays pour qu'on ne puisse supporter toute
l'année une légère flanelle, ce qui non seulement n'est pas une gêne, mais
encore est un excellent moyen de préserver la santé. Ce qu'il faut, ce n'est
pas de tenir la peau en transpiration continuelle sous un excès de vêtement,
mais de mettre assez de flanelle pour garder à la peau son activité, et en
même temps de la protéger en toute saison contre les changements de température. Chez les femmes, il est tout particulièrement essentiel de protéger
les extrémités inférieures, car tant que les pieds sont froids il se fait un
mouvement congestif dans le petit bassin. Lorsqu'une malade aura de l'hypertrophie congestive de l'utérus ou de l'ovaire, ou bien encore aura gardé
quelques traces d'une ancienne cellulite, elle sentira inévitablement un re-
doublement de sa douleur chaque fois que ses pieds se refroidiront, et c'est
même là le premier avertissement qu'elle aura de son état.

Le choix d'une chambre de malade doit être tel qu'il y ait le plus de
soleil et de vue possible. Si cela se peut, il faudra éviter la présence de
tout évier en rapport avec l'égoût ou le voisinage des cabinets, car les
femmes affaiblies par les maladies utérines sont tout particulièrement sensibles à l'influence délétère des gaz d'égoût et au mauvais air. Tant que la
malade peut quitter la chambre, elle trouvera à occuper son corps et son
esprit. Mais lorsqu'elle ne peut s'en éloigner, il faut employer tous les moyens
pour la distraire d'une vie qui ne pourrait, même dans les circonstances les
plus favorables, être que monotone. Aussi faut-il non seulement déplacer
l'ameublement et les tableaux le plus souvent possible, mais au besoin les
changer. Il faut aussi déplacer fréquemment le lit. Quand l'économie est
affaiblie, le corps et l'esprit ont à souffrir également. Une femme qui est
dans cet état ne retrouve que rarement la santé sous l'influence du traitement local, des toniques et des purgatifs, suivant la méthode généralement

suivie. Il faut occuper et le corps et l'esprit, et régler la vie de la malade sur un plan arrêté par le médecin. Le but c'est d'obtenir une régularité parfaite d'habitudes, seul moyen qui nous laisse l'espoir d'une amélioration dans les fonctions de la nutrition. De plus, à cause de l'influence bien établie du moral sur le physique dans ces maladies, il faut tenir la malade constamment occupée de la façon qui doit profiter le mieux à son rétablissement. C'est une sérieuse difficulté pour un médecin quand il a affaire à une malade de rang élevé qui n'a ni occupations ni goûts qu'on puisse diriger de façon à lui créer quelque distraction convenable. Chez les pauvres, cela n'est pas nécessaire, car le cerveau est moins actif, et chez eux c'est plutôt une question de repos, de bon régime et de temps.

Il faut régler les heures de repas, de telle sorte que le dîner se place entre 1 et 2 heures. L'heure du coucher ne doit pas être fixée plus tard que 8 heures, car une femme même en bonne santé a plus besoin de sommeil qu'un homme, et en demande neuf heures au moins. La somme d'exercice doit être fixée chaque jour par le médecin d'après les progrès accomplis et le mode particulier de traitement ; sauf en été, l'heure la plus favorable est aux environs de midi. Je suis souvent obligé d'insister pour que tout soit fait toujours à la même heure : réception de visites, lectures, travaux d'aiguilles, dessin ou toute autre occupation. Mais lorsque je rencontre une malade comprenant la nécessité d'une vie régulière, et désireuse de bien employer son temps, je la laisse régler elle-même les détails de sa vie, ce qui lui fait une occupation de plus. Le grand problème qui, dans presque tous les cas, mettra en jeu l'habileté et la patience du médecin, c'est la façon de régler les selles, sans trop recourir aux drogues, et l'établissement d'habitudes régulières de ce côté. Il faut fixer une heure toujours la même pour les selles, soit le matin, soit le soir au moment du coucher. Beaucoup de mes malades préfèrent cette dernière, surtout quand elles sont obligées de se servir du lavement. Le repos de la nuit leur épargne la fatigue qu'une selle matinale donne souvent pendant plusieurs heures. Il m'est aussi arrivé de rencontrer des malades qui ne pouvaient dormir que si l'évacuation intestinale s'était faite immédiatement avant leur coucher.

Comme le traitement des maladies des organes génitaux de la femme embrasse en quelque sorte le champ tout entier de la pratique médicale, on ne peut que donner une idée des grands traits. Pour le traitement de ces maladies il faut plus que dans toute autre branche de la médecine des connaissances générales et exactes, car, ainsi que nous l'avons vu, il est de règle que sous l'influence du système sympathique on voie se produire une irritation réflexe et des troubles fonctionnels. Le médecin partisan d'un traitement exclusivement local ou général, ou celui qui néglige de s'occuper convenablement de l'un et l'autre, n'a pas les connaissances suffisantes pour être autre chose qu'un empirique. Ce qui fait le succès du médecin ou du chirurgien, c'est l'attention qu'il porte personnellement aux détails. Les connaissances les plus profondes n'ajoutent que peu au succès en pratique si on néglige les détails, et plus d'une brillante opération a échoué, et même a eu pour la malade des conséquences désastreuses, parce que le traitement subséquent n'avait pas été assez minutieux. Ce que je me suis proposé dans ce chapitre, ce qui sera le but de tout cet ouvrage, c'est de bien pénétrer le lecteur de ceci : Le succès en gynécologie réside tout entier dans les détails.

CHAPITRE VII.

PRINCIPES GÉNÉRAUX DE TRAITEMENT LOCAL

État de la circulation pelvienne. — Son influence sur les maladies locales. — Il faut la combattre avant que le mal ait fait un progrès irréparable. — Effets de l'électricité, du froid
de la chaleur pour faire contracter les vaisseaux par voie réflexe. — Injections vaginales,
d'eau chaude : historique et mode d'emploi.

On sait que le système nerveux sympathique préside à la nutrition, que les organes génitaux sont sous sa dépendance, et que chaque vaisseau sanguin, depuis les plus gros jusqu'aux capillaires les plus fins, est couvert d'un réseau de filets du sympathique en communication directe avec les ganglions. Quand la nutrition générale est affaiblie, les vaisseaux perdent leur tonicité, et se dilatent sous l'influence d'une excitation nerveuse insuffisante.

Pour des raisons diverses que nous avons déjà énumérées, les veines du bassin sont distendues outre mesure ; elles perdent leur tonicité, et il finit par s'y produire une stase du sang. On peut comparer dans ces cas la circulation pelvienne à ce qui se passe dans un marais aux deux extrémités duquel entre et sort un ruisseau dont le volume d'eau ne varie pas ; entre ces deux points il y a pour ainsi dire stagnation. La stase veineuse amène une augmentation de volume et de poids des organes pelviens, et les sécrétions s'exagèrent par suite. Lorsqu'on réussit à améliorer l'état général d'une personne atteinte de maladie des organes génitaux, l'état local s'améliore aussi dans une certaine mesure, et la malade recouvrant des forces est plus en état de résister à l'écoulement continuel que la nature semble toujours provoquer pour diminuer la congestion. Mais il ne peut y avoir d'amélioration persistante dans l'état local tant que les vaisseaux n'ont pas retrouvé leur tonicité normale, condi-tion qui seule peut rendre la circulation pelvienne aussi libre que celle de toute autre partie du corps. On peut par le repos, ou en remettant l'utérus dans sa position normale, diminuer le volume de cet organe. On peut par les mêmes moyens, auxquels il convient d'ajouter certaines applications locales, guérir à la longue une ulcération, et diminuer l'écoulement qui provient du vagin ou du canal utérin. Mais une rechute se produira, et au bout de quelques semaines ou de quelques mois, alors que la malade commençait déjà à reprendre la vie active, l'état primitif reparaîtra. Ce n'est qu'en mettant en jeu l'action nerveuse réflexe que l'on fera contracter les vaisseaux ; la nutrition s'améliorant alors, il s'ensuivra une amélioration permanente de leur contractilité.

Il existe trois agents propres à exciter l'action nerveuse réflexe : *l'électricité, le froid et la chaleur.*

L'électricité agit d'une façon certaine pendant le passage du courant, mais l'effet n'est que momentané, et en somme il ne faut compter sur l'électricité que comme un bon adjuvant à d'autres moyens.

Le froid met rapidement en jeu l'action réflexe qui fait contracter les vaisseaux ; mais lorsque survient la réaction, la congestion se fait partout plus forte qu'auparavant, et veines et artères sont également distendues.

La chaleur, du moins à un degré qui ne saurait désorganiser les tissus, n'a pas l'action prompte de l'électricité ou du froid. En réalité elle a pour effet immédiat la dilatation vasculaire, et par suite augmente la congestion. Mais si l'application se prolonge, il se fait une réaction, et la contraction apparait ; en d'autres termes, la réaction qui suit l'application de la chaleur se traduit par la contraction. Sous une excitation nerveuse plus forte les capillaires se contractent, et il en est de même aussi des tuniques des gros vaisseaux ; le calibre vasculaire se rétrécit, et la congestion diminue. La croyance générale est que la chaleur relâche et augmente la congestion des organes, et cela est vrai, mais seulement au début de l'application de cet agent. Ce n'est jamais pour augmenter la congestion qu'on applique un cataplasme ; c'est, comme le dirait une « vieille commère », pour chasser « le feu » ou l'inflammation ; en d'autres termes, il diminue la congestion en faisant contracter les vaisseaux. Tel est l'effet d'un cataplasme appliqué d'une façon prolongée ; chacun sait cela, et cette action est d'ailleurs bien démontrée par l'aspect blanchâtre et ridé des tissus lorsqu'on le retire. Les mains et les bras d'une blanchisseuse, plongés dans l'eau chaude, se gonflent tout d'abord, car il s'y fait un plus large afflux de sang, mais c'est un fait bien connu qu'ensuite ils se rident d'une façon remarquable.

Lorsqu'on met les mains dans l'eau, la peau se ride tout d'abord, car les vaisseaux se contractent. Mais la réaction se produit bientôt, et le sang revient en quantité plus grande qu'il n'avait été chassé. Lorsqu'elle a été au contact de l'eau chaude, la peau ne revient pas à son apparence normale avant plusieurs heures, car les capillaires restent contractés. Quand elle reprend son aspect naturel, la réaction n'étant pas consécutive à une paralysie par distension exagérée, il ne se fait pas de congestion subséquente. L'effet immédiat du froid sur les capillaires est donc leur resserrement, et avec la réaction survient la dilatation ; c'est l'inverse qui se produit avec la chaleur : d'abord dilatation, puis resserrement.

Fort de ces notions pratiques, nous avons recours à l'usage répété de l'eau chaude, en injections vaginales, de façon à obtenir progressivement la contraction des vaisseaux pelviens et à les ramener à leur état de tonicité normale. Quand l'inflammation existe, ce qu'il y a surtout, c'est une congestion des capillaires artériels ; et quand elle diminue, il reste, entre autres choses, ce qu'on appelle bien à tort l'*inflammation chronique*, c'est un état en tout semblable à ce que nous venons de décrire en parlant de l'inflammation aiguë ; mais il y a en plus perte de la contractilité des vaisseaux et obstacle circulatoire ; enfin l'expression est vicieuse, car la chose peut exister sans qu'il y ait eu inflammation antérieure. Le siège habituel de cette prétendue inflammation et les circonstances dans lesquelles elle se rencontre, ont été déjà étudiés ; nous avons aussi établi que le fait dont nous avons avant tout à nous préoccuper, est le résultat direct de la perte de contractilité qui a frappé les vaisseaux veineux de tout le bassin.

L'emploi de l'eau chaude en injections vaginales est indiqué dans tous les états morbides qui constituent les diverses formes de maladies des organes génitaux de la femme, et ne réclament point de traitement chirurgical ; il est également profitable que la congestion soit artérielle ou veineuse. Il ne faut pas considérer ce remède comme une *panacée universelle*, mais comme le meilleur des moyens adjuvants de traitement, en toutes les circonstances. On se trouve si bien de l'emploi de l'eau chaude en injections vaginales, excepté dans les déplacements de l'utérus, que je pense, pour ma part, que dans les maladies des femmes, l'eau chaude est une bonne méthode de traitement général, plus puissant que tous les autres moyens réunis.

Après l'administration bien faite d'une injection vaginale, suivant les indications déjà données, la membrane muqueuse prend une apparence blanchâtre, et le canal vaginal est rétréci, tout comme après une forte injection astringente. La malade étant sur le dos, le siège élevé, le sang, du fait même de la pesanteur, pourra plus facilement retourner au cœur, et les veines se videront promptement, et en quantité suffisante, de leur trop-plein. Dans cette position encore, le vagin restera distendu par le poids de l'eau, dont le surplus seul pourra sortir et tomber dans le bassin disposé pour le recevoir. L'eau chaude sera donc en contact parfait avec tous les points de la muqueuse et par suite avec les capillaires que celle-ci recouvre. Les vaisseaux qui vont au col et au corps de l'utérus ou s'en éloignent, longent de chaque côté les culs-de-sac vaginaux, et leurs branches forment un réseau qui comprend entièrement le vagin dans ses mailles. Les vaisseaux du fond de l'utérus, dont les rameaux veineux ramènent le sang au foie, et de là dans la circulation générale, communiquent librement par anastomoses avec les vaisseaux du col et du corps. Ainsi donc, si grâce à l'excitation produite par l'eau chaude nous pouvons faire contracter les vaisseaux du vagin, nous pouvons aussi soit directement, soit indirectement, agir sur la circulation pelvienne tout entière. Il faut bien se pénétrer de l'importance qu'il y a à donner au siège une position élevée, car dans cette position, la pesanteur seule suffit à dégorger largement le système veineux pelvien. Si alors on vient à injecter l'eau chaude, on fait contracter davantage encore les vaisseaux, et la circulation pelvienne revient, pour un temps au moins, à son état normal. Pour permettre à la contraction vasculaire de se prolonger autant que possible, je fais donner l'injection chaude au lit, le soir, au moment même où la malade va reposer. Aussi en agissant d'une façon persévérante sur les vaisseaux, et en employant la série des autres moyens destinés à modérer l'apport du sang au bassin, arrive-t-on ordinairement à rendre aux vaisseaux leur contractilité. Nulle méthode de thérapeutique n'est plus rationnelle, nulle n'est plus saine. Mais, par malheur, on néglige les détails de l'application, et il est rare alors qu'on retire le plus mince bénéfice de l'emploi de cet agent, et pourtant il y a bien longtemps déjà qu'on devrait savoir à quoi s'en tenir sur son mode d'action !

Voici bientôt quinze ans au moins que j'expérimente les diverses méthodes d'emploi de l'eau chaude ; j'ai pendant ce temps rassemblé un nombre de cas aussi considérable qu'aucun praticien, et j'en suis arrivé à cette conclusion que la malade est dans l'impossibilité de s'administrer elle-même l'injection chaude, de façon à en retirer tout le bénéfice. L'injection chaude ne rend aucun service lorsqu'elle est administrée, la malade étant debout, ou bien encore comme c'est l'habitude assise sur un bidet ; en effet, dans l'un et l'autre cas, l'eau ne dilate pas le vagin, mais s'échappe directement le long de la canule de la seringue. Je crois que la meilleure méthode est de donner l'injection, la femme reposant sur les genoux d'une part et sur la poitrine ou les coudes de l'autre. Dans cette position la pesanteur et la pression atmosphérique nous viennent en aide pour vider le système veineux pelvien, et l'eau agit sur une surface du vagin beaucoup plus considérable que dans n'importe quelle autre position. Mais elle n'est pas facile à garder, car ce sont les femmes qui justement auraient le plus besoin de l'injection chaude, qui n'auront pas la force de demeurer assez longtemps dans cette posture pour en tirer tout le profit, et d'un autre côté, il faut empêcher que la malade ne se mouille. On peut tourner la difficulté dans une certaine mesure, en se servant d'une sorte d'entonnoir au petit bout duquel on attache un tube de caoutchouc et dont les deux côtés sont entaillés de façon qu'en serrant les cuisses, la malade puisse le maintenir en place. J'ai aussi fait usage d'un plan incliné pour élever le siège : ce plan placé entre les jambes doit présenter un trou assez large à la place où seront les fesses, de façon que l'eau puisse couler dans un bassin qu'on disposera au-dessous.

De pareilles méthodes, ou toutes autres que son esprit inventif pourra suggérer au médecin, pourront être employées, tant que l'action de la pesanteur sera mise en jeu et que le vagin se laissera bien remplir par l'eau. Mais dans la grande majorité des cas, la position sur le dos avec un bassin sous le siège sera la plus commode. Quelques femmes acceptent à regret qu'on leur administre l'injection, et pourtant l'ennui qu'elles éprouvent à se faire assister est peu de chose en comparaison du bénéfice qu'elles y trouvent, et l'expérience m'a démontré que si tous les détails du mode opératoire ne peuvent être scrupuleusement suivis, il n'y a que perte de temps et fatigue pour la malade.

La température et la quantité de l'eau à injecter doivent varier suivant les circonstances. Quand on a à traiter l'inflammation au début, on doit porter rapidement la température à 110° F. ou tout au moins à la plus haute température que puisse supporter la malade ; l'injection doit être souvent

1 Voy. chapitre V.

répétée. Dans les cas ordinaires, on injectera 4 litres 1/2 d'eau dont la température sera de deux ou trois degrés supérieure à celle du sang ; mais il faut constamment maintenir cette eau au degré le plus élevé par l'addition d'eau chaude de temps en temps.

L'heure du coucher est généralement la plus favorable pour obtenir les meilleurs effets de l'eau chaude sur l'état d'irritation locale ; car une injection vaginale prolongée, à haute température, quand elle est donnée par une main expérimentée, agit avec plus de promptitude qu'un opiacé pour calmer l'état nerveux d'une femme hystérique et lui procurer le sommeil. Il m'est arrivé souvent de voir une malade tomber assoupie, après une bonne friction et une injection, sans attendre même que la garde-malade ait fini de lui donner tous les soins nécessaires, et dormir d'un si bon sommeil qu'elle n'était qu'à peine troublée quand on retirait le bassin.

Dans quelques cas rares, et dont l'explication m'échappe, la malade, après une injection d'eau chaude à la température ordinaire, éprouve dans tout le bassin un sentiment de pesanteur et de malaise. Parfois le trouble était porté à un tel point que j'ai été obligé de suspendre l'usage des injections. Mais depuis longtemps je me suis assuré que dans ces cas, on peut faire supporter l'injection à une température plus basse, 95° F. par exemple, et qu'au bout d'une semaine ou deux la température peut être progressivement élevée.

Cette « méthode de cuisson », comme on l'a appelée par mépris, se supporte plus aisément quand le bout de la seringue est d'ivoire ou de tout autre corps non conducteur, car ce qui est le plus désagréable à la malade, c'est le contact, à l'entrée du vagin, de la surface métallique chaude du bec de la seringue commune, et non pas l'eau, si chaude qu'on juge convenable de l'employer.

On peut ajouter à l'injection, et généralement à ses dernières portions, de la glycérine, du chlorate de potasse, du chlorure de sodium, du carbonate de soude, du borax, du savon de Castille, du sulfate de cuivre, du chlorure d'ammonium, de la levure de bière, du permanganate de potasse, de l'acide phénique, ou tout autre agent thérapeutique qui paraît indiqué.

A mesure que la santé de la malade s'améliore, il faut diminuer la quantité d'eau injectée, et abaisser graduellement la température à 60° F. environ, et enfin cesser. Mais pendant plusieurs mois encore il sera prudent de reprendre après chaque période menstruelle, pendant quelques jours, les injections, et de les donner à une température supérieure d'un ou deux degrés à celle du sang. On devra encore y avoir recours chaque fois que leur usage semblera indiqué pour combattre les effets d'une imprudence.

Emploi de l'eau chaude pour arrêter l'hémorragie.

Dans le courant de l'été ou du commencement de l'automne de 1859, pendant une absence du Dr Sims, j'opérais au *Woman's Hospital* une fistule vésico-vaginale. L'opération avait été très lente à cause du suintement sanguin que j'avais combattu par la compression et l'application de glace ; mais lorsque je voulus ensuite reprendre l'opération la réaction se fit en quelques minutes et le sang reparut aussi abondant qu'auparavant. Le Dr Pitcher, de Détroit, qui était présent, me conseilla de tremper une éponge montée dans de l'eau chaude et d'en toucher plusieurs fois la surface saignante. Je le fis, et à ma surprise le sang fut bientôt arrêté. Il expliquait l'effet produit en disant que le caillot formé à l'ouverture de la lumière du vaisseau dilaté par la chaleur serait si bien maintenu par la contraction vasculaire, quand surviendrait la réaction, que l'hémorragie secondaire ne pourrait se produire.

Il me raconta ensuite que depuis de longues années il avait l'habitude dans ses opérations d'appliquer sur les surfaces donnant du sang des éponges trempées dans l'eau aussi chaude que possible.

Depuis mes débuts dans la chirurgie gynécologique, j'ai bien peu cru au rôle attribué à l'inflammation dans les maladies des femmes. Dès que j'ai pu me former une opinion, mes vues ont été essentiellement ce qu'elles sont encore aujourd'hui, et mon enseignement au *Woman's Hospital* a toujours été conforme à ces vues. En réalité, c'est en examinant la pratique des autres que je m'étais fait une opinion, et cela de si bonne heure qu'il ne m'est jamais arrivé d'appliquer une sangsue à l'utérus ou de scarifier le col pour combattre l'inflammation. Le conseil du Dr Pitcher avait fait sur moi une profonde impression, mais il me fallut des années pour en comprendre la portée. Lorsque j'eus admis la réalité de la puissance de l'eau chaude à faire naître l'action réflexe, ce fut comme un trait qui m'éclaira bien des points de la pathologie, et dans mes mains l'eau chaude s'est montrée un agent de premier ordre pour le traitement des maladies des femmes.

De l'eau chaude en injections vaginales. Historique et mode d'emploi.

Lorsque mon attention se porta sur ce sujet, la pratique générale était l'injection à l'eau froide et même à l'eau glacée. Je fis d'abord usage d'eau froide, puis d'eau tiède dans ma clientèle privée, mais je n'eus d'abord que peu d'occasions d'observations personnelles. Pourtant, depuis le mois de septembre 1862, époque à laquelle je fus chargé du service au *Woman's Hospital*, jusqu'à l'époque présente, chaque malade qui me fut confiée dans cet établissement et aussi dans ma maison de santé particulière, fut, autant que j'ai pu m'en assurer, traitée par cette méthode, la quantité et la température de l'eau variant suivant les circonstances particulières de chaque cas. Je ne prétends certes pas que j'aie été le premier à faire pratiquer l'injection vaginale chaude, mais je suis sûr d'avoir été le premier à employer systématiquement cette méthode dans la thérapeutique des maladies des femmes, et à l'avoir fait dans un but précis en m'appuyant sur des notions que je considérai comme doctrines de saine pathologie. Dans toutes les théories de l'inflammation, la congestion est naturellement considérée comme le stade prémonitoire, mais généralement on admet que la congestion est artérielle et le traitement est dirigé de façon à triompher de cet état. A ma connaissance, je puis justement prétendre avoir été le premier à enseigner que la congestion des tissus et organes pelviens est ordinairement veineuse dans les maladies des femmes et qu'elle est due à la perte de la contractilité vasculaire résultant d'une nutrition imparfaite. Ceci me conduisit naturellement à donner au siège une position élevée, de façon à diminuer par l'action de la pesanteur cette congestion. Puis j'employai l'eau chaude pour produire une nouvelle contraction des vaisseaux par voie réflexe, de façon à les ramener graduellement à leur tonicité et à leur calibre normaux.

Nous entrerons plus loin dans de plus grands détails sur l'usage de l'eau chaude en injections vaginales administrées immédiatement avant une opération chirurgicale pour prévenir un suintement sanguin excessif ou une hémorragie.

Le docteur Courty[1] se porte garant de l'efficacité de ces injections comme moyen de prévenir l'hémorragie, et confirme par ses propres observations ce que nous avons dit de leur valeur dans le traitement des maladies des femmes, mais il ne croit pas nécessaire de donner aux malades la position horizontale pour les administrer.

Si l'on veut réussir à faire contracter les vaisseaux du bassin, il faut placer la femme sur le dos avec le siège élevé : l'action de l'eau chaude dilate le vagin, et l'excitation produite par le jet intermittent de la seringue à main force les vaisseaux à entrer en contraction. Lorsqu'on se sert de la seringue à siphon, la femme étant soit debout, soit couchée, l'effet est tout à fait différent de celui qu'on obtient en donnant l'injection de la façon que j'ai décrite avec une seringue de Davidson. C'est un fait dont chacun peut se rendre compte en prenant la peine d'observer impartialement. Dans une discussion récente sur ce sujet, il fut dit par un chirurgien, qui veut qu'on ne fasse usage que de la seringue à siphon, que le docteur Emmet lui-même au *Woman's Hospital* n'obligeait pas ses malades à agir autrement. Malheureusement le *Woman's Hospital*, comme tant d'autres établissements publics, est régi par un conseil administratif, et pour des raisons d'économie, le personnel des infirmiers est tout à fait insuffisant : aussi, sauf des cas spéciaux, les malades sont-elles contraintes de faire comme elles peuvent et de prendre leurs injections toutes seules. Mais dans ma maison de santé particulière, l'injection est donnée à la main, et s'il était possible de se passer du service de plusieurs femmes dont la principale occupation est de donner ces injections, on réaliserait une sérieuse économie.

Dans une visite récente au *Woman's Hospital*, je fis remarquer au chirurgien résident de la maison que je pouvais, sans la plus petite difficulté, me rendre compte en mettant le doigt dans le vagin de la façon dont l'injection avait été donnée. Je lui expliquai que lorsqu'on avait injecté dans le vagin avec la seringue de Davidson 4 à 5 litres d'eau chaude, la malade étant sur le dos le siège élevé, les parois vaginales se fronçaient et le calibre diminuait, comme après une injection astringente. La semaine sui-

---

[1] Courty, *Annales de gynécologie*, mai 1880.

vante. après ma visite dans mon service où il y avait alors, si mes souvenirs sont exacts, quarante-trois malades, j'exprimai au chirurgien de la maison avec quelque vivacité combien je regrettais que seule une malade dont je donnai le nom eût reçu l'injection le matin, et je le chargeai de veiller à ce que pareille négligence ne se reproduisit pas. A ma visite suivante, j'eus le plaisir de voir que mes instructions avaient été suivies pour toutes les malades, excepté pour deux, et je demandai pourquoi elles avaient été oubliées. Il me fut répondu que, pour éprouver mon affirmation, toutes les malades, sauf une, la première fois, avaient reçu leur injection avec la seringue à siphon, mais dans la position couchée, et que la semaine suivante, toutes sauf deux, avaient été injectées à la main avec la seringue de Davidson. — Or, chaque fois, j'avais découvert la différence.

On se plaint souvent qu'il est impossible dans la pratique privée d'amener les malades à prendre la peine de s'administrer leurs injections convenablement. A mon avis la difficulté ne vient pas de la malade, mais bien de ce que le médecin ne sait pas apprécier l'importance d'une méthode spéciale. Mes malades prennent toutes leurs injections d'après mes prescriptions, simplement parce que je leur explique combien il importe qu'il en soit ainsi, et parce que j'insiste pour que mes instructions soient remplies de point en point.

CHAPITRE VIII

DÉPLACEMENTS, CIRCULATION PELVIENNE, MEMBRANE MUQUEUSE UTÉRINE, APPLICATIONS DANS LA CAVITÉ UTÉRINE

Position normale de l'utérus — Le principe essentiel est de faire disparaître l'obstacle à la circulation utérine. Les positions trop élevées ou trop basses sont mauvaises. — *Repositor* à air de Campbell. — L'inflammation chronique et l'ulcération n'existent pas. — Traitements : Nitrate d'argent. Acide phénique. Glycérine. Iode. Usage de « l'applicateur ». Substances pulvérisées : Moelle d'épi de blé. Tentes-éponges pour réduire les dimensions de l'utérus. Injections de teinture d'iode de Churchill dans la cavité utérine. Eau chaude dans la cavité utérine. Vésication du col. L'hyperesthésie n'est pas l'inflammation.

Si l'opinion que nous avons exposée au sujet de l'état de la circulation pelvienne dans les maladies chroniques des organes sexuels de la femme est correcte, il est de toute évidence qu'il est très important de donner à l'utérus une position où sa circulation n'éprouve aucune gêne. Quand l'utérus se déplace en arrière, en avant, ou latéralement, le déplacement ne passe généralement pas inaperçu et on tente de maintenir l'organe dans la bonne position par des moyens mécaniques. Mais le vrai principe de correction des différents déplacements est rarement apprécié dans toute son étendue. En termes généraux, on peut dire qu'il n'y a pas de type commun auquel on puisse ramener la position normale de l'utérus chez toutes les femmes, mais qu'il y a chez chaque femme en particulier un point ou un plan du bassin que l'utérus doit occuper quand la femme est en bonne santé et non enceinte.

L'utérus est très fréquemment en antéversion, même lorsque la femme est en parfaite santé et exempte de toute souffrance ou gêne. La même chose est vraie de la rétroversion, quoique cela puisse entraîner la stérilité, et que, pour des causes mécaniques, cette position prédispose davantage à quelque complication; encore, dans les cas où cela se produit, la femme peut-elle, durant toute sa vie, n'avoir pas la moindre conscience de cette position vicieuse. Assurément il est bien de corriger une rétroversion si on le peut, mais je soutiens que ce n'est pas tant la position qu'il faut corriger que l'obstacle circulatoire. L'utérus peut occuper dans l'axe du bassin une position parfaitement correcte si l'on ne tient compte que de la position type, et cependant la gêne fonctionnelle peut être aussi marquée que dans un cas de version extrême, si l'organe est placé sur un plan inférieur au plan normal. Dès que l'utérus se fixe dans un plan inférieur au plan de santé, si on peut ainsi dire, les tissus se trouvent dans un état de tension suffisante pour comprimer ou obstruer les veines, tandis que les artères ne sont pas atteintes. C'est exactement ce qui se passe dans la grossesse, où par suite de la projection en bas de l'utérus, les veines subissent une énorme distension, et acquièrent des dimensions colossales. A mesure que l'organe augmente, le poids nouveau ajoute à la difficulté, en donnant naissance à l'hypertrophie congestive. Dans la grossesse, l'obstacle circulatoire disparaît bientôt, et les vaisseaux peuvent revenir à leurs dimensions normales; mais vers la fin de la gestation, la circulation veineuse est de nouveau gênée par la traction, en haut de l'utérus.

[Les anciens accoucheurs admettaient, en effet, qu'au début de la grossesse l'utérus augmentant de volume et de poids s'enfonçait d'abord dans le bassin, et s'élevait un peu plus tard dans la cavité abdominale. Aujourd'hui la plupart des accoucheurs sont d'avis qu'à partir du moment où l'utérus se développe il s'élève vers la cavité abdominale, et que ce n'est que vers le septième ou le huitième mois qu'on peut voir l'utérus pénétrer dans l'excavation pelvienne par suite de l'engagement du pôle fœtal. Ce n'est donc pas à la projection en bas de l'utérus qu'il faut attribuer l'énorme distension que subissent les veines et les dimensions considérables qu'elles acquièrent. Au début de la grossesse, tout l'appareil vasculaire du bassin subit une hypertrophie considérable qu'elle partage du reste avec tous les organes pelviens, et cette hypertrophie est uniquement due à la grossesse et non à la compression.]

Observation V. — Pendant que j'écris, il me revient à la mémoire l'observation d'un cas que m'envoya le Dr Woolsey Jonhson de cette ville, qui montre bien quelle importance il y a à bien connaître l'existence de cette position normale. Lorsque je pratiquai le premier examen, presque toutes les parties du vagin et du col étaient très sensibles à la pression, et on pouvait en différents points sentir les battements de gros vaisseaux. Cet état existait bien marqué depuis plusieurs années, et s'était montré à la suite d'un premier accouchement laborieux, mais il avait empiré depuis que la malade portait un pessaire qui avait été jugé indispensable. L'utérus avait une profondeur de 10 centimètres, et était fortement en antéversion. La malade souffrait de rachialgie, avait de la peine à se tenir debout et à marcher, et avait de la leucorrhée. Je reconnus la nécessité d'élever l'utérus, mais dans l'état de sensibilité où était le vagin on ne pouvait songer au pessaire. La maladie s'améliora dans une certaine mesure sous l'influence des injections d'eau chaude et des badigeonnages iodés sur la surface vaginale. Dans un examen suivant, la malade étant sur le dos, je soulevai doucement l'utérus avec le doigt et à un moment donné la malade se sentit soulagée. J'élevai encore l'utérus, la douleur reparut. Je laissai descendre l'utérus : nouveau soulagement, puis douleur quand l'organe fut revenu à son point de départ. Je reportai alors l'utérus au point où la douleur se calmait et l'y laissai dix minutes ; les pulsations artérielles disparurent et les veines se vidèrent. On recommença tous les jours la manœuvre ; l'utérus diminua, la sensibilité du vagin s'émoussa, et on put maintenir l'utérus à sa place normale au moyen d'un pessaire.

Comme traitement on fit faire à la malade des injections d'eau chaude, de temps en temps on badigeonna avec l'iode le vagin et on y appliqua fréquemment des tampons imbibés de glycérine. Le Dr Johnson se chargea de traiter l'état général.

La leçon pratique à tirer de ce cas, c'est que la cellulite a été, suivant toute probabilité, causée par un pessaire qui, maintenant l'utérus trop haut dans le bassin, au-dessus de sa position normale, détermina le tiraillement du tissu cellulaire. L'involution de l'utérus n'avait pas été complète, et par suite de l'obstacle circulatoire causé par la cellulite, l'utérus s'était hypertrophié, de façon à ajouter encore à l'irritation. Mais le trait le plus important de cette observation est un point dont nous avons déjà parlé, et sur lequel nous reviendrons longuement. Le poids de l'utérus portait presque en totalité sur le ligament large rétréci par une inflammation antérieure, de telle façon que la circulation artérielle et la circulation veineuse étaient tout à la fois obstruées. La congestion artérielle rendait les parties plus sensibles, et aboutissait à un état exposant la femme à une attaque de cellulite à la moindre provocation, en même temps que l'obstacle veineux augmentait l'hypertrophie, et déterminait une leucorrhée abondante. Aussitôt que l'utérus fut remis dans le bassin à une place où le tiraillement des tissus antérieurement enflammés disparut, la circulation revint à son état normal, et la douleur fut soulagée.

Cette observation met en lumière le résultat d'une des erreurs les plus fréquentes en pratique, celle qui consiste à trop élever l'utérus dans le bassin. Plus d'un habile sait adapter un instrument propre à empêcher le retour de la rétroversion, mais bien peu savent juger dans quel plan et à quelle hauteur il faut maintenir l'utérus à l'intérieur du bassin.

La ligne AB représente (fig. 52) le plan où la ligne que l'utérus occupe sur le sujet en bonne santé en un point tel que le sang circule à l'aller et au retour sans obstacle.

A la suite de quelque accident l'utérus se déplace, et la circulation s'obstrue au point que son poids considérablement accru le fait enfin tomber en un point C; il en résulte une telle gêne pour la malade qu'elle vient chercher conseil. L'idée générale est de venir immédiatement à bout de la diffi-

culté en faisant remonter l'utérus au point D, car c'est un sentiment naturel
de vouloir corriger tout extrême en faisant le contraire. Mais ce qui se produisait quand l'utérus était au-dessous de A B va se reproduire, maintenant
qu'il est au-dessus de cette ligne, dans la proportion exacte où nous l'aurons
élevé. Cela nous explique pourquoi, après l'application d'un instrument,
l'utérus se trouve si souvent augmenté de volume, au lieu d'être diminué. On
observera encore un autre effet de l'obstacle circulatoire : la leucorrhée
et l'écoulement des mucosités utérines se produiront en plus grande abondance, et si elle n'existe déjà, une érosion ne tardera pas à se former sur
le col.

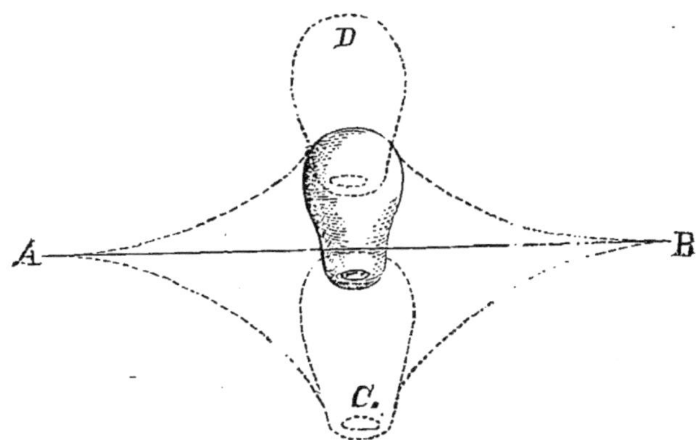

Fig. 52 — Ligne normale ou de santé et déplacements.

Nous avons déjà montré comment on pouvait mettre en jeu l'action de la
pesanteur en élevant les fesses, et l'influence exercée par la présence de
l'air atmosphérique, jointe à celle de la pesanteur, quand on fait placer
la femme sur les genoux et les coudes pour administrer une injection vaginale. Je connais bien cette action de la pression atmosphérique sur les
parois vaginales depuis 1854, époque à laquelle j'entendis pour la première
fois une leçon publique de Sims sur l'emploi de son spéculum. A partir de
ce moment, nous prîmes, au *Woman's Hospital*, l'habitude de placer dans
certaines circonstances, les malades atteintes de fistule vésico-vaginale sur
les genoux et les coudes pour nous permettre de pratiquer facilement l'examen et l'opération.

Dans ces dix dernières années, j'ai pleinement reconnu les avantages de
cette position pour le traitement des déplacements utérins, et j'ai à la fois
pratiqué et enseigné son emploi pendant tout ce temps. Quand nous traiterons
spécialement de la rétroversion, nous étudierons à fond ce sujet et nous rap-
porterons un cas qui a été réduit par cette méthode en 1867.

Il y a quelques années j'ai écrit [1] : Il est bon, quand il n'y a qu'un simple

[1] *Prolapsus uteri, its chief causes and treatment* (*Med. Record*, april 15 1871, et
Transactions of the medical Society of the state of New York de 1871).

prolapsus, de retirer souvent l'instrument, quand la malade est au repos, de façon à ne pas troubler la circulation. Je conseille souvent à mes malades de prendre le soir la position génu-pectorale une fois que l'instrument est retiré, et d'ouvrir avec les doigts l'orifice du vagin pendant qu'elles sont dans cette position, de façon à ce que l'utérus soit bien maintenu en haut par la pression atmosphérique. Lorsque la malade est prête à se mettre au lit, elle pourra garder une grande quantité d'air si elle prend bien ensuite la position horizontale. Je ne borne pas l'emploi de cette méthode aux cas de prolapsus, j'y ai encore fréquemment recours quand la malade est fatiguée par l'exercice, ou quand elle est en butte à l'insomnie.

Ce mode de traitement est en contradiction apparente avec ce que nous avons dit antérieurement des effets d'un pessaire maintenant l'utérus trop haut dans le bassin. Mais tel n'est pas ici le cas, car les vaisseaux se vident largement sous l'influence de la pression atmosphérique et de la pesanteur. La pression exercée par l'atmosphère est, en outre, uniforme et ne se borne pas à une portion seulement des tissus, ce qui serait le cas avec un instrument. Mais par suite surtout de l'élasticité des tissus pelviens il ne peut exister de traction permanente sur les veines amenant la compression, car cette susdite élasticité est suffisante pour établir l'équilibre dans la pression en chassant une quantité suffisante d'air du vagin.

Le principal obstacle que je rencontrais autrefois quand je voulais mettre mon dessein à exécution, c'était la difficulté qui se présentait souvent de faire pénétrer l'air dans le vagin. La chose était difficile à exécuter chez toutes les femmes qui n'avaient pas eu d'enfants; et chez les femmes non mariées ou vigoureuses, souvent les doigts ne réussissaient pas à ouvrir l'orifice vaginal.

La difficulté a été entièrement surmontée par l'invention de l'instrument du professeur Henry F. Campbell, d'Augusta, G. A. (fig. 53).

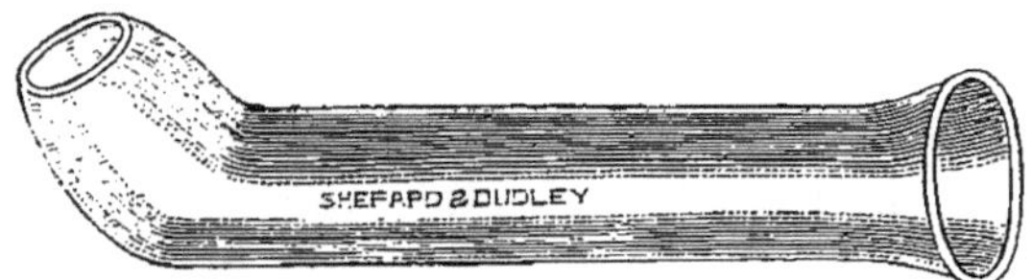

Fig. 53. — Repositor pneumatique de Campbell

Il consiste en un tube de verre ouvert aux deux bouts, légèrement courbé, ayant une extrémité arrondie, ce qui facilite à la fois l'introduction de l'instrument et celle de l'air dans le vagin. Cette invention est si simple qu'il est remarquable que l'idée de son emploi ne se soit pas présentée d'elle-même à l'esprit, car je sais que le docteur Sims avait depuis longtemps pour pratique de laisser après l'examen ce tube dans le vagin, afin de donner libre passage à l'air, lorsque la malade venait à changer de position ; sinon l'air aurait pu s'échapper avec bruit, comme en sortant de l'anus.

Je me sers des termes « sur les coudes et les genoux » comme étant ceux qu'on emploie communément au *Woman's Hospital*, mais la position est la même que celle que Campbell décrit sous le nom de « génu-pectorale », puisque la pratique consiste toujours à mettre les coudes étendus ainsi que la poitrine et le côté du visage en contact tous à la fois avec la table.

L'inflammation chronique et l'ulcération existent-elles?

Nous allons maintenant entrer dans une partie de notre sujet où les opinions en présence sont si dissemblables qu'il n'y a nul moyen de baser sa pratique sur un juste milieu éloigné également des deux extrêmes.

Si on admet la prétendue ulcération du col comme cause de maladie et non comme effet, l'usage des caustiques est une pratique conséquente avec la théorie, et doit être continué jusqu'à guérison complète de l'ulcération. Mais si l'on considère que l'augmentation de la sécrétion est due à l'effort que fait la nature pour venir en aide à la gêne de la circulation veineuse et que l'érosion n'est qu'une surface dépouillée de son épithélium au contact d'un écoulement continu, une pareille méthode de traitement doit être considérée non seulement comme irrationnelle mais encore comme préjudiciable.

Toute une génération de médecins a été trompée par cette étiquette ; *inflammation chronique* et *ulcération de l'utérus*, conditions dont l'examen nécropsique n'a pas encore pu démontrer la réalité. Quand une érosion a été guérie par des applications caustiques, il se produit une amélioration rapide de la santé de la femme puisque pour un temps on a mis fin à une perte qui versait continuellement au dehors, sous forme d'écoulement leucorrhéique, les principes du sang. Mais comme la cause originelle existe toujours, l'érosion va se reproduire indéfiniment, jusqu'à ce que, à la longue, si on continue le traitement, tous les follicules muqueux soient détruits, et qu'il ne puisse plus se produire d'écoulement, mais l'hypertrophie utérine et l'état anormal de la circulation pelvienne subsisteront toujours. Si l'application est assez énergique pour produire une escarre, les follicules muqueux seront détruits. Mais même si on continue l'application de moyens plus doux, tels que le nitrate d'argent, pendant un temps assez long pour guérir la surface, le dommage sera tout aussi grand, puisque les tissus seront devenus suffisamment épais pour amener l'atrophie de ces follicules, et après l'un ou l'autre mode de traitement, les tissus prendront un caractère essentiellement cicatriciel.

L'effet de pareilles applications sur le col est encore plus marqué quand elles sont faites au dedans, au-dessus de l'orifice interne. Le col est revêtu, et la cavité est tapissée d'une muqueuse admirablement organisée et perfectionnée, de telle sorte que si sa vitalité est atteinte, les symptômes d'irritation réflexes deviennent beaucoup plus manifestes, et s'accompagnent de symptômes dus à la contraction de l'orifice et du canal lui-même. D'après les observations modernes, on peut se demander s'il existe une véritable muqueuse au-dessus de l'orifice interne du col, car il ne semble pas y avoir là autre chose qu'une simple production issue du tissu musculaire sous-jacent, lequel est constamment en rénovation. Il est donc peu rationnel de cautériser une surface, qui ne doit avoir qu'une courte existence à l'état pathologique, qui est indépendante des tissus sous-jacents, et l'on ne peut espérer l'arrêt de la leucorrhée avant la destruction complète de la surface. Les médecins connaissant bien depuis longtemps les effets des caustiques et des cautères sur les membranes muqueuses des autres parties du corps, il est extraordinaire que ces moyens soient toujours en usage dans le traitement des maladies des femmes.

Il existe de nos jours des gens consciencieux, qui, après l'emploi du cautère et du caustique, laisseront la surface vaginale ou cervicale se couvrir de granulations et qui refuseront d'admettre que la surface ainsi produite est cicatricielle où rétractile. Je n'ai aucune raison de croire qu'ils ne sont pas sincères, mais ce que je combats, c'est l'exactitude de leur observation et la sagesse de leurs mesures.

Quand la surface du canal utérin se couvre de bourgeons ou de végétations, le cautère actuel et les caustiques les plus puissants peuvent être souvent appliqués impunément et sans dommage pour les tissus profonds qui sont protégés ; mais cette pratique, ainsi que nous le verrons plus tard, sauf dans le traitement des affections malignes, est inutile, et doit être mise de côté.

Un rapport beaucoup plus remarquable et plus intime existe entre la surface du canal utérin et le péritoine. L'utérus est parfois d'une tolérance extrême, tandis qu'en d'autres circonstances, les résultats les plus désastreux suivent la plus faible provocation. La péritonite peut être déterminée par l'introduction la mieux faite de la sonde dans le canal utérin, et j'ai vu, sous mes yeux, la mort survenir en quelques jours par péritonite, après la torsion d'un polype muqueux.

La membrane interne de l'utérus est une surface qui peut absorber rapidement, et on a abusé de cette propriété pour introduire des agents qu'on supposait devoir exercer une action altérante. On ne peut mettre en doute que dans bien des cas, des résultats très prompts et heureux aient suivi l'emploi de certains agents, tels que l'iode, appliqués à l'intérieur de la cavité utérine ; et quand quelque complication s'est produite d'une façon inattendue, ce fait s'est expliqué sans peine. Tant que nous continuerons à traiter les modifications pathologiques de l'utérus comme la condition originelle, il paraîtra bon d'appliquer les agents directement sur la partie intéressée, ou du moins, de se rapprocher de celle-ci autant que possible. Si pourtant nous tenons compte de ce fait que dans presque tous les cas de prétendue maladie utérine en dehors de la grossesse, il existe ou il a existé quelque phénomène inflammatoire dans les tissus pelviens en dehors de l'utérus, nous n'essayerons pas de traiter l'effet en introduisant les agents médicamenteux dans la cavité utérine sans nous être préparés à combattre les retours de la cellulite qui succéderont à nos pratiques, et ne seront pas dus à une cause accidentelle.

Sauf dans les cas où une malade a présenté une hémorragie directement due à l'état de la muqueuse, et se trouve avoir un besoin immédiat de quelque topique astringent ou d'iode, je n'ai pas depuis 1879 fait une seule application dépassant l'orifice interne dans ma maison de santé particulière. J'avais depuis quelque temps déjà renoncé à cette pratique dans ma clientèle, et mes vues ont été depuis adoptées par mes assistants du *Woman's Hospital*. Le résultat a été plus satisfaisant ; il s'est produit moins de rechutes et la santé a plus vite reparu dans tous les cas.

Le docteur W. S. Playfair, de Londres, dans une discussion aux séances de la *British Medical Association* (août 1879), démontra qu'une réaction se produisait contre la pratique inconsidérée de la médication intra-utérine. Voici ce qu'il dit [1] : « Quelque partisan que je puisse être de la médication intra-utérine, je souhaite ardemment qu'elle ne devienne jamais un traitement à la mode, et qu'elle ne soit adoptée de personne sans une étude approfondie de ses indications et de son mode d'application. Je frémis des conséquences qui résulteront pour cet organe à maladies chroniques, l'utérus, si jamais la routine en arrive à agir sur sa cavité à tort et à travers.

Néanmoins, il préconisa ensuite l'emploi de l'acide nitrique et l'application intra-utérine dans diverses circonstances d'autres agents qui tous pourraient passer pour également nuisibles. Il faut croire cependant que le docteur Playfair est un observateur trop fin pour n'avoir pas reconnu depuis la nécessité de renfermer cette pratique dans des limites encore plus étroites. Le Dr Edward John Tilt, de Londres, dans la discussion sur la note du docteur Playfair, fit preuve de tendances encore moins aventureuses. « J'ai ainsi guéri, dit-il, sans médication intra-utérine, cinquante cas bien marqués d'endométrite, que j'ai étudiés avec soin dans mon livre de l'inflammation utérine, et, si je ne me trompe, les mêmes principes ont déjà guidé le docteur H. Bennet, qui a également trouvé que la métrite interne cédait au traitement bien dirigé de l'inflammation du col. » Le docteur Playfair a déjà modifié ses vues, et nous le verrons dans la suite, depuis qu'il a admis la réalité de la déchirure du col comme facteur de maladies utérines. Le docteur Tilt et le docteur Bennet ont été bien plus près de la vérité qu'ils ne le croyaient eux-mêmes, et si la confusion des termes pouvait être un instant mise de côté, il ne serait pas difficile de faire concorder les vues de tous.

Le terme *endométrite* est généralement employé pour désigner l'inflammation de la membrane interne de la cavité utérine. Mais c'est une acception qui prête à des confusions, car il n'existe pas de preuve que le tissu utérin adjacent à la membrane interne soit jamais atteint, en dehors de l'état puerpéral. L'inflammation de la membrane interne de l'utérus peut exister à l'état isolé dans des circonstances exceptionnelles fort rares. En pratique, on y rencontre surtout, je crois, de la congestion et de l'hypersécrétion secondaires, et tout cela n'a pas grande importance tant qu'un traitement appliqué mal à propos n'est venu apporter une aggravation. Cependant l'état connu sous le nom d'*endométrite* est encore tenu par beaucoup de médecins comme une maladie à part, et on a même fait une subdivision en endométrite du corps et du col.

B. S. Schultze [2] considère les signes sur lesquels on s'appuie ordinairement pour faire la distinction entre le catarrhe du corps et celui du col comme insuffisants, surtout pour un praticien ordinaire, et indique une méthode qui lui est particulière, basée sur ce fait qu'on a avancé, à savoir que le pus pro-

---

[1] *Introduction to a Discussion on Intra Uterine Medication, read in the Obstetrical of the British medical association* (British Med. Journal, March 17, 1880).
[2] *Centralblatt für Gyn.*, 14 août 1880.

venant du corps de l'organe ne se mélange pas avec le mucus cervical. On applique soigneusement sur l'orifice utérin un tampon complètement imbibé d'une solution à trente-cinq pour cent de tanin dans la glycérine; au bout de vingt-quatre heures on l'enlève, et on le voit alors imbibé par l'écoulement utérin sous forme de masses verdâtres, dont l'aspect macroscopique est caractéristique; mais la question sera en tout cas tranchée par le microscope. Il admet que la méthode ne donnera pas de résultat quand il y aura une érosion trop large, ou un renversement du col avec abondante production de pus.

Nous n'avons pas de moyen de juger de l'étendue des désordres à l'intérieur de la cavité utérine ou de préciser exactement leur localisation quand notre vue ne peut les atteindre.

Les données pour localiser l'affection au corps ou au col, ou au fond de l'utérus ne sont d'aucune utilité pratique, et en tout cas ce n'est qu'une question de temps: toute la cavité finit par se prendre. Nos connaissances sur la membrane interne du col nous permettent souvent d'affirmer que la portion cervicale près de l'orifice interne est atteinte quand l'écoulement est abondant, liquide et sanieux; nous pouvons dire aussi, quand la quantité en est moindre, que le processus morbide se localise plutôt au fond. L'expérience indique aussi que, quand l'écoulement est abondant, et qu'il n'y a que peu d'ampliation de l'utérus, la maladie est localisée surtout au col, et cédera bien probablement au traitement; tandis que lorsque l'utérus est hypertrophié et la menstruation troublée, quel que soit le caractère de l'écoulement, le cas sera plus ennuyeux, car toute l'étendue de la cavité est atteinte, et l'inflammation s'étend aussi au voisinage.

Des agents thérapeutiques à employer dans la cavité utérine.

Il faut que les agents thérapeutiques dont nous faisons ainsi usage dans la cavité utérine ne soient pas de nature à blesser les tissus sains, car nous ne pouvons limiter leur action exclusivement au tissu malade. Dans l'impossibilité où nous sommes de diriger nos agents à l'intérieur du canal utérin et de surveiller par la vue leurs effets immédiats, notre pratique est nécessairement un peu empirique. Il nous arrivera souvent d'échouer avec un médicament qui avait pleinement réussi auparavant dans un cas qui semblait, du moins autant que nous pouvons le savoir, entièrement semblable au premier. Il se peut fréquemment, quelque soin qu'on y apporte, qu'une surface malade reste couverte et protégée par sa sécrétion visqueuse, de telle sorte que l'application n'atteint que la surface saine. Nous possédons une règle générale pour nous guider dans le choix des remèdes : les médicaments stimulants et astringents sont d'un emploi meilleur et plus sûr dans les lésions limitées principalement au col de l'utérus; il ne faut, par contre, jamais introduire dans les parties élevées de la cavité utérine quoi que ce soit de plus énergique que la teinture d'iode de Churchill.

Le nitrate d'argent solide guérit plus vite une érosion et arrête mieux une sécrétion profuse du canal cervical que tout autre agent, sans excepter ceux qu'on range dans la catégorie des caustiques proprement dits. C'est un stimulant, et il agit comme un puissant astringent sur les petits vaisseaux qui sont dans le rayon de son action, de telle façon que le sang arrive en plus petite quantité aux follicules, et que leur sécrétion se tarit assez pour permettre la guérison de l'érosion. Cependant l'effet immédiat du remède est d'augmenter la sécrétion de ces glandes et de lui donner un caractère aqueux jusqu'à ce que les vaisseaux se contractent.

Le tissu du col est naturellement plus épais que celui du corps de l'utérus, et contient peu de vaisseaux sanguins en comparaison de celui-ci ; mais il est recouvert comme le vagin d'un tissu érectile d'où sa muqueuse tire principalement sa vascularité. Tant que la muqueuse du col et de la cavité cervicale fonctionnera convenablement, les tissus demeureront mous, et il ne pourra y exister d'induration que si les follicules muqueux ou les glandes ont été détruites en totalité où en partie.

L'usage prolongé du nitrate d'argent amène à coup sûr le resserrement de l'orifice, et la destruction des glandes muqueuses. La cautérisation produit le même résultat, et fait plus de mal encore, à cause du peu de discernement qu'on apporte dans son emploi. Dans ma pratique je ne compte pas plus de douze cas traités ainsi chaque année. Il ne faut recourir à ces procédés que lorsque le col et le corps sont tous deux hypertrophiés et ramollis, et lorsque le col, élargi par une déchirure, donne issue à un abondant écoulement.

Je n'aime à faire usage de cet agent que lorsque la malade est très anémiée, et qu'il est absolument nécessaire d'arrêter l'écoulement sans retard. Rarement je fais plus d'une application, et seulement quand les tissus sont extraordinairement mous, comme nous l'avons dit plus haut. Je prends toujours les plus grandes précautions dans cette application de façon à ne pas intéresser les tissus au voisinage immédiat de l'orifice, et je protège les surfaces par un instrument approprié, si le caustique doit être porté dans le canal.

Pour le col, et la cavité au-dessus de l'orifice interne, j'emploie souvent l'acide phénique impur ou créosote de goudron préparé par le Dr Squibb pour le commerce. L'action est entièrement différente de celle de l'acide phénique pur qui est surtout un caustique, quand on l'emploie non dilué. Il exerce un effet altérant et astringent tout à la fois et souvent aussi produit l'anesthésie locale. Le Dr Squibb m'ayant fait connaître en 1870 qu'il avait observé ses effets anesthésiques, quand il s'en servait pour panser les blessures, j'eus le premier l'idée de l'employer pour la cavité utérine et la vessie de la femme. Depuis ce temps, je m'en suis servi à l'état non dilué ; dilué avec de la glycérine, quand je désirais une action plus douce ; on mélange à parties égales avec la teinture d'iode de Churchill pour augmenter son effet altérant. Il coagule entièrement les écoulements albumineux du canal utérin, mais, pour en assurer pleinement l'action, il est toujours préférable de faire deux applications, car la première peut être en partie neutralisée. Le Dr Battey, de Roma (Géorgie) a préconisé une solution d'iode dans l'acide phénique au lieu du mélange qu'on fait ordinairement d'acide et de teinture de Churchill. Il recommande une solution contenant une partie en poids d'iode pour quatre parties d'acide phénique liquide, et nomme le mélange phénol iodé. Je me suis aussi servi comme topique d'acide pyroligneux, d'acide acétique pur, et parfois de créosote soit seule, soit combinée à l'iode. Quand un cas résiste au traitement, on se trouvera bien d'une solution à parties égales d'eau et d'acide chromique ; on a plus rarement l'occasion d'en faire usage aujourd'hui, puisqu'avec les moyens de traitement général que nous employons, les topiques moins énergiques réussissent bien dans la plupart des cas. L'eau est le meilleur dissolvant de l'acide chromique, car avec la glycérine, il se forme un mélange détonant : comme moyens adjuvants, on se trouvera bien du tannin, et du *Pinus canadensis*, seul ou mélangé à la glycérine, et du baume du Pérou. Les malades pourront répugner à l'emploi de ces derniers remèdes, car ils tachent le linge, si on n'y fait pas la plus grande attention. On peut parer à cet inconvénient par l'emploi d'une serviette que je fais porter, pour ma part, à mes malades le jour où elles ont subi quelque traitement local. Le *Pinus canadensis*, tel qu'on le trouvait dans les premiers temps de son emploi était beaucoup plus efficace que celui qu'on trouve aujourd'hui dans le commerce. Pour plusieurs raisons, il est aujourd'hui trop clair et trop liquide, et je suis obligé de le faire évaporer dans un bain de sable jusqu'à consistance de goudron, quand je veux m'en servir ainsi ou dilué dans la glycérine. La glycérine et l'iode sont plus souvent employés que les autres remèdes, et sont applicables à toutes les variétés de maladie utérine. C'est au Dr Sims que nous sommes redevables de l'emploi de la glycérine dans le traitement de ces maladies, et c'est un agent que rien ne peut remplacer. Comme dissolvant ou véhicule, elle est incomparable, et c'est aussi un bon désinfectant. Placée dans le vagin la glycérine en raison de son avidité pour l'eau provoque un abondant écoulement aqueux qui vide les capillaires ; mais elle ne prend que le sérum et ne dépouille pas le sang de ses autres éléments constituants au détriment des forces de la malade. En réalité, l'état général d'une malade anémiée s'améliorera si l'on applique d'une façon continue de la glycérine dans le vagin, bien que l'écoulement puisse devenir beaucoup plus considérable qu'auparavant ; le fait ne peut s'expliquer qu'en admettant que la glycérine arrête la sortie des principes importants du sang. La perte d'albumine dans la leucorrhée est grave, et lorsqu'elle se fait d'une façon continue, elle constitue un facteur important de l'anémie. Si donc il est vrai que la glycérine n'attire que la portion aqueuse du sang et peut empêcher la sortie de l'albumine et des autres principes constitutifs, sa valeur comme pansement ne peut être contestée. Elle a également la même propriété que l'eau chaude, quoiqu'à un moindre degré : elle excite la contraction capillaire, car toute surface qui a été longtemps en contact avec la glycérine se ride et prend une apparence blanchâtre.

Après tout traitement local, j'ai l'habitude de laisser dans le vagin un morceau d'ouate imbibé de glycérine auquel on attache un fil, de telle sorte que la malade puisse l'enlever au bout de quelques heures, quand il est sec et irritant. La ouate a été préconisée par Sims comme le véhicule de la glycérine dans ce cas, et elle est en usage depuis quinze ou dix-huit ans. Dernièrement je me suis servi d'une substance préférable, une sorte d'étoupe, préparée pour le drainage des plaies chirurgicales. Depuis plusieurs années, je cherchais à remplacer le coton; car cette substance au bout de quelques heures se pelotonne, quelque soin qu'on ait pris, au moment de son introduction, de l'étendre bien à plat sur la base de la vessie. Si la malade oublie de la retirer, dès qu'elle est dans cet état, elle produit une vive irritation. Il faut bien étendre et presser fortement entre les mains un petit plumasseau d'étoupe, de façon à ce qu'il n'ait pas plus d'épaisseur que quelques feuilles de papier, et on ne doit pas lui donner plus de 6 centimètres de long et un peu moins de largeur. Pour qu'on puisse le retirer, on attachera en son milieu un petit bout de fil, en ayant soin de ne pas le serrer de façon à ce que le tampon reste bien à plat. Si l'on verse alors la glycérine, et qu'on comprime entre les doigts, l'étoupe ainsi préparée absorbera plus de liquide qu'un tampon de coton de même dimension ne pourrait le faire. Si on vient alors à l'étendre sur la paroi antérieure du vagin, elle occupera moins de place que le coton et demeurera parfaitement à plat jusqu'à ce qu'on l'enlève. Quand elle est sèche, l'étoupe semble dure et paraît la substance la moins propre à remplir notre but, mais, lorsqu'elle est imbibée de glycérine, elle devient aussi souple qu'une éponge mouillée. Pour le drainage chirurgical, c'est une substance sans égale ; saturée de goudron, elle est antiseptique et peut demeurer dans le vagin, exempte de toute odeur, beaucoup plus longtemps que le coton.

La glycérine doit toujours être de première qualité et achetée chez un fournisseur digne de confiance, car l'article impur, dont on fait usage dans le commerce, est souvent substitué à la glycérine de bonne qualité à cause de son prix moins élevé, et son emploi détermine fréquemment une vaginite aussi intense que celle que produit la blennorragie.

Emploi de l'iode.

L'iode a fait ses preuves ; c'est un excellent médicament, et c'est un de ceux dont le pouvoir ne s'affaiblit pas à la longue. Ce n'est pas seulement un stimulant local diminuant la congestion, c'est encore un altérant à effet sûr, et un bon excitant de la contraction utérine. Il détermine promptement une contraction des vaisseaux sanguins qui se trouvent dans la sphère de son action, et son effet stimulant sur l'absorption est bien connu. De tous les remèdes appliqués à l'intérieur de la cavité utérine, c'est l'iode qui entrera le premier dans la circulation générale, et il peut être décelé par sa saveur au bout d'un espace de temps extraordinairement court ; il n'agit donc pas seulement d'une façon locale, mais encore exerce une action altérante générale sur la nutrition. Il ne faut pas se borner à l'appliquer dans la cavité utérine, il faut encore le plus souvent badigeonner toute la surface vaginale, et particulièrement toute la région où le toucher vaginal aura révélé de la sensibilité. Quand l'iode est appliqué largement sur une surface exposée à l'air, il produit souvent de la vésication et une grande douleur ; il faut donc bien prendre soin qu'il ne vienne pas au contact de la partie extérieure du vagin ; si par hasard cet accident se produisait, il faudrait enduire la surface touchée de glycérine qui ne tardera pas à faire disparaitre la sensation de brûlure. La teinture d'iode officinale a été pendant longtemps en usage dans le traitement des maladies utérines, mais elle était inconstante et on n'avait guère à se louer de cet agent jusqu'au jour où fut mise en usage la préparation connue, sous le nom *d'iode de Churchill*. C'est au Dr Churchill, de Dublin, qu'on doit cette préparation qui doit être une teinture d'iode saturée. Les proportions de la formule primitive ont été légèrement modifiées depuis pour empêcher le dépôt d'iode qui se produisait quand l'alcool était évaporé. La préparation en usage aujourd'hui renferme 48 grammes d'iode, 52 grammes d'iodure de potassium et 30 grammes d'alcool.

Emploi de l'applicateur.

Sauf dans les cas où l'utérus a été antérieurement dilaté, il sera nécessaire de faire usage de l'applicateur (voy. pag. 45) pour l'introduction des liquides dans la cavité utérine. On doit façonner entre les doigts un petit morceau de coton à longues fibres de façon à lui donner une forme triangulaire, avec aussi peu d'épaisseur que possible, et environ 8 centimètres de longueur. On enroulera le coton autour de l'applicateur en commençant par un des angles du triangle, et on serrera en appuyant fortement avec les doigts. Il est nécessaire de se renseigner, au moyen de la sonde utérine, sur la courbe exacte et la direction du canal utérin et il vaut mieux pour cette opération faire placer la malade sur le côté gauche, le col bien en vue. Lorsqu'on a conformé la courbure de l'applicateur à celle du canal utérin obtenu par la sonde, il faut tremper le coton dans le liquide, et tandis que le col est fixé d'une main par le ténaculum, on pousse l'instrument jusqu'au fond de l'utérus sans changer la position de la malade. Il faut apporter à l'introduction de la sonde tout le soin qu'on apporte en chirurgie à explorer le trajet d'une plaie. Si l'importance de cette précaution était plus généralement connue, on verrait moins de cellulites après l'emploi de la sonde. Si on fait d'abord l'examen digital pendant que la malade est dans le décubitus dorsal, la sonde est excellente pour contrôler l'impression fournie par le doigt sur la position de l'utérus. Il faut alors lui donner une courbure en rapport avec la courbe supposée du canal, ou la direction de l'utérus, et l'introduire avec assez de précaution pour pouvoir apprécier exactement l'existence d'une déviation. Dès qu'on constate cette déviation ou qu'on sent quelque obstacle, il ne faut pas forcer, mais retirer l'instrument et en modifier la courbure jusqu'à ce qu'on puisse atteindre le fond sans difficulté. Quand la sonde est maniée avec soin et patience, il est rare qu'on trouve un obstacle dans la cavité utérine qui ne puisse être bientôt surmonté si on connait la véritable direction du canal.

Ce n'est pas un détail à négliger que de donner à l'applicateur une courbure conforme à celle du canal. C'est en vérité très essentiel, car lorsqu'on ne prend pas ce soin il peut se produire une hémorragie qui sera tout au moins assez abondante pour neutraliser l'effet du remède appliqué. Lors même qu'il ne devrait résulter de l'emploi de l'applicateur d'autre inconvénient qu'une souffrance infligée à la malade, il faudrait encore prendre les précautions les plus minutieuses, et l'on reconnaîtra, lorsqu'on aura quelque expérience, qu'une application à l'intérieur de l'utérus peut se faire sans qu'il en résulte le moindre trouble.

Si les circonstances l'indiquent, et cela se présente souvent, on abandonnera le coton dans la cavité, en ayant soin d'en laisser pendre une portion au dehors de l'orifice, on peut sans crainte le laisser ainsi, car il ne causera aucune gêne et tombera de lui-même au bout de quelques heures. Pour permettre au coton de glisser de l'applicateur, il faut seulement après qu'on l'a enroulé en serrant, le maintenir entre les doigts et faire tourner l'instrument en sens opposé. De la sorte le coton n'adhère pas à l'applicateur, et lorsqu'on l'a introduit jusqu'au fond de l'utérus, il y reste généralement quand on retire l'instrument ; s'il n'en était pas ainsi, la pression avec l'index ou une paire de pinces sur le coton à l'orifice externe suffirait pour le dégager. L'avantage de ce procédé est double : on peut faire une application plus complète et plus prolongée d'iode par exemple, en laissant plus longtemps l'agent thérapeutique en contact avec la surface malade, et en même temps la présence d'un corps étranger dans sa cavité excite l'utérus à la contraction. Cette méthode convient aussi à l'introduction du persulfate sec de fer, de l'oxyde de zinc, de l'alun et des autres substances pulvérisées dont l'emploi alterne avec celui de l'iode. Avant d'opérer la manœuvre qui détache le coton de l'applicateur, il faudra le mouiller de façon que si on le plonge dans des substances en poudre, il puisse en retenir une quantité suffisante. Quand on se sert de substances pulvérisées il est encore plus important, au point de vue de l'efficacité de l'application, de laisser le coton à demeure que lorsqu'on fait agir des substances liquides.

Comme dans les écoulements chez l'homme, la présence ou la pression d'un corps étranger dans la cavité est ici d'un heureux effet ; non seulement l'écoulement en est diminué mais encore l'organe est excité à la contraction, et les vaisseaux reprennent leur contractilité.

Il m'a paru que les tentes de moelle de tige de blé telles que les prépare le Dr Goldsmith, de Géorgie, réussissent bien à dilater le canal. Le docteur a eu la bonté de m'en envoyer un certain nombre qu'il avait préparées de ses mains, mais j'ai éprouvé une déception quand j'ai vu combien était restreinte leur puissance de dilatation. Je découvris plus tard que cela tenait à ce qu'il n'avait employé que la pression des doigts pour comprimer la moelle et faire la tente, procédé insuffisant pour donner à la matière toute sa puissance d'action. Il faut faire tremper la moelle dans de l'eau bouillante tout d'abord, et préparer alors les tentes de la même façon que les tentes-éponges ; il n'y a d'autre différence que l'immersion dans la gomme, qui est inutile ici, étant donné la nature de la substance. On les comprime de même sur une tige d'acier en les entourant d'une ficelle roulée aussi fortement que possible, puis on leur donne les différentes courbures nécessaires, et avant d'enlever la ficelle on les fait sécher. Bien que ces tentes n'aient pas la valeur des tentes-éponges pour la dilatation de la cavité utérine, elles sont bonnes cependant lorsqu'il ne s'agit que d'obtenir par une pression modérée un effet altérant sur la muqueuse utérine. Leur surface unie et sans irrégularités ne blesse pas la membrane interne comme pourrait le faire une tente-éponge, et l'on ne court par suite que peu de risques de septicémie. Comme la moelle se ramollit lentement et reste pendant quelque temps aussi dure et rigide que la tente-éponge, il est toujours prudent de faire garder à la malade le plus entier repos pendant plusieurs heures après l'introduction de la tente. Il est plus difficile pour la même raison de maintenir une pareille tente dans la cavité, et par conséquent il est bon de placer contre le col un tampon d'étoupe ou d'ouate imbibé de glycérine. Il m'a paru qu'une tente de moelle pouvait être chargée d'iode et introduite dans la cavité, et que c'était là une excellente manière de faire agir l'iode.

Dans la pratique hospitalière où j'ai les malades sous ma surveillance, j'emploie depuis longtemps les tentes-éponges pour arriver à diminuer les dimensions de l'utérus lorsqu'il est hypertrophié. Cette pratique m'est personnelle [1], et une longue expérience m'a démontré qu'elle était sans égale lorsqu'on l'employait dans des circonstances favorables. Le but qu'on cherche c'est, en produisant par pression un effet d'altération sur la membrane muqueuse et les tissus épaissis, de faire entrer tout l'organe en contraction et de diminuer la circulation utérine au moyen d'un abondant écoulement aqueux que ce moyen provoque.

Je fais donner un purgatif ou un lavement pour dégager l'intestin le matin d'un jour où le soleil brille, et si les forces de la malade le permettent, je la fais placer au grand air pendant plusieurs heures avant ma visite, car elle aura ensuite à garder la chambre au moins deux jours. C'est toujours un beau jour avec un soleil brillant, et le vent soufflant de toute direction, sauf de l'est, que je choisis pour dilater l'utérus ou pour faire une opération chirurgicale importante. Mes raisons pour agir ainsi sont qu'en pareilles circonstances, je suis moi-même mieux disposé, et surtout que, lorsque le jour est sans nuages, le système nerveux de la malade est plus calme, et sa tolérance beaucoup plus marquée. D'ailleurs l'expérience m'a démontré que lorsque l'état atmosphérique est favorable à un bon fonctionnement de la peau, il y a beaucoup moins de dangers d'infection du sang. J'ai aussi la conviction que la cellulite est bien plus à craindre lorsqu'on fait usage des tentes-éponges un jour où le temps est humide, froid, avec le vent soufflant de l'est, la malade fût-elle exactement confinée à la chambre et protégée du froid.

Comme je choisis toujours un temps propice, et que j'observe toutes les règles que j'ai énumérées sur l'emploi des tentes-éponges, je n'ai pas eu depuis bien longtemps un seul résultat fâcheux dans ma pratique. Si le canal utérin est courbé, je fais choix d'une tente courbe et de la plus grosse qu'il est possible d'introduire sans violence. La malade est alors mise au lit, comme je l'ai dit, et matin et soir on lui administre une injection vaginale d'eau chaude, avec addition d'opium si c'est nécessaire. La première fois, quand même il ne se serait montré aucun phénomène douloureux, je retire la tente au bout de vingt-quatre heures, mais lorsque plusieurs applications

---

[1] Voyez J. Marion Sims, *Uterine Surgery*, p. 65.

ont été faites, je la laisse trente-six ou quarante-huit heures afin de faire bénéficier la malade de la perte aqueuse profuse que détermine la tente. Lorsque la tente est enlevée, je fais coucher la malade sur le dos, un bassin sous elle, et sur mon doigt je glisse la canule d'une seringue de Davidson que je pousse jusqu'au fond, et je donne alors une injection chaude jusqu'à ce que je sente l'utérus se contracter sur mon doigt. Je couche ensuite la malade sur le côté, j'introduis le spéculum, je saisis le col avec le ténaculum, et je l'entoure d'ouate destinée à recevoir le trop-plein de l'iode qu'on va introduire dans la cavité. L'iode peut être soit injectée avec la seringue touchant le fond de l'utérus, soit introduite au moyen de l'applicateur en laissant le coton imbibé dans le canal ; mais il faudra beaucoup plus de coton que lorsque le canal n'est pas dilaté.

En tout cas, il est essentiel que la malade garde le lit vingt-quatre heures après la dilatation de l'utérus et l'application d'iode par ce procédé. Si la douleur dorsale augmentait, s'il apparaissait quelque autre trouble, la malade devrait prolonger son séjour au lit, et la prudence conseillerait d'éviter toute fatigue les jours suivants. A cause du séjour forcé dans la chambre, et pour que la santé de la malade n'ait pas à souffrir de cet état de choses, il ne faut guère faire plus de deux applications de tente par mois, et il faut s'arranger de façon à ce qu'il y ait un intervalle de dix jours au moins entre la dernière application et l'époque menstruelle.

Déjà en 1863, j'injectais la teinture de Fleetwood Churchill dans la cavité utérine afin de provoquer plus fortement la contraction utérine après l'emploi des tentes-éponges.

J'avais remarqué cet effet l'année précédente où je m'étais servi du médicament préparé suivant la formule alors généralement en usage et que le Dr Sims m'avait indiquée d'après Fleetwood Churchill. Vers la fin de l'année, ou dans le commencement de 1864, j'injectais au *Woman's Hospital* l'utérus augmenté de volume d'une jeune femme atteinte d'hypertrophie congestive paludéenne, lorsque l'organe se contracta subitement avec tant de force que le liquide s'échappa en partie de l'utérus et fit issue du vagin comme lancé par une seringue. J'étais assisté alors du Dr John G. Perry, en ce moment chirurgien résident de l'établissement. Son prédécesseur, le Dr G. S. Winston avait été aussi témoin de pareil effet du traitement, quoiqu'à un moindre degré. Personne, avant moi, n'avait adopté cette méthode de traitement pour l'hypertrophie de l'utérus, et personne n'avait encore, à ma connaissance, reconnu à l'iode ce pouvoir de déterminer rapidement la contraction utérine.

J'ai lontemps ignoré qu'un autre que moi ou mes élèves eût employé l'iode en injection utérine pour arrêter les hémorragies. Le Dr Sims[1] décrit cette méthode comme étant celle du Dr Savage, au *Samaritan Hospital* de Londres.

L'injection continue d'eau chaude dans la cavité utérine après dilatation complète du canal pour amener une rapide contraction de l'utérus et pour

---

[1] Marion Sims, *Uterine Surgery.*

modifier la membrane interne est une pratique qui, je crois, m'est entièrement personnelle.

Si l'état de la malade justifie l'emploi des tentes-éponges, et si elle est dans les conditions favorables au traitement, les effets de l'eau chaude seront des plus remarquables. L'action de celle-ci dans la cavité utérine en application directe vaut toujours mieux que l'action indirecte sur le vagin.

Unie à l'action modificatrice qu'exerce la pression de la tente, et à une large application d'iode ensuite, la pratique des injections chaudes exerce une influence plus décisive encore pour tarir la sécrétion excessive des glandes muqueuses que tout autre agent appliqué à l'intérieur de la cavité sans dilatation préalable, à moins que cet agent ne soit de nature à produire une escarre ; dans ce cas, naturellement toute sécrétion cesse. Les bons effets de ce traitement ne se bornent pas aux cas d'ampliation de l'utérus. Il donne des résultats tout aussi bons, peut-être meilleurs encore, quand il n'y a pas ampliation de l'utérus, car alors le mal porte seulement sur le col, ou du moins sur la partie avoisinant l'orifice interne, et située au-dessous de celui-ci. En dilatant complètement le canal dans ces cas, on dégagera la voie, de telle sorte que l'agent thérapeutique pourra porter son action directement sur l'orifice de chaque crypte et sur toutes les parties de la muqueuse. C'est ce qu'on ne peut obtenir par les moyens ordinaires, et c'est ce qui explique les résultats négatifs qu'on observe souvent quand on agit sur un orifice non dilaté.

On ne doit jamais faire d'injection intra-utérine sans dilatation préalable, car les substances les plus douces, les plus inoffensives injectées en ce cas dans le canal utérin causent souvent un degré très marqué de collapsus, de la cellulite, et presque toujours de la douleur. On a supposé que ces accidents devaient être rapportés à la pénétration partielle du liquide dans la trompe de Fallope, et par suite à son contact avec le péritoine. Cette explication n'est qu'une vue théorique, car l'expérience nous apprend que le péritoine n'est pas aussi susceptible pour d'autres substances : mais le fait n'en est pas moins établi que la péritonite se montre presque constamment dans ces circonstances. Ce qui prouve qu'il n'est pas nécessaire qu'une partie du liquide s'échappe au travers des trompes de Fallope pour que cette grave complication apparaisse, c'est le cas de mort subite qui se produisit dans une ville de l'Ouest chez une jeune femme en pleine santé ; la mort survint accompagnée seulement de quelques symptômes convulsifs après l'injection d'une petite quantité d'iode de Churchill dans la cavité utérine non dilatée. Dans ce cas, m'a-t-on dit, l'autopsie montra qu'aucune goutte d'iode n'avait pénétré ni dans les trompes de Fallope ni dans les sinus utérins, et il faut chercher l'explication de la mort dans quelque action portant sur le système nerveux et empêchant toute réaction au choc subi. Dans notre ignorance il faut nous contenter du fait pratique, solidement établi, que lorsque le canal est assez dilaté pour permettre la libre circulation du liquide, on peut faire l'injection sans crainte et on en retire du bénéfice. De tous les moyens inventés pour faciliter l'injection dans le canal utérin, il n'en est pas un seul qui puisse donner la sécurité quand le canal n'est pas dilaté.

Mon vieil ami, le Dr J. C. Nott, qui avait une grande habitude des injections utérines, inventa une excellente canule à injection. Il y a quelques années, quand j'étais chargé du service au *Woman's Hospital*, le Dr Nott, qui occupait l'emploi de chirurgien assistant, avait à cœur de démontrer tous les avantages de cette méthode de traitement. Son service se composait d'une vingtaine de lits, et une semaine, environ quinze de ses malades furent prises de cellulite. Heureusement aucune ne succomba, mais plusieurs furent gravement malades et durent séjourner deux ans et plus à l'hôpital avant d'être remises des suites de cet accident. Le docteur avait été particulièrement heureux dans sa clientèle, mais cette expérience lui fit abandonner sa méthode de traitement.

La vésication sur le col pourra être parfois un bon adjuvant au traitement. Elle est surtout indiquée quand l'utérus tout entier est atteint d'hypertrophie, et en particulier quand le col est induré. La vésication provoque une abondante perte aqueuse, qui diminue la congestion, et excite l'organe à la contraction. Quand le col est induré, la vésication donne de bons résultats à cause de son effet révulsif, mais on ne pourra compter sur elle si la muqueuse cervicale est détruite par l'usage prolongé du nitrate d'argent ou des autres caustiques. Dans ces circonstances il faudra recourir à un procédé chirurgical que nous ferons connaître dans la suite.

Il y a quelques années j'avais l'habitude de faire la vésication du col au collodion, mais j'y ai renoncé, car on ne pouvait ainsi limiter l'action au col seul. La cantharide en solution dans un liquide volatile comme l'éther produira souvent la vésication de tout le vagin. Tout récemment j'ai trouvé dans le commerce une solution de cantharides dans l'acide acétique qui a rempli entièrement mon but, car l'action peut être renfermée dans les plus étroites limites, ce qui est justement le but à atteindre.

Il faut d'abord vider l'intestin, de telle façon que la malade n'ait pas à se lever d'un jour ou deux. Lorsqu'on procède à la vésication, on fait coucher la malade sur le côté gauche, et on découvre le col au moyen du spéculum de Sims. J'ai l'habitude d'attirer légèrement le col en avant avec le ténaculum, et je l'enveloppe alors surtout à sa partie inférieure avec un peu de coton porté sur une pince, de telle façon que le liquide ne coule pas sur la surface du vagin. Le liquide vésicant peut ensuite être appliqué au moyen d'un pinceau en poils de chameau, ou d'un petit morceau de coton monté sur une tige en bois. Lorsqu'il faut produire une action énergique, on peut badigeonner la surface jusqu'à ce qu'elle prenne une coloration rouge. On pourra laisser sécher un instant quand la surface entière sera ridée, et pendant quelque temps les dimensions du col seront diminuées. Il faut laisser la malade au repos dans son lit, et se garder de faire des injections pendant deux ou trois jours jusqu'à ce qu'apparaisse un écoulement abondant. Il est rare qu'il se produise de la rachialgie ou un écoulement avant vingt-quatre heures, et quand la malade garde le décubitus dorsal la rachialgie peut être évitée. Au bout de cinq jours les parties se cicatriseront rapidement sous l'influence d'injections froides faites matin et soir, avec addition d'un peu de savon de Castille. Après l'injection du matin on devra placer et laisser toute la journée sur les surfaces à vif un petit tampon d'étoupe imbibée de glycérine, qu'on enlèvera au moyen de la ficelle qu'il porte, lorsqu'il deviendra gênant. Quand tout le col a été vésiqué, il faut que la malade garde le lit cinq ou six jours, et tant que l'écoulement persiste, elle ne doit pas s'exposer au froid ou courir le risque d'une fatigue. Lorsque le remède est appliqué suivant les règles que nous avons énoncées l'épithélium seul tombe, et la surface entière guérit en sept ou huit jours, quoiqu'elle puisse quelques jours encore garder une coloration plus foncée qu'à l'état normal.

Lorsqu'on applique le liquide, il est utile de glisser un peu de coton dans l'orifice pour empêcher toute pénétration dans le canal ; il est surtout bon d'agir ainsi quand l'orifice est anormalement petit. J'ai surveillé avec attention les suites de l'opération, et jamais je n'ai vu qu'il s'ensuivit un rétrécissement de l'orifice. Mais parfois il se produira une vive douleur et surtout de la rachialgie, quand le liquide aura pu pénétrer dans le canal dont l'orifice est resserré. Quand l'écoulement est abondant, et l'orifice bien ouvert, je fais quelquefois avec intention pénétrer le liquide dans le canal afin de modifier la surface muqueuse et ses glandes ; j'ai quelquefois obtenu de bons résultats de cette pratique, mais elle est plus douloureuse que la vésication du col seul.

Il y a certains points qu'on ne doit jamais perdre de vue quand il s'agit du traitement local et sur lesquels j'appellerai encore l'attention. Il faut toujours craindre la cellulite dans le traitement des maladies utérines, et si cette affection résulte souvent du froid ou de toute autre cause elle a fréquemment aussi pour point de départ la négligence du médecin.

Il ne faut jamais introduire la sonde ou une tente-éponge, ou faire une application quelconque dans la cavité utérine, s'il existe le plus léger indice de cellulite. On ne doit jamais tenter de corriger un déplacement s'il existe de la cellulite, ou si le doigt révèle une sensibilité à la pression attribuable à l'inflammation. Mais il faut discerner entre un état d'hyperesthésie qui peut se rencontrer chez les femmes anémiques et hystériques, et l'inflammation vraie, puisqu'une erreur de diagnostic, encore qu'elle n'entraine le plus souvent qu'une perte de temps, peut parfois causer la mort de la malade. Il est donc préférable dans tous les cas où il y a doute de donner à la malade le bénéfice d'un traitement préparatoire.

Lorsqu'on a fait une application dans la cavité utérine, il faut toujours prescrire le repos au lit, et cela surtout quand il s'agit d'une première application. Il est aussi prudent de suivre la même règle quand on a réduit un déplacement de l'utérus pour la première fois ; et, lorsque la douleur a été vive et que l'opération a été laborieuse, j'insiste pour que la malade garde le lit jusqu'à ce que toute crainte de danger ait disparu. Dans ma maison de santé particulière, il est de règle que toute malade se couche après une application quelconque dans la cavité utérine, une couverture sur la partie inférieure du corps, et les pieds tenus au chaud. Dans mon cabinet, je garde souvent les malades du dehors plusieurs heures par prudence, et quand je juge qu'il faut le faire, je les retiens jusqu'au lendemain ou plus longtemps.

Quand on a pratiqué une opération, ou fait quelque application sur l'utérus, suffisamment sérieuse pour qu'il soit prudent de prescrire le lit à la malade, et elle ne doit pas se mettre debout, il faut la porter dans son lit bien bassiné, avec une boule d'eau chaude disposée à ses pieds. Tant que les pieds sont maintenus chauds, il y a peu de danger de cellulite. La malade ne doit jamais mettre les pieds hors du lit tant qu'elle y est confinée. Si elle ne peut uriner dans le bassin, on doit recourir au cathétérisme. L'acte imprudent que commettent si souvent inconsciemment les femmes, de se lever pieds nus, peut entraîner une cellulite : il suffit pour cela d'un instant, si court qu'il soit, de refroidissement des pieds. Cette imprudence a causé aux femmes plus de maladies que toutes les autres qu'elles pourraient commettre ; et à ma connaissance plusieurs cas de mort sont survenus, dus à des abcès pelviens qui ne reconnaissaient pas d'autre cause que l'infraction aux précautions prescrites. Quelque vulgaires et inutiles que puissent paraître ces détails, leur importance n'est pas exagérée, car l'expérience m'a appris que c'est dans l'observation minutieuse de toutes les précautions que réside le secret de l'immunité aux complications, le succès du traitement.

Avant de terminer cette partie du sujet, récapitulons brièvement les principes qui doivent nous guider dans l'emploi des moyens locaux du traitement gynécologique. *La première chose à faire, c'est de rendre leur contractilité aux vaisseaux pelviens et de placer l'utérus dans la position qui apportera le moins d'obstacle à la circulation.* On arrive au premier résultat cherché par l'usage fréquent des injections d'eau chaude administrées dans la position favorable. Ces injections feront contracter les vaisseaux que l'influence de la pesanteur aura déjà débarrassés quelque peu de leur trop-plein. On arrive au second, au moyen d'un pessaire construit de façon à répondre aux exigences de chaque cas. Les pessaires cependant doivent être proscrits quand il existe de la cellulite, ou quand la position et l'état de l'utérus indiquent l'urgence d'un traitement préparatoire, car pour les pessaires comme pour les attelles à fracture, il existe une manière particulière de faire l'application, et un moment favorable à saisir. Tous les autres moyens de traitement local doivent être employés à titre d'adjuvants ; il faut réduire le calibre vasculaire, diminuer la sécrétion trop abondante en améliorant la nutrition, et en rendant à la circulation son équilibre. Il faut bien distinguer entre la cause et l'effet, et se bien pénétrer de cette idée que, règle générale, l'état local n'est que l'expression de l'état général, et qu'il ne s'améliorera pas d'une façon durable si du même coup nous n'améliorons l'état général par un traitement constitutionnel minutieux et bien réglé.

Les organes génitaux de la femme ont été doués d'un degré de tolérance que ne possèdent pas ceux de l'homme ; la femme ainsi favorisée est en meilleure situation pour supporter les dangers de la grossesse. Mais parmi tous les médecins qui se chargent de traiter les maladies de la femme, il en est peu qui veuillent admettre que cette tolérance a des limites. Il n'est pas de partie du corps qui ait eu plus à souffrir du zèle exagéré de praticiens ignorants, et de la négligence d'autres médecins qui ne sont pas des ignorants, mais qui omettent de pratiquer l'examen aussi complètement qu'il est nécessaire pour obtenir un succès complet dans le traitement. Sous prétexte de chirurgie, l'utérus a été malmené d'une façon que ne supporterait aucune autre partie du corps. La cavité a été, et est encore, le réceptacle d'agents si nuisibles qu'il est difficile de comprendre comment leurs fâcheux effets ont pu passer inaperçus. Mais nous avons, je crois, dépassé l'âge héroïque, et le traitement gynécologique doit maintenant être soumis aux mêmes règles rationnelles que toutes les autres branches de la médecine, et pour tout dire en un mot, ayons « le sens commun », comme on dit dans ce pays.

CHAPITRE IX

OVULATION ET MENSTRUATION

Innervation des ovaires. — Puberté. — L'utérus n'est pas l'organe dominant de la femme. — La menstruation n'est pas toujours due à l'ovulation. — Désintégration de la muqueuse utérine pendant la menstruation. — Cause qui détermine la précocité ou le retard de la menstruation — Tableau I, montrant l'âge de la première menstruation chez les femmes non mariées, stériles, fécondes, et indiquant la régularité ou l'irrégularité de la menstruation. — Tableau II, donnant le tant pour cent des femmes réglées à un certain âge. — Tableau III, donnant le tant pour cent par rapport à l'irrégularité ou à la régularité. — Tableau IV, donnant l'analyse des menstruations régulières. — Tableau V. La douleur menstruelle dans ses rapports avec la santé, les maladies et la stérilité. — Tableau VI, indiquant la fréquence de la douleur pendant la menstruation à chaque âge de la vie menstruelle. — Tableau VII, donnant une idée plus complète de cette relation. — Tableau VIII. Douleur menstruelle dans toutes les conditions. — Tableau IX, indiquant la durée moyenne des règles. — Tableau X, montrant la durée du flux dans ses rapports avec les circonstances de la première menstruation. — Tableau XI. Modifications de la durée des règles à la fin de la vie menstruelle. — Tableau XII. Modifications dans la quantité et la durée des règles.

Les ovaires sont innervés par le plexus solaire qui fait partie du système ganglionnaire ou sympathique; ce système préside aux fonctions végétatives de tout l'organisme.

A un certain âge, la nutrition reçoit une excitation par suite de l'influence nouvelle émise par les ovaires, et tout l'organisme de la femme éprouve un rapide accroissement. L'état de fille fait place à l'état de femme quand les ovaires atteignent leur plein développement, et cette époque s'appelle la puberté. Ce passage est marqué à l'état normal par un écoulement de sang hors de l'utérus. Cet écoulement s'appelle le flux menstruel, et il reparait à intervalles réguliers jusqu'à un certain moment du milieu de la vie où il disparait pour toujours et où les ovaires atrophiés cessent de jouer un rôle important dans l'économie.

Pendant la vie menstruelle, l'influence de l'ovaire, à l'état normal, domine tout l'organisme. Par l'intermédiaire du système sympathique il exerce un rôle important dans l'organisme, tout comme le volant ou le régulateur agit dans une machine bien construite en réglant la puissance et la vitesse.

Les ovaires sont chez la femme l'organe ovulaire. Les ovules ou germes existent en grand nombre dans chaque ovaire, ils sont contenus dans les ovisacs appelés follicules de Graaf. A mesure que sa maturité progresse, l'ovisac ou follicule devient plus vasculaire, et s'hypertrophie par suite de l'accumulation dans sa cavité d'un liquide séreux. Il se rapproche de la surface de l'ovaire et vient y faire enfin saillie. Au temps voulu il se rompt, et l'ovule qui s'échappe est saisi par l'extrémité frangée de l'oviducte ou conduit de Fallope, et chemine le long de ce canal jusqu'à la cavité utérine. Dans les circonstances favorables il peut recevoir l'imprégnation dans une partie quelconque de son trajet, et même dans l'ovaire ; il y aura dans ce cas ce qu'on appelle une grossesse extra-utérine.

On s'imaginait autrefois que l'utérus exerçait en tout temps, pendant la vie menstruelle, la plus grande influence sur l'économie de la femme ; mais on sait aujourd'hui que l'utérus et toutes les autres parties des organes génitaux ne sont à l'état normal que des annexes, pour ainsi dire, des ovaires. Pendant la grossesse, l'utérus devient prédominant, les ovaires étant momentanément au repos. C'est un fait bien connu que les ovaires ont rarement leur entier développement quand l'utérus et le vagin manquent, mais jamais l'utérus n'acquiert ses dimensions normales si les ovaires ne se développent pas. Si, pour quelque raison, dans l'âge avancé, l'atrophie des deux ovaires survient, leur fonction s'amoindrissant, l'utérus perd ses dimensions et son importance.

La menstruation n'est pas toujours due à l'ovulation.

Plusieurs auteurs pensent que la menstruation est toujours sous la dépendance de l'ovulation, mais de récentes observations établissent que cela n'est pas exact. Le sujet est enveloppé d'obscurité, à cause de la difficulté qu'il y a à faire sur la femme les observations indispensables, et si jamais il s'éclaircit, ce sera par l'étude de l'ovulation chez les femelles des espèces qui se rapprochent le plus de l'homme.

Un point pourtant est mis hors de doute, c'est que la première menstruation dépend du développement complet et définitif de l'ovaire. En d'autres termes, la vie menstruelle ne commence que quand les ovaires sont développés autant que faire se peut, étant donné les forces individuelles, et sont arrivés au type physiologique.

Il y a fréquemment une coïncidence entre l'ovulation et l'apparition du flux menstruel. Mais il est certain que les règles peuvent avoir lieu sans rupture d'un follicule de Graaf, car les ovules se développent dès le tout jeune âge, pendant la lactation, et même dans l'arrière-vie alors que le flux menstruel a disparu. Les exemples ne sont pas rares d'une conception se faisant avant l'apparition du flux menstruel, et on a vu des grossesses successives se produire en l'absence de flux cataménial. J'ai vu moi-même une femme mettre au monde deux enfants à dix-huit ans, avant l'apparition de sa première période menstruelle. Je donne aussi mes soins à trois malades qui ont conçu alors que leurs règles avaient depuis longtemps fait défaut à la suite d'une grossesse antérieure : l'une fit une fausse couche ; les deux autres atteignirent le terme. On a même noté le phénomène de l'ovulation au cours d'une grossesse.

Le Dr Rodsévich, médecin russe, rapporte le fait suivant[1] :

La veuve d'un paysan du district de Nijni-Novgorod fut réglée pour la première fois à trente-six ans. Elle eut son premier rapport sexuel à quinze ans, avant d'être réglée. Depuis ce temps et pendant son mariage, elle fut toujours ou enceinte ou nourrice, sans voir jamais ses règles. Son mari mourut alors qu'elle avait trente-six ans, et depuis ce jour elle a été réglée chaque mois très régulièrement. Sa seconde, sa quatrième et sa huitième grossesse furent doubles, de sorte qu'elle eut seize enfants.

Le D[r] Wm. B. Hazard, rédacteur en chef du *Clinical Record*, rapproche de ce fait l'observation d'une malade qu'il a soigné et qui eut cinq enfants en dix ans sans avoir jamais été réglée pendant ce temps.

Nous ignorons quel temps il faut à l'ovule pour arriver dans l'utérus à partir du moment où il est dans l'oviducte. Mais ou l'ovule possède un degré de vitalité remarquable, ou il ne pénètre pas dans l'utérus avant l'apparition des règles. Car c'est un fait bien établi que la conception peut se produire à tout moment dans l'intervalle de deux menstruations, quoique d'ordinaire elle se produise peu après la cessation du flux. La conclusion naturelle à en tirer c'est que l'imprégnation se fait souvent avant les règles, ou que l'œuf ne pénètre pas dans la cavité utérine avant la cessation du flux. On ne peut s'expliquer autrement la fécondité si commune chez les juives. Je tiens de quelques-unes de mes clientes appartenant à cette religion qu'une femme est considérée comme impure cinq jours avant ses règles et une semaine après, et que la loi religieusement observée lui interdit tout rapport avec son mari pendant ce temps. Je ne possède pas les données nécessaires pour prouver mon assertion, mais mon impression est que la durée moyenne de la menstruation est peut être plus longue chez les juives que chez les autres femmes. Je sais que la loi est généralement observée, et c'est la connaissance de ce fait qui me conduisit à faire une enquête chez une dame dont les règles duraient toujours une semaine et qui était mère de nombreux enfants. Elle venait me demander mes soins pour une prolongation excessive de ses règles qui duraient alors depuis dix jours. Elle m'assurait qu'elle observait scrupuleusement la loi de sa religion, et elle conçut encore trois fois à ma connaissance durant les six jours seuls où elle pouvait dans le mois avoir des rapports avec son mari. Elle devint donc enceinte entre le dix-septième et le vingt-troisième jour à dater du commencement de ses règles, ou entre le onzième et le cinquième jour avant l'apparition de la période suivante.

Les rapports entre l'apparition de l'ovulation et celle des règles ont été récemment étudiés par Slaviansky et d'autres auteurs. Il résulte de leurs observations qu'après la puberté les deux processus sont distincts.

[La question des rapports de l'ovulation avec la menstruation est loin d'être aussi résolue que semble l'admettre Emmet. Comme on le sait, c'est

---

[1] *Saint Louis Clinical Record*, mai 1879; *Vratschenya Vedomosti.*

Négrier [1], d'Angers, qui le premier exposa d'une façon scientifique la doctrine de l'ovulation dans ses rapports avec la menstruation et la fécondation, doctrine qu'il appuya sur des faits bien observés. Dès 1827, il professait dans ses cours qu'une vésicule ovarienne se rompt chaque mois chez la femme nubile. La théorie ne rencontra pas l'adhésion de ses contemporains et fut même combattue par plusieurs, notamment par Raciborski en 1841. Mais peu à peu ses idées s'établirent solidement, et elles sont aujourd'hui généralement admises. Cependant, depuis une dizaine d'années une réaction se produit, et tout est remis en question : un certain nombre d'auteurs, s'appuyant sur des faits rigoureusement observés, nient toute corrélation entre l'ovulation et la menstruation. Pour eux, l'ovulation peut se produire sans menstruation, et la menstruation sans ovulation. Examinons rapidement les faits qu'ils invoquent en faveur de leur opinion.

De Sinéty [2], faisant l'autopsie d'une phtisique non réglée depuis six mois, trouva un énorme follicule qui venait de se rompre.

Léopold [3], dans un Mémoire très important basé sur l'examen des ovaires de vingt-neuf femmes mortes subitement ou de maladies aiguës, ou à la suite de la castration, montre que malgré l'absence de menstruation il peut y avoir formation d'un corps jaune typique correspondant à l'époque où aurait dû paraître la menstruation. Pour lui, la menstruation est un phénomène passif dont le point de départ est non la maturation périodique des follicules, mais le développement incessant des ovules et des follicules.

Le professeur Gubler a rapporté l'observation d'une jeune fille, morte de méningite aiguë, n'ayant jamais été réglée et chez laquelle on trouva les deux ovaires bien développés et portant des cicatrices, onze sur l'ovaire gauche, et six sur l'ovaire droit.

Il n'est pas très rare de voir des femmes qui deviennent enceintes pendant l'allaitement, avant que les règles se soient montrées de nouveau. On a aussi cité des cas de grossesse après la ménopause. Enfin on a rapporté des cas de grossesse pendant une aménorrhée qui durait depuis un temps plus ou moins long et chez des femmes qui n'avaient jamais été réglées ; on en trouvera un certain nombre de cas réunis dans la thèse de Petit [4]. Nous-même venons d'accoucher une jeune femme de vingt et un ans, fort bien constituée et vigoureuse qui n'a jamais été réglée.

D'autre part, un certain nombre d'auteurs, parmi lesquels on peut citer : Kölliker, Giraudet [5], Coste, Beigel [6], Ashwell, Pajet et Léopold, ont publié

[1] Négrier, *Recherches anatomiques et physiologiques sur les ovaires dans l'espèce humaine, considérés spécialement sous le rapport de leur influence dans la menstruation*, 1840.

[2] De Sinéty, *Note sur l'indépendance qui peut exister entre l'ovulation et la menstruation* (Soc. de biologie, 2 déc. 1876, et *Gaz. med.*, 1876).

[3] Léopold, *Neue Untersuchungen über Menstruation und Ovulation. Anatomischer Theil* (*Archiv für Gynæk.*, B. XXI, H. 3).

[4] Petit (A.), *De la conception au cours de l'aménorrhée*. Paris, 1883.

[5] Giraudet, *De la valeur des théories dans l'explication des causes de la menstruation* (*Gazette des hôpitaux*, 1858).

[6] Beigel (Herman), *Ueber das Verhaltniss der Menstruation zur Ovulation* (*Weiner med. Wochenschrift*, 1873, n° 27).

des faits dans lesquels la menstruation avait été régulière et où à l'autopsie on ne trouva pas dans les ovaires un seul corps jaune récent correspondant à la dernière menstruation. De Sinéty [1] rapporte l'observation d'une hystérique de la Salpétrière, réglée deux mois avant sa mort et sur les ovaires de laquelle on ne trouva pas de cicatrice ; de plus la menstruation était imminente ainsi que l'indiquait l'état de la muqueuse utérine et il n'y avait pas de follicule mûr ou en train de mûrir.

Un certain nombre d'observations dans lesquelles la menstruation persista après une ovariotomie double ont été publiées par Reeves Jackson [2], Spencer Wells, Stohrer, Goodman [3], etc. Dans ces cas, ce ne sont pas des hémorragies plus ou moins abondantes et revenant irrégulièrement, qui se sont produites, mais bien de véritables règles présentant les caractères d'abondance, de durée, de régularité qu'elles avaient avant l'opération.

Les auteurs qui admettent la théorie de Négrier s'appuient sur deux ordres de faits pour réfuter l'opinion de Léopold et de de Sinéty :

1° La fonction ne s'établit pas chez les femmes qui congénitalement sont privées d'ovaires ; en un mot la stérilité est le résultat constant de l'absence des ovaires. Sans ovaire, pas de menstruation, comme dit le professeur Mathias Duval [4] ;

2° La menstruation cesse aussitôt que les ovaires ont été détruits par une maladie ou par une opération.

De nombreux faits peuvent être invoqués à l'appui de cette dernière proposition. Le cas de la malade de Percival Pott [5] est bien connu. Pour Puech [6], dans tous les cas où on a dû pratiquer l'extirpation des ovaires, il y a eu absence de menstruation. Kœberlé [7], Péan [8], le professeur Duplay, Le Bec [9] et Terrillon [10] sont d'avis que quand l'ovariotomie double a été pratiquée complètement, la menstruation cesse définitivement. Si, dit Le Bec, après une ovariotomie double la menstruation régulière persiste, c'est qu'il reste dans le pédicule un fragment d'ovaire encore doué de ses fonctions physiologiques. Dans quelques cas, on peut voir se produire de petites hémorragies revenant irrégulièrement, qui ne sont que la conséquence d'une sorte d'habitude de l'économie et qui disparaissent bientôt.

Le cas d'ovariotomie double pratiquée par Terrier, après laquelle les règles

---

[1] De Sinéty, *Soc. de biologie*, 2 déc. 1876.
[2] Reeves Jackson, *The Amer. Journ. of Obst.*, oct. 1876, p. 529. New-York.
[3] Goodman, *Richmond and Louisville Med. Journ.*, déc. 1875.
[4] Mathias Duval, *Nouveau Dictionnaire de médecine et de chirurgie pratiques*, t. XXV, p. 486.
[5] Percival Pott, *Œuvres chirurgicales*, t. I, p. 492. Paris, 1777.
[6] Puech, *Des ovaires et de leurs anomalies*. Paris, 1873.
[7] Kœberlé, *Nouveau Dictionnaire de médecine et de chirurgie pratiques*, t. XXV, p. 595.
[8] Péan, *De l'ablation des tumeurs du ventre considérée dans ses rapports avec la menstruation, les appétits vénériens, la fécondation, l'état de grossesse et l'accouchement (Gazette médicale*, 1880).
[9] Le Bec, *Recherches sur les suites éloignées des opérations d'ovariotomie (Archives gén. de méd.*, 1882).
[10] Terrillon, *Des troubles de la menstruation après les lésions chirurgicales ou traumatiques et après l'ovariotomie (Annales de gynécologie*, sept. 1882).

avaient persisté, oblige cependant à quelque réserve sur ce point ; car de Sinéty, qui le rapporte à la Société de biologie, examina le pédicule du kyste au microscope et n'y trouva aucune parcelle de tissu ovarien.

M. Gallard [1] discute fort savamment tous ces faits, se range résolument du côté de Négrier, et conclut en disant : Sans ovaire il n'y a pas de menstruation. Nous n'oserions être aussi affirmatif et nous pensons qu'en présence des faits de de Sinéty et surtout de Léopold, en présence des observations de plus en plus nombreuses de menstruation après ovariotomie double, il y a lieu de se tenir sur la réserve. Et si on admet que sept ou huit jours après l'ovulation, l'ovule non fécondé disparait, le cas de cette dame juive que cite Emmet, qui conçut trois fois entre le dix-septième et le vingt-troisième jour à dater du commencement de ses règles, viendrait à l'appui de l'opinion de Léopold, qu'à toute période de l'intervalle intermenstruel il peut y avoir rupture d'un follicule et expulsion d'un ovule; et à moins d'admettre que chez cette dame plusieurs ovules arrivaient successivement à maturation chaque mois, il en faut conclure que chez elle il n'y avait pas corrélation entre l'ovulation et la menstruation.]

Il n'entre pas dans mon dessein d'exposer plus au long ce sujet, mais l'étude de certaines modifications qui se produisent à l'intérieur de l'utérus, à ce qu'on croit, pendant la menstruation, est d'une véritable importance pratique.

Désintégration de la muqueuse utérine pendant la menstruation.

Le Dr Tyler Smith fut, je pense, le premier qui attira l'attention sur la désintégration de la muqueuse utérine et sa chute à l'époque de la menstruation. Ses observations furent limitées, mais dans un cas où une femme mourut au cours d'une époque menstruelle, il pratiqua la nécropsie avec l'aide de M. Handfield Jones, et au microscope on ne put trouver trace d'épithélium ou de glandes muqueuses. Les récentes observations du Dr Farre et du Dr Williams, et en Angleterre celles du Dr Aveling, ont confirmé la réalité de cette désintégration. Le Dr Barns père, de Cincinnati, a aussi publié le résultat de ses recherches microscopiques sur le sang menstruel. Il prouve que dans tous les cas qu'il a observés l'exfoliation de la membrane muqueuse existait, même dans les cas non pathologiques. Le Dr Engelmann [2], de Saint-Louis, au contraire, soutient que la muqueuse utérine s'épaissit seulement au cours de la congestion menstruelle, et revient à son état normal quand le flux cesse.

Le Dr Williams [3] regarde le flux menstruel comme un processus incomplet à lui seul, et en fait la dernière étape d'un cycle qui commence à la fin d'une

---

[1] Gallard, *Leçons cliniques sur la menstruation et ses troubles.* Paris, 1885.
[2] Engelmann, *American Journal of Obstetrics*, mai 1875.
[3] *On the structure of the mucous membrane of the uterus and its periodical changes*, by John Williams (*Obstetrical Journal of Great Britain and Ireland*, March 1875).

époque menstruelle, comprend l'évolution de la muqueuse utérine et finit lorsque se termine la période suivante. Il n'y a pas d'intervalle où l'utérus soit en repos, et le processus est à son acmé pendant l'écoulement menstruel alors que la muqueuse utérine est en pleine dégénération graisseuse et en désintégration. Au moment même où la muqueuse va être rejetée, la couche musculaire sous-jacente se prépare activement à la formation d'une nouvelle muqueuse, de telle sorte qu'à parler strictement, l'utérus n'est jamais inactif. La muqueuse utérine se dépouille généralement cellule par cellule ; le processus commence toujours au voisinage de l'orifice interne, et s'étend progressivement d'une part au fond de l'utérus, et de l'autre en profondeur jusqu'à la couche musculaire. Le processus s'accomplit pour la plupart des auteurs en trois ou quatre jours, mais suivant d'autres il faut sept ou huit jours pour son entière évolution. La désintégration ne comprend pas seulement les tissus qui environnent les vaisseaux, mais elle s'attaque aux tuniques vasculaires elles-mêmes, de telle sorte que les vaisseaux s'ouvrent, et qu'une hémorragie se produit. C'est ce qu'Aveling appelle la *dénidation*. On pense aussi que tandis que le processus de destruction se poursuit, une prolifération active s'établit en même temps dans la couche musculaire sous-jacente à la membrane qui sera rejetée. Cette formation de la nouvelle membrane commence aussi à l'orifice interne, s'avance vers le fond de l'utérus et se complète en une semaine. On prétend que la membrane muqueuse nouvelle se forme entièrement aux dépens de la paroi ; il n'y a en effet ni tissu cellulaire ni tissu sous-muqueux : « les fibres musculaires donnent les cellules fusiformes, le tissu conjonctif fournit les cellules rondes, et les groupes de cellules rondes incluses dans les mailles des faisceaux musculaires donnent l'épithélium ». Toute la membrane est recouverte d'un épithélium cylindrique, au bout d'une semaine ; cet épithélium provient pas extension, on le suppose, de l'épithélium du col, et il est probable aussi que les glandes en tubes des parois utérines contribuent à sa formation. « Une différence tranchée entre la muqueuse et la couche musculaire se montre d'abord aux environs du col dix jours environ après la cessation du flux cataménial, et elle se propage graduellement vers le fond de l'utérus qui n'est atteint que peu avant l'époque de l'écoulement menstruel. A ce moment, la membrane est au plus haut degré de développement auquel elle puisse parvenir dans l'utérus non imprégné, et elle se trouve dans un état favorable pour recevoir l'ovule imprégné. C'est la période à laquelle Aveling donne le nom de *nidation*. Il établit que « la menstruation n'est ni une congestion ni une sorte d'érection, mais une désintégration moléculaire de la membrane muqueuse du corps de l'utérus, suivie d'hémorragie ». L'appel de sang vers l'utérus est déterminé alors par le processus actif dont cet organe est le siège, et n'est nullement sous la dépendance d'une congestion. « Le maximum est atteint peu avant l'apparition du flux menstruel. » Quand la dégénérescence graisseuse se fait, le flux baisse subitement ; quand la prolifération se rétablit activement le flux augmente, et ne cesse d'aller en s'accroissant jusqu'à ce que la membrane ait atteint son plein développement ; l'afflux sanguin diminue alors de nouveau brusquement, et les changements décrits se produisent à moins que la conception ne soit effectuée.

Le Dr Aveling[1] définit la *nidation* la formation périodique de la membrane muqueuse du corps de l'utérus qui se développe dans la période intermenstruelle. Il établit que « sans ovaire il ne peut y avoir phénomène de reproduction, et sans reproduction il ne peut y avoir nidation. Ainsi donc la nidation dépend dans son essence de l'ovulation. Mais la vie sexuelle une fois établie, l'existence et la périodicité de la nidation se font avec une indépendance et une individualité dont la réalité est peu connue. »

« La nidation a été comparée à la gestation. La dénidation peut être comparée à la parturition. Lorsque la nidation a atteint son plein développement et qu'il n'est pas survenu d'ovule imprégné pour demander à la membrane qu'elle a formée protection et soutien, la dégénération survient ; les adhérences diminuent, et la membrane est chassée par la contraction utérine parfois d'une seule masse sous forme d'un sac triangulaire, plus souvent par petites portions. Combien de temps dure le processus, c'est ce qu'on n'a pas encore déterminé, mais il s'accomplit probablement en entier pendant une période menstruelle. « L'acte de sa dénidation détermine probablement la menstruation, parce que c'est de la surface de l'utérus, dénudée à la suite de la chute des produits de la nidation, que naît le flux menstruel. » « Le processus de la dénidation est sans aucun doute favorisé par celui de la menstruation. Le flux menstruel détache et balaye hors de l'utérus et du vagin les débris de la membrane, et de cette façon l'acte de la dénidation est rendu plus prompt et plus efficace. »

Le Dr Engelmann diffère d'opinions, et soutient que les déductions du Dr Williams ne sont pas toujours correctes, puisque ses observations n'ont porté que sur des utérus de femmes mortes de maladies qui pouvaient avoir modifié l'état de l'utérus. Le Dr Williams dans un article póstérieur[2] dit : « L'objection théorique que l'on fait à l'opinion que la prétendue muqueuse utérine se renouvelle par la prolifération des couches superficielles de la membrane musculaire repose sur une vue erronée qui considère cette membrane comme un muscle purement et simplement. J'ai démontré dans ce travail qu'elle est bien plus, qu'elle fait en réalité partie de la muqueuse elle-même, et que les termes de membrane muqueuse et musculaire appliqués à l'utérus sont de mauvaises dénominations. » Il prétend à son tour que les observations du Dr Engelmann ne sont pas valables, car elles ne portent sur aucun cas où la femme soit morte pendant la période menstruelle.

« Wyder[3] a fait connaître le résultat de ses travaux sur l'état de la muqueuse utérine pendant la menstruation et donne le résumé des quelques rares renseignements que contient la littérature médicale. Parmi les auteurs qui se sont occupés du même sujet, Möricke et de Sinéty arrivent à des conclusions tout à fait identiques, quoique travaillant à l'insu l'un de l'autre. Les

---

[1] J. H. Aveling, *On Nidation in the Human Female (Obstetrical Journal of Great Britain and Ireland,* July 1874).

[2] Williams. *The mucous Membrane of the Body of the Uterus (Obstetrical Journal of Great Britain and Ireland,* Nov. 1875).

[3] Wyder. *Zeitschr. f. Geb. u. Gyn.,* IX, 1.

travaux de Kundrat, d'Engelmann, de Williams, de Léopold surtout, renferment aussi une étude attentive du sujet.

« Tous ces auteurs estiment qu'il faudrait encore d'autres travaux pour élucider la question. Tous, à l'exception de Möricke et de de Sinéty, pensent que la muqueuse utérine se dépouille de son épithélium et devient semblable à une surface érodée. Williams prétend que ce processus de desquamation s'étend à toute la membrane ; les autres proclament que seules les couches superficielles tombent. Quant à la dégénérescence graisseuse de la muqueuse pendant la menstruation, Williams, Kundrat et Engelmann disent qu'elle est le facteur dominant de l'hémorragie ; Léopold au contraire croit que c'est l'hémorragie qui provoque la dégénérescence ; pour lui l'hémorragie est l'élément primordial, et c'est ce que démontre la dilatation considérable des capillaires et la quantité de sang relativement faible contenue dans les veines de la muqueuse à la période menstruelle. La partie de la muqueuse qui ne tombe pas est en état d'hyperplasie cellulaire, et c'est ce qui nous permet de comprendre comment se fait la restauration du tissu perdu. Suivant Kundrat et Engelman, la membrane dépouillée est analogue à un débris, et suivant l'auteur (Wyder) elle contient beaucoup de cellules interglandulaires, dont plusieurs à noyaux. Les vues de Möricke sur la chute de l'épithélium pendant la menstruation sont résumées dans les propositions suivantes :

« 1° La muqueuse ne disparait ni entièrement ni partiellement, et elle garde son épithélium cylindrique.

« 2° Les cellules interglandulaires ne sont ni augmentées en nombre, ni hypertrophiées ; et la dégénérescence graisseuse n'est que de peu d'étendue.

« 3° Les vaisseaux sont très dilatés, et il se fait des extravasations dans les couches superficielles de la muqueuse. — Ces conclusions sont basées sur des recherches faites sur des sujets vivants à différentes périodes de la menstruation. De Sinéty fait remarquer que la caractéristique du liquide menstruel c'est la présence de globules blancs ou de minces éléments embryonnaires.

[Les recherches de de Sinéty [1] ont porté d'une part sur l'utérus d'un certain nombre de femmes mortes à différentes périodes des règles ; dans ces cas la muqueuse a toujours été trouvée intacte ; d'autre part, les liquides menstruels, aux différents jours de l'écoulement cataménial, ont été recueillis nombre de fois et examinés ; jamais il ne s'est trouvé d'autres éléments que des globules blancs, des cellules pavimenteuses, des éléments embryonnaires. Aussi l'auteur en conclut-il que chez la femme à l'état normal, la muqueuse utérine ne s'élimine pas, même superficiellement, à chaque période menstruelle.]

« Les conclusions de cet auteur d'après ses recherches, d'après l'analyse des cas publiés par Léopold et Williams et aussi d'après une comparaison avec les propositions de Möricke et de de Sinéty sont les suivantes :

« 1° Les couches superficielles de la muqueuse sont éliminées au cours de la menstruation, et quand on vient à les examiner, on les trouve formées de

____

[1] De Sinéty, *Recherches sur la muqueuse utérine pendant la menstruation (Gazette méd. de Paris*, n° 13. — *Soc. de biologie*, 5 mars 1880).

cellules intactes, de cellules brisées et de débris, et dans certains cas de lambeaux muqueux semblables à ceux qu'on trouve dans la dysménorrhée membraneuse.

« 2° L'hémorragie de la menstruation est la cause de cette perte de substance. Les parties subissent la dégénération graisseuse en conséquence de l'hémorragie.

« 3° On trouve en abondance de petites cellules dans les couches superficielle et moyenne de la muqueuse qui subsiste, mais celle-ci ne ressemble en rien à la caduque de la grossesse. Dans les couches profondes, il y a hyperplasie du tissu interglandulaire, ayant évidemment pour objet d'amener la restauration du tissu perdu.

« 4° L'épithélium superficiel qui persiste après que le courant menstruel a balayé les résidus subit la dégénérescence graisseuse. »

Causes qui déterminent la précocité ou le retard de la menstruation.

Le Dr Tilt a dressé un tableau des résultats de ses observations faites dans les différentes parties du monde pour montrer l'âge de la première menstruation sur environ douze mille cinq cent vingt et une femmes. A Calcutta, l'âge moyen est 12 ans 49 ; à Copenhague 16 ans 88, et sur cinq mille deux cent dix-huit Anglaises fournies à ce tableau par différents observateurs, l'âge moyen était 14 ans 92. Sur l'autorité du D^r McDiarmid qui fit partie de l'expédition de Ross au pôle Nord, l'auteur nous apprend que la puberté est fréquemment retardée chez les Esquimaux jusqu'à vingt-trois ans, et chez beaucoup ensuite il n'y a pour toute menstruation que quelques gouttes de sang apparaissant pendant l'été si court. Ce qui résulte clairement d'un pareil tableau, c'est l'influence manifeste du climat sur la précocité ou le retard de la puberté. Mais mon opinion personnelle est que les habitudes de race qui influencent le système nerveux sont les plus importants facteurs dans la détermination de l'époque de la puberté, et que le climat en lui-même a peu d'influence. Les privations et un défaut de développement physique retardent l'apparition de la première époque, tandis qu'un développement anormal de l'élément nerveux hâte toujours la puberté. La civilisation, unie à une vie de luxe, avance incontestablement la puberté, et on verra que les citadines sont plus tôt réglées que les jeunes filles vivant dans la campagne d'une vie plus simple.

Plus de la moitié des femmes que j'ai pu observer eurent leurs premières règles dans les quatre mois qui s'étendent du commencement d'avril à la fin de juillet L'explication qu'on peut donner, c'est que les organes génitaux ont plus d'activité à cette période de l'année qu'à tout autre.

Dans le tableau I, je donne l'âge de la première menstruation de deux mille trois cent trente femmes traitées dans ma clientèle. Elles appartenaient à la classe la plus élevée, et sont presque toutes nées dans ce pays, dans les différentes parties des États-Unis. Dans cette classe intelligente, j'ai pu facilement me procurer les renseignements sur les différents points que je vais présenter sous une forme statistique. Par malheur, je n'ai pu me renseigner également auprès de toutes, de sorte que le nombre des cas diffère un peu dans chaque tableau. Tantôt cela est dû à mon inattention, tantôt à ce que la malade n'a pu donner avec précision le renseignement demandé, et chaque fois qu'il y a eu doute j'ai éliminé le cas. Quand une femme a été menstruée pour la première fois avant ou après la moitié de l'année, j'ai fixé l'âge de la puberté à l'année qui comptait le plus de mois, et afin de m'assurer de l'exactitude de la méthode j'ai additionné avec l'année égalisée les mois formant le surplus pour plusieurs centaines de cas. Pour un si grand nombre, le résultat a été pratiquement le même, et comme il n'existait qu'une légère différence dans la moyenne par l'une ou l'autre méthode, j'ai adopté la méthode susdite comme donnant moins de travail.

TABLEAU I — RÉGULARITÉ DE LA MENSTRUATION

AGE AU MOMENT DE LA PREMIÈRE MENSTRUATION	10	11	12	13	14	15	16	17	18	19	20	21	23	NOMBRE TOTAL	AGE MOYEN DE LA MENSTRUATION	MOYENNE POUR CHAQUE CONDITION
F. non mariées.																
— régulièrement réglées dès le début	1	7	21	55	85	43	35	11	2	2	...	...	..	262	14.16	
— régulièrement réglées dans la suite	...	6	8	16	18	11	9	7	5	1	...	...	...	81	14.31	
— toujours irrégulièrement réglées	2	1	12	9	14	8	7	8	3	2	...	...	...	66	14.36	
Total	3	14	41	80	117	62	51	26	10	5	...	...	...	409	...	14.21
F. stériles																
— régulièrement réglées dès le début	3	11	46	101	109	68	50	33	5	6	...	...	...	432	14.18	
— régulièrement réglées dans la suite	2	7	20	30	25	21	22	8	4	4	...	...	..	144	14.18	
— toujours irrégulièrement réglées	...	1	6	13	15	15	8	5	5	...	...	...	1	69	14.68	
Total	5	19	72	144	150	104	80	46	14	10	...	...	1	643	...	14.23
F. fécondes.																
— régulièrement réglées dès le début	8	33	124	161	235	171	121	70	24	3	2	1	...	976	14.22	
— régulièrement réglées dans la suite	3	11	32	42	49	40	23	21	11	2	1	...	..	235	14.24	
— toujours irrégulièrement réglées	...	4	5	10	20	6	13	5	2	...	...	...	...	65	14.35	
Total	11	48	161	213	324	220	157	96	37	5	3	1	...	1273	...	14.23
Total sur toutes les femmes.																
— régulièrement réglées dès le début	12	51	191	317	449	285	206	114	31	11	2	1	...	1670	14.20	
— régulièrement réglées dans la suite	5	24	60	88	93	72	54	36	20	7	1	...	...	460	14.23	
— toujours irrégulièrement réglées	2	6	23	32	42	29	28	18	10	2	...	...	1	200	14.41	
Total	19	81	274	437	591	386	288	168	61	20	3	1	1	2330	...	14.23

L'âge moyen de la première menstruation donné par le tableau précédent pour toutes les femmes est 14 ans 23. On notera qu'il n'y a aucune différence matérielle entre les moyennes obtenues chez les femmes non mariées, stériles ou fécondes. Mais en comparant ces résultats avec ceux du tableau VIII qui donne les rapports de la puberté avec la régularité et avec la douleur menstruelle, on trouvera une légère contradiction. Elle est due à ce qu'un certain nombre de cas présentant un caractère spécialement chirurgical ont été compris dans le tableau I et exclus de l'autre. La moyenne qu'on trouve au tableau VIII pour les femmes non mariées est à peu près la même. Mais on y verra que les femmes stériles ont été réglées un peu plus tôt, et que les femmes fécondes ont été en moyenne réglées vingt-six jours plus tôt. Avec cette explication, nous pouvons admettre que la moyenne est de 14 ans 14 pour les femmes qui ont eu à souffrir plus tard de maladies utérines, tandis que le terme entre les deux moyennes serait de 14 ans 18 ou quatorze ans et soixante-cinq jours.

L'âge le plus jeune auquel s'est montrée la puberté dans mes observations est dix ans, et le plus tardif est vingt-trois ans. En se reportant au tableau I, on verra que dix-neuf femmes ont été réglées pour la première fois à cet âge si jeune. Ce qui démontre que le flux n'était pas une hémorragie accidentelle, c'est que douze de ces femmes ont vu régulièrement depuis ce temps, que cinq ont été bien réglées pendant un an; quant aux deux autres elles n'ont jamais été régulières. Le rapport entre l'âge de la première menstruation et la conception sera donné plus tard. Je puis établir ce fait curieux, c'est que les onze femmes fécondes, menstruées pour la première fois à l'âge de dix ans, conçurent cinquante-neuf fois, que le nombre moyen d'enfants mis au monde par elles fut plus élevé que pour les femmes qui virent leurs règles pour la première fois à tout autre âge, et que la moyenne de l'âge du mariage a été 18 ans 25. Les âges de dix ans et de dix-neuf ans ont entre eux le plus étroit rapport au point de vue de la première menstruation, et sont presque les extrêmes, puisque les tableaux montrent qu'il n'est guère probable que le développement se fasse passé ce dernier âge ; il n'existe en effet que trois cas de puberté à vingt ans, et un seul pour les âges de vingt et un et vingt-trois ans.

TABLEAU II — AGE MOYEN DE LA MENSTRUATION

AGE AU MOMENT DE LA PREMIÈRE MENSTRUATION	10	11	12	13	14	15	16	17	18	19	20	21	23	TOTAL
F. non mariées.	3	14	41	80	117	62	51	23	10	5	..	..	..	409
Tant pour cent	0.71	3.43	10.03	19.57	28.61	15.15	12.47	6.35	2.44	1.22				
F. stériles.	5	19	72	144	150	104	80	46	14	10	..	..	1	645
Tant pour cent	0.77	2.94	11.16	22.32	23.25	16.12	12.40	7.13	2.17	1.55	..	..	0.15	
F. fécondes.	11	48	161	213	324	220	157	93	37	5	3	1	..	276
Tant pour cent	0.86	3.76	12.61	16.69	25.39	17.24	12.20	7.52	2.89	0.39	0.23	0.07		
Total pour chaque âge.	19	81	274	437	591	386	288	168	61	20	3	1	1	2331
Tant pour cent	0.81	3.47	11.76	18.76	25.36	16.56	12.36	7.21	2.61	0.85	0.12	0.04	0.04	

Dans ce tableau, nous donnons la proportion des femmes non mariées, stériles et fécondes, et aussi le tant pour cent du nombre total de celles qui ont été réglées pour la première fois à un âge donné.

La proportion des femmes réglées à quatorze ans, qui est l'âge qui se rapproche le plus de la moyenne générale est de 25,36 du nombre total. Parmi les femmes réglées au-dessous de quatorze ans, le nombre des femmes stériles, proportionnellement au nombre total des femmes stériles, a été de 3 pour 100 plus grand que celui des femmes fécondes au nombre total des femmes fécondes ; ce qui est dû à ce fait que le nombre des femmes stériles menstruées à treize ans est presque aussi grand qu'à quatorze ans. Au-dessus de quatorze ans, il n'y a qu'une légère différence dans la proportion relative des femmes stériles et fécondes tardivement développées.

Régularité de la menstruation.

Le Tableau II montre que sur deux mille quatre cent quarante-sept femmes, 72,33 pour 100 furent régulières depuis le commencement, 18,92 pour 100 devinrent régulières au bout d'un certain temps, et 8,74 pour 100 n'ont jamais été régulières.

Le temps moyen pour toutes les femmes avant d'arriver à la régularité a été d'environ dix-huit mois et trois jours après la première apparition de la menstruation.

TABLEAU III — RÉGULARITÉ DE LA MENSTRUATION

	F. NON MARIÉES	F. STÉRILES	F. FÉCONDES	TOTAL.
Régulièrement réglées dès le début.	271	453	1046	1770
Tant pour cent.	64.37	67.51	77.19	72.33
Régulièrement réglées dans la suite.	81	145	237	463
Tant pour cent.	19.23	21.60	17.49	18.92
Toujours irrégulièrement réglées..	69	73	72	214
Tant pour cent.	16.38	10.88	5.31	8.74
TOTAL.	421	671	1355	2447
Tant pour cent.	17.20	27.42	55.37	

Ce tableau montre que le mariage régularise le flux menstruel, puisque la proportion des femmes stériles qui n'ont jamais été régulières est plus petite que celle des femmes non mariées. Il montre également que l'effet de la grossesse est encore plus remarquable, puisqu'une grande partie des femmes fécondes n'est devenue régulière qu'après la naissance d'un enfant.

Le total donné dans le tableau III porte sur les femmes que j'ai personnellement soignées et dont j'avais l'histoire bien au complet. Ce total avec la proportion relative qui y est donnée des femmes non mariées, stériles, et fécondes, servira plus tard de terme de comparaison quand nous voudrons déterminer la prédisposition de chacune de ces classes à une certaine maladie.

Le tableau IX donne, pour chaque âge de la première menstruation, la proportion des femmes bien réglées depuis le premier jour, de celles qui n'ont été régulièrement menstruées qu'au bout d'un certain temps, et de celles enfin qui n'ont jamais été régulières. Ce tableau présente plus d'intérêt au point de vue de l'histoire de la menstruation qu'au point de vue pratique, car il n'y a qu'une déduction négative à en tirer. Il démontre que, sauf une légère variation de 2 ou 3 pour 100, il y a pour un âge donné la même proportion de femmes régulières et irrégulières. La proportion de celles qui ont été bien réglées, la première menstruation s'étant faite soit avant soit après l'âge moyen de la puberté, est à peu près la même ; et on peut en dire autant pour celles qui sont devenues régulières au bout d'un certain temps. Mais quant à celles qui n'ont jamais été régulières, la proportion est de 12,59 pour 100 plus grande pour celles qui ont eu leurs premières règles après l'âge moyen de la puberté que pour celles qui les ont eues avant cet âge ; nous voyons ainsi que parmi celles qui n'ont jamais été régulières le plus grand nombre a été réglé tard, ou après l'âge moyen.

TABLEAU IV — RÉGULARITÉ DE LA MENSTRUATION PAR RAPPORT A L'AGE

AGE DE L'APPARITION DE LA MENSTRUATION	10	11	12	13	14	15	16	17	18	19	20	21	23	TOTAL.
F. régulièrement réglées dès le début.	12	11	191	317	449	285	206	114	31	11	2	1	. .	1670
Tant pour cent. . . .	0.71	3.05	11.49	18.98	26.88	17.06	12.33	6.82	1.85	0.65	0.12	0.06	. .	71.26
F. régulièrement réglées dans la suite.	6	24	60	88	93	72	54	36	20	7	1	. .	. .	469
Tant pour cent. . . .	1.08	5.21	13.04	19.13	20.21	15.65	11.73	7.82	4.34	1.52	0.21	. .	. .	19.71
F toujours irrégulièrement réglées.	2	6	23	32	49	29	28	18	10	2	. .	. .	1	200
Tant pour cent. . . .	1.00	3.00	11.50	16.00	24.50	14.55	14.00	9.00	5.00	1.00	. .	. .	0.55	8.59
TOTAL POUR CHAQUE AGE	19	81	274	437	591	386	288	168	61	20	3	1	1	2330

Le tableau IV montre qu'à l'état de santé la menstruation peut être exempte de douleur. Nous verrons plus tard que la douleur au début du flux, à la puberté, n'est pas ordinairement un signe de maladie, mais indique une flexion congénitale du col utérin.

Nous pouvons donc conclure d'après un total de deux mille cent soixante-dix-huit femmes que 13,49 seulement pour 100 ont à la puberté présenté un état qui devait, dans le courant de la vie, les prédisposer à une maladie utérine. Nous verrons, quand nous étudierons les différentes formes de flexion, que le caractère de la douleur est parfois dans cette période de la vie l'indice d'un état qui peut nécessiter le recours à un traitement local, même dans un âge aussi peu avancé. Je ne puis, quant à présent développer ce sujet sans m'exposer à des répétitions plus tard. Mais je voudrais appeler l'attention du lecteur sur ce fait mis en lumière par le tableau V, que plus de la moitié des femmes qui à la puberté eurent une menstruation douloureuse ont été stériles dans la suite. Si nous excluons les femmes non mariées (car on ne peut savoir combien parmi elles seraient stériles), nous trouverons que sur toutes les femmes mariées qui ont souffert à la puberté pendant la menstruation, plus de 71 pour 100 furent stériles.

TABLEAU V — ÉTAT DE LA DOULEUR PENDANT LA MENSTRUATION

NOMBRE DES CAS (AVEC TANT POUR CENT DE CHAQUE CONDITION)	F. NON MARIÉES	F. STÉRILES	F. FÉCONDES	TOTAL
Avec douleur au début de l'écoulement.	57	135	105	297
Tant pour cent.	19.19	45.45	35.35	13.63
Avec douleur pendant l'écoulement.	84	151	59	294
Tant pour cent.	28.57	51.36	20.06	13.49
Sans douleur.	209	311	1067	1587
Tant pour cent.	13.17	19.59	67.23	72.90
TOTAL.	350	597	1231	2178

Dans le tableau VI, nous donnons la proportion des femmes qui ont souffert au commencement ou au cours de la menstruation, ou qui ont été exemptes de toute douleur; nous donnons cette proportion pour chaque âge menstruel par rapport à la régularité, et les moyennes sont prises sur le total de chaque condition par rapport à la régularité.

Le tableau VII donne aussi la proportion de celles qui ont ou non souffert en rapport avec le degré de régularité, mais les moyennes sont prises sur le nombre total de celles qui ont été réglées à chaque âge, et non sur le nombre total de celles que nous avons eues en observation.

Ces tableaux ainsi que les suivants semblent indiquer que la menstruation, quand le flux est régulier, est moins douloureuse dans les cas où la puberté s'est faite après quatorze ans que dans les cas où elle s'est faite avant. Mais parmi les femmes qui n'ont jamais été régulières, il en est un plus grand nombre qui ont souffert lorsque la puberté s'est établie après l'âge moyen. En dehors de toute considération de régularité, le tableau VII démontre, au moyen du tant pour cent à chaque âge menstruel, que la proportion des femmes qui ont été exemptes de toute douleur est certainement plus grande quand la puberté s'est montrée au-dessus de l'âge moyen. Plus de 75 pour 100 sur le nombre total (voir tableau VII), furent régulières et exemptes de toute douleur, alors que 15 pour 100 souffrirent et ne furent jamais régulières.

Quand la douleur n'a existé qu'au commencement du flux, le tableau VIII le démontre, toutes les femmes ont été réglées pour la première fois à un âge beaucoup plus précoce que dans tout autre condition. Celles qui ont été exemptes de douleurs se sont développées un peu plus tardivement, et quand la dysménorrhée a continué durant toute l'époque, la puberté a été en moyenne d'un mois en retard par rapport aux cas où la douleur n'existait qu'au début de l'époque. La moyenne sur le total a été 14 ans 14, et c'est elle qui se rapproche le plus de celle que nous avons trouvée pour les cas où la menstruation était exempte de toute douleur.

L'âge moyen pour les femmes fécondes qui ont été régulièrement réglées depuis la première fois, mais qui ont souffert au début du flux, est plus précoce que pour les femmes stériles ou non mariées, que la douleur ait existé ou non. Le contraire cependant est vrai par comparaison avec les femmes stériles dont la menstruation devint régulière par la suite, puisque dans cette condition la puberté a été retardée comme chez les femmes fécondes. Le nombre de celles qui n'ont jamais été régulières est presque trop petit pour fournir des données précises, quoiqu'on puisse dire que l'âge moyen pour les femmes fécondes est plus précoce que pour les femmes stériles ou non mariées. En général, l'âge au moment de la puberté, qu'il y ait eu douleur ou non, a été aussi précoce que possible pour les femmes qui sont devenues fécondes dans la suite.

Par malheur nous ne possédons pas de données qui nous permettent d'indiquer l'âge moyen de la puberté de celles qui ont eu une santé satisfaisante dans la suite de leur vie. Jusqu'à ce que cela soit connu, toute comparaison doit être basée sur les différents degrés de prédisposition aux maladies, si toutefois l'âge de la puberté a quelque rapport avec l'état ultérieur de la santé. Nous avons déjà vu que l'âge moyen de la puberté, d'après la statistique du Dr Tilt, est 14 ans 92. Le résultat de mes observations paraît démontrer qu'aux États-Unis les femmes sont plus précoces qu'en Angleterre. Mais avant de pouvoir tirer quelques conclusions définitives, il faut faire la comparaison entre des femmes de conditions égales. Je pense, jusqu'à preuve du contraire, que les observations recueillies en Angleterre ont porté sur cette classe de femmes qui se font soigner dans les établissements publics de ce pays. S'il en est ainsi, toute comparaison induirait en erreur. Car je suis convaincu qu'une enquête approfondie démontrerait que la moyenne portant sur la même classe de malades dans notre pays se rapprocherait plus de la moyenne anglaise que de toutes celles qui sont données ici. S'il est démontré que l'âge moyen de la puberté dans la haute classe de la société anglaise est en retard sur la moyenne fournie dans ce pays, cela indiquerait qu'une large proportion de nos Américaines sont stériles, ou que si elles sont fécondes, elles sont plus prédisposées à la maladie et vieillissent plus rapidement.

Le tableau IX montre que la durée moyenne du premier flux menstruel est pour toutes les femmes de 4 jours 82. Pour la catégorie des femmes fécondes dans la suite, elle est de 4 jours 91, dépassant la moyenne trouvée pour les femmes non mariées ou stériles. La moyenne pour les femmes stériles est de 4 jours 74, et pour les femmes non mariées le flux a été d'une durée plus faible que dans toutes les autres catégories.

Ce tableau met hors de doute le point suivant, que l'état local qui produit la douleur exerce une influence marquée sur l'augmentation du flux en durée, mais non en quantité dans tous les cas.

TABLEAU VI — ÉTAT DE LA MENSTRUATION QUANT A LA DOULEUR, LORSQU'ELLE A EXISTÉ, AU DÉBUT OU PENDANT L'ÉCOULEMENT

AGE AU MOMENT DE LA PREMIÈRE MENSTRUATION	10			11			12			13			14			15		
MOMENT DE LA MENSTRUATION OU LA DOULEUR A ÉTÉ SENTIE	AU DÉBUT	PENDANT	SANS DOULEUR	AU DÉBUT	PENDANT	SANS DOULEUR	AU DÉBUT	PENDANT	SANS DOULEUR	AU DÉBUT	PENDANT	SANS DOULEUR	AU DÉBUT	PENDANT	SANS DOULEUR	AU DÉBUT	PENDANT	SANS DOULEUR
F. régulièrement réglées dès le début.	2	…	8	10	7	29	23	20	151	44	44	227	67	53	348	31	34	197
Tant pour cent.	00.99	…	00.65	4.78	3.60	2.35	11.00	10.30	12.27	21.05	22.08	18.45	32.05	27.31	28.29	14.82	17.52	16.01
F. régulièrement réglées dans la suite.	…	…	3	4	2	11	6	6	40	16	11	44	11	14	38	6	12	33
Tant pour cent.	…	…	1.26	7.54	3.60	4.62	11.32	10.54	16.80	30.18	21.29	18.48	29.75	21.56	15.88	11.32	21.05	13.80
F. toujours irrégulièrement réglées.	1	…	2	…	2	6	3	5	13	7	9	15	10	10	25	6	5	18
Tant pour cent.	2.84	…	4.64	…	4.64	5.04	8.57	11.62	10.92	20.00	20.93	12.60	28.57	23.30	21.81	17.14	11.62	15.12
Nombre total pour chaque âge.		16			71			267			417			577			342	
Tant pour cent pour chaque âge.		0.73			3.26			12.26			19.16			26.46			15.71	

AGE AU MOMENT DE LA PREMIÈRE MENSTRUATION	16			17			18			19			20	21	23	POUR TOUS LES AGES			
MOMENT DE LA MENSTRUATION OU LA DOULEUR A ÉTÉ SENTIE	AU DÉBUT	PENDANT	SANS DOULEUR	AU DÉBUT	PENDANT	SANS DOULEUR	AU DÉBUT	PENDANT	SANS DOULEUR	AU DÉBUT	PENDANT	SANS DOULEUR	SANS DOULEUR	SANS DOULEUR	SANS DOULEUR	AU DÉBUT	PENDANT	SANS DOULEUR	TOTAL
F. régulièrement réglées dès le début.	21	19	147	8	12	87	1	4	26	2	1	8	2	…	…	200	144	1230	1633
Tant pour cent.	10.04	9.75	11.05	3.82	6.18	7.07	00.47	2.06	2.11	00.90	0.51	00.65	00.16	…	…				
F. régulièrement réglées dans la suite.	4	6	26	6	2	23	…	3	11	…	4	7	1	1	…	53	57	238	348
Tant pour cent.	7.54	10.59	10.92	11.32	3.50	9.66	…	5.26	4.62	…	1.75	2.94	00.42	00.42	…				
F. toujours irrégulièrement réglées.	4	2	24	3	5	8	1	1	4	…	2	2	…	…	1	35	43	119	197
Tant pour cent.	11.42	4.64	29.16	8.57	11.62	6.72	2.84	9.30	3.36	…	2.32	1.68	…	…	00.87				
Nombre total pour chaque âge.		253			154			54			22		3	1	1	297	204	1587	2178
Tant pour cent pour chaque âge.		11.62			7.07			2.48			1.01		0.14	0.05	0.0				

ÂGE AU MOMENT DE LA PREMIÈRE MENSTRUATION	10			11			12			13			14			15		
MOMENT DE LA MENSTRUATION OU LA DOULEUR A ÉTÉ SENTIE	AU DÉBUT	PENDANT	SANS DOULEUR	AU DÉBUT	PENDANT	SANS DOULEUR	AU DÉBUT	PENDANT	SANS DOULEUR	AU DÉBUT	PENDANT	SANS DOULEUR	AU DÉBUT	PENDANT	SANS DOULEUR	AU DÉBUT	PENDANT	SANS DOULEUR
F. non mariées.																		
— régulièrement réglées dès le début	1	...	1	2	1	3	4	6	13	6	7	35	15	14	49	3	12	18
— régulièrement réglées dans la suite	...	...	...	2	2	...	...	3	4	2	4	7	2	7	2	1	3	3
— toujours irrégulièrement réglées	...	...	1	...	1	1	1	2	5	1	1	5	1	3	6	4	...	6
F. stériles.																		
— régulièrement réglées dès le début	1	...	2	4	2	6	5	12	24	24	28	53	31	28	53	17	15	42
— régulièrement réglées dans la suite	...	...	1	1	...	2	3	3	6	8	4	9	5	4	7	1	5	7
— toujours irrégulièrement réglées	...	...	1	...	1	...	2	1	4	4	5	5	6	4	6	1	4	6
F. fécondes.																		
— régulièrement réglées dès le début	...	...	5	4	4	20	14	2	114	14	9	130	21	11	246	11	7	137
— régulièrement réglées dans la suite	...	...	2	1	...	9	3	...	30	6	3	28	4	3	29	4	4	23
— toujours irrégulièrement réglées	1	...	...	...	...	5	...	2	4	2	3	5	3	3	14	1	1	6
Résumé.																		
F. régulièrement réglées dès le début	2	...	8	10	7	29	23	20	151	44	44	227	67	53	348	31	34	197
Tant pour cent	28.00	...	80.00	21.74	15.21	63.04	11.85	10.31	77.83	13.96	13.96	72.03	14.31	11.30	74.35	11.83	12.97	75.11
F. régulièrement réglées dans la suite	...	...	3	4	2	11	6	6	40	16	11	44	11	14	38	6	12	33
Tant pour cent	...	...	100.00	23.52	11.76	64.70	11.53	11.53	76.72	22.53	15.49	61.97	17.46	22.22	60.31	11.76	23.53	64.70
F. toujours irrégulièrement réglées	1	...	2	...	2	6	3	5	13	7	9	15	10	10	26	6	5	18
Tant pour cent	33.33	...	66.66	...	25.00	75.00	14.28	23.81	61.90	22.58	29.03	48.38	21.78	21.78	56.52	20.68	17.24	62.05
TOTAL QUANT A L'ÉTAT	3	...	13	14	11	46	32	31	204	67	64	286	88	77	412	43	51	248
Tant pour cent	18.75	...	81.25	19.72	15.49	64.79	11.08	11.61	76.40	16.06	15.35	68.58	15.98	13.37	71.35	12.57	14.91	72.51
TOTAUX POUR CHAQUE ANNÉE MENSTRUELLE	16			71			267			417			577			842		

TABLEAU VII — SUITE

AGE AU MOMENT DE LA PREMIÈRE MENSTRUATION — MOMENT DE LA MENSTRUATION OU LA DOULEUR A ÉTÉ SENTIE	16 — AU DÉBUT	16 — PENDANT	16 — SANS DOULEUR	17 — AU DÉBUT	17 — PENDANT	17 — SANS DOULEUR	18 — AU DÉBUT	18 — PENDANT	18 — SANS DOULEUR	19 — AU DÉBUT	19 — PENDANT	19 — SANS DOULEUR	20 — SANS DOULEUR	21 — SANS DOULEUR	23 — SANS DOULEUR	POUR TOUS LES AGES — AU DÉBUT	PENDANT	SANS DOULEUR	TOTAL	TANT POUR CENT
F. non mariées.																				
— régulièrement réglées dès le début	4	4	21	2	6	7	...	1	3	...	...	2	...	...	...	37	51	152	240	68.60
— régulièrement réglées dans la suite	...	3	4	3	1	2	...	2	1	...	...	1	...	...	...	10	25	24	59	16.85
— toujours irrégulièrement réglées	1	...	3	1	1	3	1	...	1	...	...	2	...	...	...	10	8	33	51	14.57
																			350	
F. stériles.																				
— régulièrement réglées dès le début	10	14	27	3	5	23	1	2	2	2	1	3	...	...	...	98	107	235	440	73.70
— régulièrement réglées dans la suite	2	3	9	1	1	3	...	...	...	...	1	1	...	...	...	21	21	45	87	14.57
— toujours irrégulièrement réglées	2	2	4	1	2	2	...	3	2	...	1	...	...	...	1	16	23	31	70	11.72
																			597	
F. fécondes.																				
— régulièrement réglées dès le début	7	1	90	3	1	57	...	1	21	...	...	3	2	...	...	74	36	843	953	77.32
— régulièrement réglées dans la suite	2	...	13	2	...	18	...	1	10	...	...	5	1	1	...	22	11	169	202	16.40
— toujours irrégulièrement réglées	1	...	17	1	2	3	...	1	1	...	...	...	...	...	...	9	12	55	76	6.17
																			1231	
Résumé.																				
F. régulièrement réglées dès le début	21	19	147	8	12	87	1	4	26	2	1	8	2	...	...	209	194	1230	1633	74.97
Tant pour cent	11.53	10.16	78.07	7.47	11.21	81.21	3.22	13.90	83.89	18.18	9.09	72.73	100	...	...	12.79	11.88	75.31	...	
F. régulièrement réglées dans la suite	4	6	26	6	2	23	...	3	11	...	1	7	1	1	...	53	57	238	348	15.97
Tant pour cent	11.11	16.66	72.22	19.35	6.45	74.19	...	21.42	78.57	...	12.50	87.50	100	100	...	15.23	16.37	68.39	...	
F. toujours irrégulièrement réglées	4	2	24	3	5	8	1	4	4	...	1	2	...	...	1	35	43	119	197	9.00
Tant pour cent	13.33	6.66	80.00	18.75	31.25	50.00	11.11	44.44	44.44	...	33.33	66.66	...	...	100	17.76	21.81	60.40	...	
Total quant a l'état	29	27	197	17	19	118	2	11	41	2	3	17	3	1	1	297	294	1587	2178	
Tant pour cent	11.46	10.67	77.86	11.01	12.34	76.62	3.70	20.37	75.93	9.09	13.63	77.27	100	100	100	13.63	13.49	71.87		
Totaux pour chaque année menstruelle	253			154			54			22			3	1	1					

TABLEAU VIII — RÉGULARITÉ DE LA MENSTRUATION ET AGE MOYEN AU MOMENT DE LA PUBERTÉ

	F. RÉGULIÈREMENT RÉGLÉES DÈS LE DÉBUT				F. RÉGULIÈREMENT RÉGLÉES DANS LA SUITE				F. TOUJOURS RÉGULIÈREMENT RÉGLÉES				TOTAL			
	NON MARIÉES	STÉRILES	FÉCONDES	TOTAL	NON MARIÉES	STÉRILES	FÉCONDES	TOTAL	NON MARIÉES	STÉRILES	FÉCONDES	TOTAL	NON MARIÉES	STÉRILES	FÉCONDES	RÉSUMÉ
Nombre des femmes ayant eu de la douleur au début	37	98	74	209	10	21	22	53	10	16	9	35	57	135	165	297
Age moyen au moment de la puberté	13.81	14.10	13.41	13.85	14.20	13.67	14.13	13.84	15.00	14.00	14.00	14.28	14.08	14.06	13.67	13.49
Nombre des femmes ayant eu de la douleur dans la suite	51	107	33	194	25	21	11	57	8	23	12	43	84	151	59	294
Age moyen au moment de la puberté	14.30	14.12	14.02	14.12	14.10	14.42	14.54	14.31	13.37	14.01	14.32	14.46	14.22	14.28	14.00	14.21
Nombres des femmes qui n'ont jamais eu de douleur	152	235	843	1230	24	45	169	238	33	31	55	119	209	311	1067	1587
Age moyen au moment de la puberté	14.19	14.17	14.08	14.11	14.45	14.17	14.34	14.38	14.39	14.64	14.46	14.46	14.21	14.22	14.15	14.17
Nombre total	240	440	953	1633	59	87	202	348	51	70	76	197	350	597	1231	2178
Ages moyens	14.17	14.14	13.92	14.08	14.28	14.09	14.32	14.25	14.35	14.58	14.38	14.44	14.22	14.18	14.09	14.14

En l'absence de douleur, la menstruation chez toutes les femmes a moins duré que lorsque la douleur existait. Quand il y a eu douleur pendant l'époque, le flux s'est prolongé plus qu'il ne l'a fait en moyenne chez les femmes qui n'ont souffert qu'au commencement du flux. La durée moyenne de la menstruation, avec douleur au commencement, est presque la même chez les femmes non mariées et chez les femmes fécondes, mais elle est moindre chez les femmes stériles. Cette circonstance tend à indiquer que les femmes stériles ont moins à souffrir que les femmes fécondes ou non mariées, ce qui est en contradiction apparente avec la loi générale. Mais nous devons tenir compte des autres causes qui exercent une influence toute spéciale sur l'état, qui, dans le cours de la vie, doit aboutir à la stérilité. La loi générale est établie par les moyennes obtenues sur les femmes non mariées, stériles et fécondes séparément, et elle se confirme quand on prend le total dans son ensemble.

On remarquera aussi que les femmes fécondes qui souffrent pendant leur menstruation sont réglées pendant un temps plus long que les femmes stériles et non mariées, et par conséquent, cette classe doit avoir plus souffert de dysménorrhée. Nous devons penser que ce résultat est dû à quelque cause accidentelle, car le nombre des cas est comparativement si petit que la moyenne peut être aisément modifiée par quelques particularités individuelles.

Nous avons démontré que la menstruation douloureuse est anormale, et nous avons prouvé que lorsqu'il y a douleur la durée du flux est prolongée. Aussi comme la différence existe surtout entre deux classes, les femmes qui ont été stériles et celles qui ont été fécondes dans la suite, il faut l'attribuer à un accident, car s'il existe quelque condition qui à la puberté doive déterminer la stérilité dans la suite, les femmes qui ont été fécondes plus tard doivent, à la puberté, s'être plus rapprochées comparativement du type normal.

Le tableau IX donne aussi la durée moyenne de la menstruation pour chaque âge et chaque condition, par rapport à la douleur, chez les femmes non mariées, stériles et fécondes aussi bien que sur leur ensemble. Les seules exceptions remarquables aux lois générales établies doivent être recherchées dans les extrêmes où les nombres sont petits. La plus longue durée du flux sur la totalité, se trouve être chez les femmes fécondes menstruées pour la première fois à onze ans et chez les femmes stériles réglées à douze ans.

On verra au tableau X que le flux a duré plus longtemps au total chez les femmes stériles réglées pour la première fois au-dessous de quatorze ans, tandis que le contraire s'est produit pour les femmes fécondes. La plus grande différence entre les deux moyennes a été trouvée chez les femmes stériles. Quand la menstruation s'est accompagnée de douleur et que la puberté s'est montrée avant l'âge de quatorze ans, le flux a été dans toutes les conditions plus prolongé que lorsque la menstruation s'est faite sans douleur. La moyenne totale ne comprend pas seulement les femmes stériles ou fécondes dans la suite, mais encore celles qui ne se sont pas mariées.

TABLEAU IX — ÉTAT DE LA MENSTRUATION QUANT A LA DOULEUR
DOULEUR AU DÉBUT OU PENDANT L'ÉCOULEMENT, OU ABSENCE DE DOULEUR

		AGE DE LA PREMIÈRE MENSTRUATION	10			11			12			13			14			15		
	ÉTAT DE LA MENSTRUATION QUANT A LA DOULEUR		AU DÉBUT	PENDANT	SANS DOULEUR	AU DÉBUT	PENDANT	SANS DOULEUR	AU DÉBUT	PENDANT	SANS DOULEUR	AU DÉBUT	PENDANT	SANS DOULEUR	AU DÉBUT	PENDANT	SANS DOULEUR	AU DÉBUT	PENDANT	SANS DOULEUR
F. NON MARIÉES	Nombre, pour chaque état de l'écoulement.		1	...	2	4	4	4	5	11	22	9	12	47	18	24	57	8	15	27
	Longueur de la menstruation pour chaque état, en jours.		7.00	...	6.00	6.75	5.50	5.75	5.00	4.91	4.27	4.66	5.66	4.47	4.88	4.91	4.51	4.37	5.00	4.74
	Longueur moyenne de la menstruation pour chaque âge.		6.33			6.00			4.55			4.70			4.67			4.76		
F. STÉRILES	Nombre pour chaque état de l'écoulement.		1	...	4	5	3	8	10	16	84	36	37	67	42	36	66	19	24	55
	Longueur de la menstruation pour chaque état en jours.		4.10	...	3.75	4.40	5.33	5.10	5.60	5.34	4.91	5.08	5.11	4.92	4.91	5.19	4.75	4.70	5.01	4.95
	Longueur moyenne de la menstruation pour chaque âge.		3.80			4.87			5.16			5.01			4.70			4.55		
F. FÉCONDS	Nombre, pour chaque état de l'écoulement.		1	...	7	5	4	33	16	4	137	22	15	150	28	16	250	16	12	150
	Longueur de la menstruation pour chaque état en jours.		4.00	...	5.00	4.60	7.25	5.30	4.81	4.25	4.76	5.27	5.26	4.64	5.28	5.18	5.08	4.91	5.08	4.77
	Longueur moyenne de la menstruation pour chaque âge		4.87			5.40			4.75			4.76			5.10			4.80		
RÉSUMÉ	Total, pour chaque état de l'écoulement.		3	...	13	14	11	45	31	31	193	67	64	273	88	76	332	43	51	232
	Longueur de la menstruation sur le total pour chaque état.		5.00	...	4.75	5.11	6.09	5.28	5.09	5.03	4.74	5.08	5.25	4.68	4.60	5.10	4.93	4.76	5.01	4.64
	Longueur moyenne de l'écoulement sur le total pour chaque âge.		4.81			5.38			4.82			4.83			5.02			4.72		

AGE DE LA PREMIÈRE MENSTRUATION		16			17			18			19			20	21	23	RÉSUMÉ			
ÉTAT DE LA MENSTRUATION QUANT À LA DURÉE		AU DÉBUT	PENDANT	SANS DOULEUR	AU DÉBUT	PENDANT	SANS DOULEUR	AU DÉBUT	PENDANT	SANS DOULEUR	AU DÉBUT	PENDANT	SANS DOULEUR	SANS DOULEUR	SANS DOULEUR	SANS DOULEUR	AU DÉBUT	PENDANT	SANS DOULEUR	TOTAL
F. NON MARIÉES	Nombre, pour chaque état de l'écoulement	5	7	28	6	8	12	1	3	5			5				57	84	209	350
	Longueur de la menstruation pour chaque état en jours	5.00	5.10	3.78	5.20	4.02	4.08	2.00	3.33	5.80			3.80				4.98	4.93	4.13	
	Longueur moyenne de la menstruation pour chaque âge		4.15			4.58			4.55			3.80						4.65		
F. STÉRILES	Nombre, pour chaque état de l'écoulement	14	19	40	5	8	28	1	5	4	2	3	4			1	135	151	311	597
	Longueur de la menstruation pour chaque état en jours	4.28	5.05	4.05	4.05	3.87	5.60	6.00	3.40	7.00	3.00	4.33	5.95			1.00	4.62	5.00	4.63	
	Longueur moyenne de la menstruation pour chaque âge		4.35			4.61			5.10			4.41				1.00		4.71		
F. FÉCONDES	Nombre, pour chaque état de l'écoulement	10	1	116	6	3	72		3	27			8	2	1		104	58	971	1133
	Longueur de la menstruation pour chaque état en jours	4.90	6.00	4.98	4.50	6.66	5.00		3.33	4.52			5.50	3.00	4.00		4.96	5.08	4.88	
	Longueur moyenne de la menstruation pour chaque âge		4.91			5.02			4.40			5.50		3.00	4.00			4.91		
RÉSUMÉ	Total, pour chaque état de l'écoulement	29	27	184	17	19	112	2	11	36	2	3	17	2	1	1	206	293	1491	2080
	Longueur de la menstruation sur le total pour chaque état	4.38	5.07	4.58	5.23	4.63	4.80	4.00	3.36	4.97	3.00	4.33	4.94	3.00	4.00	1.00	4.83	5.04	4.77	
	Longueur moyenne de l'écoulement sur le total pour chaque condition		4.61			4.83			4.57			4.68		3.00	4.00	1.00		4.82		

Le plan adopté pour le tableau XI permet de suivre en regard de la durée moyenne du flux à la puberté les changements qui se sont produits dans la suite.

On voit aussi l'influence de la régularité et de la douleur sur la durée des périodes chez les femmes non mariées, les femmes stériles et les femmes fécondes séparément, et un tableau sommaire résume le tout.

Deux mille quatre-vingts femmes ont commencé leur vie menstruelle avec un flux durant en moyenne 4 jours 82, et le tableau montre que cette moyenne dans le courant de la vie est tombée à 4 jours 66.

La durée du flux a été abrégée dans le cours subséquent de la vie pour toutes les femmes non mariées et les femmes stériles, mais c'est surtout chez les premières que le changement a été plus marqué. Cependant chez les femmes fécondes la durée de l'époque devient un peu plus longue. La loi générale est basée sur le rapport qui existe entre le degré de souffrance et la diminution de la durée de la période menstruelle, quand les moyennes portent sur le nombre total dans chaque catégorie. Pour toutes les catégories, il y a eu un léger accroissement de la durée du flux quand la douleur a disparu dans le cours subséquent de la vie. Quand la douleur avait existé, le changement était le plus marqué, comme le montre la réduction de la durée de la période menstruelle chez les femmes stériles, tandis que la moyenne a peu varié chez les femmes fécondes quel qu'ait été d'ailleurs leur état au point de vue de la douleur. L'augmentation de la durée chez celles qui n'ont pas eu de douleur a porté presque exclusivement sur les femmes non mariées.

TABLEAU X — DONNANT LA LONGUEUR MOYENNE DE L'ÉCOULEMENT
CHEZ LES FEMMES QUI ONT ÉTÉ RÉGLÉES
POUR LA PREMIÈRE FOIS AVANT OU APRÈS L'AGE DE QUATORZE ANS

	F. STÉRILES		F. FÉCONDES		SUR LE NOMBRE TOTAL DES FEMMES NON MARIÉES STÉRILES ET FÉCONDES	
	AVANT 14 ANS	APRÈS 14 ANS	AVANT 14 ANS	APRÈS 14 ANS	AVANT 14 ANS	APRÈS 14 ANS
F. ayant souffert au début de l'écoulement...	4.68	5.09	4.62	5.00	4.83	5.12
F. ayant souffert pendant l'écoulement.....	4.71	5.17	4.57	5.43	4.79	5.27
F. n'ayant jamais souffert.............	4.35	4.91	4.83	4.76	4.67	4.68
LONGUEUR MOYENNE DE LA MENSTRUATION SUR LE NOMBRE TOTAL.............	4.50	5.01	4.85	4.82	4.68	4.80

Sur la totalité de celles qui ont été bien réglées depuis le premier jour, il ne s'est montré aucun changement dans le cours subséquent de la vie, la durée moyenne du flux demeurant ce qu'elle était à la puberté. Mais chez toutes les femmes qui, demeurant régulières, ont encore éprouvé de la douleur. la durée moyenne a été abrégée.

TABLEAU XI — LONGUEUR ET RÉGULARITÉ DE LA MENSTRUATION

	F. RÉGULIÈREMENT RÉGLÉES DÈS LE DÉBUT				F. RÉGULIÈREMENT RÉGLÉES DANS LA SUITE				F. TOUJOURS IRRÉGULIÈREMENT RÉGLÉES				RÉSUMÉ			
	F. NON MARIÉES	F. STÉRILES	F. FÉCONDES	TOTAL DES CAS ET LONGUEUR MOYENNE DE LA PÉRIODE	F. NON MARIÉES	F. STÉRILES	F. FÉCONDES	TOTAL DES CAS ET LONGUEUR MOYENNE DE LA PÉRIODE	F. NON MARIÉES	F. STÉRILES	F. FÉCONDES	TOTAL DES CAS ET LONGUEUR MOYENNE DE LA PÉRIODE	F. NON MARIÉES	F. STÉRILES	F. FÉCONDES	TOTAL DES CAS ET LONGUEUR MOYENNE DE LA PÉRIODE
Nombre des cas où il y a eu douleur au début de l'écoulement	37	98	74	209	10	21	22	53	10	16	8	34	57	135	104	296
Longueur moyenne de la menstruation.																
A la puberté.	5.05	4.53	4.87	4.70	5.40	5.38	5.36	5.37	4.30	4.12	4.63	4.29	4.98	4.62	4.90	4.83
Plus tard.	4.80	4.41	4.88	4.64	4.91	4.57	5.36	4.96	4.55	3.76	4.64	4.23	4.77	4.37	4.47	4.66
Nombre des cas où il y a eu douleur pendant l'écoulement.	51	107	36	194	25	21	11	57	8	23	11	42	84	151	58	293
Longueur moyenne de la menstruation.																
A la puberté.	5.03	5.10	6.28	5.17	5.08	4.66	6.27	5.15	4.00	4.52	4.18	4.33	4.98	5.00	5.08	5.04
Plus tard.	4.96	4.95	5.20	5.00	5.00	4.33	6.50	5.01	3.50	4.77	3.27	4.12	4.83	4.84	5.07	4.87
Nombre des cas où il n'y a pas eu de douleur.	152	235	756	1143	24	45	163	232	33	31	52	116	209	311	271	1491
Longueur moyenne de la menstruation.																
A la puberté.	4.43	4.61	4.92	4.80	4.33	4.68	4.78	4.72	4.51	4.51	4.65	4.53	4.43	4.63	4.88	4.77
Plus tard.	4.69	4.64	4.90	4.85	4.42	4.53	4.81	4.72	4.66	4.78	4.58	4.49	4.56	4.64	4.91	4.81
Nombre total des cas de toutes les conditions.	240	440	866	1546	59	87	196	342	51	70	71	192	350	597	1133	2080
Longueur moyenne de la menstruation.																
A la puberté.	4.62	4.77	4.91	4.85	4.83	4.85	4.93	4.89	4.39	4.43	4.50	4.44	4.65	4.74	4.91	4.82
Plus tard.	4.72	4.66	4.90	4.85	4.77	4.49	4.96	4.81	4.66	4.57	4.38	4.36	4.67	4.63	4.93	4.66

TABLEAU XII — ÉTAT DE LA MENSTRUATION AU MOMENT DE LA PUBERTÉ AVEC LES CHANGEMENTS QUI SE SONT PRODUITS PLUS TARD EN LONGUEUR ET EN QUANTITÉ

NOTE — LES CHIFFRES QUI SE RAPPORTENT À LA DURÉE DU LONGUEUR DE LA MENSTRUATION, DONNENT LE TEMPS EN JOURS

LA LONGUEUR DE LA MENSTRUATION N'A PAS CHANGÉ — RÉSUMÉ

	ET LA QUANTITÉ EST RESTÉE CE QU'ELLE ÉTAIT AU DÉBUT			MAIS LA QUANTITÉ DANS LA SUITE			RÉSUMÉ — LA LONGUEUR DE LA MENSTRUATION N'A PAS CHANGÉ DANS LA SUITE		
	NORMALE	TROP ABONDANTE	PEU ABONDANTE	A AUGMENTÉ	A DIMINUÉ	EST DEVENUE IRRÉGULIÈRE	NOMBRE DES CAS	LONGUEUR MOYENNE DE LA PÉRIODE	TANT POUR CENT POUR CHAQUE CONDITION
F. NON MARIÉES									
Menstruation normale	73	· · ·	· · ·	· · ·	· · ·	· · ·	73	4.80	31.73
— trop abondante	· · ·	23	· · ·	· · ·	· · ·	· · ·	23	6.52	10.00
— peu abondante	· · ·	· · ·	31	· · ·	· · ·	· · ·	31	2.83	13.47
— augmentée	· · ·	· · ·	· · ·	44	· · ·	· · ·	44	5.20	19.13
— diminuée	· · ·	· · ·	· · ·	· · ·	40	· · ·	40	4.87	17.39
— irrégulière	· · ·	· · ·	· · ·	· · ·	· · ·	19	19	4.63	8.26
Nombre	· · ·	· · ·	· · ·	· · ·	· · ·	· · ·	230	4.08	· · ·
Tant pour cent pour chaque état	22.67	7.14	9.62	13.61	12.42	5.90	· · ·	· · ·	71.42
F. STÉRILES									
Menstruation normale	121	· · ·	· · ·	· · ·	· · ·	· · ·	121	4.08	31.78
— trop abondante	· · ·	33	· · ·	· · ·	· · ·	· · ·	33	6.60	8.66
— peu abondante	· · ·	· · ·	55	· · ·	· · ·	· · ·	55	3.14	14.43
— augmentée	· · ·	· · ·	· · ·	71	· · ·	· · ·	71	5.23	18.63
— diminuée	· · ·	· · ·	· · ·	· · ·	78	· · ·	78	4.39	20.47
— irrégulière	· · ·	· · ·	· · ·	· · ·	· · ·	23	23	4.00	6.03
Nombre	· · ·	· · ·	· · ·	· · ·	· · ·	· · ·	381	4.63	· · ·
Tant pour cent pour chaque état	21.4	3.85	9.75	12.58	14	4.07	· · ·	· · ·	67.55

LA LONGUEUR DE LA MENSTRUATION A CHANGÉ DANS LA SUITE — RÉSUMÉ — RÉSUMÉ POUR TOUS LES ÉTATS

	ELLE S'EST ACCRUE ET LA QUANTITÉ			ELLE A DIMINUÉ ET LA QUANTITÉ			RÉSUMÉ — LA MENSTRUATION A CHANGÉ DANS LA SUITE ET EN LONGUEUR ET EN QUANTITÉ				RÉSUMÉ POUR TOUS LES ÉTATS			
	A AUGMENTÉ	A DIMINUÉ	EST DEVENUE IRRÉGULIÈRE	A DIMINUÉ	A AUGMENTÉ	EST DEVENUE IRRÉGULIÈRE	NOMBRE DES CAS	LONGUEUR MOYENNE DE LA PÉRIODE À LA PUBERTÉ	LONGUEUR MOYENNE DE LA PÉRIODE DANS LA SUITE	TANT POUR CENT POUR CHAQUE CONDITION	NOMBRE TOTAL DES CAS	LONGUEUR MOYENNE DE LA PÉRIODE À LA PUBERTÉ	LONGUEUR MOYENNE DE LA PÉRIODE DANS LA SUITE	TANT POUR CENT DU NOMBRE TOTAL POUR TOUS LES ÉTATS
F. NON MARIÉES														
Menstruation normale	· · ·	· · ·	· · ·	· · ·	· · ·	· · ·	· · ·	· · ·	· · ·	· · ·	73	4.80	4.80	22.67
— trop abondante	· · ·	· · ·	· · ·	· · ·	· · ·	· · ·	· · ·	· · ·	· · ·	· · ·	23	6.52	6.52	7.14
— peu abondante	· · ·	· · ·	· · ·	· · ·	· · ·	· · ·	· · ·	· · ·	· · ·	· · ·	31	2.83	2.83	9.62
— augmentée	39	· · ·	· · ·	· · ·	4	· · ·	43	3.86	5.76	46.73	87	4.51	4.75	27.01
— diminuée	· · ·	2	· · ·	39	· · ·	· · ·	41	5.60	2.87	41.56	81	4.95	4.56	25.15
— irrégulière	· · ·	· · ·	5	· · ·	· · ·	3	8	4.37	5.25	8.60	27	4.55	4.81	8.38
Nombre	· · ·	· · ·	· · ·	· · ·	· · ·	· · ·	92	4.68	4.43	· · ·	322	4.68	4.61	
Tant pour cent pour chaque état	12.11	.62	1.55	12.11	1.24	.93	· · ·	· · ·	· · ·	28.57				
F. STÉRILES														
Menstruation normale	· · ·	· · ·	· · ·	· · ·	· · ·	· · ·	· · ·	· · ·	· · ·	· · ·	121	4.08	4.08	21.45
— trop abondante	· · ·	· · ·	· · ·	· · ·	· · ·	· · ·	· · ·	· · ·	· · ·	· · ·	33	6.60	6.60	5.85
— peu abondante	· · ·	· · ·	· · ·	· · ·	· · ·	· · ·	· · ·	· · ·	· · ·	· · ·	55	3.14	3.14	9.75
— augmentée	64	· · ·	· · ·	· · ·	3	· · ·	67	4.26	6.91	36.61	138	4.76	6.09	24.46
— diminuée	· · ·	5	· · ·	93	· · ·	· · ·	98	5.72	3.03	53.55	176	5.13	3.63	31.20
— irrégulière	· · ·	· · ·	12	· · ·	· · ·	6	18	4.02	4.72	9.83	41	4.04	4.31	7.26
Nombre	· · ·	· · ·	· · ·	· · ·	· · ·	· · ·	183	5.02	4.62	· · ·	564	4.70	4.63	
Tant pour cent pour chaque état	11.34	.88	2.12	16.48	.53	1.05	· · ·	· · ·	· · ·	32.44				

V. FÉCONDES — Menstruation normale	185	...	...	...	...	...	185	4.66	25.66	...	...	...	...	...	...	...	...	...	...	185	4.66	4.66	16.75
— trop abondante	...	50	...	...	...	...	50	6.58	6.77	...	...	...	...	...	...	...	...	...	...	50	6.58	6.58	4.59
— peu abondante	...	...	50	...	...	...	50	2.72	6.77	...	...	...	...	...	...	...	...	...	...	50	2.72	2.72	4.52
— augmentée	...	...	...	265	...	...	265	5.43	35.90	170	...	...	...	10	...	180	4.15	5.00	40.18	445	4.93	5.27	40.30
— diminuée	...	...	...	...	113	...	113	4.55	15.31	...	15	...	133	...	...	148	5.89	3.43	40.43	201	5.27	3.42	23.64
— irrégulière	...	...	...	...	...	75	75	4.66	10.18	...	...	25	...	...	13	38	5.07	5.65	10.38	113	4.83	5.00	10.23
Nombre	...	...	...	...	...	...	738	4.93	...	...	...	...	...	...	...	366	4.92	4.43	...	1104	4.93	4.90	...
Tant pour cent pour chaque état	16.75	4.52	4.52	24.00	10.23	6.79	...	...	100.84	16.39	1.36	2.26	12.04	.90	1.17	...	...	...	33.15				
RÉSUMÉ — Menstruation normale	370	...	...	...	...	...	379	4.69	28.10	...	...	...	...	...	...	...	...	...	...	379	4.69	4.69	19.04
— trop abondante	...	106	...	...	...	...	106	6.57	7.85	...	...	...	...	...	...	...	...	...	...	106	6.57	6.57	5.32
— peu abondante	...	...	136	...	...	...	136	2.91	10.08	...	...	...	...	...	...	...	...	...	...	136	2.91	2.91	6.83
— augmentée	...	...	...	380	...	...	380	5.38	28.16	273	...	...	...	17	...	200	4.13	5.66	45.25	670	4.84	5.02	33.06
— diminuée	...	...	...	...	231	...	231	4.45	17.12	...	22	...	265	...	...	287	5.75	3.24	44.77	518	5.17	3.77	26.03
— irrégulière	...	...	...	...	...	117	117	4.52	8.71	...	...	42	...	...	22	64	4.70	5.35	9.98	181	4.59	4.81	9.01
Nombre pour chaque état	370	106	136	380	231	117	...	...	...	273	22	42	265	17	22								
Tant pour cent sur le nombre total des cas	19.04	5.32	6.83	19.09	11.60	5.87	...	...	67.38	13.71	1.10	3.11	13.31	.85	1.10	...	...	...	33.21				
Nombre total des cas	...	...	...	...	...	...	1349	...	...	...	...	...	...	...	...	641	...	...	...	1990			
Longueur moyenne de la menstruation — À la puberté	4.69	6.57	2.91	5.38	4.46	4.52	...	4.80	...	4.07	4.27	4.42	5.88	5.17	5.22	...	4.92	...	...	...	4.81		
Dans la suite	4.69	6.57	2.91	5.38	4.45	4.52	...	4.80	...	5.71	6.54	6.50	2.93	3.05	3.13	...	...	4.58	...	...	...	...	4.70

La seule exception apparente à la règle générale s'est montrée chez les femmes fécondes qui ont souffert dans les commencements; chez elles il n'y eut aucune modification dont on pût tenir compte dans la pratique. Quand le flux avait été exempt de toute douleur, mais régulier depuis le commencement, il y eut accroissement de la moyenne chez les femmes non mariées et fécondes, et point de changement chez les femmes stériles.

Chez toutes les femmes qui ne devinrent régulières qu'au bout d'un certain temps, le flux menstruel fut abrégé plus tard. Dans la même catégorie encore, nous voyons la période avoir moins de durée quand la femme a souffert. Chez celles qui ont été exemptes de toute douleur, la durée moyenne s'est augmentée quand elles n'étaient pas mariées, elle s'est raccourcie quand elles étaient stériles, mais en moyenne totale elle s'est trouvée écourtée pour l'une et l'autre catégorie. La moyenne chez les femmes fécondes est demeurée invariable depuis la puberté quand la douleur avait existé au commencement, mais dans tout autre catégorie et au total la durée a été abrégée.

La moyenne pour la totalité des femmes qui n'ont jamais été régulières montre que la période s'est également raccourcie dans un âge avancé.

En comparant ces catégories de femmes, on trouvera que la moyenne s'est réduite pour les femmes non mariées ou fécondes, tandis que le flux s'est prolongé chez les femmes stériles. Le flux a diminué de quantité chez la totalité des femmes qui avaient souffert au commencement ou au cours de la menstruation, ou chez celles qui, exemptes de douleurs, n'avaient jamais été régulières. Il en fut ainsi pour celles qui devinrent régulières ultérieurement, mais qui avaient souffert au commencement de la menstruation. Dans cette catégorie, les femmes non mariées qui n'avaient jamais été régulières sont restées plus longtemps réglées dans l'âge avancé, tandis que la moyenne n'a pas varié chez les femmes fécondes. Dans les mêmes conditions, la durée a été abrégée chez les femmes stériles. Lorsqu'il y a eu douleur pendant la menstruation, la moyenne a été réduite chez les femmes non mariées et les femmes fécondes, mais elle a augmenté chez les femmes stériles. En l'absence de toute douleur, la durée des règles chez les femmes non mariées a été plus tard moins longue qu'à l'époque de la puberté, tandis que le flux augmentait fortement en quantité chez les femmes stériles, et dans des proportions moindres chez les femmes fécondes.

Modifications de la menstruation en quantité et en durée.

Nous avons vu dans le tableau XII les modifications qui se produisirent après la puberté dans la menstruation chez dix-neuf cent quatre-vingt-dix femmes. En comparant avec le tableau XI, on verra qu'il y a une différence entre les moyennes données de la durée de la menstruation à la puberté et dans le cours ultérieur de la vie. Mais la différence est si légère qu'on peut aisément la rapporter à quelque cause individuelle, et elle n'a aucune importance réelle en pratique, puisque la proportion est la même de part et d'autre.

En se reportant à la division inférieure du tableau XII, on verra que chez mille trois cent quarante-neuf femmes, c'est-à-dire 67,28 pour 100 du nombre total, la longueur de l'époque menstruelle est restée invariable depuis la puberté. Mais la quantité du flux a été modifiée chez un certain nombre de ces femmes. Dans la première catégorie de celles pour qui la durée menstruelle a été invariable, un certain nombre sont demeurées normalement réglées quant à la quantité, d'autres ont été, après la puberté, ou trop abondamment ou trop discrètement réglées, et sont restées dans cet état. Dans la seconde division de la même catégorie la quantité a augmenté, a diminué, ou s'est montrée irrégulière, la durée restant toujours invariable. La durée moyenne du flux menstruel est donnée pour chaque catégorie dans ses rapports avec la quantité, et la colonne suivante contient le tant pour 100 pour le nombre total des cas d'une catégorie ; dans le bas du tableau, au contraire, le tant pour 100 de chacune de ces catégories sur la totalité des femmes se trouve indiqué. Ainsi chez 19,04 pour 100 de la totalité des femmes observées, le flux est resté normal en durée et en quantité, tandis que 23 pour 100 ont été invariables en durée depuis la puberté. On notera dans ce rapport qu'il y a un plus grand nombre de femmes non mariées qui n'ont pas varié en durée et en quantité, tandis que c'est chez les femmes fécondes que le tant pour cent est le plus faible.

Sur le total entier, six cent quarante et une femmes, ou 32,21 pour 100 ont eu des modifications en durée et en quantité. Dans la première division de cette catégorie, la durée a augmenté, tandis que la quantité croissait, diminuait ou devenait irrégulière. Dans la seconde division, la durée du flux a été abrégée, la quantité augmentant, diminuant, ou devenant irrégulière. La durée moyenne à la puberté est indiquée ainsi que la durée ultérieure.

Pour rendre ce tableau plus clair, nous prendrons comme exemple la catégorie de femmes dont le flux s'est accru. Ainsi sur trois cent quatre-vingts femmes ou 19,09 pour 100 du nombre total des cas observés, la durée est restée égale depuis la puberté, mais la quantité a augmenté, la durée étant en moyenne de 5 jours 38 ; ce groupe forme les 28,16 pour 100 de celles chez qui la durée a été invariable ; deux cent soixante-treize cas, ou 13,71 pour 100 du total ont vu la quantité et la durée s'accroître, et dans la même colonne, au-dessous, il est noté que l'augmentation a été de 4 jours 07 à 5 jours 71 ; dans 17 cas, 0,85 pour 100 du total, la durée s'est abaissée de 5 jours 17 à 3 jours 05, mais la quantité a augmenté. En totalisant les deux cent quatre-vingt-dix cas où le temps de la menstruation augmenta ou fut abrégé, on voit que dans les uns et les autres la quantité augmenta. La durée moyenne du flux à la puberté a été pour ces cas 4 jours 13, et elle fut prolongée à 5 jours 56. Ces deux cent quatre-vingt-dix cas formaient les 45,25 pour 100 du nombre de ceux où la quantité s'accrut, pendant que la durée se prolongeait ou s'abrégeait. Sur le total, six cent soixante-dix cas, la durée moyenne du flux à la puberté fut portée de 4 jours 84 à 5 jours 02, et cette classe forma les 33,66 pour 100 du nombre total des femmes que j'ai observées.

On verra qu'il y a eu moins de femmes fécondes que de femmes stériles ou non mariées chez qui le flux fut d'abord trop abondant. Mais le nombre pour 100 des femmes fécondes chez qui le flux augmenta dans la suite est presque le double de celui des femmes stériles ou non mariées placées dans les mêmes circonstances.

D'autre part, c'est chez les femmes stériles que la proportion est la plus forte, et chez les femmes fécondes, qu'elle est la moindre, dans le cas où le flux diminua en quantité après la puberté. Il y a deux fois plus de femmes stériles que de femmes fécondes qui eurent à la puberté un flux peu abondant, et la même proportion persiste dans la suite.

Nous avons déjà vu que parmi les femmes qui furent fécondes plus tard, il en est peu, comparativement aux femmes stériles ou non mariées, qui furent irrégulières quant à la durée à la puberté. Mais en ce qui touche à l'irrégularité en quantité, le tableau montre que la proportion est plus grande pour les femmes fécondes, qui furent non seulement irrégulières à cet égard à la puberté mais encore continuèrent à l'être plus tard, démontrant ainsi que si l'irrégularité dans la durée s'associe souvent à la stérilité, l'irrégularité en quantité n'est pas un obstacle à la fécondité. Il est d'autres points de détail qu'il serait intéressant d'étudier dans l'histoire de la menstruation, mais ils ont trop peu d'importance pour la généralité des lecteurs pour retenir plus longtemps notre attention.

CHAPITRE X

ANOMALIES DE LA MENSTRUATION

Déviations du type normal. — Aménorrhée. — Menstruation peu abondante. — Ménorragie. — Dysménorrhée membraneuse. — Menstruation supplémentaire. H Hystérie.

Les troubles de la menstruation ne doivent être envisagés que comme des symptômes, puisant leur origine dans des conditions souvent opposées ; pour les traiter il faut donc en discerner la provenance. Mais ces troubles menstruels ont des traits communs qu'il faut esquisser d'ensemble ; ce qui évitera des répétitions inutiles lorsque nous ferons séparément l'histoire de chacun d'eux.

Les déviations du type normal peuvent être classées de la façon suivante :

1° Il y a trouble dans *le retour régulier et la durée du flux menstruel.*

2° Il y a trouble dans *la quantité du sang perdu* et ce trouble varie de l'absence complète de flux menstruel à l'hémorragie.

De plus ces troubles divers s'accompagnent souvent de manifestations nerveuses :

Menstruation douloureuse ;

Hystérie ;

Troubles fonctionnels réflexes.

Les anomalies de régularité et de durée du flux menstruel d'une part et celles qui portent sur la quantité d'autre part sont si étroitement liées que les considérations générales s'appliquant au premier groupe s'appliqueront naturellement au second.

Aménorrhée.

Nous avons étudié complètement dans un autre chapitre l'absence de menstruation par rétention ; mais dans la forme que nous allons étudier maintenant et qui a reçu le nom d'aménorrhée, il n'y a pas d'obstacle qui s'oppose à l'écoulement du flux menstruel. L'aménorrhée, en dehors de la grossesse, doit se définir : une suspension temporaire du flux menstruel alors que les organes génitaux ont leur plein développement.

On peut donner à l'état inverse, c'est-à-dire au flux menstruel excessif en quantité et en durée, le nom de ménorragie, et c'est ce terme qui servira à désigner tout flux menstruel trop abondant. On peut encore, d'une façon générale, se servir du terme de métrorragie ou hémorragie utérine.

En pratique on trouvera tous les intermédiaires depuis l'absence complète de flux menstruel jusqu'à la perte considérable.

Quand l'aménorrhée existe, on trouve ordinairement les organes génitaux suffisamment développés, et souvent on ne découvre aucune lésion locale qui puisse fournir l'explication de cet état. La cause peut résider dans quelque imperfection de l'ovaire, mais il faut toujours en venir indirectement à un trouble du système nerveux qui a porté son action sur la nutrition générale. Voilà la règle, mais il y a des exceptions dans lesquelles la nutrition générale est intacte et où cependant le flux menstruel est entièrement supprimé ; tout s'explique alors par l'atrophie des ovaires ou de l'utérus, atrophie survenue dans le jeune âge. Mais, dans ces cas, même s'il s'agit de la dégénérescence graisseuse, c'est encore la nutrition qui est en cause.

[Dans certains cas, ce n'est pas à l'atrophie de l'utérus qu'il faut rapporter l'aménorrhée, mais bien à une insuffisance de développement de cet organe. L'utérus existe et se rapproche plus ou moins du type normal, mais il n'a pas atteint un développement suffisant pour fournir un flux sanguin. C'est ce que Puech a étudié sous le nom d'*utérus pubescent*[1].]

L'aménorrhée n'est pas toujours liée à un état anémique, car il n'est pas rare de voir survenir dans les premières étapes de la phtisie des règles profuses, et il en est de même dans d'autres états morbides, il faut ajouter cependant qu'en règle le flux menstruel se supprime dans ces états, comme si la nature voulait mettre un terme à toute déperdition organique.

[L'aménorrhée accompagne fréquemment les maladies des organes génitaux internes ; on la rencontre assez souvent dans la métrite parenchymateuse aiguë, et elle est un symptôme à peu près constant à la seconde période de la métrite parenchymateuse chronique, qui est caractérisée par une prolifération con-

---

1 Puech, *De l'utérus pubescent* (*Annales de gynécologie*, t. s. 1874).

jonctive et une atrophie des vaisseaux consécutive à la sclérose. L'inflammation aiguë des ovaires, des trompes et même du péritoine pelvien peut s'accompagner de disparition des règles. Dans tous ces cas, à l'exception de la métrite chronique, l'aménorrhée n'est que transitoire et disparaît avec la cause qui l'a produite.]

L'atrophie utérine coexiste souvent avec l'aménorrhée ; il n'est pas vrai de dire qu'elle la commande : toutes deux sont les effets d'une même cause. Il m'est souvent arrivé de voir l'atrophie succéder à une aménorrhée qui durait depuis un certain temps.

On peut se demander si l'aménorrhée se présente dans l'état de parfaite santé.

[Elle se présente dans un certain nombre de cas, notamment chez les femmes enceintes et chez les nourrices. D'une façon générale les règles se suppriment pendant la grossesse ; cependant il n'est pas très rare de voir apparaître un écoulement sanguin pendant les deux ou trois premiers mois ; mais ces écoulements ne constituent jamais de véritables règles. Celles-ci sont modifiées, l'écoulement dure moins longtemps ; le sang n'est pas aussi abondant ni aussi coloré qu'avant la fécondation ; enfin il n'y a pas de régularité dans leur apparition. En d'autres termes, comme le dit fort bien le professeur Tarnier [1], les règles qui se produisent pendant la gestation sont modifiées en *durée*, en *quantité* et en *qualité*. Chez les nourrices l'aménorrhée est fréquente, mais non la règle, comme pendant la grossesse. Il n'est pas rare de voir une nourrice parfaitement réglée, et généralement elle n'en est pas moins bonne pour cela. Les règles réapparaissent le plus souvent au bout de trois ou quatre mois, et il n'y a pas suspension de la sécrétion lactée. Cependant, dans quelques cas, elle se suspend et ne reparaît plus, nous venons d'en voir un exemple. A quelle cause peut-on attribuer l'aménorrhée des nourrices ? L'afflux sanguin qui se produit du côté des mamelles expliquerait pour certains auteurs l'anémie relative des organes génitaux, en particulier de l'ovaire, et par suite la cessation des phénomènes d'ovulation. Mais cette explication est inadmissible. Voici celle qu'en donne M. Gallard [2] : « Si, dit-il, nous voyons ordinairement les femmes être privées de leurs règles pendant la lactation, c'est qu'une partie de leur sang est utilisée pour fournir la sécrétion des glandes mammaires et que la femme se trouve, par ce fait, dans un état d'anémie relative. La menstruation cesse parce que l'organisme ne peut faire face à deux causes de déperdition : la sécrétion lactée et l'hémorragie périodique.]

Si la suppression subite du flux menstruel est due à une émotion, à l'impression du froid, on devra de toute évidence admettre quelque imperfection du système, la femme fût-elle d'ailleurs en excellent état de santé apparente.

J'ai connu une femme dont le flux menstruel fut subitement arrêté lorsqu'elle apprit la mort de son mari ; elle avait alors trente ans. Elle présentait toutes les apparences de la santé, mais l'inquiétude où elle avait vécu sur le

---

[1] Tarnier et Chantreuil. *Traité de l'art des accouchements*, p. 475.
[2] T. Gallard. *loc. cit.*, p. 180.

compte de son mari avait surmené son système nerveux. Elle ne fut plus réglée à dater de ce jour, et l'atrophie utérine ne tarda pas à se montrer.

J'ai vu dans un autre cas du même genre l'arrêt du flux menstruel se produire également chez une jeune femme ; il eut pour cause l'issue favorable d'un procès qui avait causé à cette femme de longs tracas, et dont elle attendait ou la misère ou l'aisance.

Voici encore un autre exemple : J'ai connu une jeune femme dont la santé avait toujours été excellente, et qui fatigua son système nerveux à vouloir conquérir les premières places au collège. Tout le temps qu'elle y demeura, elle fut bien réglée, un peu trop abondamment peut-être ; mais à peine eut-elle touché au but qu'elle voulait atteindre qu'elle cessa d'être réglée. Plusieurs années se sont écoulées déjà depuis cette époque, et l'atrophie utérine a évolué.

Une jeune femme peut, en se mouillant les pieds, arrêter pour toujours son flux menstruel, et souvent survient alors l'atrophie utérine. Il y a peu de ressemblance assurément entre cette cause et une émotion ; mais son efficacité est tout aussi marquée. Toutes les femmes qui se mouillent les pieds pendant la période menstruelle ne sont pas fatalement exposées à voir leurs règles se supprimer, pas plus du reste que toute femme recevant un choc nerveux dans les mêmes conditions. Il y a là certainement quelque dépression antérieure du système nerveux qui affaiblit le système génital et l'empêche de réagir contre le choc. Celui-ci va comme la foudre frapper les centres et les ganglions nerveux génitaux, qui, accablés sous le coup, perdent tout pouvoir physiologique. Chaque ganglion, dit-on, possède la faculté d'accumuler une certaine quantité de fluide nerveux qu'il tient en réserve pour résister à un choc. Cette force nerveuse est essentielle à la vie, et tandis qu'une portion en est tenue en réserve pour les besoins subits de l'économie, le reste est distribué aux divers organes afin de les maintenir en santé. Quand un organe en est privé, sa nutrition est immédiatement affectée, et il ne tarde pas à s'atrophier. Quand le stimulus nerveux a été suspendu assez longtemps pour que l'atrophie de l'utérus se soit produite, nous pouvons naturellement en conclure que les ovaires ont d'abord souffert. Nous pouvons nous expliquer ainsi d'une façon rationnelle les troubles fonctionnels, particulièrement en ce qui regarde l'utérus et les ovaires.

Si cette hypothèse est vraie, cela restreint nécessairement le champ du traitement que nous devons mettre en œuvre pour améliorer l'état général et ne nous laisse que peu d'illusion sur le traitement local. A la vérité, j'ai vu une augmentation temporaire du volume de l'utérus succéder à la congestion déterminée par l'emploi des tentes-éponges et l'application de l'électricité. Mais on ne saurait espérer le retour de la fonction, tant que l'état général n'est pas amélioré. Pour arriver à ce dernier résultat, il faut recourir, si c'est possible, aux moyens énumérés au chapitre du traitement général, en introduisant tels changements ou telles additions que réclamera chaque cas particulier.

Menstruation peu abondante.

La menstruation peu abondante n'est autre chose que l'aménorrhée avec un degré en moins. Le plus souvent, les causes générales qui exercent une mauvaise influence sur la nutrition et diminuent la quantité de sang qui parvient à l'utérus amoindriront le flux menstruel ; une congestion locale ou toute condition qui met entrave à la circulation produira le même résultat. C'est là un phénomène strictement semblable à cette diminution ou cette suppression sécrétoire qu'on observe dans les autres parties du corps quand elles sont fortement congestionnées ou enflammées.

L'aménorrhée, aussi bien que l'état que nous désignons du nom de menstruation peu abondante, est souvent précédée d'une période où la menstruation se montre profuse et irrégulière. Le flux menstruel sera souvent abondant après l'apparition récente d'une rétroversion ; mais comme la congestion augmente et qu'il en résulte une rétroflexion permanente, les règles ne tardent pas à devenir très peu abondantes et irrégulières. C'est à ce même résultat qu'aboutit toute flexion utérine qui s'est faite au-dessus de l'insertion vaginale. Dans la cellulite, le flux menstruel est presque toujours profus dans les commencements, mais il devient ensuite peu abondant, par suite de l'obstacle apporté à la circulation à mesure que les parties où siège l'inflammation se rétractent. Une tumeur fibreuse en se développant peut agir mécaniquement, et arriver à intercepter complètement l'afflux du sang, dans les cas surtout où la femme a eu antérieurement des hémorragies. Je pourrais encore citer d'autres exemples, mais comme les traitements de toutes ces variétés n'ont rien de commun entre eux, nous remettons cette étude à plus tard.

Les femmes non mariées, de l'époque de la puberté à l'âge de trente-cinq ans, sont parfois sujettes à l'irrégularité et à la diminution du flux menstruel ; cela provient de ce qu'elles n'ont pas été mères. Mais avant qu'elles arrivent à la ménopause, leurs règles deviendront en moyenne, comme durée, à peu près ce qu'elles étaient au début, toutefois à la condition qu'il n'existe pas de tumeur fibreuse utérine. La femme stérile verra ses règles diminuer à une époque avancée de la vie, si elle n'a pas quelque corps fibreux.

La femme qui a eu des enfants est sujette à des irrégularités menstruelles portant à la fois sur la durée du flux et sur la quantité, à mesure qu'elle approche de la ménopause. La femme qui a fait des fausses couches sera vraisemblablement plus exposée aux irrégularités et aux flux abondants que celle qui a accouché à terme. Après les avortements criminels, et par suite de la cellulite qui se développe dans presque tous les cas, le flux est peu abondant et irrégulier, quoique d'abord il puisse avoir été très abondant.

Ménorragie.

L'aménorrhée est d'ordinaire accompagnée d'un état circulatoire pauvre et

affaibli ; la ménorragie au contraire, est toujours sous la dépendance de phénomènes congestifs locaux, ou de quelque obstacle circulatoire éloigné.

Les causes générales de la ménorragie peuvent se classer ainsi :

État constitutionnel défectueux accompagné d'anémie ;

Obstacle circulatoire, suite de quelque affection siégeant en un point de
l'économie ;

Causes locales limitées à l'utérus.

L'état constitutionnel qui expose les femmes aux ménorragies peut avoir
sa source dans le fait d'une lactation prolongée, ou dans quelque maladie
appauvrissant le sang. Les maladies du cœur, du foie ou des reins, par l'entrave qu'elles mettent à la circulation générale, sont cause d'hémorragie
utérine, comme aussi la constipation chronique qui empêche le sang veineux
pelvien de faire retour à la circulation porte. Les déplacements utérins, la
cellulite, les tumeurs pelviennes sans rapport avec l'utérus, peuvent également faire obstacle mécaniquement à la circulation, et déterminer la métrorragie ; mais ce sont surtout les néoplasmes directement unis à l'utérus
qui sont la cause la plus fréquente de la ménorragie.

Il est ordinaire de voir la ménorragie résulter de causes constitutionnelles chez les jeunes femmes, tandis que celles qui ont eu des enfants et
toutes celles qui approchent du milieu de la vie ont plutôt des ménorragies
liées à un état local.

La présence de fibromes utérins est, ainsi que nous l'avons dit déjà, la cause
locale la plus commune de l'irrégularité et de l'exagération du flux menstruel,
quelle que soit d'ailleurs la condition de la femme. Cependant les femmes qui
ont eu des enfants sont exposées à diverses lésions locales qui, à un moment
donné, jouent un rôle important dans les troubles menstruels et déterminent
des hémorragies. La déchirure du col est la plus fréquente de ces lésions,
comme elle est aussi la cause la plus commune des irrégularités menstruelles
portant à la fois sur la quantité et le retour des règles. Les déplacements de
l'utérus, les tumeurs intra-cavitaires telles que, polypes fibreux, excroissances de la membrane muqueuse, granulations, polypes muqueux et affections
malignes, sont une source d'hémorragie. Quand une femme continue à perdre
du sang après une fausse couche ou une grossesse menée jusqu'au terme,
et que d'autre part, l'utérus s'est suffisamment rétracté pour prévenir toute
hémorragie *post partum* proprement dite, on doit songer à la rétention
partielle du placenta, ou à la déchirure du col. Dans le premier cas, l'hémorragie n'est pas continue, mais est surtout marquée au moment de l'expulsion
d'un caillot. Je n'ai pas le dessein d'entrer dans de plus longs détails sur les
hémorragies de cette classe. Lorsque l'écoulement sanguin est continu, s'il
existe en même temps quelque déchirure extérieure, il est bien probable que
le col est le siège d'une déchirure assez profonde pour avoir atteint l'artère
circulaire. Je ne crois pas qu'il existe un seul cas où la mort ait été la conséquence directe de cette lésion, mais elle porte aux jours de la malade un
coup, qui, dans bien des cas, j'en suis convaincu, peut être évité. Si l'examen
au spéculum démontre que le sang vient d'une déchirure, il serait de bonne
pratique, je crois, de faire la suture. On peut, pour cela, placer plusieurs

sutures métalliques interrompues, et les parties peuvent être affrontées en moins de dix minutes, si l'opérateur est tant soit peu habile, car les surfaces sont molles et déjà en contact.

En supprimant ainsi un écoulement qui pourrait se prolonger bien des jours, on épargnera les forces de la malade et on diminuera le risque d'une septicémie qu'il faut toujours craindre, tant que des surfaces à vif baignent dans les sécrétions utérines. Si la déchirure n'est pas traitée, l'involution ne se fera pas, et la femme sera nécessairement exposée aux déplacements ou aux courbures utérines. La déchirure amènera à la suite un dérangement marqué de la menstruation, et la malade aura quelque jour peut-être à subir une opération beaucoup plus sérieuse que celle qui eût été faite tout d'abord.

Il est certaines règles applicables au traitement de toutes les hémorragies par les voies génitales de la femme, en tant qu'elles ne sont pas sous la dépendance d'un état puerpéral. La tranquillité d'esprit, le repos dans le décubitus horizontal sur un matelas de crin dur et à une température fraîche sont de toute nécessité dans le traitement des hémorragies, quelle qu'en soit d'ailleurs la cause et quelque traitement local que l'on emploie.

La médication interne est bien peu puissante à elle seule pour venir à bout des hémorragies, lorsqu'on n'y joint pas le traitement local. L'opium cependant, en lavement, ou en suppositoires placés dans le rectum, est toujours indiqué lorsqu'il faut exercer une action sédative sur la circulation, ou calmer la douleur. Le mélange d'ipéca en petite quantité avec l'opium, comme dans la poudre de Dower, peut remplacer l'opium administré par la voie intestinale quand la peau est sèche et fonctionne mal. Lorsqu'il n'y a ni douleurs ni symptômes nerveux, on peut employer l'aconit avec les stimulants pour modérer l'action du cœur s'il y a eu perte de sang ; mais il faut en même temps donner largement les préparations alimentaires telles que le thé de bœuf. L'acétate de plomb avec l'opium, l'alun, l'ergot et d'autres médicaments sont quelquefois prescrits à l'intérieur. L'opium agit tout aussi bien sans le plomb ; tout ce que l'alun m'a semblé produire quand on l'administre à l'intérieur, ce sont des nausées. L'ergot, au contraire, peut agir sur les vaisseaux en excitant l'utérus à la contraction, excepté dans les cas où l'organe est augmenté de volume ; 35 à 95 centigrammes d'acide gallique en dissolution dans parties égales d'eau distillée et de teinture de cannelle avec un peu de sirop peuvent se donner toutes les deux ou trois heures, suivant les circonstances. La cannelle paraît souvent exercer une heureuse influence sur la circulation utérine, et forme avec l'acide gallique un bon mélange. C'est avec l'opium la seule préparation qui me paraisse avoir une certaine efficacité, et encore ces deux médicaments ne sont-ils guère bons qu'à exercer une action sur l'hémorragie passive accompagnée d'un état anémique.

Dès qu'on a reconnu que le flux menstruel est exagéré, il faut pratiquer un examen en se proposant de découvrir la cause et d'arrêter l'hémorragie aussi promptement que possible, de façon à ne pas laisser la malade s'affaiblir. Lorsque l'hémorragie provient du canal utérin, il est bon de placer tout de suite un tampon suivant la manière que nous avons indiquée dans un chapitre précédent. Lorsque le sang est arrêté, on peut faire le diagnostic, en dilatant le col, si cela est nécessaire, et on instituera le traitement que nous aurons plus tard à indiquer en étudiant chaque maladie en particulier. Si la perte de sang est due à la présence de quelque production maligne cervicale ou vaginale, le tampon ne rendra que peu de services, et pourra au contraire déterminer une forte irritation.

Dans ces cas, j'emploie les injections d'eau aussi chaude que possible, et je réussis généralement à arrêter l'hémorragie. Puis, trempant une boulette de coton dans une solution concentrée d'alun, je la place avec précaution sur la surface, et ne la fais enlever qu'au bout de douze heures, ce qui est aisé, car la boulette de coton a été munie d'un fil qu'on laisse pendre hors du vagin. Il y a longtemps que j'ai renoncé à l'emploi du persulfate de fer comme topique ; lorsqu'on se sert de fer en cette qualité, le vagin se sèche et devient le siège d'une telle irritation qu'il est difficile de réintroduire le tampon. Quand il faut un tampon, le mieux est de mettre d'abord au contact du col un morceau d'ouate trempé dans l'alun, puis on remplit le vagin d'ouate ou d'amadou.

Quand, en dehors de l'époque normale, apparaît un écoulement passif dû à des rapports sexuels excessifs, au refroidissement, à une fatigue exagérée ou au manque de force, ou encore lorsque les règles se prolongent bien au delà de leur durée normale, il suffira d'une injection d'eau chaude, et de l'emploi de l'acide gallique pour arrêter le sang. Ce traitement ne fait pas courir à la malade le moindre risque, car il n'ébranle pas le système nerveux. La perte de sang s'arrête par un processus tout à fait naturel ; l'excitation produite par l'eau chaude fait contracter activement les vaisseaux dont le calibre se rétrécit, et toute tendance congestive est supprimée. Lorsque l'écoulement est dû à quelque obstacle pelvien siégeant en dehors de l'utérus, comme aussi après une cellulite aiguë, il faut rejeter l'emploi du tampon. Le traitement consistera surtout dans ces cas en injections chaudes et en opium ; la malade gardera le décubitus horizontal avec le siège élevé. Parfois l'écoulement sanguin dépend d'une accumulation de fèces dans le côlon, et continue chaque jour en quantité tout juste suffisante pour être un ennui. Du fiel de bœuf concentré, dissous dans une quantité d'eau suffisante pour un copieux lavement, administré à la malade placée dans la position génu-pectorale, permettra de se rendre maître de cette obstruction fécale. Il nous arrive de rencontrer, dans la pratique, des jeunes filles à menstruation trop abondante, chez lesquelles on ne trouve pour expliquer cet état que la pléthore générale. Le traitement dans ces cas consiste à régler le régime, à faire prendre de l'exercice, à donner les bains turcs, et à administrer les purgatifs salins entre les époques. A plus forte raison pareil traitement est-il indiqué chez les femmes pléthoriques approchant de la ménopause, et chez lesquelles la tendance hémorragique ne reconnaît aucune cause locale. Ces malades se trouvent bien d'un purgatif mercuriel énergique pris quelques jours avant la période menstruelle, mais assez longtemps avant pour qu'il n'y ait pas à craindre un arrêt du flux sous son influence.

Il est fort important qu'une femme garde le repos à chaque période, et cela longtemps après que les causes supposées d'hémorragie n'existent plus ; c'est ainsi qu'on peut venir à bout de la tendance hémorragique.

Dysménorrhée.

Toute femme, même à l'état normal, éprouve quelque malaise pendant la période menstruelle. Celle qui ne souffre pas du tout et ne ressent aucune gêne est dans une situation anormale. Le degré de souffrance, d'ailleurs, varie non seulement d'une femme à une autre, mais chez la même femme ; et de grands troubles peuvent se montrer qui ne sont nullement imputables à une lésion locale.

La douleur menstruelle est généralement en rapport avec l'abondance du flux ; elle augmente en proportion de la diminution des règles ou de l'obstacle qu'elles rencontrent à l'écoulement. Voilà la règle, mais la menstruation peut devenir douloureuse dans des cas où le flux est beaucoup plus abondant que d'habitude et quoiqu'il n'existe aucun obstacle s'opposant à sa libre sortie.

La douleur peut simplement provenir de l'afflux exagéré du sang dans les parties, afflux qui se produit sous l'influence d'appel de l'hémorragie. Mais la menstruation douloureuse se rapporte le plus souvent à un état constitutionnel, quoique parfois d'une façon indirecte. Quand une femme est anémiée, elle est exposée à des douleurs névralgiques qui, au lieu de se localiser en quelque autre point du corps, se traduisent par une menstruation douloureuse, lorsque les organes génitaux manquent de ton. S'il était possible de soumettre une femme en parfaite santé et une autre femme anémique exactement aux mêmes causes de douleur, on verrait que cette dernière, dont le système nerveux est malade, souffrirait beaucoup plus que la première.

On a pensé que la principale cause de menstruation douloureuse résidait dans l'existence de quelque obstacle mécanique s'opposant à la libre sortie du flux hors de la cavité utérine. Les flexions de l'utérus, où l'organe se plie sur lui-même au point de fermer le canal, et les tumeurs développées dans l'épaisseur du tissu utérin, qui agissent de la même manière, peuvent être citées comme exemples d'obstacles mécaniques. Cette opinion pourrait être acceptée sans discussion, si chaque observateur n'avait pas eu à noter des cas où la douleur menstruelle ne pouvait être expliquée par une flexion utérine ou un obstacle apparent fermant la cavité. Quand une flexion existe au-dessous de l'insertion vaginale, il y a de la douleur pendant l'écoulement des règles, et on ne peut mettre en doute l'existence d'un obstacle. Mais lorsqu'il existe une flexion au niveau de l'insertion vaginale due à ce que le col est trop long et trop mince pour garder sa direction dans le vagin, l'angle ainsi formé est toujours plus aigu que dans le cas de flexion du corps utérin. Néanmoins, et bien que la femme soit alors probablement vouée à la stérilité, elle ne souffre pas nécessairement pendant la menstruation. Il faut remarquer toutefois que la flexion du corps de l'utérus est presque invariablement accompagnée d'appauvrissement de la santé générale. Mais lorsque la flexion se fait à l'insertion vaginale même ou au-dessous, l'état général reste indemne le plus souvent, et s'il est atteint, ce n'est pas à cause de l'obstacle apporté à l'écoulement du flux menstruel, mais par suite de l'effet que produit la stérilité sur le système nerveux. Il n'est pas rare de trouver l'orifice utérin presque fermé à la suite de l'emploi du nitrate d'argent, et pourtant cet état ne donne que rarement lieu à des douleurs, quoique presque toujours il amène la stérilité.

J'ai vu dans plusieurs cas, alors que la membrane muqueuse s'était rétractée au niveau de l'orifice du canal utérin à la suite d'une application de pierre à cautère, l'orifice ne pouvoir même admettre la sonde la plus fine. Dans ces cas, le sang menstruel s'échappait goutte à goutte de l'orifice rétréci, mais il n'existait aucune souffrance, excepté cependant lorsque l'écoulement était assez abondant pour remplir le canal utérin avant que celui-ci eût pu se vider. La douleur provenait alors de la contraction utérine, l'organe faisant effort pour chasser le caillot formé par suite du retard que le sang éprouvait à s'écouler. L'observation m'a convaincu que, sauf dans les cas où le flux est peu abondant, toute menstruation douloureuse s'accompagne de caillots dont la formation n'est pas nécessairement sous la dépendance d'un obstacle. Ce qui m'a conduit à formuler cette opinion, c'est que, dans bien des cas, j'ai pu, au moyen du spéculum, voir les caillots sortir un à un de l'utérus en provoquant la douleur, alors que non seulement le canal utérin avait sa direction normale, mais encore était remarquablement large. Quelle que soit la cause véritable de la douleur pendant la menstruation dans les cas de flexion du corps de l'utérus, cette douleur est presque toujours des plus vives, et aucun moyen chirurgical n'y peut porter remède. Parfois, lorsque la flexion siège sur le corps de l'utérus, on réussit par une opération à ouvrir le canal et à détruire ainsi l'obstacle, mais encore, comme je l'ai déjà dit, la dysménorrhée ne cède-t-elle pas sans retour à l'opération seule. Je ne puis fournir d'explication purement théorique de cette espèce de menstruation douloureuse ; mais l'évidence est telle que je pense que les observations futures démontreront la réalité de mes déductions.

Dysménorrhée membraneuse.

Dans l'état actuel de nos connaissances, ce qui semble le plus exact c'est l'opinion que nous avons déjà exprimée que la membrane muqueuse utérine au-dessus de l'orifice interne tombe complètement à chaque période menstruelle. A l'état normal, ce processus de désintégration se fait, nous pouvons l'affirmer, sans grand trouble. Mais d'autre part, si par suite de quelque condition anormale, ce processus est retardé, des bourgeonnements peuvent se produire lors de la formation des caillots, qui augmentent en volume jusqu'à ce que l'utérus vienne à faire effort et à se contracter pour chasser ces caillots ; la douleur qui survient alors est toujours intermittente, et c'est là un caractère qui vient à l'appui de l'explication que nous fournissons. Il existe ainsi toute une série de douleurs, depuis les petites souffrances qui se montrent au commencement de la menstruation et ne tardent pas à disparaître, jusqu'à la forme connue sous le nom de dysménorrhée membraneuse. Dans celle-ci la souffrance persiste jusqu'à ce que, à force de contractions utérines, toute la membrane muqueuse au-dessus de l'orifice interne arrive à être rejetée en une seule masse. Il n'existe pas dans ces cas d'obstacle au libre écoulement du sang, du moins, dans les exemples qui me sont passés sous les yeux, le canal utérin n'était pas déformé et l'orifice était suffisamment ouvert.

On a supposé que la formation de cette fausse membrane, comme on l'a appelée, était due à l'influence de l'ovaire, mais il n'existe d'autre preuve de cette assertion que la coïncidence de la douleur dans la région ovarique d'un seul ou des deux côtés. Le rejet de la membrane utérine hors de sa cavité s'accompagne souvent d'une hypertrophie et d'un prolapsus ovariens, mais cela n'est pas constant ; parfois il est impossible de découvrir la moindre lésion ovarienne. On a aussi supposé que la membrane était un produit inflammatoire, mais il n'existe de cela aucune preuve, et l'évidence est plutôt en faveur du contraire.

M. Whitehead a montré que la réaction acide des sécrétions vaginales sur la fibrine empêche le sang des règles de se coaguler dans le vagin, et cela est certainement vrai. L'opinion de cet écrivain et d'autres auteurs cités par lui est que le sang menstruel normal manque de fibrine. C'était l'opinion du Dr Carpenter qui s'exprime ainsi : « Quand on y trouve des caillots on peut conclure à un état morbide de la surface de sécrétion. »

M. Whitehead a vu que le sang menstruel était privé de fibrine lorsqu'il avait été exposé à l'action des sécrétions vaginales, mais lorsque le sang est rassemblé en masse au moment de sa sortie de la cavité utérine, il ne présente que peu de différence avec le sang des autres parties. On peut discuter sur la cause et sur l'effet, mais on s'accordera pour reconnaître que dans tous ces troubles menstruels la santé générale est médiocre, et que le sang manque nécessairement des propriétés qui le rendraient moins coagulable.

Il nous faut donc accepter cette hypothèse comme vraie, jusqu'à preuve du contraire, que lorsque la santé générale est appauvrie, il y a retard dans la désintégration de la membrane muqueuse utérine alors même que le flux menstruel se montre à son époque normale. Si la muqueuse utérine n'est pas en état d'être immédiatement dépouillée et réduite en débris, elle fournira des bourgeonnements qui retiendront le sang. Celui-ci sera donc retardé dans son écoulement de telle façon qu'il se formera caillots sur caillots ; de là excitation douloureuse de l'utérus qui se contractera jusqu'à ce que sa cavité soit entièrement débarrassée.

Une congestion intense du bassin pendant la période menstruelle, provenant soit d'une fluxion exagérée, soit de quelque obstacle apporté à la circulation veineuse, peut en même temps produire une douleur utérine et ovarienne. On doit naturellement s'attendre à cela d'après le caractère particulier de la circulation pelvienne, et lorsqu'il existera une lésion locale de l'ovaire, la douleur sera très marquée au voisinage, mais ce n'est là qu'un simple effet du trouble généralisé à tout le bassin. Quand la fonction de l'ovaire est altérée par suite de quelque cause générale, et que les ovaires ne sont plus capables d'émettre leur influence particulière, l'utérus peut naturellement se ressentir de cet état. Mais il n'existe aucune preuve positive démontrant que l'état de maladie d'un seul ovaire ait nécessairement à lui seul une action sur l'état de l'utérus, et une maladie utérine ne doit certainement causer aucun trouble ovarien.

En résumé : Lorsqu'il y a douleur utérine et ovarienne, nous pouvons, en règle générale, conclure que les deux organes souffrent d'un même trouble commun, et ordinairement ce trouble est un obstacle circulatoire. Comme ce trouble augmente lors de l'apport additionnel du sang de la menstruation, il peut se montrer concurremment de la douleur dans un des ovaires, ou dans les deux, douleur due à la présence de quelque lésion locale. La prédominance de la douleur ovarienne fait souvent croire que la lésion utérine qui existe en même temps est sous l'influence de l'état de l'ovaire, tandis qu'en réalité l'utérus et l'ovaire sont tous deux affectés par la même cause. Une femme peut éprouver de la douleur ovarienne pendant la période menstruelle, quoiqu'on ne puisse découvrir aucune lésion utérine. La quantité exagérée de sang qui se porte vers le bassin pendant la menstruation causera de la douleur, s'il existait déjà quelque inflammation du tissu ovarien, ou s'il y a des adhérences retenant l'ovaire en bas et gênant sa circulation.

La douleur augmente encore souvent par le fait de la présence d'un tissu de cicatrice ou d'une induration dans l'ovaire même.

Nous ne possédons aucun moyen de diagnostiquer les maladies ovariennes, excepté lorsque l'ovaire s'hypertrophie, ce qui est relativement rare ; et les lésions de cet organe trouvées à l'autopsie sont des plus rares eu égard à celles que l'on rencontre sur l'utérus lui-même.

Aussi ma conviction est-elle que les lésions ovariennes ont peu de part dans la douleur menstruelle, comparativement aux lésions utérines.

En l'absence de toute preuve établissant une relation entre les maladies de l'ovaire et la dysménorrhée membraneuse, je suis disposé à attribuer la chute en masse de la membrane à un manque général de ton. Il peut être aisé d'établir que la menstruation douloureuse est due parfois à un retard dans la chute de la muqueuse utérine ; mais ce que l'on trouve derrière ce retard, ce qui contribue à l'expulsion en masse, c'est l'affaiblissement général de la nutrition qu'on rencontre constamment dans ces cas. Les changements qui doivent se produire dans les tissus à l'état normal ne peuvent se faire aussi vite quand la santé générale est atteinte comme elle l'est constamment chez toutes les femmes présentant cette forme de menstruation douloureuse ; aussi n'est-il pas improbable que le manque général de ton où se trouve l'économie, soit la vraie cause du retard qu'éprouve la membrane muqueuse à subir la dégénération graisseuse indispensable à sa chute. La muqueuse utérine peut s'épaissir par suite d'une perversion nutritive, de même que nous voyons, en d'autres parties du corps, dans les mauvais états généraux, des granulations morbides de large dimension prendre naissance sur les surfaces. Comme le sang menstruel provient des vaisseaux situés sous cette membrane épaissie, nécessairement elle se détache d'une pièce, et ne peut sortir de la cavité utérine que chassée par une contraction qui s'accompagne de violentes douleurs expulsives.

Lorsque l'utérus ou les ovaires deviennent lourds par suite d'une congestion excessive, ou ont à souffrir de quelque autre source d'irritation, l'impression produite aux extrémités des nerfs spinaux est tout aussitôt transmise à leurs noyaux d'origine en passant par la partie postérieure de la moelle. Il se produira sur la moelle une répercussion de l'irritation pelvienne. La douleur variera de degré depuis la douleur dorsale contusive qui accompagne la menstruation peu abondante, jusqu'à la sensibilité marquée à la pression sur un point. Cette sensibilité, en relation avec les lésions utérines et ovariennes, est toujours bien plus vive chez les femmes anémiques. Nous avons déjà indiqué comment les troubles de la menstruation peuvent amener des désordres en d'autres points, par l'intermédiaire du système sympathique. Ces désordres se caractérisent par diverses formes de douleur dorsale, du mal de tête, de l'irrégularité du cœur, des nausées, de la diarrhée, de la polyurie, du froid aux pieds et dans les diverses parties du corps, et enfin par les différentes formes de l'hystérie.

Il n'y aurait pas grand intérêt pratique à entrer dans de plus longs développements au sujet de l'irritation réflexe, et d'ailleurs il faudrait lui consacrer, pour la bien traiter, plus de place que son importance n'en réclame. Cependant nous en parlerons d'une manière générale plus loin au chapitre du traitement de l'hystérie.

[Les membranes expulsées par les femmes atteintes de dysménorrhée sont loin d'être identiques. Très souvent ce sont de simples caillots sanguins moulés sur la cavité utérine ; ils affectent une forme triangulaire et lorsqu'on en fait une coupe, ils semblent formés de lamelles superposées. Ils se composent de fibrine amorphe, ayant emprisonné un grand nombre de globules blancs et quelques globules rouges. Ils comprennent aussi quelquefois des cellules épithéliales plus ou moins déformées. Dans d'autres cas, c'est une véritable caduque qui est rejetée, renfermant un produit de conception. On a dit qu'une femme pouvait, plusieurs mois de suite, faire un avortement de moins d'un mois de date, par suite de la persistance de la cause qui avait déterminé le premier. Pour notre part, nous croyons que la chose est possible, mais doit être absolument exceptionnelle : néanmoins, il est un fait certain, c'est que parfois le produit expulsé à la suite d'une crise dysménorrhéique est une véritable caduque, contenant ou non un produit de conception. Il est assez facile de différencier une caduque d'une membrane dysménorrhéique véritable ; certains caractères sont communs aux deux membranes, notamment l'état rugueux, villeux, de la surface externe et l'état lisse de la surface interne, mais il en est qui permettent de les distinguer l'une de l'autre : ainsi dans l'avortement, le sac expulsé est toujours arrondi, tandis que quand la membrane dysménorrhéique vraie est intacte, elle affecte une forme nettement triangulaire et présente au niveau des angles un orifice correspondant aux trompes et au canal cervical. Souvent au niveau des trompes, l'orifice a des bords frangés, ce qui donne à croire que la membrane utérine se continuait avec une membrane semblable tapissant la trompe. Il suffit ordinairement d'ouvrir le sac pour être édifié sur la nature de la membrane, car on trouve alors à la surface interne de la caduque des saillies et une petite

loge pour l'œuf humain ; pour bien voir cette loge, il faut faire une coupe de
la caduque.

Souvent la caduque au lieu d'être expulsée entière l'est par lambeaux, et
il est assez difficile à première vue de les distinguer des véritables membranes
dysménorrhéiques. M. De Sinéty [1] nous a donné un bon moyen de reconnaître la caduque ; il décrit son procédé de la façon suivante : « Il suffit de
plonger la membrane à examiner dans une solution d'acide picrique pendant

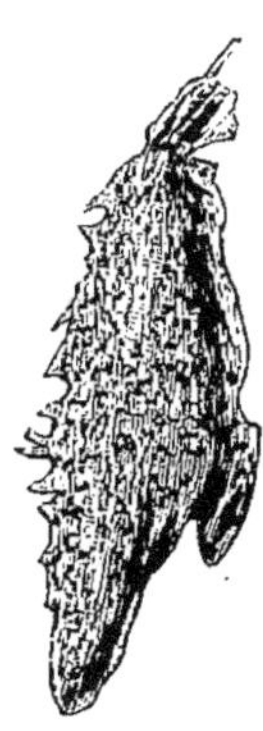

Fig. 54. — Portion de la muqueuse
utérine expulsée dans la dysménorrhée (d'après Oldham).

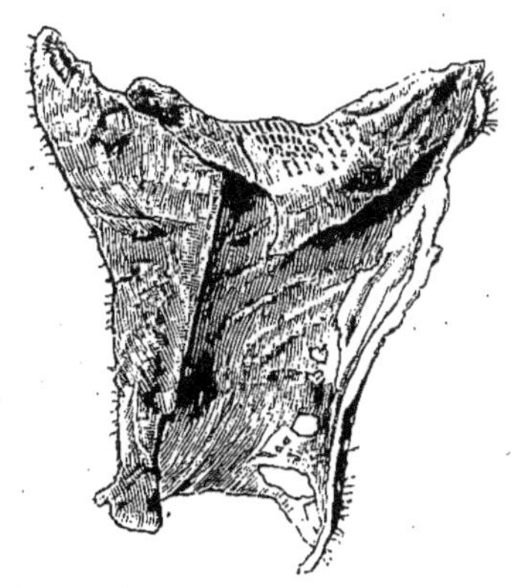

Fig. 55. — Muqueuse utérine expulsée entière,
ouverte et montrant la cavité intérieure lisse.
A la partie supérieure se voient des points
nombreux qui sont les ouvertures des glandes ;
la surface externe présente des villosités
(Gallard, *Menstruation*).

un quart d'heure environ. On saisit ensuite avec des pinces une parcelle du
tissu, et on l'agite dans l'eau. Tous les éléments étrangers à la villosité cho-
riale sont ainsi expulsés, et celle-ci reste isolée. On n'a plus qu'à l'étendre
sur une lame de verre, ajouter un peu de glycérine et recouvrir d'une
lamelle, pour obtenir ainsi une petite masse arborescente, rappelant la disposition de certaines algues marines, et qui ne peut être confondue avec un
autre tissu. »

Enfin, nous devons ajouter que lorsqu'on examine avec soin les membranes et les caillots, on retrouve presque toujours le produit de conception
lui-même, qui au bout de trois semaines a déjà acquis un certain volume.

Quelques auteurs, et notamment M. De Sinéty, pensent que dans la grande
majorité des cas, sinon toujours, les membranes dysménorrhéiques sont des
caduques. Nous devons dire toutefois que plus tard M. De Sinéty [2] est un peu
revenu sur cette opinion. Comment donc expliquer alors l'existence de la
dysménorrhée membraneuse chez les filles vierges, et chez des femmes
n'ayant pas eu de rapports sexuels depuis longtemps. De nombreux faits

[1] De Sinéty, *Comptes rendus de la Société de biologie*, 1876, t. XXVIII, p. 141.
[2] De Sinéty, *Manuel de gynécologie*.

de ce genre ont été publiés par Williams [1], Beigel [2], Solowief [3], Courty [4], et beaucoup d'autres auteurs, sans compter Morgagni [5], qui en a publié la première observation probante. Dans certains cas, par conséquent, et nous

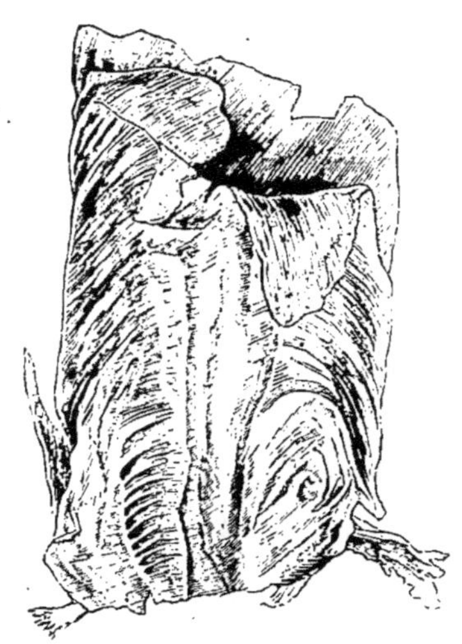

Fig. 56.— Muqueuse vaginale exfoliée (Gallard, *Menstruation*).

dirons dans le plus grand nombre des cas, le produit expulsé n'est point une caduque ; c'est une membrane qui se présente entière ou par lambeaux. Lorsqu'elle est entière, elle a, comme nous l'avons dit, une forme triangulaire, et elle est percée de trois orifices. Dans quelques cas assez rares, Gautier [6], de Genève, a remarqué que de petits fragments de la muqueuse vaginale accompagnaient la muqueuse utérine. Les nombreux examens histologiques pratiqués par plusieurs auteurs, notamment par De Sinéty, ne laissent aucun doute sur l'origine muqueuse des membranes dysménorrhéiques. Voici la description d'une de ces membranes telle que la donne M. Gallard [7], et dont l'examen histologique a été pratiqué par son interne, M. P. Richer :

« Les premiers lambeaux, au nombre de trois, qui nous ont été remis avaient une forme très irrégulière, et leurs bords étaient déchiquetés ; le plus grand mesurait 4 à 5 centimètres ; l'une des faces était villeuse, hérissée de touffes disposées irrégulièrement et de villosités très fines, faciles à distinguer sous l'eau ; l'autre surface était lisse, mamelonnée et criblée de petits orifices. Ces débris membraneux, d'une coloration grisâtre, offraient une épaisseur maxima de 1 millimètre et, en d'autres points, étaient tellement minces qu'ils devenaient transparents. L'examen histologique pratiqué sur des coupes minces, après durcissement dans la gomme et l'alcool et coloration par le picro-carmin (fig. 57), a permis de constater l'existence d'un stroma formé par l'accumulation d'un grand nombre d'éléments cellulaires, de formes variées, ronds, ovales ou fusiformes et de dimensions assez diverses. Les plus petits, ronds pour la plupart, mesurent 4 μ, tandis que les plus grands, ovales, ont en moyenne 10 μ dans leur plus grand diamètre. En quelques points de ce stroma, on rencontre des

[1] Williams, *Archives de tocologie*, 1878, t. V. p. 153.

[2] Beigel, *Die Krankheiten der weiblichen Geschlechtes*, t. I.

[3] Solowief, *Decidua menstrualis. In Archiv fur Gynœkologie*, B. II, S. 66.

[4] Courty, *Traité pratique des maladies de l'utérus*, 2e éd. p. 455.

[5] Morgagni, *Recherches anatomiques sur le siège et les causes des maladies*, Lettre 48e.

[6] V. Gautier, *De la pathogénie de la dysménorrhée membraneuse (Congrès international des sciences médicales*, 5e section, p. 460. Genève, 1878).

[7] Gallard, *Leçons cliniques sur la menstruation et ses troubles*, p. 298.

débris d'épithélium cylindrique glandulaire et l'on voit un certain nombre de vaisseaux sanguins de petit calibre variant de 12 à 16 µ.

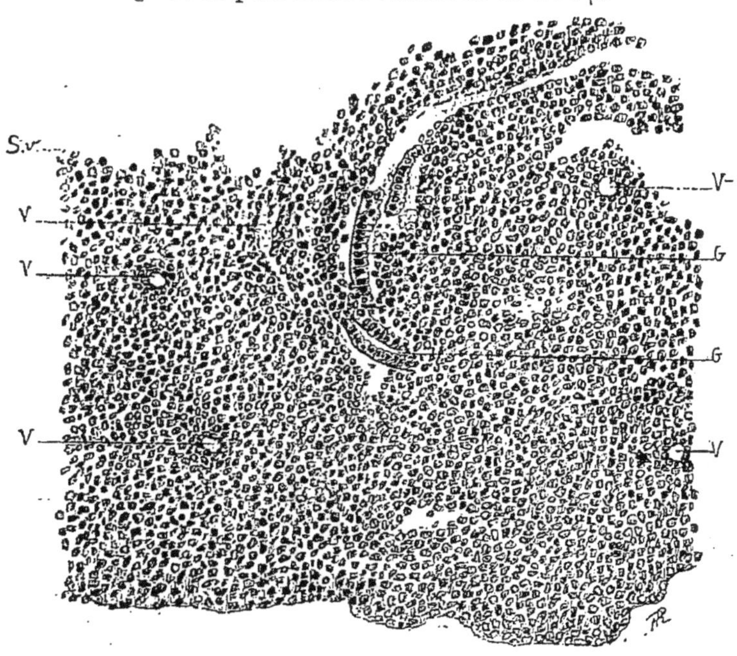

Fig. 57. — Muqueuse externe exfoliée : SV, surface villeuse ; WW, vaisseaux sanguins ; G, débris d'épithélium cylindrique glandulaire (Gallard, *Menstruation*).

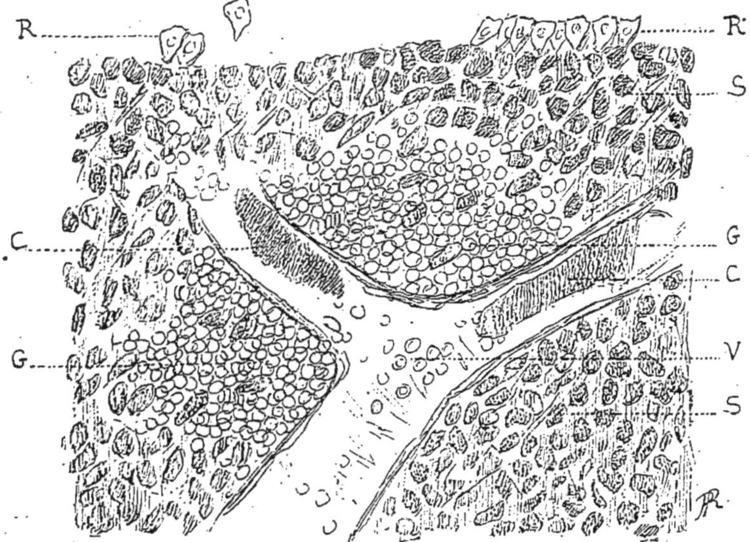

Fig. 58. — Muqueuse utérine exfoliée : R, revêtement épithélial cubique très incomplet ; SS, stroma ; V, vaisseau sanguin obstrué par de petits caillots fibrineux ; CC, GG, hémorragies interstitielles (Gallard, *Menstruation*).

« Un nouvel examen pratiqué plus tard sur des membranes d'aspect analogue expulsées avec les règles par la même malade, a fourni des résultats identiques : stroma entièrement semblable au précédent, surmonté du côté de la surface lisse d'un revêtement épithélial cubique très incomplet ; vaisseaux nombreux, volumineux. tortueux, dont quelques-uns sont obstrués par des caillots fibrineux : autour de certains vaisseaux et dans la trame même du tissu, petites hémorragies interstitielles ; enfin débris de glandes en tube, dilatées, tapissées d'épithélium cubique et présentant un contenu composé de cellules polygonales (fig. 58). »

Tels sont les produits pathologiques qu'on rencontre le plus fréquemment. Dans quelques cas rares enfin, la membrane est constituée par du mucus coagulé et mélangé à un plus ou moins grand nombre d'éléments figurés.]

<h3 align="center">Il faut faire un examen local dans les cas
de dysménorrhée.</h3>

Il faut d'abord déterminer la cause de la menstruation douloureuse, car c'est cette connaissance qui devra diriger le traitement. Comme des états différents peuvent, au point de vue de la douleur, produire les mêmes symptômes, un examen physique est souvent absolument nécessaire. Le médecin consciencieux devra ménager les sentiments d'une jeune fille qui se soumet à cette épreuve, mais c'est souvent chose difficile dans l'accomplissement du devoir que de décider ce qui peut être épargné à la malade. Quand le flux menstruel est rare, douloureux et irrégulier, il n'y a pas d'inconvénients à différer l'examen si la malade est au début de sa vie menstruelle, et la cause peut en être rapportée, non sans raison, au surmenage du système nerveux par l'étude. Il faut alors faire supprimer entièrement tout travail intellectuel, et s'efforcer soigneusement d'améliorer l'état général.

OBSERVATION VI. — Je fus consulté dernièrement par une dame sur l'état de sa fille. Pendant deux ans ses règles avaient été régulières, mais depuis six mois elles s'accompagnaient de douleurs dont l'intensité avait été croissante, au point qu'à la dernière époque elles avaient déterminé une crise d'hystérie. J'appris que depuis quelque temps elle grandissait beaucoup ; la mère m'avoua aussi que sa fille travaillait le latin cinq heures par jour, sans compter ses autres études. Convaincu que c'était là la cause de tout le mal, j'ordonnai le repos de l'esprit le plus absolu et la promenade au grand air. Cela suffit pour amener une guérison complète en quatre mois.

Mais quand la douleur dure tout le temps de la période, l'écoulement étant soit augmenté, soit diminué, ou quand elle survient après la terminaison des règles, s'il y a douleur ou fatigue dans la station debout ou la marche, il faut faire l'examen. Dans ces circonstances, le médecin ne remplit pas son devoir s'il néglige de pratiquer l'examen, ou s'il ne confie pas ce soin à quelque autre, au cas où il n'a pas lui-même l'expérience nécessaire. L'examen est surtout imposé quand l'apparition de la douleur peut être rapportée à une chute, à un traumatisme, ou à l'arrêt des règles. Si on le néglige, il se produira d'une façon définitive un état pathologique, conséquence d'un déplacement ou d'un trouble circulatoire, qui ne prendra fin qu'avec la vie de la malade. Il existe une forme de rétroversion qui commence dans le jeune âge, et sur laquelle nous insisterons plus tard, qui doit être corrigée de bonne heure sous peine d'aboutir un jour à la rétroflexion. L'examen chez les jeunes filles peut souvent se faire par le rectum au lieu du vagin, car on peut ainsi reconnaître un déplacement utérin, l'existence d'une cellulite actuelle ou ancienne et l'état des ovaires quand ils sont hypertrophiés. Il est de la plus haute importance de déterminer si l'une de ces conditions existe ; lorsque la menstruation est douloureuse, on doit donc pratiquer tout au moins l'examen rectal. Si, après cela, on juge nécessaire de pratiquer l'examen par le vagin, il vaut mieux donner de l'éther. On épargnera ainsi à une jeune fille sensible la douleur physique et morale, et l'éther en relâchant les tissus facilitera l'examen complet, et permettra de dilater suffisamment les parties dans le cas où il faudrait sur-le-champ appliquer quelque traitement.

J'aurais pu traiter ce sujet au chapitre « Manière de pratiquer l'examen ». Mais, comme je désire éviter les répétitions et insister sur l'importance de bien connaître la nature de la maladie chez les jeunes filles, j'ai préféré en parler en même temps que de la menstruation douloureuse. La dysménorrhée, parvenue à un degré marqué, implique presque toujours quelque complication importante qui ne doit être négligée à aucune période de la vie, mais dont il est surtout impérieux d'apprécier l'état originel dans le jeune âge.

Il faut bien avoir présent à l'esprit ce fait important, que nous avons déjà fait ressortir, à savoir que parmi les femmes mariées qui dans leur jeune âge avaient eu de la douleur menstruelle, il en est 71,90 pour 100 qui sont devenues stériles dans la suite.

En feuilletant le recueil de mes observations, il ne m'est pas difficile de trouver nombre de cas où la femme a dû sa stérilité ou sa mauvaise santé à la délicatesse mal placée du médecin qui lui donnait ses soins pendant sa jeunesse. La nature agira parfois d'une façon merveilleuse et réussira à rendre la santé à la malade, mais le médecin doit en conscience savoir jusqu'à quel point il peut se fier à la nature et ne doit pas ignorer ce qu'elle est capable de faire pour accomplir la tâche.

Traitement de la dysménorrhée.

Quand une jeune femme souffre de quelque affection locale, il est raisonnable de supposer qu'on peut lui faire subir le traitement auquel elle devrait être soumise si elle était plus âgée. Sans l'éther, la femme aura toujours à souffrir dans une certaine mesure ; mais, s'il se trouve qu'une jeune fille soit blessée, même très légèrement, dans sa pudeur ou soit atteinte dans son état moral pendant l'examen, la faute en sera à la méthode elle-même et non aux circonstances.

La dysménorrhée résulte rarement de conditions qui puissent être corrigées sans soumettre la malade à un traitement systématique ; il faudra, de temps à autre, avoir recours à des moyens palliatifs, jusqu'à ce que la cause même ait été supprimée. Quant au traitement local de la dysménorrhée considérée seulement comme symptôme, le lecteur est prié de se reporter aux différentes affections qui la déterminent. Il les trouvera aux chapitres traitant des flexions, des tumeurs utérines, des déchirures du col, de l'inflammation des tissus pelviens avec ses conséquences, des déplacements utérins, et des conditions variées du système nerveux intimement liées à une nutrition vicieuse.

Nous avons établi cette loi que lorsqu'il y a suppression ou diminution du flux il y a douleur. Quand nous sommes appelés à soulager une femme chez laquelle existe cet état de la menstruation, il est de la plus haute importance d'arriver à une connaissance exacte de la cause. Nous ne nous occuperons pas ici des causes mécaniques, car elles seront étudiées plus tard ; nous ne considérerons que le résultat de l'état anormal de la circulation.

Les veines des organes pelviens peuvent être engorgées au point de produire l'arrêt des règles, ou de les rendre peu abondantes et douloureuses ; on peut en dire autant de la réplétion artérielle, qui ne peut exister qu'en cas d'inflammation réelle. Lorsque l'action de l'ovaire fait défaut, on peut voir survenir l'aménorrhée ou une menstruation peu abondante et douloureuse, avec ou sans congestion pelvienne.

On ne nous consultera, à l'époque de la menstruation, que pour nous demander de porter remède à l'une de ces trois conditions. La question se posera alors de savoir quel est le moyen le plus propre à augmenter l'abondance des règles, et comment on peut assurer au sang un libre écoulement hors de la cavité utérine de façon qu'il ne se forme pas un caillot excitant l'utérus à des contractions expulsives douloureuses.

La première condition dont nous avons parlé, c'est-à-dire la congestion veineuse, n'est qu'un degré plus élevé de l'état qui accompagne toujours les maladies utérines chroniques. Elle se produit lorsque les vaisseaux qui par suite du mauvais état de la nutrition ont déjà perdu leur contractilité, viennent à être distendus presque jusqu'à la stase, par l'afflux énorme de sang qui se produit au moment de la période menstruelle.

Ce qu'on doit faire tout d'abord, c'est de chercher à diminuer la quantité du sang contenu dans le bassin, et à diriger celui-ci vers la peau ou les extrémités. Quand la souffrance est trop grande, et que l'écoulement est très faible, j'administre souvent de l'émétique et de l'ipéca, et fais chaudement couvrir la femme dans son lit. Quant l'estomac est calmé, il faut donner un bain de pieds sinapisé. Ce bain doit être donné au lit, et de façon à découvrir la malade le moins possible. Pour cela, on place un meuble quelconque sous la cuvette de façon à l'élever presque jusqu'au niveau du lit. Il faut prendre soin d'arranger les couvertures du lit de façon à ce qu'elles ne soient pas mouillées, et on devra couvrir les jambes de la malade et la cuvette d'une autre couverture. De temps à autre on ajoutera de l'eau chaude de façon à ce que le bain de pieds soit toujours au point précis de température qu'on ne pourrait dépasser. Il est bon de laisser les pieds dans le bain jusqu'à ce que la peau commence à fonctionner, car il est probable que c'est alors que la malade ressentira le premier soulagement. Afin de ne pas entraver l'action bienfaisante, la malade devra soulever les pieds quand on retirera la cuvette

de dessous la couverture, et ne pas les exposer au dehors. Il faut ensuite
rapidement envelopper les jambes dans la couverture qui est étendue sur
elle, sans essuyer les pieds. Pour favoriser le fonctionnement de la peau
on administrera quelque boisson chaude. Rien ne vaut une tasse de thé que
l'on préparera en versant de l'eau chaude sur un peu d'essence de gingembre
de Jamaïque; on peut ajouter à l'infusion du lait et du sucre pour la rendre
plus agréable. Mais en somme, ce qu'il faut c'est une boisson chaude, et
le thé sous toutes ses formes est indiqué. J'emploie le gingembre parce
que c'est un stimulant doux, et parce qu'il est propre à calmer l'estomac
après l'administration de l'émétique. Un stimulant est souvent d'un bon
emploi, et le gingembre est tout à fait indiqué, même si l'émétique n'a pas
été donné; il vaut mieux que le grog qui est généralement employé comme
remède de ménage dans les mêmes circonstances. Pour prolonger l'action
cutanée, j'ai l'habitude d'administrer, avant que les effets du thé soient
déjà épuisés, 15 grammes d'acétate d'ammoniaque en solution, et 10 centigrammes d'ipéca toutes les deux ou trois heures. Dès que le flux est bien
établi, on peut suspendre la médication, mais la malade doit demeurer au lit
chaudement couverte, et avoir une boule d'eau chaude aux pieds pour empêcher leur refroidissement.

Quand la douleur n'est pas intense, on peut se passer d'émétique, et le bain
de pieds chaud sera suffisant si l'action de la peau se maintient bien. On soulagera beaucoup la douleur dorsale en soulevant légèrement l'utérus sur l'index et en le maintenant dans cette position un certain temps. Comme nous
l'avons déjà dit, cette manœuvre permet à l'utérus de se débarrasser de la
congestion produite par le prolapsus et par le tiraillement que les vaisseaux
subissent dans le tissu conjonctif du bassin. Lorsqu'au bout d'un certain temps
le soulagement n'est pas obtenu, il faut donner un calmant qui sera plus efficace si on l'administre par la voie rectale. Je fais en général usage d'un suppositoire de morphine et de belladone, mais il faut éviter les calmants, si c'est
possible, car après leur administration il est probable que le flux menstruel ne
sera pas abondant et la peau fonctionnera moins bien. Quand on donne de
l'opium, sous quelque forme que ce soit, il est bon de faire de la révulsion sur
la colonne vertébrale, car, ainsi que je l'ai souvent observé, les reins ont alors
plus de tendance à bien fonctionner, et la malade aura moins à souffrir des
effets de la médication. On peut se servir d'un sinapisme de 8 centimètres de
large environ appliqué de la région cervicale au sacrum. Lorsqu'il faut agir
vite, on délayera de la fleur de moutarde fraîche dans de l'eau chaude en ajoutant 50 à 60 grammes de sirop ou de mélasse, ce qui en même temps développe
l'huile volatile. Un morceau de mousseline non empesée, suffisament long, et
large d'environ 20 centimètres, sera étendu sur toute sa longueur, et la moutarde sera déposée au milieu du morceau au tiers de la largeur, de façon que
la mousseline en se repliant la couvre de deux épaisseurs sur une face.
Comme la malade a le système nerveux plus ou moins affecté, l'application
de la moutarde froide pourrait déterminer une attaque d'hystérie. La surface
où l'épaisseur de la mousseline est simple doit donc être chauffée par exposition au feu, ou de toute autre manière, et le tout doit être tenu plié jusqu'à

l'application. La peau rougira dans l'espace de dix à vingt minutes, et il ne faudra pas laisser le sinapisme plus longtemps, quand même il ne causerait à la malade aucune souffrance. Il vaut mieux le réappliquer au bout d'une heure ou deux que de produire une vésication de la peau qui ferait souffrir la malade sans nécessité. Si le flux survient et si l'on n'a pour but que de soulager la douleur dorsale et de calmer la nervosité, on mélangera dans un cataplasme un peu de moutarde avec de la farine de graine de lin ; on pourra de la sorte prolonger plus longtemps l'application sans danger. Pour favoriser l'apparition du flux, je crois que des ventouses sèches pourraient parfois être plus efficaces encore, pourvu toutefois qu'elles puissent être appliquées de bonne heure. Il faut les placer de chaque côté des apophyses, et seulement au voisinage d'un point sensible à la pression. J'aime mieux faire usage de quatre ou six grands verres, car le soulagement est plus prompt alors, que si le même espace était couvert de ventouses de dimension ordinaire. A moins que les verres ne soient exceptionnellement lourds et épais, il n'y aura aucune difficulté à les faire tenir après qu'on aura chassé l'air en mettant le feu à quelques gouttes d'alcool versées directement dans le verre ou sur un morceau de coton, ou à un petit morceau de papier placé au fond. Comme je n'écris pas seulement pour les personnes habiles, j'ai dû exposer tous ces détails qui peuvent sembler bien vulgaires ; ceux qui n'en ont pas besoin pourront les négliger. Il faut ajouter que l'action révulsive ne sera pas nécessairement plus forte si on brûle la malade, soit en laissant tomber sur la peau le coton en ignition avant d'appliquer la ventouse, soit en surchauffant le verre. Le premier inconvénient peut être évité en fixant fortement le coton au fond du verre avant de verser l'alcool ; le second en essuyant avec un linge le trop-plein de l'alcool qui s'écoule vers les bords et en appliquant ceux-ci aussitôt après qu'on a mis le feu. Il est suffisant de laisser les ventouses en place de quinze à vingt minutes ; on pourra au bout de ce temps les déplacer avec avantage.

Dans cette sorte de menstruation douloureuse, c'est-à-dire celle qui est due à la congestion veineuse, la même méthode de traitement peut être nécessaire pendant des mois jusqu'à ce que la lésion locale ait cédé. Dans l'intervalle des périodes menstruelles, il faudra veiller à l'état général, régler les selles, et faire protéger la peau par de la flanelle. Un bain turc peut rendre des services, quand il est pris une semaine avant l'époque attendue.

Lorsqu'il existe une congestion artérielle résultant de quelque excitation récente, les vaisseaux du bassin peuvent être distendus au point que les règles soient entièrement supprimées ; il peut alors exister de l'inflammation péri-utérine ou un état très voisin de l'inflammation. Mais dans les circonstances ordinaires, avec la congestion veineuse, les organes sont depuis si longtemps accoutumés à la stase passive qu'il n'existe aucune tendance inflammatoire.

Quand on est appelé auprès d'une femme qui a supprimé ses règles en se mouillant les pieds ou de toute autre façon, il faut donner immédiatement un bain de pieds chaud, et prescrire une boisson chaude stimulante pour provoquer la réaction. Si on ne réussit pas à calmer la douleur et à rappeler le flux, le mieux est d'appliquer une douzaine de sangsues à l'anus, un cataplasme chaud de graine de lin sur l'abdomen, et d'administrer 2^{gr},50 de poudre de Dower, avec 1^{gr},25 de quinquina, en répétant la dose suivant le besoin. Malgré tous ces soins, il se peut que l'époque se passe sans qu'on ait ramené l'état normal ; il faudra alors adopter une méthode de traitement pour tâcher de guérir la malade avant la fin de la période suivante.

En général, les malades que nous avons à soigner dans de pareilles circonstances passent pour avoir joui d'une bonne santé avant l'arrêt des règles, quoique, pour ma part, j'incline fort à regarder cet arrêt comme l'indice de quelque état morbide antérieur.

Pourtant la faiblesse est rarement assez grande pour contre-indiquer un traitement actif, et le trouble congestif doit être guéri avant qu'il ait pu passer à l'état d'habitude. Dans ces cas, la température vaginale est généralement d'un demi-degré plus haute que celle de l'aisselle. S'il n'existe pas une différence plus grande, il est de bonne pratique d'appliquer un vésicatoire sur la partie inférieure de l'abdomen : la dimension en sera déterminée par l'urgence du symptôme. Lorsque la surface vésiquée est guérie, si l'on trouve au doigt une sensibilité au vagin, il faut tenir la malade au lit avec un cataplasme sur le ventre, et ici encore, on peut faire une application de sangsues à l'anus. Je préfère cet endroit au col de l'utérus pour l'application des sangsues, car on peut agir tout aussi bien sur la circulation pelvienne, et d'autre part, on ne peut placer des sangsues dans le vagin d'une jeune femme sans souffrance et sans ennuis pour elle, sans compter la chance d'une très grosse perte de sang. Mais ce qui engage surtout à choisir une autre place que le col de l'utérus, c'est qu'il faut éviter d'augmenter encore l'irritation d'un organe déjà trop congestionné ; au voisinage des morsures de la sangsue, il se produit toujours pendant un moment un afflux anormal de sang. On pourra matin et soir faire des injections vaginales d'eau chaude, et tous les quatre ou cinq jours badigeonner largement à l'iode le vagin et le cul-de-sac postérieur.

Lorsqu'il n'y a pas de cellulite, ou de sensibilité aux environs de l'utérus on peut, deux jours avant l'époque des règles, placer une tente-éponge de petit diamètre, mais de largeur convenable. Il faut l'enlever le jour suivant, laver l'utérus avec un peu d'eau chaude, puis en introduire une autre de même dimension qu'on retirera le matin du jour où les règles doivent paraître. Il est prudent de faire garder le lit à la malade, et d'observer toutes les règles que nous avons posées pour l'emploi des tentes-éponges. Il ne faut pas essayer ce moyen, quand il existe la plus légère tendance inflammatoire dans le tissu conjonctif du bassin ou dans les ovaires. Lorsqu'il existe quelque inflammation, elle doit être l'objet de notre attention et il faut recommander le repos absolu, prescrire les autres remèdes indiqués et faire un usage judicieux de l'opium. On sera obligé de remettre à plus tard le traitement du trouble menstruel, attendant pour cela que les complications urgentes aient cessé d'exister.

La troisième condition mentionnée comme produisant une anomalie de la menstruation, c'est le défaut d'action de l'ovaire. S'il n'y a pas d'arrêt de développement de l'ovaire, l'aménorrhée ou la menstruation peu abondante peut s'établir sans qu'il y ait pendant un temps de changement notable dans les dimensions de l'utérus. Le flux menstruel devient moins abondant ou cesse ; cela ne se fait pas tout d'un coup parce que l'ovaire n'arrive pas à produire un œuf mûr au moment d'une période menstruelle particulière, mais cela se fait graduellement, l'ovulation étant imparfaite déjà depuis quelque temps, et l'influence ovarienne n'étant plus à son taux normal. Jusqu'à ce que l'atrophie ovarienne se soit produite, il se fera chaque mois à l'époque des règles un afflux de sang plus ou moins considérable vers le bassin, en conséquence de l'habitude prise, et la femme éprouvera une vive douleur dorsale causée par l'augmentation de poids de l'utérus, et par l'état de souffrance de l'ovaire, qui résulte aussi de la congestion.

L'atrophie n'est souvent que l'indice d'un état avancé de la deuxième des conditions que nous étudions, c'est-à-dire la congestion artérielle, qui varie beaucoup dans les différents cas. A une période tardive, alors que la santé générale est atteinte, mais avant que l'atrophie utérine soit survenue, les veines pelviennes perdent leur contractilité, et l'état local est à peu près celui qui existe dans tous les cas de maladie utérine chronique.

Dans les cas de menstruation rare et douloureuse, résultat d'une ovulation imparfaite, les manifestations nerveuses se caractérisent par des symptômes hystériques bien plus que dans la première condition où les ovaires fonctionnent normalement, ou que dans la deuxième qui est due à la congestion artérielle.

Tant que l'utérus garde ses dimensions normales, on peut non sans raison compter sur une guérison finale qui rendra au flux menstruel son abondance et fera disparaître la douleur. Je compte surtout pour arriver au résultat sur le traitement général et l'usage des tentes-éponges placées dans les quelques jours qui précèdent la menstruation. J'ai remarqué que plus l'écoulement était abondant, moins la dysménorrhée était marquée. Pour réussir, j'emploie une ou deux tentes-éponges avant l'époque de la menstruation, ou je fais une application d'iode, d'acide phénique ordinaire, ou d'acide chromique dilué ; autrefois j'introduisais un morceau de nitrate d'argent solide et le laissais dans la cavité utérine, tout cela dans le but de provoquer l'écoulement. Quoique le nitrate d'argent ait une plus grande efficacité, je ne le recommande pas à cause de son action ultérieure sur l'orifice. L'usage de l'acide chromique est aussi passible de quelques objections, quoique à un degré bien moindre ; mais cet agent doit être laissé de côté si l'on découvre quelque trace d'ancienne cellulite ; dans ce cas aussi l'usage des tentes-éponges est mauvais. Tant que le doigt révèle une sensibilité exagérée à la pression, il faut se borner localement à l'iode de Churchill. Cette prohibition n'est applicable qu'aux cas où il a existé une cellulite antérieure, mais comme je l'ai dit, il faut prendre bien garde de confondre cet état avec l'extrême sensibilité réflexe qui accompagne une nutrition vicieuse. Si l'on sait bien établir le diagnostic, il n'y a pas de danger à faire usage des tentes ; quelques applications d'iode suivies de pansement glycériné serviront à calmer la sensibilité avant l'usage des tentes. Il faut appliquer l'iode au moyen de l'applicateur modelé sur la courbe exacte du canal qu'on déterminera d'abord avec la sonde. Pour obtenir tout l'effet désirable, il faut abandonner dans la cavité le coton trempé dans l'iode, et laisser à l'utérus le soin de s'en débarrasser. Dès que les tentes-éponges pourront être placées sans danger, il faudra recourir à leur emploi, car c'est ce que nous avons de mieux pour provoquer le flux et augmenter sa quantité.

La dysménorrhée membraneuse doit être traitée localement, et on doit faire usage des tentes-éponges avant l'époque des règles, de la même manière, toutes les fois qu'elles pourront être supportées.

Ainsi que je l'ai déjà dit, lorsque l'utérus est de dimension normale, je crois que la menstruation peu abondante et douloureuse et la dysménorrhée membraneuse ne sont que des degrés différents d'un même mauvais état général retardant les transformations normales de la muqueuse utérine. La pression exercée par les tentes-éponges, ou les applications stimulantes faites dans le canal utérin avant l'époque des règles hâtent la désintégration de la muqueuse utérine, de telle sorte que son état se rapproche de celui qui devrait exister normalement au moment des règles. Il peut être nécessaire d'employer quelque calmant pour diminuer l'irritation causée par les tentes, mais il ne faut user qu'avec grande prudence de cette classe de médicaments, afin d'éviter de créer une habitude, et aussi en raison de leurs effets sur la digestion. Dans tous les cas, le résultat obtenu sera en rapport avec l'amélioration qu'on réussira à produire dans l'état général. Souvent l'utérus est si irritable que les injections d'eau chaude et de larges applications d'iode sur les parois du vagin en même temps qu'un traitement général attentif seront nécessaires avant qu'on puisse essayer d'introduire les tentes. Parfois la malade est si bas, dans un état d'irritabilité si grand que rien ne peut être fait sans un changement radical de climat, et sans l'influence altérante d'un voyage en mer.

Quelque temps encore après que l'utérus s'est atrophié, la femme continue à éprouver des douleurs dorsales, comme nous l'avons dit, au moment où le flux menstruel aurait dû paraître. Je n'ai que peu de confiance dans l'emploi des moyens locaux pour soulager cet état, et il y a une limite au retentissement de l'amélioration de l'état général sur l'état local.

L'électricité a paru dans quelques cas réussir à provoquer le flux, et à calmer la douleur qui résultait de la suppression des règles. Mais son application n'a été qu'empirique entre mes mains ; dans des circonstances absolument semblables, le courant interrompu a paru donner quelques résultats tandis que le courant continu échouait, et vice versa. Ailleurs les deux courants restaient sans effet. L'électricité sous toutes ses formes a d'ordinaire une influence tonique ; elle paraît agir sur l'économie générale mais son action serait minime localement, au moins dans les maladies des femmes. C'est tout ce que je puis dire, car mon expérience ne me permet pas d'indiquer quelle est la meilleure méthode d'appliquer l'électricité.

OBSERVATION VII. — Il y a deux ans environ, je fus consulté pour une jeune dame dont voici l'histoire: Dans son enfance elle était très délicate, d'une vive intelligence et aimant l'étude. Elle fut réglée sans douleur à quatorze ans. Mais par suite sans doute du travail exagéré auquel elle se livrait, l'écoulement diminua d'abondance, devint irrégulier et douloureux ; puis il se supprima. Cependant pendant un voyage en mer il reparut. Elle avait seize ans et demi quand je la vis pour la première fois, et son utérus n'avait que 5 centimètres de profondeur. Je la confiai au Dr Rockwell, en le priant d'essayer l'électricité. Il plaça un électrode sur la région lombaire et l'autre sur la partie inférieure de l'abdomen, fit trois applications par semaine pendant cinq mois et au bout de ce temps elle fut réglée naturellement. Je l'examinai peu après et je trouvai que l'utérus avait des dimensions normales. Néanmoins jamais dans la suite elle ne fut réglée qu'à la mer. Si j'ai cité ce cas, c'est afin de montrer les effets d'un voyage en mer dans de semblables circonstances, et je connais plusieurs cas du même genre.

Menstruation supplémentaire.

Comme l'habitude joue un grand rôle dans la vie organique, on peut vraisemblablement supposer que sous son influence, il se fait, à intervalles réguliers, correspondant à ce qui est ou devrait être la période menstruelle, un afflux de sang vers le bassin. Mais il existe une limite à cette influence, et il n'y a pas de raison pour ne pas croire que tant que l'utérus garde ses dimensions normales, la régularité du flux est due principalement à l'excitation ovarienne.

Quand l'utérus conserve ses dimensions, et que les règles ne surviennent pas en temps normal, il faut supposer que la faute en est à l'utérus lui-même. Mais dans l'état actuel si limité de nos connaissances, nous devons confesser l'ignorance où nous sommes de la cause de la régularité menstruelle, et nous ne pouvons que faire cette supposition déjà énoncée, que le sang ne peut sortir tant que la muqueuse utérine n'a pas subi les changements qui doivent accompagner chaque période. Si cette hypothèse était vraie, il nous resterait encore à chercher à nous expliquer pourquoi la muqueuse tarde parfois à subir l'altération ou ne la subit pas ; nous ne pouvons dire qu'une chose c'est que cela est la conséquence d'une nutrition générale défectueuse. Quand les vaisseaux pelviens regorgent de sang, ils sont prêts à se rompre, et s'il n'existe pas de porte de sortie libre, le sang peut s'accumuler et former une masse comme dans l'hématocèle.

Dans les cas cependant où la rupture ne survient pas, il peut se faire une irritation locale assez marquée pour provoquer un trouble général circulatoire. Il en résulte une congestion des autres parties du corps et il peut se produire dans un organe une rupture des capillaires. Si cette hémorragie se fait au temps fixé pour la menstruation, elle la remplace et prend le nom de menstruation supplémentaire.

La sortie du sang peut ainsi se faire en dehors des règles naturelles par toutes les muqueuses de l'économie, et la surcharge circulatoire peut se trouver soulagée par une augmentation de la sécrétion naturelle d'un organe quelconque. Mais nous ignorons entièrement la loi qui détermine le choix de la nature, et c'est ainsi que nous voyons à la place de la menstruation tantôt une hémorragie nasale, tantôt un hématémèse ou une hémoptysie, tantôt une diarrhée séreuse profuse. La diarrhée survient fréquemment à l'époque des règles, ainsi qu'un flux hémorrhoïdaire chez les femmes dont la menstruation est peu abondante : l'explication en est toute simple quand on considère les rapports qui existent entre la circulation pelvienne et la circulation mésentérique.

Lorsque les règles se suppriment passagèrement pour une cause quelconque, on voit souvent survenir à l'époque où devrait se montrer le flux menstruel un flux diarrhéique. Une abondante leucorrhée vaginale est aussi fréquente, et se comprend très bien en admettant que la nature fasse effort pour diminuer la congestion pelvienne. Mais ce qu'on ne peut expliquer aussi bien, c'est comment il se fait que parfois c'est le cerveau ou les vaisseaux de la colonne vertébrale qui ont à supporter tout le choc ; de même, l'hémorragie stomacale périodique, sans aucun signe de lésion gastrique, ne peut guère s'expliquer.

Le traitement de la menstruation supplémentaire dépend d'une manière générale des circonstances. Nos efforts doivent tendre principalement à améliorer l'état local, afin que le courant sanguin puisse, aussitôt que possible, reprendre la voie normale, et cela avant que la mauvaise habitude soit pleinement établie à l'état de sérieuse complication.

Hystérie.

Les diverses manifestations nerveuses groupées sous le terme d'hystérie sont toutes, en règle générale, associées à quelque désordre de la menstruation. Ces manifestations nerveuses se rencontrent généralement chez les femmes non mariées et stériles, et à l'époque de la puberté avant que l'économie ait ressenti l'impression de la menstruation et en ait pris l'habitude. Elles se rencontrent aussi avec l'aménorrhée ou suppression des règles, dans les cas de menstruation peu abondante et douloureuse, et à l'époque de la ménopause. Ces états sont plus ou moins associés à quelque altération de la nutrition générale, et de l'influence ovarienne. Beaucoup de médecins supposent que l'hystérie est causée directement par l'irritation ovarienne; mais tout en accordant que l'hystérie et les lésions ovariennes peuvent coexister, je ne suis pas disposé à admettre qu'il y ait entre elles une relation nécessaire de cause à effet. L'irritation ovarienne, l'absence d'action de l'ovaire et les différentes manifestations nerveuses prennent toutes leur source dans une altération de l'action des centres nerveux, résultant d'une nutrition défectueuse.

En parlant du traitement général, nous nous sommes occupé déjà de ce sujet considéré à titre de cause et d'effet. Il faut seulement ajouter ici que, lorsque les centres nerveux ont été soumis à un choc ou à une impression morbide, la plus légère cause suffit pour faire naître d'un coup toutes les manifestations nerveuses. L'hystérie peut donc accompagner tous les troubles utérins ou ovariens, car elle est sous l'influence de la même cause, c'est-à-dire le manque de force nerveuse; et toute lésion ou tout désordre local peut en réagissant sur un système nerveux susceptible, exciter en même temps les manifestations nerveuses. Le traitement de l'hystérie ne peut donc être que palliatif; il faut combattre les symptômes quand ils se montrent sous le coup d'une provocation, et ne pas négliger les moyens de relever l'état général et l'état local. Pour couper court à une attaque d'hystérie, il faut produire sur la malade une puissante impression morale de peur ou d'indignation, car tous les arguments qui s'adresseront à sa raison resteront sans effet. En projetant brusquement de l'eau à la figure de la malade, ou en la versant sur la tête jusqu'à ce qu'elle fasse un effort pour revenir à elle, on arrêtera l'attaque hystérique, si l'on s'y emploie dès le début. Et encore n'ai-je que rarement recours à de tels moyens, car ils ne valent que par la basse température de l'eau et l'usage libéral qu'on en fait, et il est de toute impossibilité de protéger la malade contre leurs suites : un vêtement mouillé et un lit humide.

Le traitement habituel consiste à injecter dans le rectum la plus grande partie d'un bassin d'eau chaude à laquelle on ajoute 30 grammes de teinture d'assa fœtida. L'expérience nous apprend qu'une attaque menaçante avorte souvent, et qu'une attaque déjà commençante peut s'atténuer grandement, lorsqu'on parvient à dissiper le tympanisme qui se produit souvent dans le gros intestin. Ce tympanisme est le résultat d'une irritation réflexe qui, des organes génitaux, gagne l'intestin, les relations nerveuses entre ces deux organes étant des plus intimes. Entre deux paroxysmes, la malade sera généralement épuisée, couchée sur son lit, la tête au bout du lit, dans un état d'inconscience apparente. C'est le moment que je choisis pour préparer l'assa fœtida, que j'agite avec l'eau chaude presque sous le nez de la malade. Si elle vient à changer de position pour fuir l'odeur, il faut la suivre avec le bassin, jusqu'à ce qu'on ait déterminé le vomissement, ou jusqu'à ce qu'elle ait fait entendre une plainte pour témoigner de l'horreur qu'elle éprouve. On peut alors mettre le bassin de côté, si elle fait effort pour revenir à elle-même ; mais, au moindre symptôme indiquant que l'attaque va survenir, il faut replacer le bassin sous le nez jusqu'à ce que toute menace de crise ait disparu, dût-on lui faire respirer l'assa fœtida pendant plusieurs heures. Il faut alors la coucher sur le côté gauche au bout du lit, en faisant fléchir la cuisse placée en dessous, comme pour l'application du spéculum, et administrer le lavement chaud. Il est bon de remplir entièrement le côlon, afin de bien mettre en mouvement toute la masse intestinale pour faire absorber par l'eau tous les gaz, et les faire disparaître. En plaçant la malade dans la position indiquée, on peut faire passer dans l'intestin une plus grande quantité d'eau chaude que dans tout autre position, et elle en est moins incommodée. Le lavement doit être poussé lentement, et lorsque la malade paraît incapable de le supporter, un mot d'encouragement l'aidera à résister aux efforts d'expulsion. On retire alors le bec de la seringue, et on exerce sur l'anus une forte pression à la main avec une serviette roulée et placée entre les cuisses. La pression ainsi faite aidera la malade à résister aux efforts d'évacuation qui doivent être retardés aussi longtemps que possible. Lorsque la malade sera fatiguée, elle rendra le lavement sur un bassin, car si elle cherchait à se redresser, elle pourrait provoquer une nouvelle attaque, en dépit de tous ses efforts pour la combattre. En même temps que le côlon sera vidé, la peau fonctionnera bien, et quoique extrêmement fatiguée, la malade se sentira soulagée. L'action de la peau sera favorisée en garnissant le lit de couvertures, et on laissera la malade reposer. Lorsque le médecin est appelé à temps, il peut quelquefois prévenir la menace d'une attaque en promenant un sinapisme le long de la colonne vertébrale, en donnant une dose ou deux de valérianate d'ammoniaque, et en admonestant la malade pour la rappeler au respect de soi-même. Mais l'attaque peut être déjà tellement avancée que la malade soit dans l'impossibilité de se maîtriser ; il faudra alors au besoin appliquer le sinapisme sur la colonne vertébrale et à la face interne des cuisses, avant de pouvoir administrer le lavement. Parfois les convulsions sont si fortes ou si fréquentes qu'il faut administrer un anesthésique pour permettre l'injection dans le rectum de l'eau chaude et de l'assa fœtida. On peut aussi faire usage du sinapisme.

Lorsque le côlon est distendu par l'eau chaude, l'irritation réflexe se calme toujours plus promptement que si l'injection avait été vaginale. L'assa fœtida exerce de plus une action calmante, et avec l'eau chaude, elle fait mieux contracter les fibres musculaires, et leur permet de s'opposer, pour un temps, à la réapparition du tympanisme.

Il est possible que les attaques hystériques soient causées directement par la même irritation qui provoque la rapide accumulation de gaz intestinaux ; mais, plus souvent, les attaques sont dues à cette distension, car la violence des paroxysmes est toujours en rapport avec le degré du tympanisme, tandis que leur retour peut être prévenu en assurant une libre sortie aux gaz qui disparaissent aussitôt que le côlon a été complètement vidé.

J'avais autrefois l'habitude de faire placer une sonde dans l'anus dès qu'il y avait menace d'attaque, et j'ai souvent été témoin d'un résultat aussi frappant que celui qu'on obtient sur les convulsions épileptiques par l'ouverture de la trachée. Quand le rectum est vide de fèces, si l'on vient à introduire jusqu'à l'S iliaque ou au delà un tube flexible large, il est curieux de voir avec quelle soudaineté cesse toute menace de crise. Aussitôt que la malade prend la position qui indique la crise, et raidit les muscles abdominaux, la sonde offre un libre passage à la sortie des gaz sans qu'elle ait été prévenue le moins du monde, et l'effet est tel qu'elle retombe sur son lit, tranquille, craignant de bouger, et la figure, dans les cas où elle a toute conscience, exprime la surprise.

Observation VIII. — J'ai vu un jour à ma maison de santé particulière une jeune femme en état d'inconscience apparente après une crise hystérique, qui ne semblait pas avoir remarqué ma présence, bien que je fusse convaincu qu'elle ne l'ignorait pas. La garde venait justement d'introduire le tube dans l'anus au moment où j'entrais dans la chambre, et la malade fut prise d'une attaque peu après, à mon grand profit. Elle se plaça brusquement en opisthotonos, mais avant que sa tête et ses pieds fussent sous elles, il sortit avec bruit du tube, quantité de gaz, et la chose se continua sur le même ton plusieurs secondes : à mesure qu'elle se redressait son côlon se vidait. J'étais bien placé pour la voir lorsqu'elle ouvrit les yeux ; l'étonnement et le dépit qui se peignirent sur sa face à mesure que les gaz sortaient étaient singuliers. Je lui demandai tranquillement si elle avait perdu toute sa délicatesse de femme en se livrant à cette exhibition devant moi : elle éclata en sanglots et se couvrit la face.

Avant de se faire traiter par moi, elle était très volontaire, et avait de fréquentes attaques où elle mettait en pièces sa couverture de lit et sa robe de chambre. Mais les attaques cessèrent du jour où la garde l'assura que l'instrument serait réintroduit au moindre symptôme d'une nouvelle attaque, et qu'on le laisserait à demeure de telle façon que les gaz pussent avoir libre sortie. Ainsi effrayée, elle commença à se dominer et l'impression produite sur son esprit fut le point de départ de la guérison.

CHAPITRE XI

ABSENCE CONGÉNITALE ET ATRÉSIE ACCIDENTELLE DU VAGIN
MÉTHODE OPÉRATOIRE
POUR L'ÉTABLISSEMENT DU CANAL ET L'ÉVACUATION
DU SANG MENSTRUEL ACCUMULÉ

Causes de rétention. — Mode de guérison. — Tableau XIII donnant les cas d'hymen imperforé, d'absence congénitale de l'utérus, et d'occlusion accidentelle. — Cause de mort lorsque l'utérus a été vidé de son contenu. — Meilleur mode de traitement. — Observations.

La rétention du sang menstruel dans la cavité utérine est le résultat de causes congénitales ou accidentelles.

Causes de rétention. .
  Congénitales. . . . . (absence du vagin.
  (hymen imperforé.
  Accidentelles. . . . . (occlusion de l'orifice utérin.
  (occlusion du vagin.

Une jeune fille peut atteindre et dépasser même l'âge moyen de la puberté, ayant toutes les apparences d'un développement complet, sans qu'il y ait eu encore aucune apparition de flux menstruel. L'histoire que les malades racontent, c'est qu'un an ou deux avant le moment où elles viennent demander conseil, tous les signes rationnels prémonitoires de la menstruation se sont montrés. De mois en mois, ces symptômes ont réapparu avec une évidente périodicité, mais sans que rien se soit montré, et à la longue, les douleurs lombaires et la sensation de pression sur la vessie et le rectum sont devenues continues, ou bien la pression sur la vessie et le rectum n'a donné lieu qu'à peu de gêne, mais des troubles nerveux marqués sont survenus. Dans les derniers temps, ces symptômes peuvent ne s'être pas montrés avec une aussi grande régularité, mais les troubles nerveux se seront accrus, la santé générale de la malade pourra avoir déjà commencé à souffrir, et selon toutes probabilités il sera possible de découvrir dès le premier examen quelques symptômes d'empoisonnement sanguin.

Il est de la plus grande importance d'examiner avec soin l'état d'une jeune fille qui présente ces symptômes, sans attendre que sa santé générale ait commencé à souffrir. Le point principal que l'examen doit établir, c'est s'il y a ou non rétention du sang menstruel, car sans cette connaissance nous ne pouvons être sûrs d'instituer le meilleur mode de traitement. La rétention devra être reconnue aussitôt que possible, car plus on interviendra vite, avant que l'utérus ait été fortement distendu, meilleurs seront les résultats. Lorsqu'il y a absence congénitale du vagin, il est nécessaire d'opérer de bonne heure s'il y a une accumulation. La nature se met en garde contre la rupture de la paroi utérine par l'augmentation de son épaisseur, comme pendant la grossesse ; les parois primitives de l'organe ne s'amincissent pas par le fait de la distension. Si l'on tarde, la malade est exposée à deux dangers : le premier est la dilatation des trompes de Fallope, qui peut survenir par suite de leur réplétion par le contenu de l'utérus ; et elles peuvent soit se rompre, soit permettre l'écoulement du liquide dans la cavité péritonéale. Le second et principal danger est l'empoisonnement sanguin. On court encore le risque de voir apparaitre l'inflammation, par suite du refoulement du sang à travers les tissus de l'utérus sans rupture immédiate. Le Dr Barnes [1], après avoir rapporté les expériences du Dr Matthews Duncan, qui montrent que sous la pression hydraulique, l'air et les liquides pénétrent dans la paroi utérine, écrit : « Mais il me semble qu'il y a de bonnes raisons de croire que la force que l'utérus vivant déploie dans ses efforts pour expulser ce qu'il peut contenir, que ce soit un fœtus ou un liquide emprisonné, est suffisante pour chasser un liquide à travers ses parois, sous forme de fin suintement, ou de rosée, qui recouvre le péritoine. Il me semble probable que c'est de cette façon que se produisent certains cas de péritonite pelvienne puerpérale ; et j'ai vu des cas de septicémie et de péritonite survenant par suite de rétention du flux menstruel, qui ressemblaient beaucoup à la fièvre puerpérale, dans lesquels il n'y avait ni rupture, ni écoulement de liquide par les extrémités ouvertes des trompes de Fallope. »

S'il n'y a pas de vagin, il faut ouvrir un canal de bonne heure, même alors qu'il n'existe pas de rétention, si on peut découvrir un vestige d'utérus. Je citerai un cas qui montre que la nature avait évidemment retardé le développement de la puberté par suite d'une occlusion, bien que cela ne soit pas la règle. Je rapporterai un autre cas dans lequel l'utérus se développa après l'insuccès de l'opération faite en vue de découvrir une trace de l'organe. Dans deux autres cas, la santé devint bonne après l'opération, quoiqu'il ne se soit produit aucun développement de l'utérus dans la suite ; cette circonstance remarquable a été observée aussi par le Dr Barnes.

Pour pratiquer l'examen, il faut placer la malade sur le dos, les membres fléchis, de façon à ce que le corps soit facilement accessible à l'opérateur. En faisant pénétrer l'index dans le rectum, il sera facile de se rendre compte du volume de l'utérus ; s'il est développé, il est probable qu'il y a du liquide retenu dans sa cavité. On ne doit, cependant, l'affirmer, sans un

---

[1] Robert Barnes, *A clinical History and surgical Diseases of Women*, p. 181.

nouvel examen, si le vagin est développé, car on sait que la grossesse peut
survenir quelquefois avant l'apparition de la menstruation. Si on trouve
l'utérus à sa place, et s'il a presque un volume normal, il ne sera pas nécessaire de pousser l'examen au delà de la séparation des lèvres, car l'intro-

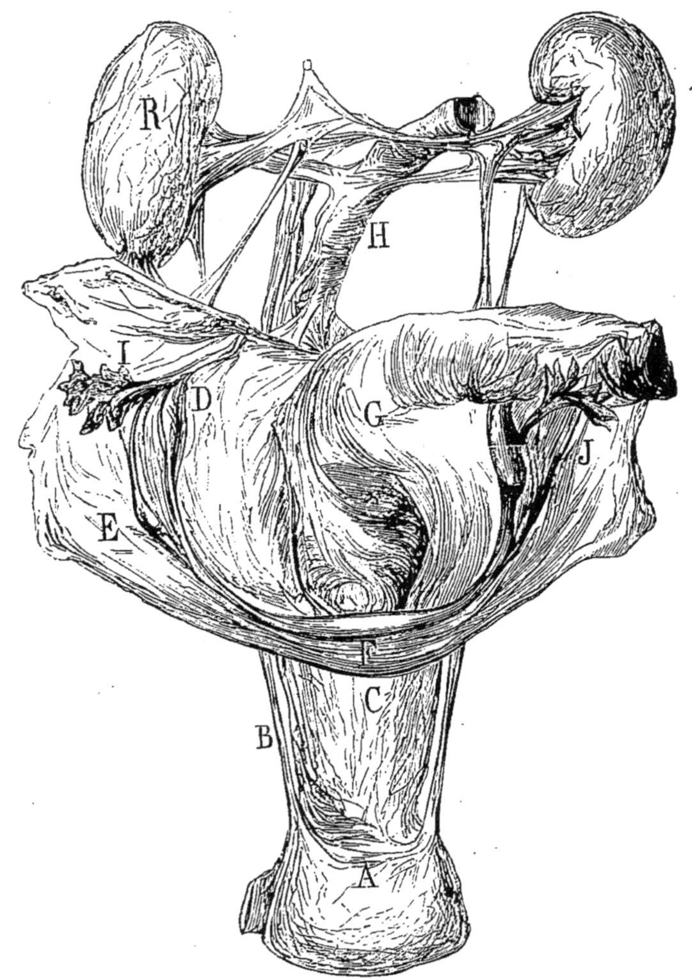

Fig. 59. — Absence d'utérus et de vagin. — A, face postérieure de la vessie qui a été rabattue
en avant sur le pubis, après dissection du péritoine relevé lui-même sur le cordon F qui représente
l'utérus rudimendaire. — B, uretère du côté droit ; C, face antérieure du rectum que rien ne séparait de la face postérieure de la vessie A. — F, cordon fibreux transversal représentant l'utérus
rudimentaire ; D, ovaire droit. I, pavillon de la trompe du côté droit. J, pavillon de la trompe
gauche ; E, point de bifurcation du cordon formant l'utérus rudimentaire d'où partent la trompe
et le ligament de l'ovaire D. G, rectum ; H, aorte · R, rein droit (Gallard, *Maladies des femmes*).

duction d'un stylet à une profondeur suffisante prouvera que le vagin est
perméable. Dans ces circonstances, nous pouvons affirmer que le retard dans
l'apparition des règles est dû à quelque défaut du système général, qu'il faut
tout 'd'abord s'efforcer de faire disparaître.

Nous pourrons facilement, en général, reconnaître l'absence ou une défectuosité de l'utérus par un manque de développement quant à son volume
seulement. En un point situé un peu au-dessous de celui qu'occupe habituellement le col de l'utérus et l'insertion vaginale, le doigt se trouvera en contact
avec une saillie très nette en forme de croissant, ou bande, s'étendant à travers le bassin d'un ovaire à l'autre (fig. 59, F). La sensation ressentie par le
doigt serait celle d'un arc décrit par le ligament large ou par un autre tissu
dans l'espace qu'occuperait l'utérus s'il existait. Lorsqu'on a introduit une
sonde d'acier dans la vessie, il est facile d'amener au contact du doigt qui est
dans le rectum, l'extrémité de l'instrument, le long de la bande en croissant,
ce qui ne serait pas possible s'il y avait là un utérus.

Suivant Kussmaul et autres, il arrive rarement, si toutefois cela arrive
quelquefois, que l'utérus manque complétement, et ces auteurs soutiennent
que l'examen *post mortem* permettrait toujours de trouver quelque vestige
ou portion rudimentaire de l'utérus. Je ne puis confirmer ou infirmer l'exactitude de cette affirmation par l'examen *post mortem*, mais j'ai vu six cas ou
plus, d'absence congénitale du vagin où, après l'examen le plus soigneux, il
a été impossible de découvrir la plus petite trace d'utérus.

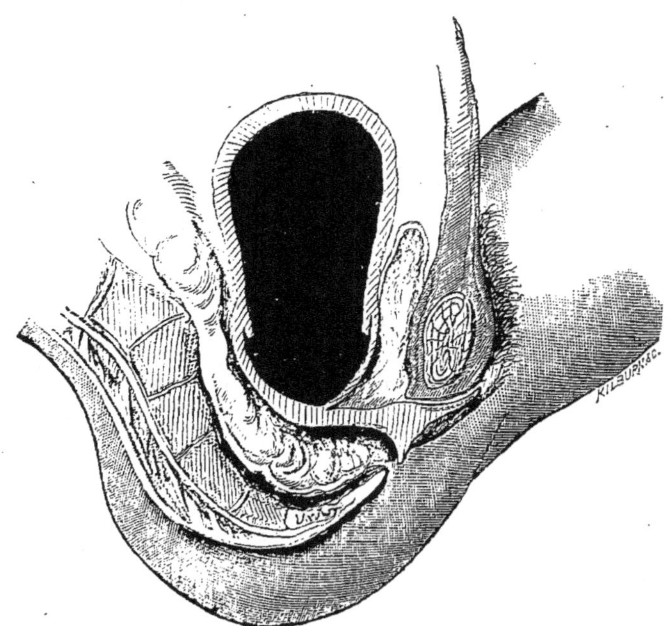

Fig. 60. — Absence du vagin et rétention du sang menstruel.

Lorsque l'accumulation est limitée à la cavité utérine, on sent par le rectum une masse élastique ayant presque la forme globulaire. Mais la forme la
plus commune qu'elle revête est celle que montre la figure 60, dans laquelle
une portion de la cloison recto-vésicale est aussi distendue. Aucune partie
du canal vaginal n'est ouverte, mais le tissu qui existe au niveau de l'orifice est refoulé lorsque ce canal se dilate, et il se distend à mesure que le

liquide continue à s'accumuler. Il est des écrivains qui prétendent que la cavité utérine ne se dilate pas lorsque la cause de l'accumulation est l'imperforation de l'hymen. L'exactitude de ce dire dépend du degré de l'accumulation, car s'il n'y avait pas d'autre issue, l'utérus serait forcée de se dilater par suite de l'ascension du liquide, lorsque le vagin serait par trop distendu.

Chez les jeunes filles qui n'ont jamais eu d'apparence menstruelle, l'obstruction est habituellement congénitale et est due à un manque de développement du canal vaginal, en totalité ou en partie; ou bien la rétention peut reconnaître pour cause une imperforation de l'hymen. Il y a des exceptions, cependant, à cette règle, car il y a des cas fréquents où le vagin s'est obstrué pendant l'enfance par suite de plaie ou d'inflammation de la membrane muqueuse. Le premier cas est la conséquence de l'introduction d'un corps étranger dans le canal, qui a été suivie d'escarre et de rétraction. Je citerai un cas de lésion de ce genre dans lequel le passage fut détruit par une branche d'arbre, sur laquelle l'enfant était tombée, qui était entrée dans le vagin et avait pénétré dans la cavité abdominale à travers le cul-de-sac postérieur. Le second cas est le résultat de l'inflammation de la membrane muqueuse produite par l'exposition au froid ou par la malpropreté. Mais cette forme d'inflammation détermine rarement l'occlusion du canal; et, à moins qu'une escarre ne se produise, elle ne laisse pas un obstacle si persistant à l'écoulement final du liquide qui peut avoir été retenu, mais elle laisse fréquemment un passage rétréci. Quelle que soit la cause de la rétention, on trouvera en général les parties externes des organes de la génération bien conformées, mais, en séparant les lèvres, on verra que l'orifice de l'urètre est situé plutôt plus bas que d'habitude, et au fond d'un sillon peu profond; il n'y aura aucune apparence d'orifice vaginal. En l'absence du vagin, l'urètre est en général relâché d'une façon qui n'est pas naturelle, et étalé, mais la malade peut retenir ses urines.

J'ai recueilli l'observation[1] du cas d'une jeune femme qui avait été mariée pendant plusieurs années et n'avait jamais été menstruée. En l'examinant, je n'ai pas trouvé la moindre trace ni de l'utérus, ni du vagin, mais j'ai découvert que les rapports sexuels avaient eu lieu à travers l'urètre et dans la vessie, sans que la femme ni le mari s'en soient doutés.

L'occlusion accidentelle du vagin est une conséquence fréquente de l'accouchement, due à l'escarre déterminée par une pression longtemps continuée. Les injections fortes de nitrate d'argent, ou d'autres agents employés autrefois dans le traitement de la leucorrhée, ont fréquemment causé l'occlusion du passage en amenant une inflammation adhésive. Par suite de l'application de divers caustiques sur la portion supérieure du vagin, et particulièrement par l'emploi du galvano-cautère pour amputer le col, l'orifice utérin se ferme et la rétention du sang menstruel s'ensuit.

A moins que la lésion ne soit reçue dans le jeune âge, il arrive rarement que le vagin soit détruit sur tout son trajet, par quelque cause accidentelle, ou que l'ouverture vaginale soit si entièrement changée qu'elle ne présente

---

[1] *Vesico-vaginal fistula from parturition and other causes*, etc., p. 229.

plus qu'un sillon peu profond entre les lèvres, comme dans le cas d'absence congénitale du vagin. L'épaisseur de la cloison placée entre la vessie et le rectum, ainsi qu'on peut s'en assurer en introduisant un doigt dans le rectum et une sonde dans la vessie, fournira généralement quelque indication sur l'état réel. Dans la forme congénitale, on trouvera la cloison aussi mince que la cloison recto-vésicale chez l'homme, puisqu'il n'y aura eu aucun développement des tissus musculaires et autres qui forment normalement la paroi vaginale. Lorsque le vagin s'est développé et que l'utérus a rempli pendant un certain temps ses fonctions, la paroi vaginale persiste, après l'occlusion accidentelle, plus épaisse même qu'auparavant, en sorte qu'il ne sera guère difficile de se faire une opinion exacte, bien que l'utérus ne puisse être découvert. Même si le vagin est absent et si l'accumulation du liquide dans l'utérus est compliquée d'hématocèle ou de collection purulente dans le bassin, par un examen attentif on surmontera toutes les difficultés du diagnostic.

Mais il peut quelquefois être presque impossible, excepté après de fréquents examens, de déterminer l'état exact, s'il y a un utérus double avec vagin simple ou deux utérus et deux vagins, comme on peut le voir sur la figure 61.

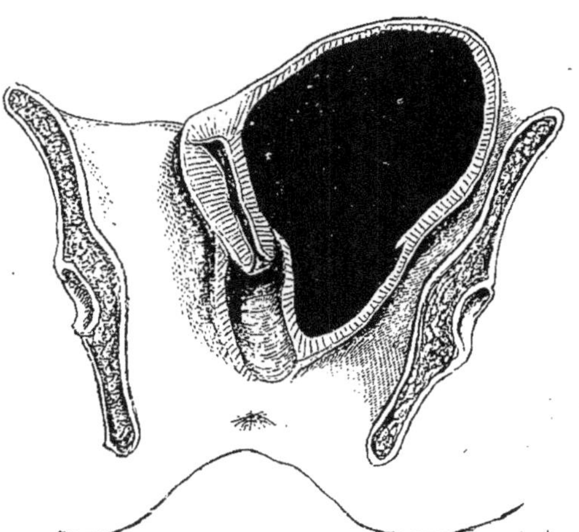

Fig. 61. — Utérus et vagin doubles, avec rétention.

Observation IX. — J'ai été consulté par une dame âgée de dix-neuf ans qui n'avait jamais été réglée régulièrement et qui désirait voir disparaître une sensation de pression et de pesanteur qui existait depuis plusieurs années. Il me fut très difficile de faire un examen complet, et je ne fus pas peu embarrassé pour le diagnostic. Du côté gauche du vagin (voir figure 61), on sentait une accumulation de liquide s'étendant aussi haut que le doigt pouvait atteindre, et par le rectum on sentait un corps élastique et presque globulaire étroitement uni à l'utérus. Après m'être assuré de la position du liquide et de ses connexions avec l'utérus, je proposai malheureusement d'introduire un trocart explorateur pour m'assurer du caractère de l'accumulation. Comme j'avais été longtemps à me faire une opinion, ma proposition fut rejetée et je ne revis plus la malade.

En ma qualité de médecin consultant de *Roosevelt Hospital*, je fus, il y a peu de temps, appelé à voir un cas dans le service du Dr Watts, un des méde -

cins ordinaires. Chez cette malade, il y avait deux vagins, mais l'utérus, ou les utérus, ne s'ouvraient que dans l'un d'eux, et dans ce vagin le sang s'était accumulé. L'autre vagin, qui occupait la ligne médiane, se terminait en haut en cul-de-sac, et était celui dans lequel se pratiquaient les rapports sexuels. L'orifice du vagin qui conduisait à l'utérus fermé était excessivement petit et reporté sur le côté, et ne fut découvert que par hasard. La malade ne se doutait pas de son état, et elle avait consulté le Dr Watts afin qu'il la guérît de sa stérilité. Le Dr Watts convertit plus tard les deux passages en un seul en divisant la cloison qui les séparait. Il y a une similitude suffisante entre ces deux cas pour que je puisse admettre que l'état de ma malade, tel qu'il est représenté sur la figure 61, était aussi celui de l'autre. Dans le cas du Dr Watts, il y avait deux utérus et deux vagins, l'un de ceux-ci étant fermé comme s'il y avait une imperforation de l'hymen. La malade n'était pas régulièrement réglée, elle ne perdait jamais que tous les deux mois, absolument comme si les deux utérus étaient menstrués alternativement, le sang de l'un des utérus étant retenu. A moins que la rétention ne soit due à une imperforation de l'hymen, ou à quelque mince barrière résultant d'une inflammation adhésive, la nature est impuissante à amener elle-même sa disparition. Tous les écrivains reconnaissent le danger d'une longue rétention du flux menstruel, et s'accordent aussi sur le risque que court la vie de la femme par le fait de certains procédés préconisés dans le but d'évacuer le contenu de l'utérus distendu.

En raison des nombreux résultats mortels qui suivirent les opérations anciennes qui consistaient à faire une ouverture au vagin, les opérateurs actuels ont recours à la ponction de la cavité utérine au moyen d'un trocart par le rectum, et les différentes modifications qu'on a fait subir à l'instrument ont toutes eu pour but d'empêcher la pénétration de l'air. Mais l'expérience a démontré que le danger pour la malade était aussi grand par la ponction par le rectum, et, comme ce procédé ne peut amener une guérison définitive, l'opération qui consiste à ouvrir le vagin est aujourd'hui acceptée plus favorablement. Mais on juge généralement avantageux de ne pas ouvrir largement le canal du premier coup, et de commencer par faire une très petite ouverture, de façon à ce que le contenu de l'utérus puisse n'être évacué que peu à peu, afin d'éviter que le liquide ne soit refoulé par la contraction utérine à travers les trompes de Fallope dans la cavité abdominale. Mon expérience personnelle m'engage à suivre une voie entièrement différente de celle qui est recommandée par les auteurs les plus autorisés, qui est celle qu'avaient adoptée les anciens opérateurs.

M. R. Fletcher[1], parmi d'autres opérations, en rapporte une qui a trait à l'ouverture d'un conduit jusqu'à l'utérus chez une femme mariée âgée de vingt-deux ans, qui n'avait jamais été menstruée, et chez laquelle les rapports sexuels s'étaient faits à travers l'urètre. Il est dit qu'après la première section, faite avec un scalpel à une profondeur de 5 centimètres, l'opérateur, craignant de continuer par cette méthode, introduisit dans la plaie une volumineuse

---

[1] *Medico-chirurgical Notes and Illustrations*, part 1st.

bougie rectale, qu'il fit avancer de temps en temps à coups de maillet. « Pendant une semaine environ, on répéta cette pratique jusqu'à ce qu'on parvint à atteindre ce qu'on reconnut pour l'utérus, qui était parfaitement conformé et en bon état. » Cette femme fut bientôt après menstruée, et lorsque l'observation fut publiée, elle était déjà devenue deux fois mère de deux enfants.

Cette nouvelle méthode pour ouvrir un passage ne nous semble pas avoir été mise de nouveau à exécution, mais comme les tissus placés entre la paroi de la vessie et celle du rectum sont faciles à séparer, cette méthode est une de celles qu'on peut employer avec avantage. Lorsque la cloison est mince, si on fixe les parties au moyen de deux doigts placés dans le rectum, la bougie rencontrera moins de résistance de la part du tissu cellulaire que de celle des parois de l'une et l'autre cavités. Mais, à mon avis, l'opération peut être complétée, avec moins de risques pour la malade, en moins de minutes que M. Fletcher n'a employé de jours pour la faire.

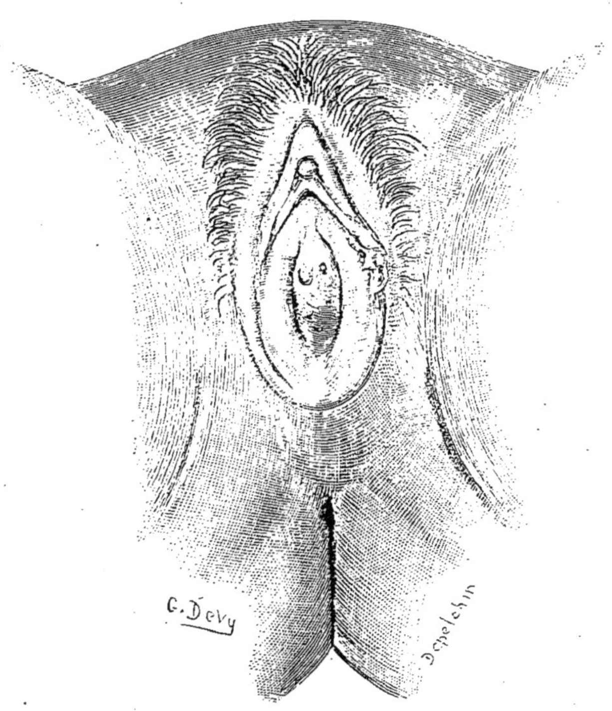

Fig. 62. — Hymen imperforé ayant déterminé la rétention des règles
(Gallard, *Maladies des ovaires*).

Amussat[1], en 1832, a opéré une jeune fille de quinze ou seize ans, qui souffrait de rétention depuis deux ans. Il abandonna l'emploi du bistouri après avoir traversé la peau, de peur d'ouvrir la vessie et le rectum, et sépara les

[1] *Gazette médicale de Paris*, 1835.

tissus à l'aide de ses ongles et de ses doigts. Lorsqu'il eut pénétré de quelques centimètres, il tamponna la plaie avec une éponge pendant trois jours, puis marcha de nouveau en avant et retamponna la plaie avec une éponge. Après trois tentatives, il atteignit la tumeur le dixième jour et la vida au moyen d'un trocart et du bistouri. Une des trompes de Fallope s'enflamma, et après avoir été guérie quatre fois de sa rétention, le canal resta finalement suffisamment ouvert.

Antérieurement à la date de ma première opération, on a publié quelques cas isolés où les efforts tentés pour amener la guérison avaient consisté en une ponction par le rectum ou en une opération suivant la méthode d'Amussat. C'étaient principalement des cas d'occlusion accidentelle, et dans tous les cas l'opération avait été pratiquée en plusieurs jours et l'évacuation avait été faite à travers une petite ouverture.

Le tableau XIII relate les cas d'hymen imperforé, d'absence congénitale du vagin, et d'occlusion accidentelle, avec rétention, que j'ai eu l'occasion d'observer.

Je n'ai rencontré que quatre cas de rétention due à une imperforation de l'hymen. Il fut impossible de fixer avec exactitude le moment où avait commencé l'accumulation, car dans le cas que j'ai suivi pendant le temps le plus long, la quantité de liquide retenu était moindre que dans un autre cas où la rétention existait depuis moins d'une année. Le fait que l'écoulement au dehors du premier flux menstruel est arrêté lorsqu'il y a un obstacle à son libre échappement (comme si la nature en reconnaissait la nécessité) ne peut pas être mis en doute, et après que cet écoulement s'est établi, la quantité n'est jamais aussi grande quand l'obstruction est congénitale que quand elle est le résultat d'un accident récent. Mon impression est que la quantité moyenne du liquide accumulé dans ce cas est d'environ 180 grammes. Je divise l'hymen avec un bistouri pointu, et j'élargis alors l'incision avec l'index. Aussitôt que le liquide s'est écoulé, je lave le vagin et l'utérus partiellement dilaté avec de l'eau chaude, au moyen d'une seringue de Davidson. J'introduis alors un petit tampon vaginal en verre, et je l'enlève soir et matin afin de pouvoir seringuer le vagin. Je ne soumets les malades à aucun autre traitement, si ce n'est que je les maintiens couchées au lit pendant sept ou huit jours, et elles ont toutes guéri sans la moindre complication.

[D'autres procédés opératoires ont été proposés. M. Delaunay [1] est partisan de l'opération en deux temps ; il fait une ponction avec un trocart ou un bistouri, et quelques jours après, lorsque le sang est bien évacué, il incise largement la cloison ; il fait même souvent une incision cruciale. Il n'est jamais nécessaire d'exciser les lambeaux, mais afin d'éviter leur cicatrisation, il engage à mettre une mèche dans le vagin.

On a encore conseillé d'exciser une partie de la membrane de façon à empêcher la réunion des bords et à laisser un hymen. Quand on emploie ce

[1] J. Delaunay, *Étude sur le cloisonnement transversal du vagin, complet ou incomplet, d'origine congénitale*. Thèse de Paris, 1877.

procédé on est souvent forcé d'agrandir l'ouverture, parce que le sang ne
s'écoule pas et qu'il se produit des accidents septiques.

Enfin M. Gillette [1] préconise l'emploi du thermo cautère; de cette manière
l'ouverture se maintient béante et l'excision est évitée.]

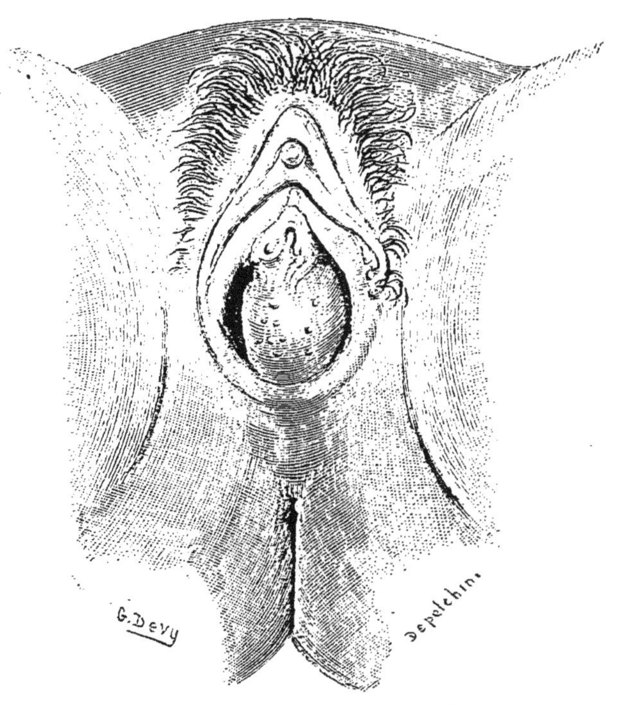

Fig. 63. — Hymen imperforé, distendu par le sang des règles accumulé dans les voies génitales,
et ayant reflué jusque dans le péritoine, à travers les trompes de Fallope, pour former une
hématocèle (Gallard, *Maladies des ovaires*).

Si on se reporte au tableau XIII, on verra qu'il y a eu sept cas d'absence
congénitale du vagin, six où l'absence était complète, un où il y avait une
cloison transversale située plus haut comme s'il y avait un second hymen, à
3 centimètres de l'orifice. Dans deux cas où le vagin manquait, il y avait
rétention de la menstruation; dans un troisième, la cloison située plus haut
agissait comme une barrière. La quatrième malade, chez laquelle il y avait
absence du vagin avait été envoyée au *Woman's Hospital* après une tentative
infructueuse faite pour ouvrir le passage. L'opérateur avait fait une section
à travers une portion de l'urètre dans la vessie, en sorte que la femme ne
pouvait plus retenir ses urines. J'ai donné plus haut l'observation de ce cas;

[1] P. Gillette, *De l'imperforation de l'hymen au point de vue clinique et opératoire (Ann. de gynécologie*, mai et juillet, 1874 et *Eléments de pathologie chirurgicale*, par A. Nélaton, t. VI, p. 846).

il est d'un intérêt tout particulier en raison de ce que l'utérus s'est développé
après qu'on eut fait l'ouverture du vagin, et alors qu'il avait été impossible
de découvrir l'existence de l'organe, même à l'état rudimentaire, avant
l'opération. On ne put découvrir le plus léger vestige d'utérus dans les trois
cas d'absence congénitale du vagin qui restent, et la nature ne fit aucun
effort dans la suite pour développer l'organe.

TABLEAU XIII — CAS DE RÉTENTION DUS A UNE IMPERFORATION
DE L'HYMEN, A L'ABSENCE CONGÉNITALE DU VAGIN
ET A L'OCCLUSION ACCIDENTELLE, AVEC LES RÉSULTATS DE L'OPÉRATION

CAUSE DE RÉTENTION	REMARQUES	RÉSULTATS	HÔPITAL PRIVÉ	WOMAN'S HOSPITAL	TOTAL
Hymen imperforé.	Rétention datant de un an à deux ans et demi.	Guéries.	4	..	4
Absence congénitale du vagin.		Toutes guéries. La malade du *Woman's Hospital* eut de la cellulite.	2	1	
Absence congénitale du vagin.	On ne trouva pas d'utérus après l'opération.	L'utérus se développa ultérieurement et la menstruation devint normale.	..	1	7
	On ne trouva pas d'utérus. Deux des malades étaient mariées, une était célibataire.	La menstruation ne se produisit pas et l'utérus ne se développa jamais.	2	1	
Atrésie du col à la suite de l'accouchement.		Toutes guéries. Une des malades eut de la cellulite.	3	6	9
Atrésie à la suite d'un traumatisme.		Guérie.	1	..	1
Atrésie à la suite de l'amputation du col de l'utérus avec le galvanocautère.	Il y eut plusieurs fois de la rétention des règles qui nécessita plusieurs opérations.	Cette malade ne fut guérie que temporairement, l'atrésie reparut.	1	..	1
NOMBRE TOTAL DES CAS.			13	9	22

J'ai observé neuf cas d'atrésie accidentelle ayant succédé à un travail difficile, et suivie de rétention du flux menstruel. L'histoire de ces cas appartenant à la classe des traumatismes qui n'ont présenté aucune difficulté inusitée sera donnée, afin de montrer le mode de traitement et de fixer la date
où il a été institué.

Nous donnerons aussi l'histoire du cas d'atrésie accidentelle qui reste,
résultant d'un traumatisme subi dans l'enfance, par suite duquel le canal
entier fut détruit, et la puberté retardée.

OBSERVATION X. — Vers 1863, je reçus dans mon hôpital privé une jeune fille
de seize ans qui souffrait depuis un an de symptômes de rétention menstruelle. Dès

le premier examen, je rompis l'hymen sans difficulté, et immédiatement derrière
j'arrivai sur une mince cloison à travers laquelle je reconnus la présence du liquide
en exerçant une pression avec un doigt de l'autre main placé dans le rectum. Je
plaçai la malade sur le côté, j'introduisis un spéculum jusqu'à ce que j'eus la cloison
sous les yeux, je la saisis au moyen d'un ténaculum et j'y fis une section avec une
paire de ciseaux. Je mis alors la malade sur le dos, et pendant que le sang s'écoulait j'introduisis mon doigt à travers l'ouverture et je déchirai la cloison. Quand
l'écoulement sanguin fut arrêté, je plaçai un bassin de lit sous la malade et je fis un
lavage à l'eau chaude, du vagin et de l'utérus dilaté jusqu'à ce que l'eau revînt
propre. J'introduisis un tampon de verre, de volume convenable, et je ne permis pas
à la malade de se lever avant six jours ; je ne fis pas d'autre traitement que des injections d'eau chaude matin et soir.

Ce fut non seulement mon premier cas de rétention, mais aussi le premier
où je fis une large ouverture et où j'employai les injections d'eau chaude
pour nettoyer le sang contenu à l'intérieur de l'utérus et du vagin. Je suivis
une méthode qui me semblait être basée sur d'excellents principes sans savoir
à ce moment que ce mode de traitement n'était pas admis. Amussat était à
peu près la seule autorité qui eût écrit en connaissance de cause, mais si
j'eusse été familier avec ses idées, il est bien probable qu'elles n'auraient
guère eu de poids pour moi, car la méthode qu'il proposait était bien appropriée pour déterminer l'inflammation et l'empoisonnement sanguin.

Peu de temps après que j'eus traité cette malade, une autre femme
atteinte de rétention par imperforation de l'hymen vint se confier à mes
soins et je la guéris de la même manière. Je n'appréciais malheureusement
pas à ce moment l'importance de l'opération, et je n'en pris pas les observations, mais à une date ultérieure je publiai [1] les trois cas suivants,
qui me permettent de réclamer la priorité d'un mode opératoire que l'expérience a aujourd'hui montré être le plus heureux.

OBSERVATION XI. — Mme B..., de Newark, fut admise au *Woman's Hospital* le
27 avril 1863 ; elle était atteinte de fistule vésico-vaginale survenue à la suite d'un
accouchement qui avait duré cinq jours et avait été terminé par le forceps. Cet accouchement remontait à trois ans et la menstruation n'était pas encore reparue ; la santé
générale laissait beaucoup à désirer. Le doigt introduit entre les lèvres pénétrait à
moins de 5 centimètres dans la vessie par une large fissure transverse, qui siégeait
près du col. Au niveau de la lèvre postérieure de la fistule, le vagin était complètement
fermé, et par le rectum on n'atteignait pas l'utérus.
Le 10 mai, la femme couchée sur le dos fut anesthésiée ; on fit deux incisions profondes partant de la fourchette et se dirigeant en dehors et en bas ; un aide saisit la
lèvre postérieure de la fistule avec un ténaculum et la souleva vers les pubis. On divisa
alors soigneusement le tissu vaginal dans la direction supposée de l'utérus, deux
doigts placés dans le rectum servant de guide pendant que le pouce introduit en
avant déployait la paroi postérieure du vagin en exerçant une pression en arrière,
jusqu'à une profondeur de 12 centimètres. L'hémorragie devenant excessive, on dut
s'arrêter et on introduisit dans le canal un tampon de verre creux de 12 centimètres
de long sur 5 de large qu'on fixa. Pendant plusieurs jours il y eut des douleurs, de la
rétention d'urine qui nécessita le cathétérisme. On n'enleva le tampon qu'au bout de
plusieurs jours et on fit des injections d'eau tiède jusqu'à disparition de la suppuration.

<hr>

[1] *Accidental and congenital atresia of the vagina*, etc., read before the New
York medical Society, June 19 1866, and published in the *Richmond medical Journal*,
August 1867.

On s'aperçut alors qu'on n'était plus séparé de l'utérus que par une mince cloison. Le 3 juin, l'opération fut complétée par l'incision de la cloison avec des ciseaux. Enfin, le 24 juin, le vagin étant guéri, on aviva obliquement les bords de la fistule, et on fit huit points de suture entrecoupés avec des fils d'argent. Le neuvième jour, on enleva les sutures : la guérison était complète.

Le 3 octobre, la femme fut de nouveau admise, l'atrésie s'était reformée. On recommença la même opération, mais une pelvi-cellulite qui se déclara força d'enlever le tampon et l'occlusion se fit de nouveau.

Le 8 novembre, nouvelle opération. On pouvait atteindre l'utérus par un petit conduit admettant une sonde. Sur cette sonde, on glissa un bistouri boutonné ; on incisa à droite et à gauche et on rétablit le canal. Hémorragie très violente qu'on ne parvint à arrêter qu'en affrontant les plaies au moyen d'un tampon placé dans le rectum.

Le 5 décembre, dilatation du sinus avec une tente-éponge. Incision. Guérison. Les règles s'écoulent pour la première fois depuis sa grossesse.

Le 25 mai, la malade fut de nouveau admise. Le canal est refermé ; il y a rétention des règles et il existe une tumeur liquide qui remonte jusqu'à l'ombilic.

Le 6 juin, nouvelle opération. Ponction de la cloison avec un trocart ; évacuation du liquide accumulé, élargissement de l'ouverture et lavage des cavités utérine et vaginale. En décembre, nouvelle rétraction, nouvelle opération ; incision de la cloison et agrandissement de l'ouverture avec les doigts par dilacération. Hémorragie légère. La malade sort guérie en janvier 1865.

Je l'ai revue plusieurs fois depuis cette époque, la guérison s'est maintenue ; les règles reviennent régulièrement, sa santé est bonne, et elle peut remplir ses devoirs conjugaux.

OBSERVATION XII. — Le 27 octobre 1864, je fus appelé à soigner Miss N..., âgée de dix-huit ans. C'est une jeune fille délicate, développée comme une enfant de douze ans. Il n'y a encore eu aucun signe de puberté et je suis consulté en raison de l'absence de menstruation à un âge aussi avancé. Les organes génitaux externes sont développés comme ils le sont à douze ans. A l'examen, je découvre que le vagin n'existe pas, et qu'il n'y a qu'un léger sillon entre les lèvres. J'introduis une sonde dans la vessie et un doigt dans le rectum et je reconnais qu'ils ne sont séparés que par une cloison qui n'est pas plus épaisse que ne l'est généralement la cloison vésico-vaginale. Au moyen du toucher rectal, j'arrive jusqu'à une petite masse, qui me paraît être une corne de l'utérus, ou un organe non développé. La mère m'apprend alors que vers l'âge de sept ans, sa fille, en jouant, est tombée sur une branche d'arbre qui pénétra dans le vagin et le rectum, d'où résulta une inflammation prolongée des intestins. Je résolus d'opérer la malade, pensant qu'il se pouvait que le retard de la puberté fût la conséquence de l'obstruction.

Le 30 octobre, le Dr Winston l'endormit avec l'éther. Elle fut placée sur le dos, les cuisses fléchies sur l'abdomen et j'introduisis une sonde dans la vessie. Avec des ciseaux, je coupai la cicatrice, et avec l'index je dilacérai le tissu jusqu'à la profondeur de 3 centimètres. J'avançai dans la direction de la masse que j'avais sentie par le rectum, portant le doigt à droite et à gauche jusqu'à ce j'eusse atteint le tissu ferme. Ce tissu fut facilement dilacéré et j'arrivai à l'utérus à la profondeur de 8 centimètres en 10 minutes. Le col de l'utérus était intact, bien que le vagin eût été détruit autour et au-dessus du col. Je pus faire pénétrer une sonde dans la cavité utérine de 4 cent. 1/2 de profondeur. J'introduisis un volumineux tampon de verre et je le maintins avec un bandage. Tout se passa bien ; on fit des injections d'eau tiède et tout écoulement cessa au bout de trois semaines. Un mois après, la malade retourna chez elle, et je l'engageai à continuer à se servir du tampon et des injections pendant plusieurs mois. Trois mois après, elle fut menstruée et elle se développa alors très rapidement. Sa mère, que je revis le 27 avril 1876, m'a dit que la guérison s'était maintenue.

OBSERVATION XIII. — Miss K..., âgée de vingt et un ans, vint me consulter le 24 juillet 1865. Elle était en apparence bien conformée, et d'une bonne santé. Depuis l'âge de seize ans, elle avait été sujette à des douleurs, des maux de reins, mais sans périodicité indiquant un nisus menstruel. En examinant la malade, je reconnus une absence complète du vagin, et par le rectum, je ne découvris aucune trace d'utérus. Les organes génitaux externes étaient bien développés, les nymphes plus longues que d'habitude. Le méat urinaire était tout à fait étalé, mais pas autant qu'il l'est en général dans le cas d'absence congénitale du vagin.

Le 5 octobre 1865, je procédai à l'opération. La malade couchée sur le dos, les cuisses relevées sur l'abdomen, fut éthérisée. Je coupai le tissu avec des ciseaux sur une hauteur de près de 2 cent. 1/2 au fond du sillon situé entre les lèvres, puis je dilacérai le tissu cellulaire avec l'ongle et l'index, comme dans le cas précédent. En un point élevé dans le bassin, on pouvait sentir une bande transversale épaisse, par le rectum, comme si une portion du ligament large occupait la place de l'utérus, allant d'un ovaire à l'autre. Je me dirigeai lentement et avec soin vers ce point, en raison de l'extrême minceur de la cloison qui séparait la vessie du rectum. Le point capital à établir était la présence d'une portion quelconque de l'utérus; c'est pour cela que je ne fis qu'un passage du volume du doigt. Après avoir pénétré de 8 centimètres, il fut évident pour moi qu'il n'y avait pas d'utérus, et après avoir consulté mes aides, je n'allai pas plus loin, et j'appliquai un tampon de verre. L'hémorragie fut légère.

La déception fut grande, et au bout de huit jours, comme je n'avais cherché que sur la ligne médiane, je résolus d'explorer les parties latérales. On endormit la malade et j'élargis latéralement le passage jusqu'à ce que j'atteignisse un tissu plus ferme sur les côtés du bassin. Après m'être avancé de 8 centimètres, j'eus conscience du danger de continuer; je m'arrêtai, d'autant plus qu'il était évident pour moi que l'utérus manquait, après avoir cependant pénétré encore de 2 centimètres sur la ligne médiane. Je m'assurai par le palper et le toucher rectal combinés qu'il n'y avait pas d'ovaires. J'introduisis un tampon d'un peu plus de 10 centimètres de long sur 5 de large. On fit des injections vaginales, et au bout de dix jours elle se leva et retourna chez elle.

J'eus l'occasion de la revoir le 15 juin 1866. Le vagin avait conservé sa capacité et il n'y avait aucune trace d'utérus ni d'ovaires. Elle avait continué pendant plusieurs mois à s'introduire le tampon la nuit. Sa santé était bonne. Elle se maria au mois de septembre, les deux parties sachant bien à quoi s'en tenir. J'ai su depuis que la vie maritale avait été heureuse.

OBSERVATION XIV. — Miss L. O... vint me consulter le 27 octobre 1870 sur la recommandation de son médecin ordinaire, le Dr Zakryewska, de Boston. Elle était âgée de dix-sept-ans et n'avait jamais été menstruée bien que depuis deux ans elle eût éprouvé chaque mois des douleurs qui ne firent que s'accroître, des troubles nerveux et une sensation de pression sur le bassin. L'utérus était distendu ainsi qu'une petite portion du vagin, ou plutôt le cul-de-sac postérieur, car par le rectum on pouvait sentir une notable dépression transverse à l'union du vagin et de l'utérus. On découvrait de la fluctuation par le rectum en appuyant sur le fond de l'utérus à travers la paroi abdominale. J'endormis la malade et j'ouvris un passage profond de 9 centimètres jusqu'à l'utérus; j'évacuai de 240 à 270 grammes de sang menstruel; puis je lavai la cavité utérine avec de l'eau chaude, et j'introduisis un dilatateur en verre. Le traitement fut le même que plus haut. Après

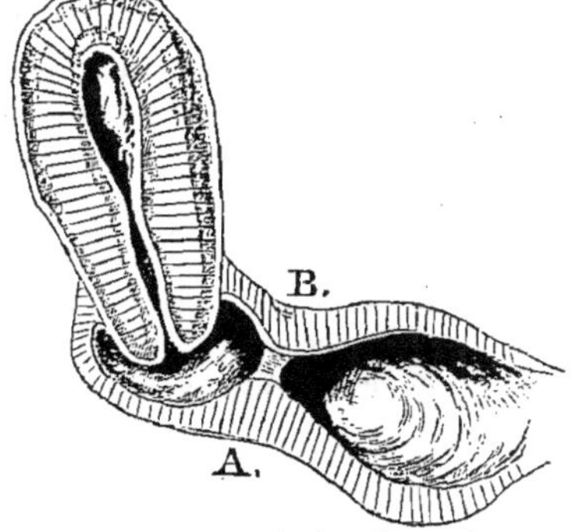

Fig. 64. — Occlusion du vagin

avoir été menstruée deux fois sans difficulté, elle retourna chez elle vers le milieu de février 1871.

Au mois d'avril 1873 elle vint me revoir, sa santé étant bonne et les règles régulières. Je l'examinai et je trouvai un rétrécissement du vagin en forme de sablier situé à environ 4 centimètres en avant du col, à travers lequel l'index passait difficilement. Le siège du rétrécissement était au niveau de la partie qui avait été distendue par le sang. Je divisai largement la bande de tissu qui entourait le rétrécissement, et je mis un dilatateur avant qu'elle partît. Elle se maria huit mois plus tard; la guérison se maintint et il n'existe aucun obstacle aux rapports conjugaux.

OBSERVATION XV. — Miss D. R... fut admise le 13 décembre 1870 au *Woman's Hospital*. L'histoire de cette malade est obscure; après une opération faite par son médecin elle aurait été menstruée plusieurs fois à quinze et seize ans. Puis les règles restèrent longtemps sans se montrer jusqu'à ce qu'un écoulement de pus mêlé de sang se fût produit; elle fut alors reglée régulièrement plusieurs fois. Environ quatre ans avant son entrée à l'hôpital, on avait essayé de faire un vagin, mais l'opérateur n'ayant sans doute pas pris la précaution de se servir d'une sonde dans la vessie et de doigts dans le rectum comme guides avait ouvert la vessie et il en était résulté une incontinence. Un tiers de l'urètre et la base de la vessie sur une longueur de 2 cent. 1/2 étaient ouverts. Les surfaces ulcérées étaient couvertes de dépôts phosphatiques, et le doigt ne pénétrait que difficilement dans la vessie. A l'aide d'un doigt dans la vessie et d'un doigt dans le rectum, je cherchai l'utérus sans le trouver. Il y avait eu là, évidemment, une cellulite étendue, à gauche et dans la région de l'utérus. Je jugeai utile de fermer d'abord l'ouverture de la vessie avant d'essayer de constituer un nouveau vagin. Après de grandes difficultés, je réussis à fermer la fistule par dix points de suture entrecoupés. Deux jours après, péritonite; le 24 on enlève les sutures, la réunion ne s'est pas faite. Une nouvelle opération est remise à plus tard.

Réadmise en décembre 1876, elle a eu pendant plusieurs mois les symptômes du nisus menstruel. A deux reprises différentes, elle a uriné du sang. Le 7 juin 1872, je l'examinai avec le Dr Sims et nous découvrîmes un petit corps, mais nous ne pûmes dire si c'était un utérus non développé. Je fis une incision dans cette direction, je trouvai un petit sinus dans lequel je glissai une sonde qui arriva dans un des uretères à son entrée dans la vessie. Je n'en fis pas davantage. Le 10 février 1873, on lui donna de l'éther, et par le rectum le doigt put découvrir l'utérus, ayant alors presque son volume normal. Je trouvai un petit sinus par lequel je fis pénétrer une sonde, je l'élargis ensuite avec des ciseaux et en déchirant les tissus. Je continuai le passage jusqu'à l'orifice utérin dans lequel je fis pénétrer une sonde jusqu'au fond. J'introduisis un dilatateur de verre, mais je fus forcé bientôt de l'enlever parce qu'il avait déterminé de l'irritation et de la cellulite. On fit pénétrer le doigt plusieurs fois par jour jusqu'au col, et on évita l'irritation de l'urine par de fréquents lavages.

Le 15 avril, j'opérai la fistule vésicale; je fis douze sutures, on les enleva le 1er mai : la guérison était parfaite.

OBSERVATION XVI. — Miss A. L..., âgée de quinze ans et demi, fut admise au *Woman's Hospital* le 4 mars 1876. Elle n'avait jamais été menstruée, mais huit mois avant son entrée elle avait commencé à souffrir pour la première fois de douleur à l'hypogastre, durant deux ou trois jours. Depuis lors, les douleurs étaient revenues régulièrement tous les mois, et avaient augmenté en intensité et en durée. Quelques jours avant son entrée, elle avait traversé une de ces périodes de souffrance qui avait duré dix jours. Sa santé générale était pauvre et elle avait l'aspect strumeux. Les organes externes de la génération étaient bien développés, mais en écartant les lèvres on voyait un sillon se terminant à l'urètre. En plaçant la main sur l'abdomen et l'index dans le rectum, on sentait une masse élastique analogue à l'utérus à cinq mois de gestation. C'était évidemment un cas de rétention des règles par absence congénitale de l'orifice du vagin, avec distension de sa portion supérieure.

Le 14 mars, on l'endormit et je coupai la peau avec des ciseaux suivant une ligne

verticale au-dessous de l'urètre. La malade était couchée sur le dos, les cuisses fléchies sur l'abdomen. Une sonde d'acier fut introduite dans la vessie et tenue par un
aide à gauche de la malade. J'introduisis deux doigts dans le rectum pour servir de
guides, et entre eux et la sonde, je séparai facilement le tissu cellulaire, avec l'ongle,
jusqu'à ce que j'eusse fait un passage profond de 2 cent. 1/2. J'élargis l'orifice en portant le doigt à droite et à gauche; selon que je me rapprochais trop de la vessie ou
du rectum, je me portais en bas ou en haut, dans une autre couche. J'arrivai à 6 centimètres sur la ligne médiane, et la cloison qui me séparait du liquide n'était épaisse que
de quelques lignes. Je la ponctionnai avec un petit trocart et je retirai 700 grammes
de liquide. La ponction fut élargie avec des ciseaux et les parties furent dilacérées en
écartant les lames. L'utérus fut lavé à l'eau chaude au moyen de la longue canule
de la seringue de Davidson portée dans sa cavité. On introduisit alors un dilatateur
en verre. Pendant vingt-quatre heures tout alla bien, mais alors la malade se plaignit
de douleurs et la fièvre s'alluma. On fit des injections toutes les trois heures avec de
l'acide phénique et on donna du sulfate de quinine. Il y eut des vomissements pendant
la nuit. A la suite d'un lavement, on découvrit de la sensibilité à la partie inférieure et
gauche de l'abdomen avec de la tympanite. Il y avait de la cellulite. Je fis mettre un
tampon vaginal plus court et la garde eut de plus en plus de peine à l'introduire, le
canal s'étant rétréci comme dans l'observation XIV. Je fis cesser l'emploi du tampon.

Le 24, la malade perdit du liquide fétide par le rectum; c'était du pus. Peu à peu
l'écoulement diminua et la guérison s'établit. La menstruation ne reparut pas. Je la
revis en février 1877 et je trouvai à la partie supérieure du vagin un point rétréci
permettant à peine le passage du doigt. Je remis à plus tard l'opération à cause du
mauvais état sanitaire de l'hôpital, et je ne la revis plus.

OBSERVATION XVII. — Le 13 février 1874, je vis en consultation, avec le Dr James
Little, Mme H.., âgée de trente-deux ans, mère de six enfants, dont le plus jeune avait
trois ans. Seize mois après son accouchement, on lui avait amputé le col avec le
galvanocautère pour une affection qu'on supposait maligne. Elle fut atteinte de
cellulite, et probablement de péritonite au point qu'elle resta six mois dans son lit et
ne recouvra jamais la santé. Si le diagnostic avait été correct, la maladie était radicalement détruite, car je trouvai un vagin n'ayant que 4 centimètres de profondeur,
par suite de la disparition du cul-de-sac postérieur et du rétrécissement du canal.
De nombreux plis s'irradiaient d'un point qui fournissait la seule indication du siège
probable de l'utérus, bien qu'on ne pût arriver, par le toucher, que sur une masse
dense de tissu cicatriciel d'une sensibilité exquise. Par le rectum, on ne pouvait
reconnaître l'utérus. On sentait une masse au-dessus des pubis, qu'on supposait être
l'utérus augmenté de volume par rétention du flux menstruel.

Ce n'est pas ici le lieu de discuter ce mode d'amputation du col, mais je veux
simplement dire que je ne l'emploie plus depuis quinze ans parce que j'ai vu de
semblables résultats suivre mon propre ouvrage. C'était mon traitement favori et
celui de Sims à l'hôpital des femmes avant ce temps. Lorsqu'on enlève une portion
du col par ce procédé, de la sténose survient très fréquemment dans les deux ans
qui suivent l'opération. Elle est due à ce que la plaie guérit par granulation, d'où
résulte nécessairement la formation d'un tissu cicatriciel qui se rétracte toujours.
L'opération s'accompagne souvent de cellulite et d'inflammation qui s'étendent à tout
le bassin. Le 8 avril, la malade fut prise de contractions utérines comme si elle était à
la troisième période du travail. On pouvait sentir l'utérus se contractant à travers la
paroi abdominale au point que je craignis qu'il ne sé rompît et ne laissât échapper
son contenu dans l'abdomen. Il y avait urgence; j'endormis la malade et avec l'aide
d'une garde seulement j'essayai d'atteindre l'utérus; ne trouvant rien pour me guider,
je tentai d'enfoncer un trocart à travers ce tissu dense dans la direction supposée de
l'utérus, mais je n'y parvins pas. Je plongeai alors un bistouri dans la même direction
et je fus assez heureux pour ouvrir la cavité utérine après avoir traversé 2 cent. 1/2
de tissu. 180 grammes de liquide s'écoulèrent, et l'écoulement continua jusqu'au lendemain. De crainte de déterminer de l'inflammation, je m'abstins d'élargir l'ouverture ou

d'introduire quelque chose pour empêcher sa fermeture. On fit des lavages et bientôt elle retourna chez elle. Le 6 juin, l'ouverture était fermée, je refis la même opération,

Le 27 octobre, elle revint; elle avait été réglée plusieurs fois sans douleur, mais la dernière époque avait manqué. Le lendemain, j'ouvris ma route jusqu'à l'utérus et je débridai de quatre côtés différents, puis je bourrai la cavité de coton saturé d'une solution d'alun. Le 30, frisson, fièvre, et de crainte d'empoisonnement sanguin, j'introduisis un double cathéter dans l'utérus et je lavai avec de l'eau phéniquée. Je fabriquai un tube à drainage avec un tube en étain, de 4 centimètres de longueur ; je le divisai en trois parties, celle du milieu formant tube et celles des côtés coupées en fourche. Je les mis en place, les fourches tournées en bas et fixées à un bandage. Je le remplaçai au bout de quelque temps par un tube en caoutchouc durci, courbé, comme les tubes pour la trachée. Elle put le garder quatre mois, mais je dus l'enlever à cause de l'irritation qu'il déterminait. L'hiver suivant, elle fut très souffrante, et lorsque je la revis elle était à peu près dans le même état que lors de mon premier examen. Elle est destinée à mourir de péritonite ou d'empoisonnement sanguin.

Observation XVIII. — Mme St.. J..., âgée de vingt et un ans, fut admise au *Woman's Hospital* le 1er octobre 1869. Elle se plaignait de douleurs dans le côté et les reins et ces douleurs revenaient régulièrement comme à la période menstruelle, mais rien ne se montrait. A l'examen, je ne pus arriver à trouver trace d'utérus, mais comme elle était mariée je résolus de l'opérer. Le 12 octobre, je lui fis un vagin par la méthode décrite plus haut et j'étais arrivé à 7 cent. 1/2 de profondeur lorsque je rompis accidentellement la cloison juste au-dessous du cul-de-sac de Douglas et je pénétrai dans le rectum. Comme je ne pouvais mettre de tampon, j'abandonnai l'opération et les parties se refermèrent. Le 27 janvier 1870, je l'opérai de nouveau, mais je ne pus trouver l'utérus et je n'ai publié ce cas que pour montrer que la rupture accidentelle dans le rectum est de peu d'importance en dehors du retard qu'elle entraîne.

Il est essentiel quand on confectionne un vagin que l'opération tout entière soit faite en une seule séance, et qu'on fasse un passage beaucoup plus large que celui qu'on se propose d'avoir plus tard, car il se rétracte dans tous les cas. Si on ne pratique qu'une partie de l'opération, et qu'on la complète plus tard, la rétraction se fera toujours au point où s'est terminée la première opération et où on a commencé la seconde. Ce sera là une source d'irritation pour l'avenir, parce qu'il faudra toujours dilater davantage la bande avant de pouvoir dilater l'autre portion du canal. La surface de ce canal est essentiellement cicatricielle et se rétractera par conséquent à un degré plus ou moins considérable ; mais lorsque la cicatrisation s'est faite sur du verre, elle se rapproche davantage comme caractère de la membrane muqueuse. Lorsque les tissus ont été divisés avec le couteau, la rétraction est toujours plus grande que lorsqu'ils ont été lacérés ou déchirés au moyen de ciseaux. Si on ouvrait un passage avec le couteau seul, le tampon serait graduellement expulsé par adhérence des surfaces de haut en bas, jusqu'au retour à l'état primitif. Cela arrivera toujours, à moins qu'une certaine portion de la membrane muqueuse ne soit restée intacte à la partie supérieure du canal. Lorsqu'on a simplement fait une section du vagin, aussi longtemps qu'on maintiendra la bougie en place, le diamètre requis pourra être conservé, mais, si l'on cesse de s'en servir, les tissus incisés se rétracteront graduellement jusqu'à ce que le faux passage soit oblitéré, ou réduit à un simple sinus. L'expérience nous enseigne qu'une surface qui a été déchirée se guérit moins rapidement qu'une surface qui a été divisée avec le couteau. En conséquence, si les tissus ont le caractère cicatriciel, on cherchera à gagner du temps, comptant sur l'effet modificateur de l'absorption que déterminera la pression du dilatateur.

[Afin d'éviter la rétraction et la cicatrisation des tissus incisés ou dilacérés, M. Le Fort[1] a proposé et mis à exécution un procédé particulier d'électrolyse. Il introduit dans l'infundibulum un fil de cuivre et y fait passer un courant continu. Il a réussi dans un cas à créer un vagin dans lequel on a pu introduire le spéculum et qui permettait l'écoulement du sang menstruel. De nombreuses objections pourraient être faites à ce procédé ; il exige des mois, et il y a lieu de se demander si des escarres ne peuvent pas intéresser les parois vésicale et rectale.]

Dans l'opération qui a pour but l'ouverture d'un vagin, on obtient souvent un résultat peu désirable, comme on le voit dans les cas XV et XVII où il resta un rétrécissement. Afin de l'éviter, il est nécessaire que le nouveau canal, s'ouvrant dans la portion dilatée, soit aussi large en diamètre que les autres parties, sinon plus large, puisque celui qui aura été très dilaté se rétractera avec une rapidité plus grande, et cette portion rétrécie sera une source d'irritation dans l'avenir. Lorsqu'on aura ouvert le canal en une seule opération, et qu'on lui aura donné un calibre uniforme, on pourra dans la suite le maintenir ouvert pendant une période indéfinie sans irritation, par l'introduction journalière d'un tampon en verre qu'on laissera en place pendant quelques moments.

Tous les écrivains ont recommandé de n'évacuer que peu à peu le sang menstruel retenu, de crainte qu'il ne s'échappe par les trompes de Fallope, dans la cavité abdominale. Je regarde cette crainte comme absolument basée sur des vues théoriques. La dilatation des trompes dans toute leur longueur doit être certainement rare. Si le liquide retenu pouvait aussi facilement s'échapper à travers la trompe, il serait souvent refoulé dans l'abdomen par les contractions de l'utérus, car elles sont fréquentes longtemps avant qu'on reconnaisse la nécessité d'une intervention chirurgicale. Si on savait qu'elles fussent dilatées et remplies de liquide au moment de l'opération, il serait préférable de faire en bas une large ouverture, car le liquide se porterait naturellement dans la direction qui offrirait le moins de résistance. Il ne faut pas chercher à aider l'expulsion du liquide de la cavité utérine en manipulant l'organe à travers les parois abdominales. Si les trompes de Fallope étaient distendues par le liquide, en intervenant de la sorte, on serait plus exposé à déterminer leur rupture, ou à refouler le sang dans la cavité abdominale que ne le ferait la contraction utérine.

Lorsque la cavité utérine a été vidée, ses parois restent enduites d'un liquide qui ressemble à du goudron, et dont on ne peut se débarrasser qu'au bout de plusieurs jours, lorsqu'il a commencé à se décomposer en partie et à prendre la consistance de l'eau. En raison de l'état d'anémie de la malade, et de l'irritabilité de tout son système nerveux, elle est plus sujette à l'em-

---

[1] Le Fort, *Académie de médecine*. Séance du 4 août 1876.

poisonnement sanguin, et ce qu'il y a de remarquable c'est que, dans ces circonstances, il ne survienne pas plus souvent. Malgré toutes les précautions prises, il est souvent impossible de se mettre complètement à l'abri de ce danger, ou de l'inflammation ; aussi faut-il s'efforcer de le diminuer beaucoup en lavant soigneusement la cavité utérine.

Le Dr C. H. F. Routh [1] a publié un cas d'absence congénitale du vagin, avec rétention des règles, qu'il a opéré en ouvrant un vagin, le 7 janvier 1870. Le passage fut fait principalement avec les doigts, et le liquide fut évacué par une petite ouverture. « Son écoulement fut favorisé par l'injection d'une solution aqueuse faible et chaude d'iode. » Un large cathéter en gomme élastique fut laissé et fixé dans l'ouverture au moyen de rubans. La même solution faible d'iode, à laquelle on ajouta de l'acide phénique, fut employée pour laver le canal lorsque l'écoulement devint profus. La mort survint le dix-septième jour. On trouva à l'autopsie qu'une tasse à thé environ de liquide s'était échappé dans la cavité abdominale à travers une ouverture de la trompe dilatée du côté droit ; ce liquide avait *un aspect bourbeux.*

Dans le cours de la maladie, qui dura une semaine, il y eut des symptômes d'empoisonnement sanguin, mais ces symptômes ne furent pas aussi intenses qu'on devait s'y attendre étant donné la quantité de liquide restée dans la cavité abdominale depuis le moment de l'opération. C'est pourquoi, en l'absence de péritonite étendue, je crois que la rupture de la trompe ne se produit que peu de temps avant la mort. L'inflammation et la gangrène de la trompe ont mis plusieurs jours à se produire, en raison de la distension, et cet état peut avoir été l'origine de l'empoisonnement sanguin. La rupture et l'écoulement du liquide dans la cavité abdominale ne furent évidemment qu'une question de jours, et peuvent s'être produits plutôt au moment où elle fut effrayée par un fracas qui se produisit dans une salle au-dessus-d'elle ; elle dit avoir senti à ce moment comme quelque chose qui se retournait dans son intérieur. Ce fut une alarme causée par un incendie, et il est raisonnable de supposer que la rupture s'est produite à ce moment, car très peu de temps après, l'aspect de la malade indiqua un choc et une hémorragie interne, état qui persista jusqu'à sa mort.

Le liquide ne s'étant pas échappé par l'extrémité frangée de la trompe, alors qu'elle était soumise à la compression, on peut supposer que le canal avait été dilaté par l'utérus, en d'autres mots, que l'orifice de la trompe qui s'ouvre dans l'utérus était la portion la plus dilatée lorsque cet organe fut distendu. Si cela était vrai, le liquide se serait écoulé de la trompe dans l'utérus où il aurait trouvé en bas une libre issue pour son écoulement au moment de l'opération. Les probabilités sont toutes en faveur de la supposition que, s'il y avait une issue libre, le liquide serait entraîné dans la direction du courant avant d'être emprisonné par la rétraction graduelle de l'utérus.

Le Dr J. M. Richmond, de Saint-Joseph, Mo., a publié [2] le résultat d'une

[1] *On a remarkable case of absence of vagina,* etc. *Transactions of the obstetrical Society of London,* vol. XII, p. 34.

[2] *Saint Louis medical and chirurgical Journal,* Jan. 1877.

opération ayant pour but l'ouverture du vagin dans un cas d'occlusion complète, qui était le résultat d'un traumatisme subi à l'âge de huit ans, semblable à celui qui a été décrit dans l'observation XII. Il suivit le mode opératoire que j'ai recommandé dans le Mémoire auquel j'ai déjà renvoyé. Il ne put trouver l'utérus à la première opération, comme j'ai eu le bonheur d'y arriver dans mon cas ; mais la même chose se produisit dans les deux cas en ce qui touche l'utérus, qui n'avait fait aucune tentative de développement jusqu'au jour où le vagin eut été complété. La femme qui fait l'objet de l'observation du Dr Richmond était mariée, âgée de vingt et un ans, et chez elle, après un examen soigneux par le rectum, il avait été impossible de trouver une trace de l'utérus. Le 31 juillet 1871, on ouvrit un vagin profond de 8 centimètres, et après la guérison, le 6 septembre, le canal fut porté à près de 13 centimètres, sans qu'on trouvât l'utérus. Sur ma recommandation, on donna des injections, et les parties, comme dans mon opération, se cicatrisèrent sur un tampon de verre ; trois mois après la dernière opération, il se fit un léger écoulement, mais on ne put en découvrir la source. En février 1872, on découvrit que le sang menstruel s'écoulait par un petit orifice ; on l'élargit, et on trouva le col de l'utérus, dans lequel on pu[t] faire pénétrer une sonde à une profondeur d'un peu moins de 5 centimètres L'utérus se développa dans la suite, la femme continua à être réglée régulièrement et le vagin resta ouvert pendant les cinq ans que je pus observer la malade.

Ce qui suit est l'histoire ultérieure de la malade telle que l'a racontée le Dr Richmond[1] : « Il y a un an, je fus appelé à voir Mme V.. ; elle était atteinte d'un abcès pelvien, dont elle fut bientôt soulagée par son ouverture dans la vessie. Je trouvai urgent tout d'abord de la guérir par une voie quelconque, mais à mon grand désappointement, il y avait *une oblitération complète* du vagin artificiel qui l'avait soulagée pendant près de six ans. Les parties étaient à peu près dans le même état que lorsque je la vis pour la première fois, et à l'examen par le rectum, je trouvai les organes pelviens réunis par l'inflammation, ne formant plus qu'une masse solide. Il était impossible de faire une opération destinée à rétablir une communication avec l'utérus. Elle avait été réglée pendant quelque temps par la vessie, puis cela avait cessé et elle avait presque à chaque époque de règles, un abcès. Je sentis que chaque abcès diminuait les chances d'un écoulement au dehors, et je trouvai son état critique, bien que sa santé fût assez bonne ; je ne pouvais pas cependant lui faire sentir sérieusement le danger qu'elle courait. Redoutant les retours du molimen mensuel et ne pouvant rien faire d'autre pour elle, elle avait vingt-huit ans, j'eus l'idée de lui faire l'ovariotomie, croyant que cela arrêterait la menstruation et la délivrerait de tout danger. Mais elle ne voulut pas y consentir, pas plus que sa famille.

« Le 23 avril dernier, je la vis, elle souffrait d'un autre abcès qui s'était vidé, en un jour ou deux, sang et matière comme d'habitude, à travers la vessie et avait guéri. Mais cela n'était que temporaire, car j'eus à la voir

1 *Med. Association of the state of Missouri, Transactions* for 1878. 15 mai 1878.

bientôt de nouveau, souffrant beaucoup d'un abcès. Dans la matinée du 1er mai, elle me dit qu'elle avait été subitement soulagée de sa douleur pelvienne, mais qu'à ce moment l'écoulement habituel ne s'était pas produit. A l'examen, je trouvai que l'abdomen s'était rapidement tympanisé, et était très tendu ; le pouls était monté à 150 et était devenu plus faible. L'abcès s'était ouvert dans le péritoine. Elle mourut le soir.

« Lorsque pour la première fois j'eus l'idée de faire l'ovariotomie, que je la proposai et qu'on la refusa, j'écrivis au Dr Sims. Il me conseilla d'écrire au Dr Battey. Je le fis ; voici un extrait de sa réponse : « Le « 1er février, je me suis trouvé en présence d'un cas très analogue au « vôtre, mais qui était le résultat d'une gangrène étendue, suite d'un tra- « vail difficile. Deux tentatives non suivies de succès avaient été faites pour « rétablir le vagin. Les souffrances étaient telles que je fus induit à enlever « les ovaires par la voie abdominale. La malade a été rapidement et par- « faitement guérie, et elle jouit aujourd'hui d'une excellente santé. Tel est, « sans aucun doute, je pense, le remède dans votre cas. »

« Je crois aujourd'hui, comme je l'ai cru il y a un an, que l'ovariotomie et l'ovariotomie seule lui donnait quelque espérance et que faite à temps elle lui eût sauvé la vie. Vous remarquerez, dans son histoire, que les fonctions des ovaires et de l'utérus, qui n'avaient aucune communication avec le dehors, ont dormi jusqu'après son mariage, à l'âge de vingt et un ans, et qu'elle n'a jamais éprouvé le plus léger trouble jusqu'à ce moment. Je perdis de vue la malade pendant près de trois ans, pendant lesquels elle fut menstruée normalement et régulièrement. Les bons résultats auraient persisté plus longtemps, *probablement*, si elle n'avait pas laissé de côté mes instructions sur l'emploi du tampon de verre. »

Voici un extrait d'une lettre particulière que j'ai reçue récemment du Dr Richmond : « Environ cinq ans après l'opération, la rétraction a commencé dans la portion supérieure. J'ai d'abord pensé que cela était dû à ce qu'elle avait cessé de se servir du tampon de verre, mais depuis que j'ai lu votre ouvrage, je suis plus porté à attribuer ce fait à ce que le canal avait été complété en deux opérations. »

J'ai rapporté tout au long cette observation intéressante, afin de faire sentir au lecteur la nécessité, dans tous les cas, de revenir fréquemment à l'emploi du tampon vaginal durant la vie menstruelle de la femme ; afin de montrer la nécessité d'ouvrir le canal entier en une seule opération, procédé qui est le seul moyen d'éviter la production d'une source certaine d'irritation, due à la rétraction, qui peut amener de la cellulite, ou la fermeture du vagin si on cesse de se servir du tampon ; et aussi afin d'attirer l'attention sur la proposition faite par le Dr Richmond, que le seul moyen de guérison est d'enlever les ovaires. Cette proposition est nouvelle dans ces cas, et dans l'avenir ses avantages possibles devront être pris en considération dans beaucoup de cas. Du reste, ce sujet sera traité sous le nom d'ovariotomie normale, ou d'opération de Battey comme on l'a appelée.

Au printemps de 1884, le Dr Richmond m'informa par lettre qu'il avait opéré avec succès un cas d'atrésie du vagin au moyen d'un petit instrument analogue à une scie, qu'il avait inventé dans ce but. Ce sera, je n'en doute pas, un instrument très utile lorsqu'il sera nécessaire de lacérer les tissus, qui sont quelquefois très denses et ne peuvent être déchirés. Avec cet instrument, on pourra surmonter la difficulté et se dispenser de se servir du couteau.

Le Dr Routh, dans les remarques qu'il fit devant l'*Obstetrical Society* à propos de son cas, dit : « Parmi les quelques cas d'absence du vagin qui ont été publiés, *je n'ai pas trouvé de cas ressemblant exactement à celui-là, où le vagin ait été fait, et l'utérus ponctionné en même temps*, où on se soit servi de tentes-éponges lorsque les incisions eurent été faites et où l'opération ait duré plusieurs jours. »

Il disait cela, cependant, près de quatre ans après que j'eus publié la description de ma méthode opératoire, juste six ans après l'opération que j'ai faite en présence des membres de l'*American medical Association*, et environ sept ans après mon premier cas.

Amussat, dans son observation, publiée plusieurs années après l'opération, dit très nettement, que dans un cas semblable il ne chercherait pas à faire complètement le canal en une seule opération ; mais il n'a jamais mis cette pratique à exécution. Tous les opérateurs qui sont venus après Amussat ont suivi son enseignement en faisant le vagin en plusieurs opérations distinctes et en évacuant graduellement par une petite ouverture le flux menstruel retenu. Bien qu'il dilacère les tissus avec le doigt, craignant de se servir du bistouri, il s'efforce seulement de créer un lit pour l'insertion de l'éponge, et par une méthode absolument différente de celle que j'ai décrite.

Je puis donc dire que j'ai été le premier opérateur qui ait achevé l'ouverture du canal en une seule séance, qui ait séparé les tissus en faisant glisser largement le doigt d'un côté à l'autre du bassin et donné une libre issue au liquide retenu, sans emploi de couteau, de ciseaux ou de trocart.

Dans les premières éditions de ce livre, j'ai réclamé la priorité pour la pratique des lavages à fond de la cavité utérine avec de l'eau chaude aussitôt après l'évacuation de son contenu et comme protection contre l'empoisonnement sanguin.

Le Dr Isaac Taylor, de New-York, lut à la réunion de l'*American gynæcological Society*, en 1879, un Mémoire sur l'*Atrésie du vagin*. Je n'étais pas présent à la réunion, et je ne vis l'article que lors de la publication des *Transactions* près d'un an plus tard. J'appris alors, pour la première fois, sa manière d'opérer, et je vis que j'avais été devancé dans la pratique des lavages de l'utérus par Davis, Syme, Simpson et autres. Ils en reconnaissaient formellement la nécessité, et ils la pratiquaient aussi loin qu'on pouvait le faire avec la canule qu'ils possédaient alors; ils n'obtenaient qu'un résultat négatif en comparaison de celui que j'obtiens avec la canule de la seringue de Davidson introduite au fond de l'utérus. Je considérais cette pratique comme originale, car j'ignorais qu'elle eût été employée et j'émis mes idées à un moment où le procédé avait été oublié et n'était accepté, à ma connaissance, par aucune autorité reconnue. Comme l'établit le Dr Taylor, on a très peu écrit sur ce sujet, et mon attention se trouvant attirée sur lui par son Mémoire, je me suis efforcé de vérifier ses recherches et d'obtenir de nouveaux matériaux, mais sans succès, car il a complètement épuisé le sujet.

Le Dr David D. Davis, professeur de médecine obstétricale à l'*University College*, décrivant le traitement de la rétention du flux menstruel par l'hymen, l'utérus étant plus ou moins distendu, dit [1] : « Il y a une partie du traitement qui ne doit dans aucun cas et pour aucune raison être omise ; c'est de bien nettoyer les parois souillées de l'utérus et du vagin, par de fréquentes et puissantes injections d'eau chaude. »

Le Dr Taylor fait ressortir le fait que dans les cas qu'il a opérés, l'atrophie de l'utérus s'est produite quinze mois après l'opération et que pendant les quatre mois qui ont précédé, il y a eu absence des règles. Ce n'est pas là un fait rare, car le même résultat s'est produit en un an dans un de nos cas. Quant à l'explication, le Dr Taylor écrit : « Cette atrophie qui survient après la dilatation excessive par le liquide cataménial tend à confirmer l'opinion de Rokitansky, qu'une sorte de stupéfaction des parois de l'utérus pourra quelquefois produire l'atrophie, et qu'il n'a pas été nettement démontré comment se produit ce résultat pathologique. » Il fait remarquer aussi qu'il n'y a pas d'épaississement uniforme des parois de l'utérus, comme pendant la gestation, mais bien le contraire, et que quelquefois elles sont excessivement minces en certains points. Dans ces circonstances, le Dr Taylor soutient que : « se servir des injections faites avec force telles que les conseille Davis, serait très dangereux. Il n'y a aucune immunité contre le danger, et dans quelques cas contre le danger imminent ; et, au lieu d'accélérer l'évacuation après l'opération, je crois qu'il serait préférable de l'empêcher de se faire trop rapidement, particulièrement lorsqu'on la pratique au moment du flux, car à ce moment l'utérus et les trompes ont plus de tendance à se contracter que lorsqu'ils sont en repos. Un retard de quelques heures ne sera pas préjudiciable à la malade et ne l'exposera pas à un empoisonnement ; la terminaison sera plus favorable, que les tissus utérins soient plus épais ou plus minces. Il y a une différence matérielle entre l'état pathologique de ces cas et l'état physiologique de la gestation. »

C'est se baser sur des principes chirurgicaux sains, que de compléter le canal en une opération, car on diminue ainsi considérablement le danger d'inflammation. On fera plus grande que tout autre partie du vagin l'entrée du nouveau passage dans la portion dilatée située au-dessus du col, car autrement il resterait en ce point un rétrécissement. Il faut prévenir la formation de bandes cicatricielles, car on ne peut jamais dire que le calibre du canal est plus grand que sa partie la plus rétrécie, et la présence d'une bande rend toujours la malade plus susceptible d'être atteinte de cellulite, par suite de l'irritation causée par l'introduction du dilatateur ou tampon. A moins qu'on ne se serve fréquemment du dilatateur, le nouveau canal se rétractera toujours à un certain degré, et si les parties ne sont pas molles, si le canal n'a pas un calibre uniforme, il sera impossible de le maintenir ouvert.

---

[1] *Elements of obstetric medicine*, etc., p. 102, seconde édition. Londres, 1841.

Les objections qu'on a faites à l'évacuation rapide du liquide retenu sont entièrement théoriques. Il serait impossible, en raison du caractère poisseux du liquide, de vider l'utérus assez rapidement pour produire un choc. Si un semblable résultat pouvait suivre l'évacuation rapide du liquide de l'utérus, il se produirait au moins quelquefois à la suite de l'écoulement subit du liquide amniotique.

Le Dr Sims introduisait un tampon de verre ; il s'en servait après avoir divisé les bandes cicatricielles du vagin, de façon que par pression il se fît une absorption et que les parties s'amollissent, comme préparation à la fermeture des fistules vésico et recto-vaginales. Je fus le premier qui ait employé cet instrument dans le traitement consécutif de l'opération du vagin artificiel.

Lorsqu'on a donné une injection abondante d'eau chaude, et qu'un tampon de verre de volume approprié a été introduit, l'air et le liquide contenus dans le vagin auront été déplacés et expulsés. Les parties sont alors mises à l'abri de l'action de l'air, et l'instrument est maintenu en place par la pression atmosphérique, aussi longtemps que la femme reste au repos. L'instrument est frais, propre et non irritant ; il exerce une pression constante sur les parties, et par conséquent empêche la congestion excessive. Mais, par-dessus tout, il possède deux grands avantages lorsqu'il est fait de verre : il n'est pas nuisible et il est transparent, il ne détermine aucune lésion, et permet de voir en tout temps les surfaces, comme à travers un spéculum, sans qu'on ait à l'enlever.

Je regarde les lavages de la cavité utérine comme étant la précaution la plus importante contre l'empoisonnement sanguin, et je les range comme importance à côté de l'emploi du dilatateur, auquel j'attribue mes succès et ceux des coopérateurs qui ont employé la même méthode.

Remplir une cavité, faite à travers le tissu cellulaire lâche, comme on le pratique généralement, avec des substances poreuses, telles qu'éponge, charpie, etc., qui doivent retenir et maintenir les parties baignées par les écoulements décomposés, c'est établir une condition si favorable à l'empoisonnement sanguin, qu'il est remarquable qu'il y ait un seul cas qui y échappe.

Je sais que les lavages de l'utérus ont été recommandés récemment par quelques opérateurs, et qu'Amussat les a pratiqués dans son premier cas. Mais ma manière de les faire diffère totalement de la leur. On a admis sans exception, je crois, la pratique de laisser s'écouler le liquide menstruel par une très petite ouverture. Alors, dans le cours du traitement, lorsque l'utérus avait été vidé, on essayait quelquefois de laver, on le croyait du moins, la cavité utérine. Mais on le faisait d'une façon si inefficace pour le but qu'on se proposait, et avec une si petite quantité d'eau, que cette pratique semble à peine digne d'être prise en considération. Amussat commença son opération le 29 février, évacua le liquide le 9 mars, et le 11 courant, comme il le dit, la tumeur fut lavée pour la première fois. Aussi, cette pratique ne fut-elle jamais acceptée, car différents écrivains ont rapporté comme une objection à cette méthode le cas rapidement fatal d'*hémorragie dans le péritoine* survenu à Maisonneuve.

EMMET.

[Cette question des lavages de l'utérus a été discutée à plusieurs reprises à la Société de chirurgie, notamment en 1878[1], à propos du rapport sur une observation d'imperforation de l'hymen avec rétention des règles envoyée par le Dr H. Boens, de Charleroi. M. Marjolin se déclara partisan des injections, mais à la condition qu'elles seraient faites avec de grandes précautions et en se servant d'une canule qui ne serait perforée que sur les côtés ; et il rappelle que malgré l'emploi d'une canule de ce genre, une malade du service de Lorain présenta, immédiatement après une injection, des accidents graves et mourut. M. Tillaux se demande si, dans ces cas, une dilatation concomitante des trompes ne pourrait pas expliquer l'explosion des accidents à la suite des injections ; dans deux cas qu'il a opérés, il a laissé le sang s'écouler sans exercer la moindre pression et sans faire d'injections, et la guérison se produisit sans aucun incident. Il croit pouvoir attribuer son succès à ce qu'il s'est abstenu de toute injection. M. Verneuil ne croit pas que ce soit aux injections qu'il faille attribuer les accidents graves qu'on voit parfois se produire. Ils ne sont pour lui que la conséquence de l'introduction de l'air qui s'engouffre dans l'utérus et cause une septicémie foudroyante, et la mort en vingt-quatre ou quarante-huit heures. Les injections sont bonnes et il faut se servir d'une solution antiseptique; il sera bon aussi de donner du seigle ergoté. M. Lucas-Championnière appuie les idées de M. Verneuil et pense que les injections antiseptiques doivent rendre de grands services. Enfin M. Guéniot croit que l'existence de la dilatation des trompes ne saurait être mise en doute et que c'est à cette dilatation qu'il faut rapporter le danger du passage du sang dans le péritoine quand on ouvre le foyer; la contraction utérine exerce une pression du côté des trompes en même temps qu'elle chasse le sang dans le vagin. Aussi se rattache-t-il à la pratique de M. Tillaux ; il fait une incision peu étendue, laisse le sang s'écouler spontanément, et ce n'est que le cinquième jour qu'il commence à donner des injections.

Emmet a répondu plus haut à la crainte exprimée par MM. Tillaux et Guéniot : l'utérus se contracte bien longtemps avant le moment de l'opération, et ces contractions ne donnent lieu, en général, à aucun accident.

La question a été récemment reprise à la Société de chirurgie[2], à la suite du rapport de M. Berger sur une observation d'imperforation de l'hymen envoyée par M. Segond, qui avait fait une large incision et des injections antiseptiques au sublimé d'abord, puis à l'acide phénique. M. Gillette appuya cette manière de faire, en disant qu'il avait pratiqué trois fois l'évacuation rapide et que les choses s'étaient passées sans incidents. Pour lui, les ruptures ne sont possibles que dans les cas où le ventre est malaxé trop violemment. Il faut évidemment faire des injections antiseptiques dans le vagin, mais il faut avoir bien soin que ces injections soient faites sans force et pas trop profondément.]

Mon succès a été un succès remarquable et le résultat parle pour lui. En raison de cette expérience, nous devons maintenir que ce qu'il y a de plus

---

[1] *Société de chirurgie,* séance du 14 août 1878.
[2] *Société de chirurgie,* séance du 9 décembre 1885.

sûr, c'est d'évacuer la cavité le plus rapidement possible et de faire des lavages complets. On devra injecter dans l'utérus un ou plusieurs courants d'eau chaude, avec la seringue de Davidson, en faisant pénétrer la canule très haut dans la cavité, non pas plusieurs jours après l'évacuation du liquide, mais immédiatement après, en vue de favoriser l'écoulement du liquide épais et poisseux. On continuera à faire de larges injections jusqu'à ce que le liquide revienne clair, en se servant d'eau tiède et en augmentant graduellement la température jusqu'à ce qu'elle devienne assez chaude pour déterminer une contraction énergique de l'utérus ; après cela, l'introduction du tampon de verre empêchera l'action de l'air, et le danger de l'empoisonnement sanguin sera réduit au minimum. J'ai employé la méthode antiseptique dans un seul cas, et j'estime que par ce moyen le danger peut encore être diminué en opérant sous le spray, et en s'en servant lorsque le tampon est enlevé, jus-- qu'à la guérison.

OBSERVATION XIX. — Une jeune dame du Sud me fut envoyée par le chirurgien W. H. Gardner et je la vis pour la première fois le 12 mai 1880. Elle n'avait jamais été menstruée et elle se plaignait de douleurs dans le bas-ventre revenant irrégulière- ment depuis plus de six mois. Elle n'était pas plus développée qu'une enfant de quinze ans. Les organes génitaux internes étaient petits, et il y avait absence du vagin. On sentait très nettement par le rectum une sonde introduite dans la vessie, ce qui indi- quait qu'il y avait peu de tissu entre eux. Je découvris par le rectum une masse longue et étroite s'étendant en travers du bassin et semblant aller d'un ligament large à l'autre, et en ce point on reconnaissait une obscure fluctuation.

Le 17 mai, avec l'aide du Dr Bache Emmet et du Dr George Harrison, on l'endor- mit et je l'opérai sous le spray et avec toutes les précautions antiseptiques. Une sonde dans la ves-ie et l'index dans le rectum servirent de guide, j'incisai la peau d'un coup de ciseaux au-dessous du méat urinaire ; puis, portant les doigts à droite et à gauche, j'eus rapidement fait un canal profond de 12 centimètres. J'arrivai sur la masse placée en travers et qui me parut être l'intestin distendu par du liquide. Cette masse se conti- nuait avec une autre masse mal définie située à droite et qui me sembla être un reste d'inflammation pelvienne. La description de Lawson Tait me vint à l'idée, et je recon- nus que je me trouvais en présence d'une trompe distendue. Il me fut impossible de faire un diagnostic positif. Je me décidai à attendre dans l'espoir que s'il y avait accumulation de liquide menstruel je pourrais l'évacuer et avoir ainsi une indication sur la direction à donner au canal à faire.

On mit un tampon, on fit des injections et la guérison fut rapide. Ce résultat est très remarquable, et bien que je ne sois pas partisan du spray en chirurgie abdominale, je dois dire que je n'ai jamais vu un cas où les parties aient guéri aussi vite, sans formation de pus et sans le plus léger trouble pour la malade.

A l'automne, je la trouvai très développée et sa santé était très améliorée. Le canal persistait, mais la masse fluctuante s'était accrue en volume et ses parois étaient plus minces. Je pensai alors que ce pouvait être une trompe distendue et que la masse du côté droit devait être l'utérus. J'appelai le Dr Sims en consultation, et à ma surprise il s'opposa à la section abdominale et sentit qu'il pourrait vider l'utérus sans grande difficulté. Il porta d'abord un trocart dans la direction de la trompe, mais pénétra dans la vessie. Il inclina alors obliquement l'instrument à droite de 4 centimètres, et le liquide menstruel retenu commença à couler. Il introduisit alors un trocart plus gros. On laissa une portion du cathéter dans l'utérus pour servir de drain. Le liquide con- tinua à couler pendant vingt-quatre heures. La guérison se fit lentement parce qu'il se fit de l'inflammation. La tante de la jeune femme devint très habile et capable de maintenir ce canal ouvert jusqu'à l'utérus en passant journellement une sonde. Je revis la malade trois ans plus tard. Le vagin semblait un peu plus petit, mais il n'était

pas rétréci, et les parties pouvaient atteindre le calibre du vagin d'une femme non
mariée; elle était menstruée régulièrement, s'était développée et était devenue une
femme bien portante.

Ce cas m'a convaincu que la crainte de la rupture de la trompe dilatée,
quand on la laisse se vider d'elle-même, est exagérée, car les parois de la
vessie, senties à travers le rectum, ne m'ont jamais semblé plus épaisses
qu'une portion quelconque de cette trompe avant l'opération.

CHAPITRE XII

HÉMATOCÈLE PELVIENNE

Définition. — Historique. — Termes employés. — Source du sang. — Fréquence. — Symptômes
— Variétés. — Diagnostic différentiel. — Traitement.

On donne le nom *d'hématocèle pelvienne* à une accumulation accidentelle de sang dans le bassin, soit dans la cavité péritonéale, soit en dehors du
péritoine, soit dans le tissu connectif du bassin.

L'hématocèle est un symptôme et non une maladie ; elle est le résultat d'un
grand nombre de causes différentes, qui toutes peuvent lui donner naissance.

Historique.

Les opinions les plus diverses ont été soutenues depuis le commencement
jusque presque dans ces derniers temps, au sujet des caractères essentiels de
cette affection.

On a écrit de nombreux ouvrages sur ce sujet. Les travaux des écrivains
français sont les plus considérables; en Allemagne et en Angleterre, on en a
écrit presque autant, tandis que, comparativement, on ne s'est guère occupé
de ce sujet dans notre pays.

Quelles que puissent avoir été les connaissances des anciens écrivains sur
ce sujet, elles n'ont pour nous qu'une faible valeur pratique, parce qu'ils
nous ont transmis leurs idées en termes trop vagues.

Récamier[1] a décrit, en 1831, une tumeur pelvienne constituée par du
sang, qu'il ouvrit croyant, à tort, avoir affaire à un abcès. D'autres écrivains
de Paris, peu de temps après, rapportèrent plusieurs cas semblables, mais

---

[1] Récamier, *Tumeur sanguine enkystée développée entre la matrice et le rectum*, etc. *(Lancette française, 1831)*.

c'est à Nélaton[1], je pense, qu'il faut attribuer la première description exacte qu'on ait donnée de la pathologie de la lésion. Bernutz[2] n'admet pas cette priorité et beaucoup d'auteurs la lui attribuent. Son premier Mémoire sur ce sujet a été publié en 1848 et 1849. Plus tard il a exposé ses idées dans un ouvrage plus considérable[3].

J'extrais ce qui suit de cet ouvrage[4] : « C'est à Ruysch (1691) que revient indubitablement l'honneur d'avoir le premier mentionné l'écoulement du sang dans le péritoine. »

« C'est M. H. Bourdon[5] (1841) qui le premier a décrit les signes physiques de ces tumeurs sanguines qu'on appelle aujourd'hui hématocèles, qui étaient situées, pensait-il, dans le tissu cellulaire péri-utérin, mais dont il a entièrement ignoré le rapport avec la menstruation. M. Velpeau (1843) a eu le premier l'honneur de diagnostiquer, pendant la vie, une de ces tumeurs sanguines, sans avoir recours à l'incision exploratrice, bien qu'il n'ait pas reconnu sa situation exacte ni son rapport avec un trouble de la menstruation. » « Je puis peut-être me permettre de dire : 1° que personne ne peut prétendre avoir montré avant moi le rapport qui existe entre ces effusions de sang appelées aujourd'hui hématocèles et les troubles de la menstruation, etc. ; 2° que c'est à peine si l'on a ajouté quelque chose à la description anatomo-pathologique des hématocèles que j'ai le premier esquissée. »

[Parmi les travaux français, il en est encore quelques-uns qui méritent d'être cités. Il nous faut placer en première ligne l'étude magistrale du Dr Gallard[6] sur l'hématocèle, étude que l'auteur a reprise en 1886[7], et où il expose longuement sa théorie sur le mode de production de cette curieuse affection. Puis viennent l'intéressant Mémoire de J. Besnier[8], celui de Puech[9], de Poncet[10], différentes thèses pour le doctorat de Drapier[11], Jousset[12], enfin le Mémoire tout récent et fort important de Bernutz.]

Le Dr Tilt, un élève de Récamier, fut le premier écrivain anglais qui ait décrit cette affection, dans un Mémoire à la *Société médicale* de Londres[13].

Le Dr West a aussi décrit cette lésion[14]. Le professeur Simpson[15] a reconnu l'accident en 1854, et a publié plus tard un récit de ce cas.

---

[1] *Gazette des hôpitaux*, 1851 et 1852.

[2] *Archives générales de médecine.*

[3] *Clinique médicale sur les maladies des femmes*, par Bernutz et Goupil. Paris, 1860.

[4] Vol. I, part. 2, p. 159, note.

[5] Hipp. Bourdon, *Sur les tumeurs fluctuantes du bassin (Revue médicale*, 1841).

[6] T. Gallard, *Leçons cliniques sur les maladies des femmes*. Paris, 1873.

[7] T. Gallard, *Maladies des ovaires*. Paris, 1886.

[8] J. Besnier, *Contribution à l'étude des hématocèles péri-utérines, et notamment de l'hématocèle par néo-membranes. De la pachy-péritonite hémorragique (Ann. de gynéc.*, 1877).

[9] Puech, *Comptes rendus des séances de l'Académie des sciences*, 9 déc. 1861, t. LIII, p. 1867, et *De l'hématocèle rétro-utérine (Ann. de gynéc.*, 1875).

[10] Poncet, *De l'hématocèle péri-utérine*. Paris, 1878. Thèse d'agrégation.

[11] Drapier, *Considérations sur l'hématocèle*. Paris, 1876.

[12] P. Jousset, *Essai sur les hématocèles péri-utérines intra-péritonéales.* Paris, 1883.

[13] *The Lancet*, 1853, et 2e édition de son ouvrage.

[14] West, *The Lancet*, 1853.

[15] *Medical Times and Gazette*, 1859, et *Clinique obstétricale et gynécologique*.

Un des cas les plus complets a été rapporté par le Dr Henry Madge [1]. Le Dr Matthews Duncan [2], d'Édimbourg, a écrit sur ce sujet un Mémoire important. Les ouvrages de Tilt, Bennet, West, Simpson, Fleetwood Churchill [3], Mc Clintock, Hewitt, Barnes et autres, contiennent tous des matériaux additionnels qui sont le fruit de l'observation personnelle. Nous citerons enfin l'article fort étendu du Dr Alfred Meadows [4].

En Allemagne, le professeur Braun, de Vienne, en 1861, a écrit un long article sur l'hématocèle, et Virchow, Olshausen, Fritsch, Schröder, Beigel, Klebs et autres ont écrit des Mémoires de valeur.

Les traités les plus importants sont, en français, ceux de Bernutz et Auguste Voisin (1860) [5]; en allemand celui de Schröder [6]; et en anglais celui de Tuckwell, Oxford, 1864.

Dans notre pays, comme je l'ai établi, il semble qu'on ait publié peu de chose sur ce sujet, en dehors des observations de cas isolés disséminées dans les journaux. Le professeur G. S. Bedford, de New-York, en 1855, reconnut l'existence d'une hématocèle dans un cas qui se présenta à sa clinique. La tumeur fut incisée, et l'auteur en donna la description dans son ouvrage sur les maladies des femmes. Le Dr John Byrne, de Brooklyn, en 1862, lut à la *New York Academy of medicine* un Mémoire sur l'hématocèle [7]. Cette monographie contient plusieurs observations; les idées de l'auteur furent pleinement acceptées à ce moment, et ce fut, je crois, le premier Mémoire imprimé sur ce sujet dans notre pays. Le Dr C. C. Lee [8] aujourd'hui chirurgien au *Woman's Hospital*, a rapporté quelques cas qu'il a eu l'occasion d'observer; son Mémoire a de l'importance en ce qui touche au diagnostic différentiel. Le Dr Harrisson [9] a publié un article important où il donne quelques cas et une bibliographie très complète. Le Mémoire a été écrit pour montrer quelle était la source principale de l'hémorragie dans le cas d'hématocèle; nous en reparlerons.

Termes employés.

Bernutz préfère le terme *hématocèle péri-utérine* comme exprimant le

---

[1] *On uterine hæmatocele* published in the *Transactions of the obstetrical Society of London*, vol. III. 1861.

[2] *Edinburgh medical Journal*, 1861.

[3] Churchill et Leblond. *Traité pratique des maladies des femmes.*

[4] *On Pelvic hæmatocele, with special reference to its diagnostic and treatment.* (*Transactions of the obstetrical Society of London*, vol. XIII. 1871).

[5] Aug. Voisin. *De l'hématocèle rétro-utérine.* Paris, 1860.

[6] *Kritische Untersuchungen über die Diagnose der Hæmatocele retro-uterina u. s. w.* Bonn. 1866.

[7] Wm. Wood. New-York. 1862.

[8] *Remarks upon the diagnosis of pelvic hæmatocele* (*American Journal of obstetrics New York.* août 1873).

[9] *Retro-uterine hæmatocele et gynæcological study*, by George T. Harrison. M. D., chirurgien adjoint au *Woman's Hospital of the state of New York. Virginia (Richmond) Medical Monthly*, October and November. 1875.

fait que le sang peut s'accumuler en n'importe quel point autour de l'utérus. Il est d'avis « qu'il n'y a aucune raison de regarder comme une maladie particulière la tumeur sanguine qui persiste à la suite d'une hématocèle, distincte de celle qui l'a causée » ; « l'hémorragie elle-même étant regardée uniquement comme l'expression symptomatique de ces conditions morbides ». Nélaton l'a appelée *hématocèle rétro-utérine*, parce qu'il croyait que c'était là le seul lieu où on la trouvait. Auguste Voisin se sert du même terme, et, avec Bernutz, soutient qu'une hématocèle vraie peut ne consister qu'en une effusion dans la cavité péritonéale. Simpson, au contraire, a admis que l'hématocèle était habituellement constituée par une hémorragie se faisant en dehors du sac péritonéal ; tandis que Bernutz considère une semblable tumeur sanguine occupant le tissu cellulaire, comme un hématome pelvien ou thrombus. Ces idées sont soutenues par Meadows et autres ; ils font de plus cette distinction qu'en général l'hématome est en connexion avec l'état puerpéral, ou est le résultat d'un traumatisme.

Source de l'hémorragie.

Pour Bernutz, la source de l'hémorragie est dans l'utérus, et c'est tout simplement le sang menstruel retenu qui passe par régurgitation à travers les trompes de Fallope. Cette opinion ne semble pas mériter plus qu'une remarque rapide. On sait bien aujourd'hui que le contenu d'un utérus distendu ne passe jamais dans la cavité péritonéale, à moins qu'il y ait rupture de l'organe lui-même, ou de la portion utérine de la trompe qui aurait été dilatée.

[Il existe cependant des faits bien nets qui montrent que dans un certain nombre de cas la cause de l'hématocèle a été une rétention des règles par imperforation de l'hymen ; Bernutz en a publié plusieurs observations probantes. Mais ce que nous ne pouvons admettre, c'est que sous l'influence d'une simple contraction spasmodique du col, le sang menstruel puisse refluer dans les trompes et de là dans le péritoine. Puech[1] a montré que dans les rétrécissements, les oblitérations des voies génitales, c'est-à-dire dans les cas les plus favorables au passage du sang dans la trompe, ce reflux du sang menstruel est excessivement rare, et qu'il a fallu plusieurs mois pour qu'il se produise. Nous ajouterons que le professeur Guyon insiste beaucoup sur le peu de perméabilité des *ostia uterina* et sur leur disposition particulière, qui s'oppose au passage d'une certaine quantité de sang, même sous l'impulsion des contractions utérines.]

Trousseau[2] soutient que c'est là une source, mais, il ajoute que l'hémorragie peut se produire par exhalation à travers la membrane muqueuse de la trompe même. Nélaton pensait que l'hémorragie était due à la rupture d'un follicule de Graaf, et que le sang s'écoulait naturellement de la

---

[1] Puech, *Comptes rendus des séances de l'Académie des sciences*, 9 décembre 1861, t. LIII, p. 1867.)
[2] Trousseau, *Clinique médicale de l'Hôtel-Dieu*, 7e édition, Paris, 1885.

surface de l'ovaire au fond du cul-de-sac de Douglas, qui est le point le plus déclive. Le Dr Madge, à l'appui de cette opinion, rappelle la croyance alors bien établie que les franges des trompes de Fallope continuent à s'appliquer sur l'ovaire pendant la période menstruelle, de façon que non seulement les ovules, mais encore tout le sang et les sécrétions des ovaires et des trompes passent dans la cavité utérine en même temps. Ces idées furent mises en avant par Rouget, et soutenues par Gallard qui crut même que c'était là la source principale du sang menstruel.

[M. Gallard [1] explique de la façon suivante le mécanisme de l'hématocèle péri-utérine. Nous citons ici presque textuellement : « Négrier a établi que l'ovaire dans lequel se développe l'ovule destiné à se détacher au moment de la ponte soit spontanée, soit provoquée par une excitation génitale, est plus turgide, plus volumineux que celui du côté opposé, en un mot il est congestionné, gorgé de liquide. Dans cet ovaire dont le tissu est imbibé de liquide il se fait une plaie par déchirure, par suite du détachement de l'ovule. Cette plaie donne lieu à une hémorragie plus ou moins considérable, on ne peut le nier. Cette hémorragie ne peut-elle pas, sous certaines influences, prendre des proportions telles qu'au lieu de rester un phénomène physiologique, elle se transforme en un acte morbide? Que devient ce sang épanché? Une partie reste dans la vésicule et y subit des modifications bien connues, mais une autre partie de ce sang, extravasé dans la cavité de la vésicule après l'expulsion de l'ovule, peut et doit, dans l'état ordinaire, s'échapper de l'ovaire et être déversé à travers le conduit de la trompe jusque dans la cavité utérine. Mais supposons que la trompe ne remplisse pas sa mission, le liquide laissé sans issue s'amassera dans la cavité pelvienne. Cela peut arriver dans deux cas : ou bien la trompe fonctionne bien, son conduit est parfaitement perméable, mais le sang a afflué trop adondamment pour trouver passage à travers cet étroit canal; ou bien, la quantité de sang restant dans des limites normales et modérées, la trompe a fonctionné irrégulièrement, soit qu'il y ait des adhérences qui ont empêché le pavillon de s'appliquer sur le point qui allait se déchirer, soit que son conduit soit rétréci ou oblitéré.

« On a vu que chaque fois qu'un ovule arrive à maturité, il y a congestion de l'ovaire. Comment se fait il alors qu'à chacune de ces pontes spontanées ou provoquées il ne se forme pas d'hématocèle? C'est qu'ordinairement la congestion est peu intense et qu'un petit écoulement de sang suffit à la faire tomber. Mais s'il existe un état morbide de l'ovaire ou des organes voisins, l'ovaire se congestionne violemment ; l'hémorragie, au lieu de cesser, persiste et augmente ; le sang trop abondant ne trouve pas un passage suffisamment libre et se déverse dans le péritoine où il détermine une vive inflammation. Si la trompe ou le pavillon sont gênés dans l'exercice de leur fonction, cette petite quantité de sang toute physiologique ne sera pas expulsée. Elle restera soit dans le péritoine, soit dans la trompe, soit dans l'ovaire, soit dans une cavité formée d'une part par la trompe et de l'autre par l'ovaire ; en un mot ce sang se comportera comme se comporte l'ovule, lorsque,

---

[1] T. Gallard, *Maladies des ovaires*, p. 43 et suiv, Paris, 1886.

après avoir été fecondé avant son arrivée dans l'utérus, il ne sait plus retrouver le chemin qui doit le conduire dans cette cavité, et s'arrête en route pour donner lieu à une grossesse extra-utérine. Je suis d'autant plus fondé à dire qu'il se comportera de la même manière que dans un très grand nombre de cas, il y a véritablement grossesse extra-utérine et que l'on trouve ou des embryons parfaitement intacts, ou des débris de fœtus, au milieu des caillots sanguins qui constituent l'hématocèle péri-utérine.

La déhiscence d'un ovule fécondé est infiniment plus apte à déterminer une hémorragie péri-utérine, que la chute d'un œuf arrivé simplement à maturité sans fécondation. J'ajoute, que dans tous les cas, le mécanisme d'après lequel se produit l'hématocèle péri-utérine spontanée ne diffère en rien de celui qui préside au développement de la grossesse extra-utérine; dans les deux cas, l'accident qui se produit résulte de ce que la trompe utérine n'a pas pu régulièrement accomplir son office et s'est trouvée empéchée de transporter jusqu'à la cavité utérine les produits (sang et ovule) qui se sont détachés de l'ovaire. Il en résulte que les hématocèles péri-utérines doivent être considérées comme de véritables grossesses ou *pontes* extra-utérines, qu'il y ait ou non fécondation de l'œuf, dont l'évolution a été la cause première, nécessaire, pour la production de l'hémorragie. »

Cette théorie est d'une simplicité séduisante, et nous croyons qu'elle est vraie dans un certain nombre de cas. L'est-elle dans le plus grand nombre? C'est ce que l'avenir nous apprendra, selon que les cas dans lesquels on aura trouvé le produit de la conception deviendront plus ou moins fréquents.]

Le Dr Tyler Smith, dans la discussion du Mémoire du Dr Madge, considéra le sang de l'hématocèle comme « étant essentiellement une forme de menstruation ovarienne et fallopienne présentant le caractère supplémentaire ». En dehors de certaines conditions exceptionnelles, le sang qui s'écoule après la sortie de l'ovule est peu abondant ; en raison de la fréquence avec laquelle on trouve après la mort les franges fixées au bas par des adhérences, l'hématocèle devrait se montrer beaucoup plus fréquemment, s'il était vrai que le sang s'écoulât de cette façon.

On a publié un certain nombre de cas dans lesquels l'hématocèle s'est formée dans la cavité péritonéale par suite de la rupture d'un ovaire distendu par une hémorragie qui s'était faite dans son propre stroma, et on a donné à cet accident le nom d'*apoplexie de l'ovaire*. Richet et Devalz[1] appellent l'attention sur l'extravasation du sang résultant d'une rupture du plexus vasculaire utéro-ovarien formant une hématocèle. Après des grossesses répétées, ou par une cause quelconque déterminant une obstruction du plexus veineux, les vaisseaux deviennent variqueux. Les tuniques de ces vaisseaux subissent alors une transformation, et comme elles n'ont pas de valvules leur force de résistance est grandement amoindrie. Dans ces circonstances, et en présence d'un état si commun, il est surprenant que l'accident ne survienne pas plus fréquemment. En fait, un coup d'œil jeté sur les figures de Savage qui

---

[1] Devalz, *Du varicocèle ovarien et son influence sur l'hématocèle rétro-utérine.* Paris, 1858.

montrent la circulation veineuse autour de l'utérus, nous convaincra tous que la rupture de ces vaisseaux doit être une des causes les plus fréquentes de l'extravasation du sang dans le tissu cellulaire, et secondairement dans la cavité péritonéale. Cette rupture peut survenir :

1º Dans la masse de vaisseaux connue sous le nom de bulbe de l'ovaire et le sang passera alors dans la cavité pritonéale ;

2º Dans le plexus pampiniforme et dans le réseau des vaisseaux placés sous les trompes et entre les replis du ligament large. Le sang peut alors soit s'extravaser dans le tissu cellulaire, soit passer dans la cavité péritonéale par suite de la rupture des côtés de ce ligament :

3º Au niveau de la jonction du vagin, au fond du cul-de-sac de Douglas, ou en un point quelconque en avant de l'utérus, mais en dehors du sac péritonéal, de sorte que l'infiltration se fera dans le tissu connectif du bassin. La rupture d'un de ces vaisseaux peut aisément survenir au moment du flux menstruel, pendant l'accouchement ou un avortement. Je l'ai vue survenir exceptionnellement, en dehors du moment de la menstruation ou de la grossesse. L'hématocèle peut résulter de rapports sexuels exagérés, d'un effort prolongé, de violence directe, et même on l'a soutenu, d'un choc mental. La rupture de la trompe de Fallope, dans la grossesse tubaire ou du sac d'une grossesse extra-utérine abdominale, ou de l'utérus lui-même pendant le cours du travail, détermine presque toujours une hémorragie sérieuse dans la cavité péritonéale. Quelques observateurs ont attribué l'hémorragie dans le sac péritonéal à un état cachectique accompagnant l'anémie, la chlorose, le *purpura hemorragica*, et quelques fièvres éruptives.

Virchow a signalé une source fréquente d'hémorragie constituée par les vaisseaux de nouvelle formation qu'on trouve dans les fausses membranes ou autres productions d'une péritonite locale. Cette hémorragie se produit de la même façon qu'un caillot se forme dans la dure-mère entre les différentes couches d'exsudation ou fausse membrane. Les accumulations dans la cavité péritonéale se portent dans le cul-de-sac de Douglas, et s'y enkystent si l'inflammation se produit ; ou bien le sang reste libre, formant seulemen une mare ou un caillot dans la partie la plus déclive, suivant la rapidité avec laquelle il s'est écoulé.

[D'après M. Bernutz, il n'y a aucune analogie entre les hématocèles symptomatiques de pachy-pelvi-péritonite hémorragique aiguë, comme les a appelées M. Besnier, et la pachyméningite. Dans les observations qu'il rapporte, l'hémorragie, par son abondance, a donné lieu, pour ainsi dire, d'emblée à une hématocèle d'un volume tel qu'elle a été presque tout de suite très facilement appréciable, tandis que dans les cas visés par Virchow, l'hémorragie se reproduit de temps en temps, donne peu à peu lieu à d'abondantes accumulations de sang et constitue des hématomes intra-néomembraneux. Dans l'hématocèle symptomatique de pachy-pelvi-péritonite hémorragique aiguë, qui, d'après Bernutz, serait la forme la plus commune de toutes, « dans laquelle il préexiste le plus souvent à l'hémorragie génératrice de l'hématome un cloisonnement de l'excavation de date plus ou moins ancienne, mais qui peut être incomplet, voire même manquer, l'hémorragie procréatrice de l'hématome survient dans le cours, parfois même dans le décours, d'une pelvi-péritonite subaiguë qui constitue une phase antécédente à l'hémorragie, qu'elle prépare en favorisant la multiplication des néo-vaisseaux de la séreuse. L'extravasation sanguine, fournie, dans ces cas, par les néomembranes qui tapissent la séreuse pelvienne, est symptomatique de la pelvi-péritonite aiguë, le plus souvent menstruelle, qui forme un chaînon intermédiaire entre le trouble menstruel et le développement de l'hématocèle. Celle-ci survient en général à une époque cataméniale, comme une recrudescence du travail inflammatoire de la séreuse pelvienne; elle est d'emblée d'un volume assez considérable et immédiatement perceptible, et elle offre ultérieurement la marche et les terminaisons de l'hématocèle vulgaire. »]

L'hématocèle survient, en général, vers le milieu de la vie menstruelle, au moment où les organes de la génération sont très actifs. On a cependant rapporté des cas où elle s'est produite plusieurs années après la cessation normale de la menstruation.

L'hématocèle est très commune chez les femmes qui ont mis au monde un certain nombre d'enfants à peu d'intervalle; cependant ce n'est pas un accident rare chez les femmes stériles, bien qu'elle survienne rarement chez les femmes célibataires, si ce n'est lorsqu'elle est le résultat d'une violence.

Il n'est pas un autre point sur lequel les divergences d'opinion soient aussi grandes que sur celui de la fréquence de cet accident. Je crois qu'il faut attribuer les différences qui existent entre les observations à ce qu'elles n'ont pas été faites sur les mêmes classes de malades et aux manières différentes dont elles ont été traitées, c'est-à-dire, soit chez elles, soit à l'hôpital. C'est une affection relativement rare dans les classes riches et élevées, excepté dans l'état puerpéral. Dans la plupart de ses formes, l'affection est plus fréquente dans les classes pauvres et surmenées. C'est pour cela que les médecins traitants dans les maisons de malades voient un plus grand nombre de cas que ceux dont la pratique est limitée au cabinet ou aux salles d'un hôpital. En vingt-cinq ans, on n'a traité que quatre cas d'hématocèle au *Woman's Hospital*, et en seize ans je n'en ai observé que trois cas dans mon hôpital privé. D'autre part, pendant le même temps, j'ai été appelé par des médecins s'occupant de toutes les maladies à voir un certain nombre de cas en consultation, ou à déterminer la nature de la lésion. L'explication en est facile à donner; le début de la maladie affecte généralement un caractère trop violent et trop subit pour permettre le transport à l'hôpital. Quelques écrivains ont admis qu'on doit tenir compte de la localité quand on veut établir la fréquence de cet accident.

Si nous limitons l'acception du terme hématocèle à l'accumulation du sang dans la cavité péritonéale, l'accident est relativement rare. Mais, si nous tenons à comprendre toutes les accumulations de sang dans le bassin, la production de l'hématocèle est certainement beaucoup plus commune que ne l'admet la généralité des médecins. Je suis convaincu que la cellulite reconnaît fréquemment pour cause un écoulement de sang inappréciable et insignifiant résultant de la rupture d'un petit vaisseau sanguin. La rupture dans le tissu connectif doit survenir souvent, et bien qu'elle puisse être le point de départ de beaucoup d'attaques subites de cellulite, elle se produit fréquemment sans déterminer de trouble appréciable. Nous sommes obligé de reconnaître que nous ignorons la loi qui établit le certain degré d'immunité qui existe. Dans les circonstances ordinaires, l'extravasation d'une petite quantité de sang ne produira que peu ou pas d'irritation, et j'ai découvert, accidentellement dans un cas, qu'une accumulation de sang était en train de se faire dans le péritoine sans que la malade en eût éprouvé la moindre incommodité. Cependant, fréquemment, le choc reçu par le système nerveux sera profondément ressenti dès le premier écoulement de sang, et il ne sera pas en rapport avec la quantité, à moins qu'elle ne soit excessive. D'autre part, le sang peut s'écouler soit dans le sac péritonéal, soit dans le tissu connectif, et, après un certain degré de choc, la réaction peut se produire promptement et la masse se résorber rapidement sans avoir déterminé d'inflammation. Cependant des symptômes de cellulite ou de péritonite se manifesteront souvent à la suite du plus léger écoulement de sang, sans qu'il y ait, dans leur gravité, une relation étroite avec l'étendue de l'effusion.

Symptômes.

L'attaque d'hématocèle peut être précédée de douleurs du côté du bassin, et d'un sentiment de malaise résultant de la quantité croissante du sang qui s'écoule dans les parties, mais ces symptômes passent ordinairement inaperçus ou sont attribués à d'autres causes. La menstruation, si elle existait à ce moment, peut cesser brusquement, ou peut s'être prolongée à l'excès avant l'attaque sans raison apparente. Mais, de règle, l'attaque est subite et sans aucun signe prémonitoire, et bien que les symptômes soient souvent moins accentués que ne semblerait le justifier l'étendue de l'hémorragie, le degré de souffrance sera une excellente indication pour le pronostic. Le premier symptôme de l'hématocèle peut être une douleur subite et déchirante au niveau de l'abdomen, mais plus intense dans la région pelvienne. La douleur s'accompagnera de nausées et de vomissements de bile, et de tous les symptômes du collapsus résultant du choc du système nerveux, ou de perte de sang. Les extrémités peuvent être froides, la peau baignée de sueur, les traits pincés, le pouls rapide et faible, ou imperceptible au poignet. Il n'y a pas moyen de se tromper sur la gravité de l'attaque si elle est sérieuse, car le collapsus sera aussi marqué que dans l'attaque de choléra; la douleur est de tous les symptômes le plus caractéristique; elle est aussi déchirante que si les tissus étaient arrachés avec violence. De plus, il existe une grande irritabilité de la vessie, et du ténesme produit par la pression du sang accumulé.

L'intensité de ces symptômes peut diminuer graduellement, et la convalescence s'établir, ou bien une aggravation peut se produire rapidement par suite d'une nouvelle hémorragie, suivie d'un collapsus encore plus profond qu'auparavant; la mort peut même survenir en quelques instants. Dans d'autres cas, la première effusion de sang peut avoir été légère, et même n'avoir pas été reconnue jusqu'au jour où se produit une attaque de cellulite. Ce dernier état peut alors se compliquer d'une hémorragie qui vient s'y ajouter et constituer une hématocèle dans l'espace limité par la récente attaque d'inflammation. Dans un cas de ce genre, avec liquide enfermé, la souffrance est beaucoup plus vive que lorsque le sang est libre dans la cavité.

Lorsqu'on introduit le doigt dans le vagin, on peut généralement sentir dans le cul-de-sac postérieur une masse lisse, ronde, molle, avec ou sans fluctuation qui, en raison de son volume, refoulera l'utérus en haut et en avant vers les pubis. Il est rare cependant qu'on sente une masse distincte, et un déplacement ne peut se produire que lorsque le liquide est confiné dans un espace limité, ou lorsqu'il est extravasé dans le tissu cellulaire, au-dessous du cul-de-sac de Douglas. Lorsque le sang se répand rapidement dans la cavité péritonéale, il se porte naturellement dans le cul-de-sac de Douglas. Mais, dans d'autres circonstances, un caillot peut se former autour du siège de la rupture, en sorte qu'on ne peut rien découvrir dans le cul-de-sac pendant un temps indéfini après la production de l'accident. Si la péritonite n'est pas survenue, et que le sang est chassé rapidement, il s'accumulera comme le ferait tout liquide et remplira tout l'espace qui entoure l'utérus sans déplacer l'organe. Il est cependant fréquent de rencontrer des cas dans lesquels il est excessivement difficile de déterminer la localisation exacte de l'hématocèle et de savoir si elle siège dans ou dehors la cavité péritonéale. Mais lorsqu'on y met du soin, le diagnostic peut généralement être fait, même dans les cas difficiles. Une accumulation dans le tissu cellulaire du bassin ne peut refouler le péritoine à un degré notable sans rupture, mais, lorsque le sang s'est écoulé dans la cavité péritonéale, il sera impossible de savoir si cet écoulement s'y est fait primitivement ou non. Une hématocèle dans la cavité péritonéale peut se développer peu à peu et s'étendre en dedans du bassin du côté de la rupture jusqu'au-dessus de la ligne de l'ombilic, quoiqu'elle puisse avoir commencé par une rupture dans le tissu cellulaire. Si le sang s'est simplement écoulé dans la cavité péritonéale, il ne peut s'échapper de cette cavité; mais il lui est au contraire facile de passer du tissu cellulaire dans le péritoine, même en rompant sur son passage des productions inflammatoires qui peuvent s'être formées autour de lui.

Lorsque l'affection s'aggrave, la sensibilité à la pression devient marquée à travers le vagin aussi bien que sur l'abdomen qui est habituellement tympanisé. La malade peut être excessivement agitée, mais il est une position qu'elle prend ordinairement : elle fléchit les membres inférieurs sur l'abdomen. Lorsque l'accumulation devient considérable, le rectum peut être assez comprimé pour rendre impossible l'évacuation des matières fécales, et l'introduction d'un cathéter peut être nécessaire pour faire uriner la malade. L'accumulation très considérable du sang peut quelquefois trouver une issue par rupture dans le rectum et être suivie de guérison ; ou, si elle est enkystée, la rupture peut se faire dans la cavité péritonéale et être suivie de mort immédiate par choc. S'il ne survient pas de rupture, et s'il ne se fait pas d'absorption du sang, des frissons surviennent suivis d'élévations de température, et on peut voir se produire un abcès pelvien, l'empoisonnement sanguin ou la mort par épuisement.

En étudiant les observations de plusieurs cas types d'hématocèle, le lecteur appréciera bien mieux non seulement la localisation de l'hémorragie, mais aussi les symptômes qui accompagnent habituellement les différentes formes de l'affection.

OBSERVATION XX. — Je fus appelé à soigner Mme W..., âgée de trente-deux ans, de Stamford, Conn..., au mois d'octobre 1864. Elle avait donné naissance à cinq enfants à de très courts intervalles, et depuis son dernier accouchement elle était absolument impotente. Je trouvai l'utérus augmenté de volume et en antéversion, en même temps qu'abaissé. Le périnée avait été déchiré, le vagin était relâché, il y avait de la cystocèle et un grand nombre d'hémorroïdes. Elle ne pouvait se tenir debout un moment sans voir apparaître des nausées et du ténesme, et une sensation de plénitude dans le bassin ; mais dans son lit elle se trouvait bien. Jugeant que ses plaintes étaient hors de proportion avec la maladie locale, je lui reprochai de prendre les habitudes d'une invalide. Très mortifiée de mon reproche, elle résolut de changer de manière de faire, et soutenue de chaque côté par un aide elle essaya de marcher dans sa chambre. Mais bientôt il lui sembla que son bassin se rompait et des nausées apparurent ; j'insistai pour qu'elle continuât, mais je la vis pâlir, elle se mit à vomir et à devenir faible. Je la fis recoucher.

Après un traitement préparatoire, j'enlevai les hémorroïdes avec succès et je commençai à faire des applications d'iode dans l'utérus, espérant en diminuer le volume.

Une fois, peu de jours avant la période menstruelle, j'eus plus de peine que d'habitude à attirer, avec un ténaculum, le col assez en avant pour permettre l'introduction du dilatateur dans le canal utérin, et en le faisant je déterminai une grande douleur. Une heure après je retournai la voir, je la trouvai presque dans le collapsus, se plaignant de douleurs déchirantes et d'une sensation de pesanteur comme si elle était à la dernière période du travail. Lorsque je vis pour la première fois, la figure de cette femme, ses traits exprimaient une telle souffrance, que cette impression m'est toujours restée présente à l'esprit. Elle était exsangue, les traits pincés, les yeux injectés de sang et sortant des orbites. Les muscles de la face étaient contractés et les poings fermés. La peau était couverte d'une sueur visqueuse ; son corps était secoué par des efforts de vomissements et son lit taché de bile. J'essayai de faire l'examen vaginal et je sentis une masse du volume d'une tête de fœtus pressant sur le périnée et refoulant l'utérus au-dessus et en arrière du pubis, au point que je ne pouvais toucher le col utérin qu'avec difficulté. Il me fut impossible de pénétrer dans le rectum à plus de 4 centimètres de profondeur, parce que l'intestin était fortement comprimé dans la concavité du sacrum. Au moyen du doigt dans le rectum et du palper abdominal, je pus délimiter une masse dure qui remplissait une grande partie du bassin et s'étendait dans la cavité abdominale à quelque distance en arrière de l'utérus déplacé. Je n'avais jamais vu une hématocèle aussi considérable, et comme je ne pouvais découvrir de fluctuation, il m'eût été impossible de porter un diagnostic si je n'avais pas examiné soigneusement la malade très peu de temps avant sa formation. La masse étant au-dessous de l'utérus et entre le vagin et le rectum, il était évident qu'un vaisseau volumineux s'était rompu. Le sang avait alors disséqué la cloison recto-vaginale, refoulant l'utérus et la vessie en avant au-dessus de la symphyse, en remontant en même temps le cul-de-sac de Douglas jusqu'à ce que la rupture dans la cavité péritonéale fût imminente. Ne pouvant arriver à pratiquer le cathétérisme vésical, je pensai que je n'avais qu'une chose à faire, faire disparaître la pression. Je plongeai un long bistouri courbe, étroit, au centre de la paroi postérieure du vagin qui venait faire saillie entre les lèvres écartées, mais il ne s'échappa que quelques gouttes de sang. Après avoir introduit une sonde et m'être assuré que j'étais dans une cavité, j'enfonçai un trocart muni d'une canule. Je retirai le trocart et il s'écoula plus de 900 grammes de sérum sanguin, ce qui soulagea la malade; je pus alors vider la vessie. Les vomissements cessèrent et la réaction se fit bientôt aidée par des stimulants et un lavement opiacé. Par le toucher vaginal, je reconnus que

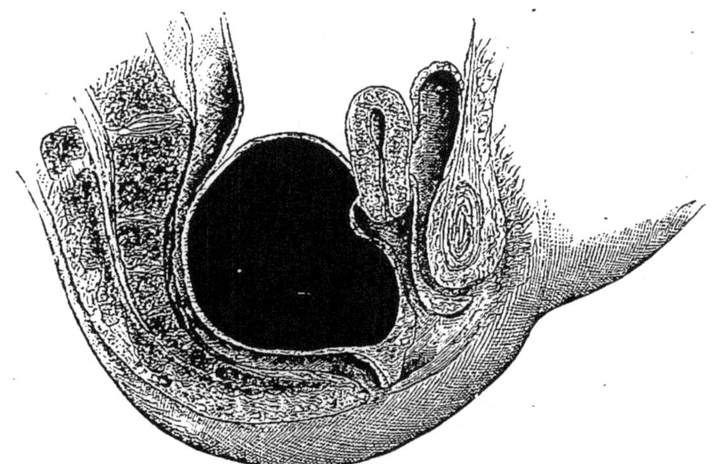

Fig. 65. — Hématocèle rétro-utérine.

l'utérus, quoique resté plus haut que normalement, avait repris sa position par rapport aux côtés du bassin; j'avais retiré le liquide, mais il restait des caillots au-dessous de l'utérus et entre les parois séparées du vagin et du rectum. Le lendemain, il y eut de la fièvre et de la sensibilité du côté de l'abdomen. Le troisième jour je découvris de la fluctuation à la partie inférieure de la tumeur qui semblait augmentée de volume. Le cinquième jour, fièvre suivie de sueur et nuit agitée. Le lendemain je constatai que bien que la tumeur ne se fût pas développée du côté de l'abdomen plus qu'avant la ponction, elle s'était développée peu à peu de façon à remplir le bassin presque davantage qu'avant l'opération. La fluctuation était évidente et tout indiquait qu'il s'était formé un abcès. Je l'ouvris et il en sortit une grande quantité de pus, de sérum, et de débris de caillots. Je fis ensuite des lavages à l'eau chaude à laquelle j'ajoutai de la teinture d'iode de Churchill; puis je tamponnai le fond du vagin avec du coton. Je recommençai les lavages les jours suivants, et au bout de la semaine tout écoulement avait cessé. Trois mois après, la malade était guérie et pouvait marcher.

Chez cette femme, les veines du bassin étaient fort probablement variqueuses et se dilataient énormément aussitôt qu'elle mettait le pied par terre, en sorte qu'elle était prise de nausées comme si elle avait une perte subite de sang. Et ce qui vient à l'appui de cette idée, c'est qu'elle avait des hémorroïdes et une dilatation de quelques veines des lèvres, comme dans la grossesse. Il est évident qu'une large veine s'était rompue dans le voisinage du col, lorsque j'avais essayé d'attirer le col de l'utérus en avant pour introduire le dilatateur.

OBSERVATION XXI. — Mme L..., âgée de trente-deux ans, fut admise le 7 janvier 1875. Elle a été réglée à douze ans, sans douleur, et depuis les règles ont été régulières. Elle se maria à seize ans, eut bientôt un enfant, puis fit une fausse couche de trois mois et demi, il y a trois ans. Tenant un hôtel à New-Mexico et manquant de domestique, elle se surmena et fut prise de cellulite, qui lui fit garder le lit huit mois. Depuis, ses règles furent irrégulières. Ces irrégularités lui firent consulter un médecin qui lui dit qu'elle était atteinte de cancer.

Je l'examinai et je trouvai sur la lèvre une tumeur mobile qui semblait être un épithélioma et que je reconnus au spéculum pour un volumineux polype muqueux. Je constatai de plus que l'utérus, augmenté de volume, était attiré à gauche par le fait de la cellulite. Le pédicule de la tumeur était si court qu'elle était appliquée sur le col. Je l'enlevai avec l'aide de mes assistants, les Drs Harrison et Bache Emmet. Je glissai un nœud coulant de gros fil autour du pédicule et pendant la traction on enleva un côté de la masse afin de bien voir le pédicule, puis je le divisai avec des

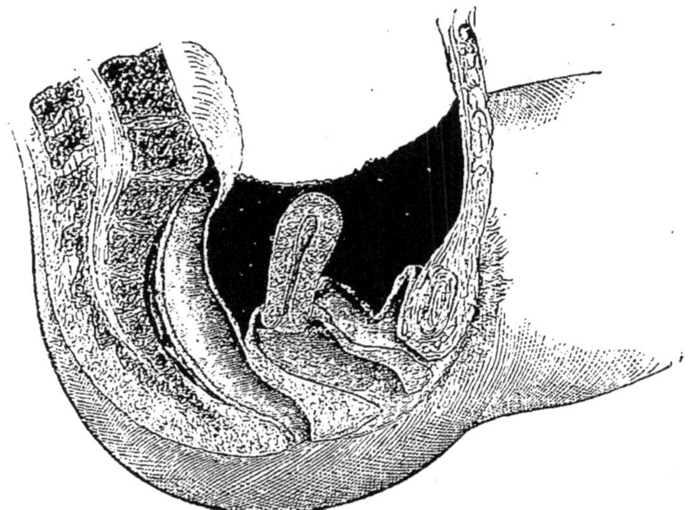

FIG. 66. — Hématocèle intra-péritonéale.

ciseaux. La guérison ne se fit que lentement et s'accompagna de douleurs dans le côté gauche. A l'examen, je découvris un léger épaississement et de la sensibilité au niveau du ligament large gauche. Injection d'eau chaude et application de teinture d'iode sur l'abdomen. Dix jours après l'opération, les règles parurent et furent faciles; la malade resta au lit. Le 12 février elles réapparurent, tout se passa bien. Deux jours plus tard, un volumineux caillot fut expulsé, chassé par les contractions utérines, suivi peu après d'un second. La malade fut prise alors de douleur vive dans le côté gauche et de frisson. A l'examen, on trouva une augmentation de volume de la tumeur du ligament large. Cataplasme sur le ventre, lavement opiacé. Quelques heures après, sueurs profuses. Le 18 février, la malade attira mon attention sur une augmentation de volume de son ventre. Par le toucher vaginal, je trouvai une masse volumineuse à gauche s'étendant jusqu'au-dessus de la crête iliaque et remplissant le cul-de-sac postérieur. L'utérus non déplacé était au milieu de la masse. Il n'y avait ni ténesme n irritation de la vessie, la température vaginale était à 38° et la malade ne voulait même pas garder le lit. Un certain degré de cellulite, existant avant l'opération, s'était rallumé après l'opération; la rupture s'était faite à travers les replis du ligament large dans le péritoine et le sang s'était écoulé peu à peu sans donner lieu à aucun symptôme notable. Tel est probablement ce qui s'est passé, cependant l'hémorragie a pu provenir de l'ovaire. Les règles cessèrent le 19 et reparurent le 14 mars avec moins de douleur que d'habitude, elles durèrent quatre jours. Je donnai à la malade de fortes doses d'iodure de potassium, la résorption des caillots se fit rapidement et la malade put bientôt se lever. Au mois de juin elle retourna chez elle, mais il restait encore une masse solide dans les culs-de-sac qui immobilisait l'utérus.

L'observation suivante a été recueillie par le Dr Harrison, alors que j'étais chirurgien en chef du *Woman's Hospital*, et publiée par lui[1].

OBSERVATION XXII. — Le 15 février, Mme A. F. fut admise au *Woman's Hospital*. Réglée à dix-huit ans, elle se maria à vingt ans et perdit bientôt son mari. Elle se remaria, mais ne devint pas enceinte. Depuis deux ans, elle souffre de dysménorrhée ; elle a de la leucorrhée. Il y a trois mois elle fut prise de douleurs vives dans le région hypogastrique et dut garder le lit deux semaines. Constipation, appétit médiocre. Examinée le 23 par le Dr Emmet, ce dernier porta le diagnostic : inflammation péri-utérine chronique. Elle sortit le 2 mars de l'hôpital et y rentra le 13 janvier 1873. La période menstruelle est aujourd'hui plus longue et l'écoulement plus abondant qu'autrefois et s'accompagne des mêmes douleurs. Le Dr Emmet l'examine et trouve une rétroversion de l'utérus avec adhérences au rectum. Comme traitement, on essaya d'agir sur les pseudo-ligaments au moyen d'un pessaire dans l'espoir de pouvoir redresser l'utérus. La pression du pessaire détermina de telles douleurs qu'on cessa de l'introduire.

Le 5 février, la malade se promenant dans la chambre à opération, je fus frappé de son extrême pâleur et du changement de son aspect général. Elle me dit qu'elle était plus mal depuis quelques jours, qu'elle éprouvait une sensation de pesanteur dans le bassin et de la difficulté pour uriner et aller à la selle ; elle était très faible et ne pouvait marcher qu'avec l'aide d'une garde. Par le toucher vaginal, je trouvai une tumeur volumineuse globulaire, élastique, qui refoulait l'utérus contre la symphyse, et qui était située derrière la partie vaginale comprimant le cul-de-sac postérieur ; par le toucher rectal, on constatait qu'elle avait envahi la concavité sacrée. L'examen bimanuel montra qu'elle était distincte de l'utérus et placée derrière lui. Il n'y avait eu aucun écoulement de sang par le vagin, et ce n'était pas le moment de l'apparition des règles. Le côlon était rempli de matières fécales ; il est possible que l'accumulation de ces matières ait été la cause de ce trouble. La résorption du sang se fit rapidement.

L'histoire de ces cas est intéressante, parce que l'apparition de l'hématocèle n'a eu aucun rapport avec le flux menstruel. Après avoir donné en détail l'observation d'un autre cas, le Dr Harrisson se résume ainsi : « La conclusion légitime que nous pouvons tirer de ces deux cas, pensons-nous, c'est qu'il y a eu primitivement fermeture du cul-de-sac de Douglas et secondairement effusion de sang dans cette sorte de loge fermée ; et que la péritonite pelvienne partielle reconnue dans chaque cas avant le développement de l'hématocèle a fourni non seulement les pseudo-membranes en forme de toit de l'espace de Douglas, mais a donné aussi naissance à l'hémorragie de la façon décrite par Dolbeau, Virchow et Ferber. »

OBSERVATION XXIII. — Mme Van B...., de Newarck, âgée de vingt sept ans, vint me consulter le 6 décembre 1871. Les règles, qui s'étaient montrées à quinze ans, étaient revenues régulièrement depuis. Mariée à dix-huit ans, elle mettait au monde son

---

[1] *Retro-uterine hæmatocele, etc.*, by George T. Harrison. *Virginia Medical Monthly*, Oct. and Nov. 1875.

seul enfant un an plus tard, après un travail naturel. Après cet accouchement, les
règles devinrent peu à peu plus douloureuses le premier jour, et durèrent plus longtemps, de cinq à huit jours. Pendant longtemps après la disparition des règles elle
avait un écoulement vaginal profus. Elle pouvait marcher et se tenir debout sans
difficulté, excepté quand elle s'était surmenée, et alors elle souffrait profondément
dans le bas-ventre. On trouvait l'utérus en rétroversion, le col utérin en rapport avec
le col vésical, le vagin s'étendant en arrière en un profond cul-de-sac. On découvrit en avant du ligament large droit une petite masse de 4 centimètres de diamètre,
immédiatement au-dessus de l'insertion du vagin. Je supposai que c'était un fibrome
qui par sa situation produisait la rétroversion quand la vessie se distendait. C'était là
la cause de la stérilité. Je redressai sans peine l'utérus, je mis un pessaire qui le
maintint et elle devint enceinte au bout d'une semaine. Elle fit une fausse couche à
trois mois, le 1er mars 1872. Le 23, sans demander avis à son médecin, elle fit le
voyage pour me consulter parce qu'elle continuait à perdre depuis son avortement. Je

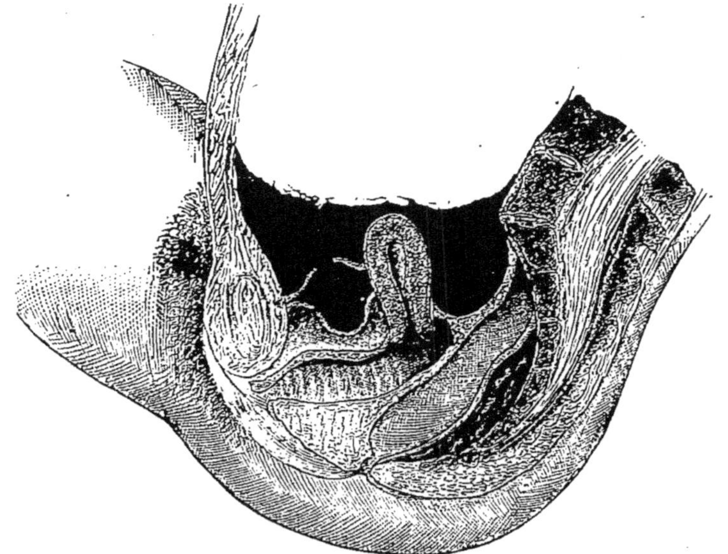

Fig. 67. — Hématocèle rompue dans le péritoine.

la fis entrer dans mon hôpital privé. Je fis le tamponnement du vagin pendant plusieurs
jours, mais il causait une grande irritation au voisinage de ce que nous supposions
être un fibroïde. On ne pouvait plus sentir alors la masse, mais à sa place on trouvait
un épaississement diffus qui semblait occuper plutôt la paroi vaginale que le tissu
cellulaire qui la recouvrait. J'explorai soigneusement la cavité utérine avec la pince-
curette, afin de voir s'il ne restait pas de débris de placenta, je ne trouvai rien. Injections d'eau chaude matin et soir ; elles agirent mieux sur l'écoulement que les autres
moyens. Sur le conseil du Dr T. G. Thomas, j'introduisis dans le canal utérin un
crayon formé de tannin et de beurre de cacao. On approcha alors la table à spéculum
le long du lit, de façon à ce qu'elle pût s'y glisser doucement; mais, au lieu d'agir ainsi,
elle se dressa et se précipita sur son lit d'une façon si violente que je vis sur sa figure
qu'elle en avait été effrayée. Il n'y eut pas d'écoulement après l'application du crayon,
mais la garde m'apprit qu'elle avait été plus déprimée que d'habitude. Vers huit
heures du soir, elle commença à souffrir dans le ventre, je fis donner un lavement avec
4 grammes d'élixir de McMunn. Vomissements ; température 37,5; pouls 106. Le
lendemain douleurs, vomissements; je l'examinai, je ne trouvai rien de particulier par

le toucher ; je négligeai de mettre la main sur l'abdomen. Le lendemain, la situation s'aggravant, le Dr Thomas la vit et en examinant l'abdomen constata la présence d'une masse du côté droit de la vessie et émit l'idée que ce devait être une hématocèle. Je fus de son avis. Les douleurs s'accrurent au point qu'aucune dose de morphine ne pouvait la calmer. Elle mourut dans la nuit.

A l'autopsie, nous trouvâmes la partie inférieure de la cavité péritonéale remplie par un volumineux caillot, qui couvrait les organes pelviens. Après avoir enlevé le caillot avec soin, nous vîmes que l'hémorragie avait commencé dans le tissu cellulaire en avant du ligament large droit. Elle avait soulevé le péritoine sur toute l'étendue de la face antérieure du ligament large, sur une partie du côté de la vessie et entièrement entre l'utérus et la vessie. Lorsque le sang eut ainsi rempli la cavité antérieure et soulevé le péritoine, la rupture se fit du côté droit au niveau du centre du ligament large. Le sang s'échappa alors dans la cavité péritonéale et occupa à peu près l'espace qu'on voit sur la figure 67.

Cette forme de thrombus ou d'hématocèle, siégeant à la partie antérieure de l'utérus, est excessivement rare ; je la crois même unique en ce point, car je n'ai pu trouver d'observation semblable dans les auteurs.

Diagnostic différentiel.

On ne peut guère confondre l'hématocèle avec d'autres affections, excepté dans certaines circonstances, avec la grossesse extra-utérine et la cellulite. Il est à peine nécessaire de faire allusion à la rétroversion de l'utérus augmenté de volume par la grossesse ou par la congestion, à la présence de liquide ascitique, à un kyste de l'ovaire, ou à un fibrome du cul-de sac de Douglas ; ni à certaines affections qui ont avec l'hématocèle quelques symptômes communs pouvant donner lieu à confusion, lorsqu'on apporte quelque attention dans son examen.

Cependant on ne peut pas toujours faire un diagnostic positif par un seul examen, car l'existence d'une grossesse dans la cavité péritonéale au fond du cul-de-sac de Douglas est possible. Et, de plus, si une rupture se faisait, ou si une cellulite se développait, la difficulté du diagnostic en serait accrue. Nous nous appuierons surtout sur les antécédents dans ce cas et nous rechercherons les signes précoces de grossesse. Bien que, selon toutes probabilités, on ait pu noter une fréquente apparition des règles, il n'y aura eu aucune régularité dans la période menstruelle, et on trouvera toujours l'utérus plus volumineux qu'il ne devrait l'être.

Dans le cas de grossesse tubaire, on trouvera une tumeur de forme trop définie comparativement à celle qui résulte d'une extravasation du sang entre les replis des ligaments larges. Dans ce cas, la tumeur sanguine se confond toujours avec le côté de l'utérus lui-même. Dans la grossesse tubaire, les symptômes les plus dignes de confiance sont l'augmentation de volume de l'utérus et l'apparition fréquente d'un écoulement, en l'absence persistante d'un flux menstruel régulier.

Pendant que se forme l'hématocèle, il n'y a jamais d'élévation de température, comme dans la cellulite et la péritonite ; au contraire, ce qui domine ce sont les symptômes de dépression. Lorsqu'une extravasation s'est faite dans le tissu connectif, par le toucher vaginal on ne découvrira qu'une surface irrégulière, plus ou moins résistante. D'autre part, lorsque le sang s'accumulera dans le cul-de-sac de Douglas, par le toucher vaginal on sentira une masse lisse, arrondie et bien définie caractérisant la forme de la poche. Cette forme n'existe plus lorsqu'il s'agit d'une cellulite ou d'une péritonite, parce que l'inflammation donne à ces tissus un degré de densité qu'on ne trouve jamais lorsqu'il n'y a qu'une simple effusion de sang.

On a décrit une forme rare d'hématocèle qu'on peut confondre avec une inflammation des ligaments larges ou une cellulite générale, si on ne fait qu'un examen superficiel. Nous voulons parler de la forme dans laquelle le sang a été chassé en telle quantité qu'il distend le repli d'un ligament large, puis, au lieu de se frayer un chemin jusque dans le péritoine, dissèque cette membrane sur les côtés de l'utérus de façon à passer dans le tissu cellulaire de l'autre ligament large. Cette extravasation générale peut tendre tellement les parties qu'elle simule un peu l'état causé par l'inflammation. Si une aussi grande étendue de tissu était atteinte de cellulite, les symptômes seraient si différents de ceux qui ont été décrits en détail pour l'hématocèle, qu'il ne serait pas difficile de faire un diagnostic exact.

Traitement.

Il n'y a que peu de choses à ajouter à ce qui a déjà été donné dans les observations détaillées des cas.

Beaucoup ont préconisé l'intervention chirurgicale, et leur pratique a été présentée comme un procédé de nécessité à la première période. Il n'est pas douteux qu'il est des cas où le chirurgien manquerait au sentiment du devoir s'il n'assumait pas la responsabilité de ponctionner l'accumulation sanguine, mais dans la grande majorité des cas une intervention de ce genre serait criminelle, car elle mettrait sans nécessité en péril la vie de la malade.

Règle générale, la nature fait un prompt effort pour réparer, par absorption, le résultat de l'accident, et il n'est pas douteux que la lésion survienne et disparaisse souvent sans qu'on se soit douté de son existence. Le repos absolu dans la position horizontale est la première indication, et il doit être gardé jusqu'à ce que tout danger de retour de l'hémorragie soit passé. On a recommandé de placer un sac de glace sur l'abdomen et de donner de l'ergot, mais je ne crois pas à la valeur de ces remèdes. Il est fort probable que le bon effet de l'emploi de la glace pour arrêter l'hémorragie serait plus que contre-balancé par le risque de déterminer de l'inflammation. L'ergot à faibles doses peut exercer quelque effet sur les tuniques des vaisseaux, si on le donne en injection hypodermique, tandis qu'il pourrait déranger l'estomac si on le donnait à l'intérieur.

Je me fierais davantage à une chambre fraîche, à une toilette de lit légère, au repos absolu et à l'opium, si c'est nécessaire, avec un bandage abdominal modérément serré. Le but est la formation d'un caillot au niveau de l'orifice du vaisseau, qui fera plus que quoi que ce soit pour arrêter l'hémorragie, s'il n'est pas chassé. Il sera prudent pour la malade de rester tranquille au lit à l'approche de la période menstruelle suivante, de crainte qu'elle n'amène le retour de l'hémorragie.

Quant à la rapidité avec laquelle le caillot disparaîtra, cela dépendra de l'état de la santé générale ; il faut tout faire pour l'améliorer. La valeur de doses élevées et données d'une façon continue d'iodure de potassium dans la production de l'absorption aura besoin d'être attestée par l'observation ultérieure. S'il survient de la cellulite, il faut traiter cette complication d'après les principes généraux, comme si elle était l'affection primitive. L'usage continu d'injections vaginales d'eau chaude diminuera non seulement le danger de cette complication, mais aussi hâtera l'absorption du caillot.

CHAPITRE XIII

MALADIE DU TISSU CELLULAIRE ET DU PÉRITOINE PELVIENS

Description des tissus. — Opinions des différentes auteurs sur les tissus atteints. — On ne regarde pas assez la cellulite comme une maladie de l'utérus et des ovaires. — Étiologie. — Tableaux montrant les causes, les complications, le siège, et l'influence de la cellulite sur le flux menstruel — Symptômes. — Traitement. — Idées du Dr Brickell.

Sur toute l'étendue du bassin, dans les espaces situés entre la vessie, l'utérus et le rectum en haut, et autour du vagin et du rectum en bas, on trouve du tissu cellulaire ou connectif, qui sert à assujettir les organes, et qui par son élasticité brise, à la manière d'un coussin, les vibrations qui autrement seraient ressenties à chaque pas. Les vaisseaux et les nerfs le traversent et c'est lui qui les distribue ; par sa constitution spéciale en forme de toile ou d'éponge, il est bien approprié pour les porter. Il permet une traction considérable en haut (comme dans la grossesse) ou en bas (comme dans le prolapsus), sans qu'aucune atteinte soit portée à l'intégrité, soit des vaisseaux, soit des nerfs qu'il contient. Au-dessus se trouve le péritoine, qui se réfléchit de la paroi abdominale en avant, par-dessus le tiers antérieur et supérieur de la vessie, sur le corps et le fond de l'utérus. S'enfonçant alors de 2 centimètres et demi au-dessous de l'insertion du vagin, pour former le cul-de-sac de Douglas, il se porte en arrière pour couvrir la face antérieure du rectum. Le péritoine revêt ainsi les organes pelviens, s'enfonçant suffisamment de tous côtés pour se conformer au contour général de la portion supérieure de ces organes. En se portant de la sorte en bas entre les organes et par-dessus les trompes de Fallope, il comprend entre ses replis une certaine quantité de tissu cellulaire ou connectif, et constitue avec lui et quelques fibres musculaires les ligaments utérins. Le ligament large enveloppe la trompe de Fallope de chaque côté de l'utérus, et les ligaments utéro-sacrés en arrière sont formés de la même manière entre deux plis du péritoine.

Historique.

Vers le début du second quart de ce siècle, des recherches systématiques furent instituées, pour la première fois, par des observateurs français sur la nature de l'état inflammatoire qu'on rencontre fréquemment dans les tissus du bassin de la femme. Mais presque dès le début et jusqu'à ce jour, la plus grande divergence d'opinions a régné en ce qui touche aux causes de l'inflammation et plus particulièrement aux tissus atteints. Comme la nomenclature est basée sur des vues théoriques, ou sur une classe spéciale de cas, il est presque impossible, sans quelque explication, d'accepter n'importe quel terme devant s'appliquer à tous les cas.

Marchal semble n'avoir reconnu que le résultat de ces inflammations en se servant de cette expression *abcès phlegmoneux intra-pelviens*.

Nonat regardait cet état comme *un phlegmon péri-utérin*, affection dans laquelle le péritoine n'était pas touché.

Bernutz et Goupil[1] montrent d'une façon concluante, par des autopsies, que le péritoine est principalement atteint, au moins dans la classe de cas qu'ils ont observés. Bernutz soutient que la tumeur qu'on sent étroitement accolée à l'utérus est le résultat d'adhérences péritonéales et n'est jamais le fait de la cellulite. Cependant, il admet une inflammation spéciale du tissu cellulaire des ligaments larges et de celui qui entoure le rectum, mais il la considère simplement comme une variété du phlegmon de la fosse iliaque, par opposition au phlegmon péri-utérin d'aujourd'hui, qui est supposé se développer entre l'utérus et son revêtement péritonéal, et qu'il se refuse à admettre.

[M. Bernutz appuie son opinion sur des autopsies et sur l'anatomie normale. Dans quelques cas, en effet, dans lesquels on aurait constaté pendant la vie tous les signes de la maladie que Nonat avait décrite sous le nom de *phlegmon péri-utérin*, expression que M. Gallard adopta et vulgarisa, M. Bernutz ne trouva à l'autopsie d'autres lésions que celles d'une péritonite circonscrite au petit bassin. C'est à la suite de la première autopsie de ce genre que MM. Bernutz et Goupil proposèrent de substituer le nom de pelvipéritonite à celui de phlegmon péri-utérin. Mais, au dire de ces auteurs, « ces autopsies n'étaient même pas utiles, car il suffit d'interroger l'anatomie normale pour arriver à se convaincre que les tumeurs inflammatoires, appelées phlegmons péri-utérins, ne peuvent avoir pour siège le tissu cellulaire interposé au muscle utérin et au péritoine ». Voici quelle serait la disposition du tissu cellulaire sur les faces antérieures et postérieures de l'utérus, ainsi que sur les parties latérales.

---

[1] Bernutz et Goupil, *Clinique médicale des maladies des femmes*, 1862, p. 6 et suiv.

« La plus simple dissection montre que le tissu cellulaire conjonctif sous-jacent au péritoine est si peu abondant, si dense, si serré sur les faces antérieure et postérieure de l'utérus, à quelques lignes au-dessus de l'union du col et du corps de cet organe, qu'on ne peut, pour ainsi dire, séparer la séreuse du tissu utérin, et qu'il est par conséquent impossible de donner ce siège à des tumeurs qui en quelques heures, dans les observations de M. Nonat, acquièrent le volume d'un œuf de poule. Il ne reste plus dès lors pour tout siège possible aux anté et rétro-phlegmons si volumineux décrits par M. Nonat que la mince bandelette celluleuse de 2 millimètres d'épaisseur au plus, de 2 à 3 centimètres de hauteur au maximum, qui existe à l'union du corps et du col de l'utérus, et dont la réalité, très difficile à admettre, eût exigé par cela même d'être établie au moins par une autopsie que les partisans les plus déclarés de l'existence des phlegmons péri-utérins avouent eux-mêmes ne pouvoir invoquer. Aussi est-il permis en l'absence d'une preuve directe, que doivent produire tous ceux qui émettent une opinion nouvelle pour qu'elle mérite d'être discutée, de nier l'existence des anté et rétro-phlegmons dont l'ouvrage de M. Nonat ne contient pas une seule description anatomique légitime, c'est-à-dire, tracée *de visu* et non d'après une simple vue de l'esprit [1]. » Nous n'opposerons pas à la description anatomique absolument fantaisiste de Bernutz et Goupil celle que donne de cette région le professeur Sappey [2], et nous admettrons pour un instant qu'elle soit exacte. M. Bernutz est-il en droit de nier la possibilité du phlegmon péri-utérin parce que la lame du tissu cellulaire qui existe à l'union du corps et du col de l'utérus n'a que 2 millimètres d'épaisseur sur une hauteur de 2 à 3 centimètres? Pourquoi donc admet-il alors que les tumeurs phlegmoneuses qu'il rejette en ce point peuvent se produire dans l'épaisseur des ligaments larges où la couche cellulaire n'atteint pas toujours l'épaisseur de 2 millimètres ? Ne sait-on pas, comme le fait fort bien remarquer M. Gallard « quelles dimensions les tumeurs phlegmoneuses peuvent atteindre quand elles affectent une région pourvue d'un tissu cellulaire fin et lamelleux ? Voyez les paupières ; certes la couche de tissu cellulaire contenue dans leur épaisseur est aussi mince que celles que je vous montre en ce moment, et vous savez quelle énorme tuméfaction elle peut atteindre dans l'érysipèle phlegmoneux de la face [3]. » On ne peut donc nier la possibilité des phlegmons anté et rétro-utérins ; cela étant admis, il fallait démontrer la réalité du fait et fournir les preuves demandées par M. Bernutz. Ces preuves existent aujourd'hui et elles ont été fournies par différents auteurs, notamment par Fleetwood Churchill [4], M. A. Guérin et M. Gallard.

C'est à la Société de chirurgie en 1866 que M. A. Guérin lut son observation de phlegmon péri-utérin et présenta les pièces recueillies à l'autopsie. Il fait suivre le résumé de son observation qu'il donne dans son *Traité des*

---

[1] Nonat, *Traité des maladies de l'utérus*, p. 685 et 794.
[2] Sappey, *Traité d'anatomie*, p. 651, 655.
[3] T. Gallard, *Leçons cliniques sur les maladies des femmes*, 1879, p. 91.
[4] Churchill, *Traité pratique des maladies des femmes*, 1er édition française, p. 156.

maladies des femmes des réflexions suivantes[1] : « Je ne pense pas qu'après un pareil fait il soit possible de nier l'existence du phlegmon péri-utérin dans un point autre que les ligaments larges. Quand j'eus l'occasion de l'observer, j'étais convaincu que la pelvi-péritonite existait dans tous les cas où l'on avait cru avoir affaire au phlegmon péri-utérin. Si mon esprit était prévenu, il l'était en faveur de l'opinion soutenue par MM. Bernutz et Goupil. »

En 1867, Chantreuil[2], interne de M. Gallard, présentait à la Société anatomique une pièce recueillie dans le service et sur laquelle on voyait « en arrière de l'utérus, entre cet organe et le péritoine, à l'union du col et du corps, un abcès de la grosseur d'une noix ».

Enfin, en 1872, M. Gallard[3] faisait à l'Académie de médecine une communication sur un cas absolument concluant et dont il présentait les pièces. Nous croyons inutile d'insister davantage et de rapporter l'opinion d'hommes éminents comme Gendrin, Valleix[4] Bennet[5], Robert Barnes, Aran, Noël Guéneau de Mussy[6]. La preuve est faite et il n'est plus possible de nier aujourd'hui la réalité du phlegmon péri-utérin.]

Aran pensait que les petites tumeurs qu'on sent par le toucher vaginal étaient le résultat de la cellulite, tandis que les tumeurs plus volumineuses étaient constituées par des adhérences péritonéales.

West[7] a donné à l'inflammation pelvienne le nom d'*œdème aigu purulent*, et considère la péritonite pelvienne comme une lésion rare.

Courty[8] se sert du terme *inflammation péri-utérine;* et établit qu'on n'a jamais trouvé après la mort que de petites tumeurs dans le tissu cellulaire, et que celles qui avaient un grand volume étaient toujours le fait de la péritonite.

Virchow[9] recommande les expressions *périmétrite*, signifiant inflammation du péritoine pelvien, et *paramétrite*, exprimant l'inflammation du tissu cellulaire qui entoure l'utérus.

Le Dr J. Matthews Duncan a adopté la nomenclature de Virchow comme base de son ouvrage sur les inflammations pelviennes.

Le Dr Graily Hewitt[10] emploie l'expression *cellulite pelvienne*, et soutient : « que le siège réel de l'effusion est, dans la plupart des cas, dans les mailles du tissu cellulaire qui entoure l'utérus, entre les replis du liga-

---

[1] A. Guérin, *Leçons cliniques sur les maladies des organes génitaux internes de la femme*, p. 356.

[2] Chantreuil, *Bulletin de la Société anatomique*, nov. 1867, p. 583.

[3] Gallard, *Démonstration anatomique de l'existence du phlegmon rétro-utérin.* Communication faite à l'Académie de médecine, 6 février 1872. Voir *Union médicale*, 1872, p. 182.

[4] Valleix, *De l'inflammation du tissu cellulaire péri-utérin et en particulier du phlegmon rétro-utérin* (*Union médicale*, 20 oct. 1853).

[5] Bennet, Trad. Aran, p. 41.

[6] Noël Guéneau de Mussy, *Clinique médicale*, t. II, p. 435.

[7] West, *Lectures on the diseases of women.*

[8] Courty, *Maladies de l'utérus*, etc.

[9] Virchow, *Archiv*, etc., 1862.

[10] Graily-Hewitt, *The diseases of women*, page 483.

ment large, et qu'elle s'étend de là suivant différentes directions vers les parois pelviennes ; mais qu'il est probable que dans certains cas d'inflammation pelvienne il y a un état inflammatoire du péritoine lui-même. » Le Dr Barnes [1] a montré qu'on ne peut choisir aucun de ces termes pour exprimer l'état de l'inflammation pelvienne dans ces circonstances. Cependant il s'est efforcé d'accorder les idées des différents observateurs, qu'il regarde comme exactes, les points de départ étant seulement différents. Il dit, ce qui se rapproche beaucoup de mes idées, que les différentes formes de l'inflammation dans le bassin sont déterminées, en grande partie, par les circonstances, ou par les causes efficientes.

L'expression de Courty, *inflammation péri-utérine*, exprime mes idées en ce qui regarde l'état puerpéral, lorsque la maladie s'étend de l'utérus et de ses annexes, mais on ne doit pas l'employer dans d'autres circonstances. Les expressions *périmétrite* et *paramétrite* ne sont pas applicables, car elles n'expriment qu'une distinction théorique, et on ne peut les séparer cliniquement. Je dois cependant reconnaître que je suis incapable de faire une distinction quelconque au chevet du lit. On ne peut concevoir que l'inflammation d'une portion quelconque du péritoine pelvien puisse exister sans que le tissu cellulaire qui est en rapport avec lui soit atteint. De même qu'il n'est pas possible que l'inflammation cellulaire étendue puisse parcourir son cycle sans s'étendre au péritoine qui le recouvre, péritoine avec lequel il est en rapport si intime. Il est impossible que nous ayons une cellulite étendue sans péritonite pelvienne qui, dans quelques cas, peut se généraliser.

Une péritonite générale peut comprendre le péritoine pelvien, bien que cela ne soit pas habituel ; ou bien une inflammation locale peut être déterminée par le contact de matériaux solides ou liquides s'échappant de l'utérus ou de ses annexes. Cependant, quelle que soit la cause déterminante, la péritonite pelvienne ne peut pas exister seule, mais doit rapidement comprendre le tissu cellulaire qui est à proximité.

Je me servirai de l'expression *cellulite* comme exprimant l'état le plus fréquent de l'inflammation pelvienne quand j'aurai affaire aux maladies non puerpérales des femmes. La péritonite pelvienne ne sera pas décrite comme une lésion distincte, mais comme un accident, une complication qui donne à la cellulite généralisée le caractère le plus grave.

Je n'exagère pas lorsque j'affirme que la cellulite pelvienne est de beaucoup la maladie la plus importante dont une femme puisse être affectée. Elle est la plus commune, et elle devient la plus importante, tout en étant rarement reconnue lorsqu'elle est limitée. Il semble à peine possible que le médecin le moins expérimenté puisse laisser passer une cellulite étendue, qu'elle soit limitée à un côté ou générale. On doit au moins découvrir dans ces cas l'existence de quelque grand changement pathologique qui sera par lui-même une protection suffisante pour la malade contre tout traitement pouvant aggraver son état. Mais je n'hésite pas à affirmer, comme une vérité basée sur ce que j'ai vu, que beaucoup de praticiens ne reconnaissent habituellement

---

[1] Barnes, *Clinical History of the medical and surgical diseases of women.*

pas cet état, lorsqu'il est circonscrit, ou qu'ils n'apprécient pas son importance lorsqu'ils le découvrent par hasard. La plupart des déceptions et des mauvais résultats dont on se plaint si souvent dans le traitement des maladies des femmes, dans la pratique générale, peuvent être attribués à l'existence d'une cellulite non reconnue. Quand on ne la découvre pas, elle peut, à la fin, entraver tout traitement ou compliquer gravement la situation en se développant tout à coup à un degré très sérieux. Les praticiens traiteront mieux les maladies des femmes lorsqu'ils seront imprégnés de l'importance de la cellulite au point de craindre son existence dans chaque cas. L'opérateur heureux dans cette branche de la chirurgie se méfiera toujours de l'existence de la cellulite et prendra ses mesures de façon à se mettre en garde contre son apparition.

Lorsqu'on examine une malade pour la première fois, il faut d'abord établir s'il y a cellulite, et il est indispensable d'en reconnaître la plus légère trace. Cela est absolument nécessaire avant de pouvoir, avec sûreté, pratiquer un plus ample examen. Lorsqu'on aura introduit le doigt dans le vagin, on le portera d'abord d'un côté de l'utérus, puis de l'autre, afin de rechercher s'il y a un épaississement de l'un ou l'autre ligament large qui indiquerait l'existence de cette maladie. Si on trouve le col de l'utérus attiré vers un côté du vagin, c'est qu'il y a eu anciennement une attaque de cellulite, qui a amené un raccourcissement du ligament de ce côté. Au moyen d'une main appliquée sur l'abdomen, pendant que l'index de l'autre est dans le vagin, il sera facile d'apprécier l'étendue de cet épaississement, ou si la maladie couve encore; dans ce dernier cas, cela serait mis en évidence par la douleur produite par la pression. Le cul-de-sac postérieur devra être ensuite soumis au même examen soigneux. Il faudra compléter les investigations en introduisant le doigt dans le rectum, ce qui nous permettra de découvrir, par la sensibilité déterminée par la pression, toute inflammation locale de la partie supérieure du ligament large. On ne manquera jamais de pratiquer l'examen par le rectum, car on peut ainsi prendre connaissance entière d'une maladie étendue, occupant les ligaments utéro-sacrés, la partie supérieure du ligament large, le trajet de la trompe de Fallope ou les ovaires, qui ne pourrait être reconnue par le vagin. Dans le cours d'un examen ainsi conduit, on peut apprécier avec exactitude la position, le volume et la mobilité de l'utérus.

L'inflammation du tissu cellulaire peut exister à des degrés différents, depuis le simple point de sensibilité, qu'on ne peut découvrir que par la pression, jusqu'à la cellulite généralisée. Dans ce dernier cas, l'impression transmise au doigt sera la suivante : il semble qu'on ait versé dans le bassin autour des organes le tissu cellulaire alors qu'il était à l'état liquide, et qu'après avoir rempli tous les interstices, il se soit solidifié. Lorsque l'inflammation s'est limitée au péritoine et au tissu cellulaire en contact avec lui, la paroi antérieure du vagin se tend par suite de la traction latérale exercée par les tissus enflammés. Le doigt éprouve alors une sensation analogue à celle d'un carton fin enfermé dans le canal pelvien, et il trouve le col de l'utérus fixé et semblant se présenter à travers une ouverture à peine assez

large pour le laisser passer. Cet état n'est autre que l'inflammation de la
voûte pelvienne comprenant le péritoine pelvien en entier, suivant un plan
s'étendant du ligament sous-pubien au point d'attache des ligaments utéro-
sacrés au sacrum. Le siège le plus fréquent de la cellulite, lorsque son
étendue est limitée, est sous la face postérieure du ligament large, tout contre
le col. Elle occupe très fréquemment le ligament large gauche, ou s'étend
en arrière le long du ligament utéro-sacré droit. Lorsqu'un prolapsus se
produit, ou une rétroversion, le siège de la plus grande irritation doit être
près du point d'attache des ligaments utéro-sacrés à l'utérus, car c'est là
que la traction se trouve centralisée. Dans les cas de lésion du col, par le fait
de l'accouchement, ou par le fait d'opération chirurgicale suivie d'inflammation, la cellulite se produit aisément entre les replis des ligaments larges.
Il est facile d'expliquer cela par le fait que le tissu cellulaire est si étroitement confondu avec les tissus au point de jonction du col et du vagin que
par suite de sa contiguïté il ne peut manquer d'être atteint. La marche de
la guérison est habituellement plus rapide dans le col que dans le tissu cellulaire avoisinant, en sorte que les produits inflammatoires peuvent persister
longtemps après que la cause déterminante a disparu. Il suffit alors d'une
légère provocation pour produire, absolument comme pour une flamme, un
état qui, selon toutes probabilités, n'avait pas été soupçonné.

Si on peut découvrir en un point quelconque un épaississement, ou si par la
pression du doigt on peut déterminer une douleur inhabituelle, il ne faudra
faire aucune opération chirurgicale, quelle qu'elle soit, ni essayer de replacer
l'utérus s'il est rétrofléchi, ni introduire une sonde, ni faire d'application
dans le canal utérin. Il faudra d'abord employer les moyens nécessaires
pour rétablir la circulation dans son état normal, et en observant soigneusement la malade on saura bientôt quelle est la marche qu'il faut suivre.

On a fait dans ces dernières années de grands progrès dans la pathologie et
la thérapeutique utérines, mais une étude minutieuse du tissu cellulaire pelvien normal et morbide nous donnera la solution de beaucoup de problèmes
qui nous laissent encore perplexes. Tout écart de l'état normal dans ce tissu
doit nécessairement affecter l'utérus et ses annexes, car ils reçoivent de lui
leur alimentation sanguine, lymphatique et nerveuse, et ceux-ci doivent en
recevoir le contre-coup lorsque le tissu cellulaire est malade. Cette idée dirige depuis longtemps ma pratique, et bien que je ne puisse pas admettre
que toutes les formes d'affections utérines soient précédées ou accompagnées
d'altérations du tissu cellulaire, je crois cependant que l'observation future
montrera que les formes où elles sont absentes sont relativement en petit
nombre. L'action des injections d'eau, que je regarde comme essentielles dans
le traitement de toutes les affections utérines, vient appuyer cette manière
de voir; car l'eau chaude agit sur l'utérus en donnant de la tonicité aux
vaisseaux du tissu connectif.

Étiologie de la cellulite pelvienne.

Les écrivains modernes soutiennent généralement que l'apparition de la cellulite est secondaire à quelque cause déterminante provenant de l'utérus, ou à quelque maladie des trompes de Fallope ou des ovaires ; et on a même prétendu que l'inflammation ne pouvait pas naitre dans le tissu cellulaire.

Le Dr J. Matthews Duncan, l'auteur qui a écrit le plus récemment sur ce sujet, expose ses idées de la façon suivante [1] : « La théorie sur laquelle j'insiste est que ces inflammations sont toutes secondaires ; qu'elles sont produites par inflammation de l'utérus, des trompes, des ovaires, par des écoulements nuisibles provenant des trompes ou des ovaires, ou par lésion mécanique. Sans l'une ou l'autre de ces causes, on n'observe pas cette inflammation et cet abcès. De toutes les causes efficientes, l'inflammation de la muqueuse utérine est, à mon avis, la plus commune, que ce soit dans l'état puerpéral ou non. »

Mes convictions sont que, bien que la cause première de la maladie utérine réside, par l'intermédiaire de l'influence du système sympathique, dans un trouble de la nutrition, nous devons regarder les changements pathologiques qui se font dans le tissu connectif comme la cause immédiate des résultats que nous regardons aujourd'hui comme la maladie originale que nous plaçons dans l'utérus et les ovaires.

Ces idées n'ont aucun rapport avec les lésions qui surviennent dans l'état puerpéral, car alors je reconnais la susceptibilité directe de l'utérus pour la maladie et les lésions mécaniques. Les changements pathologiques peuvent dans ce cas se produire dans le tissu connectif du bassin secondairement à un état utérin et peuvent persister longtemps après que les lésions originales ont disparu. Mais ces changements pathologiques peuvent dans là suite affecter la circulation, soit mécaniquement soit par l'intermédiaire du système nerveux, à ce point qu'ils deviennent la cause de nouvelles et d'autres formes de maladies utérines.

Il est peu d'autres parties du corps, où, sur le même espace, on puisse trouver un aussi grand nombre de vaisseaux et de nerfs, que dans le tissu connectif pelvien. Ces vaisseaux se replient sur eux-mêmes à un degré presque incroyable ; ils ne peuvent être tiraillés, et leur calibre ne peut être diminué par la traction exercée par la grossesse ou le déplacement utérin. Ce grand nombre de vaisseaux est, cependant, une source de faiblesse dans le cas où la nutrition locale s'altère, puisqu'il permet à une grande partie du sang contenu dans le corps de la femme de s'y porter et de stagner.

Il est indubitablement vrai que dans l'état puerpéral la métrite peut déterminer et détermine de la cellulite, mais je nie que nous ayons jamais de l'inflammation du tissu utérin dans n'importe quelle autre circonstance. Je

---

[1] Duncan, *A practical treatise on perimetritis and parametritis*, Edinburgh, 1869, p. 32.

n'ai jamais trouvé de pus dans le tissu utérin ni aucun autre signe d'inflammation, après la mort, dans n'importe quelle forme d'affection utérine, excepté à la suite de l'accouchement ou d'une affection maligne. Je n'ai jamais vu un cas d'ovarite sans inflammation des tissus environnants, et lorsque j'ai pu faire mon examen assez tôt j'ai toujours découvert la cellulite avant que l'ovaire fût atteint. Nous n'avons aucun moyen de nous rendre compte avec quelque exactitude de l'état des trompes de Fallope pendant la vie; mais à moins qu'elles n'aient été directement attaquées par quelque irritation étrangère, comme un écoulement gonorrhéique, il est probable que l'inflammation de leur membrane muqueuse, de même que celle du canal utérin, est secondaire à une lésion préalable du tissu cellulaire. Cette opinion n'est pas irrationnelle, puisque le tissu cellulaire est beaucoup plus abondamment fourni de vaisseaux et de nerfs que ne l'est l'utérus à l'état de vacuité. Comme nous l'avons vu, tous les vaisseaux et les nerfs qui atteignent l'utérus traversent le tissu cellulaire pelvien; c'est pour cela qu'il est le premier et le plus exposé aux influences qui s'exercent à travers les vaisseaux, et par conséquent qu'il est le plus susceptible de s'enflammer.

En voici une preuve : la circulation, dans une portion du tissu cellulaire, peut s'obstruer pour une cause quelconque, en produisant une hypertrophie congestive de l'utérus par suite de l'arrêt du sang dans ses tissus. Un des premiers efforts de la nature sera de remédier à cet état par une augmentation de la sécrétion des follicules muqueux. L'écoulement continuant à se faire, l'épithélium de la surface y étant très exposé sera détruit à la longue, et il se produira ce qu'on appelait autrefois une ulcération. On a admis comme pratique, même jusqu'à ce jour, d'appliquer des caustiques sur une surface de ce genre jusqu'à ce que les éléments de ce tissu fussent détruits; alors naturellement l'ulcère était guéri, mais l'hypertrophie, qui était l'état originel, restait ce qu'elle était. J'estime qu'il est plus rationnel de faire disparaître d'abord l'obstruction apportée à la circulation dans le tissu cellulaire, parce qu'alors l'hypertrophie de l'utérus diminuera rapidement, l'écoulement cessera et ce qu'on a appelé *ulcération* guérira sans autre soin.

Il eût été plus à sa place d'exposer ces idées au moment où nous passions en revue les principes généraux de traitement, mais c'est avec intention que nous les avons présentées ici, afin qu'elles fassent une impression plus profonde.

Les causes de l'inflammation pelvienne peuvent être divisées en deux classes : puerpérales et accidentelles.

On peut affirmer qu'un grand nombre des lésions de l'accouchement sont accidentelles, et jusqu'à un certain point, cela est vrai, au moins en ce qui regarde la cause déterminante. Mais l'état puerpéral est un état dans lequel le tissu connectif et le péritoine sont non seulement susceptibles d'être lésés par pression ou par déchirure, mais encore d'être atteints par l'inflammation qui se propage des veines de l'utérus à celles du tissu connectif. Par suite de l'énorme accroissement vasculaire de ces parties, la femme est plus susceptible, et moins capable de résister aux effets d'une lésion locale, qui à l'état de vacuité ne produirait guère le trouble.

Je suis profondément convaincu que l'observation future établira ce fait que les veines sont le point de départ de l'inflammation du tissu cellulaire pelvien. Nous avons cependant à apprendre quel est l'élément déterminant qui, dans un cas, limitera l'inflammation, et dans un autre cas fera que le tissu cellulaire sera aussi atteint. Le tissu connectif est plus ou moins pris dans tous les cas de phlébite, mais lorsqu'elle est générale, l'état est plus marqué, et s'accompagne de congestion artérielle intense. Que la phlébite des veines du tissu cellulaire pelvien se produise dans l'état puerpéral, Trousseau l'enseignait, et je l'ai vérifié au début de ma carrière, alors que j'avais de meilleures occasions d'étudier les changements pathologiques; mais il faut laisser à l'observation future le soin de déterminer pourquoi et comment elle survient dans l'état non puerpéral, car je n'ai pas eu l'occasion d'établir ce point.

Mais il n'est pas besoin d'une grande expérience pour convaincre un observateur de l'existence d'une différence notable entre les formes de cellulite, différence qui ne peut dépendre ni du siège, ni des changements de l'état général. On peut découvrir une cellulite phlegmoneuse très étendue après l'accouchement, qui disparaît quelquefois rapidement en l'espace de quelques jours, et on rencontre fréquemment des cas semblables dans l'état non puerpéral. D'autre part, une inflammation moins grave, survenant à la suite d'une déchirure du col, peut quelquefois durer des années, et le même état peut résulter d'une exposition au froid. C'est en raison de ces grandes différences que je suis convaincu que les causes efficientes immédiates de l'inflammation ne peuvent être les mêmes dans tous les cas. On peut voir l'inflammation la plus étendue disparaître rapidement, pendant le cours d'un certain mode de traitement ou comme conséquence de ce traitement. Et cependant, dans un cas semblable, ou même chez une malade ayant une santé générale meilleure, l'état local restera le même pendant des mois ou des années. Il nous faut cependant rechercher quelle est la cause prédisposante, puisque la cause efficiente la plus insignifiante peut, dans certains cas, être suivie des résultats les plus désastreux et dans d'autres cas être absolument sans mauvais effets. Un léger degré de phlébite, croit-on, peut persister pendant un temps indéfini, et son existence dans le tissu cellulaire est l'explication la plus rationnelle qu'on puisse donner de l'apparition de ces complications subites.

Nous allons étudier brièvement l'histoire statistique de trois cent trois malades atteintes de cellulite, dont les observations sont complètes et qui furent traitées dans mon hôpital privé.

L'âge moyen de la puberté a été 14 ans 02, celui du mariage pour les femmes fécondes a été 19 ans 84, et ces âges moyens sont presque absolument les mêmes que ceux qui ont été obtenus comme moyennes générales. Mais l'âge moyen du mariage pour les femmes stériles a été 22 ans 88, ce qui est près de 3 ans plus tard que la moyenne générale de toutes les femmes. Le nombre moyen des enfants n'a été que 1,36; et, en comprenant les avortements, nous n'avons guère qu'une moyenne de 2 grossesses 15, pour chaque femme. Ces deux moyennes sont beaucoup inférieures à celles qui ont été obtenues sur le nombre total de toutes les femmes qui ont été observées. Cela indique certainement que la cellulite est une cause de stérilité, et cela est corroboré par la longueur moyenne du temps qui s'est écoulé depuis la dernière grossesse qu'on a trouvée avoir été de 6 ans 69. L'âge moyen au moment de la première consultation a été 29 ans 44 pour les femmes fécondes, 31 ans 43 pour les femmes stériles, et 27 ans 38 pour les femmes non mariées. Cela montre que l'âge moyen pour les femmes fécondes au moment de la terminaison de la première grossesse a été 22 ans 75.

Sur le nombre total des femmes atteintes de cellulite que j'ai observées, il y en eut cent cinquante-sept ou 51,81 pour 100, chez lesquelles on ne put découvrir aucune affection utérine ou ovarienne. Si une forme quelconque de ces maladies avait été la cause efficiente de la cellulite, toute trace avait disparu au point de ne laisser que le produit. Les cent cinquante qui restent étaient atteintes d'autres affections en outre de la cellulite. Les causes présumées de la cellulite seront données telles que les ont indiquées les malades chez lesquelles on ne put découvrir aucune affection utérine, lorsqu'on les examina pour la première fois.

TABLEAU XIV — CAUSES PRÉSUMÉES DE CELLULITE NON COMPLIQUÉE D'UNE AUTRE AFFECTION LOCALE

CAUSES	F. NON MARIÉES	F. STÉRILES	F. FÉCONDES	TOTAL	TANT POUR CENT
La vie conjugale.	. . . . .	14	. . . . .	14	8.91
L'accouchement.	. . . . .	. . . . .	21	21	13.37
L'avortement.	. . . . .	. . . . .	11	11	7.00
L'avortement criminel.	. . . .	. . . . .	11	11	7.00
L'exposition au froid.	11	6	2	19	11.73
Le travail excessif.	1	1	. . . . .	2	1.21
Une chute dans les escaliers.	5	1	1	7	4.45
La machine à coudre.	1	1	. . . . .	2	1.21
Une frayeur subite.	1	1	. . . . .	2	1.21
Causes inconnues.	17	30	21	68	43.64
TOTAL.	36	54	67	157	
TANT POUR CENT	22.93	34.39	42.67	51.81	

Ce qui ressort tout d'abord du tableau XIV, en ce qui touche à la susceptibilité à la maladie, c'est que la proportion des femmes non mariées est plus grande, et que celle des femmes fécondes est près de 14 pour 100 moindre que la moyenne générale de toutes les femmes qui ont été observées. La plupart des femmes non mariées attribuent l'origine de leur maladie à ce qu'elles se sont exposées au froid et ont commis une imprudence dans leur habillement ; je ne crois pas que la proportion soit trop élevée. Un nombre presque aussi grand de femmes stériles ont attribué leur mauvaise santé au mariage ; en d'autres mots, elles ont supporté la peine d'avoir violé, en quelque sorte, les lois de la nature. Presque toutes les femmes fécondes ont souffert depuis la terminaison de leur grossesse. Il est un fait affligeant, bien connu, c'est que sur quarante-six femmes qui ont été atteintes de cellulite, et pouvant lui assigner une cause, plus de 23 pour 100 ont reconnu avoir subi l'avortement criminel. Cette proportion, je crois, est beaucoup au-dessous de la proportion réelle que nous pouvons désigner sous la rubrique *Causes inconnues*. On pourrait appliquer la même proportion aux femmes stériles, chez un très grand nombre desquelles la cellulite a été le résultat des moyens employés pour prévenir la conception. Je suis convaincu que parmi les causes, on a attribué une trop faible proportion à l'emploi de la machine à coudre. Cet instrument est d'un usage si général et on fait si peu d'attention à l'importance de n'en point user pendant la période menstruelle, que nous ne pouvons estimer trop haut ses effets nuisibles. Elle ne devrait être employée avec le plus grand jugement que par les femmes les plus robustes; car les femmes délicates ne pourraient trouver de moyen plus certain de déterminer la maladie.

Il est un autre facteur de la cellulite, la rupture des vaisseaux, comme dans l'hématocèle, qui ne peut pas figurer sur le relevé, parce que la malade ignore son apparition. Cependant une étude très superficielle de la circulation dans le bassin, même alors que la femme est en bonne santé, serait suffisante pour convaincre n'importe quelle personne que cet accident ne peut pas être rare. La grossesse extra-utérine, la rupture de kystes, ou la chute d'un corps étranger dans la cavité péritonéale, sont toutes capables de produire une péritonite pelvienne et une cellulite générale. Mais nous en avons déjà parlé au chapitre de l'hématocèle. Le Dʳ West estime que 40 pour 100 des cas d'inflammation péri-utérine sont le fait des accouchements et des avortements. Gallard et Bernutz croient que la proportion de ces causes est de 44 pour 100. Si on fait la moyenne de ces auteurs, on trouve 60 pour 100, chiffre qui, comme Courty le dit, se rapproche beaucoup de celui de 55 pour 100 trouvé par Aran, comme étant la proportion de la fréquence des adhérences qu'il a reconnues dans les examens *post mortem* où la mort a été le résultat de différentes causes.

Dans le tableau XV, sont rassemblées les différentes maladies qui ont été trouvées compliquant la cellulite. Les déplacements de l'utérus forment plus de 54 pour 100 des affections qui ont été trouvées associées à la cellulite. Par ordre de fréquence vient ensuite la déchirure du col ; en s'étendant au tissu connectif du bassin pendant l'accouchement, elle produit facilement la cellulite. Ce résultat est un de ceux qui suivent souvent la déchirure, la malade étant susceptible, pendant longtemps après le moment où la lésion s'est produite, d'être atteinte de cellulite, qui peut apparaître à la suite de la plus légère provocation. C'est généralement dans le ligament large, du côté où s'est produite la déchirure du col qu'on trouve les restes de cette inflammation. On en reconnaît rarement la présence en ce point, parce qu'on fait un examen incomplet. Il faut aussi remarquer que la cellulite peut être aisément déterminée par un examen maladroit, en attirant en bas l'utérus, ou en exerçant quelque autre violence.

TABLEAU XV — DIFFÉRENTES MALADIES QUI ONT COMPLIQUÉ LA CELLULITE

CELLULITES ACCOMPAGNÉES D'AUTRES MALADIES	F. NON MARIÉES	F. STÉRILES	F. FÉCONDES	TOTAL	TANT POUR CENT
Versions	3	17	25	45	30.82
Flexions.	2	20	10	32	22.59
Déchirures du col.	. . . . .	. . . . .	26	26	17.80
Fibroïdes.	. . . . .	5	11	16	10.96
Hématocèle.	. . . . .	2	3	5	3.42
Atrophie précoce de l'utérus.	4	1	. . . . .	5	3.42
Prolapsus de l'ovaire.	1	3	. . . . .	4	2.73
Rétrécissement de l'orifice utérin.	1	1	1	3	2.05
Tumeur de l'ovaire.	1	. . . . .	1	2	1.36
Tumeur fibreuse.	. . . . .	2	. . . . .	2	1.36
Fibro-kyste. . . . . , ...	. . . . .	. . . . .	1	1	.68
Rectocèle.	. . . . .	. . . . .	1	1	.68
Procidence.	. . . . .	. . . . .	1	1	.68
Déchirure du sphincter de l'anus.	. . . . .	. . . . .	1	1	.68
Cystite. , ...	1	. . . . .	. . . . .	1	.68
Ménopause.	1	. . . . .	. . . . .	1	.68
TOTAL.	14	51	81	146	
TANT POUR CENT	9.58	34.93	55.02	48.18	

Le tableau XVI montre la fréquence relative du siège de la cellulite, avec les changements dans la longueur et la quantité du flux menstruel. Le registre est complet en ce qui regarde les cas de cellulite sans complication, mais le siège n'a pas été noté lorsque d'autres lésions étaient associées à la maladie. L'apparition plus fréquente de la cellulite du côté gauche est particulièrement remarquable. Sur cent cinquante-sept cas de cellulite sans complication, l'affection occupait 41 fois pour 100 le côté gauche et seulement 10 fois pour 100 le côté droit. La cellulite générale vient immédiatement après comme fréquence; puis ensuite l'inflammation siégeant en arrière de l'utérus et enfin celle qui siège du côté droit et les abcès pelviens, qui ont la même fréquence relative. On n'a guère fait de remarques quant à la fréquence relative de la cellulite dans un siège spécial quelconque, selon les conditions de la vie, si ce n'est dans le cas d'accident. Mais pour les abcès pelviens nous trouvons que sur soixante-dix cas, un seul est survenu chez une femme non mariée; c'est là une proportion trop faible pour avoir été accidentelle.

Afin de montrer les changements de la menstruation, nous avons, dans le tableau, suivi la forme habituelle. Nous avons fait tout d'abord deux

TABLEAU XVI — ACTION DE LA CELLULITE SUR LA MENSTRUATION

LA PÉRIODE MENSTRUELLE N'A PAS CHANGÉ NI COMME DURÉE NI COMME QUANTITÉ. ELLE ÉTAIT DÈS LE DÉBUT

Siège de la cellulite (non compliquée)	Normale			Trop abondante			Peu abondante			Total
	F. non mariées	F. stériles	F. fécondes	F. non mariées	F. stériles	F. fécondes	F. non mariées	F. stériles	F. fécondes	
Générale	..	1	4	1	..	..	2	..	..	8
En arrière de l'utérus	1	3	1	..	..	..	..	..	..	5
Ligament large gauche	1	3	5	1	3	..	1	2	3	19
Ligament large droit	1	..	1	..	1	..	1	2	..	6
Abcès pelviens, siège non donné	..	1	2	..	..	..	..	..	..	3
Total	3	8	13	2	4	..	4	4	3	41
Tant pour cent	24 / 16.32			6 / 4.08			11 / 7.48			... / 27.80
Cellulite compliquée d'une autre maladie — Total	3	8	19	..	1	4	1	4	3	43
Cellulite compliquée d'une autre maladie — Tant pour cent	30 / 21.27			5 / 3.51			8 / 5.67			... / 30.49
Nombre total des cas	6	16	32	2	5	4	5	8	6	84
Tant pour cent	54 / 18.75			11 / 3.81			19 / 6.66			... / 29.10

LA LONGUEUR DE LA PÉRIODE MENSTRUELLE N'A PAS CHANGÉ, MAIS LA QUANTITÉ DANS LA SUITE

Siège de la cellulite (non compliquée)	A augmenté			A diminué			Est devenue irrégulière			Total	Nombre	Pour cent
	F. non mariées	F. stériles	F. fécondes	F. non mariées	F. stériles	F. fécondes	F. non mariées	F. stériles	F. fécondes			
Générale	2	..	1	..	..	1	2	..	1	7	15	15.62
En arrière de l'utérus	1	1	1	1	2	2	..	1	1	10	15	15.62
Ligament large gauche	2	4	4	2	4	2	..	3	2	23	42	43.75
Ligament large droit	2	..	1	..	1	2	..	..	..	6	12	12.47
Abcès pelviens, siège non donné	..	1	1	1	1	3	..	2	..	9	12	12.47
Total	7	6	8	4	8	10	2	6	4	55	96	...
Tant pour cent	21 / 14.28			22 / 14.96			12 / 8.16			... / 37.41	...	65.30
Cellulite compliquée d'une autre maladie — Total	1	7	21	2	7	6	..	1	5	50	93	...
Cellulite compliquée d'une autre maladie — Tant pour cent	29 / 20.57			15 / 10.63			6 / 4.25			... / 35.47	...	65.24
Nombre total des cas	8	13	29	6	15	16	2	7	9	105	189	...
Tant pour cent	50 / 17.36			37 / 12.84			18 / 6.25			... / 36.45	...	65.64

LA LONGUEUR DE LA PÉRIODE MENSTRUELLE A AUGMENTÉ ET LA QUANTITÉ

Siège de la cellulite (non compliquée)	A augmenté			A diminué			Est devenue irrégulière			Total
	F. non mariées	F. stériles	F. fécondes	F. non mariées	F. stériles	F. fécondes	F. non mariées	F. stériles	F. fécondes	
Générale	3	1	2	..	..	..	..	..	2	8
En arrière de l'utérus	..	1	2	..	..	..	..	..	1	4
Ligament large gauche	2	3	2	..	..	..	..	..	..	7
Ligament large droit	..	..	1	..	..	..	..	..	..	1
Abcès pelviens, siège non donné	..	..	..	..	..	..	..	..	..	...
Total	5	5	7	..	..	..	..	..	3	20
Tant pour cent	17 / 11.56			...			3 / 2.04			... / 13.60
Cellulite compliquée d'une autre maladie — Total	..	9	7	..	1	2	..	1	1	21
Cellulite compliquée d'une autre maladie — Tant pour cent	16 / 11.31			3 / 2.12			2 / 1.41			... / 14.89
Nombre total des cas	5	14	14	..	1	2	..	1	4	41
Tant pour cent	33 / 11.45			3 / 1.01			5 / 1.75			... / 14.23

TABLEAU XVI — SUITE

Siège de la cellulite (non compliquée)	Augmenté F. non mariées	Augmenté F. stériles	Augmenté F. fécondes	Diminué F. non mariés	Diminué F. stériles	Diminué F. fécondes	Irrégulière F. non mariées	Irrégulière F. stériles	Irrégulière F. fécondes	Total	Changement Nombre	Changement Pour cent	Ménopause F. non mariées	Ménopause F. stériles	Ménopause F. fécondes	Ménopause Total	Résumé F. non mariées Nombre	Résumé F. non mariées Pour cent	Résumé F. stériles Nombre	Résumé F. stériles Pour cent	Résumé F. fécondes Nombre	Résumé F. fécondes Pour cent	Nombre total Nombre	Nombre total Pour cent
Générale	1	4	2	..	..	1	..	..	2	10	18	35.29	..	2	3	5	11	20.55	8	14.61	19	28.25	38	21.20
En arrière de l'utérus	..	..	..	..	..	..	..	..	..	..	4	7.84	1	1	..	2	4	11.11	9	16.63	8	11.94	21	13.37
Ligament large gauche	3	3	5	2	1	..	..	..	1	15	22	43.13	..	1	..	1	14	38.88	27	50.00	24	35.82	65	41.40
Ligament large droit	2	..	1	..	..	..	..	..	..	3	4	7.84	..	..	..	..	6	16.66	4	7.40	6	8.95	16	10.19
Abcès pelvien, siège non donné	..	1	2	..	..	..	..	..	..	3	3	5.88	..	..	2	2	1	2.77	6	11.11	10	14.92	17	10.82
Total	6	8	10	2	1	1	..	..	3	31	51	...	1	4	5	10	36	...	54	...	67	...	157	
Tant pour cent		24 16.33			4 2.72			3 2.04		21.68	...	34.69		10		6.30	...	22.93	...	34.39	...	42.67	...	51.81
Cellulite compliquée d'une autre maladie — Total	2	11	10	..	..	2	2	..	..	27	48	...	3	1	1	5	14	...	51	...	81	...	146	
Cellulite compliquée d'une autre maladie — Tant pour cent		23 16.31			2 2.72			2 1.41		19.14	...	33.97		5		3.42	...	9.58	...	34.93	...	55.47	...	48.18
Nombre total de tous les cas	8	19	20	2	1	3	2	..	3	58	99	...	4	5	6	15	50	...	105	...	148	...	303	
Tant pour cent		47 16.31			6 2.08			5 1.73		20.13	...	34.37		15		4.95	...	16.50	...	34.05	...	48.81		

divisions qui montrent que dans cent quatre-vingt-neuf cas, après la cellulite, la menstruation n'a éprouvé aucun changement en ce qui touche à la longueur de l'écoulement. Dans quatre-vingt-dix-neuf cas, formant le second groupe, la menstruation a éprouvé un changement quant à la durée et quant à la quantité de l'écoulement. Dans quatre-vingt-quatre des cas qui forment le premier groupe, représentant 26,16 0/0 du nombre total, il n'y a eu aucun changement quant à la durée ou à la quantité. Le flux menstruel est resté ce qu'il était avant l'attaque de cellulite, soit normal, soit trop abondant, soit peu abondant. Nous devons cependant reconnaître que nous ignorons les causes qui, dans des circonstances en apparence semblables, déterminent des changements dans la quantité du flux menstruel après une attaque de cellulite. Quels qu'ils soient, il est manifeste, en raison de l'uniformité remarquable des proportions obtenues, qu'on prenne les cas compliqués ou non, qu'ils sont influencés par le caractère de la cellulite.

Un coup d'œil jeté sur le tableau XVII permettra de voir les changements menstruels en quantité, la longueur de l'écoulement ayant été laissée de côté. Nous y comparons, en même temps, la fréquence relative de ces changements dans les cas de cellulite non compliquée et dans ceux qui se sont compliqués d'autres maladies. On y voit que la quantité est restée normale dans 18,75 0/0 des cas, tandis que l'écoulement dans un plus grand nombre des cas (mais cependant presque égal), si on compare les deux espèces de cas, a été soit accru soit diminué. La différence apparente qui existe entre les nombres totaux, comme on le voit dans les tableaux III et IV, est due à ce fait que dans le dernier ne sont pas compris cinquante cas de cellulite survenus après la ménopause.

TABLEAU XVII — ÉTAT DE L'ÉCOULEMENT MENSTRUEL
APRÈS LA CELLULITE

ÉTAT DE L'ÉCOULEMENT MENSTRUEL APRÈS LA CELLULITE	NON COMPLIQUÉE		COMPLIQUÉE		TOTAL	
	CAS	POUR CENT	CAS	POUR CENT	CAS	POUR CENT
Normal.	24	16.32	30	21.27	54	18.75
Trop abondant ou augmenté. .	48	32.64	52	36.87	100	34.72
Peu abondant.	11	7.48	8	5.67	19	6.59
Diminué.	46	31.29	41	29.07	87	30.20
Irrégulier.	18	12.24	10	7.03	28	9.92
TOTAL	147	. . . . . .	141	. . . . .	288	. . . . .

Comme preuve de l'assertion que la cellulite est quelquefois due à une affection utérine ou ovarienne, différents auteurs ont soutenu qu'elle ne survient pas après la ménopause. J'ai rencontré en consultation deux cas de cellulite chez des enfants de huit à dix ans, et avant qu'il y ait eu la moindre apparence de puberté. Les registres de mon hôpital privé montrent que j'ai eu à soigner cinquante malades atteintes de cellulite survenue après la ménopause. Toutes ces femmes étaient âgées de quarante-cinq à cinquante-cinq ans; et dans le cas où la maladie s'était montrée le plus tôt, le flux menstruel avait cessé onze mois avant l'attaque; dans le cas où l'écoulement avait cessé depuis le plus de temps, il s'était écoulé sept ans. Le nombre que j'ai donné constitue environ 5 0/0 du nombre total des cas de cellulite non compliquée que j'ai eu l'occasion d'observer. La lésion est assurément rare après la ménopause en raison de la différence dans le caractère des tissus, et parce que la quantité de sang apportée à ces tissus se réduit juste à ce qui est nécessaire pour la nutrition. Il n'y a certainement aucune raison sur laquelle on puisse baser une théorie d'immunité après la ménopause, puisque toutes les parties du corps humain peuvent dans des circonstances favorables, s'enflammer. J'ai traité deux de ces malades pour des abcès pelviens; l'une avait souffert au préalable pendant plusieurs années de vaginite sénile, et l'autre s'était mariée une seconde fois à un âge avancé, avec un homme plus jeune qu'elle. Ces malades ne pouvaient me donner aucune explication de leur cellulite, mais j'ai noté ces circonstances à ce moment comme indiquant, selon toutes probabilités, les causes efficientes.

Symptômes de la cellulite pelvienne.

L'attaque de cellulite est généralement précédée d'un frisson plus ou moins violent, suivi de fièvre. Mais, quelquefois, l'attaque commence par la douleur et la fièvre sans aucun frisson appréciable. D'autre part, on découvre quelquefois par hasard une cellulite étendue, qui a déjà fait de grands progrès sans avoir déterminé aucun trouble particulier. Cependant les symptômes habituels sont la fièvre et une douleur occupant la partie inférieure de l'abdomen. Le pouls devient très rapide, et le thermomètre, placé soit dans l'aisselle, soit dans la bouche, indique une élévation notable de la température. Comme pendant une attaque d'inflammation locale, la température, dans le vagin, est habituellement d'au moins un degré plus élevée; il est préférable, afin d'obtenir une exactitude plus grande, de faire l'observation dans le vagin. A moins que l'inflammation ne soit très étendue, au point de comprendre le péritoine, les symptômes ne sont pas toujours très marqués et ne suivent étroitement aucune règle.

Si l'attaque est violente, on trouvera de la sensibilité au niveau de la partie inférieure de l'abdomen, d'un côté, ou sur toute l'étendue. L'abdomen est tympanisé et ne supporte pas la pression, en même temps que la malade est couchée sur le dos, les genoux pliés et relevés, et dans l'impossibilité de les allonger sans augmenter la douleur. Ces symptômes s'accompagnent quelquefois d'attaque d'hystérie, et ce trouble nerveux peut même être une complication qui vient s'ajouter à la cellulite. Mais l'élévation de température qu'indique le thermomètre est un signe de diagnostic important, puisque l'hystérie seule ne donne lieu à aucun changement de température.

Les nausées peuvent apparaître de bonne heure, mais les vomissements, avec rejet d'une grande quantité de bile, indiquent que la maladie est très étendue et qu'il y a péritonite généralisée. La cellulite étant mise dans l'ombre par suite de l'extension de la péritonite, l'expression de la face de la malade et le ton de la voix indiqueront l'étendue de cette dernière. Les traits deviennent plus pincés et la voix ressemble beaucoup à celle qui caractérise la période de collapsus du choléra. Lorsque la péritonite marche d'une façon extraordinairement rapide, elle semble brûler sa route comme le fait un cautère chauffé à blanc, et détruire toute sensation. J'ai vu des inflammations de ce genre commencer comme une cellulite, s'étendre au péritoine, se généraliser, et parcourir leur cycle en quelques heures, sans que la malade ait ressenti la plus légère douleur locale, ou même souffre à la pression. Par suite du choc et de la rapide dépression de la force vitale, la température tombe même au-dessous de son chiffre normal, pendant que le pouls augmente de rapidité, le cœur, en raison de l'affaiblissement de sa puissance, se trouvant alors obligé de se contracter plus souvent. Que la température s'abaisse en même temps que le pouls augmente de fréquence, cela semble une anomalie. Telle est cependant la règle dans tous les états où les forces vitales s'affaiblissent rapidement. On peut expliquer la chose de la façon suivante : Au début, l'aération du sang dans les poumons devient imparfaite, et la circulation capillaire diminue en raison directe du manque du stimulus nécessaire de l'oxygène. Il s'ensuit naturellement une dépression de la température de la surface, en même temps que le cœur, bien qu'affaibli, se trouve forcé de se contracter plus souvent pour se débarrasser du sang qui s'accumule. L'expérience enseigne que dans une affection aiguë, lorsque la température du corps tombe à un degré disproportionné avec l'étendue de la maladie, le pouls devenant en même temps rapide et également hors de proportion, c'est qu'il y a danger de mort. Dans des cas semblables de péritonite, cela indique que la fin approche, bien que la force de la malade puisse encore sembler bonne et qu'il n'y ait pas d'autres symptômes graves.

Dans d'autres cas, au bout d'un certain temps il se fait une rémission de la fièvre, mais il n'y a jamais de rémission notable jusqu'au début de la résolution ou de la convalescence. La température reste au-dessus de la normale dans le vagin, quoique la chaleur de la peau puisse sembler normale, en même temps que vers la fin du jour il y a toujours une élévation perceptible de la température générale. Les symptômes sont généralement proportionnés à l'étendue du péritoine qui est atteinte, et dans les cas extrêmes, l'affection pelvienne peut être entièrement masquée par les symptômes de la péritonite généralisée. En fait, sans l'aide de l'examen digital, l'étendue de la cellulite resterait inconnue.

Le premier choc de la maladie s'épuise sur le système nerveux, que la cause efficiente soit l'empoisonnement du sang, par suite de l'extension de l'inflammation sur une large surface, ou qu'il y ait eu apparition subite de la cellulite. Nous ne pouvons reconnaître le résultat du choc qu'au frisson, pendant lequel le sang se porte de la surface vers les organes internes, en

produisant une congestion pelvienne intense. Le premier effort de la
nature pour diminuer cette congestion est l'exosmose des parties aqueuses
du sang à travers les tuniques des vaisseaux, et l'infiltration des tissus
par le sérum. La réaction se produit alors, la circulation est en partie
restaurée, et la fièvre s'abaisse proportionnellement. Si on introduit le doigt
dans le vagin, on ne découvre aucun épaississement des tissus, mais on éprouve
une sensation de trop-plein et de mollesse, et on trouve une élévation notable
de la température.

Lorsque la maladie fait des progrès, au point d'atteindre le péritoine,
l'utérus se trouve fixé dans sa position, et la voûte du bassin est tendue,
comme je l'ai décrit. Par suite des progrès de la maladie, la lymphe plastique exsude, des adhérences réunissent les points opposés du péritoine et
enferment les produits inflammatoires. Le doigt introduit dans le vagin découvre alors des surfaces rugueuses, comme si des masses dures de substance
étrangère avaient été enfermées dans les tissus pelviens.

Lorsque la réaction se produit, si les circonstances sont favorables,
l'œdème des tissus disparaît rapidement, et les masses dures se résolvent.
L'utérus redevient bientôt mobile, et le seul produit de l'inflammation qui
persiste dans la suite est une bande formée par le retrait des tissus qui
ont été atteints. Si l'utérus ou les intestins sont fixés en bas par des
adhérences, on peut arriver avec de l'adresse à remettre en place le
premier, et l'action péristaltique peut avec le temps libérer les derniers.
Mais le dommage sera presque irréparable, si les ovaires ont été atteints,
ou si les ligaments larges ont été touchés par l'inflammation sur une étendue
suffisante pour comprendre les trompes de Fallope. Comme les ovaires sont
fixés, ils restent plongés dans la lymphe qui a exsudé, et lorsque celle-ci
commence à se rétracter, la quantité de sang qu'ils reçoivent est si minime
qu'ils s'atrophient. Des filaments nerveux sont souvent compris dans la masse
et comprimés lors de la rétraction, ce qui détermine l'apparition d'une névralgie ovarienne ou d'une irritation réflexe sur un autre point. Les attaques
de cellulite qui peuvent n'avoir déterminé que peu de troubles au moment où
elles se sont produites, peuvent devenir les causes principales de la stérilité.
L'ovaire, comme nous l'avons dit, peut se recouvrir d'une couche de lymphe,
de sorte que les ovules ne peuvent plus s'échapper des follicules de Graaf.
L'extrémité frangée de la trompe de Fallope peut avoir été attirée en bas
ou déplacée par des adhérences qui ne lui permettent plus de se fixer sur
l'ovaire afin de recevoir l'ovule au moment où il s'échappe du stroma ovarien. Ou bien une portion de la trompe de Fallope peut s'oblitérer par le
fait d'une bande d'adhérence. De plus, ces conséquences ne dépendent en
aucune façon de la gravité apparente de l'attaque.

OBSERVATION XXIV. — Mme C..., de Danville, Ky., fut admise dans mon hôpital
privé le 13 mars 1886. Elle était âgée de trente-neuf ans et avait eu deux enfants.
Le dernier enfant était né dix-neuf ans auparavant à la suite d'un travail très laborieux ; mais sa santé s'était surtout altérée depuis une fausse couche qui remontait à
neuf ans, à la suite de laquelle elle s'était levée trop tôt et ne s'était pas soignée.
Depuis cette époque, elle avait souffert fréquemment de ce qu'elle appelait des attaques

d'inflammation. Celles-ci s'accompagnaient de douleurs profondes, au niveau de l'aine droite, dans la cuisse et jusqu'au-dessous du genou quelquefois. Menstruation prolongée et très profuse, santé générale médiocre.

Je trouvai l'utérus en antéversion et augmenté de volume, surtout au niveau de son fond. Je ne pus faire pénétrer une sonde dans le canal utérin, ce qui était évidemment dû à une double déchirure du col s'étendant du côté droit en arrière de l'insertion du vagin, et cette lésion avait déterminé une cellulite dans les replis du ligament large de ce côté. Le ligament s'était rétracté et avait attiré l'utérus à droite de la ligne médiane. Par le toucher rectal et le palper combinés, on sentait dans la région de l'ovaire droit une petite masse mal définie qui était douloureuse à la pression.

Je fus d'avis que la malade pouvait guérir rapidement en lui faisant une opération pour fermer le col. J'ajoutai qu'il fallait attendre que toute sensibilité à la pression eût disparu. Après la disparition de la cellulite, je comptais ramener l'utérus à son volume normal en opérant le col et en enlevant le tissu cicatriciel qu'on sentait à l'angle de la déchirure.

On administra des injections d'eau chaude matin et soir; chaque jour j'appliquais de l'iode de Churchill sur le côté droit du vagin, puis je plaçais un tampon de coton imbibé de glycérine qu'on laissait jusqu'au lendemain. Ce ne fut qu'au bout de six semaines qu'elle put porter un pessaire et commencer à marcher. Comme elle souffrait beaucoup au moment des règles, je lui promis de lui dilater l'utérus; et je désignai le lundi 12 avril pour cette opération. Ce jour-là le temps étant mauvais, je remis la chose au lendemain. J'introduisis dans le canal utérin sans difficulté une tente-éponge peu volumineuse; je l'enlevai le lendemain, mais je trouvai un canal incomplètement dilaté, et je ne pus traverser l'orifice interne avec le doigt. Mais je pus traverser le canal avec une pince-curette et reconnaître qu'il n'y avait pas de granulations. On fit des injections d'eau chaude et une application d'iode. Le sixième jour après l'enlèvement de la tente, elle fut prise d'une douleur vive dans le côté droit. Ce n'est que le lendemain après midi que je pus reconnaître qu'il s'était fait un léger degré de cellulite, sans qu'il se soit produit pour ainsi dire de changement du pouls, la température étant à 38°,5. Le 22 avril, à midi, le pouls était à 110, la température à 39°,5 dans le vagin. Le Dr Lee, appelé en consultation, ne put découvrir de péritonite. On décida de lui donner 65 centigrammes de quinine, du bromure de potassium et un peu d'opium toutes les deux heures, par le rectum; cela fit baisser la température à 38°,5; mais le lendemain le pouls était à 120 et la température à 39°,5; 1^{gr},30 de quinine ramenèrent la température à la normale. Quelques vomissements bilieux se produisirent, mais ils n'étaient pas caractéristiques de la péritonite. Le dimanche suivant elle sembla moins bien; elle avait passé une mauvaise nuit, cependant elle ne souffrait pas. Le lundi matin elle était décidément très malade. La température montait à 40°,5 sous la langue, il y avait évidemment un commencement d'empoisonnement du sang. Dans la soirée, il s'écoula un peu de sang par le vagin, et on regarda cet écoulement comme favorable. Mais bientôt le délire apparut et la malade mourut le lendemain matin.

Dans ce cas, je crois que la péritonite générale existait plusieurs jours avant la mort. Mais pas un seul symptôme ne révéla son existence. Un seul cependant indiqua la gravité de la situation. Le son de la voix était à la fin effrayant, par ce fait qu'elle était si pure et si forte qu'elle ne s'accordait pas avec l'état de collapsus de la malade, et j'ai souvent observé ce signe dans les cas d'empoisonnement du sang. La température élevée qui est si caractéristique de la péritonite pure manquait dans ce cas, car elle n'a jamais dépassé 39°,5 dans le vagin.

Lorsque l'attaque s'est calmée, si la nature seule, ou aidée par l'art, est incapable de faire disparaître le produit de l'inflammation, les symptômes de l'empoisonnement du sang apparaissent, en raison de la pénétration des matériaux septiques, dans la circulation générale, comme si c'était là le dernier effort de la nature pour restaurer l'intégrité des parties. La malade souffre alors de frissons, suivis de fièvre ; et il n'y a qu'une légère rémission de ces symptômes pendant une partie du jour. La lymphe enkystée et le sérum se transforment en pus, qui, s'infiltrant dans les tissus voisins, agit comme une substance étrangère, détermine une nouvelle inflammation et cause leur dégénérescence. Un certain nombre de petites accumulations de pus ainsi formé se collectent en un ou plusieurs grands abcès. Ces accumulations de pus s'étendent dans la direction qui présente le moins de résistance, et ordinairement s'ouvrent d'elles-mêmes, sans aide. Le point où ces abcès s'ouvrent le plus fréquemment est le cul-de-sac postérieur du vagin, ou s'ils proviennent d'un ligament large, un peu sur le côté et en arrière du col. Ces abcès se rompent presque aussi souvent dans le rectum, mais moins souvent dans la vessie. Occasionnellement l'abcès peut s'ouvrir dans l'intestin, par suite de quelque adhérence, ou bien, il peut suivre le trajet du muscle psoas et s'ouvrir à l'aine. C'est dans la cavité péritonéale qu'ils s'ouvrent le moins souvent, et cela s'explique par ce fait qu'il suffit que le péritoine soit légèrement irrité pour qu'il y ait production d'une inflammation adhésive qui le protège par avance.

Si cet accident survient, le choc est nécessairement grand, il se produit une inflammation nouvelle, et il n'y a aucune sécurité pour la malade tant que le pus ne se sera pas enkysté de nouveau.

Dans des cas rares, le pus peut sortir du bassin à travers le grand trou sciatique et venir faire saillie sous les muscles fessiers, ou au voisinage de l'articulation coxo-fémorale. Dans beaucoup de cas, l'écoulement du pus ne persiste que pendant un temps limité, et, comme le siège de la rupture occupe généralement le point le plus déclive, l'abcès reste vide, la cavité se rétrécit, les parois adhérent et l'écoulement cesse graduellement. Les symptômes d'empoisonnement du sang disparaissent rapidement, et la restauration de la santé peut se faire.

Dans d'autres circonstances, la fièvre hectique et l'empoisonnement du sang augmentent, et l'écoulement devient plus abondant. Cela arrive lorsque les parois de l'abcès se trouvent être si épaisses qu'elles ne peuvent se mettre au contact, en sorte que sa cavité ne peut se réduire après l'écoulement de son contenu. Tout l'intérieur devient alors une surface sécrétant du pus et la maladie résiste sérieusement à la puissance sédative. Il n'est pas de circonstance où une femme puisse mieux montrer sa ténacité vitale naturelle et sa puissance de résistance. J'ai vu un drain rester en place deux ans, la malade atteindre un degré d'hecticité et d'émaciation qu'on ne peut atteindre dans aucune autre maladie, et guérir.

J'ai rencontré plusieurs cas où une collection de pus s'était enkystée et est restée en cet état pendant des années, sans produire le moindre trouble. Souvent on a pris une accumulation de pus au voisinage de l'utérus, avec épaississement des tissus qui l'entourent, pour un fibrome qui s'est accompagné récemment de cellulite.

L'observation suivante est intéressante sous ce rapport :

Observation XXV. — Mme L. K..., âgée de vingt-neuf ans, fut admise au *Woman's Hospital*, le 9 novembre 1868. Elle a eu une première grossesse bonne, puis une grossesse double; le travail fut long mais naturel. Peu de temps après, elle consultait feu le Dr Peaslee, de New York, pour une sensation de malaise qu'elle éprouvait dans la position debout. Je reconnus que sa gêne était due à l'existence d'une tumeur fibreuse de la paroi-postérieure de l'utérus et j'attribuai à sa présence la longueur du travail. Deux ans plus tard, nouvelle grossesse, travail laborieux, convalescence longue. En reprenant ses occupations elle s'aperçut que la gêne locale avait augmenté; elle éprouvait en même temps une irritation continue de la vessie, augmentée par la station debout. Je trouvai une cystocèle due à la pression d'un utérus augmenté de volume et partiellement en rétroversion, ce qui semblait avoir pour cause une tumeur fibreuse noduiée de la paroi postérieure. Par le toucher vaginal et le palper combinés, je réussis, sans difficulté et sans grande douleur, à mettre l'utérus en antéversion. En élevant le col avec le doigt, pendant que le corps était appliqué contre le pubis, je pus faire constater avec facilité à travers les parois abdominales à plusieurs confrères, l'étendue et les rapports de la tumeur avec l'utérus.

Le 1er décembre, j'opérai la cystocèle, je fis rentrer au dedans l'excès de tissu, en réunissant les surfaces dénudées, au moyen de sutures d'argent interrompues. Lorsque j'enlevai les sutures, la soudure était parfaite, excepté à 15 millimètres du col de la vessie où plusieurs sutures avaient coupé les tissus. La guérison fut rapide et toute irritation de la vessie disparut. Le vendredi 22 janvier, je fermai la petite ouverture au moyen de quatre sutures. Rien de particulier jusqu'au dimanche après midi où elle eut des coliques très vives. Peu après, l'expression de la figure indiqua que quelque trouble se préparait, mais aucun symptôme caractéristique. Le lundi après midi, elle eut brusquement deux évacuations copieuses fétides par le rectum. Le pouls monta à 170, la langue devint sèche; sueurs froides, collapsus profond. Le lendemain des symptômes d'empoisonnement apparurent; vers 7 heures du soir nouvelle évacuation par l'intestin : c'était du pus. Elle déclina rapidement et mourut peu après.

A l'autopsie, on trouva le péritoine en bon état; la tumeur fibreuse n'était qu'un volumineux abcès, autour duquel plusieurs autres petits s'ouvraient dans sa cavité qui était placée entre l'utérus et le péritoine; il s'était ouvert dans le rectum. Ces abcès étaient enkystés dans un sac commun, libre d'adhérences en haut, excepté en un point ou il adhérait à l'intestin grêle. Les autres adhérences s'étendaient le long du fond du cul-de-sac de l'utérus au rectum. Le ligament large gauche était épaissi, cela résultait d'une attaque ancienne; mais il n'y avait aucune trace d'inflammation récente.

En ce qui regarde le diagnostic, je crains bien de tomber encore dans l'erreur dans un cas semblable, si la malade ne présente pas d'antécédents plus nets et jouit d'une bonne santé, si l'utérus est un peu augmenté de volume et si la menstruation est plus abondante qu'à l'état normal. L'absence de fluctuation était due à la densité du kyste extérieur; et la mobilité de l'utérus, la masse qui était en rapport avec lui, et sa surface nodulée, ajoutaient grandement à notre perplexité. Je fis mon diagnostic après un soigneux examen, et sans avoir eu connaissance des opinions qui avaient été émises déjà sur son cas. En fait, je n'appris qu'après sa mort qu'elle avait consulté d'autres médecins. Cela me fut raconté par ses amies, lorsque je voulus rédiger ses antécédents en ce qui touchait au moment de la formation des abcès.

Ce qu'il y a d'intéressant dans son cas, c'est que c'était une femme bien portante s'attachant à remplir ses devoirs journaliers, jusqu'à trois ans avant son admission. Pendant ce temps elle ne souffrit d'aucun inconvénient en dehors de ceux qu'elle attribuait à l'existence de la cystocèle, et qui disparurent entièrement par l'opération. Elle faisait remonter le début de ses troubles à la naissance de ses deux enfants, cinq ans avant son admission, et le Dr Peaslee a pensé que le travail laborieux qu'elle eut à supporter avait été dû à la tumeur fibreuse découverte peu après. Deux ans plus tard, elle eut encore un accouchement laborieux qui s'explique naturellement par la présence de la masse placée en arrière de l'utérus, qui fut également prise à cette époque pour une tumeur fibreuse. A partir de ce moment, pendant les trois ans qui précédèrent mon premier examen, l'irritabilité de la vessie fut constante, excepté quand elle était couchée sur le dos. On peut donc en inférer qu'une masse existait en arrière de l'utérus depuis au moins cinq ans. Il est une question qui se présente d'elle-même en raison du caractère de la tumeur : les abcès se sont-ils formés après le travail, ou bien ont-ils été le résultat de la destruction d'une tumeur fibreuse, ne produisant ni trouble constitutionnel ni inflammation locale qu'on puisse reconnaître? D'après mon examen dans ce cas, mon impression est que les abcès étaient primitifs, car je ne sache pas qu'on ait vu se produire un semblable changement dans une tumeur fibreuse ou qu'on en ait publié des observations.

On en trouve des exemples dans d'autres parties du corps; une dégénérescence caséeuse peut notamment se produire dans la tunique vaginale du testicule, qui quelquefois se transforme en pus et reste pendant des années sans déterminer de trouble.

Traitement de la cellulite pelvienne.

Au premier signe de frisson, la malade doit être mise au lit et il faut faire tous ses efforts pour déterminer une réaction. Il faut appliquer d'une façon continue de la chaleur aux pieds, qu'on trouve invariablement froids. Il est bon de faire prendre à la malade une boisson chaude, à laquelle on peut ajouter un stimulant s'il en est besoin, et on peut placer sur l'abdomen un large cataplasme chaud de graine de lin. Lorsque la réaction se produit et que la femme souffre, on peut lui faire prendre 10 à 15 grammes de poudre de Dower et en même temps lui donner une injection vaginale d'eau chaude. Lorsque, dans ce but, on place la malade sur le bassin, il faut rendre sa position aussi confortable que possible en se servant d'un coussin approprié qu'on mettra sous son siège.

On continuera l'injection *pendant des heures*, si c'est possible, et on la répétera à de courts intervalles. C'est le seul moyen que nous ayons de faire avorter une attaque de cellulite, *et on réussira si on l'emploie d'une façon complète dès le commencement.* La malade sera pleinement récompensée de ses ennuis, puisque ce traitement peut être pour elle un moyen de la sauver, selon toutes probabilités, de plusieurs mois de souffrances.

Pendant qu'elle reçoit l'injection, il est donc nécessaire que la malade soit dans une position confortable, et il faut prendre les plus grandes précautions .

pour qu'elle ne se refroidisse pas. A moins que la canule à injection ne soit en corne, ou en toute autre matière non conductrice de la chaleur, il est nécessaire de la couvrir d'un morceau du tube de caoutchouc, autrement la malade pourrait être excessivement incommodée entre les lèvres par la chaleur de la canule métallique, même alors que la température de l'eau serait beaucoup au-dessous de celle qui serait bien supportée si elle était introduite à travers une canule en matière non conductrice. Il faut se servir de la seringue de Davidson, ou de tout autre instrument construit sur le même principe, de préférence à une seringue-fontaine. C'est là un détail important, car, si l'expérience est faite par un homme qui sait observer, il se convaincra que l'impulsion du jet d'eau est nécessaire pour déterminer la contraction des vaisseaux. On peut fixer un morceau de tube de caoutchouc au bassin de façon à faire couler le trop-plein de l'eau dans un réceptacle quelconque placé sous le lit. Celui-ci peut ainsi être vidé de temps en temps sans déranger la malade. L'eau doit être injectée lentement, mais avec un courant constant et à une température aussi élevée que la malade peut la supporter avec agrément. Les mains de la personne qui les donnera seront bientôt prises de crampes à force de pousser la tige de la seringue, aussi sera-t-il nécessaire qu'elle soit aidée par une autre personne. Ce qu'il y a de mieux est de continuer l'injection jusqu'à ce que la réaction se soit bien développée, jusqu'à ce que la fièvre soit tombée et que le fonctionnement de la peau se soit bien établi. Toutes les fois qu'on pourra prolonger cette action de la peau au moyen de la liqueur à l'acétate d'ammoniaque ou par tout autre remède, il faudra le faire. Il n'y aurait rien de meilleur que le bain russe, si on pouvait le donner sans faire courir de risque à la malade et sans augmenter les douleurs par suite des mouvements qu'il nécessite. L'emploi de l'eau chaude est généralement très agréable, et comme elle s'évapore sous les couvertures, l'action de la peau en est considérablement accrue.

L'eau chaude a pour action de stimuler la circulation dans le bassin, de façon à diminuer la congestion locale avant que la nature essaie de le faire au moyen de l'exsudation du sérum dans les tissus voisins. Aussi est-il facile de voir que tout accroissement de l'action de la peau est un bénéfice pour la malade, et il faut la maintenir aussi longtemps que possible.

Un autre remède à employer pour faire disparaître la congestion est l'opium, qu'il vaut mieux donner, en vue de l'effet local, sous forme d'injection dans le rectum. A tout hasard, l'irritation locale qui se traduit par la douleur doit être calmée, ou bien le courant sanguin continuera à se porter vers les parties congestionnées. Malheureusement, ce n'est que pendant un temps très court, au début, qu'il est possible de faire avorter l'attaque, et en peu d'heures il peut s'être produit de grands dommages.

La période qui suit est critique, et met à l'épreuve la puissance de résistance de l'individu. C'est à ce moment que la nature fait un effort pour réparer le mal, aidée par les vaisseaux absorbants, et elle accomplit rapidement sa tâche, si les progrès de l'inflammation peuvent être arrêtés.

Cette période a une durée incertaine, allant de quelques heures à quelques jours, et elle est, en général, la première que voit le médecin, quoiqu'elle ne soit pas toujours reconnue. Les tissus se sont infiltrés de sérum, il y a une élévation locale de la température dans le vagin, l'utérus peut être mobile, et si le péritoine est atteint, l'inflammation est encore circonscrite et limitée. La douleur sera déjà bien mitigée, et il peut même y avoir absence de fièvre.

Le repos dans la posture couchée est absolument indiqué, le corps doit être protégé contre le froid au moyen d'un supplément de flanelle, et les extrémités maintenues à une température agréable par des moyens artificiels. S'il y a de la douleur à la pression, on recommande habituellement d'appliquer un certain nombre de sangsues sur la paroi abdominale au niveau du point où elle siège. On obtient fréquemment au moins un soulagement temporaire par ce moyen, mais il ne faut l'employer que dans des circonstances particulières. Comme la restauration de la santé dépend de la force de la malade, il ne faut pas l'affaiblir en lui enlevant du sang, car le bénéfice de cette saignée ne serait que temporaire. Une révulsion rend grand service, et on note fréquemment une amélioration notable après l'application d'un vésicatoire. On l'appliquera sur le siège de la douleur, mais en prenant la précaution d'éviter l'aine, sans quoi la malade serait exposée à souffrir beaucoup inutilement. En appliquant d'abord un emplâtre à la moutarde, de façon à rougir la peau, on obtiendra par le vésicatoire un résultat plus certain. Lorsqu'il est bon, il suffit de le laisser cinq à huit heures en place. On peut alors l'enlever, et couvrir la surface d'un cataplasme mou protégé au dehors par un morceau de taffetas gommé. Le tout est alors fixé par une légère bande de flanelle, qui doit servir de protecteur lorsque l'abdomen n'est pas couvert par un cataplasme. On peut enlever le cataplasme au bout de quelques heures, lorsqu'il devient froid ; on coupe alors les ampoules formées par le vésicatoire afin de permettre au liquide de s'écouler. Lorsqu'elles ont été vidées, il faut nettoyer toute la surface qui a été couverte par le cataplasme, avec une éponge molle imbibée d'eau chaude et un peu de savon. Sur la surface ainsi nettoyée, on placera du coton lâche de la meilleure qualité. Comme il est très important de ménager les forces de la malade, il est nécessaire de faire sécher promptement le vésicatoire et de limiter autant que possible son écoulement. Rien ne le fera plus rapidement que le coton qui adhère à la surface dénudée et reste en place jusqu'à ce qu'il tombe après la guérison de la surface. Au bout d'un jour ou deux, on peut enlever tout le coton qui peut être retiré sans force, et le reste doit être ramolli au moyen de l'application d'une éponge imbibée d'une solution faible d'acide phénique. La surface doit alors être nettoyée avec une serviette molle, et recouverte de nouveau de coton frais. Il faut répéter cela chaque jour, s'il y a de l'odeur, ou si la malade se plaint d'être mal à son aise. On peut ainsi appliquer un vésicatoire tous les douze ou quatorze jours tant que cela sera nécessaire.

On emploie fréquemment l'iodure de potassium comme altérant dans cette affection, mais il ne faut pas toujours y avoir confiance. J'ai vu, sous son influence, l'état de la malade s'améliorer rapidement, et d'autre part, j'ai vu son emploi n'être suivi d'aucun bon résultat. La même observation peut aussi s'appliquer à l'emploi de petites doses de calomel, fréquemment répétées. Il y a certaines affections où chacun de ces agents semble être efficace, mais dans l'état actuel de nos connaissances leur emploi est quelque peu empirique.

Nous devons tout faire pour améliorer la santé générale. Il peut être utile de donner des toniques, mais on évitera d'user du fer sous quelque forme que ce soit, en raison de son effet constipant. Ce sera un problème d'une solution difficile que de régler les intestins pendant les dernières périodes de la cellulite. L'aliment sera donné sous une forme très concentrée, et on le choisira de façon à ce que la plus grande partie en soit assimilée, et à ce qu'il ne reste guère de résidus qui puissent s'accumuler. Il est très essentiel d'éviter que les matières s'accumulent dans l'intestin grêle, car on empêche ainsi un obstacle mécanique à la circulation en retour du bassin de se produire; la distension de cette portion du rectum rétrécie par la cellulite amène beaucoup de gêne et une augmentation de la douleur. Il faut maintenir le contenu de l'intestin dans un état demi-fluide, car la malade est incapable de faire des efforts pour aller à la selle, ou bien évite instinctivement d'en faire, par crainte qu'ils ne déterminent des douleurs; la réplétion du rectum par des matières fécales accroit beaucoup son malaise. Il est un fait qui augmente considérablement la difficulté de traiter ces cas, c'est que peu de malades sont capables de tolérer un lavement, à moins qu'il ne soit d'un volume si petit qu'il ne rend guère service. Toute distension du rectum, même par un liquide, doit nécessairement exercer une pression sur les tissus enflammés. Des scybales se forment fréquemment, malgré tous les soins, et lorsqu'elles occupent le rectum, la malade est généralement incapable de les expulser. J'apprends à mes gardes à introduire un doigt, bien graissé, dans le rectum et à enlever toute accumulation qui a pu s'y faire, aussitôt que la malade commence à éprouver de la gêne. Cela exige une certaine expérience, car toute violence, si minime qu'elle soit, produit des douleurs tout à fait inutiles. L'opération mérite donc l'attention personnelle du médecin, même si c'est lui qui doit soulager sa malade. On peut introduire dans le rectum quelques onces d'eau de graine de lin chaude où de l'huile, et on peut de la sorte enlever plus aisément la masse durcie. On fait glisser doucement le doigt en avant et en dehors de la masse, afin de pouvoir exercer en bas et en arrière vers le sacrum la force nécessaire à l'enlèvement de la masse, sans presser sur le siége de l'inflammation. Le soufre combiné au bitartrate de potasse agit bien, comme le fait quelquefois une dose d'huile de ricin. J'ai eu à soigner des femmes qui heureusement étaient capables de prendre chaque nuit une cuillerée d'huile de ricin : cela réglait parfaitement les intestins sans causer le moindre trouble de la digestion. Il est parfois d'une bonne pratique de donner une pilule contenant 30 centigrammes de fiel de bœuf épaissi trois fois par jour, et s'il y a de la flatulence, on peut ajouter une dragée contenant 25 centigrammes d'assa fœtida, pourvu qu'elle puisse être prise sans troubler l'estomac, qui est déjà exposé à être dérangé par sympathie avec l'affection pelvienne. Nous aiderons donc la digestion par des moyens judicieux, et nous laisserons l'estomac au repos, autant que possible, lorsqu'il n'aura pas nécessairement à digérer ; car aussitôt que la nutrition s'altère par affaiblissement de la puissance digestive, la récupération cesse.

Lorsqu'une malade peut prendre de l'huile de foie de morue sans que la digestion se dérange, cela est une circonstance très heureuse, car c'est un remède très efficace pour réparer les pertes.

De toutes les maladies et complications que nous pouvons être appelés à traiter dans cette branche de la chirurgie, il n'en est pas une où la lumière solaire et l'air frais soient aussi utiles et bienfaisants que dans les abcès pelviens. A moins qu'on ne soit dans la saison la plus douce, une malade atteinte de cette affection ne supportera guère l'exposition au froid, parce qu'elle est extrêmement sensible à ses effets. On lui fera occuper une chambre claire et exposée au soleil, et autant que possible, elle laissera de côté les préjugés dont j'ai déjà parlé à ce sujet.

Les injections d'eau chaude seront continuées pendant toute la durée de la maladie, et c'est le matin de bonne heure et le soir qu'il sera péférable de les donner. Un large bassin suffira dans ce but, car le moment est alors passé où il peut être avantageux de se servir de cet agent d'une façon prolongée comme prophylactique. Mais il peut stimuler indirectement les absorbants, diminuer un peu la circulation pelvienne, et calmer le système général en faisant disparaitre temporairement l'irritation locale. Il donne ainsi un grand bien-être, et il est très utile pour amener le sommeil lorsqu'on l'emploie quand la femme a été préparée pour la nuit.

L'usage de l'opium et des calmants exige de la part du médecin un grand discernement. Ces remèdes doivent être tenus en réserve pour être employés en dernier ressort, comme la grande ancre pour le navire menacé de faire naufrage. Il arrive toujours un moment dans cette maladie, si elle se généralise, où un opiacé est presque le seul remède qui ait une action sur la vie. Il est alors le seul agent actif qui reste, et il agit comme un tonique, en calmant la douleur, en donnant du repos, et en modérant la perte du système nerveux. Je suis certain d'avoir vu des cas où la guérison ne fut due qu'à ce que les calmants avaient été tenus en réserve. La pratique ordinaire est d'en donner aux malades dès le début de la maladie, en sorte que quand ils deviennent très utiles, on n'en obtient plus de bons effets, parce qu'on se trouve alors forcé d'en donner des doses si élevées qu'elles troublent l'appétit et la digestion. C'est parfois une mauvaise chose que de laisser souffrir la malade, mais il y a des moments où les injections d'eau chaude ou d'autres moyens doux la soulageront. Lorsqu'un opiacé sera nécessaire, il faudra toujours l'administrer comme je l'ai déjà recommandé, soit par injection, soit sous forme de suppositoire dans le rectum, et il faut en user aussi peu que possible par routine. De toutes les manières de donner l'opium, la méthode hypodermique est la plus dangereuse, car elle est trop facile à employer. L'inventeur de cette méthode a fait don, je le crains, à la race humaine, d'une malédiction au lieu d'un bienfait. On peut m'accuser d'avoir des préjugés, mais j'ai depuis longtemps senti que la profession médicale était grandement responsable de l'abus qu'on fait de la seringue à injection, car l'habitude de l'opium est très répandue. Ce vice se propage rapidement dans notre pays, et il est à craindre que d'ici peu nous rivalisions avec les Chinois dans la consommation de cette drogue.

Pour la commodité de la description, nous admettrons une troisième période à cette maladie, celle d'exsudation. La période d'infiltration, si elle n'est pas arrêtée par la convalescence, passe si rapidement à celle d'exsudation que les deux périodes peuvent être regardées comme une seule et même période, le même traitement leur étant applicable.

Si la marche de l'exsudation n'est pas arrêtée et suivie de guérison, nous devons nous attendre à une conséquence très sérieuse, à savoir, la formation du pus. Ce travail s'annonce par des frissons qui surviennent de temps en temps, suivis de fièvre et d'une augmentation de la douleur. Le pus formé par les éléments cellulaires du tissu enflammé est, au début, divisé en petites masses, qui avec le temps rompent les tissus qui les séparent et forment un ou plusieurs abcès. Il arrive parfois qu'un abcès de ce genre s'ouvre rapidement, la convalescence commence et la cavité disparait promptement. Mais dans un grand nombre de cas, il reste ouvert pendant un temps indéfini, la membrane qui le tapisse formant une surface qui sécrète du pus. Le danger que court la malade est à ce moment plus grand qu'à toute autre période de la maladie. En outre de l'action considérable qu'exerce sur l'économie l'écoulement abondant du pus, la malade peut commencer à souffrir de fièvre hectique ou d'irritation et d'empoisonnement du sang. Aussi longtemps que le pus reste enkysté, ce dernier danger est léger, mais lorsque l'abcès s'est vidé de son contenu, la nature fait un effort pour vaincre la maladie par résorption. Il en résulte que pendant le cours de la dernière période de l'affection, l'économie est constamment empoisonnée, et aussi longtemps que les forces de la malade resteront suffisantes le poison continuera à être éliminé.

La quinine, l'opium et un régime très nutritif sont à ce moment les moyens principaux de soutenir la malade. On n'observe guère de rémission de la fièvre dans cette période, mais en faisant attention aux variations de la température dans le vagin, on verra qu'il y a presque toujours une augmentation de la fièvre entre midi et minuit. Cet état et la tendance à l'empoisonnement du sang doivent être tenus en échec au moyen de fortes doses de quinine, qui, cela est bien connu, possède la propriété de diminuer la fréquence du pouls et d'abaisser la température. On dit que la quinine possède en outre la propriété de limiter la migration des corpuscules blancs et la formation du pus; si cela est vrai, cela augmente sa valeur dans cette maladie. Récemment on a prétendu que la quinine, combinée à une quantité double de bromure de potassium ou avec de l'acide hydrobromique, pouvait être administrée à fortes doses sans donner lieu au quinisme et sans perdre de ses propres propriétés thérapeutiques. J'ai peu expérimenté cette combinaison, mais quand je l'ai essayée elle m'a réussi.

Nous avons une excellente ressource dans l'emploi prudent de l'aconit comme sédatif de la température, pour calmer la respiration, et pour diminuer la fréquence des mouvements du cœur. La digitale a été aussi employée dans le même but; mais je ne l'ai pas trouvée aussi sûre et aussi efficace que l'aconit.

On a montré expérimentalement que l'aconit à doses modérées stimule
d'une manière notable les ganglions cardiaques inhibitoires, calme le cœur
et lui donne du repos en prolongeant la période présystolique. J'ai remarqué
qu'en même temps que les pulsations diminuaient en fréquence, elles augmen-
taient en force. On ne le donnera pas assez longtemps, ni à des doses suffisamment fortes, pour exposer la malade à ses effets secondaires, qui sont
toxiques; et aussitôt que les contractions auront diminué, et que les battements ne seront plus qu'au nombre de vingt par minute, il faudra diminuer
la dose et surveiller les effets.

Pendant que la malade prend de l'aconit, il est important qu'elle soit nourrie avec régularité et soin, et qu'elle prenne des stimulants alcooliques de
façon à favoriser les effets bienfaisants et à s'opposer à la tendance dépres-
sive des doses élevées du médicament.

La plupart des thermomètres vendus par les fabricants d'instruments ne
sont pas dignes de confiance. Ils ne peuvent servir pour l'usage auquel ils sont
destinés qu'après au moins une année, car les tubes se contractent, et si on
fait la graduation trop tôt, ils donnent des indications erronées. Ils ne devraient jamais être gradués avant que le retrait du verre ait cessé et sans
qu'on leur ait fait subir une préparation soigneuse, car j'ai noté une différence de 3° entre deux instruments provenant du même fabricant.

Dans une attaque de cellulite, on n'observe que pendant quelques jours une
élévation de 2 ou 3° au-dessus de la température normale du corps. Mais si
un bon instrument enregistre une température de 40°,5 l'indication est très
sérieuse, et la guérison est rare lorsque la température reste au-dessus de ce
point pendant un temps. Lorsque la température est très élevée, c'est l'indication la plus certaine que le péritoine est atteint et que l'inflammation s'étend.

Il faut ouvrir largement toute collection de pus.

La règle est aussi applicable ici qu'en chirurgie générale; il faut ouvrir
largement toute collection de pus aussitôt qu'on peut la découvrir. Je ne
regarde pas comme une saine pratique d'attendre que le pus se trouve une
ouverture. Le contenu d'un abcès ne peut suivre qu'une voie, celle que
crée la rupture. Il est donc prudent d'ouvrir l'abcès par le vagin aussitôt
qu'on reconnaît la présence du pus. Il est cependant quelquefois difficile de
la reconnaître, à moins que la paroi ne soit mince, car on peut avoir très nettement la sensation de fluctuation et cependant ne pas trouver de collection
purulente. Mais lorsqu'on est sûr de l'existence de l'abcès, on ne gagne rien
à permettre à son contenu de former des clapiers de grande étendue dans les
tissus et de s'ouvrir, chose possible, dans la cavité péritonéale. Que l'abcès se
soit rompu dans le vagin ou qu'il ait été ouvert artificiellement, son ouverture
doit être suffisamment large pour permettre de faire des lavages dans la cavité.
Je me sers d'eau chaude dans laquelle j'ajoute un peu d'acide phénique impur,
ou bien dans laquelle on a fait diffuser une cuillerée de levure de bière. La
fièvre d'irritation diminuera à mesure que la cavité reviendra sur elle-

même, l'état de la membrane qui la tapisse s'améliorera peu à peu et il y aura une notable diminution. de l'écoulement. On fera autant que possible l'ouverture au point le plus déclive, quoiqu'on ne puisse pas toujours choisir, mais lorsqu'on peut le faire, c'est une bonne chose, parce que la cavité revient plus facilement sur elle-même étant mieux drainée. Lorsque l'ouverture est large et permet l'accès facile de l'air, l'écoulement augmente pendant un certain temps et devient plus nuisible, mais on peut le diminuer beaucoup en lavant la cavité. Les injections vaginales doivent être continuées et peuvent être données par la garde; c'est un moyen d'empêcher la décomposition du pus dans le vagin. Mais le chirurgien ne doit jamais confier à un aide le soin de faire les lavages dans la cavité de l'abcès. L'opération exige du jugement et l'eau doit être injectée au moyen d'une seringue de verre à longue canule, sans force et avec soin. C'est une précaution nécessaire, car je connais deux cas où on a rompu le sac; cet accident fut suivi de mort par suite du passage du contenu dans la cavité péritonéale. Ce danger n'existe qu'au début, car la nature forme bientôt des adhérences ou des épaississements au niveau des points faibles, et l'accident ne peut plus alors se produire. Il faut tourner de différents côtés la canule de la seringue de façon à laver le pourtour de la cavité, et continuer l'injection jusqu'à ce que l'eau revienne claire. Je lave une cavité pendant un certain temps et lorsque l'état de la malade vient à cesser de s'améliorer, j'injecte une solution faible d'iode dans l'eau. Si cela ne cause aucun trouble particulier, j'augmente sa force au bout de quelques jours, et je surveille l'effet. Mon but est de détruire la surface pyogénique au moyen d'une solution assez forte pour atteindre ce but, sans. déterminer une nouvelle attaque de cellulite.

Un abcès pelvien ne se vide pas souvent dans le rectum seul et s'ouvre fréquemment à la fois et dans le rectum et dans le vagin. Lorsque l'abcès vient à s'ouvrir dans le rectum, cela complique beaucoup le cas, et le résultat n'est jamais aussi favorable que quand il n'y a qu'une ouverture dans le vagin. Dans ce cas, en effet, l'écoulement est toujours plus abondant par suite de l'irritation causée par les fèces et les gaz qui y pénètrent. Lorsque on ne peut laver la cavité par le vagin, il faut compter pour la guérison sur la résistance de la malade.

OBSERVATION XXVI. — Je n'ai rencontré qu'un seul cas d'abcès formé dans le tissu cellulaire placé entre l'utérus, la vessie et le vagin. La femme ne vint me consulter que plus d'un an après que l'abcès s'était ouvert dans la vessie, d'où il en était résulté l'écoulement de l'urine par le vagin. A travers une ouverture située sur la ligne médiane, et au centre de la cloison vésico-vaginale, on pouvait faire passer une sonde en arrière le long d'un sinus vers l'utérus, mais on ne pénétrait pas dans l'utérus. Au moyen d'une paire de ciseaux à pointes mousses, j'ouvris le trajet jusqu'à ce que j'atteignisse la petite cavité qui avait été le siège de l'abcès et au centre d'une mince paroi antérieure je trouvai une petite ouverture à travers laquelle je pénétrai directement dans la vessie. Les côtés de cette cavité furent soigneusement avivés au moyen des ciseaux et les parties trop minces furent grattées de façon à obtenir une surface dénudée. J'appliquai des sutures interrompues et les côtés de la cavité furent accolés sur la ligne médiane.

J'ai observé deux cas de cellulite dans lesquels l'urine s'écoulait directement de l'uretère gauche dans le vagin. Dans un cas, l'uretère semblait adhérer à la paroi vaginale immédiatement en arrière de la jonction du cul-de-sac postérieur avec le col. Le contenu de l'abcès se vidait dans la vessie, et la pression exercée par l'accumulation du pus produisait une telle irritation que l'urine ne pouvait s'écouler de l'uretère dans la vessie et était forcée de passer par le vagin.

Dans un autre cas, l'uretère gauche avait été coupé par le chirurgien, précisément au même point, en ouvrant l'abcès, de sorte que pus et urine passaient dans le vagin. Je reparlerai de ces deux cas avec plus de détails lorsque je traiterai des fistules vésico-vaginales.

La position normale de cette portion de l'uretère est à la partie externe de la vessie, et dans ces deux cas elle était à 2 cent. 1/2 au-dessus de son orifice vésical. Le déplacement doit avoir été déterminé par le poids et la pression en bas de l'abcès et par conséquent on fera bien, lorsqu'on ouvrira un abcès par le vagin, d'éviter, si c'est possible, cette région.

Idées du Dr Brickell.

Le Dr Brickell, de New Orleans, a publié un important Mémoire [1] sur ce sujet, et il a résumé ses idées de la façon suivante :

« Conclusions : 1º Je suis convaincu qu'il y a deux formes d'inflammation pelvienne, séreuse et phlegmoneuse, ou suppurative. Une attaque de l'une ou l'autre de ces formes peut avorter, c'est-à-dire, peut ne pas aboutir à la formation de pus ou à l'effusion du sérum. Mais s'il y a formation de pus ou effusion de sérum, alors :

« 2º Je suis convaincu que l'évacuation est la bonne pratique ; et —

« 3º Qu'il faut faire l'évacuation par le vagin.

« 4º Le chirurgien ne doit pas tolérer la présence du pus dans une partie quelconque du corps. La présence de sérum effusé dans le bassin ne doit pas être tolérée non plus. Aussi longtemps que l'effusion existe, en outre de la douleur et de la prostration qu'elle produit, elle remplit vis-à-vis de l'inflammation l'office d'un stimulus permanent et le bassin peut être et sera ravagé.

« 5º Les applications topiques et les remèdes internes n'ont aucune influence sur les effusions de sérum, d'après mes observations. »

Ne m'occupant pas de pratique générale, je n'ai vu que peu de cas avant la rupture de l'abcès. Dans ma propre pratique, j'ai été aussi assez heureux pour n'en voir que fort peu. Beaucoup de cas de cellulite ont nécessairement passé par mes mains pendant le cours du traitement ou après les opérations. Mais pendant un service de seize ans au *Woman's Hospital*, je ne me souviens pas d'un seul cas où l'inflammation se soit terminée par abcès.

[1] *The proper treatment of pelvic effusions*, by D Warren Brickell M. D., Professor of obstetrics, etc. Charity hospital medical college, New Orleans. *American Journal of the Medical Sciences*. Philadelphie, April 1887.

Pendant le même temps, dans ma pratique privée, j'en ai eu deux cas survenus après division du col, dont les observations sont publiées au traitement de cette opération. En fait, je n'ai pas eu à ouvrir plus de cinq à six abcès pelviens dans ma vie, et je n'ai jamais rencontré de collection de sérum analogue à celles que décrit le Dr Brickell. Je me rappelle ce que j'ai observé au début de ma carrière, à l'autopsie, dans les affections inflammatoires qui s'étaient produites à la suite de l'accouchement, où j'ai trouvé si fréquemment le tissu connectif infiltré de sérum, que j'ai toujours regardé sa présence comme indiquant une période de la cellulite qui devait se terminer par un abcès pelvien, si elle n'était pas arrêtée. Le Dr Brickell rapporte un certain nombre de cas, guéris par évacuation d'accumulations de sérum égalant comme quantité le contenu d'un abcès.

Je me rappelle un certain nombre de cas que j'ai observés où il y avait épaississement des tissus, dans lesquels aucun traitement n'a semblé avoir eu le plus léger effet et qui finalement ont passé en d'autres mains. Il est très probable que dans cette classe de cas, on trouverait ces collections de sérum, puisque le Dr Brickell ne paraît pas avoir rencontré un cas où une semblable accumulation se soit ouverte sans l'aide du bistouri. Il cite le cas d'une collection de pus qui ne produisit aucune irritation pendant un temps très long après la disparition des symptômes aigus, et il est particulièrement intéressant, rapproché de l'histoire de ce cas de fibrome supposé que j'ai donnée un plus plus haut. Le Dr Brickell écrit : « La suppuration, observation IV, que j'ai citée, montre clairement comment des dépôts libres de pus peuvent se faire dans le bassin à la suite d'attaques aiguës d'inflammation, et cependant, lorsque les symptômes aigus se calment, la malade peut se lever, s'améliorer en apparence, et même travailler pour vivre pendant plusieurs années dans un bien-être relatif. Au bout d'un certain temps, cependant, l'inflammation aiguë se rallume, et se termine par destruction. » Cela n'est pas la règle, cependant, pour les collections de pus, et il y a d'autres cas, comme je l'ai établi, qui restent stationnaires pendant des années. Dans ces cas, j'espère que nous pourrons trouver cette accumulation de sérum et s'ils peuvent être guéris au moyen de l'aspirateur, le Dr Brickell nous aura rendu un grand service. L'expérience seule peut nous permettre de reconnaître le moment propice pour faire une exploration ; mais je ne peux pas regarder l'introduction d'un trocart dans les tissus enflammés du bassin comme un procédé exempt de danger dans tous les cas. Ces remarques me sont inspirées par le souvenir de deux cas, où m'étant trompé dans mon diagnostic, et ne trouvant pas de liquide en faisant une ponction avec un trocart, la vie des malades fut grandement mise en danger par une attaque de cellulite qui en fut la suite.

Le Dr William H. Byford, de Chicago, a lu à la dernière réunion de l'*American gynœcological Society*, un Mémoire sur l'*Abcès chronique du bassin*[1] qui jettera assurément quelque lumière sur ces accumulations de sérum après les inflammations pelviennes.

---

[1] *Transactions of the gynœcological Society*, tome VIII.

Voici ce que dit le Dr Byford : « D'abord, dans les cas d'abcès cellulaire, le pus est louable, présente des caractères normaux, mais au bout d'un certain temps ces caractères changent, ou plutôt il se fait un mélange de sérum et parfois de sang, lorsqu'il est épais et sanguinolent. Au lieu de n'être pas irritant, il est âcre, ichoreux et fétide. Les globules de pus diminuent en proportion de la quantité de sérum, et finissent par disparaître. La surface sécrétante perd ses qualités pyogéniques, et le pus est remplacé par une exsudation séreuse. Pendant que ces changements s'opèrent, et que les globules de pus subissent la macération, on peut les voir aux différentes périodes de désintégration et de décomposition, se tassant au fond du sérum bourbeux, ayant une densité plus ou moins grande, et finalement disparaissant. Les causes de l'altération du pus sont les changements éprouvés par la membrane qui tapisse la cavité de l'abcès chronique ; ces changements sont remarquables. D'abord la paroi interne de la cavité est couverte des granulations saines de l'ulcère ordinaire, qui ressemblent absolument à celles des ulcérations externes. Après un temps qu'on ne peut limiter, elles dégénèrent et disparaissent ; il en résulte alors des plaques de cicatrisation, et à la fin, la cavité entière est recouverte d'une membrane cicatricielle. La surface interne ayant perdu son caractère granuleux, il ne se produit plus de pus. La membrane pariétale n'est plus recouverte d'éminences granuleuses, c'est au contraire une membrane lisse, reluisante, ayant la structure des cicatrices.

« Cette membrane possède une organisation très simple et les propriétés d'exosmose et d'endosmose. La cavité est maintenue à l'état de réplétion par exosmose et quelquefois s'accroît parce que le sérum s'épanche en excès ; généralement, cependant, l'équilibre s'établit entre ces deux fonctions et produit ce résultat de maintenir stationnaires les dimensions de la tumeur. »

Le Dr Byford renvoie alors à un article du Dr George H. Bixby, intitulé *Tumeurs kystiques de l'abdomen et du bassin*[1], qui donne les observations de deux cas de tumeur de ce genre que le Dr Byford avait suivis pendant un certain nombre d'années. De l'une de ces tumeurs, on retira 1500 grammes de sérum de couleur paille. Relativement à ce cas, il dit : « Après la chute de l'inflammation du sac, sa surface se cicatrisa, et par cette surface cicatricielle le sérum s'épancha abondamment, les globules de pus et les caillots sanguins qui restaient se désagrégèrent et les caractères du sang et du pus disparurent. » « Le revêtement des parois des abcès chroniques ne subit pas rapidement les changements que nous avons décrits ; mais cela peut tenir aux masses de granulations, qui donnaient naissance à un grand nombre de saillies filamenteuses de 1 millimètre à 1 centimètre ou plus de longueur. » Il recommande de faire une large ouverture afin que ces masses puissent être soigneusement enlevées au moyen du doigt ou de la curette, et de faire un drainage parfait et des lavages fréquents des cavités avec une solution désinfectante. Son expérience justifie ce dire : « Il n'y a aucun danger à curer avec le doigt ou avec un instrument dur tout l'intérieur de ces

---

[1] *Transactions of the American gynæcological Society*, vol. I.

vieilles cavités. Les parois sont habituellement très résistantes, et ne se laissent pas traverser sous la pression nécessaire pour enlever les excroissances. »

Il est d'une bonne chirurgie, comme je l'ai déjà dit, d'ouvrir largement et de vider une collection de pus aussitôt que la fluctuation pourra être découverte. Mais le résultat n'est pas toujours satisfaisant dans le traitement des abcès pelviens, bien qu'une large ouverture ait été faite et qu'on ait eu soin de faire ensuite le lavage de la cavité. Un abcès situé au fond du cul-de-sac de Douglas sera généralement guéri en un temps plus court, lorsqu'il aura été ouvert largement, qu'un abcès occupant tout autre partie du bassin. Il y a à cela plusieurs raisons ; la principale, c'est que l'étendue de l'inflammation doit être nécessairement limitée et que la puissance réparatrice est capable au début d'isoler l'abcès par agglutination des surfaces péritonéales placées au-dessus. Pour que le point d'évacuation du pus soit bien choisi, il doit être situé au point le plus déclive ; on obtiendra alors un drainage parfait. Une erreur commune, cependant, est de ponctionner l'abcès trop près derrière l'utérus. Dans les circonstances ordinaires, le fond du cul-de-sac de Douglas se termine souvent en ce point, mais lorsqu'il est repoussé, comme dans le cas d'hématocèle ou d'une collection de pus, le point le plus déclive se trouvera souvent à plusieurs centimètres plus bas. On ne peut s'assurer qu'il en est ainsi que par l'introduction de l'index d'une main dans le rectum et de l'autre dans le vagin, l'étendue de la lésion peut alors être aisément délimitée. Au moment de faire la ponction, on sera très bien guidé en plaçant l'index dans le rectum, et le pouce de la même main dans le vagin. On peut alors les réunir au point convenable, où ils ne sont séparés que par la cloison, ce qui laisse l'autre main libre de porter la lame du bistouri le long du doigt jusqu'au point que l'on compte ouvrir. Lorsque la cavité aura été évacuée, il sera nécessaire de la laver fréquemment avec de l'eau phéniquée tiède et quelquefois avec de l'iode. Si l'on veut empêcher la fermeture de l'ouverture, et obtenir un bon drainage, il faut fixer dans l'orifice un petit morceau de tube de caoutchouc, percé de nombreux petits trous.

M. Lawson Tait a audacieusement ouvert l'abdomen, et en atteignant par cette voie l'abcès pelvien, a probablement résolu la difficulté en présence de laquelle on se trouve dans beaucoup de cas où les résultats du traitement ont été jusqu'à présent très peu satisfaisants.

Voici en quelques mots[1] l'histoire de son premier cas, qui fut traité en février 1878. Après avoir donné les antécédents de la malade et décrit son état, qui présentait tous les signes des dernières périodes de l'inflammation pelvienne, il dit : « Je me déterminai à l'ouvrir par en haut. Je trouvai une large cavité, contenant environ 1000 grammes de pus fétide et des caillots sanguins en décomposition. Je la nettoyai soigneusement, et après avoir uni les bords de l'ouverture du kyste à la plaie abdominale, j'y fixai un tube à drainage en verre de Kœberlé de 20 centimètres de long. Sept jours après l'opération, je plaçai un tube à drainage en verre de 13 centi-

---

[1] *Traité des maladies des ovaires.* Traduit par Ad. Olivier, 1886.

mètres, et la semaine suivante je le remplaçai par un tube de caoutchouc. La malade se leva le vingtième jour après l'opération, et dix jours plus tard elle retourna chez elle en parfait état; l'abcès était guéri, et depuis elle a joui d'une bonne santé (mars 1880). »

Dans quelques cas, M. Tait a substitué, après le douzième jour, au drainage en verre, un tube peu volumineux de fil métallique enroulé, qui est préférable au tube de caoutchouc.

Il termine le chapitre comme il suit : « Ma conclusion générale, d'après ces cas, est que l'ouverture de semblables abcès par la section abdominale est une opération qui n'est ni difficile ni dangereuse ; que la guérison par cette voie est plus certaine et plus rapide que par tout autre voie ; et que dans l'avenir je conseillerai toujours de faire une incision exploratrice quand je croirai qu'il y a un abcès qui ne peut être atteint ni vidé d'une façon satisfaisante par en bas.

« Depuis la publication de ce Mémoire, j'ai opéré quinze cas, et la guérison dans les vingt cas a été complète et persistante. »

Je n'ai rien à dire quant à la convenance de cette opération, et même je soutiens que c'est le devoir du chirurgien d'essayer d'atteindre l'abcès, car dans nombre de cas la mort serait bientôt le résultat de l'empoisonnement du sang. Malheureusement, cependant, il y a des cas où l'abcès ne peut être atteint par la section abdominale. Pendant l'été de 1882, j'ai eu la bonne fortune d'assister à une opération de M. Tait sur un homme qui avait un abcès pelvien causé par un coup de pied dans l'abdomen. Cela a été une grande consolation pour moi d'avoir vu M. Tait en cette occasion ne pas pouvoir atteindre l'abcès, parce que l'intestin grêle ne formait plus qu'une masse par le fait de l'inflammation. Il put, cependant, introduire un tube à drainage en fil métallique par le rectum, mais il doit y avoir beaucoup de cas où l'abcès ne peut être atteint dans n'importe quelle direction, et s'il ne parvient pas à trouver une issue, la mort doit en être le résultat.

L'observation suivante donne la description d'une méthode radicale pour enlever les restes d'un vieil abcès pelvien, lorsqu'il est situé de façon à ce que l'opération puisse être faite avec sûreté.

OBSERVATION XXVII. — Mme H..., âgée de quarante ans, d'Oswegs, N., V., fut admise dans mon hôpital privé le 3 janvier 1884. Mariée à vingt-trois ans, elle a fait deux accouchements prématurés à six mois. Seize ans se sont écoulés depuis la première naissance, et depuis cette époque elle a toujours plus ou moins souffert dans le côté droit. Le second accouchement remonte à onze ans. Elle a été prise un certain nombre de fois de fièvre avec augmentation de la douleur, et après plusieurs accès, du pus passa par l'intestin.

Deux ou trois ans avant de venir me consulter, un abcès s'était ouvert au dehors en même temps que dans l'intestin et s'était guéri plusieurs fois ; mais, de temps en temps, le pus s'écoulait de nouveau.

Je trouvai la santé générale de la malade médiocre ; le soir, la température s'élevait sans cause appréciable. Elle avait deux fistules à l'anus, avec de l'épaississement du côté droit, résultat d'une vieille cellulite située apparemment dans les replis du ligament large droit, mais le tissu dense était plutôt plus bas dans le bassin que d'habitude. Les deux trajets étaient situés du côté droit, immédiatement en dehors du muscle sphincter et un peu en arrière; ces trajets présentaient tous les caractères des fistules de l'anus ordinaires. La malade fut admise pour être opérée de ses fistules.

Le 21 janvier, après trois semaines de traitement, l'éther lui fut administré par le Dr Bache Emmet et mon fils le Dr Duman Emmet, et je procédai à l'opération.

La fistule inférieure fut ouverte sans difficulté, mais je fus désappointé de ne pas trouver de communication entre la fistule supérieure et le rectum. Cependant je réussis à y faire pénétrer une fine sonde qui entra dans le rectum, mais à 3 centimètres au-dessus de la première ouverture. Au delà de ce point, la sonde continuait à se porter en haut, dans le bassin, à travers la paroi vaginale jusqué près du col et dans la direction de la masse dont j'ai parlé. Considérant que je n'avais rien à gagner à ne fermer que le plus petit trajet, je me déterminai à ouvrir le plus long en me portant vers l'utérus, mais je le fis sans avoir une idée très nette du résultat que j'obtiendrais. Ne désirant pas diviser le sphincter de nouveau, je fus obligé de couper le long de la peau, presque à angle droit, de façon à ouvrir la gouttière le long du trajet qui avait été ouvert. Le trajet de la fistule passait alors par un point situé directement en haut à 5 centimètres au-dessus du sillon du vagin. En arrière de celui-ci, la paroi vaginale fut ouverte sur une ligne parallèle au sillon et à 1 cent. 1/2 au-dessus, jusqu'à ce qu'on eût atteint le sommet de l'abcès, à une faible distance en avant du col. La cavité du vieil abcès était revenue sur elle-même et pas plus large qu'un œuf de pigeon; sa paroi était épaisse. Pendant que les bords de la plaie étaient maintenus séparés par un double ténaculum, la paroi de l'abcès fut attirée, accrochée avec un ténaculum et enlevée, bandelette par bandelette, avec des ciseaux.

Ce qui m'étonna, c'est que la perte de sang fut très minime et facilement arrêtée.

Je rencontrai beaucoup de difficultés auxquelles je ne m'attendais pas pour mettre les sutures. Le tissu connectif était trop dur pour que mon aiguille de grand volume pût passer autour des surfaces coupées et des autres points. Je fus obligé de me servir d'une aiguille courte et de suturer les tissus suivant une ligne, à points courants, de la surface vaginale à son bord supérieur de la plaie et du bord inférieur. Je fis ainsi vingt-six points de suture d'argent profonds sur une longueur de 13 centimètres le long de la paroi vaginale et en dehors sur la fesse, de façon à fermer le trajet principal; j'en fis cinq en plus pour fermer le périnée.

Il y eut de la réaction et une légère élévation de température pendant plusieurs jours, mais tout alla bien ensuite, et lorsqu'on enleva les sutures, le douzième jour, l'union semblait parfaite. Mais peu à peu, en quelques jours, les côtés du périnée et le sphincter se séparèrent, les laissant dans l'état d'une déchirure ordinaire à travers le sphincter. Mais nous avions obtenu le principal, les sinus étaient guéris, par première intention, de la peau au siége des abcès. Le périnée fut réuni plus tard avec succès.

On pourrait croire que dans beaucoup de cas une opération aussi étendue dût être inapplicable, et que son emploi ne pût être généralisé par crainte de conséquences très sérieuses; cependant l'expérience acquise a une grande valeur en ce qu'elle montre que nous pouvons, dans nombre de cas, nous attaquer hardiment avec succès aux abcès pelviens.

Dans ce cas, la vie de la femme fut sauvée, car elle avait souffert pendant de longues années par suite de la présence constante d'un drain et de l'apparition de fréquentes attaques d'empoisonnement du sang. Elle était devenue cachectique et elle avait présenté des symptômes de tuberculose menaçante: élévation de la température dans l'après-midi ou le soir; toux et expectoration muqueuse dans la matinée; râles de bronchite à la base du poumon du côté droit, avec respiration prolongée, mais avec une matité peu marquée; et elle avait considérablement maigri. Quelques semaines avant l'opération, ces symptômes s'étaient graduellement dissipés et elle avait peu à peu, mais nettement, engraissé.

Un des symptômes les plus désespérants à guérir est l'irritation de la vessie et les envies constantes d'uriner, qui existent quelquefois après que les symptômes les plus aigus de la cellulite ont disparu. L'inflammation pelvienne peut jusqu'à un certain point causer ce trouble, mais il est plus marqué lorsqu'elle occupe les ligaments utéro-sacrés.

Nous avons déjà indiqué que cette irritation de la vessie était causée par le déplacement de l'utérus en bas ou en haut. Elle est due à ce fait que le col de la vessie est un point fixe et qu'il est maintenu en place sous les pubis par l'aponévrose pelvienne. Il en résulte que toute traction exercée sur le col de la vessie, dans quelque direction que ce soit, doit déterminer le besoin d'uriner, si la traction est directe. Tout raccourcissement des ligaments utéro-sacrés doit, règle générale, déterminer une antéversion de l'utérus et exercer une traction directe sur le col de la vessie. Aussi longtemps que la malade reste au lit, cette irritation atteint rarement un degré que l'opium en petite quantité, joint au traitement général, ne puisse calmer. Mais c'est avec les suites que nous avons à compter ; on ne remarque même pas, en général, l'existence de ces suites, le seul traitement mis en œuvre étant dirigé contre la maladie supposée de la vessie. Le commencement de la cystite date souvent de quelque injection de la vessie donnée mal à propos, et j'ai rencontré en consultation dans plus d'un cas le médecin traitant s'enorgueillissant de son diagnostic et n'ayant pas reconnu la cause efficiente. L'ignorance de l'existence de cette inflammation en arrière de l'utérus a toujours été une pierre d'achoppement non seulement pour le praticien qui fait de la médecine générale, mais aussi pour beaucoup de gens qui se donnent comme experts. Et il continuera à en être ainsi tant qu'on n'appréciera pas la nécessité de l'examen rectal. C'est par ce moyen seul qu'on pourra obtenir une connaissance de l'état réel. On fera bien moins d'erreurs dans l'emploi des pessaires après un semblable examen, et il y aura moins de chance pour que l'utérus soit refoulé dans une position qu'on peut supposer naturelle alors que le déplacement est le résultat du raccourcissement d'un ligament. Pour avoir du succès dans le traitement de ces affections, il est nécessaire d'être bien convaincu que la position de l'utérus aussi bien que l'irritation de la vessie dans les mêmes circonstances sont les effets d'une même cause. Le traitement de la malade pour une cystite supposée ou l'emploi d'un pessaire, avant le moment convenable seraient également intempestifs. L'oubli de la possibilité de cette inflammation derrière l'utérus, joint au mauvais emploi des pessaires dans ces circonstances, donnera lieu à plus de désappointements dans le traitement des maladies des femmes que n'en fournirait aucune autre maladie.

La première chose à apprendre c'est à ne causer aucun préjudice, car la cellulite qui occupe les ligaments utéro-sacrés est toujours difficile à guérir, et il en est surtout ainsi quand elle s'accompagne d'irritation de la vessie. C'est là le seul symptôme urgent qui doive être rapidement calmé, car il peut en résulter une sérieuse maladie de la vessie et de l'urètre. Le besoin constant d'uriner conduit à l'épaississement des parois vésicales, à l'inflammation de sa membrane muqueuse, et se termine enfin par une maladie mortelle des reins. Jusque tout récemment on n'avait qu'une ressource, l'emploi de l'opium à fortes doses, qui agissait alors comme palliatif, avec ses conséquences finales de devenir une habitude.

Si le lecteur consulte le chapitre qui traite des maladies de l'urètre, il trouvera la description d'une opération qui a pour but de faire à l'urètre une ouverture en forme de boutonnière. Si cette opération est faite convenablement, si l'incision s'étend le long de la surface vaginale en dehors du col de la vessie, et de façon à libérer les parties, l'irritation de la vessie causée par la cellulite sera calmée, et la malade pourra plus tard retenir ses urines.

Ce procédé ne peut du reste aider à la guérison de la cellulite que d'une manière indirecte. Autrefois quand la femme se levait, elle était constamment exposée au froid, et présentait en même temps un état d'irritabilité de la vessie qui augmentait la congestion pelvienne générale, et la cellulite se trouvait nécessairement entretenue malgré l'emploi continu du traitement local. Jusqu'au jour où j'eus adopté ce traitement, en apparence héroïque, je fus incapable de faire un progrès satisfaisant, mais depuis ce moment mes résultats ont été meilleurs. S'il me fallait exprimer mon appréciation entière du procédé, je m'exposerais à être taxé d'exagération.

Avant d'achever ce sujet, je désire attirer l'attention du lecteur sur un résultat semblable produit dans une autre partie du bassin, sujet très difficile à traiter. Quand une attaque de cellulite a cédé, les tissus qui ont été enflammés se rétractent, comme cela a été établi. Lorsque l'inflammation s'est produite dans un des ligaments larges, le col de l'utérus est attiré vers le côté lésé, par suite du raccourcissement de ce ligament. L'utérus dans ces circonstances augmentera fréquemment de volume, et on sera souvent surpris de trouver au bout d'un certain temps, qu'il n'y a aucune amélioration dans l'état de l'organe, même après un traitement très sévère. La femme deviendra invalide par suite de son incapacité à se mouvoir, et au bout d'un certain temps une nouvelle attaque de cellulite pourra survenir sans cause apparente. Si un poids était suspendu au moyen de deux ou plusieurs cordes d'égale longueur, et que l'une d'elle fût humectée, cette corde se raccourcirait tellement que le poids entier y serait suspendu. De même, le poids de l'utérus et de ses annexes sera supporté par le ligament ou la partie qui a été enflammée et raccourcie. Il en résultera un état d'irritabilité congestive qui non seulement neutralisera tous les efforts faits pour y remédier, mais encore tôt ou tard déterminera une attaque de cellulite dans le ligament opposé qui est en bon état, par suite de la traction constante exercée sur un seul côté.

Si nous soulevons doucement l'utérus en un point donné, sur l'extrémité du doigt, nous trouvons généralement, comme nous l'avons déjà dit dans un chapitre précédent, que la malade éprouve le plus grand soulagement et que la pulsation des vaisseaux cesse graduellement. La première chose à faire pour rendre la santé à la malade est donc de soulever l'utérus et de le maintenir dans le bassin sur un plan au niveau duquel toute traction aura disparu. On obtiendra ce résultat au moyen d'un pessaire assez courbé pour soulever l'organe et en même temps moulé de façon à ne pas presser latéralement sur le siège de l'inflammation et le ligament épaissi. J'ai fréquemment employé dans ce but un instrument formé par un pessaire-levier ordinaire en le tordant sur lui-même, de façon à ce qu'une extrémité fasse un angle droit avec l'autre. La moitié antérieure du pessaire n'est pas changée, mais la partie qui aurait pressé contre le ligament large enflammé est courbée sur le côté opposé, de façon à supporter l'utérus, à la manière d'une béquille, sous le ligament large sain, et le long de la moitié du cul-de-sac postérieur, le siège de l'ancienne inflammation n'étant pas touché par l'instrument.

Lorsqu'on ne peut arriver à disposer un pessaire de cette manière, il nous faut fournir à l'organe le support nécessaire, en plaçant tous les jours du coton saturé de glycérine sur le côté sain, de façon à agir comme une béquille. Il faut continuer cette pratique jusqu'à ce que le ligament ait recouvré sa longueur, où jusqu'à ce que la malade puisse sans inconvénient porter un pessaire, courbé au niveau du cul-de-sac postérieur, et n'exerçant aucune pression latérale. Lorsqu'on ne peut apprendre à la malade à mettre en place elle-même ce support, il faut se servir d'un disque en caoutchouc gonflé. Lorsque l'inflammation a siégé en arrière de l'utérus, il sera nécessaire d'éloigner la barre du pessaire des ligaments raccourcis et on ne peut y arriver qu'en plaçant quelque chose en avant de l'utérus de façon à l'empêcher de se porter en avant lorsque la femme est debout.

CHAPITRE XIV

DÉPLACEMENTS DE L'UTÉRUS

Soutiens anatomiques de l'utérus. — Position normale de l'utérus. — Voûte pelvienne. — Déplacements en bas ou prolapsus. — Causes. — Versions : en avant, en arrière, latérales. — Causes des versions. — Flexions.

L'utérus est soutenu par les ligaments utéro-sacrés en arrière, par les ligaments larges de chaque côté, par les ligaments ronds en avant, et par le tissu connectif du bassin.

Le péritoine qui s'enfonce entre les organes et passe au-dessus des trompes de Fallope, renferme une certaine quantité de tissu cellulaire, ou connectif placé entre ses replis, qui joint à quelques fibres musculaires, forme les ligaments utérins. Ces ligaments, à l'exception de ceux qui vont de l'utérus au sacrum, n'offrent guère de résistance à une pression quelconque dirigée en bas ou prolapsus, et servent seulement à assujettir l'organe et à l'empêcher de basculer. Ils sont aidés dans cette fonction par les replis du vagin qui entourent le col, et par le col lui-même qui agit comme un pivot ou levier pour maintenir l'axe du canal utérin dans son rapport naturel avec l'axe du vagin.

C'est le Dr Henry Savage qui a montré quels sont les tissus qui soutiennent réellement l'utérus et s'opposent à son déplacement. Afin de bien faire comprendre ses idées, nous avons fait copier les figures 68 et 69 dans son ouvrage [1] avec la description qui les accompagne.

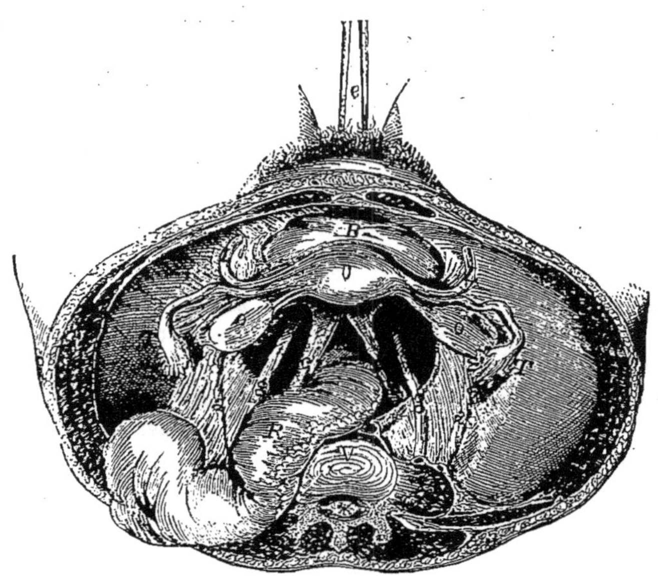

Fig. 68. — Cette figure représente une coupe horizontale de l'abdomen au niveau du bord supérieur de l'os iliaque de chaque côté ; l'utérus est attiré en bas à travers le vagin au moyen d'une pince de Museux fixée sur le col. On exerce une traction modérée, autant que possible dans la direction que prendrait l'utérus à la première période du prolapsus ordinaire, jusqu'à ce qu'on s'aperçoive que les organes qui s'opposent le plus fortement à ce que l'utérus descende davantage sont menacés de se rompre. On peut voir sur la figure les parties dont nous parlons, en voici la description : B, vessie, déprimée et refoulée vers le bassin par U, utérus, qui est descendu d'environ 4 centimètres ; C, ligaments utéro-sacrés, ayant perdu leur courbe naturelle autour de la partie antérieure du rectum, ils divergent et sont devenus droits parce qu'ils sont fortement tendus ; O, mésentère et son contenu refoulés en avant et légèrement déprimés ; L, ligament rond courbé (mais non tendu) parce qu'il a suivi ses attaches utérine ; g, uretère ; a, vaisseaux spermatiques qui font un peu saillie sous leur revêtement péritonéal. Les ligaments ronds ne se voient pas. Les ligaments utéro-sacrés ayant été divisés transversalement, l'utérus cède de 2 cent. 1/2 environ. Avant d'examiner quel est l'obstacle qui maintenant s'oppose à tout nouveau progrès, on divise le bassin perpendiculairement d'avant en arrière.

Savage décrit la voûte pelvienne de la façon suivante : « Un plan se dirigeant en arrière, vers le point d'attache des ligaments utéro-sacrés au sacrum et passant immédiatement au-dessous du ligament sous pubien, indiquerait le niveau où les replis vésico-utérins du péritoine se portent des organes pelviens à la paroi pelvienne. La paroi supérieure du vagin est très adhérente à la base de la vessie (cloison vésico-vaginale) et à toute la partie antérieure du col utérin. Elle décrit une ligne légèrement courbe du vestibule à l'utérus,

____

[1] *Illustrations of the Surgery of the female pelvic organs* by Henry Savage, M. D. London, 1863.

et par l'intermédiaire des ligaments utéro-sacrés, elle vient d'attacher au sacrum. Lorsque ces organes sont intacts ils constituent une ligne importante
de soutien mutuel pour le vagin, l'utérus, et la vessie (voûte pelvienne). »
Il est impossible d'établir quelle est dans le bassin la position normale de
l'utérus sain. Cette difficulté provient de ce fait que cette position varie avec
chaque femme et qu'elle peut être modifiée sans que ce soit nécessairement par

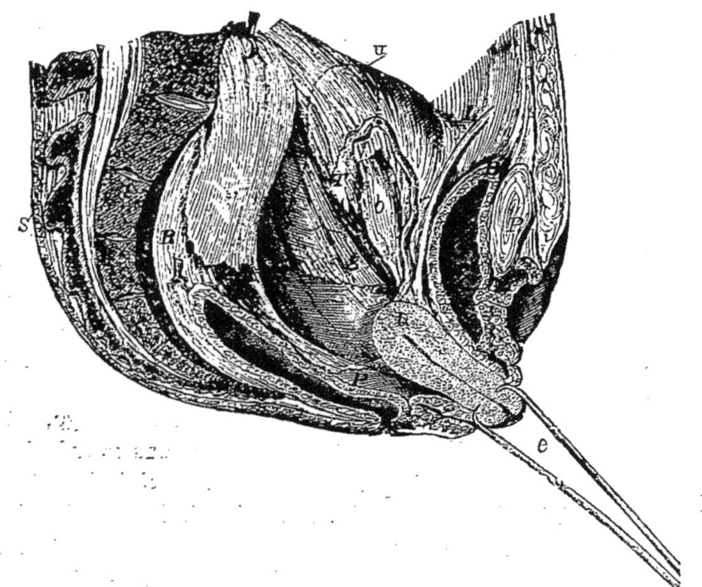

Fig. 69. — Cette figure représente la moitié gauche du bassin et la coupe correspondante de la moitié
de B, vessie; U, utérus; P P, péritoine divisé; R, rectum; P, symphyse pubienne; O, ovaire; T,
trompe de Fallope; L, ligament rond. Ces trois derniers affectent encore leurs rapports normaux
avec le ligament large, qu'on voit déployé, appuyant fortement sur la marge du bassin. La
vessie est tirée en bas avec l'utérus, à cause de la connexion intime de ces deux organes. Le
rectum n'a pas bougé de place; la lame antérieure de sa gaine cellulaire sous-péritonéale, P, est
moins adhérente au vagin qu'elle ne l'est à la vessie et à l'utérus. On voit la matrice à moitié
sortie hors de la vulve, retenue seulement par le ligament large; lorsque ce ligament est divisé
ou suffisamment distendu, le dernier obstacle au prolapsus complet de l'organe disparaît. Lorsque
l'utérus est encore descendu de 2 cent. 1/2, par suite de la division des ligaments utéro-sacrés,
un agent autre que les ligaments, le retient et empêche le prolapsus de se compléter comme
nous venons de le dire. On trouve que cet agent est le tissu cellulaire pelvien sous-péritonéal, particulièrement dans les points ou il entoure et accompagne les vaisseaux sanguins.
Ce tissu est ici renforcé par des fibres trabéculaires, disposées de façon à soutenir les vaisseaux et à les défendre contre l'effet des tensions subites qu'ils ont à supporter par suite des
divers mouvements du corps, surtout dans les cas d'augmentation de volume de l'utérus. Le
prolapsus n'a été complet qu'après que les réflexions pelviennes des ligaments larges eussent
cédé. Cela se produisit d'arrière en avant, les ligaments ronds furent les derniers allongés.
U, esquisse de la position de l'utérus avant le commencement de l'expérience.

suite d'une maladie. L'utérus sain change de position à chaque mouvement
du diaphragme; il est aussi influencé par l'état de la vessie, par la constipation, par le genre de vêtement et parfois par une gêne temporaire de la circulation pelvienne. Un déplacement même marqué ne dure souvent que peu
de temps. Une mauvaise position, cependant, peut quelquefois rendre la femme
plus susceptible d'être atteinte de quelque complication accidentelle, à laquelle
elle aurait pu échapper si l'utérus avait occupé sa position normale. Mais, jus-

qu'à ce que la circulation de l'utérus soit obstruée accidentellement, et que cet état vienne se surajouter au déplacement, la malade peut rester longtemps dans l'ignorance de son état.

L'utérus peut être déplacé en bas, latéralement ou en haut.

Le déplacement en bas ou prolapsus est proportionnel à l'augmentation de poids de l'organe lui-même, et survient par suite de cette augmentation, ou bien il est la conséquence du refoulement de l'organe vers la partie inférieure du bassin par une tumeur placée au-dessus de lui. Lorsque le prolapsus est simple, il peut ne pas y avoir de déviation de l'axe utérin jusqu'à ce que le plancher du bassin ait été atteint, mais si l'organe descend au-dessous de ce point vers l'orifice vaginal, cette descente s'accompagne toujours d'une version proportionnelle du fond de l'utérus dans la cavité du sacrum.

Lorsque l'utérus a été refoulé à travers l'orifice vaginal, par suite de l'augmentation de poids ou de la pression exercée au-dessus de lui, la marche de ce déplacement est celle qu'a décrite le Dr Savage. Mais il est plus fréquent de voir une procidence se produire parce que l'orifice vaginal ne soutient plus l'organe, en sorte que, la marche, telle que l'a décrite Savage, est renversée.

Toutes les fois que le périnée a été rompu sur une grande étendue après l'accouchement, un repli de la paroi postérieure ou cloison recto-vaginale se présente bientôt à l'orifice du vagin. Par suite de la direction du rectum et de la courbe de son trajet, en raison de laquelle la force porte sur la cloison affaiblie, ce prolapsus doit augmenter à chaque effort de défécation. En conséquence de cet état et par suite du manque de soutien convenable, lorsque la femme est dans la position debout, la paroi postérieure du vagin tout entière est graduellement entraînée. Les ligaments utéro-sacrés cèdent à la longue, l'utérus fait prolapsus et se place en rétroflexion, la paroi antérieure du vagin est attirée en bas d'avant en arrière et se retourne sous l'arcade des pubis; la procidence devient complète.

Les versions de l'utérus se produisent en avant, en arrière, et latéralement.

On peut regarder comme normal un léger degré de déplacement en avant ou *antéversion*. Pendant la vie fœtale, pendant l'enfance, et après la puberté, chez la femme bien portante qui n'a pas eu d'enfants, il est absolument exceptionnel que l'utérus occupe une position autre que celle de l'antéversion modérée.

La *rétroversion* est la forme la plus commune de déplacement utérin, et n'est pas rare.

Les *versions latérales* sont rarement congénitales et reconnaissent le plus souvent pour cause un raccourcissement du ligament large après une attaque de cellulite.

Les versions de l'utérus peuvent être, en terme général, attribuées à un développement imparfait et à des causes mécaniques. Les cas résultant d'un développement imparfait sont relativement rares. L'inversion peut quelquefois être le fait d'un défaut de longueur d'un des ligaments utérins, qui fait que l'organe est attiré vers le côté raccourci. Mais en pratique, lorsque le déplacement peut être attribué à un défaut naturel, presque toujours il est dû à un manque de développement dans la forme et l'étendue du vagin. Dans ces cas, le vagin se termine autour du col qui a une longueur inusitée, sans former de cul-de-sac postérieur. Il en résulte que le col de l'utérus, étant trop long, est nécessairement poussé en avant dans le vagin, dans la direction qui offre le moins de résistance, et il s'ensuit une rétroversion. Ce résultat peut être considéré comme mécanique, et dû à une cause congénitale.

Les causes mécaniques de version sont faciles à reconnaître ; elles sont mises en jeu à l'aide de la gravité. Comme exemple, on peut citer le développement d'un fibrome, ou un accroissement inégal sur un côté de l'utérus, une obstruction locale de la circulation, par suite de laquelle l'utérus s'inclinerait naturellement du côté le plus lourd.

Des versions nous passons à l'étude des flexions, qui ne sont, à une seule exception près, que des formes exagérées du déplacement originel, et le résultat d'une obstruction locale de la circulation de l'utérus lui-même, ou des tissus environnants.

**Les flexions se forment dans le corps et dans le col
de l'utérus.**

Les flexions qui se produisent dans le col naissent pense-t-on, vers l'âge de la puberté, par suite d'une altération de la nutrition. Elles surviennent au niveau ou immédiatement au-dessous de la jonction du vagin, en raison du développement exagéré du col en longueur, état dont nous avons déjà parlé. Le diamètre, ou plutôt la puissance de résistance du col, déterminera généralement la forme de la flexion. Le col ayant ainsi un volume hors de proportion avec la capacité du vagin, doit se plier sur lui-même et former une flexion, ou bien le col se trouvant dans l'axe du vagin, le fond de l'utérus se renversera dans la concavité du sacrum. Lorsque le col se plie sur lui-même, le corps de l'utérus reste en place, ou est un peu en antéversion. Mais le col s'allonge plus tard et prend davantage la forme de museau, parce qu'il est attiré en avant vers l'ouverture vaginale. Si le col reste dans l'axe du vagin et que l'utérus se place en rétroflexion, tôt ou tard sa mauvaise position donnera lieu à des ennuis, car elle peut être aggravée par la constipation ou par le surmenage. Lorsqu'il y a une rétroversion extrême, la circulation dans l'utérus arrive à un moment donné à être suffisamment gênée pour augmenter considérablement le volume de l'organe, et aggraver ainsi la situation. Il suffit alors d'une provocation, comme cause efficiente d'irritation, pour déterminer de la cellulite dans le voisinage, ce qui augmente encore beaucoup la congestion et le volume de l'utérus. Le col sera refoulé contre

la paroi antérieure du vagin. Telle est la forme la plus commune de rétroflexion (voir fig. 70), bien que quelquefois nous trouvions en outre une flexion
du corps de l'utérus plus haut. Il est rare de trouver une flexion du corps
seul, à moins que la maladie n'existe depuis longtemps, qu'une atrophie
du col ne se soit produite, par gêne de la circulation, et que le corps ait
déjà commencé à s'atrophier. Fréquemment on ne reconnaît pas la flexion
du col, et l'observateur est trompé par l'augmentation de l'épaisseur de la
paroi postérieure de l'utérus qui donne au doigt l'impression que le corps de
l'utérus est fléchi sur lui-même en ce point.

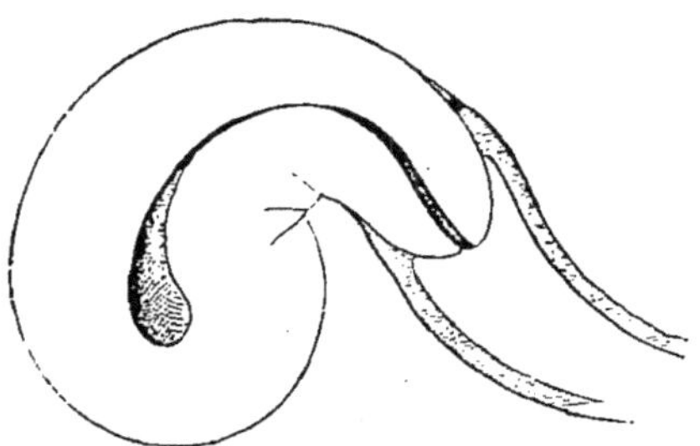

Fig. 70. — Diagramme d'une flexion du col en arrière.

Nous ne décrirons les autres formes de flexions qu'on trouve sur le corps
de l'utérus qu'au moment ou nous parlerons du traitement, parce que ce
que nous avons déjà dit des versions peut s'appliquer aux flexions correspondantes.

CHAPITRE XV

ÉTIOLOGIE ET TRAITEMENT DES VERSIONS DE L'UTÉRUS

Ce chapitre contient les tableaux XVIII à XXIII qui montrent les rapports des versions avec la
menstruation, le mariage, le célibat, la fécondité, la stérilité, l'âge, la douleur, etc., et donnent
le tant pour cent. — Traitement des versions.

Il est difficile de classer les cas qui doivent être groupés ensemble pour
l'étude de ces déplacements. J'ai vu huit cent quatre cas de versions, soit 38,85
pour 100 du nombre total des femmes que j'ai observées. Ce nombre comprend
tous les déplacements, quelle qu'en soit la cause, soit par altération de la nutrition
ou maladie véritable de l'utérus lui-même, — et ces déplacements peuvent être
appelés versions primitives, — soit par suite de l'existence d'une maladie dans
les parties environnantes, — on peut appeler ces versions, secondaires. Il y a

eu cinq cent cinquante-cinq cas de versions primitives, soit 26,76 pour 100 du nombre total des femmes que j'ai observées, et nous limiterons notre étude à ces cas.

On trouvera dans le tableau XVIII les nombres et le tant pour 100 de chaque déplacement, pour les femmes non mariées, stériles et fécondes ; cette dernière classe est divisée en femmes qui n'ont jamais fait de fausse couche, femmes ayant mené des grossesses à terme mais ayant fait aussi des fausses couches, et femmes qui ont fait des fausses couches et n'ont jamais pu arriver à terme.

Il donne aussi le nombre des femmes qui ont été menstruées entre les âges extrêmes de dix à vingt ans, avec l'âge moyen de la puberté pour chaque classe, et l'âge moyen au moment du mariage.

Nous donnons ces tableaux comme faisant partie de l'historique des déplacements, mais si utiles qu'ils soient, nous ne pourrons en regarder les déductions comme concluantes que lorsqu'elles auront été confirmées par un plus grand nombre d'observations. Ils semblent indiquer que les femmes stériles sont menstruées pour la première fois plus tard que dans aucune autre classe et que les femmes fécondes qui font une fausse couche commencent à être menstruées plus tard que celles qui vont à terme. C'est pour cela que celles qui ont toujours fait des fausses couches s'approchent plus près que les autres des moyennes de l'âge de la première menstruation chez la femme stérile. On voit aussi que celles qui font habituellement des fausses couches sont beaucoup plus souvent atteintes de rétroversion que celles qui ont mis au monde des enfants à terme. D'autre part, on remarquera que la grossesse semble accroître considérablement la proportion des antéversions. Le nombre des versions latérales est trop petit pour permettre d'en tirer des conclusions.

Le tableau XIX présente un résumé de toutes les classes, tel que le donne le tableau XVIII. Si nous acceptons les données fournies par le tableau III, quant à la proportion relative des femmes non mariées, stériles et fécondes, nous voyons par le tableau que nous avons devant nous que, dans les trois classes, les femmes sont aussi susceptibles d'être atteintes de version. Dans la dernière colonne à droite du tableau XIX, nous donnons la proportion pour chaque classe de femmes qui ont été atteintes de version. En les comparant avec les proportions relatives, telles qu'elles sont données dans le tableau III, on trouvera qu'elles sont presque identiques.

Le tableau XX est intéressant en ce qu'il montre qu'à la puberté il n'y avait aucun indice de l'existence d'une maladie chez ces femmes qui, plus tard, ont été atteintes de version.

Le tableau III dont nous avons déjà parlé donne aussi la proportion des femmes dont les règles furent régulières dès le début, de celles chez lesquelles elles devinrent régulières, et de celles chez lesquelles elles ne le furent jamais. Il montre aussi qu'un grand nombre de femmes commencent leur vie menstruelle en bonne santé, et le tant pour 100 donné (72,33) est indubitablement exact. En comparant le tableau XVI et le tableau III, on peut noter une remarquable coïncidence, les tant pour 100 de plusieurs classes

TABLEAU XVIII — VERSIONS DE L'UTÉRUS

ÂGE AU MOMENT DE LA PREMIÈRE MENSTRUATION	10	11	12	13	14	15	16	17	18	19	20	RÉSUMÉ — EN AVANT	EN ARRIÈRE	À DROITE	À GAUCHE	TOTAL	ÂGE MOYEN À LA PUBERTÉ	ÂGE MOYEN AU MOMENT DU MARIAGE
F. NON MARIÉES — Versions de l'utérus — En avant			6	5	10	7	5	1				34					14.08	
En arrière		4	2	12	16	10	5	4	2				55				14.21	
A droite						1		1						2			16.00	
A gauche		1		1	1										3		12.66	
Total		5	8	18	27	18	10	6	2							94	14.15	
Tant pour cent		5.31	8.51	19.14	28.72	19.14	10.63	6.38	2.12			36.17	58.51	2.12	3.19			
F. STÉRILES — Versions de l'utérus — En avant	1	2	7	14	16	11	4	1	1			57					13.78	21.47
En arrière		1	12	19	24	9	11	7	1	3			87				14.51	22.55
A droite					3									3			14.00	20.33
A gauche				3	1	2	2	1							9		14.66	21.55
Total	1	3	19	36	44	22	17	9	2	3						156	14.25	22.05
Tant pour cent	.64	1.92	12.18	23.07	28.20	14.10	10.89	5.76	1.28	1.93		36.53	55.76	1.92	5.76			
F. FÉCONDES — Versions de l'utérus chez celles qui ont été à terme et n'ont pas fait de fausse couche — En avant		5	12	12	38	16	6	5	3			97					14.01	20.80
En arrière		3	17	20	17	22	9	2	3				93				13.94	20.32
A droite																		
A gauche				2	1										3		13.33	20.33
Total		8	29	34	56	38	15	7	6							193	13.95	20.70
Tant pour cent		4.14	15.02	17.61	29.1	19.69	7.7	3.62	3.11			50.25	48.18		1.55			
Versions de l'utérus chez celles qui ont été à terme et ont fait aussi des fausses couches — En avant		1	8	4	4	9	8	3	1			38					14.05	19.68
En arrière		3	8	5	8	7	3	1	1				36				13.72	20.00
A droite																		
A gauche																		
Total		4	16	9	12	16	11	4	2							74	14.06	19.87
Tant pour cent		5.40	21.62	12.16	16.21	21.62	14.86	5.40	2.70			51.35	48.64					
Versions de l'utérus chez celles qui n'ont jamais été à terme — En avant			2	2	4	2						10					13.63	20.40
En arrière	1	1	4	3	5	3	2	4	1				24				14.20	22.87
A droite											1			1			20.00	21.60
A gauche				1			2								3		15.00	22.33
Total	1	1	6	6	9	5	4	4	1		1					38	14.26	22.13
Tant pour cent	2.63	2.63	15.78	15.78	23.68	13.16	10.52	10.52	2.63		2.63	26.31	63.15	2.63	7.89			
Versions de l'utérus chez toutes les femmes qui ont été enceintes — En avant		6	22	18	46	27	14	8	4			145					14.10	20.48
En arrière	1	7	29	28	30	32	14	7	5				153				13.93	20.55
A droite											1			1			20.00	21.60
A gauche				3	1		2								6		14.16	25.83
Total	1	13	51	49	77	59	30	15	9		1					305	14.03	22.68
Tant pour cent	.32	4.15	16.91	16.06	25.24	19.34	9.83	4.91	2.95		.32	47.54	50.16	.32	1.96			

du tableau XVI sont presque identiques à ceux qui ont été pris sur le nombre total de toutes les femmes qui ont été observées.

Les tant pour 100 pour la rétroversion diffèrent légèrement des tant pour cent généraux indiqués dans le tableau III, et montrent que sur les femmes qui ultérieurement ont été atteintes de rétroversion, le nombre de celles qui ont été régulièrement réglées dès le début a été plus grand que le nombre de celles qui l'ont été dans la suite, ou qui ne le furent jamais. Les déductions à tirer de ces chiffres sont donc grandement en faveur de la supposition que les rétroversions, règle générale, se produisent tard dans la vie.

TABLEAU XIX — FRÉQUENCE DES VERSIONS CHEZ LES FEMMES
NON MARIÉES, STÉRILES ET FÉCONDES

	EN AVANT	TANT POUR CENT	EN ARRIÈRE	TANT POUR CENT	A DROITE	TANT POUR CENT	A GAUCHE	TANT POUR CENT	RÉSUMÉ F. NON MARIÉES	RÉSUMÉ F. STÉRILES	RÉSUMÉ F. FÉCONDES	TANT POUR CENT ET TOTAL
F. non mariées.	34	36.17	55	58.51	2	2.12	3	3.19	94			
Tant pour cent. . .	14.45	. . .	18.64	. . .	. . .	. . .	. .	. . .	. . .	. . .	. . .	16.93
F. stériles.	57	36.53	87	55.76	3	1.92	9	5.76	. . .	156		
Tant pour cent. . .	24.15	. . .	29.15	. . .	. . .	. . .	. . .	. . .	. . .	. . .	. . .	28.10
F. fécondes.	145	47.57	153	50.16	1	32	6	1.96	. . .	. . .	305	
Tant pour cent . .	61.44	. . .	51.86	. . .	. . .	. . .	. . .	. . .	. . .	. . .	. . .	54.55
Total.	236	. . .	295	. . .	6	. . .	18.	. . .	. . .	. . .	. . .	555
Tant pour cent. .	. . .	42.52	. . .	53.15	. . .	1.c8	. . .	3.24				

Le seul point à noter au sujet des versions latérales est que le plus grand nombre des femmes qui en ont été atteintes étaient stériles.

Le tableau XXI montre que sur les femmes qui ont été atteintes d'antéversion et ont souffert au début de l'écoulement, 75,86 pour 100 furent fécondes dans la suite. La seule explication qu'on en puisse donner, dans l'état actuel de nos connaissances, c'est de supposer que la flexion du col existait primitivement. Nous verrons plus tard que la douleur au commencement du flux menstruel, cessant aussitôt qu'il est établi, est presque caractéristique de cette forme de flexion. L'observation a montré que lorsque le col est allongé, la position de l'utérus change, l'antéversion se transforme souvent en rétroversion, avant que la flexion soit devenue permanente. Nous avons appris aussi que, lorsque la version de l'utérus n'est pas compliquée, s'il existe de la dysménorrhée, c'est presque toujours pendant la durée de l'écoulement que la malade souffre.

Cinquante-deux et demi pour 100 des femmes qui à la puberté eurent des douleurs pendant l'écoulement menstruel furent stériles ultérieurement. En nous reportant au tableau V, nous voyons que cette proportion est la même que celle que nous avons trouvée pour les femmes stériles comme moyenne générale. En d'autres termes, on a trouvé que de toutes les femmes qui à la puberté ont souffert pendant l'écoulement, plus de la moitié furent stériles plus tard. Comme cette moyenne est plutôt inférieure à la moyenne générale, nous ne pouvons, par le caractère seul de la douleur, admettre comme évident que la version, si elle existait alors, ait été la cause de la dysménorrhée.

TABLEAU XX — ÉTAT DE LA MENSTRUATION CHEZ LES FEMMES
ATTEINTES DE VERSION

	ÉTAT DE LA MENSTRUATION	F. NON MARIÉES	F. STÉRILES	F. FÉCONDES	TOTAL
ANTÉVERSIONS	F. régulièrement réglées dès le début.	25	40	95	160
	Tant pour cent.	69.44	76.92	71.96	72.72
	F. régulièrement réglées dans la suite.	5	8	23	36
	Tant pour cent.	13.88	15.38	17.42	16.36
	F. qui ne furent jamais régulièrement réglées. . . .	6	4	14	24
	Tant pour cent.	16.66	7.69	10.60	10.90
	TOTAL.	33	52	132	220
	TANT POUR CENT.	16.36	23.63	60.00	
RÉTROVERSIONS	F. régulièrement réglées dès le début.	32	51	104	187
	Tant pour cent.	80.00	83.60	83.60	82.75
	F. régulièrement réglées dans la suite.	4	7	14	25
	Tant pour cent.	10.00	11.47	11.20	11.06
	F. qui ne furent jamais régulièrement réglées. . . .	4	3	7	14
	Tant pour cent.	10.00	4.91	5.60	6.19
	TOTAL.	40	61	125	226
	TANT POUR CENT.	17.69	26.99	55.31	
VERSIONS LATÉRALES	F. régulièrement réglées dès le début.	1	8	2	11
	Tant pour cent.	100.00	80.00	40.00	68.75
	F. régulièrement réglées dans la suite.	. . . . .	2	2	4
	Tant pour cent.	. . . . .	20.00	40.00	25.00
	F. qui ne furent jamais régulièrement réglées. . . .	. . . . .	. . . . .	1	1
	Tant pour cent.	. . . . .	. . . . .	20.00	6.25
	TOTAL.	1	10	5	16
	TANT POUR CENT.	6.25	62.50	31.25	

Soixante-huit et soixante-trois centièmes pour 100 de toutes les femmes qui ont eu de l'antéversion plus tard ont été exemptes de douleur à la puberté, et parmi celles-ci 66,88 pour 100 ont été fécondes.

On a trouvé que la proportion des femmes fécondes qui souffrirent au commencement de l'écoulement et qui furent atteintes plus tard de rétroversion ou d'antéversion a été plus grande que celle des femmes non mariées ou stériles. Pour celles qui ont souffert pendant l'écoulement, la proportion a été plus grande pour les femmes stériles et non-mariées, bien que la douleur n'ait pas été aussi intense, de même qu'on verra que parmi celles qui furent exemptes de douleur, la proportion a été plus grande pour les femmes fécondes. On remarquera que 75,66 pour 100 de celles qui furent atteintes de rétroversion n'eurent aucune douleur au début de la vie menstruelle ; c'est là une proportion beaucoup plus grande, toutes choses égales, que celle que nous avons trouvée pour les femmes atteintes d'antéversion. Il n'y eut que 15,04 pour 100 des femmes qui souffrirent pendant l'écoulement à la puberté ; enfin 82,75 pour 100 de ces femmes étaient régulièrement réglées. Ces faits sont des indications additionnelles, qui viennent à l'appui de la supposition que nous avons déjà faite, que les rétroversions se produisent, règle générale, après la puberté ; car il est bien connu que lorsqu'on découvre plus tard une rétroversion, il est de règle que la menstruation soit douloureuse. En fait, chez les femmes atteintes de rétroversion, la proportion de celles qui ont souffert pendant l'écoulement est beaucoup plus grande même que celle qui est donnée pour le nombre des femmes qui furent menstruées la première fois sans douleur. On ne peut supposer que la rétroversion puisse exister pendant tant d'années sans déterminer, comme conséquence de la mauvaise position, un état ou une maladie qui aurait exigé plus tôt un traitement. Nous devons l'admettre, ou bien considérer le déplacement comme de peu de conséquence, à moins qu'il n'existe en même temps une autre affection.

Le tableau XXI donne aussi la longueur de la période menstruelle au moment et après la puberté. Dans les deux formes de version, accompagnées de douleur au commencement de l'écoulement, la longueur de la période fut moindre que celle que donne le tableau II pour la moyenne générale. Lorsque la douleur a existé pendant l'écoulement, la durée moyenne a été beaucoup moindre pour l'antéversion, et un peu supérieure pour la rétroversion. Pour les femmes qui n'ont pas souffert, ces moyennes sont renversées. Dans tous les cas d'antéversion, la durée moyenne a été plus grande que la durée générale prise chez toutes les femmes observées, tandis que c'est le contraire qui est vrai pour le nombre total des rétroversions et pour toutes les classes de femmes atteintes de rétroversion, excepté pour les femmes fécondes dont la durée de l'écoulement a été plus longue.

En raison du petit nombre des versions latérales (seize), elles n'ont pas été comprises avec les autres déplacements dans le tableau XXII. Des déductions tirées de statistiques basées sur un aussi petit nombre n'auraient que peu de valeur si elles n'étaient pas pleinement confirmées, comme le sont celles que nous avons tirées de l'étude des autres déplacements. Ainsi, sur seize femmes atteintes de version latérale, une, ou 6,25 pour 100, a souffert au commencement de l'écoulement ; quatre, ou 25 pour 100, pendant l'écoulement ; et onze, ou 68,85 pour 100, furent exemptes de douleur à la puberté. Onze, ou 68,75 pour 100, furent régulièrement réglées dès le début ; quatre, ou 25 pour 100, le furent au bout d'un certain temps ; et une, ou 6,25 pour 100, ne le fut jamais. La longueur moyenne de la menstruation, chez les

TABLEAU XXI — VERSIONS DE L'UTÉRUS DANS LEURS RAPPORTS AVEC LA RÉGULARITÉ, LA DOULEUR, ET LA LONGUEUR DE L'ÉCOULEMENT MENSTRUEL

MENSTRUATION RÉGULIÈRE DÈS LE DÉBUT

	F. NON MARIÉES		F. STÉRILES		F. FÉCONDES		TOTAL	
	Nombre des cas et longueur de l'écoulement	Pour cent	Nombre des cas et longueur de l'écoulement	Pour cent	Nombre des cas et longueur de l'écoulement	Pour cent	Nombre des cas et longueur de l'écoulement	Pour cent
ANTÉVERSIONS								
Avec douleur au début de l'écoulement			3	15.00	17	85.00	20	
Longueur moyenne de l'écoulement (en jours)			4.33		4.58		4.55	
Avec douleur pendant l'écoulement	7	30.42	14	60.87	2	8.69	23	
Longueur moyenne de l'écoulement (en jours)	5.14		5.57		0.00		4.87	
Sans douleur	18	15.38	23	19.65	76	64.95	117	
Longueur moyenne de l'écoulement (en jours)	5.38		4.60		5.17		5.09	
Nombre total des antéversions	25	16.62	40	25.00	95	59.37	160	72.72
Longueur moyenne de l'écoulement (en jours)	5.32		4.57		5.08		4.90	
RÉTROVERSIONS								
Avec douleur au début de l'écoulement	2	14.28	6	42.85	6	42.85	14	
Longueur moyenne de l'écoulement (en jours)	5.00		2.83		4.83		5.00	
Avec douleur pendant l'écoulement	6	25.00	11	45.83	7	29.16	24	
Longueur moyenne de l'écoulement (en jours)	4.66		5.00		5.14		4.96	
Sans douleur	24	16.10	34	22.82	91	61.07	149	
Longueur moyenne de l'écoulement (en jours)	4.33		4.03		5.14		4.75	
Nombre total des rétroversions	32	17.11	51	27.27	104	55.61	187	82.75
Longueur moyenne de l'écoulement (en jours)	4.43		4.07		5.12		4.72	

MENSTRUATION RÉGULIÈRE DANS LA SUITE

	F. NON MARIÉES		F. STÉRILES		F. FÉCONDES		TOTAL	
	Nombre des cas et longueur de l'écoulement	Pour cent	Nombre des cas et longueur de l'écoulement	Pour cent	Nombre des cas et longueur de l'écoulement	Pour cent	Nombre des cas et longueur de l'écoulement	Pour cent
ANTÉVERSIONS								
Avec douleur au début de l'écoulement			3	50.00	3	50.00	6	
Longueur moyenne de l'écoulement (en jours)			4.00		4.00		4.50	
Avec douleur pendant l'écoulement	3	37.50	3	37.50	2	25.00	8	
Longueur moyenne de l'écoulement (en jours)	3.66		5.01		6.00		4.75	
Sans douleur	2	9.09	2	9.09	18	81.81	22	
Longueur moyenne de l'écoulement (en jours)	6.50		5.00		5.94		5.96	
Nombre total des antéversions	5	13.68	8	22.22	23	63.88	36	16.36
Longueur moyenne de l'écoulement (en jours)	4.80		5.00		5.09		5.41	
RÉTROVERSIONS								
Avec douleur au début de l'écoulement			3	60.00	2	40.00	5	
Longueur moyenne de l'écoulement (en jours)			7.00		4.00		5.80	
Avec douleur pendant l'écoulement	4	66.66	1	16.66	1	16.66	6	
Longueur moyenne de l'écoulement (en jours)	5.50		7.00		6.00		5.83	
Sans douleur			3	21.42	11	78.57	14	
Longueur moyenne de l'écoulement (en jours)			5.33		4.63		4.78	
Nombre total des rétroversions	4	16.00	7	28.00	14	56.00	25	11.66
Longueur moyenne de l'écoulement (en jours)	5.50		6.28		4.61		5.94	

TABLEAU XXI — SUITE

| | | LA MENSTRUATION NE FUT JAMAIS RÉGULIÈRE | | | | | | | | RÉSUMÉ | | | | | | | |
| | | F. NON MARIÉES | | F. STÉRILES | | F. FÉCONDES | | TOTAL | | F. NON MARIÉES | | F. STÉRILES | | F. FÉCONDES | | TOTAL | |
		NOMBRE DES CAS ET LONGUEUR DE L'ÉCOULEMENT	POUR CENT	NOMBRE DES CAS ET LONGUEUR DE L'ÉCOULEMENT	POUR CENT	NOMBRE DES CAS ET LONGUEUR DE L'ÉCOULEMENT	POUR CENT	NOMBRE DES CAS ET LONGUEUR DE L'ÉCOULEMENT	POUR CENT	NOMBRE DES CAS	POUR CENT	NOMBRE DES CAS	POUR CENT	NOMBRE DES CAS	POUR CENT	NOMBRE TOTAL DES VERSIONS	TANT POUR CENT ET NOMBRE TOTAL
ANTÉVERSIONS	Avec douleur au début de l'écoulement.	1	33.33	...	...	2	66.66	3	...	1	3.44	6	20.69	22	75.86	29	13.18
	Longueur moyenne de l'écoulement (en jours).	4.00	...	...	...	3.50	...	3.66	...	4.00	...	4.66	...	4.40	...	4.41	
	Avec douleur pendant l'écoulement.	...	...	4	44.44	5	55.55	9	...	10	25.60	21	52.50	9	22.50	40	18.18
	Longueur moyenne de l'écoulement (en jours).	...	...	6.25	...	4.20	...	5.11	...	4.70	...	4.95	...	5.00	...	4.90	
	Sans douleur.	5	41.66	...	...	7	58.33	12	...	25	16.55	25	16.55	101	66.88	151	68.63
	Longueur moyenne de l'écoulement (en jours).	5.40	...	...	...	5.71	...	5.58	...	4.48	...	4.64	...	5.31	...	5.25	
	NOMBRE TOTAL DES ANTÉVERSIONS.	6	25.00	4	16.66	14	58.33	24	10.90	36	16.36	52	23.63	132	60.00	220	
	LONGUEUR MOYENNE DE L'ÉCOULEMENT (EN JOURS).	5.16	...	6.25	...	4.85	...	5.16	...	5.22	...	4.77	...	5.16	...	5.58	
RÉTROVERSIONS	Avec douleur au début de l'écoulement.	...	...	...	...	2	100	2	...	2	9.52	9	42.85	10	47.62	21	9.20
	Longueur moyenne de l'écoulement (en jours).	...	...	...	...	5.50	...	5.50	...	5.00	...	4.22	...	4.80	...	4.57	
	Avec douleur pendant l'écoulement.	2	50.00	1	25.00	1	25.00	4	...	12	35.29	13	38.23	9	36.47	34	13.04
	Longueur moyenne de l'écoulement (en jours).	5.00	...	3.60	...	6.00	...	4.75	...	5.00	...	5.00	...	5.33	...	5.08	
	Sans douleur.	2	25.00	2	25.00	4	50.00	8	...	26	15.20	39	29.80	106	61.98	171	75.66
	Longueur moyenne de l'écoulement (en jours).	4.00	...	7.50	...	3.75	...	4.75	...	4.30	...	4.28	...	5.03	...	4.75	
	NOMBRE TOTAL DES RÉTROVERSIONS.	4	28.57	3	21.42	7	50.00	14	6.19	40	17.69	61	26.99	125	55.31	226	
	LONGUEUR MOYENNE DE L'ÉCOULEMENT (EN JOURS).	4.50	...	6.03	...	4.57	...	4.85	...	4.55	...	4.42	...	5.04	...	4.78	

TABLEAU XXII — MONTRANT L'ÉTAT DE LA MENSTRUATION APRÈS LA PUBERTÉ DANS LES CAS DE VERSION DE L'UTÉRUS

LA LONGUEUR MOYENNE DE L'ÉCOULEMENT EST EXPRIMÉE EN JOURS			LA MENSTRUATION N'A PAS CHANGÉ COMME LONGUEUR															
			LA LONGUEUR DE LA MENSTRUATION EST RESTÉE SANS CHANGEMENT DÈS LE DÉBUT QUANT AU TEMPS ET A LA QUANTITÉ, ET ELLE ÉTAIT								LA LONGUEUR DE L'ÉCOULEMENT EST RESTÉE SANS CHANGEMENT MAIS LA QUANTITÉ DANS LA SUITE							
			NORMALE		TROP ABONDANTE		PEU ABONDANTE		TOTAL		A AUGMENTÉ		A DIMINUÉ		EST DEVENUE IRRÉGULIÈRE		TOTAL	
			NOMBRE DES CAS	POUR CENT	NOMBRE DES CAS	POUR CENT	NOMBRE DES CAS	POUR CENT	NOMBRE DES CAS	POUR CENT	NOMBRE DES CAS	POUR CENT	NOMBRE DES CAS	POUR CENT	NOMBRE DES CAS	POUR CENT	NOMBRE DES CAS	POUR CENT
ANTÉVERSIONS	F. non mariées	Nombre des cas	10	58.82	3	17.64	34	23.52	17	47.22	...	...	4	57.14	3	42.85	7	19.44
		Tant pour cent	25.00	...	25.00	...	30.77	...	26.15	...	...	...	13.33	...	25.00	...	9.45	...
		Longueur moyenne de l'écoulement	5.20	...	7.33	...	4.00	...	5.29	...	...	...	4.75	...	4.66	...	4.71	...
	F. stériles	Nombre des cas	11	68.75	3	18.75	2	12.50	16	30.76	5	31.25	9	56.25	2	12.50	16	30.76
		Tant pour cent	27.50	...	25.00	...	15.38	...	24.61	...	15.62	...	30.00	...	16.66	...	21.62	...
		Longueur moyenne de l'écoulement	5.09	...	7.66	...	6.00	...	5.68	...	5.00	...	4.88	...	4.00	...	4.81	...
	F. fécondes	Nombre des cas	19	59.37	6	18.75	7	21.87	32	24.24	27	52.94	17	33.33	7	13.72	51	38.63
		Tant pour cent	47.50	...	50.00	...	53.84	...	49.23	...	84.37	...	56.66	...	58.33	...	68.91	...
		Longueur moyenne de l'écoulement	6.10	...	6.33	...	2.14	...	4.68	...	5.55	...	4.88	...	3.43	...	5.03	...
	TOTAL	Nombre des cas	40	61.53	12	18.45	13	20.00	65	29.54	32	43.24	30	40.54	12	16.21	74	33.63
		Longueur moyenne de l'écoulement	5.12	...	6.91	...	3.30	...	5.09	...	5.47	...	4.86	...	3.83	...	4.95	...
RÉTROVERSIONS	F. non mariées	Nombre des cas	17	73.91	2	8.69	4	17.37	23	57.50	3	50.00	2	33.33	1	16.66	6	15.00
		Tant pour cent	26.56	...	15.38	...	25.00	...	24.73	...	9.67	...	7.69	...	9.09	...	8.80	...
		Longueur moyenne de l'écoulement	4.70	...	7.00	...	1.75	...	4.33	...	6.66	...	5.00	...	3.00	...	5.50	...
	F. stériles	Nombre des cas	18	60.00	5	16.67	7	23.33	30	49.18	7	43.75	6	37.50	3	18.75	16	26.22
		Tant pour cent	28.12	...	38.45	...	43.75	...	32.25	...	22.58	...	22.07	...	27.27	...	23.53	...
		Longueur moyenne de l'écoulement	4.33	...	6.60	...	4.28	...	4.70	...	3.71	...	5.53	...	3.63	...	4.37	...
	F. fécondes	Nombre des cas	29	72.50	6	15.00	5	12.50	40	32.00	21	45.65	18	39.13	7	15.21	46	36.80
		Tant pour cent	45.31	...	46.15	...	31.25	...	43.01	...	67.74	...	69.23	...	63.62	...	67.64	...
		Longueur moyenne de l'écoulement	4.79	...	6.66	...	2.00	...	4.72	...	5.62	...	4.77	...	4.85	...	5.17	...
	TOTAL	Nombre des cas	64	68.81	13	13.97	16	17.20	93	41.15	31	45.58	26	38.23	11	16.17	68	30.18
		Longueur moyenne de l'écoulement	4.64	...	6.69	...	2.93	...	4.63	...	5.29	...	4.97	...	4.36	...	5.01	...

			LA MENSTRUATION N'A PAS CHANGÉ COMME LONGUEUR ET COMME QUANTITÉ															GRAND TOTAL
			LA LONGUEUR DE L'ÉCOULEMENT A AUGMENTÉ ET LA QUANTITÉ								LA LONGUEUR DE L'ÉCOULEMENT A DIMINUÉ ET LA QUANTITÉ								
		LA LONGUEUR MOYENNE DE L'ÉCOULEMENT EST EXPRIMÉE EN JOURS	A AUGMENTÉ		A DIMINUÉ		EST DEVENUE IRRÉGULIÈRE		TOTAL		A DIMINUÉ		A AUGMENTÉ		EST DEVENUE IRRÉGULIÈRE		TOTAL		
			Nombre des cas	Pour cent	Nombre des cas	Pour cent	Nombre des cas	Pour cent	Nombre des cas	Pour cent	Nombre des cas	Pour cent	Nombre des cas	Pour cent	Nombre des cas	Pour cent	Nombre des cas	Pour cent	
ANTÉVERSIONS	F. non mariées	Nombre des cas	7	87.50	1	12.50	…	…	8	22.22	4	1.00	…	…	…	…	4	11.11	36
		Tant pour cent	18.91	…	33.33	…	…	…	18.65	…	12.12	…	…	…	…	…	10.81	…	
		Longueur moyenne de l'écoulement	6.28	…	7.00	…	…	…	6.37	…	3.50	…	…	…	…	…	3.50	…	5.22
	F. stériles	Nombre des cas	8	88.88	…	…	1	11.11	9	17.30	10	90.90	…	…	1	9.09	11	21.15	52
		Tant pour cent	21.62	…	…	…	25.00	…	20.45	…	30.30	…	…	…	33.33	…	24.72	…	
		Longueur moyenne de l'écoulement	6.42	…	…	…	3.00	…	6.92	…	2.50	…	…	…	2.00	…	4.45	…	4.82
	F. fécondes	Nombre des cas	22	81.48	2	7.40	3	11.11	27	20.45	19	86.36	1	4.55	2	9.09	22	10.66	132
		Tant pour cent	59.47	…	66.66	…	75.00	…	64.36	…	57.57	…	107.	…	66.66	…	59.46	…	
		Longueur moyenne de l'écoulement	6.86	…	6.51	…	6.33	…	6.77	…	3.73	…	3.00	…	5.00	…	3.81	…	5.10
	TOTAL	Nombre des cas	37	84.09	3	6.81	4	9.09	44	20.00	33	89.18	1	2.70	3	8.10	37	16.81	220
		Longueur moyenne de l'écoulement	6.70	…	6.66	…	5.50	…	6.59	…	3.33	…	3.00	…	4.00	…	3.37	…	5.05
RÉTROVERSIONS	F. non mariées	Nombre des cas	3	50.00	…	…	3	50.00	6	15.00	5	100.	…	…	…	…	5	12.50	40
		Tant pour cent	13.04	…	…	…	60.00	…	19.34	…	14.70	…	…	…	…	…	14.70	…	
		Longueur moyenne de l'écoulement	5.66	…	…	…	5.66	…	5.63	…	2.80	…	…	…	…	…	2.80	…	4.55
	F. stériles	Nombre des cas	2	50.00	1	25.00	1	25.00	4	6.55	11	100.	…	…	…	…	11	18.03	61
		Tant pour cent	8.69	…	33.33	…	20.00	…	12.90	…	32.35	…	…	…	…	…	32.35	…	
		Longueur moyenne de l'écoulement	5.50	…	7.00	…	7.00	…	5.25	…	3.00	…	…	…	…	…	3.00	…	4.49
	F. fécondes	Nombre des cas	18	85.71	2	9.52	1	4.76	21	16.80	18	100.	…	…	…	…	18	14.40	125
		Tant pour cent	78.26	…	66.66	…	20.00	…	67.71	…	52.94	…	…	…	…	…	52.94	…	
		Longueur moyenne de l'écoulement	6.88	…	6.50	…	10.00	…	7.00	…	3.33	…	…	…	…	…	3.33	…	5.07
	TOTAL	Nombre des cas	23	74.19	3	9.67	5	16.13	31	13.71	34	100.	…	…	…	…	34	15.04	226
		Longueur moyenne de l'écoulement	6.00	…	6.63	…	6.80	…	6.64	…	3.14	…	…	…	…	…	3.14	…	4.80

femmes qui souffrirent au début de l'écoulement, fut de quatre jours ; chez celles qui souffrirent pendant l'écoulement, de quatre jours ; et chez celles qui furent exemptes de douleur, de 4 jours 90. Celles qui furent régulières dès le début furent menstruées pendant une moyenne de cinq jours, et pour celles dont la menstruation se régularisa dans la suite, la moyenne fut seulement de 3 jours 50, chiffre beaucoup inférieur à celui qui a été obtenu pour les mêmes conditions dans l'une quelconque des autres formes de version. Cinq jours fut la longueur moyenne chez la seule femme qui n'a jamais été régulièrement réglée, et la moyenne pour tous les cas de version latérale a été de 4 jours 63. Sur le nombre total, une n'était pas mariée, soit 6.26 pour 100 ; onze, soit 68,75 furent stériles ; et quatre, soit 25 pour 100 furent fécondes plus tard.

Le tableau XXII est destiné à montrer les changements ultérieurs de la menstruation, particulièrement en ce qui regarde la longueur de l'écoulement. La première impression est une impression de surprise due à ce que les moyennes sur le nombre total indiquent un très faible changement dans la longueur de l'écoulement, les extrêmes étant deux et dix jours. Si nous consultons le tableau XII qui donne les changements ultérieurs de la menstruation et qui a été établi sur toutes les femmes observées, sans s'inquiéter des versions ou de la maladie, nous trouvons la même moyenne générale. Nous pouvons noter en pratique de grands changements dans la quantité de l'écoulement, mais lorsque l'habitude en ce qui touche au temps a été une fois prise, la longueur moyenne ne varie guère, à moins que la circulation n'ait été affectée par un nouveau développement.

Deux divisions ont été faites dans le tableau, et elles ont été subdivisées. La première se compose des femmes dont la longueur de la période n'a pas changé ultérieurement. Dans la seconde se trouvent celles chez lesquelles la longueur et la quantité ont changé. La première division comprend deux classes : dans l'une, la menstruation a été normale, trop abondante ou minime, n'a changé ni en longueur ni en quantité, tandis que dans l'autre la longueur seule n'a pas changé, mais la quantité s'est accrue, a diminué ou est devenue irrégulière. Dans la seconde classe, la longueur du flux a diminué, tandis que la quantité s'est accrue, ou est devenue irrégulière. En connexion avec ce qui a déjà été établi, en ce qui touche à un changement dans la longueur de l'écoulement menstruel, il est intéressant de noter que ceux-ci forment 63,18 pour 100 des cas d'antéversion et 58,44 pour 100 des cas de rétroversion, restés sans changement. Dans la première subdivision, 29,54 pour 100 des femmes ayant de l'antéversion et 41,15 pour 100 ayant de la rétroversion n'ont éprouvé ultérieurement aucun changement dans la longueur ou la quantité de l'écoulement. Ce tableau nous fournit beaucoup de points intéressants, sinon d'une importance pratique, particulièrement dans les tant pour 100 entre les femmes non mariées, stériles et fécondes.

Le tableau XXIII est un résumé du précédent ; il donne les changements de la menstruation dans les deux formes de versions, sans s'inquiéter de l'état social. Que la menstruation, ainsi que le montre ce tableau, reste normale, sans changement de la longueur ou de la quantité de l'écoulement, chez un aussi

TABLEAU XXIII — CHANGEMENTS DE LA MENSTRUATION DANS LES DEUX FORMES DE VERSION

LA LONGUEUR DE LA MENSTRUATION N'A PAS CHANGÉ

	L'ÉCOULEMENT N'A PAS CHANGÉ QUANT A LA LONGUEUR ET A LA QUANTITÉ IL ÉTAIT DÈS LE DÉBUT SOIT				LA LONGUEUR DE L'ÉCOULEMENT N'A PAS CHANGÉ MAIS LA QUANTITÉ DANS LA SUITE				TOTAL		
	NORMAL	TROP ABONDANT	PEU ABONDANT	TOTAL	A AUGMENTÉ	A DIMINUÉ	EST DEVENUE IRRÉGULIÈRE	TOTAL	NOMBRE DES CAS	LONGUEUR MOYENNE DE L'ÉCOULEMENT	POUR CENT POUR CHAQUE ÉTAT
POUR LES ANTÉVERSIONS											
Normale	40								40	5.12	28.77
Peu abondante			13						13	3.30	9.35
Trop abondante ou augmentée		12			32				44	5.86	31.65
Diminuée						30			30	4.86	21.57
Irrégulière							12		12	3.83	8.63
TOTAL				65				74	139	3.11	
TANT POUR CENT SUR TOUS LES ÉTATS	18.18	5.45	5.90		14.54	13.63	5.45				
POUR LES RÉTROVERSIONS											
Normale	64								64	4.48	39.75
Peu abondante			16						16	2.93	9.93
Trop abondante ou augmentée		13			31				44	5.70	27.32
Diminuée						26			26	4.06	16.14
Irrégulière							11		11	4.36	6.83
TOTAL				93				68	161	4.73	
TANT POUR CENT SUR TOUS LES ÉTATS	28.31	5.73	7.08		13.71	11.50	4.86				

ELLE A CHANGÉ EN LONGUEUR ET EN QUANTITÉ

	LA LONGUEUR DE L'ÉCOULEMENT A AUGMENTÉ ET LA QUANTITÉ				LA LONGUEUR DE L'ÉCOULEMENT A DIMINUÉ ET LA QUANTITÉ				TOTAL			RÉSUMÉ		
	A AUGMENTÉ	A DIMINUÉ	EST DEVENUE IRRÉGULIÈRE	TOTAL	A DIMINUÉ	A AUGMENTÉ	EST DEVENUE IRRÉGULIÈRE	TOTAL	NOMBRE DES CAS	LONGUEUR MOYENNE DE L'ÉCOULEMENT	POUR CENT POUR CHAQUE ÉTAT	NOMBRE DES CAS	LONGUEUR MOYENNE DE L'ÉCOULEMENT	POUR CENT POUR CHAQUE ÉTAT
POUR LES ANTÉVERSIONS														
Normale												40	5.12	18.18
Peu abondante												13	3.30	5.90
Trop abondante ou augmentée	37					1			38	6.60	46.91	82	6.20	37.27
Diminuée		3			33				36	3.61	44.44	66	4.18	30.00
Irrégulière			4				3		7	4.85	8.04	19	4.21	8.63
TOTAL				44				37	81	5.12		220	5.45	
TANT POUR CENT SUR TOUS LES ÉTATS	16.81	1.36	1.81		15.00	.45	1.36							
POUR LES RÉTROVERSIONS														
Normale												64	4.48	28.31
Peu abondante												16	2.93	7.08
Trop abondante ou augmentée	23								23	6.60	35.38	67	6.01	29.05
Diminuée		3			34				37	3.43	56.92	63	4.05	27.87
Irrégulière			5						5	6.80	7.69	16	5.12	7.08
TOTAL				31				34	65	4.81		226	4.80	
TANT POUR CENT SUR TOUS LES ÉTATS	10.17	1.32	2.21		15.04									

grand nombre de femmes atteintes de rétroversion, c'est là un fait qu'il est impossible d'expliquer. Il est encore plus suprenant que la proportion des femmes menstruées normalement atteintes de cette forme de déplacement soit beaucoup plus grande que celle qu'on trouve pour les femmes atteintes d'antéversion.

Si ces données nous enseignent quelque chose, c'est que ces déplacements sont rares ou fréquents au moment de la puberté, et que, en tous cas, la position seule de l'utérus est de peu d'importance s'il n'existe pas de complication.

Un degré extrême d'antéversion peut être, et est fréquemment la position normale pour certains utérus, et ne produit pas le plus léger inconvénient, à moins que l'organe n'augmente de volume par suite d'une obstruction quelconque de la circulation et ne commence à faire prolapsus. Ces tableaux montrent, comme nous l'avons vu, qu'un grand nombre de rétroversions peuvent exister sans qu'il se produise nécessairement un changement quelconque dans la menstruation. Cependant, un déplacement complet ne peut persister longtemps sans produire quelque trouble du système nerveux. Par suite de la pression continue du col contre la paroi antérieure du vagin, il se produit peu à peu une irritation réflexe longtemps avant qu'un état maladif s'établisse dans l'organe lui-même. C'est ce qui arrive lorsque le déplacement est devenu complet, mais l'utérus reste quelquefois pendant des années en rétroversion partielle sans qu'il se produise aucun trouble. Lorsque l'organe est en rétroversion, la femme est certainement plus exposée à la maladie qu'elle ne le serait si l'utérus était en meilleure position. Mais ce n'est que lorsque la circulation s'altère par suite d'une cause accidentelle quelconque, et que le prolapsus se produit, que la malade éprouve le besoin de se faire soigner. Ce n'est donc pas tant la version que le prolapsus qui détermine un trouble de la circulation. La figure 52 (p. 96) montre l'effet du prolapsus sur la circulation; on voit aussi que le résultat est le même lorsqu'on élève d'une façon exagérée l'organe dans le bassin. Le fait qu'un certain nombre de femmes atteintes de rétroversion présenteraient une augmentation de l'écoulement menstruel, tandis que chez d'autres il diminuerait, peut exciter quelque surprise. L'état de l'écoulement en ce qui regarde la quantité est déterminé presque entièrement par la position de l'utérus, et par la longueur du temps depuis lequel la version existe. Lorsque le déplacement n'est pas extrême, et que son début est récent, l'écoulement est généralement abondant. Au contraire, lorsque la version existe depuis longtemps, ou bien lorsque la circulation est devenue très obstruée par le fait du degré du déplacement, la période menstruelle devient presque toujours peu abondante et irrégulière.

Traitement des versions.

Une version, comme je l'ai établi, peut exister pendant un temps indéfini sans causer un trouble quelconque, aussi longtemps que l'organe ne fait pas suffisamment prolapsus pour augmenter l'obstruction de la circulation qui existe déjà. Lorsque le prolapsus a atteint un degré qui demande des soins, on peut employer deux modes de traitement. Le premier consiste à corriger le déplacement et la version, autant qu'on peut le faire par des moyens mécaniques. Le second consiste à faire disparaître la cause locale de la maladie. Nous traiterons des causes extrinsèques de la version au chapitre convenable et nous ne parlerons ici que du traitement de ce que nous avons appelé, par opposition, la version idiopathique.

Le traitement local consistera dans l'emploi fréquent et continu d'injections vaginales d'eau chaude, et dans des applications d'iode sur la surface vaginale. Il est essentiel de donner du ton aux vaisseaux sanguins, et même si la perte de la tonicité était limitée à l'utérus lui-même (ce qui est rare) nous ne posséderions aucun moyen meilleur d'atteindre le but que l'action de l'eau chaude sur les vaisseaux pelviens. Nous avons déjà étudié si complètement les détails du traitement local et général sous le titre de principes généraux, qu'afin d'éviter les répétitions, nous laissons au lecteur le soin de les appliquer aux formes individuelles de la maladie.

Lorsque les moyens mécaniques seront applicables au traitement des versions, nous arriverons à obtenir une guérison beaucoup plus rapide, et nous ferons plus pour la restauration finale de la santé que par aucun autre mode de traitement. La rétroversion et le prolapsus sont les seules formes de déplacement pour la correction desquelles nous possédions des moyens mécaniques dignes de confiance et, en général, sûrs.

Lorsque l'utérus tombe en avant, ou d'un côté ou de l'autre, nous ne pouvons que faire disparaître la courbure, ou prolapsus de l'organe dans le bassin, par des moyens mécaniques. J'ai pensé pendant de longues années que l'antéversion de l'utérus n'était pas une mauvaise position; et qu'une version si marquée qu'elle fût ne pouvait causer l'irritation de la vessie aussi longtemps que l'utérus restait en bon état de santé. Mais lorsque l'utérus devient pesant pour une cause quelconque, il s'enfonce dans le bassin, et l'irritation produite est proportionnelle au degré de traction exercée le long de la paroi antérieure du vagin sur le col de la vessie. Le trouble vésical apparaît aussitôt que l'utérus atteint un point du bassin où la traction s'exerce directement sur le col de la vessie, et cela arrive lorsque le prolapsus se produit ou lorsque l'organe est refoulé en haut. J'ai vérifié l'exactitude de mon opinion, qu'aucun degré d'antéversion s'il n'y a pas de prolapsus, ne produit de trouble, et qu'on n'obtient jamais de soulagement en redressant simplement l'utérus si on ne corrige en même temps le prolapsus.

J'ai fait plusieurs fois une fistule vésico-vaginale pour la guérison d'une cystite chronique dans des cas où l'utérus était augmenté de volume et en antéversion. Pendant longtemps je fus ennuyé en raison de l'irritation et des fréquents besoins d'uriner qui persistaient après l'opération, quoique je me fusse assuré que chaque goutte d'urine s'échappait à travers l'orifice artificiel immédiatement après son entrée dans la vessie. J'ai aussi remarqué que la même irritation persiste après l'opération lorsque l'utérus est en rétroversion. Dans l'un et l'autre cas, la cause de la cystite est le déplacement de l'utérus. Dans le cas d'antéversion, l'utérus fait prolapsus et tire en bas la cloison vésico-vaginale jusqu'à ce que la traction s'exerce directement sur le col de la vessie. Dans le cas de rétroversion, le même effet se produit par traction en haut du col vésical. L'irritation de la vessie ne disparaît que lorsque le prolapsus est corrigé par le soulèvement de l'utérus sans s'occuper de la version, et que l'organe est maintenu à sa place normale au moyen d'un instrument. Dans l'autre cas, la rétroversion doit être corrigée, et il faut faire disparaître la traction en haut sur le col de la vessie au moyen d'un pessaire approprié.

Différents moyens très ingénieux ont été inventés, pour maintenir de force l'organe dans une position verticale, et en un point, que selon toutes probabilités, il n'a jamais occupé. Tout instrument exerçant une pression directe sur la paroi antérieure de l'utérus, qui est le siège principal de la maladie, et habituellement très sensible, doit devenir une source d'irritation. Un semblable mode de traitement est mauvais en théorie et pernicieux en pratique. Lorsque ces instruments soulagent, le résultat en est simplement dû à ce qu'ils diminuent le degré du prolapsus. Même entre les mains d'un homme expert, ils peuvent causer parfois un grand préjudice, et, comme tout l'avantage qu'on en peut tirer peut être obtenu par des moyens plus simples et plus sûrs, ces instruments cesseront d'être aussi généralement employés. Si, par un moyen quelconque, nous pouvons soulever l'utérus au point où la circulation veineuse obstruée dans les tissus environnants peut se rétablir, c'est tout ce qu'il nous est possible d'obtenir par de semblables moyens.

On peut produire un grand soulagement en augmentant même le degré de l'antéversion par l'emploi d'un pessaire décrivant une courbe assez longue dans le cul-de-sac postérieur pour soulever le col de l'organe du plancher du bassin. En le suspendant ainsi, le fond de l'utérus restant contre les pubis et le col étant élevé, la circulation s'améliore rapidement et l'irritabilité de la vessie diminue. Nous gagnerons aussi du temps par ces moyens, puisqu'ils permettront à la malade de prendre plus d'exercice au dehors; et, par l'emploi du pessaire, nous briserons le mouvement vibratoire qui est transmis à l'utérus à chaque pas, aussi longtemps que le col repose sur le plancher du bassin.

Le traitement de la rétroversion est plus satisfaisant; on peut mieux appliquer les moyens mécaniques, et l'amélioration résultant de la guérison de l'obstruction de la circulation est bien marquée, lorsqu'on replace l'organe dans sa position normale. Une rétroversion récente peut être réduite avec une facilité relative, et il est aisé d'ajuster un instrument qui maintiendra l'organe si fortement en antéversion qu'il ne pourra reprendre sa position première. Si le déplacement existe depuis longtemps, et que l'utérus s'est fléchi, l'affection, selon toutes probabilités, aura agi comme une source d'irritation et déterminé une cellulite plus ou moins étendue. Fréquemment, même lorsqu'il ne s'est formé aucune adhérence, un certain degré de congestion peut avoir été entretenu, qui ne demandera qu'une légère provocation pour produire une nouvelle attaque d'inflammation. Il est donc bon de procéder avec les plus grandes précautions à tout essai de réduction de l'utérus en rétroversion, jusqu'à ce qu'on ait pu se rendre complètement compte de la situation. Si on trouve l'utérus solidement fixé en bas par des adhérences, on ne portera pas nécessairement un pronostic défavo-rable, car, avec le temps, l'organe peut être remis en place au moyen de manœuvres faites avec soin, patience et jugement. Il ne faut pas essayer de réduire d'un seul coup, il vaux mieux y revenir à plusieurs reprises, de façon que les adhérences puissent à la longue s'allonger et s'atténuer au point de ne plus offrir de résistance.

C'est à peine s'il y a lieu de tenir compte comme obstacles au replacement de l'utérus des ligaments utéro-sacrés, lorsqu'il ne sont pas malades, puis-qu'ils ne consistent qu'en un repli du péritoine et en un peu de tissu cellulaire. Cependant ils sont souvent épaissis par l'inflammation. Lorsque la rétrover-sion devient complète, les ligaments épaissis s'appliquent en partie sur l'utérus augmenté de volume et constituent souvent un obstacle qui peut aisément être pris pour des adhérences, lorsqu'on essaie de replacer l'utérus.

Un utérus rétrofléchi peut être remis dans sa position naturelle au moyen de la sonde, de l'élévateur, ou du doigt, ou au moyen de la position et de la pression atmosphérique.

Si nous pouvons affirmer ou si nous sommes convaincu qu'il n'existe ni adhérences ni inflammation cachée dans le tissu cellulaire environnant, nous pouvons, avec une sûreté relative, redresser l'utérus avec la sonde ou par tout autre moyen auquel nous sommes accoutumé. L'emploi de la sonde dans ce but produit cependant presque toujours de la douleur, et on ne pourra jamais le regarder, même entre des mains très habiles, comme un moyen exempt de danger. L'emploi de l'élévateur a déjà été complétement décrit ; en prenant les précautions ordinaires et avec de la dextérité on peut regarder l'instrument comme sûr, et il ne causera que peu ou pas de douleur.

[Nous avons si souvent vu notre excellent maître, M. le Dr Gallard, redresser l'utérus avec la sonde, sans déterminer la moindre douleur, que nous ne pouvons partager cet avis. Quand la manœuvre est faite avec len-teur et douceur, elle ne détermine presque jamais, je pourrais dire jamais, d'accident. En effet, pendant les deux années que nous avons eu l'honneur de passer dans le service de M. Gallard, nous lui avons vu, un très grand nombre de fois, pratiquer le redressement de l'utérus en rétroversion ou en rétro-flexion, et jamais il n'est survenu le moindre accident. Nous l'avons fait nous-même plusieurs fois avec succès. Nous croyons donc que c'est là un excellent moyen de redresser l'utérus. Voici comment M. Gallard décrit son procédé dans une leçon qu'il a faite à l'Hôtel-Dieu sur les déviations utérines et leur traitement.

« La femme doit être placée dans la même position que pour l'examen au spéculum. On peut introduire l'hystéromètre dans la cavité utérine, soit après avoir préalablement mis le col à découvert au moyen du spéculum, soit plus simplement sans le secours d'aucun autre instrument. Dans le pre-mier cas, vous vous servirez du spéculum de Ricord, ou de celui de Bouveret, qui présentent d'un côté un espace vide qui sépare les deux valves dans toute leur longueur. On peut par cette espace vide faire passer le manche de la sonde et retirer le spéculum, tout en laissant le cathéter en place.

Si vous vous servez du spéculum pour introduire l'hystéromètre, vous devez le retirer aussitôt que le bec de la sonde a été introduit dans la cavité du col, alors qu'elle y a pénétré de 2 à 3 centimètres seulement. On le maintient en place en tenant le manche de la main droite, au moment où l'on retire le spéculum de la main gauche.

Dans le second procédé, — et c'est celui que je vous engage à employer de préférence, quoiqu'il exige un peu plus d'adresse, — vous pratiquez d'abord le toucher avec la main gauche ; vous placez le doigt indicateur sur la lèvre postérieure du col, immédiatement en arrière de l'orifice externe, que vous devez sentir sous la pulpe de votre doigt ; puis sur ce doigt, vous glissez l'instrument, sa convexité étant en arrière, et par conséquent, le bec en haut jusqu'à ce qu'il arrive à l'orifice du museau de tanche. S'il s'agit d'une femme qui a eu des enfants, la manœuvre sera généralement plus facile ; comme le col est cylindrique et que son orifice est assez large, la sonde dirigée sur l'indicateur gauche pénétrera sans le moindre effort dans cet orifice.

Chez la femme qui n'a pas eu d'enfants, le col est conique, et comme son orifice est situé à l'extrémité la plus étroite du cône, la sonde glisse sur les parois latérales, et s'enfonce dans les culs-de-sac vaginaux. En pareil cas, il vaut mieux ne pas se fatiguer en tentatives infructueuses, et se décider à faire usage du spéculum.

Dès que le bec de la sonde a pénétré de 20 centimètres dans le canal cervical, on retire le spéculum si on s'est servi de cet instrument, et on introduit le doigt indicateur gauche dans le vagin, en le dirigeant au-dessous de la sonde qui lui sert de guide jusqu'au col. A dater de ce moment les manœuvres sont absolument les mêmes que si on n'avait pas fait usage du spéculum.

On pousse alors l'extrémité de la sonde en arrière, mais on se trouve presque immédiatement arrêté par la paroi antérieure de l'utérus. Il faut, pour pouvoir pénétrer plus loin, diriger à ce moment la courbure de l'instrument en arrière. Pour y arriver il faut faire décrire au manche de l'instrument la moitié d'un grand arc de cercle (figure 77), de façon à ce que le bec de l'instrument tourne presque sur place. Si vous ne procédiez pas de la sorte, vous feriez décrire au bec de la sonde un arc de cercle considérable (figure 76) et qui, se passant dans une cavité aussi étroite que celle du col ou même du corps de la matrice dont les parois sont rapprochées au contact l'une de l'autre, y déterminerait des désordres, ou tout au moins des froissements pénibles et douloureux. Lorsque la courbure de l'instrument regarde en arrière, il suffit de pousser doucement en relevant le manche pour que le bec pénètre jusqu'au fond de la cavité utérine. Pendant cette manœuvre, l'indicateur qu'on a fait glisser dans le cul-de-sac postérieur suit tous les mouvements de l'extrémité de la sonde.

Il s'agit maintenant de procéder au redressement de l'organe ; pour cela, sans retirer la sonde, on abaisse le manche en s'efforçant de relever le bec et on aide le mouvement au moyen de l'index qui soulève autant que possible le fond de l'organe. Lorsque ce fond est arrivé sur un plan horizontal, l'indicateur le maintenant en place, on fait exécuter au manche le mouvement en arc de cercle, mais en sens inverse, et la courbure de l'instrument regarde de nouveau en avant. Il suffit alors d'abaisser fortement le manche pour achever le redressement.

Ce n'est pas tout que de redresser l'utérus, il faut le maintenir dans sa position physiologique et normale. Pour cela, Simpson et après lui Valleix se servaient d'un redresseur à tige intra-utérine, agissant de la même façon que celle d'un hystéromètre qui serait demeuré en place. Mais ces tiges ainsi

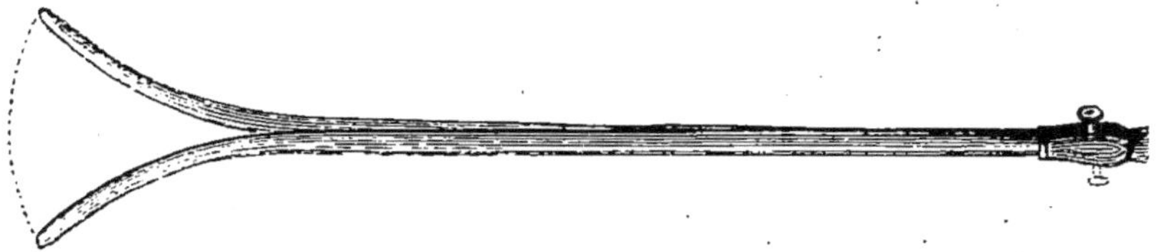

Fig. 71. — Arc de cercle que parcourt le bec de la sonde quand on le retourne simplement. pour changer sa direction.

laissées à demeure ont donné lieu dans la pratique à des accidents qui les ont fait abandonner. Pour ma part, je suis d'avis d'habituer l'utérus à sa nouvelle position, avant de placer un anneau définitif ; pour y arriver, l'hystéromètre

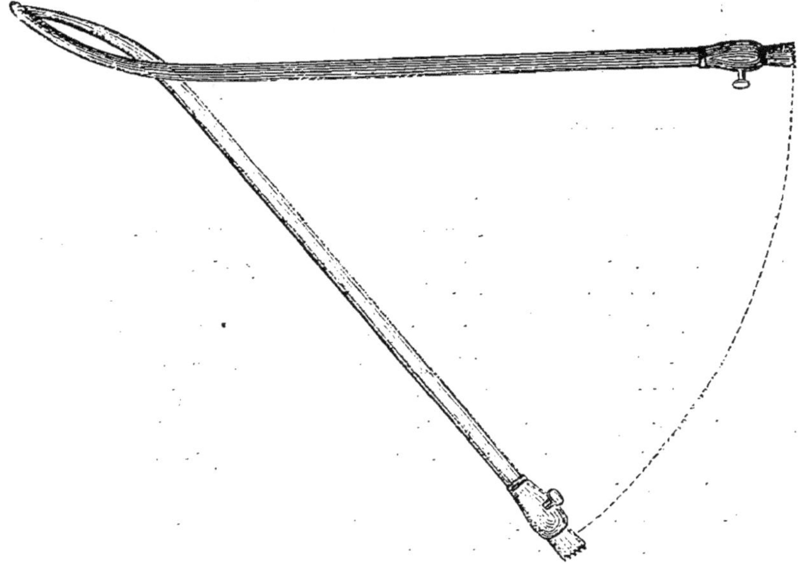

Fig. 72. — Mouvement à imprimer au manche de la sonde pour changer sa direction en déplaçant le moins possible son extrémité qui est introduite dans l'utérus.

étant encore en place, je bourre le cul-de-sac postérieur de boulettes de coton de façon à empêcher l'utérus de reprendre immédiatement sa mauvaise position. Ces boulettes étant enlevées au bout de vingt-quatre heures, l'utérus retombe de nouveau dans la concavité sacrée. Quelques jours plus tard, je recommence les mêmes manœuvres ; et quand j'ai habitué l'utérus à garder sa position normale, au bout de trois ou quatre séances de redressement, j'applique un anneau recourbé de Hodge, et le plus souvent la réduction se maintient définitivement à la condition que la forme et les dimensions de l'anneau pessaire soient bien adaptées à chaque cas particulier ».]

Dans un Mémoire lu à la *Medical Society of the county of New York* le 5 février 1869, voici ce que j'ai dit à ce sujet : « Quelquefois, lorsque les parties sont encore trop sensibles pour être manipulées par le rectum, j'ai recours à l'aide de la pression atmosphérique, par une méthode qui parfois a donné entre mes mains des résultats très satisfaisants en corrigeant les déplacements résultant d'accidents ou de tumeurs fibreuses de la paroi postérieure. »

OBSERVATION XXXIII. — Il y a environ deux ans (1867), je fus consulté par une malade après un avortement ; l'utérus était augmenté de volume et en rétroversion complète, en même temps qu'il existait une sensibilité si grande à la pression qu'une réduction au moyen de l'élévateur me parut trop hasardeuse. Après lui avoir fait quitter ses vêtements jusqu'à la ceinture, je la plaçai sur les genoux et les coudes, dans le but de soulever le fond, avec l'aide de la gravitation et de la pression d'une éponge montée par le rectum. Lorsque le spéculum de Sims fut introduit, le rectum se distendit par l'air, et l'utérus fut si fortement repoussé vers les pubis que je fus incapable de l'en empêcher. L'instrument fut en conséquence retiré et introduit dans le vagin. A ma grande surprise, lorsque l'air distendit le vagin, le col de l'utérus, qui était derrière les pubis, fut entraîné vers la concavité du sacrum, et l'utérus se trouva en place sans l'aide de manipulation directe. Je me suis assuré depuis que cela ne peut se produire lorsqu'il y a déchirure du périnée qui laisse l'orifice vaginal bâillant, ou lorsque l'air a été introduit dans le vagin préalablement à l'introduction du spéculum dans le rectum.

Il y a longtemps que je me suis accoutumé à avoir confiance dans l'emploi de l'index pour remettre en place l'utérus en rétroversion, et avec un peu de pratique ce moyen devient celui en qui nous avons le plus de confiance. C'est certainement celui qui fait courir le moins de danger, parce que nous pouvons apprécier à la fois, dans les cas d'adhérences, le siège et l'étendue de la résistance. Pour employer cette méthode, la malade doit être placée sur le dos, les genoux fléchis et les hanches amenées sur le bord de la table d'opération ou du fauteuil. On introduit alors l'index dans le vagin et on dirige la pointe du ténaculum de façon à pouvoir la fixer sur la lèvre postérieure au niveau de l'orifice. Il faut se servir de l'instrument de façon à attirer doucement mais suffisamment l'organe en avant vers l'orifice vaginal, pour être certain que le fond est assez loin de la concavité du sacrum pour franchir le promontoire lorsqu'il s'élèvera. A la première tentative, cette manipulation doit être faite avec soin, et si on atteint un point où on produit une grande douleur il faut s'arrêter. Par cette manœuvre, du reste, la rétroversion de l'utérus s'accentue. Afin de la corriger, on refoule fortement le périnée en arrière de façon à ce que le doigt placé dans le vagin puisse être porté aussi loin que possible en arrière de l'utérus, et soulever en même temps l'organe. Lorsque le fond de l'utérus a été ainsi élevé, et pendant qu'il est maintenu par le doigt, le col doit être brusquement attiré suivant un arc de cercle en bas et en arrière au moyen du ténaculum qui a déjà

été accroché sur la lèvre antérieure et qui est tenu de l'autre main. Lorsque
la version est devenue complète, le fond peut être refoulé contre les ligaments utéro-sacrés à l'aide du doigt placé dans le vagin. Ces ligaments,
ayant été ainsi légèrement tendus, bâillent lorsque la tension est subitement
relâchée quand on porte le col en arrière, et le fond se glisse alors entre
eux. Le doigt doit être rapidement passé du cul-de-sac postérieur contre la
lèvre antérieure, le ténaculum est retiré, et l'organe se renverse en avant
en passant, comme le montre la figure 73, plusieurs fois le doigt sur la
face antérieure de l'utérus de façon à refouler le col en bas et en arrière dans
la concavité du sacrum.

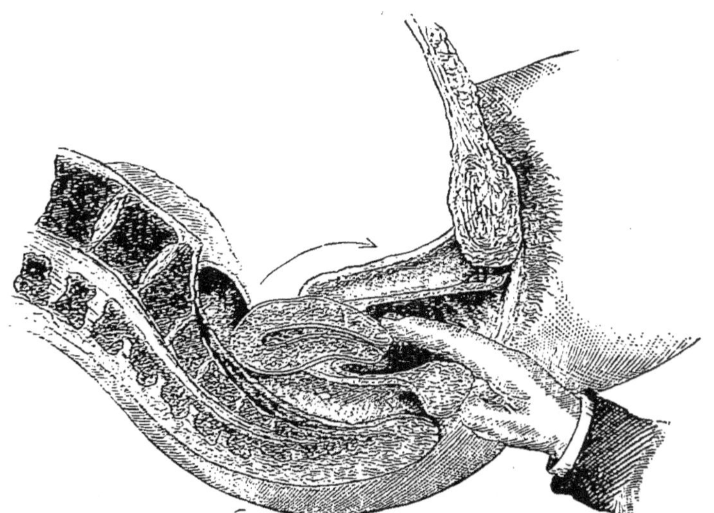

Fig. 73. — Manière de corriger une rétroversion avec le doigt.

Un coup d'œil jeté sur la figure permettra de voir que la paroi antérieure
de la vessie, A–B, lorsque elle est tendue, devient le soutien de A, sur lequel
le mouvement de levier se produit. Donc, lorsque le col est refoulé en bas et en
arrière, le fond doit proportionnellement se porter en avant dans la direction
indiquée par la flèche. Au début, on trouvera cependant cette manœuvre plus
rationnelle en théorie qu'aisée en pratique, parce qu'elle exige de la légèreté
de main et de la dextérité pour l'exécuter.

L'utérus est représenté sur la figure comme s'il avait été tiré en avant,
et le fond dégagé de dessous le promontoire sacré. Si on laissait l'organe
dans cette position, le col se fixerait bientôt près de l'orifice vaginal, et le
fond dans la concavité du sacrum. Il est donc nécessaire de mettre immédiatement l'utérus en antéversion et de placer un instrument qui le relèvera
dans le bassin, et en même temps amènera le col si loin en arrière que le poids
de l'organe lui-même maintiendra le fond en avant. S'il n'y avait en avant
de l'utérus que la vessie, comme cela est représenté sur la figure, cela serait
facile à faire. Mais les intestins sont pelotonnés à la partie supérieure de

l'utérus et doivent être déplacés avant que l'organe puisse être amené dans une autre position. Si nous avions simplement à refouler le col en bas et en arrière par un seul effort, le rectum en arrière, et les intestins en haut seraient temporairement comprimés par le fond, mais ils recouvreraient immédiatement leur élasticité lorsque la pression aurait disparu, et l'état primitif se reproduirait. La dextérité de la main consiste à maintenir avec fermeté le mouvement du col en arrière, exécutant la manipulation au moyen d'un certain nombre d'efforts, au lieu d'un seul, et on laisse l'utérus se porter en arrière ou se remettre lui-même légèrement, après chaque avance.

Le col ayant été, par ces moyens, refoulé en arrière aussi près de la concavité du sacrum que le doigt le permet, il faut répéter la manœuvre de nouveau et de nouveau jusqu'à ce que, à la longue, le fond de l'utérus se soit renversé sur la vessie.

Si la malade ressent des douleurs vives en un point, nous devons juger jusqu'où nous pouvons aller sans danger, ou bien cesser toute tentative pour quelque temps jusqu'à ce que les symptômes aigus aient disparu sous l'influence du traitement approprié. Même lorsque je réussis, fréquemment je ne fais aucune tentative pour maintenir l'utérus en position par des moyens mécaniques. J'attends jusqu'à ce que j'aie réduit de nouveau l'utérus et jusqu'à ce que je me sois assuré qu'il n'existe en aucun point de la sensibilité à la pression pouvant se trouver en contact avec le pessaire à employer.

Il est bon de procéder avec le plus grand soin après la réduction d'une rétroversion de longue date. Lorsque j'ai rencontré plus de difficultés que d'habitude, ou que j'ai causé beaucoup de douleur à une malade dans mon cabinet, je lui administre toujours immédiatement une abondante injection vaginale d'eau chaude, j'applique un tampon glycériné dans le vagin, et je lui ordonne de se reposer plusieurs heures avant de lui permettre de rentrer chez elle. Lorsque je soigne les malades dans mon hôpital, dans les mêmes circonstances, je les tiens au lit pendant vingt-quatre heures, par précaution. Il en résulte qu'aujourd'hui je ne crains plus de déterminer de la cellulite, qui survenait fréquemment autrefois, lorsqu'on prenait moins soin de l'éviter.

CHAPITRE XVI

PESSAIRES

Moment convenable pour leur emploi. — Particularités qu'on peut rencontrer. — But des pessaires. — Formes individuelles. — Bloc d'étain à modeler. — Pessaires pouvant s'ajuster. Pessaire de Dumontpallier. — Pessaire de Smith. Manière de l'appliquer.

Ce sujet est l'un des plus importants et des moins compris.

Il y a un moment convenable pour employer ces instruments, absolument comme il y en a un pour appliquer une attelle dans le traitement d'une fracture, et il y a aussi une manière particulière de les appliquer.

Si on n'apprécie pas bien l'une et l'autre de ces exigences, le dommage que l'on peut causer en employant les pessaires sera beaucoup plus grand que toutes les chances de bénéfice qu'on peut en obtenir. Quelques médecins sont si opposés à l'emploi des pessaires qu'ils les dénoncent comme s'ils condamnaient une sorte de mauvaise pratique. Cette opposition peut être sincère, mais elle est la preuve évidente de leur ignorance. Je n'ai jamais connu un praticien capable de placer convenablement un pessaire qui ne fût absolument convaincu des bénéfices qu'on peut retirerde son emploi.

Le praticien, pour devenir habile à appliquer un pessaire qui ne puisse faire du mal, doit avoir un talent remarquable de mécanicien; et pour obtenir tout le bénéfice possible de cet instrument, il doit être capable d'apprécier les différences les plus légères qui seraient absolument méconnues par les autres. Le premier est un don qu'on ne peut acquérir; on peut obtenir le second par l'expérience, mais sa valeur est minime s'il n'est pas associé au premier. J'ai connu des médecins qui, bien que très adroits à mouler l'instrument de façon à ce qu'il ne fasse aucun mal, n'en obtenaient habituellement aucun bénéfice parce qu'ils ne savaient ni observer ni apprécier ce qu'il fallait faire dans chaque cas particulier. Fréquemment des médecins m'ont écrit me demandant de leur envoyer un pessaire pour un cas qu'ils avaient alors à traiter, sans s'être rendu compte de la nécessité d'envoyer des mensurations convenables, comme ils le feraient s'ils chargeaient une autre personne de commander un chapeau ou un vêtement. La grande cause d'insuccès et de désappointement dans l'emploi des pessaires gît dans ce fait que beaucoup de personnes regardent le vagin comme devant s'adapter à tous les instruments qu'on peut appliquer, alors qu'en fait, il est essentiel d'étudier les particularités de chaque cas. Dans l'ajustement d'un pessaire, le médecin doit faire autant d'attention aux particularités de forme et d'étendue du vagin que le dentiste en donne à celles de la bouche lorsqu'il veut placer une pièce de fausses dents. Je suis certain que beaucoup de personnes considéreront ce que je vais dire comme une prétention extravagante, mais néanmoins, je n'hésite pas à affirmer, que c'est à peine si on trouverait deux femmes pouvant tirer avantage de l'emploi d'un instrument qui aurait exactement la même forme. Heureusement, il est vrai, beaucoup de femmes sont capables de tolérer un instrument mal confectionné sans en être blessées, mais elles n'en retirent aucun bénéfice, si ce n'est par un hasard heureux.

Il y a quelques années, je fus instamment prié de donner mon nom à un pessaire, qui avait quelque mérite, mais il avait été patenté. Je refusai pour cette raison et par principe, parce que le respect de moi-même ne me permettait pas de laisser associer mon nom à un objet pour lequel on ferait de la réclame. L'inventeur m'importuna tant que, pour me débarrasser de lui, je lui montrai un lot de vieux pessaires et je lui dis que s'il pouvait m'en trouver deux qui fussent exactement de mêmes dimensions et de même forme, je changerais d'idée : mon cabinet venait justement d'être remis en état et on avait jeté dans une petite boite un grand nombre de pessaires accumulés depuis des années, pessaires formés par des anneaux en étain ordinaire. Après les avoir renversés sur le plancher, plein de confiance, cet homme dépensa plusieurs heures à passer en revue cinq à six cents pessaires qui avaient été appliqués et employés chez beaucoup de personnes, mais il ne put trouver ce qu'il cherchait.

En se reportant au chapitre VIII, on peut voir que j'ai insisté sur la nécessité de remettre l'utérus à sa place dans le bassin, où la circulation pourra se faire facilement. Si on ne le fait pas, il n'est vraiment pas nécessaire de consacrer beaucoup de soins à la confection d'un pessaire. Il est une erreur qu'on commet fréquemment lorsqu'on essaye de réduire un prolapsus, c'est de soulever l'utérus trop haut dans le bassin ; plus on le soulèvera au-dessus du plan où il se trouve bien, plus la traction exercée sur le tissu connectif apportera d'obstacle à la circulation, et l'effet sera absolument le même que lorsque l'organe fait prolapsus à un même degré au-dessous de ce même plan. On sait que lorsqu'on soulève doucement l'utérus en prolapsus du plancher du bassin sur l'extrémité du doigt, il arrive un moment où la malade dit qu'elle ne ressent plus les sensations de plénitude et de pesanteur qu'elle éprouvait. Ce sentiment doit nous servir de guide, et doit avoir pour nous une grande valeur quand la malade est capable de l'apprécier. Il est impossible d'enseigner à quelqu'un cet art de juger quelle est la hauteur exacte où il faut soulever l'utérus ; on n'y arrive que par l'expérience seule, et encore faut-il qu'on ait été gratifié par la nature du don d'observation. Lorsque notre jugement vient à être confirmé par les sensations de la malade, le résultat ne peut qu'être satisfaisant. Il faut admettre comme règle que, lorsque l'instrument est bien appliqué et que le prolapsus est réduit, la malade ne doit pas se douter de sa présence dans le vagin, et cela ne sera réalisé que lorsqu'elle éprouvera une sensation de soulagement dans la station debout et la marche. Il est peu probable que ceux qui font des objections aux pessaires reconnaissent que c'est de leur faute s'ils ont obtenu de mauvais résultats. Cependant, ils peuvent être sûrs que tel a été invariablement le cas, si les insuccès se sont produits alors que la malade était dans de bonnes conditions pour porter un instrument.

Forme des pessaires à employer.

Rien ne varie plus avec l'opérateur que la forme du pessaire. Une personne habile peut obtenir de meilleurs résultats avec un simple morceau de fil métallique courbe, ou un tampon de coton, qu'une autre ne le pourrait avec tout un arsenal. Dans le plus grand nombre des cas, c'est une modification quelconque du pessaire levier fermé de Hodge qu'on trouvera applicable, parce qu'il se rapproche plus qu'aucun autre de la forme du vagin. Le pessaire doit être approprié au vagin, il ne doit prendre aucun appui au dehors, et c'est la perfection de l'art que d'y arriver. En pratique, c'est à peine si nous rencontrons quelquefois un cas où on ne puisse y arriver, mais cela exige souvent une habileté exceptionnelle. S'il n'y avait aucune autre objection à ce que le pessaire prît un appui au dehors, le fait que la malade doit le manipuler constamment serait suffisant pour. le condamner, et on ne pourrait préconiser de meilleur moyen pour faire de la femme une impotente. Après l'application d'un pessaire, il faut s'efforcer de faire oublier à la malade, aussi longtemps que possible, qu'elle porte un soutien, et on ne peut y arriver si une partie du pessaire se trouve au dehors. Une fois qu'on a donné à un pessaire la forme convenable, il ne demande pas à être enlevé de plusieurs mois, temps durant lequel l'utérus est fermement soutenu sans changement, sur le même plan dans le bassin, ce qui facilite la réapparition graduelle de la ténacité dans les ligaments utérins. Mais, aussi longtemps que le pessaire devra être enlevé plusieurs fois par jour et que la position de l'utérus changera aussi souvent, la malade ne fera aucun progrès vers la guérison.

Après la conception du pessaire levier fermé de Hodge, je considère que le progrès le plus important a été accompli par le Dr Sims vers 1859 ; il a reconnu l'importance d'approprier chaque pessaire au vagin et a préconisé les anneaux en étain commun. Ces anneaux sont faits d'un alliage d'étain et de plomb, en proportions telles qu'ils soient faciles à modeler, et assez durs pour que le pessaire garde sa forme lorsqu'il est placé dans le vagin. Je m'en sers depuis dix-huit ans ; chaque fois que j'ai eu l'occasion de les employer je me suis efforcé de donner à l'instrument une conformation individuelle, et je crois qu'il serait impossible de trouver une forme de pessaire que je n'aie pas employée.

Avant 1868, règle générale, je prenais appui pour l'instrument derrière les pubis, mais depuis cette époque j'ai préféré le prendre au fond du cul-de-sac postérieur. La forme représentée sur la figure 74 ou une modification de cette forme est le pessaire dont je me suis servi généralement au *Woman's Hospital*, ainsi que dans ma pratique privée, depuis la date mentionnée. Lorsqu'il a été modelé en la forme convenable, il peut être employé tel quel, ou bien il peut servir de modèle pour en fabriquer un en caoutchouc durci, en aluminium, ou en argent (doré). Il y a quelque temps, j'ai donné au Dr Léonard, de la maison Shefard et Dudley six pessaires de différentes grandeurs, mais ayant la même forme générale, pour être faits en caoutchouc durci,

Il a si bien réussi que je ne me sers aujourd'hui que de ceux qu'il fabrique,
en y faisant seulement de légers changements lorsque cela est nécessité par
un cas particulier. C'est très facile à faire au moyen d'un jet de gaz ou d'une
lampe à alcool, en prenant soin, avant de chauffer le caoutchouc, d'enduire
la surface d'un corps gras exempt d'eau. La graisse est nécessaire pour
empêcher le caoutchouc de prendre feu, et elle ne doit pas contenir d'eau,
parce que la vapeur fait casser le caoutchouc au moment où on le plie. La

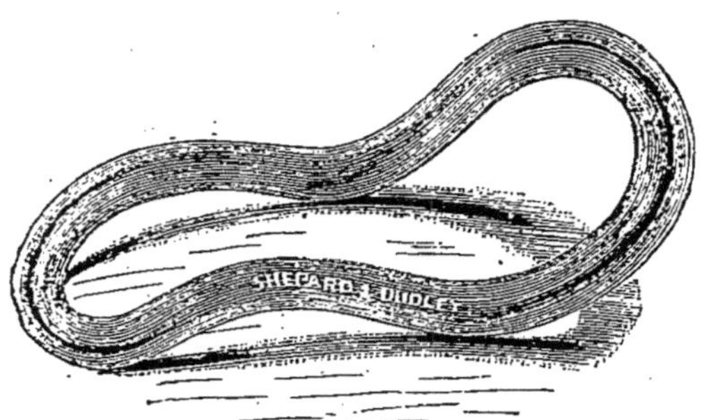

FIG. 74. — Modification du pessaire de Hodge en caoutchouc durci.

surface à modeler doit être chauffée graduellement, et si une portion quelconque prenait feu, il faudrait la retirer pendant une seconde et mettre plus
de graisse. Lorsque la substance devient assez molle, il est facile de lui
donner la forme désirée, et de la maintenir en cette forme au moyen des
doigts jusqu'à ce qu'on l'ait plongée dans l'eau froide pour la durcir. Ces
pessaires, faits d'après les modèles que j'ai fournis, se conforment si étroitement à la forme générale du vagin que, lorsqu'ils ont la longueur convenable,
ils ont rarement besoin d'être corrigés, excepté pour la largeur en un point
quelconque, soit au niveau de la courbe du cul-de-sac postérieur, soit au
niveau de l'arc qui est en rapport avec le col de la vessie.

Le Dr Albert Smith, de Philadelphie, a aussi modifié le pessaire de Hodge
en le rendant plus pointu en avant et plus courbé dans le cul-de-sac postérieur
que l'instrument que je viens de décrire.

Un instrument construit sur le principe du pessaire levier fermé et ayant
la forme générale des pessaires fabriqués par Shepard et Dudley, sera, d'après
ce que j'ai vu, la forme de soutien la plus utile. Mais on ne peut être sûr de
son entière efficacité si l'orifice vaginal est trop large, ou si le cul-de-sac
postérieur n'a pas la profondeur normale. Le point d'appui de ce double
levier repose sur le fond de ce cul-de-sac et en avant contre la paroi postérieure du vagin. Ce dernier soutien empêche l'instrument de glisser en avant
s'il n'y a pas de prolapsus de la colonne du vagin par absence du périnée.
L'instrument doit être courbé à une de ses extrémités, et suivant la forme
de ce cul-de-sac et de la paroi postérieure, et plié à l'autre extrémité dans
une direction opposée en une courbe plus petite, de façon à ce qu'il soit équi-
libré dans le vagin. Mais lorsque la femme se tient sur ses pieds, le poids de
l'utérus porte sur le court levier que forme la longue courbure dans le cul-

de-sac postérieur. Le mouvement de levier ainsi produit, détermine à l'autre extrémité, ou long bras de levier, un mouvement d'élévation, qui l'applique contre la paroi antérieure du vagin près du col de la vessie. Il se produit là ce qui arrive lorsqu'on applique sur le derrière d'une charrette un poids assez lourd pour élever les brancards. Lorsque la femme se place dans la position horizontale, et que le poids de l'utérus cesse de nouveau de se faire sentir, le long bras de levier de l'instrument repose dans l'axe du vagin. Ce mouvement de bascule ne doit pas, cependant, changer à un degré appréciable la position de l'utérus. Lorsque le bras de levier postérieur est refoulé par le poids de l'utérus placé au-dessus, l'instrument glisse en avant en raison de la forme du cul-de-sac. Il se place suffisamment le long de la courbe qui regarde en haut de la paroi postérieure du vagin, pour compenser et empêcher la production d'un prolapsus. Alors, lorsque le poids de l'utérus cesse de se faire sentir, et que le long bras de levier de l'instrument est situé dans l'axe du vagin, la courbure postérieure reprend sa place au fond du cul-de-sac. L'instrument s'ajuste ainsi lui-même par un simple changement de position, en sorte qu'il ne peut couper les tissus du vagin par pression continue en un point.

Lorsqu'il est possible d'éviter de faire des pubis le principal point de soutien, il faut le faire. Mais c'est souvent inévitable quand la paroi anté-rieure du vagin a diminué de longueur par le fait d'une rétroversion datant de longtemps, et quand le prolapsus de la paroi postérieure s'est produit par suite de déchirure du périnée. Lorsque l'orifice vaginal est devenu si large, qu'il permet aux parois antérieure et postérieure du vagin de faire prolapsus, il est nécessaire de faire une opération chirurgicale, que nous décrirons plus tard. Il est absolument indispensable de fermer la déchirure du périnée avant de pouvoir mettre en place un soutien convenablement approprié pour corriger la rétroversion. Mais avant de pouvoir faire cela, il sera bon d'appliquer un pessaire d'une forme quelconque afin de soulager temporairement la femme, et c'est derrière la symphyse qu'on prendra le meilleur point d'appui. Un instrument appliqué dans de semblables circonstances doit être fait plus large en bas; il doit avoir aussi une plus grande courbure à cette extrémité, de façon à ce que toute pression dirigée en bas ne puisse avoir pour effet de refouler en haut derrière les pubis l'extrémité antérieure du pessaire. On est toujours forcé de faire une dépression à l'instrument de façon à protéger le col de la vessie, dans le voisinage duquel le pessaire prend son principal point d'appui.

Il y a certaines lois générales qui sont également applicables à l'ajustement de toutes les formes de pessaires. Pour qu'un instrument de ce genre ne puisse faire aucun mal, il est nécessaire qu'il soit assez petit pour permettre le passage du doigt entre la paroi vaginale et lui en un point quelconque, pendant que la femme est couchée sur le dos. Il doit être juste assez grand pour fournir le soutien dont a besoin l'utérus, et être en même temps assez petit pour permettre au vagin de reprendre peu à peu ses dimensions nor-males. L'élasticité de la paroi vaginale est suffisante pour permettre une dilatation égale à l'excavation pelvienne, mais il sera absolument exception-nel qu'un pessaire convenablement courbé ait besoin de dépasser 7 cent. 1/2 de longueur et environ 4 centimètres de largeur. Pour obtenir la longueur d'un pessaire, ma règle est, la femme étant couchée sur le dos, d'introduire une tige de baleine, ou bien un instrument quelconque droit et mousse, le long de mon index dans le cul-de-sac postérieur, et de prendre la mesure de ce point à la face postérieure des pubis. Je place l'index derrière la symphyse pubienne, je retire ensuite la tige et le doigt en même temps, et je prends la mesure exacte, moins l'épaisseur du doigt, qui me sert de guide pour la longueur de l'instrument. Lorsque la mensuration a été faite de cette façon, on trouve que l'instrument a la longueur voulue, quand on examine la femme debout. Après avoir établi ce point important, il faut donner la courbure convenable à la portion de l'instrument qui doit reposer dans le cul-de-sac postérieur. Lorsqu'il a existé une rétroversion, il est nécessaire de donner à la portion qui doit occuper le cul-de-sac une courbure plus grande que dans les cas où l'instrument n'a qu'à soulever l'organe du plancher du bassin pour guérir un prolapsus, après une augmentation de volume de l'utérus. Dans ce dernier cas, la portion supérieure du vagin aura un peu la forme d'une poire, c'est-à-dire sera plus dilatée que la portion inférieure, et il sera nécessaire d'approprier l'instrument à cette particularité. Lorsqu'on a fait ainsi un pessaire plus large en haut, de façon que les parois vaginales puissent l'envelopper au-dessous, l'effet produit est de le refouler en haut dans le canal. Il ne faut jamais courber un instrument assez brusquement dans le cul-de-sac postérieur pour qu'il exerce une pression directe contre l'utérus à sa jonction avec le vagin; il doit presser à quelque distance en arrière de ce point. La circulation dans le col et dans la portion inférieure du corps est facilement gênée par une pression s'exerçant dans le premier point. Le résultat, c'est que l'utérus s'engorge bientôt, et que dans l'effort que fait la nature pour faire disparaître cet état, il se produit un écoulement qui détermine la formation d'une érosion au niveau de l'orifice, érosion qui peut être prise par erreur pour une ulcération et traitée comme telle. Une conséquence plus sérieuse peut en résulter s'il est absolument nécessaire que la femme porte un pessaire. Par le fait de la pression directe, il se produit fréquemment un état d'irritation ou d'inflammation des ganglions lymphatiques qu'on trouve dans le voisinage, qui s'accompagne d'une intolérance pour la présence d'un instrument dans le cul-de-sac postérieur. Si la paroi antérieure du vagin est courte, et si la portion courbée du pessaire qui occupe le cul-de-sac postérieur repose immédiatement sur la jonction du vagin et de l'utérus, l'instrument doit nécessairement former un point d'appui sur lequel l'organe se renversera bientôt et se placera en rétroversion. Dans les cas où il y a épaississement de la paroi postérieure de l'utérus avec rétroversion, il est absolument indispensable que l'instrument ait une courbure telle qu'il passe aussi loin que possible derrière l'utérus dans le cul-de-sac. Il est nécessaire, non seulement qu'il ne puisse pas fournir un point d'appui qui permette au déplacement de se reproduire, mais aussi que l'instrument ne puisse pas causer d'irritation en touchant la paroi postérieure de l'utérus, qui, dans des cas semblables, est toujours sensible à la pression. En général, nous ne pouvons réduire une rétroversion qu'en soulevant complètement l'organe dans le bassin au moyen d'un pessaire courbé de façon à aller loin en arrière dans le cul-de-sac. L'utérus doit alors, avec le temps, se mettre en antéversion et la flexion sera vaincue. Lorsque l'utérus est ainsi suspendu, comme le montre la figure 75, par le fait de la courbure du pessaire qui remonte trop haut pour permettre la reproduction de la rétroversion, l'organe doit être refoulé en avant, et le col en arrière. Lorsque l'utérus est dans cette position, le poids des viscères qui le surmontent pousse son fond en avant dans la direction de la moindre résistance. Cela a pour effet de maintenir le col pressé contre la paroi postérieure du vagin, et il y a des chances pour que, avec le temps, la flexion se transforme en une simple version.

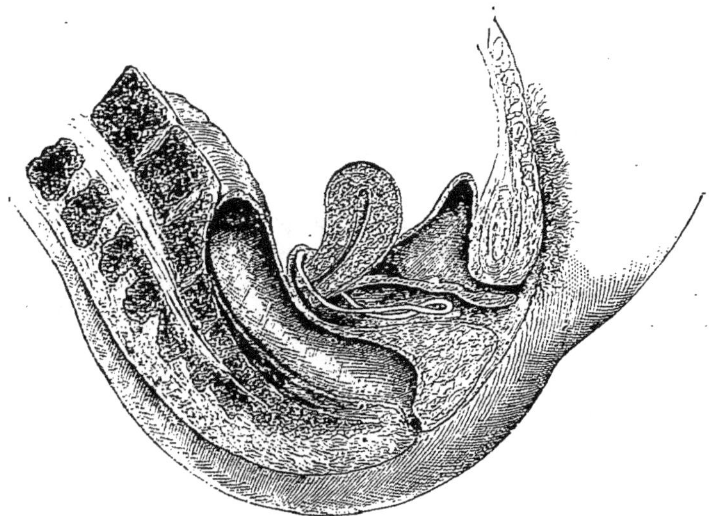

FIG. 75 — Pessaire pour la rétroversion mis en place.

L'extrémité du pessaire qui occupe le cul-de-sac doit être graduellement arrondie, et ne doit pas être faite trop étroite relativement à sa longueur, à moins qu'on n'ait une raison spéciale d'agir ainsi. Ces ligaments utéro-sacrés s'enflamment quelquefois par suite de l'irritation causée par un pessaire mal appliqué, et il se produit un état qui est difficile à guérir. Ces ligaments sont, comme nous l'avons vu, placés de chaque côté de l'utérus, immédiatement au-dessous de la jonction du vagin, et en se portant vers le sacrum forment en partie les côtés du cul-de-sac de Douglas. Il est assez fréquent de voir une inflammation se produire par suite d'une mauvaise distribution de la pression exercée par un pessaire courbé de façon à s'appliquer contre l'utérus à sa jonction avec le vagin. Le même résultat suit fréquemment l'emploi d'un pessaire dont l'extrémité supérieure a été façonnée un peu carrée, ayant deux coins qui en se fixant dans les tissus localisent beaucoup trop la pression et produisent une irritation; cela arrive aussi lorsqu'on refoule les ligaments aussi loin en dehors que leur attache à l'utérus le permet. On trouve souvent que les bords bien prononcés et épaissis de ces ligaments sont excessivement sensibles à la pression lorsqu'on porte le doigt dans le cul-de-sac postérieur ou dans le rectum. Si on ne s'apercevait pas de cet état, et si on introduisait un pessaire sans avoir fait subir à la malade un traitement préparatoire approprié, il en résulterait très probablement une attaque de cellulite pelvienne. Pour faire disparaître cette sensibilité, il est nécessaire d'employer les injections vaginales d'eau chaude, d'appliquer largement de l'iode sur la surface du cul-de-sac tous les trois ou quatre jours, et de chercher à obtenir quelque soutien pour l'utérus. Cet état des ligaments peut persister et ne disparaître qu'à la ménopause, si on n'empêche pas les mouvements de la malade. Lorsqu'elle est debout, ce sont ces ligaments qui supportent principalement le poids de l'utérus et des viscères qui le surmontent, et il en est plus particulièrement ainsi lorsqu'ils se sont raccourcis par suite d'une inflammation antérieure. Il est donc nécessaire que, pendant un certain temps, la malade reste principalement dans la position couchée lorsque cela peut être fait sans porter atteinte à sa santé générale. S'il le faut, comme expédient temporaire pour permettre à la malade de prendre de l'exercice, on peut employer comme support un pessaire en coton, ayant la forme d'un champignon à moitié développé, placé en avant du col. On le fait en prenant un gâteau carré de coton humide, en le pressant entre les mains et en ramenant les coins vers le centre, jusqu'à ce qu'on ait fait une boule de volume convenable. Puis, les coins étant tenus entre les extrémités des quatre doigts, on façonne la tige en enroulant une corde autour du coton entre les extrémités des doigts et la partie hémisphérique du champignon Lorsqu'il est bien façonné, saturé de glycérine et convenablement placé, c'est un bon support pour un simple prolapsus.

Si la malade est couchée sur le dos, les cuisses fléchies, et que l'opérateur déprime le périnée avec deux doigts, il sera facile, au moyen d'une paire de pinces, d'introduire ce pessaire de coton ; et s'il est d'un volume convenable et qu'on le place de façon à ce qu'il n'exerce pas une pression sur un point sensible, il soulagera la malade et lui fournira un bon soutien pendant plusieurs heures.

Lorsque le cul-de-sac postérieur n'existe pas, ou lorsque cette portion du vagin est plus petite que d'habitude, on trouve toujours une rétroversion ; l'espace étant trop limité pour le col, celui-ci se trouve naturellement poussé en avant dans l'axe du vagin, d'où il résulte que le fond se renverse dans la concavité du sacrum. On trouve cette classe de cas parmi les jeunes filles et les femmes stériles, et c'est là un état très difficile à corriger tant qu'on n'est pas parvenu à fournir au col un espace plus large pour se loger dans le cul-de-sac. On ne peut obtenir cet espace et réduire la rétroversion que par un pessaire parfaitement droit ou plat, disposé de façon à prendre appui derrière la symphyse pubienne. Il faut alors que l'instrument distende le vagin suffisamment pour entraîner le col de l'utérus assez loin dans la concavité du sacrum et produire une antéversion. En raison de la forme particulière de l'instrument, et de la petite étendue du vagin dans ces cas, il faut prendre de grandes précautions pour appliquer le pessaire, et veiller ensuite à ce qu'il ne coupe pas les tissus ; ce soin est particulièrement nécessaire lorsqu'on l'applique derrière les pubis. Il y a quelquefois une différence dans la courbure de la face interne des deux côtés de la symphyse, en sorte que si on fabrique un pessaire symétrique, il peut presser contre la symphyse et couper les parties molles qui couvrent la courbe la plus faible. Si le vagin est petit, le pessaire ne devra pas avoir d'angles saillants, mais des courbures graduelles à son extrémité antérieure; et il est souvent nécessaire de plier les coins en bas, de façon à correspondre à la voûte du vagin en ce point. On fera aussi une dépression pour l'urètre.

Plus le vagin est court (c'est-à-dire manque de cul-de-sac), plus l'instrument doit être droit, car s'il est trop courbé, il tournera et se placera en travers de l'axe du canal. Un instrument droit doit être plus large en son milieu, relativement à sa longueur, qu'un instrument courbé. La partie la plus large du vagin va d'un sillon à l'autre; les parois latérales et la surface postérieure du canal forment une concavité. En conséquence, un instrument courbé doit être fait plus petit en son milieu, car il prend principalement un point d'appui sur la paroi postérieure du vagin. Il est extrêmement fréquent de trouver un pessaire qui, lorsqu'il est trop large, s'ouvre une voie le long des parois latérales du vagin, au fond d'un pli profond qu'il forme lorsqu'il est refoulé en bas par la pression venant d'en haut.

Dans le but de montrer l'emploi du pessaire de coton, nous l'avons décrit hors de sa place, mais il devrait être classé avec le disque creux en caoutchouc. Ce disque, dont nous donnons la forme dans la figure 76, mais qui est

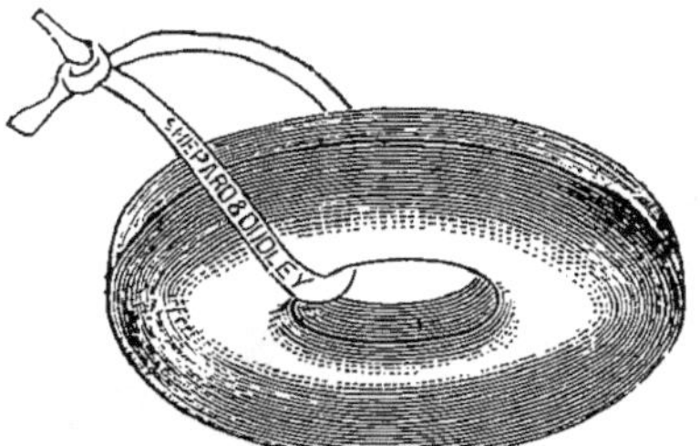

Fig. 76. — Pessaire disque en caoutchouc.

un peu plus grand, est fait en caoutchouc mince et insufflé. Il y a certains cas dans lesquels cette forme de pessaire rend de grands services, et, lorsqu'il n'est pas nécessaire de se servir de glycérine, le disque répond mieux, pour l'emploi continu, au but cherché, que le pessaire de coton.

Il est principalement utile pour le traitement des cas dans lesquels, par suite d'une attaque antérieure de cellulite, il reste encore une trop grande sensibilité à la pression pour qu'on puisse se servir du pessaire ordinaire. Si l'on veut éviter d'exercer une pression sur l'urètre, ou sur tout autre point, on peut faire une dépression sur un point quelconque du disque en passant une petite bande élastique une ou deux fois autour de lui. L'instrument peut être placé soit en avant, soit en arrière de l'utérus, selon les circonstances; il réussit pour l'antéversion lorsqu'il est placé en avant du col, s'il n'existe aucune

sensibilité sur la paroi antérieure; pour la rétroversion, il peut être introduit
en arrière dans le cul-de sac postérieur si celui-ci est assez large et s'il n'y
a pas eu de cellulite dans le voisinage. Je m'en sers principalement lorsqu'il
y a eu de la cellulite dans un des ligaments larges, et lorsque l'inflammation

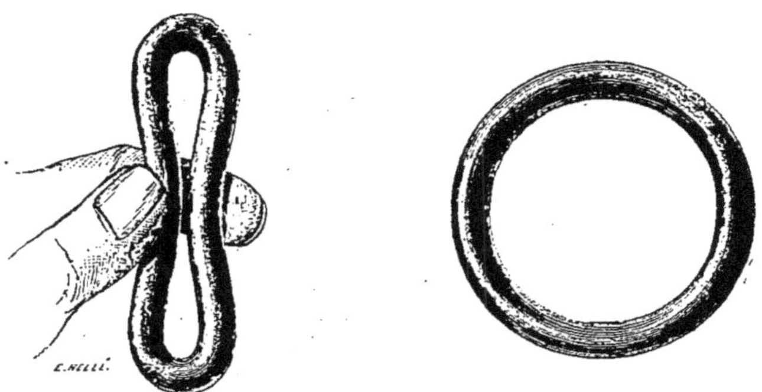

Fig. 77. — Pessaire de Dumontpallier

est tombée suffisamment pour permettre à la malade de commencer à prendre
de l'exercice au dehors avec sécurité. L'emploi du disque dans ces cas
empêche l'utérus de tomber dans le bassin pendant que la malade est debout,

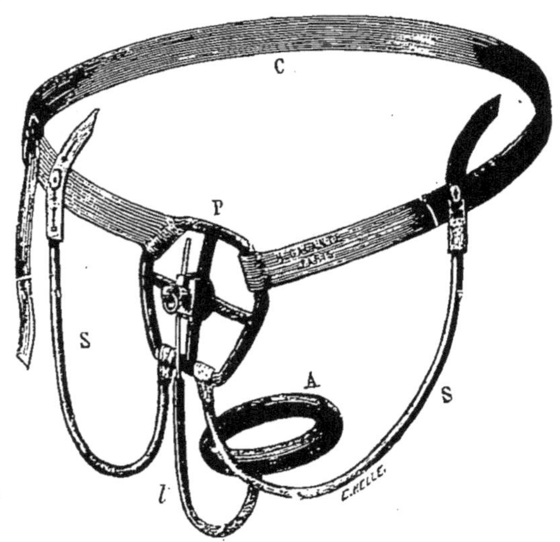

Fig. 78. — Pessaire de Dumontpallier. C, ceinture; T, tige destinée à supporter le pessaire A;
P, grillage qui est fixé au devant du pubis et qui supporte la tige T; S S, sous-cuisses.

et protège ainsi le ligament large raccourci contre la traction. On peut le
placer dans l'axe du vagin de façon à ce que la dépression faite par la bande
élastique corresponde au ligament épaissi qui a été enflammé et empêche

toute pression sur lui; ou bien on peut l'introduire en travers du vagin, en avant du col, selon que l'indiquent la capacité du vagin et le degré de l'épaississement. Afin de faciliter son introduction, il suffit de comprimer le disque entre les doigts après l'avoir lubrifié avec un peu de savon et d'eau. On ne se servira pas de graisse, car elle détruit l'élasticité du disque et altère la matière. L'écoulement nuisible produit par le long usage du caoutchouc mou qui se fait par le vagin est une sérieuse objection qu'on peut lui faire. S'il reste longtemps dans le vagin, il cause souvent du prurit et même de la

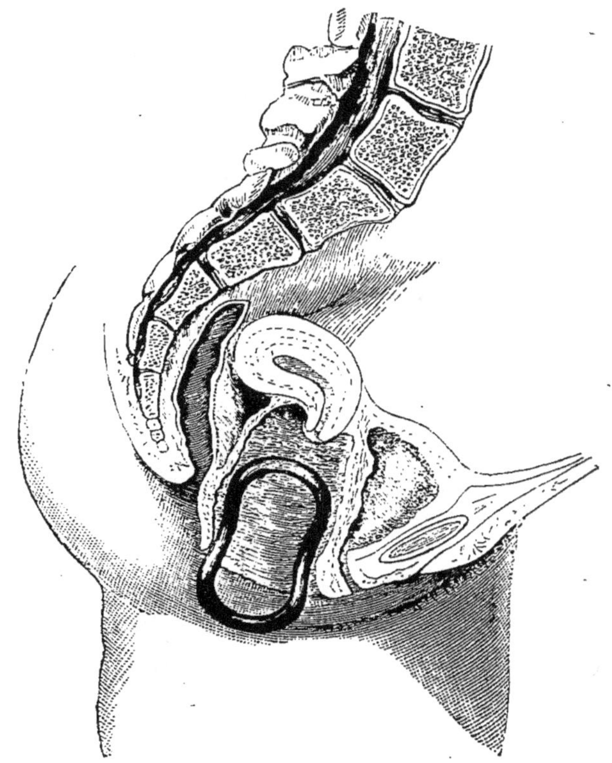

Fig. 79 — Pessaire de Smith. Premier temps de l'introduction (Barnes)

vaginite. On ne doit donc se servir que temporairement des instruments faits de cette matière, ou jusqu'à ce qu'on en ait trouvé un meilleur à leur substituer. Les effets irritants du caoutchouc peuvent être prévenus si la malade prend la peine d'enlever l'instrument la nuit et lorsqu'elle n'a pas besoin de son aide pour prendre de l'exercice. Aussitôt qu'il a été enlevé, il faut le laver soigneusement dans de l'eau froide, et l'essuyer à sec. Une anse de cordon passée à travers le centre de l'instrument facilitera beaucoup son enlèvement. Peu à peu l'air s'échappera et l'instrument s'affaissera partiellement, mais on peut de nouveau facilement l'insuffler au moyen d'une seringue hypodermique. On sentira aisément sur le côté du disque une portion

épaissie à travers laquelle l'air est introduit la première fois. Lorsque la
seringue aura été remplie d'air plusieurs fois, il faudra la détacher de l'aiguille, car si on faisait beaucoup de piqûres, le disque s'affaisserait de nouveau. Au moment où on détachera la seringue, il faudra placer le doigt sur
l'ouverture de l'aiguille de façon à empêcher l'échappement de l'air déjà
introduit.

En aucun cas, on ne doit substituer dans le vagin à un pessaire un morceau
d'éponge. De toutes les substances qui sont employées dans ce but, c'est la

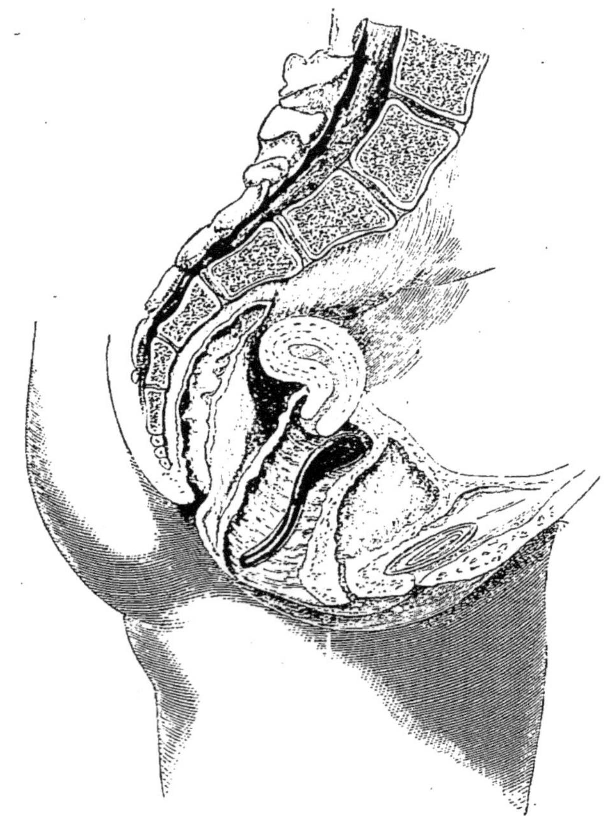

Fig. 80. — Pessaire de Smith. Deuxième temps de l'introduction (Barnes).

plus nuisible. Mais l'objection la plus sérieuse à son emploi est la propriété
qu'elle a de se dilater ; elle peut arriver à un moment donné à dilater le
vagin au point de mesurer l'étendue de l'excavation pelvienne, et elle cesse
de fournir le soutien nécessaire, à moins que son volume ne soit augmenté
de temps en temps. De plus, son emploi continu détruit tout le soutien
naturel et l'élasticité des tissus au point que, lorsque le canal a été complètement dilaté, il est impossible d'appliquer un instrument ; et s'il était nécessaire de recourir à un procédé chirurgical pour guérir la procidence, —
affection qui survient fréquemment, — il serait difficile d'obtenir une

union satisfaisante. Mes recherches m'ont appris que l'emploi de l'éponge
avait été recommandé par des médecins qui n'avaient *aucune foi dans
les pessaires*, et je puis ajouter, par ceux qui étaient incapables de les
appliquer.

[Les gynécologistes français se servent surtout dans la rétroversion du
pessaire levier de Hodge ; quelques-uns emploient le pessaire de Dumontpallier qui n'est, du reste, qu'une modification du pessaire de Meigs. Il est
formé par un ressort de montre très élastique, recouvert d'un tube de
caoutchouc destiné à préserver le métal du contact des sécrétions vaginales

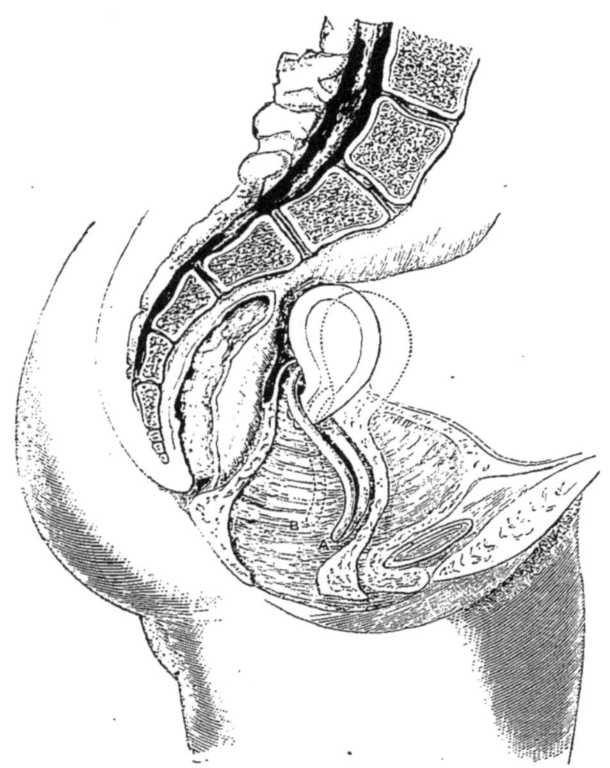

FIG. 81. — Pessaire de Smith mis en place ; A indique la position du pessaire pendant l'expi-
ration ; la ligne ponctuée B montre la position du bras inférieur pendant l'inspiration.

(fig. 77). Ces anneaux présentent des dimensions variables pour s'adapter
aux dimensions du vagin. Lorsque le périnée fait défaut, ainsi que cela s'observe assez fréquemment à la suite de déchirures de cet organe, la portion
du pessaire située en avant et qui appuie contre la symphyse pubienne tend
à être expulsée au dehors, et l'instrument n'est plus d'aucune utilité. Dumontpallier a remédié à cet inconvénient en faisant souder à la partie antérieure du pessaire une tige qui le soutient en avant (fig. 78), et qui, recourbée
au devant de la vulve vient prendre un point d'appui sur une plaque métallique fixée sur une ceinture qui entoure l'abdomen de la patiente.

EMMET.   19

Comme nous l'avons dit plus haut, c'est surtout du pessaire de Hodge qu'on se sert, ou encore de celui de Smith.

L'introduction de ces pessaires se fait de la façon suivante [1]. Dans un premier temps (fig. 79), on introduit le pessaire dans l'axe vulvaire, en le repoussant avec le doigt assez fortement en arrière pour éviter la symphyse pubienne. Dans un second temps (fig. 80), on fait exécuter une demi-rotation sur l'axe de l'instrument qui amène son petit diamètre transversalement et son extrémité supérieure en avant du col. Dans un troisième temps (fig. 81), l'indicateur de l'une des mains saisit la portion supérieure du pessaire et repousse l'instrument en arrière de façon à le faire passer au-dessous du col et à l'engager dans le cul-de-sac postérieur.]

CHAPITRE XVII

ÉTIOLOGIE DES FLEXIONS UTÉRINES

Tableaux XXIV à XXX montrant les rapports des flexions, en général et en particulier, avec le mariage, le célibat, les grossesses, l'avortement, la menstruation, etc. Antéflexions. — Rétroflexions. — Flexions latérales.

Il est difficile d'expliquer la diversité des opinions émises par des médecins éminents sur l'origine et le traitement des flexions, si on ne suppose qu'on a souvent confondu la cause et l'effet de ces affections. Voyons donc si nous ne pouvons arriver à une connaissance exacte sur ce sujet; mais pour l'obtenir, il nous faut retourner en arrière au commencement de la vie menstruelle, et étudier les premières périodes et les changements qui se sont produits ultérieurement, dans les différentes formes de flexion. Nous pourrons ainsi analyser les symptômes, distinguer la cause d'une flexion de celle d'une autre, et reconnaître que leur origine varie, et que le traitement doit varier avec la forme. Dans ce but, nous examinerons les données fournies par les observations de trois cent quarante-cinq cas, que j'ai eu à soigner dans mon hôpital privé.

Nous considérerons d'abord les flexions du col, c'est-à-dire celles qui siègent au-dessous de la jonction du vagin; et en second lieu, celles du corps de l'utérus en avant, en arrière, et latéralement; ces dernières ne sont, selon toutes probabilités, que des déviations des deux autres formes de flexion du corps. Le tableau XXIV montre qu'on a trouvé 182 femmes atteintes de flexion du corps, dont 62 n'étaient pas mariées, 113 étaient sté-

---

[1] T. Gallard et Le Blond, article Pessaire du *Nouveau Dictionnaire de médecine et de chirurgie pratiques*, t. XXVII.

riles, et 7 pour lesquelles on ne savait s'il y avait eu ou non une grossesse antérieure. Il y a eu 91 flexions du corps de l'utérus en avant, survenues chez 14 femmes non mariées, 42 femmes stériles, et 35 femmes fécondes. 7 femmes non mariées, 9 stériles, et 13 femmes fécondes ont été atteintes de rétroflexion, en tout 29. On a trouvé 43 cas de flexion latérale, et sur ce nombre 6 femmes n'étaient pas mariées, 25 étaient stériles, et 12 avaient été imprégnées.

Sur le nombre total des flexions, 52,75 pour 100 avaient pour siège le col et 47,24 pour 100 le corps de l'utérus ; dans 26,36 pour 100 des cas, le corps était fléchi en avant, dans 8,40 pour 100 en arrière, et dans 12,45 pour 100 latéralement. La proportion des femmes non mariées a été de 69,66 pour 100 pour les flexions du col et de 30,33 pour 100 pour les flexions du corps ; celle des femmes stériles de 59,78 pour 100 pour les flexions du col et de 40,21 pour 100 pour celles du corps ; celle des femmes fécondes de 10,44 pour 100 pour les flexions du col et de 89,55 pour 100 pour celles du corps. Ainsi, sur toutes les femmes atteintes de flexion, 25,80 pour 100 n'étaient pas mariées, 54,76 pour 100 étaient stériles, et 19,43 pour 100 étaient fécondes. La proportion pour le nombre total de toutes les flexions a été de 14,09 pour 100 sur tous les cas de tous genres qui ont été observés.

TABLEAU XXIV — FLEXIONS DE L'UTÉRUS

| | FLEXIONS DU CORPS DE L'UTÉRUS | | | | | | | | TOTAL DES FLEXIONS DU CORPS | FLEXION DU COL | | TOTAL DES FLEXIONS DU CORPS ET DU COL. |
	EN AVANT	TANT POUR CENT	EN ARRIÈRE	TANT POUR CENT	A DROITE	TANT POUR CENT	A GAUCHE	TANT POUR CENT		NOMBRE	TANT POUR CENT	
F. non mariées	14	15.61	7	7.88	4	4.49	2	2.24	27	62	69.66	89
Tant pour cent. . .	15.38	51.85	24.13	25.92	28.57	14.81	6.89	7.40	16.56	34.06	. . .	25.80
F. stériles.	42	22.22	9	4.76	8	4.12	17	8.99	76	113	59.78	189
Tant pour cent. . .	46.15	55.26	31.03	11.84	57.14	10.31	58.62	22.36	46.62	62.18	. . .	54.76
F. fécondes.	35	51.79	13	19.45	2	2.58	10	14.91	60	7	10.44	67
Tant pour cent. . .	38.46	58.33	44.82	21.66	14.28	3.33	34.08	16.66	35.81	3.84	. . .	19.43
TOTAL	91	26.37	29	8.40	14	4.05	29	8.45	163	182	. . .	345
Tant pour cent. .	55.81	. . .	17.77	. . .	8.50	. . .	17.77	. . .	47.25	52.75		

Si on se reporte au tableau III, on verra la proportion relative et réelle des femmes non mariées, stériles, et fécondes. Les femmes non mariées atteintes de flexion ont la moyenne de 8,01 pour 100 et les femmes stériles de 27,36 pour 100, tandis que les femmes fécondes au contraire sont au-dessous de cette moyenne de 35,95 pour 100. Il est donc évident qu'il est rare de trouver une femme qui a été fécondée atteinte de flexion du col, et et que comparativement aux autres femmes elle est moins exposée aux flexions du corps de l'utérus.

TABLEAU XXV — FLEXIONS DE L'UTÉRUS DANS LEUR RAPPORT AVEC L'AGE AU MOMENT DE LA PREMIÈRE MENSTRUATION

AGE AU MOMENT DE LA PREMIÈRE MENSTRUATION	10	11	12	13	14	15	16	17	18	19	FLEXIONS DU COL	EN AVANT	EN ARRIÈRE	À DROITE	À GAUCHE	TOTAL	NOMBRE TOTAL DES FLEXIONS DU COL	NOMBRE TOTAL DE TOUTES LES FLEXIONS	AGE MOYEN À LA PUBERTÉ	AGE MOYEN AU MOMENT DU MARIAGE
F. NON MARIÉES																				
Flexions du col	2	2	4	15	17	12	5	4	1	...	62	...	...	...	...	...	62	...	14.01	
Flexions du corps — En avant	...	...	3	3	4	2	1	1	...	...	...	14	...	...	...	...	...	...	13.85	
Flexions du corps — En arrière	...	...	1	3	...	1	1	1	...	...	...	...	7	...	...	...	...	...	14.14	
Flexions du corps — A droite	...	...	...	2	...	2	...	...	...	...	...	...	...	4	...	...	...	...	14.00	
Flexions du corps — A gauche	...	...	...	1	1	...	...	...	...	...	...	...	...	...	2	...	...	...	13.50	
Total	2	2	8	24	24	17	7	6	1	...	...	...	...	...	...	27	62	89		
Tant pour cent	2.24	2.24	8.98	26.96	24.75	19.10	7.87	6.73	1.12	...	...	15.38	9.87	4.39	2.19	31.47	68.53	16.56	13.98	
F. STÉRILES																				
Flexions du col	...	2	10	24	30	15	12	7	1	3	113	...	...	...	...	...	113	...	14.09	21.32
Flexions du corps — En avant	...	...	3	11	6	10	7	3	2	...	...	42	...	...	...	...	...	...	14.51	22.25
Flexions du corps — En arrière	...	...	1	3	4	...	...	...	1	...	...	...	9	...	...	...	...	...	13.80	23.11
Flexions du corps — A droite	...	...	1	3	1	1	2	...	...	...	...	...	...	8	...	...	...	...	14.00	23.50
Flexions du corps — A gauche	...	1	1	2	7	3	3	...	...	...	...	...	...	...	17	...	...	...	14.11	17.11
Total	...	3	25	43	48	29	24	10	4	3	...	...	...	...	...	76	113	189		
Tant pour cent	...	1.58	13.22	22.75	25.39	15.34	12.69	5.23	2.11	1.58	...	22.46	3.74	4.27	9.09	40.21	59.78	40.64	14.19	21.92

	1	2	3	4	5	6	7	8	9	10	11	12	13	14	15	16	17	18	Fréquence des flexions	
Ayant mené une grossesse à terme, pas de fausse couche. — Flexions du corps : En avant			1	4	5	2	1	3				16							14.43	20.35
En arrière	1		1		1	2	2		1				8						14.50	19.40
A droite			1											1					12.00	18.00
A gauche				1	1	1									3				14.00	24.00
Total	1		3	5	7	5	3	3	1							28		28		
Tant pour cent	3.56		10.71	17.85	15.00	17.85	10.71	10.71	3.50			57.14	28.57	3.57	10.71	100			14.32	21.21
Ayant mené une grossesse à terme et fait des fausses couches. — Flexions du corps : En avant			1	2		1	3					7							14.42	19.47
En arrière			1			1	1						3						14.33	26.00
A droite																				
A gauche			1		5										6				13.66	20.33
Total			3	2	5	2	4									16		16		
Tant pour cent			18.74	12.50	31.25	12.50	25.00					43.75	18.75		37.50	100			14.12	21.02
N'ayant fait que des fausses couches. — Flexions du col	1		1		2	2		1			7								13.85	19.42
Flexions du corps : En avant		2	1	5	4							12							13.00	21.50
En arrière					2								2						14.00	19.00
A droite	1													1					10.00	21.00
A gauche						1									1				14.00	20.50
Total	2	2	2	5	8	3		1								16	7	23		
Tant pour cent	8.69	8.69	8.69	21.73	34.70	13.04		4.34				52.17	8.69	4.31	4.34	69.56	30.43		13.25	21.47
Total	3	2	8	12	20	10	7	4	1		35	13	2	10	60	7		67		
Tant pour cent	4.47	2.98	11.04	17.01	29.85	14.93	10.44	5.97	1.48								36.80		13.01	22.31
RÉSUMÉ — Nombre total de tous les états pour chaque année	5	7	41	79	90	56	38	20	6	3	182	91	29	14	29	163		345		
Tant pour cent	1.02	1.58	10.12	21.13	25.93	17.28	12.51	6.99	2.22	1.17									14.08	22.01

La proportion des flexions du col a été pour les femmes non mariées de 34,06 pour 100, pour les femmes stériles de 62,18 pour 100, et pour les femmes fécondes de 3,84 pour 100 seulement.

Sur le nombre total des femmes mariées atteintes de flexion du col, 94,16 pour 100 étaient stériles. Je suis convaincu que la proportion est même plus grande, car je n'ai jamais observé une flexion du col marquée chez une femme ayant mené une grossesse à terme. Sur un total de cent quatre-vingt-deux cas, nous ne trouvons que sept femmes atteintes de cette forme de flexion, qu'on suppose avoir été imprégnées. Après avoir examiné avec soin les observations de ces cas, on trouve que cinq fois le médecin n'a fait que soupçonner qu'il y avait eu un avortement, tandis que deux fois il a vu une sorte de masse qui pouvait avoir été un produit de conception. Je crois que l'observation ultérieure établira le fait que l'existence d'une flexion du col doit être regardée comme une preuve qu'il n'y a jamais eu imprégnation.

En comparant les unes aux autres les proportions obtenues pour les différentes flexions du corps, on remarquera qu'un peu plus de la moitié des flexions du corps étaient des antéflexions, pour chaque classe de femmes. Mais, d'un autre côté, si nous prenons le nombre total des antéflexions, nous voyons que les femmes sont susceptibles d'être atteintes de cette affection dans la proportion de 15,38 pour 100 pour les femmes non mariées, de 46,15 pour 100 pour les femmes stériles, et de 38,46 pour 100 pour les femmes fécondes. Le nombre des femmes non mariées ayant de l'antéflexion atteint presque le nombre total. Les femmes stériles dépassent la moyenne de 18,73 pour 100, tandis que la proportion des femmes fécondes est de 16,91 pour 100 au-dessous d'elle.

On voit que les rétroflexions sont relativement rares, car elles ne constituent guère que 8,40 pour 100 de toutes les flexions et 17,77 pour 100 des flexions du corps de l'utérus. La fréquence des rétroflexions relativement au nombre des antéflexions est à peu de chose près de une pour trois, qu'on fasse la comparaison avec le nombre total de toutes les flexions, ou avec celles du corps seulement. La proportion pour les versions de l'utérus est absolument différente, puisqu'il est démontré qu'on rencontre plus communément l'antéversion que la rétroversion. Les femmes non mariées et stériles sont un peu plus exposées aux rétroflexions que ne l'est relativement la moyenne générale, tandis que les femmes fécondes sont 10 pour 100 moins exposées à être atteintes de cette affection.

Le tableau XXV montre que les flexions latérales sont deux fois plus fréquentes du côté droit que du côté gauche, chez les femmes non mariées, mais que c'est le contraire pour les femmes stériles; il montre de plus qu'elles sont cinq fois plus fréquentes à gauche chez les femmes fécondes. On voit aussi que les femmes non mariées sont moins exposées à cette forme de flexion, mais que les femmes stériles y sont deux fois plus exposées, et que pour les femmes fécondes le tant pour cent au-dessous de la moyenne est le même que celui des femmes stériles au-dessus de cette moyenne.

L'âge moyen de la première menstruation chez les femmes atteintes de flexion du col a été 14 ans 06, chez les femmes atteintes de flexion du corps 14 ans 11, et si on réunit toutes les flexions 14 ans 08. La moyenne pour les femmes non mariées atteintes de cette lésion du col a été 14 ans 01, et de lésion du corps 13 ans 92; pour les femmes stériles, flexion du col, 14 ans 09, flexion du corps, 14 ans 32; pour les femmes fécondes, flexion du col, 13 ans 85, flexion du corps 13 ans 91. Ces chiffres ne montrent guère que l'âge de la puberté ait un rapport quelconque avec la forme de la flexion, ou qu'elle existât à ce moment. Cependant l'âge moyen, pour les femmes atteintes de flexion du col et pour celles qui sont atteintes de flexion du corps de l'utérus, est un peu plus précoce que celui qui a déjà été donné pour l'âge moyen général de la puberté, mais cela peut être accidentel. Le retard du développement pour la femme stérile a dépassé la moyenne générale d'une quantité à peu près égale à celle dont les femmes non mariées et fécondes l'ont devancée. On n'a trouvé de différence notable quant à l'âge moyen des femmes atteintes de flexion, dans toutes les conditions sociales, que chez les femmes qui avaient toujours avorté, ou qui n'avaient jamais pu aller à terme. Le nombre des femmes qu'on suppose avoir fait des avortements est petit, il est vrai, puisqu'il n'est que de sept femmes atteintes d'une des différentes flexions du corps. La moyenne dans les cas de flexion du col a été 13 ans 85, dans les cas de flexion du corps 13 ans et pour le nombre total, 13 ans 26. L'âge moyen de la menstruation pour cent vingt femmes, qui ont souffert d'affections diverses, mais n'ont jamais mené une grossesse à terme et n'ont fait que des fausses couches, a été 12 ans 38; c'est un âge beaucoup plus précoce que la moyenne générale pour toutes les femmes dont celles-ci forment une partie. Comme la différence est notable dans l'un et l'autre cas, et a même approché d'une année pour les femmes atteintes de flexion du corps qui ont avorté, c'est à peine si on peut regarder cette circonstance comme une simple coïncidence.

On trouve qu'il existe des degrés différents de régularité selon les différentes flexions du corps, mais les moyennes pour les femmes atteintes de flexion du col sont essentiellement les mêmes que celles qu'on prend sur toutes les femmes observées et données dans le tableau III. Si on compare le tableau III, qui contient les moyennes générales, le tableau XVI qui contient celles des antéversions, et les moyennes qui accompagnent le tableau XXVI, pour les femmes qui ont été atteintes des différentes formes de flexion, on trouve beaucoup de points intéressants à étudier. Par comparaison, il est évident, autant qu'on peut en juger par le critérium de la régularité de la femme, que les flexions se forment, règle générale, après la puberté. Cela est particulièrement frappant pour les rétroflexions; car la proportion des femmes qui ont été trouvées, après la puberté, atteintes de cette forme de flexion, et qui furent régulièrement réglées dès le début, est beaucoup plus grande que celle qu'on a trouvée pour toutes les femmes observées. La proportion des femmes qui furent régulièrement réglées au bout d'un certain temps, aussi bien que de celles qui ne le furent jamais régulièrement, est aussi plus favorable que la proportion donnée dans le tableau III, comme moyenne générale.

Une étude de ces tableaux fera ressortir un parallélisme plus étroit entre les versions et les flexions; il est particulièrement bien marqué entre la rétroversion et la rétroflexion.

TABLEAU XXVI — ÉTAT DE LA MENSTRUATION DANS LES CAS DE FLEXION

	ÉTAT DE LA MENSTRUATION	F. NON MARIÉES	F. STÉRILES	F. FÉCONDES	TOTAL
FLEXIONS DU COL	F. régulièrement réglées dès le début..	34	75	1	110
	Tant pour cent	64.15	77.33	50 00	72.36
	F. régulièrement réglées dans la suite.	12	10	1	23
	Tant pour cent	22.64	10.20	50.00	15.13
	F. qui ne furent jamais régulièrement réglées.	7	12	. . . .	19
	Tant pour cent	13.20	12.37	. . . .	12.50
	TOTAL.	53	97	2	152
	TANT POUR CENT.	34.86	63.82	1.31	
ANTÉFLEXIONS	F. régulièrement réglées dès le début.	6	27	25	58
	Tant pour cent	42.85	69.23	78.12	68.23
	F. régulièrement réglées dans la suite.	6	9	4	19
	Tant pour cent	42.85	23.07	12.50	22.35
	F. qui ne furent jamais régulièrement réglées.	2	3	3	8
	Tant pour cent	14.29	7.69	9.37	9.41
	TOTAL.	14	39	32	85
	TANT POUR CENT.	16.47	45.88	37.64	
RÉTROFLEXIONS	F. régulièrement réglées dès le début.	5	7	12	24
	Tant pour cent	83.33	77.77	92.30	85.71
	F. régulièrement réglées dans la suite.	. . . .	2	1	3
	Tant pour cent	. . . .	22.22	7.69	10.71
	F. qui ne furent jamais régulièrement réglées.	1	. . . .	. . . .	1
	Tant pour cent	16.66	. . . .	. . . .	3.57
	TOTAL.	6	9	13	28
	TANT POUR CENT.	21.42	32.14	46.43	
FLEXIONS LATÉRALES	F. régulièrement réglées dès le début.	4	14	4	22
	Tant pour cent,	100.00	77.77	57.14	75.86
	F. régulièrement réglées dans la suite.		2	1	3
	Tant pour cent.		11.11	14.28	10.34
	F qui ne furent jamais régulièrement réglées.		2	2	4
	Tant pour cent.		11.11	28.57	13.79
	TOTAL.	4	18	7	29
	TANT POUR CENT	13.79	62.07	24.13	

Le manque de régularité semble avoir mis obstacle à la fécondité. Les nombres des femmes stériles, et des femmes qui ont été imprégnées, atteintes de flexion du corps de l'utérus, sont à peu près égaux. Les nombres observés, cependant, peuvent être considérés comme trop petits pour qu'on puisse en tirer des déductions pratiques. Mais je trouve que, sur le nombre total des femmes observées, 197, ou 9 pour 100, n'ont jamais été régulièrement réglées; sur ce nombre, 38,57 pour 100 avaient été imprégnées, et 35,53 pour 100 étaient stériles. Bien que le nombre de chaque classe de femmes qui ne furent jamais régulièrement réglées ait été pratiquement le même, cependant, comme il y eut dans le nombre total des femmes observées deux fois autant de femmes fécondes que de femmes stériles, la proportion des femmes stériles est en excès.

L'état de la menstruation quant à la régularité ne semble guère avoir de connexion avec la somme de douleur éprouvée.

Le tableau VII a déjà montré que, sur deux mille cent soixante-dix-huit femmes à la puberté, 13,63 pour 100 avaient eu des douleurs pendant peu de temps, au commencement de l'écoulement; 13,49 pour 100 avaient souffert pendant l'écoulement; et 72,90 pour 100 étaient exemptes de douleurs. Sur ce nombre, 22,61 pour 100 de femmes stériles et 8,52 pour 100 de femmes fécondes ont souffert au commencement de l'écoulement. Sur celui des femmes qui ont souffert pendant l'écoulement, 25,29 pour 100 étaient stériles et 4,79 pour 100 fécondes tandis que 52,09 pour 100 des femmes stériles étaient exemptes de douleur, en opposition avec 86,67 pour 100 des femmes qui, plus tard, furent fécondes. La menstruation douloureuse indique donc non seulement la stérilité mais encore, comme nous le verrons plus tard, la forme de la flexion. Nous donnons dans le tableau XXVII l'état de la menstruation noté dans cent cinquante-deux cas de flexion du col. Les femmes non mariées et les femmes stériles constituent respectivement environ 50 pour 100, et il y eut deux femmes qu'on supposa avoir avorté. Sur le nombre total de ces femmes atteintes de flexion, 54,86 pour 100 ont souffert au début de l'écoulement, tandis que 30,26 pour 100 ont été exemptes de douleur. On verra aussi que 49,05 pour 100 des femmes non mariées, et 65,97 pour 100 des femmes stériles ont souffert au début de l'écoulement ; 7,45 pour 100 des femmes non mariées, et 11,34 pour 100 des femmes stériles ont souffert pendant le flux; tandis que 43,39 pour 100 des femmes non mariées et 22,68 pour 100 des femmes stériles ont été exemptes de douleur. Nous voyons ainsi que dans les cas de flexion du col, la douleur au début de l'écoulement est la règle, et pendant l'écoulement l'exception. Quant à l'absence de douleur dans un certain nombre de cas, nous en donnerons plus tard une explication.

On remarquera que plus de la moitié du nombre des femmes mariées atteintes d'antéflexion étaient stériles, circonstance dont j'ai déjà parlé et qui est confirmée par les chiffres donnés dans ce tableau. Dans cette forme de flexion, 4,70 pour 100 ont souffert au commencement de l'écoulement, 51,76 pour 100 pendant l'écoulement, et 43,52 pour 100 étaient exemptes de douleurs. Cependant le nombre des femmes qui ont souffert au commencement de l'écoulement est trop faible pour qu'on puisse accepter la proportion sans

TABLEAU XXVII — DONNANT L'ÉTAT DE LA MENSTRUATION QUANT A LA RÉGULARITÉ ET A LA DOULEUR DANS TOUTES LES FORMES DE FLEXION

PARMI LES FEMMES FÉCONDES SONT COMPRISES TOUTES CELLES QUI ONT FAIT DES FAUSSES COUCHES OU ONT AVORTÉ:

LA MENSTRUATION A ÉTÉ RÉGULIÈRE DÈS LE DÉBUT

	F. NON MARIÉES		F. STÉRILES		F. FÉCONDES		TOTAL	
	Nombre des cas	Pour cent	Nombre des cas	Pour cent	Nombre des cas	Pour cent	Nombre des cas	Pour cent
FLEXIONS DU COL								
Avec douleur au commencement de l'écoulement.	17	24.28	53	75.71	..	..	70	..
Tant pour cent...	65.00	..	70.66	..	..	..	63.63	..
Avec douleur pendant l'écoulement.	4	30.88	7	63.33	..	..	11	..
Tant pour cent...	11.76	..	9.33	..	..	..	10.00	..
Sans douleur...	13	44.82	15	51.72	1	3.44	29	..
Tant pour cent...	38.23	..	90.00	..	100	..	26.36	..
TOTAL...	34	30.90	75	68.18	1	90	110	..
TANT POUR CENT...	..	..	..	..	..	..	..	79.36
ANTÉFLEXIONS								
Avec douleur au commencement de l'écoulement.	..	..	..	..	2	100	2	..
Tant pour cent...	..	..	..	..	8.00	..	3.41	..
Avec douleur pendant l'écoulement.	6	20.68	17	58.62	6	20.69	29	..
Tant pour cent...	100	..	62.96	..	24.00	..	50.00	..
Sans douleur...	..	..	10	37.03	17	62.96	27	..
Tant pour cent...	..	..	37.03	..	68.00	..	46.55	..
TOTAL...	6	10.34	27	46.55	25	43.10	58	..
TANT POUR CENT...	..	..	..	..	..	..	..	68.23

LA MENSTRUATION A ÉTÉ RÉGULIÈRE DANS LA SUITE

	F. NON MARIÉES		F. STÉRILES		F. FÉCONDES		TOTAL	
	Nombre des cas	Pour cent	Nombre des cas	Pour cent	Nombre des cas	Pour cent	Nombre des cas	Pour cent
FLEXIONS DU COL								
Avec douleur au commencement de l'écoulement.	7	68.33	4	33.53	1	8.33	12	..
Tant pour cent...	58.33	..	40.00	..	100	..	52.17	..
Avec douleur pendant l'écoulement.	..	..	..	..	2	100	2	..
Tant pour cent...	..	..	20.00	..	..	..	8.69	..
Sans douleur...	5	55.55	4	44.44	..	..	9	..
Tant pour cent...	41.66	..	40.00	..	..	..	39.13	..
TOTAL...	12	52.17	10	43.47	1	4.34	23	..
TANT POUR CENT...	..	..	..	..	..	..	..	15.13
ANTÉFLEXIONS								
Avec douleur au commencement de l'écoulement.	..	..	..	..	1	100	1	..
Tant pour cent...	..	..	..	..	25.00	..	5.26	..
Avec douleur pendant l'écoulement.	6	54.54	4	36.37	1	9.09	11	..
Tant pour cent...	100	..	44.44	..	25.00	..	57.89	..
Sans douleur...	..	..	5	71.42	2	28.57	7	..
Tant pour cent...	..	..	55.55	..	50.00	..	36.84	..
TOTAL...	6	31.57	9	47.36	4	21.05	19	..
TANT POUR CENT...	..	..	..	..	..	..	..	22.35

LA MENSTRUATION N'A JAMAIS ÉTÉ RÉGULIÈRE

	F. NON MARIÉES		F. STÉRILES		F. FÉCONDES		TOTAL	
	Nombre des cas	Pour cent	Nombre des cas	Pour cent	Nombre des cas	Pour cent	Nombre des cas	Pour cent
FLEXIONS DU COL								
Avec douleur au commencement de l'écoulement.	2	22.22	7	77.77	..	..	9	..
Tant pour cent...	28.3	..	68.33	..	..	..	17.30	..
Avec douleur pendant l'écoulement.	..	..	2	100	..	..	2	..
Tant pour cent...	..	..	16.66	..	..	..	10.52	..
Sans douleur...	5	62.50	3	37.50	..	..	8	..
Tant pour cent...	71.42	..	25.00	..	..	..	42.10	..
TOTAL...	7	30.84	12	63.15	..	..	19	..
TANT POUR CENT...	..	..	..	..	..	..	..	12.50
ANTÉFLEXIONS								
Avec douleur au commencement de l'écoulement.	..	..	1	100	..	..	1	..
Tant pour cent...	..	..	33.33	..	..	..	12.50	..
Avec douleur pendant l'écoulement.	2	50.00	1	25.00	1	25.00	4	..
Tant pour cent...	100	..	33.33	..	33.33	..	50.00	..
Sans douleur...	..	..	1	33.33	2	66.66	3	..
Tant pour cent...	..	..	33.33	..	66.66	..	37.50	..
TOTAL...	2	25.00	3	37.50	3	37.50	8	..
TANT POUR CENT...	..	..	..	..	..	..	..	9.41

RÉSUMÉ

	F. NON MARIÉES		F. STÉRILES		F. FÉCONDES		TOTAL
	Nombre des cas	Pour cent	Nombre des cas	Pour cent	Nombre des cas	Pour cent	
FLEXIONS DU COL							
Avec douleur au commencement de l'écoulement.	26	28.57	64	70.33	1	1.09	91
Tant pour cent...	40.05	..	85.77	..	100.00	..	69.80
Avec douleur pendant l'écoulement.	4	26.08	11	73.33	1	..	15
Tant pour cent...	7.54	..	12.34	..	100.00	..	9.86
Sans douleur...	23	60.00	22	49.27	..	..	48
Tant pour cent...	13.30	..	92.68	..	..	..	30.90
TOTAL...	53	34.86	97	63.84	2	1.30	152
ANTÉFLEXIONS							
Avec douleur au commencement de l'écoulement.	..	..	1	25.00	3	75.00	4
Tant pour cent...	..	..	25.64	..	9.37	..	4.70
Avec douleur pendant l'écoulement.	14	31.81	22	50.00	8	18.18	44
Tant pour cent...	100	..	58.97	..	25.00	..	64.75
Sans douleur...	..	..	16	43.30	21	56.75	37
Tant pour cent...	..	..	41.02	..	63.63	..	43.52
TOTAL...	14	16.27	39	46.51	32	37.20	85

TABLEAU XXVII — SUITE

Dans chaque groupe de colonnes, les cellules « nombre » portent entre parenthèses le pourcentage de répartition imprimé à côté du nombre ; les lignes « Tant pour cent » donnent le pourcentage par colonne.

Désignation	—	—	—	Total	—	—	—	Total	—	—	—	Total	—	—	—	Total
Avec douleur au commencement de l'écoulement	· ·	1 (50.00)	1 (50.00)	2	· ·	· ·	1 (100)	1	1 (100)	· ·	· ·	1	1 (25.00)	2 (50.00)	1 (25.00)	4
Tant pour cent	· ·	14.28	8.33	8.33	· ·	· ·	100	33.33	100	· ·	· ·	· ·	16.66	22.22	7.69	14.28
Avec douleur pendant l'écoulement	2 (40.00)	3 (60.00)	· ·	5	· ·	1 (100)	· ·	1	· ·	· ·	· ·	· ·	2 (33.33)	3 (50.00)	1 (16.66)	6
Tant pour cent	40.00	42.85	· ·	20.83	· ·	50.00	· ·	33.33	· ·	· ·	· ·	· ·	33.33	33.33	7.69	21.42
Sans douleur	3 (17.64)	3 (17.64)	11 (64.70)	17	· ·	1 (100)	· ·	1	· ·	· ·	· ·	· ·	3 (16.66)	4 (22.22)	11 (61.11)	18
Tant pour cent	60.00	42.85	91.66	70.83	· ·	50.00	· ·	33.33	· ·	· ·	· ·	· ·	50.00	44.44	84.60	64.28
TOTAL	5 (20.83)	7 (29.16)	12 (50.00)	24	· ·	2 (66.66)	1 (33.33)	3	1 (100)	· ·	· ·	1	6 (21.42)	9 (32.14)	13 (46.42)	28
Tant pour cent	· ·	· ·	· ·	35.07	· ·	· ·	· ·	10.71	· ·	· ·	· ·	3.57	· ·	· ·	· ·	· ·

Désignation	—	—	—	Total	—	—	—	Total	—	—	—	Total	—	—	—	Total
Avec douleur au commencement de l'écoulement	1 (14.28)	5 (71.42)	1 (14.28)	7	· ·	· ·	· ·	· ·	· ·	2 (100)	· ·	2	1 (11.11)	7 (77.77)	1 (11.11)	9
Tant pour cent	25.00	35.71	25.00	31.81	· ·	· ·	· ·	· ·	· ·	100	· ·	50.00	25.00	38.88	14.27	31.03
Avec douleur pendant l'écoulement	2 (28.57)	5 (71.42)	· ·	7	· ·	1 (100)	· ·	1	· ·	· ·	· ·	· ·	2 (25.00)	6 (75.00)	· ·	8
Tant pour cent	50.00	35.71	· ·	31.81	· ·	50.00	· ·	33.33	· ·	· ·	· ·	· ·	50.00	33.33	· ·	27.58
Sans douleur	1 (12.50)	4 (50.00)	3 (37.50)	8	· ·	1 (50.00)	1 (50.00)	2	· ·	· ·	2 (100)	2	1 (8.33)	5 (41.66)	6 (50.00)	12
Tant pour cent	25.00	28.57	75.00	36.36	· ·	50.00	100	66.66	· ·	· ·	100	50.00	25.00	27.77	85.71	41.37
TOTAL	4 (18.18)	14 (63.63)	4 (18.18)	22	· ·	2 (66.66)	1 (33.33)	3	· ·	2 (50.00)	2 (50.00)	4	4 (13.79)	18 (62.07)	7 (24.13)	29
Tant pour cent	· ·	· ·	· ·	78.86	· ·	· ·	· ·	10.34	· ·	· ·	· ·	13.79	· ·	· ·	· ·	· ·

TABLEAU XXVIII — ÉTAT DE LA MENSTRUATION QUANT A LA RÉGULARITÉ, LA DOULEUR ET LA LONGUEUR DE L'ÉCOULEMENT A LA PUBERTÉ ET DANS LA SUITE

	P. RÉGULIÈREMENT RÉGLÉES DÈS LE DÉBUT					P. RÉGULIÈREMENT RÉGLÉES DANS LA SUITE					P. QUI NE FURENT JAMAIS RÉGULIÈREMENT RÉGLÉES					RÉSUMÉ				
	NON MARIÉES	STÉRILES	FÉCONDES	NOMBRE TOTAL	MOYENNE GÉNÉRALE	NON MARIÉES	STÉRILES	FÉCONDES	NOMBRE TOTAL	MOYENNE GÉNÉRALE	NON MARIÉES	STÉRILES	FÉCONDES	NOMBRE TOTAL	MOYENNE GÉNÉRALE	NON MARIÉES	STÉRILES	FÉCONDES	NOMBRE TOTAL	LONGUEUR MOYENNE DE L'ÉCOULEMENT
FLEXIONS DU COL																				
Avec douleur au commencement de l'écoulement	17	53	...	70	...	7	4	1	12	...	2	7	...	9	...	26	64	1	91	...
Longueur moyenne de la menstruation — A la puberté	5.28	4.73	...	...	4.94	4.50	5.00	4.50	...	4.88	2.00	5.50	...	...	4.33	4.94	4.87	4.50	...	4.89
Longueur moyenne de la menstruation — Dans la suite	4.47	4.77	...	...	4.70	5.42	4.50	5.00	...	5.08	2.53	4.57	...	...	4.11	4.57	4.73	5.00	...	4.69
Avec douleur pendant l'écoulement	4	7	...	11	...	...	2	...	2	...	...	2	...	2	...	4	11	...	15	...
Longueur moyenne de la menstruation — A la puberté	4.92	4.83	...	...	4.82	...	4.60	...	...	4.60	...	3.00	...	...	3.00	4.92	4.45	...	...	4.54
Longueur moyenne de la menstruation — Dans la suite	5.50	5.00	...	...	5.18	...	5.50	...	...	5.50	...	2.50	...	...	3.50	5.50	5.54	...	...	4.20
Sans douleur	13	15	1	29	...	5	4	...	9	...	5	3	...	8	...	23	22	1	46	...
Longueur moyenne de la menstruation — A la puberté	3.00	4.50	...	...	4.12	...	4.33	...	...	4.33	...	...	...	...	...	3.00	4.44	...	...	4.18
Longueur moyenne de la menstruation — Dans la suite	2.50	4.80	4.00	...	4.41	3.40	4.00	...	...	3.66	5.40	5.00	...	...	5.95	5.17	4.08	5.00	...	4.41
NOMBRE TOTAL DES FLEXIONS DU COL	34	75	1	110	...	12	10	1	23	...	7	12	...	19	...	53	97	2	152	...
Longueur moyenne de la menstruation — A la puberté	4.36	4.65	...	...	4.80	...	...	...	...	4.75	...	...	...	...	4.33	4.75	4.78	4.50	...	4.75
Longueur moyenne de la menstruation — Dans la suite	4.41	4.80	4.00	...	4.67	4.58	4.50	5.00	...	4.50	4.57	4.33	...	...	4.42	4.47	4.71	4.50	...	4.62
ANTÉFLEXIONS DU CORPS																				
Avec douleur au commencement de l'écoulement	...	...	2	2	...	...	...	1	1	...	...	1	...	1	...	...	1	3	4	...
Longueur moyenne de la menstruation — A la puberté	4.92	4.83	4.00	...	4.00	5.50	5.80	5.50	...	5.50	5.25	2.00	...	...	2.00	5.00	4.89	4.33	...	4.89
Longueur moyenne de la menstruation — Dans la suite	...	...	5.50	...	5.50	...	...	3.00	...	3.00	...	1.00	...	...	1.00	...	4.66	...	...	3.75
Avec douleur pendant l'écoulement	6	17	6	29	...	6	4	1	11	...	2	1	1	4	...	14	22	8	44	...
Longueur moyenne de la menstruation — A la puberté	6.00	5.06	4.50	...	5.26	4.66	4.60	7.00	...	4.88	4.00	4.66	3.00	...	4.14	5.16	4.10	4.75	...	4.07
Longueur moyenne de la menstruation — Dans la suite	4.16	4.88	4.16	...	4.51	5.00	3.50	4.00	...	4.36	5.00	3.00	3.00	...	4.03	4.61	4.19	4.00	...	4.06
Sans douleur	...	10	17	27	...	...	5	2	7	...	...	1	2	3	...	...	16	21	37	...
Longueur moyenne de la menstruation — A la puberté	4.36	5.21	5.00	...	4.97	5.00	4.57	5.00	...	4.75	6.50	3.40	4.00	...	4.25	4.75	4.75	4.95	...	4.86
Longueur moyenne de la menstruation — Dans la suite	...	4.80	5.05	...	4.96	...	5.05	4.00	...	4.71	...	3.00	6.00	...	5.00	...	4.75	5.00	...	4.91
NOMBRE TOTAL DES ANTÉFLEXIONS	6	27	25	58	...	6	9	4	19	...	2	3	3	8	...	14	39	32	85	...
Longueur moyenne de la menstruation — A la puberté	4.93	5.02	4.86	...	4.97	4.71	4.94	5.50	...	5.00	5.11	4.55	3.00	...	4.30	4.95	4.81	4.85	...	4.90
Longueur moyenne de la menstruation — Dans la suite	4.16	4.85	4.88	...	4.79	5.00	4.33	3.75	...	4.42	5.00	2.33	5.00	...	4.03	4.64	4.53	4.75	...	4.63

TABLEAU XXVIII — SUITE

RÉTROFLEXIONS DU CORPS

Avec douleur au commencement de l'écoulement	…	1	1	2	…	…	1	…	1	…	1	…	…	1	…	1	2	1	4	…
Longueur moyenne de la menstruation — A la puberté	…	6.00	7.00	…	6.33	…	…	…	…	…	…	…	…	…	2.00	2.00	6.00	7.00	…	5.25
Longueur moyenne de la menstruation — Dans la suite	…	7.00	5.00	…	6.00	…	1.00	…	1.00	…	5.00	…	…	…	5.00	5.00	4.00	5.00	…	4.50
Avec douleur pendant l'écoulement	2	3	…	5	…	…	…	1	1	…	…	…	…	…	…	2	3	1	6	…
Longueur moyenne de la menstruation — A la puberté	4.50	4.40	…	…	4.50	…	…	6.00	…	5.00	…	…	…	…	…	4.50	4.40	7.00	…	5.33
Longueur moyenne de la menstruation — Dans la suite	3.00	3.33	…	…	3.20	…	…	7.00	…	7.00	…	…	…	…	…	3.00	3.33	7.00	…	3.83
Sans douleur	3	3	11	17	…	…	1	…	1	…	…	…	…	…	…	3	4	11	18	…
Longueur moyenne de la menstruation — A la puberté	3.66	5.33	5.45	…	5.03	…	4.00	4.00	…	4.00	…	…	…	…	…	3.66	5.14	5.33	…	4.90
Longueur moyenne de la menstruation — Dans la suite	3.00	6.00	5.18	…	4.91	…	5.00	…	…	5.00	…	…	…	…	…	3.00	5.75	5.18	…	4.94
NOMBRE TOTAL DES RÉTROFLEXIONS	5	7	12	24	…	…	2	1	3	…	1	…	…	1	…	6	9	13	28	…
Longueur moyenne de la menstruation — A la puberté	3.87	5.50	5.52	…	5.12	…	4.00	5.00	…	4.75	2.00	…	…	…	2.00	3.66	5.33	5.00	…	5.02
Longueur moyenne de la menstruation — Dans la suite	3.00	5.00	5.16	…	4.66	…	3.00	7.00	…	4.33	5.00	…	…	…	5.00	3.33	4.55	5.30	…	4.64

FLEXIONS LATÉRALES DU CORPS

Avec douleur au commencement de l'écoulement	1	5	1	7	…	…	…	…	…	…	…	2	…	2	…	1	7	1	9	…
Longueur moyenne de la menstruation — A la puberté	7.00	3.66	7.00	…	5.25	…	…	…	…	…	…	2.03	…	…	2.00	7.00	3.66	7.00	…	5.00
Longueur moyenne de la menstruation — Dans la suite	7.00	4.20	6.00	…	4.85	…	…	…	…	…	…	3.50	…	…	3.50	7.00	4.00	6.00	…	4.55
Avec douleur pendant l'écoulement	2	5	…	7	…	…	1	…	1	…	…	…	…	…	…	2	6	…	8	…
Longueur moyenne de la menstruation — A la puberté	6.00	4.50	…	…	5.25	…	…	…	…	2.00	…	…	…	…	…	4.66	4.50	…	…	4.60
Longueur moyenne de la menstruation — Dans la suite	5.00	5.20	…	…	5.14	…	3.00	…	…	3.00	…	…	…	…	…	5.00	4.83	…	…	4.87
Sans douleur	1	4	3	8	…	…	1	1	2	…	…	…	2	2	…	1	5	6	12	…
Longueur moyenne de la menstruation — A la puberté	5.25	3.75	5.00	…	4.75	…	5.50	2.00	…	4.33	…	…	2.00	…	…	5.25	4.33	4.25	…	4.57
Longueur moyenne de la menstruation — Dans la suite	10.00	5.00	4.00	…	5.25	…	4.00	3.00	…	3.50	…	…	7.50	…	7.50	10.00	4.80	5.00	…	5.33
NOMBRE TOTAL DES FLEXIONS LATÉRALES	4	14	4	22	…	…	2	1	3	…	…	2	2	4	…	4	18	7	29	…
Longueur moyenne de la menstruation — A la puberté	5.71	3.88	5.50	…	4.86	…	5.50	2.00	…	4.33	…	2.00	…	…	3.08	4.50	5.00	4.60	…	4.55
Longueur moyenne de la menstruation — Dans la suite	6.75	4.78	4.50	…	5.09	…	3.50	3.00	…	3.33	…	3.50	7.50	…	5.50	6.75	4.50	5.14	…	4.96

autre observation, puisqu'il ne consiste guère qu'en une femme stérile et trois femmes fécondes. On peut affirmer que ces femmes ont commencé leur vie menstruelle avec une flexion du col, et que le corps de l'utérus a été atteint dans la suite. Ce tableau montre que toutes les femmes non mariées, et la plus grande partie des femmes stériles, aussi bien que des femmes fécondes, ont souffert pendant l'écoulement, ce qui indiquerait que dans les antéflexions du corps c'est la règle, tandis que la douleur au commencement de l'écoule-ment est l'exception.

Le nombre des rétroflexions est relativement petit, mais c'est chez les femmes fécondes que la proportion est la plus grande ; et l'absence de douleur au début de la période menstruelle a été la règle.

La plus grande partie des femmes atteintes de flexion latérale étaient sté-riles, et plus de la moitié avaient souffert soit au commencement, soit pendant l'écoulement. Mais, sur le nombre total, il en est un plus grand nombre qui ont été exemptes de douleur au commencement de la vie menstruelle que si l'on prend les femmes non mariées, stériles, et fécondes, séparément.

Le tableau XXVIII donne la longueur moyenne de l'écoulement menstruel à la puberté et plus tard, dans toutes les espèces de flexions utérines. La lon-gueur moyenne de la menstruation à la puberté a été de 4 jours 76 dans les cas de flexion du col. Mais il y a eu de légères variations dans la durée moyenne entre les femmes non mariées et les femmes stériles. Comme il n'y eut que deux femmes qu'on supposa avoir été imprégnées, toutes les comparai-sons faites le seront avec les deux autres conditions sociales. La longueur moyenne de l'écoulement a été de 4 jours 80 pour les femmes dont les règles furent régulières dès le début ; pour celles chez lesquelles elles ne furent jamais régulières, de 4 jours 83 ; tandis que pour celles chez lesquelles elles devinrent régulières dans la suite, le chiffre trouvé ne diffère guère du chiffre donné pour le nombre total. Lorsqu'il y a eu de la douleur, l'écoulement s'est prolongé jusqu'à 4 jours 89 au lieu de 4 jours 18 pour celles qui n'ont pas souffert.

La longueur moyenne de l'écoulement menstruel après la puberté, pour tous les cas de flexion du col, a été de 4 jours 62. La durée a diminué chez les femmes non mariées et stériles, mais d'une façon plus notable chez les pre-mières.

La moyenne de la durée de l'écoulement au commencement de la vie menstruelle a été de 4 jours 90 pour le nombre total des femmes atteintes d'antéflexion, et il n'y avait que de très légères variations dans cette moyenne dans l'un et l'autre état social. Les femmes qui furent régulièrement réglées dès le début le furent 4 jours 97, et celles qui le devinrent plus tard, 5 jours. Comme dans les flexions du col, la même diminution dans la durée moyenne doit être notée pour les femmes qui ne furent jamais régulièrement réglées. Lorsque les règles se sont accompagnées de douleur, la longueur de l'écoulement a dépassé légèrement la moyenne. Lorsque la douleur s'est montrée au com-mencement de l'écoulement, la durée moyenne a été de 4 jours 89 ; lorsqu'il y a eu douleur pendant l'écoulement, la durée a monté à 4 jours 97 ; tandis que la moyenne a été de 4 jours 87 pour celles qui ont été exemptes de douleur. Le dernier tableau montre que, comparativement aux flexions du col, les changements menstruels après la puberté dans les antéversions ont été plus marqués quant à la quantité que quant à la durée. La moyenne sur le nombre total est essentiellement la même après la puberté que celle qui a été trouvée pour la flexion du col, avec la même diminution générale dans la longueur de la période. Ce changement est plus marqué chez les femmes stériles, atteintes d'antéflexion, tandis que chez les femmes non mariées atteintes de flexion du col, la longueur moyenne de la période a été notablement raccourcie.

Les femmes qui ont été atteintes après la puberté de flexion du corps de l'utérus en arrière avaient vu leur premier écoulement menstruel durer pendant 5 jours 02. Lorsqu'elles ont été régulièrement réglées dès le début, la moyenne a été de 5 jours 12, et lorsqu'elles ont été régulièrement réglées dans la suite, on l'a trouvée de 4 jours 75. Pour les femmes dont les règles ne furent jamais régulières, le nombre des rétroflexions est trop petit pour être noté, mais, règle générale, dans ce cas l'écoulement a été beaucoup plus court que la moyenne générale. Sur le nombre total de tous les cas de rétroflexion, la longueur moyenne du premier écoulement menstruel chez les femmes non mariées a été de 3 jours 66 ; chez les femmes stériles, de 5 jours 33 ; chez les femmes fécondes, de 5 jours 50. Par le fait d'une cause inconnue, la moyenne chez les femmes non mariées est beaucoup inférieure à celle qu'on trouve pour les autres états sociaux. Les femmes qui ne souffrirent qu'au commencement de l'écoulement ont eu pour moyenne 5 jours 25, celles qui souffrirent pendant l'écoulement, 5 jours 33 ; et pour celles qui furent exemptes de douleur, la moyenne a été de 4 jours 09 : cela montre, comme dans les autres cas de flexion, que l'existence de la douleur s'accompagne toujours d'une augmentation de longueur de l'écoulement menstruel. Après la puberté, la longueur moyenne de l'écoulement chez les femmes non mariées n'a été que de 3 jours 33 ; chez les femmes stériles, de 4 jours 55 ; chez les femmes fécondes, de 5 jours 30 ; et pour le nombre total, de 4 jours 64. On remarquera que (pour une cause accidentelle quelconque, suppose-t-on, le nombre étant si petit), la longueur de l'écoulement chez les femmes non mariées est restée après la puberté au-dessous de la moyenne, qu'elles aient été stériles ou fécondes, bien que la différence ne fût pas aussi grande qu'au moment de la puberté.

La longueur de l'écoulement menstruel après la puberté, pour chaque état social, est devenue moindre que celle qui existait à la puberté. Mais il est un fait remarquable, c'est que la durée moyenne après la puberté serait la même pour les flexions du col et pour celles du corps, soit en avant, soit en arrière.

La longueur moyenne à la puberté, sur tous les cas de flexion latérale, a été de 4 jours 58, et elle a été essentiellement la même chez les femmes non mariées, stériles et fécondes. Après la puberté, l'écoulement chez les femmes mariées s'est élevé à 6 jours 75. Chez les femmes stériles, il diminua, et augmenta au contraire chez les femmes-fécondes.

Si les moyennes générales telles qu'elles sont données dans le tableau X, sous la rubrique menstruation, sont prises comme type, on voit que dans

TABLEAU XXIX — MONTRANT LA LONGUEUR ET LES CHANGEMENTS DE LA MENSTRUATION APRÈS LA PUBERTÉ DANS LES CAS DE FLEXION DE L'UTÉRUS

FLEXIONS DU COL

LA LONGUEUR ET LA QUANTITÉ DE L'ÉCOULEMENT SONT RESTÉES SANS CHANGEMENT, ELLES ÉTAIENT DÈS LE DÉBUT

	NORMALES Nombre des cas	NORMALES Long. de l'écoulement	TROP ABONDANTES Nombre des cas	TROP ABONDANTES Long. de l'écoulement	PEU ABONDANTES Nombre des cas	PEU ABONDANTES Long. de l'écoulement	TOTAL Nombre des cas	TOTAL Long. de l'écoulement
F. non mariées — Nombre des cas	15		4		3		22	
F. non mariées — Longueur moyenne de la menstruation		5.40		7.30		2.00		5.22
F. non mariées — Tant pour cent	34.09		33.33		18.75			
F. stériles — Nombre des cas	28		8		13		40	
F. stériles — Longueur moyenne de la menstruation		4.85		6.12		3.38		4.67
F. stériles — Tant pour cent	63.83		66.66		81.35			
F. fécondes — Nombre des cas	1						1	
F. fécondes — Longueur moyenne de la menstruation		5.00						5.00
F. fécondes — Tant pour cent	2.27							
TOTAL	41	5.01	12	6.41	10	3.12	72	4.81
TANT POUR CENT	61.11		16.66		22.22		47.37	

LA LONGUEUR DE L'ÉCOULEMENT N'A PAS CHANGÉ MAIS LA QUANTITÉ DANS LA SUITE

	A AUGMENTÉ Nombre des cas	A AUGMENTÉ Long. de l'écoulement	A DIMINUÉ Nombre des cas	A DIMINUÉ Long. de l'écoulement	EST DEVENUE IRRÉGULIÈRE Nombre des cas	EST DEVENUE IRRÉGULIÈRE Long. de l'écoulement	TOTAL Nombre des cas	TOTAL Long. de l'écoulement
F. non mariées — Nombre des cas	3		11		1		15	
F. non mariées — Longueur moyenne de la menstruation		5.66		3.36		5.00		3.93
F. non mariées — Tant pour cent	23.07		42.30		20.00		31.35	
F. stériles — Nombre des cas	10		15		4		29	
F. stériles — Longueur moyenne de la menstruation		4.30		4.66		3.50		4.37
F. stériles — Tant pour cent	76.92		57.69		80.00		68.75	
F. fécondes — Nombre des cas								
F. fécondes — Longueur moyenne de la menstruation								
F. fécondes — Tant pour cent								
TOTAL	13	4.61	26	4.11	5	3.80	44	4.23
TANT POUR CENT	29.54		59.09		11.36		28.94	

LA LONGUEUR DE L'ÉCOULEMENT A AUGMENTÉ ET LA QUANTITÉ

	A AUGMENTÉ Nombre des cas	A AUGMENTÉ Long. de l'écoulement	A DIMINUÉ Nombre des cas	A DIMINUÉ Long. de l'écoulement	EST DEVENUE IRRÉGULIÈRE Nombre des cas	EST DEVENUE IRRÉGULIÈRE Long. de l'écoulement	TOTAL Nombre des cas	TOTAL Long. de l'écoulement
F. non mariées — Nombre des cas	5		1				6	
F. non mariées — Longueur moyenne de la menstruation		6.29		5.00				
F. non mariées — Tant pour cent			100					
F. stériles — Nombre des cas	11						11	
F. stériles — Longueur moyenne de la menstruation		6.33						6.33
F. stériles — Tant pour cent								
F. fécondes — Nombre des cas								
F. fécondes — Longueur moyenne de la menstruation								
F. fécondes — Tant pour cent								
TOTAL	16	6.31	1	5.00			17	6.23
TANT POUR CENT	94.11		5.88				11.11	

LA LONGUEUR DE L'ÉCOULEMENT A DIMINUÉ ET LA QUANTITÉ

	A DIMINUÉ Nombre des cas	A DIMINUÉ Long. de l'écoulement	A AUGMENTÉ Nombre des cas	A AUGMENTÉ Long. de l'écoulement	EST DEVENUE IRRÉGULIÈRE Nombre des cas	EST DEVENUE IRRÉGULIÈRE Long. de l'écoulement	TOTAL Nombre des cas	TOTAL Long. de l'écoulement
F. non mariées — Nombre des cas	10						10	
F. non mariées — Longueur moyenne de la menstruation		2.70						2.70
F. non mariées — Tant pour cent	55.55							
F. stériles — Nombre des cas	7				1		8	
F. stériles — Longueur moyenne de la menstruation		3.85				4.00		3.67
F. stériles — Tant pour cent	38.88							
F. fécondes — Nombre des cas	1						1	
F. fécondes — Longueur moyenne de la menstruation		4.00						
F. fécondes — Tant pour cent	5.55							
TOTAL	18	3.22			1	4.00	19	3.26
TANT POUR CENT	94.73				5.26		12.50	

RÉSUMÉ

	RÉSUMÉ Nombre des cas	RÉSUMÉ Long. de l'écoulement
F. non mariées — Nombre des cas	53	
F. non mariées — Longueur moyenne de la menstruation		4.47
F. non mariées — Tant pour cent		
F. stériles — Nombre des cas	07	
F. stériles — Longueur moyenne de la menstruation		4.71
F. stériles — Tant pour cent		
F. fécondes — Nombre des cas	2	
F. fécondes — Longueur moyenne de la menstruation		4.55
F. fécondes — Tant pour cent		
TOTAL	152	4.62
TANT POUR CENT		

TABLEAU XXIX — SUITE

ANTÉFLEXIONS

	1	2	3	4	5	6	7	8	9	10	11	12	13	14	15	16	Total
F. non mariées — Nombre des cas	3	1		4	2	5	1	8				2				2	14
Longueur moyenne de la menstruation	6.00	5.00		5.75	4.00	5.00	5.00	4.75				2.00				2.00	4.64
Tant pour cent	37.50	50.00		14.28	21.73	33.33						12.50					
F. stériles — Nombre des cas					7	11	1	10	6	1	2	9		1	4	11	39
Longueur moyenne de la menstruation					5.28	5.00	3.00	5.00	5.33	7.00	4.00	5.22		3.00	4.00	3.18	4.53
Tant pour cent					50.00	47.82	33.33		65.60	33.33	100	8.25		100			
F. fécondes — Nombre des cas	5	1	1	7	5	7	1	13		3	2		5	5	2	7	32
Longueur moyenne de la menstruation		4.60	4.60	3.00	4.28	4.60	3.57	3.92		8.66	7.00		8.00	3.80	6.00	4.42	4.75
Tant pour cent	67.30	50.00	100	35.71	30.43		33.33	33.33		66.66			31.25				
TOTAL	8 / 5.12	2 / 4.50	1 / 3.00	11 / 4.81	14 / 4.85	23 / 4.37	3 / 3.00	40 / 4.48	9 / 6.44	3 / 7.00	2 / 4.00	14 / 6.21	16 / 3.12	1 / 4.00	3 / 8.00	20 / 3.50	85 / 4.63
TANT POUR CENT	72.72	18.17	9.09	12.94	35.00	57.50	7.50	47.05	64.28	21.41	14.28	16.47	80.00	5.00	15.00	23.53	

RÉTROFLEXIONS

	1	2	3	4	5	6	7	8	9	10	11	12	13	14	15	16	Total
F. non mariées — Nombre des cas	2	1		3	1	2		3									6
Longueur moyenne de la menstruation	3.00	5.00		3.66	4.00	2.50		3.00									3.33
Tant pour cent	25.00	100			20.00	40.00											
F. stériles — Nombre des cas	2				2			2	1						4		9
Longueur moyenne de la menstruation		6.00			6.00			6.00	9.00						2.00		4.53
Tant pour cent	25.00				6.00			40.00	100						80.00		
F. fécondes — Nombre des cas	4			1	5	4	1	1	6				1	1		2	13
Longueur moyenne de la menstruation	4.75			5.00	4.85	5.75	5.00	4.00	5.33				7.00	6.00		6.50	3.30
Tant pour cent	50.00			100	80.00	20.00		100					20.00	100			
TOTAL	8 / 4.61	1 / 5.00	1 / 5.00	10 / 4.70	5 / 5.40	5 / 4.40	1 / 4.00	11 / 4.81	1 / 9.00				1	9	5 / 3.00	1 / 6.00	28 / 4.64
TANT POUR CENT	85.00	10.00	10.00	35.70	45.45	45.45	9.09	39.28	100				3.57	83.33	16.66		21.42

FLEXIONS LATÉRALES

	1	2	3	4	5	6	7	8	9	10	11	12	13	14	15	16	Total
F. non mariées	1 / 5.00	1 / 7.00		2	1 / 5.00							1 / 10			3 / 3.33		4 / 6.75
F. stériles	7 / 5.00		4 / 2.50	11	1 / 5.00	1 / 5.00						2 / 7.50			3 / 3.33		18 / 4.50
F. fécondes		1 / 10	2 / 4.00	3	2 / 5.50	1 / 4.00									1 / 3.00		7 / 5.50
TOTAL	8 / 5.00	2 / 8.50	6 / 3.16	16 / 4.12	4 / 5.25	2 / 4.50		6 / 5.00	3 / 8.33				3 / 8.33	4 / 3.25			29 / 4.95

toutes les conditions, aussi bien à la puberté que plus tard, la longueur de la menstruation est beaucoup moindre chez les femmes qui ont des flexions du col. Règle générale, c'est le contraire qu'on observe dans les flexions du corps de l'utérus, car les moyennes à la puberté sont beaucoup plus élevées que les moyennes générales; mais plus tard la différence n'est pas aussi grande.

Sous ce rapport, il ne faut pas oublier ce fait que la durée de l'écoulement menstruel diminue toujours proportionnellement à la somme de douleur supportée. Ce fait a son importance en ce qu'il indique l'existence d'une flexion du col au moment de la puberté, et si on l'acceptait il serait d'une importance égale de prouver que les flexions du corps se forment après la puberté. On trouvera sur le tableau XXIX les changements de la menstruation après la puberté lorsqu'il y a eu flexion. Nous en parlerons sous deux titres en ce qui regarde la longueur de l'écoulement. Dans les deux premières divisions sont groupés les cas dans lesquels il n'y a eu aucun changement dans la longueur de la période menstruelle, quoique la quantité fût altérée dans ceux de la seconde. La durée a diminué dans les cas qui forment la troisième, et a augmenté dans ceux de la quatrième, tandis que dans l'une et l'autre section la quantité a subi quelque changement. La menstruation est restée, sous tous les rapports, ce qu'elle était au commencement dans 47,37 pour 100 de tous les cas de flexion du col. Ainsi il y eut quarante cas où l'écoulement a été normal comme quantité, avec une moyenne de 5 jours 04, comme durée. Onze femmes ont toujours été trop abondamment réglées, l'ayant été dès le début, mais la durée est restée sans changement, et a été de 6 jours 41 ; tandis que dans seize autres cas l'écoulement a toujours été peu abondant, ne durant que 3 jours 12. Dans ce groupe de cas, où il ne se fit aucun changement après la puberté, la longueur moyenne de la menstruation normale pour les femmes non mariées fut de 4 jours 40, et pour les femmes stériles de 4 jours 85. D'autre part, sur quarante-quatre cas, ou 23,94 pour 100, formant le second groupe, le temps resta ce qu'il était au début, mais la quantité augmenta, diminua, ou devint irrégulière après la puberté. La durée moyenne de l'écoulement pour cette classe, on le verra, fut de 4 jours 23.

Nous arrivons à ce résultat, que sur le nombre total des flexions du col, dans 76,18 pour 100 des cas formant le premier et le second groupe, après la puberté, la longueur de la menstruation resta la même, mais dans un certain nombre de cas la quantité changea. Le troisième groupe, composé de dix-sept cas, ou 11,11 pour 100 sur le nombre total, est formé de ceux dont la durée de l'écoulement s'allongea, tandis que la quantité s'accrut ou diminua. La durée moyenne pour le groupe entier, après la puberté, a été de 6 jours 23. Le quatrième groupe comprend dix-neuf cas, soit 12,50 pour 100 du nombre total, dans lesquels la durée diminua après la puberté et la quantité changea aussi. La longueur moyenne de l'écoulement fut de 3 jours 26 pour ce groupe.

On voit, d'après le tableau XXIX, que sur onze cas seulement d'antéversion, soit 12,94 pour 100, formant le premier groupe, l'écoulement menstruel resta sans changement après la puberté. Mais si on réunissait le premier

TABLEAU XXX — ÉTAT DE LA MENSTRUATION COMME DURÉE ET COMME QUANTITÉ, A LA PUBERTÉ ET DANS LA SUITE DANS LES FLEXIONS DE L'UTÉRUS

		LA PÉRIODE MENSTRUELLE N'A PAS CHANGÉ QUANT A LA DURÉE ET A LA QUANTITÉ, ELLE A ÉTÉ DÈS LE DÉBUT			LA LONGUEUR DE LA PÉRIODE N'A PAS CHANGÉ, MAIS LA QUANTITÉ			LA DURÉE DE LA MENSTRUATION N'A PAS CHANGÉ			LA LONGUEUR DE LA PÉRIODE A AUGMENTÉ ET LA QUANTITÉ			LA LONGUEUR DE LA PÉRIODE A DIMINUÉ ET LA QUANTITÉ			LA MENSTRUATION N'A CHANGÉ NI COMME DURÉE NI COMME QUANTITÉ			RÉSUMÉ		
		NORMALE	TROP ABONDANTE	PEU ABONDANTE	A AUGMENTÉ	A DIMINUÉ	EST DEVENUE IRRÉGULIÈRE	NOMBRE DES CAS	LONGUEUR MOYENNE DE LA PÉRIODE	PROPORTION POUR CHAQUE ÉTAT	A AUGMENTÉ	A DIMINUÉ	EST DEVENUE IRRÉGULIÈRE	A DIMINUÉ	A AUGMENTÉ	EST DEVENUE IRRÉGULIÈRE	NOMBRE DES CAS	LONG. MOYENNE DE LA PÉRIODE	PROPORTION POUR CHAQUE ÉTAT	NOMBRE TOTAL DES CAS	LONG. MOY. DE LA PÉRIODE POUR CHAQUE ÉTAT	PROPORTION POUR CHAQUE CONDITION
FLEXIONS DU COL — Menstruation normale		44	...	...	...	...	...	44	5.04	37.93	...	...	...	...	...	...	...	...	...	44	5.04	28.94
—	peu abondante	...	...	16	...	...	...	16	3.12	13.70	...	...	...	...	...	...	...	...	...	16	3.12	10.52
—	trop abondante ou augmentée	...	12	...	13	...	...	25	5.48	21.55	16	...	...	...	...	...	16	6.31	44.44	41	5.80	26.07
—	diminuée	...	...	...	...	28	...	26	4.11	22.41	...	1	...	18	...	1	19	3.31	52.77	45	3.72	29.60
—	irrégulière	...	...	...	...	...	5	5	3.80	4.31	...	...	...	...	...	...	1	4.00	2.77	6	3.83	3.94
	Total	...	...	...	...	...	...	110	4.61	...	...	...	...	...	...	...	36	4.66	...	152	4.62	
	Tant pour cent pour chaque état	28.94	7.89	10.52	8.55	17.10	3.28	...	...	...	10.52	65	...	11.84	...	65						
ANTÉFLEXIONS — Menstruation normale		8	...	...	...	...	...	8	5.12	15.68	...	...	...	...	...	...	...	...	...	8	5.12	9.41
—	peu abondante	...	...	1	...	...	...	1	3.00	1.96	...	...	...	...	...	...	...	...	...	1	3.00	1.17
—	trop abondante ou augmentée	...	2	...	14	...	...	16	4.81	31.37	9	...	...	...	1	...	10	6.20	29.41	26	5.34	30.58
—	diminuée	...	...	...	...	23	...	23	5.56	45.09	...	3	...	16	...	...	19	3.73	55.88	42	4.19	40.41
—	irrégulière	...	...	...	...	...	3	3	3.66	6.88	...	...	2	...	...	3	5	4.80	14.70	8	4.37	9.41
	Total	...	...	...	...	...	...	51	4.64	...	...	...	...	...	...	...	34	4.61	...	85	4.63	
	Tant pour cent pour chaque état	9.41	2.35	1.17	16.46	27.06	2.52	...	...	...	10.37	3.52	2.35	18.82	1.17	3.52						
RÉTROFLEXIONS — Menstruation normale		8	...	...	...	...	...	8	4.62	38.09	...	...	...	...	...	...	...	...	...	8	4.62	28.57
—	peu abondante	...	...	1	...	...	...	1	5.00	4.70	...	...	...	...	...	...	...	...	...	1	5.00	3.57
—	trop abondante ou augmentée	...	1	...	5	...	...	6	5.33	28.57	1	...	...	...	1	...	2	7.50	28.57	8	5.87	28.57
—	diminuée	...	...	...	...	5	...	5	4.44	23.85	...	...	...	5	...	...	5	3.00	71.42	10	3.70	35.71
—	irrégulière	...	...	...	...	...	1	1	4.00	4.75	...	...	...	...	...	...	...	...	...	1	4.00	3.57
	Total	...	...	...	...	...	...	21	4.76	...	...	...	...	...	...	...	7	4.28	...	28	4.64	
	Tant pour cent pour chaque état	28.57	3.57	3.57	17.85	17.85	3.57	...	...	...	3.57	...	...	17.85	3.57							
FLEXIONS LATÉRALES — Menstruation normale		8	...	...	...	...	...	8	5.00	36.36	...	...	...	...	...	...	...	...	...	8	5.00	27.58
—	peu abondante	...	...	6	...	...	...	6	3.16	27.27	...	...	...	...	...	...	...	...	...	6	3.16	20.68
—	trop abondante ou augmentée	...	2	...	4	...	...	6	6.33	27.27	3	...	...	...	...	...	3	8.33	42.85	9	7.00	31.03
—	diminuée	...	...	...	...	2	...	2	4.50	9.09	...	...	...	4	...	...	4	3.25	57.14	6	3.66	20.68
—	irrégulière	...	...	...	...	...	...	...	...	...	...	...	...	...	...	...	...	...	...	...	...	...
	Total	...	...	...	...	...	...	22	4.80	...	...	...	...	...	...	...	7	5.42	...	29	4.96	
	Tant pour cent pour chaque état	27.58	6.89	20.68	13.79	6.89	...	...	...	...	10.37	...	...	13.79								

au second groupe on trouverait que sur cinquante et un cas, soit 60 pour 100, la longueur de l'écoulement est restée sans changement après la puberté. Le tableau XXX, résumé du tableau XXIX, montre que les changements en quantité sont plus marqués dans les cas d'antéflexion que dans aucune autre forme de flexion. On voit que dans la moitié à peu près des cas d'antéflexion la période a diminué. Cette proportion serait même plus grande dans les derniers temps de la vie, puisqu'il est de règle que l'écoulement au début soit augmenté en quantité, mais plus tard devienne moindre. Une étude plus ample de ce tableau n'augmenterait guère l'intérêt pour les lecteurs en général, mais l'étudiant y trouvera beaucoup de points qui lui donneront des idées pour l'élucidation desquelles de nouvelles observations pourraient être entreprises avec fruit.

Le moment du mariage semble n'avoir guère eu d'influence sur l'une et l'autre classe de flexions, ou, au moins, n'en avoir pas eu lorsqu'il existait une flexion du col. Ce qui frappe le plus, c'est le fait que l'âge moyen du mariage a été un peu plus tardif que la moyenne générale. Les deux âges extrêmes peuvent, cependant, avoir eu une influence indirecte. Par exemple, l'âge moyen du mariage chez les femmes stériles atteintes de flexions latérales a été 19 ans 20, et pour celles qui furent imprégnées il a été 25 ans 75. Parmi celles qui furent stériles, il y a eu dix-sept flexions à gauche, et l'âge moyen au moment du mariage, comme le montre le tableau XXV, a été pour ces femmes 17 ans 11. C'est là la moyenne la plus inférieure de toutes les classes, et cependant c'est une moyenne élevée, puisque, d'une part, plusieurs femmes étaient déjà d'un certain âge et que, d'autre part, le plus grand nombre était au-dessous de la moyenne donnée, l'une d'elles ayant été mariée à quatorze ans. Chez huit de ces femmes, on pouvait découvrir les traces d'une cellulite antérieure, affection qui accompagne fréquemment les flexions latérales. L'âge moyen le plus élevé au moment du mariage pour une classe particulière fut trouvé chez les femmes qui n'avaient mené, en général, qu'une grossesse à terme, et avaient fait fréquemment des fausses couches dans la suite. Sept de ces femmes avaient des antéversions ; trois, des rétroflexions et six, des flexions latérales à gauche. L'âge moyen du mariage pour ces cas a été 28 ans 43, et cet âge relativement avancé a été sans doute une cause efficiente d'avortement avec toutes ses conséquences.

L'âge moyen au moment du premier examen, pour tous les cas de flexion du col, a été 24 ans 80. Pour les femmes non mariées, cet âge a été 23 ans 42 ; pour les femmes stériles, 25 ans 02. La durée de la stérilité a été de 3 ans 21. Il n'y eut que deux cas de grossesse supposée dans lesquels il y eut avortement, avec une moyenne de 8 ans 50, avant le premier examen.

L'âge moyen des femmes atteintes d'antéflexion du corps de l'utérus a été 27 ans 94. Pour les femmes non mariées, cet âge a été 23 ans 97 ; pour les femmes stériles, 28 ans 78, et pour les femmes fécondes, 31 ans 28. La longueur du temps écoulé depuis le mariage a été pour les femmes stériles de 7 ans 61 ; et depuis la dernière grossesse pour celles qui ont mis au monde des enfants, elle a été de 7 ans 63 ; pour celles qui n'avaient qu'avorté, 6 ans 20 ; dans deux cas, dus à un avortement criminel il s'était écoulé quatre ans.

L'âge des femmes qui étaient atteintes de rétroflexion a été en moyenne 30 ans 68; pour les femmes non mariées, 29 ans 22; pour les femmes stériles, 24 ans 25; et pour les femmes fécondes, 34 ans. La longueur moyenne du temps qui s'était écoulé depuis le mariage a été de trois ans chez les femmes stériles; depuis la dernière imprégnation, pour celles qui ont été à terme, 7 ans 46; pour celles qui ont avorté, 5 ans 83; et depuis le moment où il y avait eu avortement criminel, dans un cas, cinq ans s'étaient écoulés.

L'âge moyen au moment du premier examen, pour le nombre total des femmes atteintes de flexion latérale, a été 31 ans 37; celui des femmes non mariées, 33 ans 50; celui des femmes stériles, 30 ans; celui des femmes fécondes, 51 ans 40. Le temps qui s'est écoulé depuis le mariage pour les femmes stériles a été de 6 ans 86; une femme a mené une grossesse à terme et est restée stérile pendant treize ans. Chez celles qui ont avorté, il s'est écoulé en moyenne 4 ans 66, et dans un cas d'avortement criminel, la femme n'était pas devenue enceinte de nouveau pendant cinq ans.

Pour tous les cas de flexion du corps, l'âge moyen au moment du premier examen a été 25 ans 28 pour les femmes non mariées; pour les femmes stériles, 28 ans 57; et pour les femmes fécondes, 32 ans 35.

Il est un fait remarquable, c'est que l'âge moyen auquel les femmes ont demandé à être soulagées est en proportion directe avec la fréquence de la forme de la flexion. Cela indiquerait, s'il n'y avait pas d'autre preuve, que la flexion du col est une affection de la puberté et de la période suivante, puisque les femmes viennent demander de bonne heure à être soulagées; que les antéflexions suivent bientôt après, tandis que les rétroflexions et les flexions latérales, étant moins communes et se rencontrant dans la même proportion, se développent après la puberté.

Comme elles forment une partie de l'histoire des flexions, il est intéressant de relater les causes auxquelles les malades ont attribué leur maladie. Sur vingt-deux femmes stériles, atteintes de flexion du col, qui ont commencé leur vie menstruelle sans souffrir, cinq ont souffert tôt ou tard après le mariage de dysménorrhée pendant l'écoulement. Le même résultat suivit, dans un cas, une exposition au froid; dans un autre cas, l'emploi d'une machine à coudre; et une femme féconde s'est bien portée jusqu'au moment où elle supposa avoir fait une fausse couche. Parmi les femmes non mariées vingt-trois ont été exemptes de douleur dès le début, et ont attribué la dysménorrhée dont elles furent atteintes plus tard, dans deux cas, aux effets du froid; deux femmes l'ont attribuée à un excès de travail à l'école; et une autre l'a considérée comme le résultat d'une chute.

La plupart de ces femmes, lorsque je les vis pour la première fois, avaient, en outre de la flexion du col, de l'hypertrophie et le corps de l'utérus plus ou moins malade, il y avait de plus un certain degré de flexion au-dessus de la jonction vaginale. Celles-ci mises de côté, il en resterait trente-trois, soit plus des deux tiers, qui furent exemptes de douleur après la puberté; c'est un nombre trop petit pour avoir une grande valeur statistique, mais il peut servir comme indiquant ce fait qu'un certain nombre de flexions ne s'accompagnent pas de dysménorrhée après la puberté à moins que d'autres maladies ne viennent s'y ajouter.

Sur quatre-vingt-cinq malades atteintes d'antéflexion, soixante-quatre ont attribué l'origine et l'aggravation de leur dysménorrhée aux causes suivantes : seize femmes stériles ont souffert après le mariage d'excès vénériens et huit des effets du froid. Vingt-quatre femmes fécondes, le nombre total de celles qui ont été exemptes de douleur, ou du moins qui n'ont éprouvé de douleur qu'au commencement de l'écoulement, ont souffert par suite des causes suivantes : cinq par le fait d'un travail naturel, deux d'un travail long, et une par suite d'un accouchement où on dut se servir d'instruments ; onze avaient avorté, deux étaient les victimes d'un avortement criminel, deux étaient malades suite de chutes, et une de peur. Sept femmes non mariées avaient pris froid et leurs règles s'étaient supprimées, trois étaient tombées malades par excès de travail à l'école, trois souffraient de chutes et une d'avoir dansé au moment de la période menstruelle.

S'il avait été possible de connaître les faits, je suis convaincu qu'on aurait pu trouver les causes inconnues de l'antéflexion chez les femmes stériles et une partie des femmes fécondes, dans les moyens employés pour empêcher la conception au début de la vie conjugale par les femmes stériles, et par celles qui ont déjà eu des enfants ; chez quelques-unes de ces femmes, elle a dû être le fait d'un mariage mal assorti, de troubles cérébraux, qui ont pu facilement comprendre tout le système nerveux et s'accompagner d'altération de la nutrition locale par l'intermédiaire du sympathique.

Des femmes atteintes de rétroversion, cinq qui étaient stériles avaient joui antérieurement d'une bonne santé, et elles n'étaient devenues malades qu'après leur mariage ; une souffrait des suites d'un refroidissement ; deux étaient tombées malades à l'école, et pour l'une des autres il n'y avait aucune cause connue. Toutes les femmes fécondes atteintes de rétroflexion après la puberté étaient malades du fait de l'imprégnation. Cinq avaient été souffrantes après l'accouchement, sept après un avortement, et une à la suite d'un avortement criminel. Dans trois cas, une attaque de cellulite avait suivi l'accouchement, ainsi que dans tous les cas où il y avait eu avortement spontané et criminel. Une femme non mariée était tombée malade à l'école ; une autre par suite d'exposition au froid, et deux avaient souffert à la suite de chutes. Ainsi, dans tous les cas, à l'exception de trois, les causes supposées de la rétroversion ont été données. Trois femmes stériles atteintes de flexion latérale étaient devenues malades immédiatement après le mariage ; une femme féconde après l'accouchement ; trois, après une fausse couche, et une après un avortement criminel. Une femme non mariée souffrait par suite d'une exposition au froid.

Les flexions du col se produisent au moment de la puberté ou peu de temps après, parce qu'il n'existe plus de balance entre l'accroissement relatif du corps et du col. Par suite du développement très précoce de l'utérus, règle générale, jusqu'à la grossesse, il existe un certain degré d'antéversion. L'utérus étant dans cette position, l'isthme ne peut se développer de façon à atteindre toute sa longueur sans refouler le col en avant dans l'axe du vagin, dans la

direction qui offre le moins de résistance. Comme le corps de l'utérus est placé
en avant, le col doit se plier sur lui-même, au niveau ou près de la jonction du
vagin, et la flexion se trouve ainsi formée. Celle-ci se produira, comme nous
l'avons déjà établi dans un chapitre précédent, ou bien l'utérus se portera en
rétroversion, ce résultat étant le fait de la plénitude ou de l'absence du cul-
de-sac postérieur du vagin. Lorsque le col a un diamètre assez petit pour se
plier facilement sur lui-même, la flexion se produit, mais s'il a un grand
diamètre, et que le cul-de-sac est petit, la rétroversion de l'organe se produira. Comme le développement n'est pas toujours achevé au moment de la
première période menstruelle, une femme peut commencer à être réglée
ayant une flexion du col, puis, par suite de la production de la rétroversion,
avoir une rétroflexion. Lorsqu'il y a flexion du col, l'isthme devient toujours
plus long après la puberté qu'il ne l'était à ce moment, parce qu'il est
refoulé en avant dans le vagin, et dans ces cas on verra souvent se produire
la rétroversion.

Dans cette forme de flexion, il est de règle, en ce qui regarde la douleur,
qu'elle existe avant l'apparition de l'écoulement et cesse alors, ou de toutes
façons diminue. Si le degré de flexion est léger, il peut y avoir absence de
douleur, avec un sentiment de malaise aussi faible qu'une femme peut en
ressentir en un pareil moment, ou bien la douleur ne survient que quand
l'écoulement est complètement établi. Lorsque la douleur apparaît de bonne
heure dans la vie menstruelle, et dure pendant l'écoulement, avec ou sans
flexion du col, il existe déjà un état de la circulation dans le corps de l'utérus, qui plus tard est susceptible d'amener un trouble d'où résultera une
antéflexion.

Par suite de la congestion qui accompagne la menstruation, le col mou et
allongé s'épaissit et se raccourcit, au point de rendre le canal utérin presque
droit et le col assez fort pour résister à la pression de la paroi postérieure
du vagin. Par conséquent, la dysménorrhée qui existe tout à fait au début
disparaît, et si la flexion n'est pas très marquée, il est fréquent de voir l'imprégnation se produire peu de temps après le mariage. Mais les chances
d'imprégnation diminuent rapidement après la première année de mariage,
puisque la maladie du corps de l'utérus et l'irritation des ovaires ont des
chances de s'établir avec le temps, la nature protestant contre l'état de stérilité de la femme mariée.

Il n'y a aucune autre affection où la menstruation soit douloureuse au
commencement, et guérisse aussi promptement lorsque l'écoulement est
établi. Ce symptôme peut être regardé comme caractéristique d'une simple
flexion du col non compliquée. Nous avons montré que 8,52 pour 100 des
mille cent trente et une femmes fécondes ont souffert de bonne heure au commencement de l'écoulement. On peut affirmer que cette proportion est celle
dans laquelle il est vraisemblable que l'imprégnation s'est faite alors qu'il y
avait flexion du col. Nous n'avons aucun autre moyen d'arriver à une conclusion quelconque sur ce point, puisque d'après ce que j'ai vu, on ne trouve jamais
une flexion du col après qu'une femme a mené une grossesse à terme. J'ai vu
l'hypertrophie et l'antéflexion du corps de l'utérus survenir après la puberté

par le fait d'une cause efficiente quelconque ; alors la flexion du col disparaissait graduellement, à mesure que cette dernière affection s'établissait. Ce nouvel état morbide complètement installé, la stérilité continue, car l'obstacle apporté à l'imprégnation est alors plus grand qu'auparavant. Dans quelques cas, lorsque la maladie du corps ne s'étend pas tout à fait autant, un certain degré de flexion persiste dans le col. Dans cet état, non seulement la menstruation est alors douloureuse avant l'apparition de l'écoulement, mais elle l'est encore pendant toute sa durée, et s'il se produit un trouble suffisant de l'ovaire, la douleur sera même plus violente après que l'écoulement aura cessé.

S'il nous est possible de tirer une déduction quelconque de l'histoire analytique des antéflexions que nous venons de donner, il n'est pas douteux que cette affection naît après la puberté, et l'observation montre qu'elle est le résultat d'une obstruction de la circulation. La menstruation peut devenir douloureuse pendant l'écoulement dans d'autres affections, mais elle l'est toujours dans n'importe quelle forme de flexion de l'utérus, en avant, en arrière, ou latérale. Lorsqu'une femme a été exempte de douleur pendant la menstruation dans les premiers temps, et qu'on découvre plus tard une autre affection, je suis absolument convaincu que dans un cas de ce genre, l'utérus était dans son état normal à la puberté. Lorsque la douleur est apparue, à cette première période, au commencement de l'écoulement, augmentant d'intensité à mesure qu'il progressait et durant jusqu'à ce qu'il cessât, il n'existait pas nécessairement une flexion du corps, mais un état qui engendrera plus tard la flexion. Lorsqu'il y a de la douleur à cette période de la vie, tout à fait au commencement de l'écoulement, et qu'elle disparaît lorsque cet écoulement est bien établi, il existe un état du col que nous avons déjà expliqué.

Les rétroflexions sont, je crois, des déviations d'une rétroversion qui existe antérieurement. Bien qu'elles soient toujours aggravées par une obstruction de la circulation, comme dans les autres flexions du corps de l'utérus, la cause efficiente est généralement une inflammation siégeant non pas dans l'organe lui-même, mais dans le tissu connectif du bassin et les ligaments de l'utérus. En y réfléchissant, il sera évident que l'utérus peut atteindre un degré de rétroversion où les ligaments larges étant déjà tendus peuvent, par suite de l'inflammation, se raccourcir au point de produire la flexion. Cette action peut aussi être aidée, une fois que le raccourcissement du ligament large existe, par l'inflammation des ligaments utéro-sacrés. Lorsque la version a atteint le point qui ne permet pas plus longtemps à la paroi antérieure du vagin de céder à la pression en haut du col, la contraction de ces ligaments augmente le degré de la rétroflexion. L'inflammation du tissu cellulaire du bassin accompagnant, je crois, presque toujours, sinon toujours, la rétroflexion, ces ligaments sont nécessairement plus ou moins atteints.

Avant de cesser de parler de la rétroflexion, il me faut exprimer la conviction qu'on ne trouve pas cette lésion aussi souvent que le supposent généralement les médecins. On prend souvent par erreur pour une rétroflexion un épaississement de la paroi postérieure de l'utérus, résultant d'une obstruction de la circulation dans un cas de rétroversion. Cet état ne s'accompagne pas nécessairement de cellulite et disparait rapidement lorsque l'utérus a été placé dans une position où la circulation a retrouvé toute sa liberté.

On croit que les flexions latérales, comme nous l'avons déjà établi, se produisent après la puberté et résultent d'un raccourcissement du ligament large par inflammation du côté de la flexion ; dans ces cas, une version aurait existé antérieurement, soit en avant, soit en arrière. Je n'ai jamais vu de signe assez net qui me permette d'établir que cette forme de flexion est parfois congénitale. Puisqu'on trouve que la version à gauche s'est produite presque aussi souvent qu'il y a eu cellulite de ce côté, comparativement à sa fréquence du côté droit, cela me confirme dans l'opinion que les versions latérales sont la conséquence de l'inflammation.

La longueur de la menstruation diminue après la puberté dans toutes les formes de flexion ; mais, règle générale, ce changement se produit très graduellement. La quantité tend aussi à devenir moindre, mais généralement l'écoulement commence par augmenter, puis il diminue peu à peu, et cette évolution est plus marquée chez les femmes stériles. Lorsqu'il y a flexion du corps, l'utérus s'atrophie fréquemment et l'écoulement menstruel cesse à un âge relativement précoce, et est alors souvent suivi du développement rapide de la phtisie.

Les changements menstruels en durée et en quantité sont plus graduels chez les femmes non mariées. De toutes les formes de flexion, celles du col sont celles qui durent le plus longtemps sans amener de troubles de la menstruation, mais longtemps avant que la nature cesse ses efforts, ou que l'atrophie commence, la dégénérescence graisseuse se produit au siège de la flexion. La pression en ce point amène une absorption du tissu, et il reste une déformation permanente. Le résultat mécanique est le même qu'après la guérison de la destruction de la portion spongieuse de la colonne spinale par carie, et la courbure est proportionnelle à la perte de tissu.

CHAPITRE XVIII

TRAITEMENT DES FLEXIONS DE L'UTÉRUS

Erreurs dans la pathologie. — Pessaires à tige intra-utérine. — Dilatations. — Tentes
courbes. — Division du col.

Il est évident, d'après ce que nous avons déjà dit en ce qui regarde les
causes supposées des flexions, qu'on ne peut adopter un mode de traitement
applicable à tous les cas.

La seule cause de confusion qui ait existé jusqu'ici en ce qui touche au
traitement qu'il faut employer a son origine dans l'erreur qu'on commet
d'essayer de traiter le symptôme commun ou résultat, comme s'il était la
maladie. L'affection commune à tous les cas était la flexion, et c'est à la flexion
qu'on a attribué les effets produits par des causes très différentes.

Nous avons clairement démontré qu'il faut établir une grande distinction
non seulement entre la flexion du col et la flexion du corps de l'utérus,
mais encore entre les différentes formes de flexion du corps. Dans un cas,
comme nous l'avons montré, la cause efficiente est un défaut de développement de l'organe ; le résultat se produit mécaniquement et, règle générale, il
n'y a aucun trouble, si ce n'est au commencement de la période menstruelle.
Dans l'autre cas, la flexion du corps de l'utérus est le résultat d'une obstruction apportée à la circulation ; son siège est déterminé par le hasard, et
elle se complique souvent d'inflammation.

La connaissance inexacte de la véritable pathologie de ces cas a été dans
les dix-huit dernières années la cause de beaucoup de mal. Si de nouvelles
recherches démontraient que les idées qui sont aujourd'hui mises en avant
sont incorrectes, l'erreur serait peu préjudiciable, on le dit du moins. Depuis que le professeur Simpson a préconisé de diviser le col dans tous les
cas, cette simple opération a donné lieu à des pratiques plus détestables que
n'importe quel autre procédé connu des médecins. Depuis quelques années,
on a recours dans le traitement des flexions aux moyens chirurgicaux, à
l'emploi de la tige intra-utérine ou à la dilatation fréquente.

Pessaires à tige intra-utérine.

La sonde intra-utérine et la pratique de la dilatation pour le traitement
des flexions pourraient, avec nos idées actuelles sur la pathologie, être laissées
de côté sans autre commentaire. Mais, malheureusement, les membres du
corps médical ont fréquemment préconisé l'emploi du pessaire à tige, sans
souci des résultats obtenus par ceux qui l'ont expérimenté avant eux, jusqu'à
ce qu'ils se fussent aperçus à leur tour qu'ils n'avaient pas été assez pru-

dents en leur temps. Aussitôt qu'on se sera rendu compte de la situation véritable, la tige intra-utérine sera abandonnée comme un instrument absolument irrationnel. L'expérience enseignera à chacun qu'on n'en a jamais obtenu de bénéfice persistant; qu'elle n'a jamais pu être tolérée; enfin que, tôt ou tard, dans presque tous les cas, l'emploi de cet instrument donne lieu à des accidents. J'ai longtemps enseigné que son emploi dans une flexion était aussi irrationnel que l'introduction d'une sonde métallique droite dans l'urètre pour guérir une blennorragie cordée; le pénis peut être redressé de force, mais on ne fait certainement pas disparaître la cause de la maladie. Si nous voulions redresser une flexion du col au moyen d'une tige intra-utérine, l'extrémité de l'instrument exercerait une pression continue sur la paroi postérieure du vagin par l'intermédiaire de la partie qui fait saillie hors du canal cervical. Il en résulterait, chez l'Américaine du moins, un si grand trouble du côté du vagin et de l'utérus qu'une inflammation se produirait si on persistait dans son emploi. Dans ces cas, aussit t que l'instrument sera enlevé, le col reprendra son état primitif.

Si on se sert de cet instrument dans le cas de flexion du corps de l'utérus, il y a des chances pour que le trouble soit encore bien plus marqué. Il se produit dans ce cas un état qui ressemble si étroitement à une inflammation que la plus légère provocation suffit souvent pour déterminer une cellulite et même une péritonite généralisée. Lorsque la tige a été tolérée pendant un certain temps, même dans ces conditions, on ne fait pas disparaître davantage la cause de la flexion qu'on ne le fait avec la sonde dans un cas de blennorragie cordée. De plus, en admettant que son emploi soit entièrement suivi de succès, au point que le canal reste plus tard parfaitement droit et souple, la cause de la flexion persistera, et il est très probable que la douleur menstruelle augmentera par suite de nouveaux troubles.

[Les pessaires intra-utérins ont été préconisés par Simpson, puis par Valleix; ils ont été complètement abandonnés en France, depuis la discussion de l'Académie en 1854. Cependant, comme ces pessaires sont encore employés à l'étranger, que quelques médecins français se servent encore quelquefois du redresseur de Valleix, nous croyons bon d'en donner ici une description succinte. Le redresseur de Valleix (fig. 82) est formé d'une tige entourée par un disque de caoutchouc souple et articulé avec une tige qui sort de la vulve, et dont l'extrémité est soudée à angle droit sur une partie plane que l'on désigne sous le nom de plastron et qui s'applique sur le devant de l'abdomen.

Voici, d'après Valleix, comment il convient de procéder à l'application de l'instrument. Le redresseur est introduit dans l'utérus comme le serait une sonde droite. Pour cela, il doit être préalablement ouvert de telle sorte que la tige utérine et le disque qui la supporte fassent avec la tige vaginale une ligne droite. Comme cette partie de l'appareil n'offre pas assez de longueur pour pouvoir être facilement manœuvrée, on se sert d'un manche porte-tige presque droit qui pénètre dans la cavité vaginale et que l'on retire ensuite pour placer le plastron.

Lorsque la tige a pénétré en entier dans la cavité utérine, le doigt qui était resté dans le vagin pour servir de conduite à l'instrument, sent le col venir toucher le disque sur lequel il s'applique directement ; il faut alors établir la flexion entre les deux tiges, et pour cela il suffit de porter en haut, en le poussant en arrière, le manche qui entraîne la tige vaginale. Mais comme,

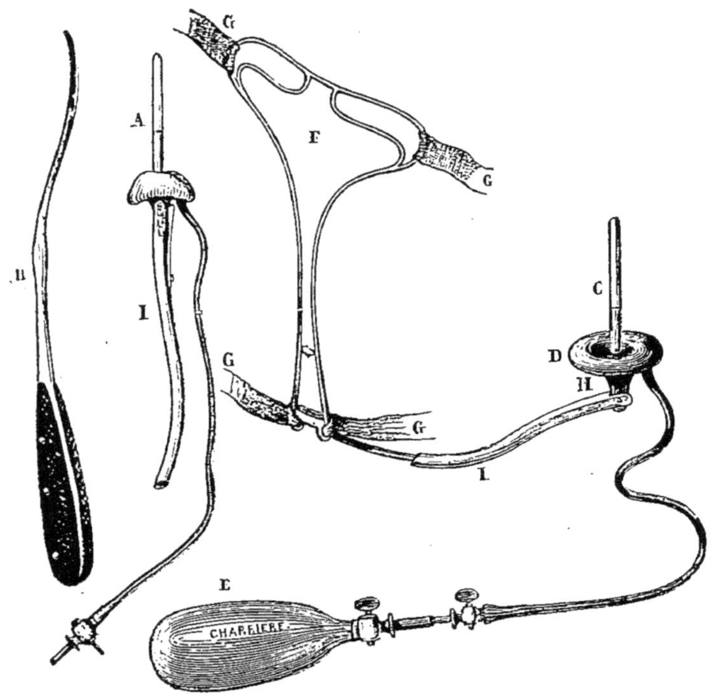

Fig. 82. — Dernier modèle du redresseur utérin de Valleix.

C, tige destinée à pénétrer dans la cavité utérine. Elle surmonte un disque de métal de 2 centimètres de diamètre et se termine en bas par deux saillies circulaires, entre lesquelles doit se placer le disque creux de caoutchouc, D. Cette première partie de l'appareil est unie par une articulation à ressort avec une autre tige de métal I qui devant rester dans le vagin, a reçu le nom de *tige vaginale*. Le ressort H situé à l'articulation du disque avec la tige vaginale, est disposé de telle sorte qu'il sert à maintenir ces deux parties fléchies à angle droit l'une sur l'autre. La tige vaginale est creusée pour recevoir une tige pleine qui s'unit à angle droit, sans articulation, avec un plastron destiné à se fixer sur l'abdomen. Les deux parties distinctes dont se compose l'appareil sont maintenues réunies seulement par le frottement conique de la tige pleine ; le plastron F est fixé à sa partie supérieure, le long de l'abdomen, par deux autres rubans G G et à la partie inférieure, pour servir de sous-cuisses par deux autres rubans G G. E, poire servant à insuffler le disque de caoutchouc D. — B, manche destiné à être placé dans la tige creusée I lors de l'introduction de l'instrument.

au moment où le ressort entre en jeu, la muqueuse du cul-de-sac postérieur du vagin pourrait être pincée, il faut avoir soin de l'éloigner à l'aide du doigt. On tient alors la tige vaginale entre les doigts, et l'on retire le manche, auquel ou substitue la tige qui porte le plastron. On maintient ensuite le tout autour du corps à l'aide des cordons placés à la partie supérieure du plastron[1].]

____

[1] Gallard et Le Blond, article PESSAIRE, in *Nouveau Dictionnaire de médecine et de chirurgie pratiques*, t. XXVII.

Dilatation. Tentes-éponges courbes.

On peut faire les mêmes objections à la pratique de la dilatation du canal, soit avec des sondes métalliques, soit avec des tentes-éponges, employées dans le but de guérir une flexion du corps de l'utérus. La tente-éponge courbe dont j'avais coutume de me servir il y a quelques années pour redresser les flexions produisait moins d'irritation que le passage, dans le même but, d'un certain nombre de dilatateurs mécaniques. Mais l'emploi de l'un et l'autre de ces moyens ne donne aucun bénéfice persistant, et cette pratique est toujours très dangereuse. Il y a certaines formes de flexion dans lesquelles nous pouvons recourir, en vue de la guérison, aux moyens chirurgicaux, et il en est d'autres où il serait d'une mauvaise pratique d'agir ainsi. On peut admettre comme une vérité évidente que dans le cas de flexion du corps de l'utérus, où il existe toujours de l'inflammation pelvienne, on ne devra jamais employer un procédé chirurgical en vue d'obtenir une guérison définitive de l'état anormal ; et que, lorsqu'on y a recours, la vie de la malade est, par là, mise inutilement en danger. On ne peut admettre qu'une seule exception à la règle, dans le cas où la flexion du corps en avant existe depuis si longtemps que, par suite de l'absorption du tissu au niveau de l'angle, la flexion est devenue une déformation permanente. Dans ce cas, après un traitement préparatoire approprié, comme nous le verrons, une opération est quelquefois utile.

Tout autre est la situation lorsque la flexion est située au-dessous de la jonction du vagin. Règle générale, on trouve alors le corps de l'utérus formant un angle droit avec un col long et pointu qui occupe l'axe du vagin. Cette affection a été attribuée à un défaut de nutrition, et c'est une lésion qui ne se complique qu'accidentellement d'inflammation. Dans ce cas, ordinairement, il existe de la dysménorrhée et de la stérilité ; mais, comme nous l'avons déjà montré, l'utérus n'est que peu ou pas malade jusqu'à une période avancée de la vie conjugale. C'est là une des causes mécaniques les plus communes de stérilité, et lorsque les moyens chirurgicaux ont pu être employés de bonne heure, le résultat a été, d'après ce que j'ai vu, très satisfaisant ; la stérilité a disparu, et l'opération a amené la guérison de la dysménorrhée. Mais on n'obtient des résultats aussi satisfaisants que dans les cas simples, non compliqués de flexion du col, tels qu'on les trouve très peu de temps après le mariage, dans la jeunesse, et avant qu'il se soit produit une forme quelconque de maladie utérine. Cependant ce n'est que dans un petit nombre de flexions du col que nous pouvons, avec raison, avoir recours aux moyens chirurgicaux. On ne les emploiera jamais chez la femme non mariée, excepté dans des cas extrêmes de dysménorrhée lorsque le col est démesurément long. Cela ne veut pas dire que je suis partisan de négliger le traitement des femmes non mariées parce qu'elles ne sont pas mariées. Un grand nombre de ces femmes peuvent devenir enceintes après le mariage malgré l'existence de la flexion. Je ne préconise donc pas l'opération s'il est possible de l'éviter, et s'il y a quelque espoir de mariage. La femme devra être soumise au même traitement local que dans les cas où le degré de la flexion ne serait pas suffisant pour justifier une opération. Chez la femme stérile, il faudra faire l'opération, après un délai raisonnable, lorsque la dysménorrhée sera intense et aura augmenté depuis le mariage, mais elle n'aura qu'une faible valeur au point de vue de la guérison de la stérilité, si la flexion existait sans menstruation douloureuse. Lorsque le col a une longueur inusitée, l'opération est nécessaire pour faire disparaître un état qui, par le fait des rapports sexuels, amènera vraisemblablement la production d'une rétroversion. Par suite de ce déplacement, il se produit plus tard un prolapsus et une augmentation de l'allongement du col, le corps de l'utérus étant refoulé suivant l'axe du vagin.

Le résultat ultime de l'opération est de ramener le col de l'utérus à une longueur plus normale ; et après l'opération, le col devient plus droit, plus court et plus épais. On suppose que ce changement est le résultat de la contraction des fibres longitudinales, après que les fibres circulaires ont été divisées. Le trajet des fibres musculaires du col n'est pas aussi bien défini que celui des fibres du corps de l'utérus, parce qu'elles sont plus enchevêtrées les unes dans les autres ; cette explication ne peut donc être admise complètement. Il ne peut cependant y avoir de doute quant au résultat, mais nous laissons à d'autres le soin de trancher la question de savoir s'il est produit par rétraction des surfaces cicatricielles du col divisé, ou par contraction musculaire.

Division du col.

Sir James Y. Simpson a le premier proposé et pratiqué la division latérale du col pour vaincre le rétrécissement du canal, et pour ouvrir le passage lorsqu'il est fermé par une flexion. Les résultats de cette pratique ne furent pas entièrement satisfaisants, en sorte que vers 1860, le Dr Sims suggéra l'idée ingénieuse d'inciser la lèvre postérieure en arrière sur la ligne médiane ; mais, après avoir pratiqué cette opération un petit nombre de fois, il revint à la méthode latérale, et lorsqu'il a quitté le pays, en 1862, c'était sa pratique habituelle. En Europe il semble avoir repris l'opération primitive, et récemment il y a eu recours plus fréquemment. Mais, autant que j'aie pu en juger, je crois que l'opération latérale a été, règle générale, sa pratique habituelle jusque dans les dernières années qui ont précédé sa mort. Ayant eu l'occasion d'observer les résultats de sa pratique plus exactement qu'il ne l'a pu lui-même, après avoir examiné les miens, je suis convaincu que ni l'un ni l'autre de ces modes de traitement ne guérit la flexion du corps de l'utérus. C'est vers 1865 que je publiai les idées que je soutenais alors et que j'enseignais déjà depuis plusieurs années. Ces idées étaient presque les mêmes que celles que je soutiens aujourd'hui, en ce qui touche à la pathologie et au traitement des flexions. J'écrivais alors :

« [1] Je suis convaincu qu'aucune opération ne peut guérir d'une façon définitive n'importe quel cas, à moins que la flexion ne soit limitée au col et

---

[1] *Treatment of Dysmenorrhœa and Sterility resulting from anteflexure of the uterus.* — *New York med. Journ.*, June 1865.

ne siège au-dessous de la jonction du vagin. Tandis que l'opération en arrière qui a été proposée peut guérir une flexion modérée, l'opération latérale, même étendue de chaque côté jusqu'à la jonction du vagin, ne peut en faire autant, à moins que le lambeau postérieur pendant la marche de la cicatrisation ne se rétracte suffisamment pour dégager le siège du rétrécissement, ce qui n'est pas possible. La dysménorrhée réapparaît invariablement au bout de quelques mois, aussitôt que les seuls effets révulsifs de l'opération ont disparu. » Je pensais à ce moment qu'un nombre beaucoup plus grand de flexions réclamaient l'opération, mais j'opérais surtout dans le but de faciliter l'application du traitement ultérieur au canal. L'expérience que j'ai acquise avec les années n'a fait que me confirmer dans l'idée qu'il faut limiter l'opération à la flexion du col avec la seule exception dont j'ai parlé.

Tous les autres avantages étant égaux, l'opération en arrière est préférable à l'opération latérale, puisqu'avec elle on ne divise le col qu'en une seule direction et que le danger d'hémorragie est moindre, l'artère circulaire pouvant être facilement évitée. De plus, les bords ne bâillent pas, et ne se roulent pas après la guérison, les lambeaux étant suffisamment maintenus en contact par les parois latérales du vagin. Lorsque nous étudierons les effets de la déchirure du col qui survient au moment de l'accouchement, nous apprécierons mieux la portée de l'éversion des lambeaux. On peut faire une autre objection à l'opération latérale, et en fait, c'est la plus importante, c'est que la cellulite survient plus facilement après l'opération. Dans l'opération latérale, le col est divisé des deux côtés : on peut donc soutenir avec raison que le risque est au moins deux fois aussi grand que lorsqu'on ne fait qu'une seule incision en arrière. Mais le danger de l'opération est encore grandement augmenté par ce fait que, lorsque le col est divisé latéralement au niveau de la jonction du vagin, les incisions se dirigent en bas vers le tissu cellulaire compris de chaque côté entre les replis du ligament large et y pénètrent fréquemment. Ces incisions sont ainsi faites très près des immenses plexus veineux et des sinus veineux de l'utérus lui-même qui sont plus nombreux près des surfaces latérales, en sorte qu'ils peuvent être aisément atteints par une inflammation locale. Dans l'opération en arrière, il n'est jamais bon d'étendre l'incision à la jonction du vagin, bien qu'il n'existe en réalité dans le voisinage qu'une faible quantité de tissu cellulaire qui puisse être atteint.

On pratique aujourd'hui généralement cette opération avec un couteau ou des ciseaux. On se servit d'abord de l'utérotome de Simpson, mais on lui fit tant d'objections que le Dr Sims inventa un instrument, formé d'une lame étroite en forme de cimetère qui avec la modification que j'y ai apportée, a été décrit au chapitre des instruments, figure 34. Vers 1883, j'avais fait fabriquer pour cette opération les ciseaux représentés figure 33. Ces ciseaux furent les premiers employés pour cette opération, et ils offrent un certain intérêt parce qu'ils sont la première des différentes formes dont on se sert aujourd'hui généralement. Leur invention ne fut pas de peu d'importance, puisqu'ils ont donné une impulsion à cette branche de la chirurgie, et ont facilité l'exécution de beaucoup d'opérations dans lesquelles le couteau ne rend guère de services.

Dans l'article que je viens de citer (écrit en 1865) je disais : « J'ai depuis plusieurs années dans cette opération, comme dans toutes les autres opérations de chirurgie obstétricale, substitué, autant que possible, l'emploi des ciseaux à celui des couteaux. »

« Les ciseaux dont j'ai l'habitude de me servir pour cette opération sont plats sur la face, mais les lames forment un angle avec les manches, de façon à se conformer un peu à la direction du canal utérin. » Je préfère les ciseaux pour cette opération, parce que, outre qu'on perd avec eux moins de sang, je suis certain de courir moins de risque d'empoisonnement du sang quand les parties ont été écrasées par eux, que lorsqu'elles ont été séparées par une section nette. La marche de la guérison est aussi relativement moins rapide lorsqu'on se sert de ciseaux.

Le meilleur moment pour pratiquer l'opération, c'est quelques jours après la cessation des règles ; mais il ne faut pas l'entreprendre tant qu'on peut découvrir dans le vagin de la sensibilité à la pression avec le doigt. Une excellente chose dans le traitement préparatoire est l'administration, une fois ou deux par jour, d'une abondante injection vaginale d'eau chaude. Il est une chose essentielle avant chaque opération, c'est de vider les intestins quelques heures avant l'opération. La malade doit être placée sur le côté gauche sur une table préparée pour cela, le corps et les cuisses protégées contre le froid. Après avoir introduit le spéculum, on saisit la lèvre antérieure de l'utérus et on l'attire doucement en avant, ce qui généralement détermine la formation d'un certain nombre de petits plis radiés qui se portent en arrière de la jonction utéro-vaginale au fond du cul-de-sac. Ces petits plis servent de guide pour limiter l'incision à travers la lèvre postérieure, de façon à ne pas blesser l'artère circulaire. Pendant que le col est assujetti au moyen d'un ténaculum, on introduit une sonde au fond de l'utérus, pour servir de guide, avant de faire l'incision. On peut alors tenir dans une seule main le ténaculum et la sonde, et de l'autre faire la division. Il faut introduire une des lames des ciseaux dans le canal utérin, le long de la sonde, à une profondeur suffisante pour comprendre dans l'incision la lèvre postérieure, et s'arrêter juste au-dessous de la jonction du vagin, point d'où rayonnent les plis que nous avons décrits. On verra, en jetant les yeux sur la figure 83, que les lames des ciseaux doivent nécessairement décrire un arc de cercle s'approchant de la ligne A B, laissant intacte la partie représentée par le triangle A B C. Pour l'inciser, je me sers d'un couteau à boule et en forme de soc, figure 34 ; je porte la lame, le bord tranchant dirigé en arrière, le long de la sonde comme guide, dans le canal au delà du point C, et je coupe les tissus de C en A en retirant l'instrument. J'enlève alors la sonde et, en passant une sonde utérine ordinaire, je puis me rendre compte jusqu'à quelle distance le canal a été ouvert et s'il est nécessaire d'étendre l'incision.

Après avoir attendu un moment, afin de s'assurer de l'abondance de l'écoulement sanguin, le vagin peut être tamponné afin d'empêcher toute nouvelle perte de sang. On peut employer comme tampon, soit le coton humide qui a été saturé d'une solution d'alun, puis exprimé jusqu'à ce qu'il soit presque sec, soit l'étoupe de fine qualité. Après une opération de ce genre,

l'étoupe est préférable si on peut obtenir la meilleure qualité. Elle a par elle-
même des propriétés désinfectantes, et lorsqu'elle est bien appliquée, elle ne
diminue pas de volume, comme le fait toujours le tampon de coton, au bout
de quelques heures. Dans un chapitre précédent, nous avons amplement décrit l'emploi et le mode d'introduction du tampon, il est donc inutile de

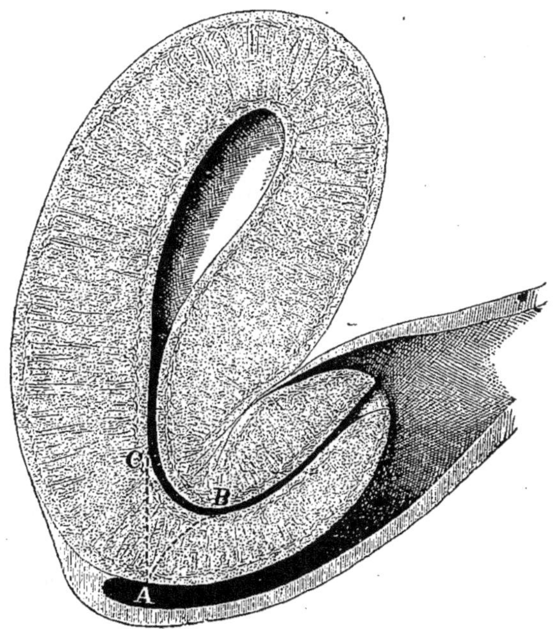

FIG. 83. — Lignes des incisions dans la flexion du col.

répéter ici le manuel opératoire. Avant d'introduire le tampon, il faut porter
un morceau de coton saturé de glycérine dans le canal cervical au moyen
de l'applicateur, et le laisser pressé entre les surfaces sectionnées, jusqu'à ce qu'il soit dégagé quand la suppuration commencera à se produire.
Le vagin sera bien rempli par le tampon, comme s'il existait à ce moment
une hémorragie, parce qu'il est beaucoup plus facile de prévenir une hémorragie que de l'arrêter lorsqu'une fois elle a commencé. Les vaisseaux situés
dans le tissu cellulaire lâche ou érectile ne se rétractent pas au même degré
qu'ailleurs lorsqu'ils sont divisés, et se dilatent considérablement par suite
de la force rotatoire du courant qui s'échappe.

Il est un fait bien connu en hydraulique, c'est que la quantité de liquide
qui peut s'échapper d'une pipe, en un temps donné, varie suivant la forme de
l'orifice. Lorsque l'orifice est en forme de trompette, comme il l'est dans les
vaisseaux dilatés, l'écoulement de liquide en un temps donné est beaucoup
plus grand que par une ouverture qui serait seulement égale en calibre au
diamètre de la pipe elle-même. Par conséquent, la rapidité avec laquelle le
sang s'échappera d'un de ces vaisseaux s'accroîtra avec le temps qu'on lais-

sera l'écoulement continuer. J'ai fréquemment vu l'orifice d'un vaisseau divisé dans ce tissu s'accroître rapidement en étendue à son extrémité seulement et former un orifice suffisamment large pour admettre l'extrémité d'une sonde. Il faut se mettre en garde contre l'apparition de l'hémorragie, non seulement en raison de l'épuisement qu'elle cause, mais aussi parce qu'elle rend la malade plus exposée à l'inflammation. Celle-ci peut se produire, non seulement par suite de la grande quantité de sang qui se sera écoulée naturellement des parties, mais aussi en raison des tentatives faites pour arrêter l'hémorragie. Fréquemment l'écoulement de sang au moment de l'opération est suffisant pour nécessiter l'emploi d'un volumineux tampon comme mesure de précaution. Celui-ci détermine souvent de l'irritation par suite de la pression produite au niveau du col de la vessie, irritation qui, si on ne la fait pas disparaître, cause de grandes souffrances à la malade. Afin de se mettre en garde contre elle, on peut introduire dans le rectum un suppositoire de morphine et de belladone, immédiatement après l'achèvement de l'opération; ou bien, dans le même but, on peut donner un lavement contenant une préparation quelconque d'opium. Au bout de quelques heures, on peut enlever une partie du tampon qui occupe le voisinage immédiat du col de la vessie, s'il n'y a à ce moment aucun indice d'hémorragie, ce dont on se rendra compte par l'aspect du coton placé à l'entrée du vagin. Afin de permettre à l'opérateur d'enlever le coton avec sûreté, il est nécessaire que la malade soit parfaitement tranquille; il faut amener ses épaules au milieu du lit, en tirant sur son oreiller de façon que son corps soit placé en travers du lit, les membres relevés, les hanches restant près du bord. L'index peut être introduit doucement dans le vagin, sans que la malade se refroidisse, et on peut passer la pince ou la pince tige de baleine le long du doigt. En tordant l'extrémité de la tige dans les morceaux de coton les uns après les autres, on peut en enlever une quantité suffisante pour soulager entièrement la malade. Mais à moins qu'il n'y ait nécessité, il faudra laisser la malade en repos jusqu'au second jour après l'opération, moment où on devra enlever soigneusement le tampon et le renouveler. Pour y arriver convenablement, il est nécessaire de placer la malade sur une table et de se servir du spéculum. On enlève le tampon pièce à pièce jusqu'à ce qu'on voie le col, mais pour éviter de déterminer une hémorragie, on ne touchera pas au tampon placé entre les lèvres de la plaie, jusqu'au troisième ou quatrième jour, où il sera dégagé par la suppuration. Avant de replacer le tampon, j'ai pour habitude de laver le vagin aussi soigneusement que possible avec de l'eau chaude, au moyen d'une éponge montée sur une sonde, ou fixée entre les mors d'une pince, et ensuite de bien enduire de vaseline la paroi vaginale. Il faut alors placer sur le col du coton saturé de glycérine, à laquelle on aura ajouté quelques gouttes d'acide phénique impur, et par-dessus ce coton, le tampon. Aussitôt qu'il est possible d'enlever facilement le tampon placé dans la plaie, et que celle-ci commence à suppurer, on peut nettoyer les surfaces qui granulent en projetant un jet d'eau chaude au moyen d'une seringue. Il faut introduire tous les jours entre les lèvres de la plaie un nouveau tampon de coton saturé de glycérine, mais avant de le faire, il faut passer soigneusement une sonde dans le canal utérin, de façon à ce qu'au moment où on la retire, sa pointe exerce une pression suffisante le long de l'angle de la plaie pour l'empêcher de se réunir trop rapidement. Pendant les cinq ou six premiers jours, ce qui est le plus nécessaire, c'est d'empêcher la cicatrisation de l'angle de se faire au niveau de la jonction vaginale, car c'est par ce point que la réunion débute, et la rétraction suit rapidement. On peut diminuer le tampon de volume après le second enlèvement, suivant la tendance à l'hémorragie, et après le dixième jour on peut, règle générale, cesser d'en mettre. Mais il sera alors nécessaire de reprendre le matin les injections vaginales, suivies d'un pansement à la glycérine.

On ne saurait surveiller la malade avec trop de soin, et l'empêcher de s'exposer au froid et à l'inflammation qui s'ensuivrait, ce qui est presque toujours amené par quelque imprudence de sa part, à moins qu'on n'ait pas vu qu'il existait de la cellulite au moment de l'opération. Pour les examens subséquents, on la protégera au moyen de bas et de caleçons, et on la transportera de la table à son lit enveloppée dans une couverture, qui la couvrira des épaules aux pieds. Lorsque cela sera nécessaire, elle devra se servir du bassin dans la position couchée, si c'est possible, mais si elle ne peut uriner dans cette position, on devra faire usage du cathéter pendant la première semaine. Règle générale, il n'est pas sûr pour la malade de s'asseoir avant le dixième jour au moins après l'opération, et même si on venait à découvrir de l'épaississement ou de la sensibilité par la pression avec le doigt dans le vagin, la malade devrait rester au lit jusqu'à ce que le danger fût passé. Je ne considère pas une malade comme étant à l'abri des effets dangereux de l'opération tant qu'elle n'a pas été réglée. Bien que, d'habitude, je lui permette de s'asseoir après le dixième jour, j'insiste avec le plus grand soin pour qu'elle ne reste pas assise assez longtemps pour souffrir de la fatigue. L'expérience nous enseigne qu'il est nécessaire que la malade reste au lit pendant la période menstruelle suivante, et elle agira de la sorte, bien qu'il n'y ait en apparence aucune raison de prendre cette précaution. Les règles reparaissent toujours avant que la cicatrisation soit complète, alors que les vaisseaux pelviens sont encore surchargés, par suite de l'irritation qui suit l'opération et de la marche de la réparation. Les traits caractéristiques sérieux de la situation ne sont donc pas exagérés. Le danger pour la vie n'est pas aussi grand que dans les premiers moments qui suivent l'opération ; mais, si on ne prend pas de précautions pendant la période menstruelle, le danger d'une complication est certainement très grand ; elle peut rendre l'état de la femme beaucoup plus mauvais qu'il n'était avant l'opération. Une grande partie des désappointements qu'on éprouve dans les résultats qui suivent cette opération peut être attribuée à ce qu'on n'a pas senti la nécessité de faire garder la position couchée à ce moment. Je suis certain qu'il y a très peu de mes lecteurs ayant une certaine expérience de cette opération, qui ne puissent se rappeler nombre de cas de complications inattendues survenues après la période menstruelle. On trouve l'utérus subitement augmenté de volume, ou bien on découvre un épaississement entre les replis de l'un ou de l'autre des ligaments larges, ou même on reconnaît l'existence d'une hématocèle immédiatement après la cessation de l'écoulement menstruel, bien qu'avant l'apparition de l'écoulement on n'ait constaté aucun indice de complication. La complication la plus fréquente est l'augmentation de volume de l'utérus, ou hypertrophie congestive, avec de la cellulite qui apparaîtra subitement, ou sera découverte alors qu'on croira la malade en convalescence. Elle peut n'avoir pas été particulièrement imprudente ; cependant il est probable qu'elle n'aura pris aucun soin particulier pendant la période menstruelle qui vient de s'écouler, le rapport de cause à effet n'ayant pas encore été reconnu jusqu'à présent.

Nous avons vu qu'un col long est quelquefois la cause de la rétroversion, et peut conduire à la rétroflexion, lorsque le fond de l'utérus se fixe à la partie inférieure de la concavité du sacrum, et que le col vient presser en haut contre la paroi antérieure du vagin. Autrefois, je divisais la lèvre antérieure en haut sur la ligne médiane, afin de guérir la dysménorrhée qui accompagne toujours cette forme de flexion du col. Mais, à la longue, l'expérience m'a appris qu'on ne pouvait obtenir de guérison par les moyens chirurgicaux aussi longtemps que le corps de l'utérus restait en rétroversion et qu'on ne pouvait faire aucune opération de ce genre sans grand danger. Lorsque le fond de l'utérus se déplace en arrière au point de déterminer une flexion soit du corps, soit du col, il y a déjà bien longtemps qu'il se sera produit de l'inflammation dans le tissu cellulaire avoisinant comme conséquence de la mauvaise position. Toutes les fois que l'utérus est déplacé, il existe un état d'irritation latent, et il suffit alors d'une provocation beaucoup moindre qu'une division du col pour déterminer une vive inflammation. A mon grand chagrin, j'ai vu fréquemment survenir la cellulite pelvienne suivie d'abcès, et la mort même, dans un cas, bien que j'eusse fait un traitement préparatoire très soigneux avant de diviser le col d'un utérus rétrofléchi, alors qu'à ce moment, il n'y avait pas le plus léger indice de danger. En fait, je ne puis pas me rappeler un seul cas où les symptômes inflammatoires ne soient pas apparus, lorsque j'ai persisté à tenter de maintenir ouverte l'incision, alors que l'utérus restait dans cette position. L'utérus doit être placé dans une position favorable ou en antéversion au moyen d'un pessaire, comme on le voit dans la figure 54. Dans ce cas si le col est trop long, il peut se fléchir dans une direction opposée. Alors seulement, si c'est nécessaire, après un traitement préparatoire convenable, le col peut être divisé en arrière.

Dans le traitement des flexions du corps de l'utérus, nous devons être guidés par les principes généraux qui sont applicables au traitement de l'affection utérine non compliquée de flexion. La présence de la flexion doit nous bien mettre dans l'esprit que le traitement général le plus soigneux est nécessaire, et que sans lui les moyens locaux à employer ne sont que d'une faible valeur. Le degré de la flexion diminuera, si elle est récente, proportionnellement à l'amélioration produite dans l'état général, en agissant sur les vaisseaux pelviens et en leur donnant du ton. Les principaux moyens locaux à employer pour donner du ton aux vaisseaux et pour faire disparaître l'état chronique de stagnation veineuse consistent dans l'emploi judicieux des injections vaginales d'eau chaude. L'usage fréquent de l'iode rendra service si on l'applique le long du canal vaginal ou, si on le juge convenable, à l'intérieur de l'utérus au moyen de l'applicateur qu'on plie et auquel on donne une courbure appropriée, correspondant au degré de la flexion, dont on s'est assuré en se servant de la sonde. Lorsque l'utérus est augmenté de volume et le col dur, un vésicatoire, consistant en une solution acétique de cantharides appliquée sur le col peu de temps après chaque période, rendra service. Cet agent diminuera la congestion locale par l'écoulement aqueux qu'il produira ; l'effet révulsif sera aussi un bénéfice, et le remède rendra encore service en excitant les contractions utérines. L'emploi journalier de la glycérine, qu'il faut appliquer sur le vagin en en saturant une quantité suffisante de coton, sera indispensable. Lorsque l'estomac peut supporter de faibles doses d'ergot sous une forme quelconque, il sera bon de donner le médicament de concert avec les toniques, car il agit bien sur la circulation pelvienne et utérine. Mais pour obtenir le résultat désiré avec cet agent, il faut continuer longtemps son emploi, et à des doses telles qu'elles ne produisent ni troubles de l'estomac, ni douleurs utérines marquées, car ces dernières donneraient lieu à un état qui augmenterait le degré de la flexion.

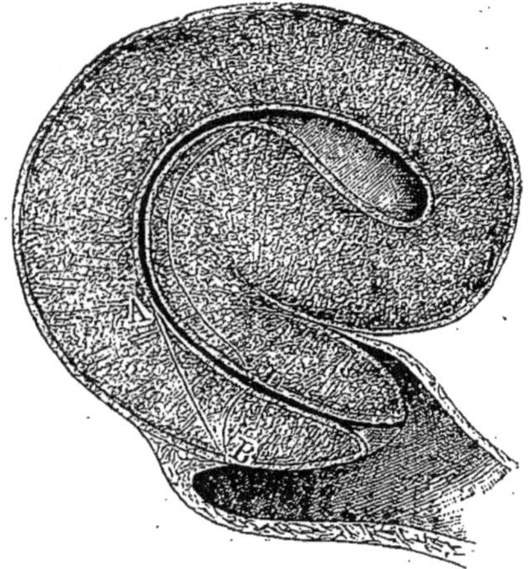

FIG. 84. — Lignes des incisions dans la flexion du corps de l'utérus.

Il a déjà été établi que par suite de la pression longtemps continuée au niveau de l'angle de la flexion, l'absorption du tissu se fait graduellement, et laisse un état de déformation permanente. Lorsque cet état existe, et lorsque tous les signes de cellulite ont disparu, le traitement convenable est d'ouvrir suffisamment le passage pour que la flexion ne puisse pas produire plus longtemps de la dysménorrhée soit par rétention des sécrétions dans le canal, ce qui entretient une cause efficiente de maladie pour l'avenir, soit par le réveil de l'inflammation. La figure 84 est destinée à montrer une flexion du corps au-dessus de la jonction du vagin, qui n'a pas changé après le traitement convenable. Pour l'opération, il faut se diriger comme nous l'avons déjà dit. La lèvre postérieure doit être divisée en arrière au moyen de ciseaux le long de la sonde placée dans le canal comme guide, sur la ligne médiane suivant B D ; puis il faut inciser la partie triangulaire A B D au moyen du couteau à balle et en forme de soc. La lame du couteau doit être ensuite retournée, et son bord coupant dirigé vers l'opérateur. On maintient l'utérus au moyen d'un ténaculum tenu dans la même main que la sonde, qui a été préalablement introduite au fond de l'utérus pour servir de guide. On glisse alors la lame du couteau le long et sur le côté de la sonde, et on divise les tissus à une profondeur plutôt plus grande que la largeur de la lame, comme le montre la ligne D C, ce qui complétera l'opération. Le traitement consécutif est essentiellement le même que celui qui a été décrit pour la division du col. Lorsqu'on pratique cette opération au moment propice et dans de bonnes conditions, elle est fréquemment suivie de résultats très satisfaisants. Cependant, à ma connaissance, elle a souvent manqué ; il y a eu un retour graduel à l'ancien état, et quelquefois le rétrécissement a été même plus grand que celui qui existait avant l'opération.

Pendant la période qui s'est écoulée du 1er septembre 1862 au 1er mai 1872, alors que j'occupais la position de chirurgien en chef au *Woman's Hospital*, seize cent quarante-deux malades ont été traitées sous ma direction dans l'institution. Sur ce nombre, le col fut divisé cinquante-six fois pour flexion. Il y eut trois cas de cellulite sérieuse à la suite de ces opérations, mais dans tous les cas il y eut guérison complète sans formation d'abcès pelviens. Deux morts survinrent par péritonite généralisée qui se produisit au moment où ces malades allaient assez bien pour se lever, et qui fut causée par leur propre imprudence à l'époque où survenait la première période menstruelle après l'opération. Une de ces malades avait été envoyée à l'hôpital par le Dr Bauer, de Broklyn, qui aujourd'hui habite Saint-Louis. Après s'être levée plusieurs jours, elle demanda la permission de prendre un bain, qui lui fut refusée, et on lui rappela qu'elle devait avoir bientôt ses règles. Malgré cet avertissement, elle prit un bain froid la fenêtre ouverte, un jour où il faisait doux, comme cela arrive quelquefois, bien qu'on fût en plein hiver. Elle fut saisie d'un frisson avant d'avoir terminé sa toilette, frisson qui fut suivi d'une violente attaque de péritonite, dont elle mourut en peu de jours. J'ai opéré l'autre malade immédiatement avant le changement d'organisation du *Woman's Hospital*, en mai 1872, et au bout de quelques jours elle sortit de mon service. Elle continuait à bien aller trois semaines après l'opération, lorsque, sortant pour la première fois, elle se livra imprudemment à une promenade trop longue, tomba malade avant son retour, et mourut en quelques jours de péritonite généralisée.

De l'automne de 1862 à celui de 1875, où j'ai commencé à classer les matériaux statistiques dont je me suis servi dans cet ouvrage, j'ai traité deux mille trente-six cas dans mon hôpital privé. Sur ce nombre, il y eut 49 cas de flexion où le col fut divisé, et il y eut une mort. La cause de cet accident fut une péritonite généralisée survenue dans un cas où j'avais imprudemment fait l'opération le lendemain de l'arrivée de la malade, après un voyage long et fatigant, pour faire plaisir à son médecin qui insistait pour retourner chez lui sans retard. Dans ce cas, la malade alla bien pendant une semaine ; l'écoulement menstruel survint, je crois, au moment régulier, mais elle m'avait trompé, soit par ignorance, soit afin d'éviter un retard. Ayant eu la bonne fortune, dans ma jeunesse, de voir la pratique des autres, je me suis fait une règle de ne jamais faire cette opération en dehors soit de l'hôpital public, soit de mon hôpital privé. J'ai compris que de cette façon seulement je tenais suffisamment la malade sous mon contrôle pour la protéger contre ses propres imprudences. Je n'ai pas opéré plus de deux fois au dehors, et les deux malades sont restées après l'opération à la charge de leurs médecins. Une de ces dames était atteinte de rétroflexion ; c'était une étrangère avec laquelle il me fut impossible de tenir une conversation personnelle. L'opération fut faite dans un hôtel spacieux, où on ne lui donna pas les soins convenables, et je ne doute pas qu'elle souffrît du froid. La conséquence fut une attaque de cellulite, qui se termina par un abcès pelvien, dont elle mourut au bout de plusieurs mois de souffrance.

Il faut prendre de grandes précautions dans le choix des cas et dans le traitement préparatoire nécessaire, de façon à ce qu'il résulte le moins d'inconvénients possibles de la division du col. Mais cette opération a été suivie de tant d'accidents, et il en est résulté si peu de bénéfice persistant, si toutefois il y en a eu, que l'humanité y gagnerait si l'opinion publique chez les médecins s'opposait à sa pratique. Dans un petit nombre de cas rares de flexion congénitale du col au-dessous de la jonction du vagin, l'opération peut quelquefois rendre service. Mais ces cas sont si rares que je n'ai pas divisé un col de l'utérus en huit ou dix ans, et dans le même temps je n'ai pas rencontré un seul cas où l'opération fût justifiable. Et cependant c'est une opération qui est constamment pratiquée de la manière la plus irresponsable, alors qu'on ignore la cause de la maladie et avec une parfaite indifférence pour ses conséquences.

Une flexion du corps de l'utérus ne survient jamais, à moins qu'il n'y ait eu une obstruction quelconque de la circulation, et celle-ci est habituellement due à une inflammation pelvienne au dehors de l'utérus. La dysménorrhée et la flexion ne sont donc que les symptômes de la même maladie et ne dépendent en aucune façon l'une de l'autre.

Si nous pouvions compter les morts qui sont le résultat, direct ou indirect, de cette opération, il faudrait la ranger parmi les plus dangereuses de la gynécologie. Et si nous pouvions compter le nombre immense de victimes qui ont été condamnées pour des années à l'impotence, par suite de la rage apportée à faire cette opération, et par suite de l'ignorance de l'existence antérieure d'une cellulite, l'homme le plus téméraire arriverait à comprendre toute la gravité des conséquences d'une semblable opération.

Lorsque l'utérus se rétrofléchit, il faut faire sortir aussitôt que possible le fond de l'organe de la concavité du sacrum. Mais on trouve fréquemment l'utérus fixé en bas par des adhérences, ou bien il est dans un état de sensibilité trop grande pour qu'on puisse le mouvoir avec sûreté. Nous devons, comme dans le traitement des autres flexions, recourir à l'emploi continu des injections d'eau chaude, aux bains chauds, appliquer quelquefois un vésicatoire sur le col, faire journellement des pansements à la glycérine, et faire grande attention à l'état des intestins et à la santé générale. Peu à peu, lorsque la sensibilité à la pression aura disparu, on soulèvera graduellement le fond de jour en jour, avec prudence, et sans essayer d'obtenir trop en un moment. J'ai réussi, après des mois de manipulations soigneuses journalières, à remettre l'utérus dans sa position normale et à amener la disparition graduelle d'une flexion marquée, bien que, en commençant, l'organe semblât être fixé en bas par des adhérences.

CHAPITRE XIX

PROCIDENCE, OU PROLAPSUS DE L'UTÉRUS

Étiologie; tableau XXXI montrant les rapports de la procidence avec l'âge, la grossesse, le traumatisme, le travail et autres conditions. — Traitement : pessaires, procédés chirurgicaux. — Opération sur la paroi antérieure.

Cette affection peut exister à différents degrés, depuis le simple affaissement, jusqu'à la sortie complète de l'utérus hors du vagin. En général, on donne le nom de procidence à l'état de prolapsus dans lequel une certaine portion de l'organe a déjà dépassé les lèvres. Le prolapsus de la cloison postérieure ou recto-vaginale constitue ce qu'on appelle une rectocèle, et on a donné le nom de cystocèle au prolapsus de la paroi antérieure ou vésico-vaginale. Dans la pratique, la procidence et le prolapsus ont été généralement regardés comme deux lésions distinctes. Je les réunirai cependant, dans une même description, car je regarde ces deux états comme deux temps successifs d'un même déplacement de l'utérus qui se terminerait par la sortie complète de l'utérus hors de l'orifice vaginal.

Les causes immédiates du prolapsus sont au nombre de trois ; tantôt une tumeur placée au-dessus de l'utérus le refoule en bas, tantôt il y a augmentation de poids de l'organe lui-même, tantôt enfin l'utérus manque de soutien au-dessous de lui. Habituellement le premier pas que fait l'utérus vers le dehors est le résultat d'un manque de soutien des parois vaginales au niveau de l'orifice du passage ; puis l'organe descend bientôt de nouveau par suite de l'augmentation de poids de l'organe due à sa mauvaise position. Quelle que soit la cause à laquelle on puisse attribuer l'augmentation de volume et de poids de l'utérus, l'organe s'enfoncera d'autant plus dans le bassin qu'il sera plus lourd.

La procidence complète est essentiellement une affection du milieu de la vie ou de la vieillesse, et survient habituellement chez les femmes qui ont mis au monde un nombre d'enfant qui dépasse la moyenne. Cependant je l'ai vue survenir chez de jeunes femmes non mariées, par suite de ténesme causé par une dysenterie ou d'effort pour soulever un fardeau, effort qui déterminait d'abord la production d'une rétroversion. J'ai aussi rencontré plusieurs cas dans lesquels le déplacement était causé par la contraction de l'utérus, cherchant à se débarrasser d'un polype fibreux pédiculé. Dans ces cas, la procidence reste complète après le détachement et l'expulsion du polype.

Dans tous les cas, il doit y avoir un état de relâchement de la vulve avant que la procidence puisse devenir complète. Si la pression exercée au-dessus de l'utérus est suffisante pour le refouler en bas contre l'orifice vaginal, celui-ci se laisse distendre graduellement, et les tissus avoisinants diminuent d'épaisseur par absorption au point de ne plus pouvoir offrir une résistance suffisante.

Habituellement, nous avons affaire aux effets de l'accouchement qui est de toutes les causes de production de la procidence la plus commune; dans tous les cas, le col de l'utérus est déchiré, et, lorsque cet accident survient, il détermine souvent une irritation suffisante pour arrêter l'involution, ou diminution naturelle du volume de l'organe après l'accouchement. Par suite de son augmentation de poids, l'utérus descend et vient reposer sur le plancher du bassin où il agit comme un coin pour dilater le vagin, et le col se présente bientôt à l'orifice vaginal. Fréquemment, la même cause qui produit la déchirure du col de l'utérus rompt aussi l'orifice vaginal, et lorsque cette rupture est considérable, la résistance opposée à la descente de l'utérus est si faible que la procidence devient bientôt complète. La paroi recto-vaginale manquant de soutien au-dessous d'elle fait souvent prolapsus, et forme une rectocèle. Le long du sillon, de chaque côté, les parois du vagin sont fixées au tissu connectif et aux aponévroses du bassin, qui fournissent à ce canal un solide soutien. Les replis de la paroi postérieure du vagin faisant prolapsus l'un après l'autre, le tissu connectif du bassin, à son tour, s'étend assez pour exercer une traction sur les parties placées plus haut, jusqu'à ce que, à la longue, l'utérus soit atteint, et aussitôt que les ligaments utéro-sacrés se sont allongés suffisamment, l'utérus se met en rétroversion. L'organe se fixant alors au niveau de l'orifice vaginal, la paroi antérieure du canal fait prolapsus d'arrière en avant, et forme une cystocèle. Le tissu situé immédiatement en arrière du col de la vessie est celui qui sort le dernier quand la procidence se complète.

Lorsqu'il se produit une déchirure ou un relâchement, et que l'utérus augmenté de volume peut rester en antéversion, le col se fixe sur le plancher du bassin et le fond derrière la symphyse pubienne. C'est aussi cette position qu'occupe l'utérus quand il est hypertrophié, mais la procidence complète ne peut se produire si l'utérus n'arrive pas à se mettre en rétroversion. N'étant pas soutenus au niveau de l'orifice vaginal, les tissus qui environnent l'urètre s'épaississent bientôt, et à leur tour, commencent à faire prolapsus.

Ce relâchement comprend avec le temps la cloison vésico-vaginale tout entière, en sorte que, à la longue, la masse sort du vagin et la cystocèle est constituée. Lorsqu'une cystocèle s'est une fois formée chez une femme qui travaille, ce n'est qu'une question de temps pour que l'utérus se mette en rétroversion. Ce déplacement facilitera le prolapsus de la cloison recto-vaginale, et lorsque la rectocèle et la cystocèle se seront formées, la procidence sera bientôt complète.

Dans la jeunesse, même lorsque le vagin ou le périnée ont été déchirés sur une grande étendue, l'apparition d'une procidence n'est pas la règle, à moins qu'elle ne se produise par accident, par la nature de l'occupation de la femme, ou en raison de son âge. Une femme qui n'est atteinte que d'une petite déchirure peut encore mettre au monde un certain nombre d'enfants, et entre les grossesses, l'utérus peut rester gros et reposer sur le plancher du bassin pendant des années sans qu'il y ait une augmentation sensible dans le degré du prolapsus. A la longue, le moment de la ménopause arrive, mais le volume de l'utérus ne diminue pas; cette période critique ne se manifeste que par une augmentation de la longueur et de la quantité du flux menstruel, et finalement, par les changements habituels du vagin, à savoir, la disparition du cul-de-sac postérieur, le raccourcissement et la diminution de calibre du canal. Ces diverses modifications ont pour effet de rapprocher de l'orifice vaginal l'utérus, qui tout naturellement se place en rétroversion, et il ne faut plus alors un grand effort pour que la procidence se complète. L'obstruction apportée à la circulation utérine disparaissant, l'organe subit les changements habituels et s'atrophie, mais le déplacement persiste, à moins que l'art n'y porte remède.

Étiologie de la procidence.

Le tableau XXXI permettra d'établir une comparaison entre les femmes qui ont été atteintes de procidence. Ces femmes ont été traitées les unes dans mon hôpital privé et les autres au *Woman's Hospital*. Les unes avaient joui de tout le confort de la vie, les autres avaient été en général dans le besoin.

Les femmes qui furent traitées dans mon hôpital privé avaient eu, sans exception, l'avantage d'avoir été entourées des meilleurs soins médicaux pendant le travail. Le contraire avait été la règle, selon toutes probabilités, pour le plus grand nombre des femmes admises au *Woman's Hospital*.

Ce tableau ne comprend pas toutes les femmes qui ont été traitées pour cette lésion au *Woman's Hospital*, un certain nombre de cas ayant été écartés parce que l'observation était trop incomplète. La plupart des femmes du *Woman's Hospital* ont été opérées avant le mois de mai 1872 et pendant le temps où je fus chargé de l'institution. Quant aux femmes de mon hôpital, elles furent traitées avant le mois de janvier 1874.

Dans notre explication du tableau XXXI, nous prendrons pour exemple le nombre total des femmes qui ont été atteintes de procidence. On verra

TABLEAUX XXXI — MONTRANT LES RAPPORTS DE LA PROCIDENCE, A SES DIFFÉRENTES PÉRIODES, AVEC LA PUBERTÉ LE MARIAGE, LA MÉNOPAUSE, ETC.

Partie 1 — Âge, nombre des grossesses, ménopause, traumatisme.

	AGE AU MOMENT DE — L'ADMISSION	LA PUBERTÉ	DU MARIAGE	NOMBRE DES GROSSESSES — AVANT LE TRAUMATISME — ENFANTS	FAUSSES COUCHES	APRÈS LE TRAUMATISME — ENFANTS	FAUSSES COUCHES	NOMBRE MOYEN DES GROSSESSES	TEMPS QUI S'EST ÉCOULÉ DEPUIS LE TRAUMATISME	NOMBRE MOYEN D'ANNÉES ÉCOULÉES DEPUIS LA DERNIÈRE GROSSESSE	AGE AU MOMENT DE LA MÉNOPAUSE	MOYENNE EN ANNÉES DEPUIS LA MÉNOPAUSE	AGE AU MOMENT DU TRAUMATISME	LONGUEUR MOYENNE DU TRAVAIL PAYS LEQUEL LE TRAUMATISME S'EST PRODUIT
PROCIDENCE — Hôpital privé — Nombre	42	41	41	42	8	7	8	..	41	..	15	..	42	30
Hôpital privé — Moyenne	44.26	14.29	21.85	4.45	2.87	2.42	2.12	5	9.00	11.19	46.18	7.04	35.00	3
Woman's Hospital — Nombre	44	37	35	44	13	12	6	..	44	..	5	..	43	38
Woman's Hospital — Moyenne	30.18	15.21	25.31	3.20	1.53	2.16	1.00	4	6.70	6.58	48.80	7.40	32.34	2
Total — Nombre	86	78	76	86	21	19	14	438	85	753	20	..	85	68
Total — Moyenne	41.66	14.73	28.44	3.82	2.04	2.26	1.64	5	7.85	8.85	46.80	7.12	33.24	2
RECTOCÈLE — Hôpital privé — Nombre	45	45	45	45	6	15	2	..	45	..	8	..	45	38
Hôpital privé — Moyenne	37.33	14.04	23.20	2.35	2.55	2.55	1.50	3	7.06	7.75	45.87	6.02	29.95	2
Woman's Hospital — Nombre	22	13	16	22	5	10	3	..	22	..	5	..	21	18
Woman's Hospital — Moyenne	34.77	14.23	22.62	2.31	1.20	2.20	1.00	3	6.90	4.40	47.20	4.00	28.19	2
Total — Nombre	67	58	61	67	11	25	5	..	67	..	13	..	63	56
Total — Moyenne	35.49	14.08	21.40	2.32	1.90	2.40	1.20	3	7.01	6.65	47.20	5.15	29.08	2
CYSTOCÈLE — Hôpital privé — Nombre	17	17	17	17	5	1	..	..	17	..	8	..	17	9
Hôpital privé — Moyenne	40.05	13.94	20.58	4.23	2.00	1.00	..	4	5.52	5.52	47.25	3.87	36.00	2
Woman's Hospital — Nombre	10	7	9	10	2	1	..	..	10	..	1	..	10	9
Woman's Hospital — Moyenne	38.70	13.42	20.22	4.00	4.00	1.00	..	4	6.70	9.10	50.00	6.00	32.00	3
Total — Nombre	27	24	26	27	7	2	..	..	27	..	9	..	27	18
Total — Moyenne	39.55	13.79	20.22	4.16	2.57	1.00	..	4	5.96	9.10	47.55	4.11	31.51	2
TOTAL — Hôpital privé — Nombre	104	103	103	104	19	23	10	..	103	..	31	..	104	77
Hôpital privé — Moyenne	40.57	14.12	21.26	3.59	2.52	2.43	2.00	4	7.58	8.86	46.35	5.91	32.64	2
Woman's Hospital — Nombre	76	57	60	76	20	23	9	..	76	..	11	..	74	65
Woman's Hospital — Moyenne	37.07	14.79	23.83	3.05	1.70	2.13	1.00	4	6.70	6.10	48.18	6.87	31.08	2
Total — Nombre	180	160	163	180	39	46	19	..	179	..	42	..	178	142
Total — Moyenne	38.86	14.35	22.20	3.30	2.10	2.28	1.65	4	7.25	7.68	46.83	7.03	32.01	2

Partie 2 — Caractère du travail lorsque le traumatisme s'est produit; époque où on a noté le déplacement pour la première fois.

	CARACTÈRE DU TRAVAIL LORSQUE LE TRAUMATISME S'EST PRODUIT — NON NOTÉ	NATUREL	RAPIDE	LENT	FORCEPS	VERSION	EXTRACTION	JUMEAUX	ENFANTS VOLUMINEUX	RÉTENTION DU PLACENTA	ÉPOQUE OÙ ON A NOTÉ LE DÉPLACEMENT POUR LA PREMIÈRE FOIS — UN CERTAIN TEMPS AVANT LA MÉNOPAUSE	A UN AGE MOYEN APRÈS LA MÉNOPAUSE
PROCIDENCE — Hôpital privé — Nombre	27	1	1	7	..	..	3	2	1	..	30	12
Hôpital privé — Moyenne	..	..	..	..	..	..	..	..	..	..	10.50	52.78
Woman's Hospital — Nombre	17	4	..	4	8	3	1	3	3	1	37	5
Woman's Hospital — Moyenne	..	..	..	..	..	..	..	..	..	..	7.32	50.00
Total — Nombre	44	5	1	11	8	3	4	5	4	1	67	17
Total — Moyenne	..	..	..	..	..	..	..	..	..	..	8.64	51.88
RECTOCÈLE — Hôpital privé — Nombre	20	3	1	7	4	3	..	4	3	..	40	5
Hôpital privé — Moyenne	..	..	..	..	..	..	..	..	..	..	8.87	47.60
Woman's Hospital — Nombre	8	1	2	1	7	..	1	..	1	1	19	2
Woman's Hospital — Moyenne	..	..	..	..	..	..	..	..	..	..	7.50	48.50
Total — Nombre	28	4	3	8	11	3	1	4	4	1	59	7
Total — Moyenne	..	..	..	..	..	..	..	..	..	..	8.44	47.85
CYSTOCÈLE — Hôpital privé — Nombre	15	1	..	..	1	..	..	..	..	..	9	8
Hôpital privé — Moyenne	..	..	..	..	..	..	..	..	..	..	5.33	46.25
Woman's Hospital — Nombre	1	3	..	2	1	..	1	1	..	1	9	1
Woman's Hospital — Moyenne	..	..	..	..	..	..	..	..	..	..	6.86	50.00
Total — Nombre	16	4	..	2	2	..	1	1	..	1	18	9
Total — Moyenne	..	..	..	..	..	..	..	..	..	..	6.11	46.06
TOTAL — Hôpital privé — Nombre	62	5	2	14	5	3	3	6	4	..	79	25
Hôpital privé — Moyenne	..	..	..	..	..	..	..	..	..	..	9.00	41.56
Woman's Hospital — Nombre	26	8	2	7	16	3	3	4	4	3	65	8
Woman's Hospital — Moyenne	..	..	..	..	..	..	..	..	..	..	7.16	49.75
Total — Nombre	88	13	4	21	21	6	6	10	8	3	144	33
Total — Moyenne	..	..	..	..	..	..	..	..	..	..	7.85	43.54

ainsi que dans les deux maisons quatre-vingt-six malades furent traitées; au moment où elles sont venues demander à être guéries, elles étaient âgées en moyenne de 41 ans 66. Soixante-dix-huit de ces femmes seulement purent me dire l'âge auquel elles avaient été réglées pour la première fois, et un plus petit nombre encore la date de leur mariage. Les moyennes, dans le tableau, sont calculées sur le nombre placé au-dessus d'elles, ces chiffres représentant le nombre véritable des femmes qui furent capables de donner des renseignements. Ces quatre-vingt-six femmes ont donné naissance chacune, en moyenne, à 3 enfants 82, et vingt et une d'entre elles ont fait un certain nombre de fausses couches avant l'accouchement dans lequel le traumatisme est supposé avoir été reçu. Dix-neuf de ces femmes ont plus tard donné naissance à des enfants à terme, tandis que quatorze ont fait des fausses couches. Ces quatre-vingt-six femmes toutes ensemble ont été fécondées quatre cent trente-huit fois, ce qui donne une moyenne de plus de cinq grossesses par femme. Pour quatre-vingt-cinq d'entre elles, on peut voir que la moyenne du temps qui s'est écoulé avant leur admission et après la réception du traumatisme a été de 7 ans 85. Un total de sept cent cinquante-trois années s'est écoulé depuis la dernière grossesse, ce qui donne une moyenne de 8 ans 85 pour chaque femme. On verra que vingt femmes sur quatre-vingt-six avaient déjà traversé la ménopause, en moyenne depuis sept ans, avant de venir demander la guérison et elles étaient âgées en moyenne de 46 ans 80. Ce tableau montre aussi que l'âge moyen auquel on suppose que le traumatisme a été subi a dépassé trente-trois ans, et ce n'est généralement qu'après la naissance du second enfant que le traumatisme s'est produit.

Enfin on a noté le rapport qui existe entre le moment où s'est produite la ménopause et celui de la première apparition du déplacement. Ainsi soixante-sept femmes atteintes de procidence complète ont remarqué pour la première fois le déplacement huit ans en moyenne ou plus avant de demander secours, et aucune d'elles à ce moment n'avait dépassé la ménopause. Mais chez dix-sept femmes, ce changement de vie était déjà survenu, et c'était à 51 ans 88 en moyenne que la procidence s'était produite.

Autant qu'il nous est permis de tirer d'un si petit nombre de cas des déductions à l'appui d'une loi générale, il est évident que les femmes qui travaillent viennent demander à être soulagées à un âge moins avancé que celles qui occupent les degrés plus élevés de la société. Les femmes de la classe pauvre étant plus exposées à la fatigue, le prolapsus ne se produit pas graduellement, comme cela arrive dans des circonstances plus favorables, la procidence devient complète plus rapidement et plus tôt dans la vie, ainsi que le montre le nombre relativement minime des femmes qui n'étaient atteintes que de rectocèle ou de cystocèle. La femme qui a eu le périnée largement déchiré peut, si elle a été convenablement soignée, demeurer dans cet état, ainsi que le montre le tableau, plus de deux ans avant que le prolapsus commence, et il se passe en moyenne onze ans avant que la procidence soit suffisamment prononcée pour que la malade demande du secours. Mais si elle est blanchisseuse, ou si elle est dans une situation à ne pas pouvoir être soignée, elle commence à souffrir moins de deux mois après l'accouchement, et elle ne peut guère travailler plus de six ans en moyenne, avant d'être forcée de demander qu'on vienne à son aide.

En raison de la négligence apportée à obtenir les informations nécessaires, ou parce que la femme était incapable de les fournir, la physionomie du travail pendant lequel le traumatisme s'est produit n'a malheureusement pas été rapportée dans un grand nombre de cas. Mais nous possédons des données suffisantes pour reconnaître le fait que l'accouchement artificiel a été pratiqué dans les classes pauvres beaucoup plus fréquemment que chez les femmes qui pouvaient disposer du temps du médecin qui les assistait. Si nous continuons à comparer les deux classes de femmes pour les cas où la procidence est devenue complète, nous voyons que les femmes de la classe riche non seulement ont mis au monde plus d'enfants avant la production de l'accident, mais encore sont devenues enceintes un plus grand nombre de fois pendant la durée de la vie menstruelle. La plupart de ces femmes, sinon toutes, étaient sans aucun doute en parfaite santé avant d'être blessées en accouchant. Par conséquent, ces moyennes doivent être à peu près exactes. Le nombre moyen des enfants pour les deux classes est plus grand que celui qu'on obtient comme moyenne générale pour les femmes qui ont été observées. L'âge moyen de la puberté pour les femmes traitées dans mon hôpital privé est essentiellement le même que celui qu'on a obtenu comme moyenne générale, et on peut admettre qu'il est à très peu de chose près celui des femmes des classes élevées. La moyenne pour les femmes traitées au *Woman's Hospital* montre nettement que le développement est très tardif dans les classes pauvres, et on pouvait s'attendre à cela d'après ce que nous avons déjà dit au sujet de la menstruation.

Traitement de la procidence.

Il y a nombre d'années, je fis la connaissance d'un médecin sagace et excentrique, mort aujourd'hui je crois, qui habitait le district de Currituck, près de la frontière de Virginie. Ce gentleman s'amusait beaucoup du procédé chirurgical que j'employais pour la guérison de la procidence, et n'hésitait pas à me dire qu'il ne l'appréciait pas. Sa pratique était presque exclusivement limitée aux négresses, et chez les femmes de cette race la lésion est commune. Il prétendait qu'il pouvait guérir n'importe quel cas en dix jours et qu'il avait employé le procédé pendant de nombreuses années. Sa méthode consistait à faire balancer la femme placée sur un hamac étroit fixé à une poutre, dans la position génupectorale. Elle y restait pendant dix jours, durant lesquels le vagin était rempli d'une forte décoction d'écorce de chêne, qu'on changeait tous les jours au moyen d'une seringue. Il m'assurait qu'avec un hamac bien ouaté la femme pouvait facilement dormir tout le temps, et qu'elle n'était dérangée que pour recevoir sa nourriture et satisfaire les besoins de la nature. Par d'autres, j'ai appris depuis que ce qu'il avait dit était exact, en ce qui concerne du moins son succès dans le traitement. Bien que cette méthode ne soit pas praticable pour une autre race, et qu'elle ne le soit qu'à un faible degré chez les nègresses, je pense cependant que les principes du traitement étaient bons.

La procidence, comme nous l'avons vu, peut être due à ce que l'utérus augmenté de volume reste fixé, pour une cause quelconque, sur le plancher du bassin après le travail. Le vagin déjà distendu outre mesure ne peut recouvrer ses dimensions normales ni les ligaments internes leur intégrité, aussi longtemps que l'utérus occupe cette mauvaise position et agit comme un coin pour augmenter continuellement la dilatation.

S'il était possible de soulever l'utérus et de le maintenir dans sa position normale dans le bassin, l'organe pourrait, selon toutes probabilités, reprendre ses dimensions normales. Mais en aucun cas, après que la mauvaise position a été corrigée, le vagin et les autres soutiens de l'utérus ne peuvent revenir à leur état normal. Lorsque le vagin est large et relâché, on ne peut arriver à le maintenir par aucun des moyens mécaniques dont nous avons déjà parlé. Au delà d'un certain point, ces moyens sont inutiles, et un pessaire, quelle qu'en soit la forme, ne donnera guère qu'un bénéfice temporaire, et sera finalement réellement nuisible. Lorsque les parois du vagin sont devenues très relâchées, il est impossible de les empêcher de s'enfoncer dans la fenêtre du pessaire ouvert, quelle qu'en soit la forme, et cela peut arriver à un degré tel qu'il se produise un étranglement, à moins que l'instrument ne soit d'une longueur suffisante pour maintenir le passage tendu. Dans les deux cas, le résultat est le même ; la capacité du canal vaginal est accrue et l'utérus augmente de nouveau de volume par suite de l'obstruction encore plus grande apportée à sa circulation. Lorsqu'on se sert d'un instrument massif, la capacité du canal s'accroît encore parce que les parois exercent une pression autour de lui et le poussent en avant comme un dilatateur. On sera forcé de changer fréquemment l'instrument, et on devra chaque fois en augmenter les dimensions, jusqu'à ce qu'enfin le canal ait été dilaté autant que le permet le passage pelvien. La malade doit alors s'aliter ou bien elle peut être soulagée des symptômes les plus pressants par la sortie de l'utérus hors du vagin, et la procidence devient complète.

C'est une opération chirurgicale qui doit être notre dernière ressource, mais il est toujours utile de soumettre la malade à un traitement préparatoire avant de l'opérer. Le volume de l'utérus étant considérablement accru, on augmentera les chances de succès de l'opération en instituant un traitement destiné à le diminuer. Lorsqu'il existe une érosion, il faut toujours commencer par la guérir, et lorsque le col a été déchiré, les surfaces devront être réunies, car cela réduira notablement le volume de l'utérus. Il est nécessaire de placer l'utérus, qui ordinairement est en rétroversion, en antéversion, ou de le soulever du plancher du bassin s'il pèse simplement par suite de l'augmentation de son poids. Aussitôt que l'utérus est placé dans une position où la circulation peut se rétablir, il diminue rapidement de volume. Il sera souvent difficile d'ajuster une forme quelconque de pessaire pour corriger une rétroversion lorsque le périnée n'existe plus et qu'on ne peut prendre d'appui que derrière la symphyse pubienne. Cependant en observant la malade, et en étudiant les particularités de son cas, on peut y arriver. Lorsqu'on peut découvrir un point sensible à la pression, il faut y appliquer de l'iode de temps en temps, et faire prendre tous les jours des injections vaginales d'eau chaude. Il ne faut jamais opérer lorsqu'il existe le moindre indice de cellulite; et, lorsqu'on a découvert en un point une sensibilité telle qu'il est contre-indiqué d'appliquer un pessaire, nous devons recourir à d'autres moyens pour fournir à l'utérus le soutien qui lui est nécessaire. Le disque en caoutchouc peut quelquefois faire l'affaire, ou bien on peut appliquer un soutien en coton en forme de champignon, saturé de glycérine, qu'on renouvellera tous les jours. Lorsqu'on se sert d'un pessaire, il doit être surveillé avec grand soin, quand il existe une surabondance telle de tissu, qu'un pli peut s'étrangler ou se tasser au point d'amener l'instrument à couper les tissus, comme s'il était trop grand.

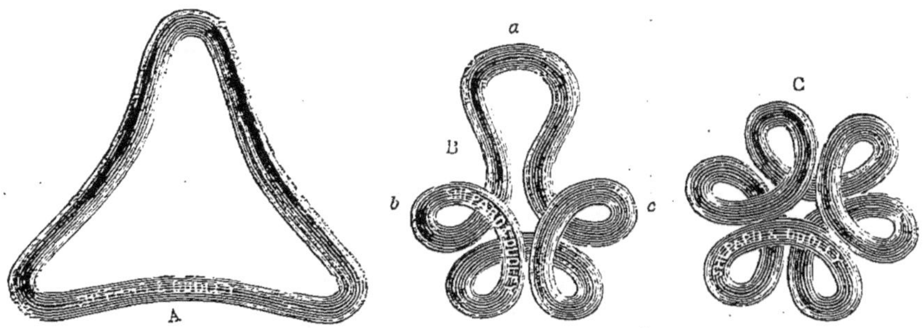

FIG. 85. — Pessaires en étain plein pour procidence.

Pour la procidence, je me sers d'un instrument fabriqué chez moi qui m'a souvent rendu de grands services. J'ai des anneaux en étain plein de 15 à 22 centimètres de diamètre, que je plie d'abord en triangle, les coins arrondis (A, fig. 85). Je plie ensuite le centre de chaque côté vers le milieu, de façon que les trois ouvertures soient égales en étendue, autant que possible. L'instrument est alors complété en pliant au-dessus les extrémités *a b c* ensemble, et en aplatissant alors l'instrument, s'il est de grand volume, entre les paumes des mains, de manière à ce qu'il soit d'environ un tiers moins haut que large (C, fig. 58). Lorsqu'on n'a pas affaire à un vagin spacieux, il faut s'arranger de façon à ce que l'instrument ait la même forme de tous côtés, comme j'ai essayé de le montrer dans cette partie de la figure marquée C. Lorsqu'on le façonne de manière à ce que ses différentes parties soient semblables, l'instrument ne peut couper en aucun point, puisque la pression le fera se renverser, ou changer de position. Les ouvertures doivent être assez larges pour permettre à un pli du tissu de pénétrer de chaque côté, et de se rencontrer au centre. Comme il est impossible qu'un pli très large y pénètre, les tissus ne peuvent s'étrangler. Le tissu vaginal se boutonne littéralement dans l'instrument. Quoique les tissus changent fréquemment de position aussi bien que l'instrument, ils ne s'en dégagent jamais cependant, et lorsqu'on a donné à l'instrument la forme convenable, c'est à peine s'il peut être refoulé hors du vagin. J'ai vu quelques-uns de

ces instruments formés d'une matière si volumineuse comme diamètre qu'ils
ne servaient à rien, car les ouvertures étaient si petites que les tissus ne pouvaient y pénétrer en formant un pli suffisant pour les maintenir en place. On
peut faire subir à l'instrument différentes modifications utiles. L'extrémité
a peut être ouverte et faite plus longue que les deux autres parties, de façon
à pénétrer dans le cul-de-sac, lorsqu'on voudra soutenir l'utérus en arrière
et sous chaque ligament large. Au lieu de former un triangle comme dans le
premier cas, on peut se servir d'un anneau plus large ; on lui donne une
forme carrée et on plie les quatre cornes par-dessus et ensemble, comme
nous l'avons dit pour le triangle. On peut alors laisser un angle ouvert destiné à être placé dans le cul-de-sac postérieur, deux anglés fermés dans le
milieu pour soutenir la paroi antérieure et le coin qui reste est plié en arrière
et disposé de façon à soutenir une rectocèle qui peut l'exiger. Pour la rectocèle seule, j'ai quelquefois employé une autre forme de pessaire, dans laquelle
on prend point d'appui derrière la symphyse. On l'obtient en repliant un pessaire levier fermé, d'une longueur inusitée, comme dans la figure 86, de

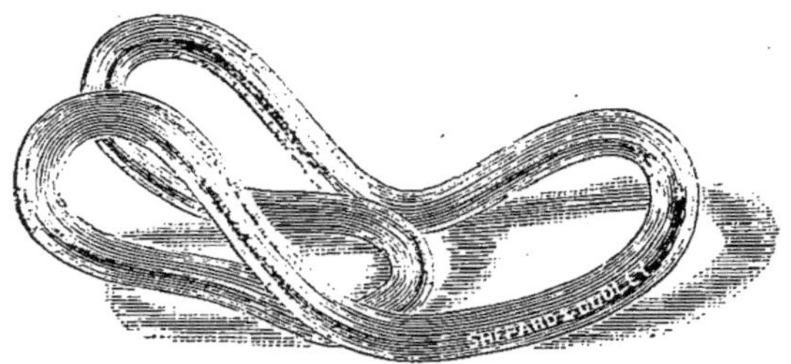

Fig. 86. — Pessaire levier fermé long en caoutchouc durci, pour la procidence.

manière que la portion antérieure plus longue arrive juste au-dessus du col,
et que la courte portion vienne se placer en travers de la paroi postérieure
à environ 2 centimètres 1/2 au plus de l'orifice vaginal. Au-dessus de cette
valve inférieure, je tends fréquemment une bande de caoutchouc ou bien je la
ferme au moyen d'une fine lame de plomb, comme on en trouve dans les boites
à thé. La portion qui doit reposer près du col de la vessie doit être pourvue
d'une dépression appropriée de façon à n'exercer aucune pression sur lui, et
les angles seront bien arrondis. Lorsque cet instrument est bien adapté, toute
pression en bas pousse le long levier en haut derrière la symphyse, et le
prolapsus ne peut se produire, puisque l'utérus est forcé de se porter en avant
et que la traverse soutient la rectocèle. La matière employée pour faire ces
instruments temporaires doit toujours être de l'étain plein, parce qu'il
permet de faire tous les changements de forme nécessaires. Lorsque le
pessaire a été introduit, s'il est en étain plein, on peut faire pénétrer deux
doigts dans le vagin, et écarter le côté de l'instrument jusqu'à un certain
point ; on peut les rapprocher si cela est nécessaire. Lorsque le médecin ne
peut surveiller personnellement sa malade, il agira prudemment en ne se servant que du disque en caoutchouc ou du support en coton. Comme je l'ai établi,

l'emploi des pessaires dans ces déplacements exige une observation constante, et en dépit de tous les soins, des malades auront parfois à souffrir de leur présence. Avant d'enlever un pessaire ou un support en coton, il faudra avoir soin de voir si aucune portion de tissu n'est engagée dans le pessaire ou ne lui adhère. Si on ne le fait pas, l'utérus sera entraîné jusqu'à l'orifice avant que le pessaire soit libre, et la guérison du prolapsus ne fera que peu de progrès.

J'ai toujours ordonné à la malade, lorsqu'elle devait l'enlever elle-même, de passer un doigt de chaque côté du tampon de coton, de façon à fournir un soutien aux parties pendant qu'elle le retire.

Il faut souvent diriger son attention sur l'état général, et il est absolument nécessaire de régler très soigneusement l'état de l'intestin.

Le but de tous les procédés chirurgicaux préconisés pour la cure du prolapsus est de maintenir l'utérus dans sa position normale dans le bassin jusqu'à ce qu'il ait recouvré son volume normal. On y arrive en tournant en dedans l'excès de tissu, et en unissant les surfaces avivées qu'on a rapprochées parallèlement sur l'une ou l'autre, ou sur les deux parois du vagin ; puis on restaure convenablement le périnée de façon à fournir un soutien utile à l'orifice vaginal. Au moyen de ces opérations, on rend au vagin ses anciennes dimensions et son ancien état, sans qu'il perde de sa capacité naturelle. Leur objet est simplement de faire disparaître la tension de façon à ce que les tissus distendus puissent se rétracter. On y arrive en faisant un pli qui permet aux tissus ainsi retournés de reprendre leur tonicité ; en peu de mois toute trace de l'opération disparaît. Les médecins estiment généralement que le but de l'opération est de rétrécir le vagin, mais cette idée est erronée et

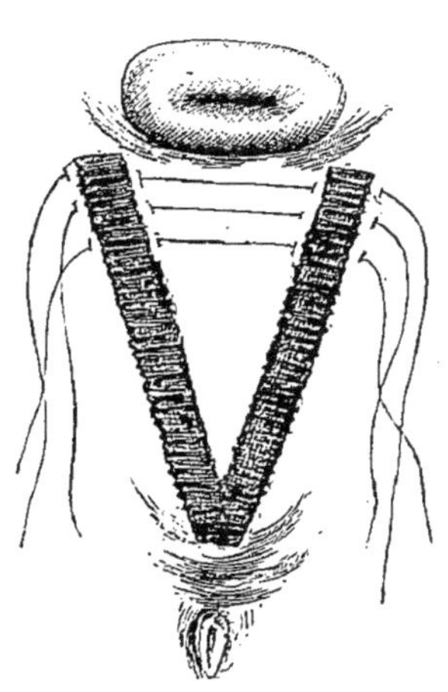

Fig. 87. — Opération de Sims pour la procidence, la femme étant dans la posture génupectorale.

trompeuse. Ce canal peut être aisément diminué, en unissant des surfaces dénudées transversalement à son axe. Mais il est impossible, par n'importe quelle opération chirurgicale, de donner au vagin après la puberté des dimensions inférieures aux dimensions normales du vagin chez la vierge. Cela ne peut se produire qu'à la suite d'une inflammation, avec escarre et par rétraction du tissu cicatriciel qui se produit. Si les surfaces dénudées au moment de l'opération ont été fixées trop loin en dehors, il en résultera, quand elles auront été réunies, une tension telle que les sutures couperont certainement et laisseront les parties en leur état primitif. Cela est dû à une ligne qui ne cède pas, le long du sillon vaginal de chaque côté, où les parois sont unies à l'aponévrose pelvienne. Ce tissu, en raison de son élasticité, peut être allongé jusqu'à un certain degré, mais aucune suture ne peut résister à sa traction persistante, au delà de quelques jours, sans couper.

Marshall Hall, il y a longtemps, a préconisé un procédé, qu'il n'a pas mis à exécution lui même, pour la guérison de la procidence; il consistait à réunir deux bandelettes avivées qui couraient parallèlement de chaque côté depuis le col de l'utérus jusqu'à l'orifice vaginal faisant ainsi un double vagin. Cette opération manque toujours, la paroi antérieure du vagin faisant prolapsus, et refoulant graduellement en arrière la cloison ; ou bien, la pression détermine l'absorption des surfaces récemment unies jusqu'à ce qu'un espace suffisant se soit de nouveau produit pour la sortie de l'utérus.

[M. le professeur Le Fort a proposé en 1877 une opération qui ressemble de tous points à celle de Marshall Hall, ou du moins qui a le même but, le cloisonnement du vagin ; seulement il fait l'avivement sur les parois antérieure et postérieure et non sur les parois latérales. Voici du reste comment M. Le Fort [1] décrit son procédé :

« L'utérus étant tout à fait en dehors de la vulve et sans chercher à le réduire je fais d'abord sur la paroi antérieure du vagin, la malade étant dans le

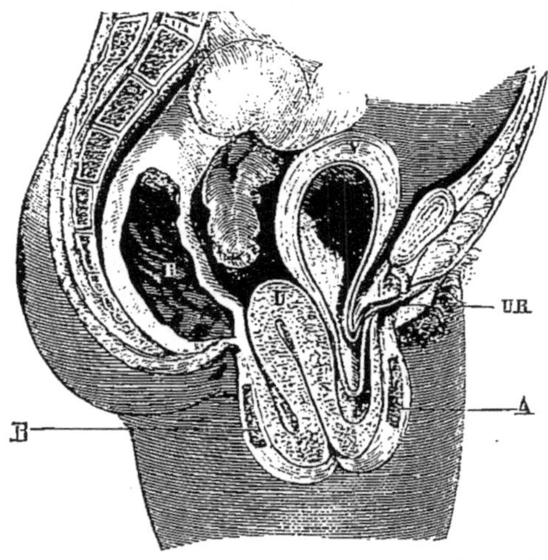

FIG. 88. — Surface d'avivement dans le cloisonnement du vagin par le procédé de M. Léon Le Fort.

A, surface d'avivement antérieure; B, surface d'avivement postérieure; U, extrémité supérieure de l'utérus; U R, ouverture de l'urètre.

décubitus dorsal, quatre incisions limitant un lambeau de la muqueuse que j'enlève, ce qui me donne un avivement de 6 centimètres de longueur sur 2 de largeur et portant sur la partie la plus rapprochée de la vulve (fig. 88). Puis faisant soulever et relever, du côté de l'abdomen, l'utérus prolabé de manière à avoir sous les yeux la face postérieure de la tumeur, je fais sur cette partie un avivement semblable à celui que j'ai effectué sur la paroi antérieure; cela fait, je réduis en partie l'utérus, assez pour mettre en contact les extrémités de ces deux surfaces d'avivement dans leur partie la plus rapprochée de l'utérus, et j'applique sur le bord transversal trois points de suture

[1] Le Fort, *Nouveau procédé pour la cure du prolapsus utérin (Bull. gén. de thérapeutique*, 30 avril 1877).

réunissant linéairement les parois antérieure et postérieure du vagin ; j'arrive
ensuite à la réunion des bords latéraux en passant de chaque côté un fil d'argent traversant le bord de la surface avivée antérieure, puis le bord correspondant de la surface avivée postérieure. Un fil étant placé de la même façon
sur le bord opposé et à la même hauteur (fig. 89), il suffit de serrer ces
deux sutures pour augmenter, par le rapprochement des parois vaginales
opposées, la réduction de l'utérus.

Cette réduction se complète au fur et à mesure que les points de suture
sont placés, et quand les deux bords des surfaces avivées ont été réunis dans
toute leur surface, la réduction est complète.

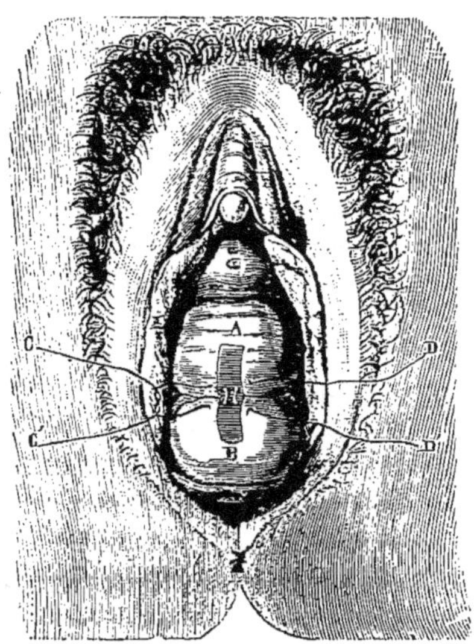

Fig. 89. — Aspect du vagin, le cloisonnement une fois effectué (procédé de M. Léon Le Fort).

A, surface d'avivement antérieure ; B, surface d'avivement postérieure ; C C, suture métallique
supérieure gauche. D D, suture métallique droite.

Les fils ayant servi à la suture du bord transversal le plus rapproché de
l'utérus étant cachés au fond du vagin sont difficilement accessibles, lorsqu'après quelques jours la réunion s'est effectuée ; aussi convient-il de laisser
aux fils une assez grande longueur dans leur partie tordue afin de les saisir
facilement lorsqu'ils sont devenus libres après la section des parties embrassées
par l'anse. »]

Le Dr Sims, en février 1858, a modifié cette idée : il commençait la dénudation sur la paroi antérieure du vagin près du col de la vessie, et partant
d'un point commun il avivait les surfaces en divergeant, comme le montre la
figure 87, et en se portant de chaque côté du col de l'utérus, formant ainsi
les deux côtés d'un triangle. Il réunissait ces surfaces et les fixait sur la ligne
médiane au moyen de sutures d'argent interrompues. De cette manière, le
col de l'utérus se trouvait refoulé vers le cul-de-sac postérieur, et le pli

vaginal ainsi formé en avant du col empêchait efficacement tout prolapsus de l'organe.

Peu de temps après, je fus chargé du *Woman's Hospital*, en septembre 1862, et avant que le Dr Sims ait atteint l'Europe, où il est allé résider, une des premières malades qu'il ait opérées d'après la méthode que je viens de décrire, venait me demander de la guérir. Elle me dit que pendant quatre années elle avait été entièrement guérie par l'opération ; mais qu'il y a environ trois mois, en voulant soulever quelque chose, elle avait été subitement prise de ténesme, qui avait persisté, et qu'elle souffrait continuellement depuis ce moment. A l'examen, je trouvai que la ligne d'union était parfaite, et qu'il n'y avait pas de prolapsus de la paroi vaginale. Mais le col de l'utérus avait glissé dans la poche faite entre la cloison et la paroi antérieure du vagin, et cela avait eu pour résultat de renverser le fond de l'organe dans la concavité du sacrum et de le fixer dans cette position. Le col fut dégagé sans difficulté ; et lorsque l'utérus eut été remis dans sa position normale, la malade fut immédiatement soulagée. En y réfléchissant, il devint évident pour moi que cet accident doit survenir fréquemment et que, aussitôt que l'utérus a suffisamment diminué de volume pour que son col ne soit plus maintenu en arrière par le pli formé en avant de lui, celui-ci peut très bien passer au-dessous du col qui se trouve refoulé dans la poche. En examinant deux autres malades que j'avais opérées huit mois auparavant, je trouvai déjà le col derrière le pli dans les deux cas.

Le 10 octobre 1862, je fis l'opération dans un de ces cas afin de faire disparaître la difficulté. Je complétai le triangle en avivant en travers du vagin en avant du col de l'utérus une bandelette de tissu ; je réunis les extrémités des lignes divergentes, comme on le voit dans la figure 87, et j'empêchai efficacement de la sorte le col de pénétrer dans la poche. Le Dr Sims suivit plus tard cette méthode, laissant cependant une petite ouverture à la base du triangle immédiatement en avant du col. Pendant les sept années qui suivirent, j'employai cette méthode, n'y apportant guère de changement. Je me rendais compte cependant que l'opération ne serait jamais d'un emploi général, en raison des difficultés de son exécution qu'on ne pouvait surmonter que grâce à une pratique constante.

Vers 1869, j'essayai de simplifier l'opération, et j'adoptai alors une méthode que j'ai suivie depuis. Je place d'abord avec mon doigt l'utérus en antéversion, la malade étant couchée sur le dos. Puis le col de l'utérus est maintenu refoulé dans le cul-de-sac postérieur au moyen d'une éponge confiée aux mains d'un assistant, en même temps que la malade est placée sur le côté gauche pour l'introduction du spéculum. Je m'efforce alors de trouver deux points, à environ 1 centimètre 1/2 du col de chaque côté, et un peu en arrière de la ligne de sa lèvre antérieure, points qu'on peut réunir en avant de l'utérus au moyen d'un ténaculum tenu dans chaque main. Lorsqu'on peut ainsi réunir deux points sans tension exagérée, formant des plis de forme triangulaire, il faut aviver les surfaces. Un des ténaculums doit être solidement accroché dans les tissus, pour indiquer le point à aviver. On dégage alors une main, et on dénude avec une paire de ciseaux une surface de 1 centimètre 1/2

carré au niveau du point de l'autre ténaculum. On avive une surface semblable autour du point du premier ténaculum, et on enlève ensuite une bandelette de la surface vaginale, en avant de l'utérus, de 3 centimètres environ
de long sur 1 centimètre 1/2 de large (voir fig. 90). Après avoir passé une
aiguille armée d'une ganse de soie au-dessous de chacune de ces surfaces
avivées, comme le montre la figure 90, on attache un fil d'argent à la ganse

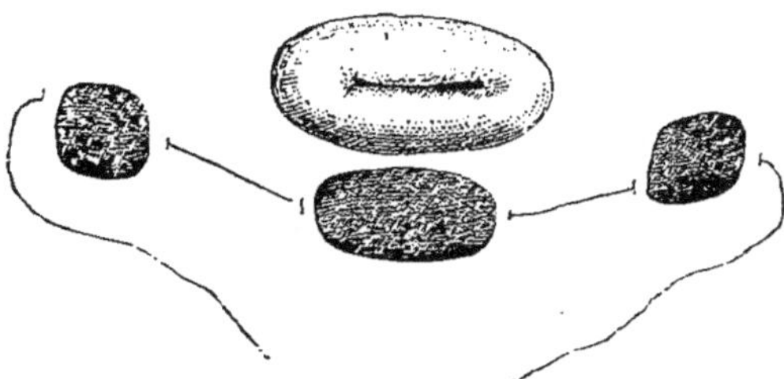

Fig. 90. — Opération de l'auteur pour la procidence, telle qu'on la voit la femme étant dans la posture génupectorale.

et on le fixe en le tordant ; on réunit ainsi ces trois points, en avant du col,
comme on le voit sur la figure 91, en formant un pli semblable à celui qu'on
forme par la méthode de Sims, mais un peu
plus petit. Les principaux avantages de cette
méthode, en dehors de sa simplicité, sont les
suivants : La malade ne perd que quelques
gouttes de sang ; et le col de l'utérus, au commencement de l'opération, peut être mis en
sécurité dans le cul-de-sac ; on peut ainsi se
dispenser de la main d'un assistant, qui se
trouverait nécessairement sur votre route.
Par l'ancienne opération, les tissus formant
les plis étaient tirés de la partie postérieure
et enroulés en avant du col ; et le principal
soutien était la colonne formée sur là ligne
médiane par le retournement des tissus surabondants. Par la méthode que j'ai adoptée,
on obtient un soutien latéral direct constitué
par l'aponévrose pelvienne qui donne dans

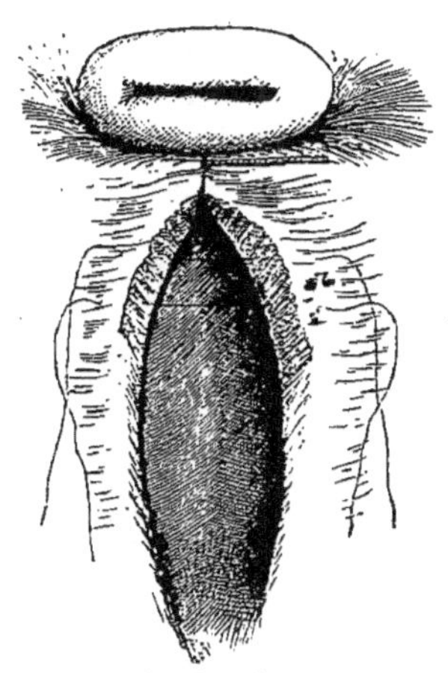

Fig. 91. — Plis formés après qu'on a tordu la première suture.

beaucoup de cas, par ce moyen seul, un soutien suffisant, entièrement
indépendant de la colonne qui doit être formée ensuite par retournement des
tissus le long de la paroi antérieure. Le complément de l'opération, lorsque
le col a été ainsi fixé en position, est très simple. La figure 91 montre les
deux plis de la paroi antérieure, en forme d'ellipse, s'étendant des surfaces
fixées en avant du col à l'orifice vaginal. Ces plis doivent être retournés ;
pour cela on cherche avec le ténaculum, de distance en distance, des points
opposés près de la crête de chaque pli, qui peuvent être mis en contact sans
tension. Afin de prévenir toute perte inutile de sang, on ne dénude à la fois

que 1 centimètre 1/2 de chaque côté, on applique une ou plusieurs sutures et on les tord. Avançant ainsi pas à pas, on complète l'opération en retournant ces plis jusqu'à ce qu'à la longue ils se perdent sur la surface vaginale près du col de la vessie. Il faut mettre quatre ou cinq sutures par 3 centimètres, en passant d'abord une ganse de soie à laquelle on attache la suture d'argent, ce qui permet de la tirer à travers les tissus. On introduit l'aiguille de façon à comprendre une quantité notable de tissu et on ne tord les sutures que juste ce qu'il faut pour amener en contact les surfaces avivées, de façon à éviter l'étranglement par suite du gonflement des parties. On enlève généralement les sutures du huitième au dixième jour. Après l'opération, il n'est besoin d'aucun traitement spécial, excepté de mettre à demeure dans la vessie un cathéter sigmoïde tenant en place de lui-même, jusqu'à ce que l'union des parties soit complète. Lorsque, pour une cause quelconque, le cathéter ne peut être laissé en place, il faut vider la vessie très fréquemment, de façon à ce que les surfaces récemment unies n'aient pas à supporter le poids d'une certaine quantité d'urine. S'il est nécessaire de vider la vessie sur un bassin, il faut injecter immédiatement après un peu d'eau tiède dans le vagin, de crainte qu'un peu d'urine n'y ait pénétré ; de cette façon, on neutralisera l'action de ce liquide sur les surfaces en train de s'unir. Il est absolument nécessaire de maintenir la malade dans la position couchée pendant deux ou trois semaines.

Lorsque la partie supérieure seule du vagin a été dilatée par l'utérus augmenté de volume reposant sur le plancher du bassin, j'ai souvent préféré faire l'opération du prolapsus que d'employer un pessaire. L'opération en principe est essentiellement la même que celle qui vient d'être décrite pour la guérison de la procidence. Cependant la ligne formée en retournant les tissus surabondants ne s'étend qu'à une faible distance sur la paroi antérieure, étant donné qu'il n'y a qu'une faible partie du canal qui soit dilatée. Il est fréquent de n'avoir pas besoin de plus de deux ou trois sutures, mais la ligne doit être étendue jusqu'à ce qu'on ait atteint le point où les plis se terminent de niveau avec la surface vaginale. En d'autres termes, comme la portion supérieure seule du vagin est dilatée, il y aura de moins en moins de tissu à retourner, et les plis deviendront graduellement plus petits à mesure qu'on se rapprochera de l'orifice vaginal, jusqu'à ce que, à la longue, ils se perdent et deviennent unis.

Lorsqu'il n'y a pas de déchirure du périnée, ni de dilatation de l'orifice vaginal par une rectocèle, l'opération pratiquée sur la paroi antérieure que je viens de décrire peut être par elle-même suffisante pour guérir une procidence partielle. Cependant si la partie postérieure du canal a été atteinte, l'utérus s'avancera graduellement et finira par s'échapper du vagin. Cela pourra arriver même alors que l'opération aura été suivie d'un succès complet. A moins qu'il n'existe un soutien convenable au-dessous, aucune opération préconisée pour la paroi antérieure du vagin ne peut, par elle-même, empêcher un prolapsus de l'utérus. Dans de semblables circonstances, le seul but d'une opération est d'augmenter la distance radiale entre le col utérin et le col vésical. Alors, si l'utérus ne peut se mettre en rétroversion, ni s'approcher près de la symphyse, il ne fera prolapsus que dans le cercle compris dans le rayon ainsi obtenu. Si l'orifice vaginal est suffisamment large, la procidence peut de nouveau devenir complète très rapidement après une opération. Cependant, une semblable opération peut avoir été un succès, en ce sens du moins, que la distance relative qui sépare le col utérin du col de la vessie, telle qu'on l'a obtenue par l'opération, n'a pas changé. Aussi longtemps que la distance radiale qui sépare ces deux points est conservée, la base de la vessie oscillera comme une trappe qui serait maintenue par des charnières sous les pubis. Elle avancera avec l'utérus, lorsque ce dernier sera entraîné en bas par la paroi postérieure faisant prolapsus, de façon à passer à travers l'orifice vaginal aussitôt que celui-ci sera devenu assez dilaté. On ne se rend pas compte ordinairement de cet état ; on condamne fréquemment, en conséquence, le procédé opératoire, et cela injustement. Je répéterai que le prolapsus peut être guéri par le fait de l'augmentation du rayon, qu'on a obtenue par l'opération, entre le col et la symphyse pubienne comme centre, pourvu que la portion inférieure du canal reste à l'état d'intégrité. Lorsque tel n'est pas le cas, on n'obtient aucun bénéfice permanent, à moins que le périnée ne soit fermé, et la rectocèle guérie si c'est nécessaire.

L'opération sur la paroi postérieure pour la rectocèle, telle qu'on la pratiquait autrefois, ressemblait très fort, comme principes généraux, à celle qui a déjà été décrite pour la procidence. Les surfaces dénudées s'étendaient de la fourchette en forme d'ellipse, vers le cul-de-sac, et on les continuait jusqu'à ce que l'excès de tissu fût mis de niveau avec la paroi vaginale. L'opération était très difficile à exécuter, par suite du manque d'espace, et l'hémorragie veineuse était souvent excessive. En outre, elle a si fréquemment donné des résultats peu satisfaisants que j'ai fini par adopter un procédé par lequel la rectocèle peut être guérie et le périnée fermé en une seule opération. Nous en donnerons une description détaillée quand nous décrirons l'opération pour la déchirure du périnée.

On rencontre fréquemment la cystocèle chez les femmes d'un âge avancé. Une opération sur la paroi antérieure suffit généralement pour la guérir, sans fermer le périnée, bien que la perte du périnée ait été la cause primitive de la maladie. Lorsque la procidence ne se complète pas à la ménopause, le prolapsus de la paroi antérieure n'augmente pas dans la suite, parce que la diminution d'étendue du vagin lui fournit le soutien dont elle a besoin.

Pour la guérison de la cystocèle simple, l'opération du Dr Sims sera suffisante. Elle consiste dans l'enlèvement d'une portion de la membrane muqueuse en forme d'ellipse, comme le montre la figure 92.

La malade doit être placée sur le côté gauche et le spéculum introduit ; au moyen d'une sonde convenablement courbée de 6 à 8 centimètres de long, on peut refouler en arrière sur la ligne médiane vers la vessie l'excès de tissu et le faire maintenir ainsi par un assistant. On forme alors deux longs plis, sur la crête desquels il faut enlever avec des ciseaux de petites portions de tissu qui servent de guides pour l'ellipse entière. Lorsqu'on a de nouveau laissé les tissus se dérouler, il est facile de réunir ces points en enlevant les bandelettes de membrane muqueuse placées entre eux. On réunit ensuite ces surfaces avivées au moyen de sutures interrompues sur la ligne médiane, et on les fixe de la manière habituelle.

Mais, lorsque les parties qui entourent l'urètre font prolapsus et se sont épaissies, constituant une urétrocèle, cette opération ne répond pas toujours au but cherché. La difficulté, c'est qu'on ne pourrait enlever cet excès de tissu qui entoure l'urètre, même si la ligne s'étendait jusqu'au méat. Dans ces circonstances, j'enlève aujourd'hui la membrane muqueuse de la paroi antérieure du vagin comme le montre la figure 93. On n'a représenté qu'une

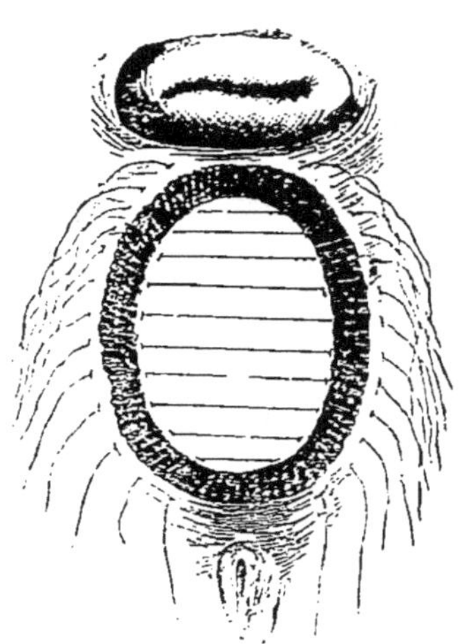

Fig. 92. — Opération de Sims pour la cystocèle, (la malade étant dans la posture génu-pectorale).

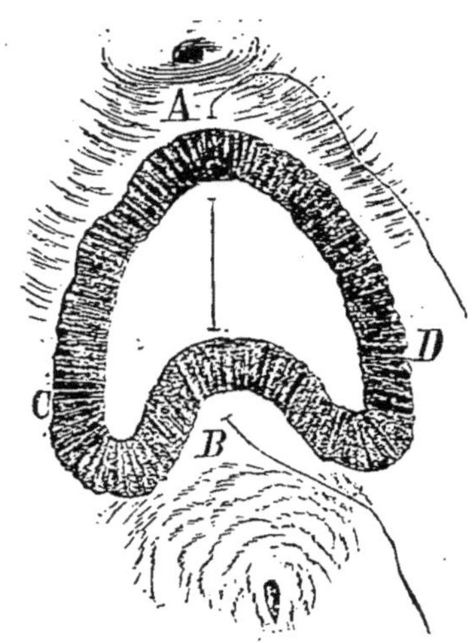

Fig. 93. — Opération d'Emmet pour la cystocèle avec urétrocèle.

seule suture introduite afin de faciliter la démonstration. Lorsque cette suture passant à travers le sommet de chaque triangle est fixée, les deux points A B sont mis en contact et en même temps le lambeau entraine avec lui l'excès de tissu qui environne le col de la vessie. Cela se produit en raison de ce que l'utérus est le point le plus résistant. Toutes les sutures rayonnent du lambeau B (fig. 93), et lorsqu'elles sont tordues, la ligne d'union forme le triangle C A D. Après cette opération, la traction sert à corriger le prolapsus, et comme il est très grand, on aura soin d'appliquer les sutures de façon à comprendre une grande quantité de tissu, de manière à ce qu'elles ne coupent pas, et on les laissera de dix à douze jours.

Pour la procidence avec excès de tissu faisant prolapsus autour de l'urètre, j'adopte la même méthode, un peu modifiée. Je réunis en ligne droite jusqu'au point A (fig. 94) environ les deux tiers de la distance, de ce point à l'utérus. Puis je continue l'opération en enlevant les tissus qui entourent l'urètre. Il est nécessaire, en premier lieu, de s'assurer au moyen d'un ténaculum quelle quantité de tissu il faut entraîner pour former le lambeau triangulaire au point A. Lorsque l'excès a été enlevé, et que la pointe du lambeau a été fixée par une suture en A, deux plis seront formés de chaque côté s'étendant vers la face interne de chaque branche de l'ischion. Au moyen d'un ténaculum dans chaque main, on se rendra compte de la quantité de tissu qu'il y a à retourner. Puis lorsque la dénudation complémentaire aura été faite, et que les sutures auront été tordues, les lignes A B et A C seront formées, comme le montre la figure 94. Cette manière d'opérer fait disparaître plus efficacement tout excès de tissu, et, lorsque l'union a été obtenue, le soutien est parfait, puisqu'il s'exerce dans toutes les directions. Mais avec tous ses avantages, il reste une difficulté que je n'ai jamais pu surmonter. En raison de la traction qui s'exerce dans des directions opposées, les trois lambeaux amenés au contact se séparent presque toujours au niveau de l'angle A lorsqu'on enlève les sutures, et cela nécessite une seconde opération.

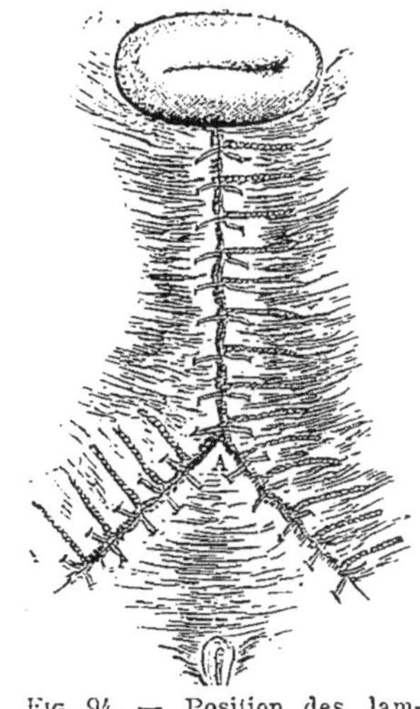

Fig. 94. — Position des lambeaux après l'opération pour la procidence avec urétrocèle, la malade étant dans la posture génupectorale.

Cette difficulté a été récemment surmontée par une autre méthode, qui, si elle supporte l'épreuve du temps, sera supérieure aux deux opérations que je viens de décrire. Je n'ai opéré que quatre cas de procidence avec urétrocèle par la méthode que je décrirai, et il ne s'est pas écoulé plus de six mois

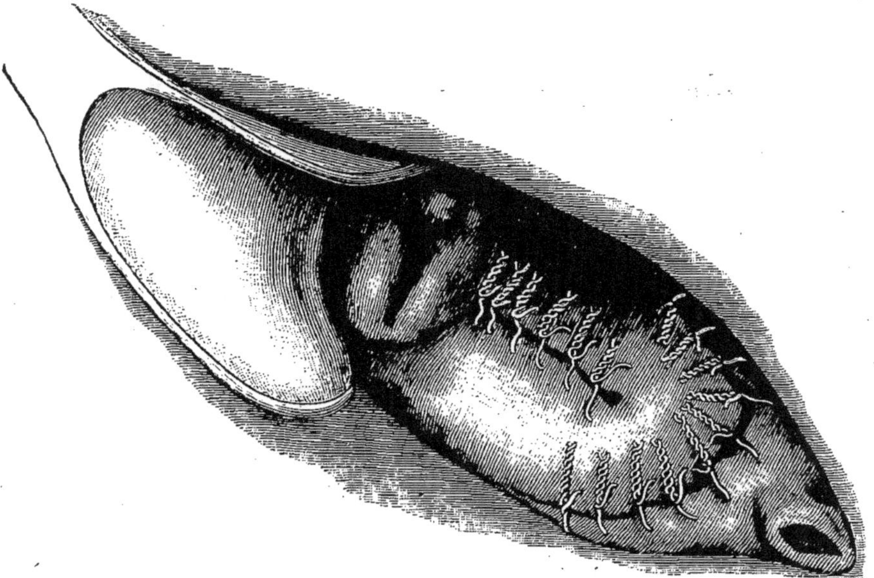

Fig. 95. — Opération d'Emmet pour l'urétrocèle. Vue avec le spéculum de Sims la femme étant couchée sur le côté gauche.

depuis la première opération. La traction existant, comme je l'ai montré, dans des directions opposées est vaincue et utilisée en dénudant et en unissant une surface en forme de croissant en travers de l'axe du vagin, la concavité de la ligne étant tournée vers l'utérus, ainsi que le montre la figure 95, au lieu d'être tournée vers l'orifice vaginal comme dans les autres méthodes. L'opération usuelle sur la paroi antérieure est commencée et étendue jusqu'à ce que la crête de la cystocèle ait été atteinte en A, comme le montre la figure 94. Alors, au lieu de continuer la ligne dénudée dans la direction C et B, on avive une surface en croissant comme dans la figure 95, les angles se portant dans le sillon vaginal de chaque côté. La largeur convenable de la surface à aviver peut être aisément déterminée au moyen d'un ténaculum tenu dans chaque main. Le lambeau supérieur devant former une ligne fixe, le bord inférieur sera tiré en haut lorsque les sutures seront tordues, disposant ainsi efficacement de l'excès de tissu qui entoure l'urètre. En même temps s'il se produit une traction, elle sera utilisée dans une direction qui maintiendra les lambeaux en contact.

On appliquera le même principe, comme nous le verrons dans le chapitre suivant, lorsqu'on voudra rendre à la paroi vaginale et à l'orifice du vagin leur étendue normale.

CHAPITRE XX

PROLAPSUS DE LA PAROI POSTÉRIEURE DU VAGIN

Description du détroit inférieur du bassin. — Le corps périnéal. — Son usage supposé. — Prolapsus de la paroi postérieure du vagin par perte du soutien aponévrotique ou musculaire. — Procédé opératoire.

Le détroit inférieur osseux du bassin est fermé par des aponévroses qui vont de l'arcade des pubis en haut au coccyx en bas, et d'une tubérosité ischiatique à l'autre, comprenant entre leurs plis des lames musculaires qui se portent de différents côtés, de façon que toutes ces parties soient étroitement unies. Cette barrière solide mais élastique est traversée par le canal de l'urètre, le vagin et le rectum, et il y a un étroit entrelacement de fibres musculaires et de tissu connectif entre les orifices de ces conduits et le tissu connectif du bassin placé au-dessus. C'est ce qu'on a appelé le diaphragme pelvien.

Au-dessous du fond du cul-de-sac de Douglas, le rectum décrit en arrière une courbe dirigée vers la ligne médiane et vers son orifice, l'anus. Entre les orifices du vagin et du rectum, se trouve un espace de forme pyramidale dont la base regarde en bas. Cet espace est rempli par la peau, une aponévrose et du tissu musculaire en bas, de la graisse et du tissu connectif en haut : c'est ce qu'on appelle le périnée. Le lecteur qui désirerait lire une description de l'anatomie de cette région doit consulter l'ouvrage très complet sur ce sujet du Dr Henry Savage [1]. C'est à peine si quelque auteur a essayé de montrer quels pouvaient être l'usage et les fonctions physiologiques du corps périnéal; tous ont reproduit l'opinion reçue, à savoir, qu'il est le principal soutien sur lequel reposent les organes pelviens par l'intermédiaire du canal vaginal. Sur cette supposition, on s'est ingénié à réparer le périnée déchiré, et à confectionner un corps périnéal beaucoup plus étendu que celui que fournit la nature, et il en résulte qu'il met souvent obstacle à la pénétration dans le vagin, et rend la rupture certaine à l'accouchement suivant.

L'exposé le plus systématique et le plus compréhensible de la philosophie du périnée de la femme, publié en langue anglaise, forme le neuvième chapitre de l'ouvrage du Dr T. Gaillard Thomas [2]. Son raisonnement et ses déductions sont parfaites, en ce qu'elles sont basées sur les idées généralement acceptées, que le périnée est le soutien principal des organes pelviens. Mais je crois que ses prémisses sont fausses et on peut démontrer que le périnée ne fournit aucun soutien à l'utérus, directement ou indirectement. Le prolapsus de l'utérus ne se produit jamais directement par perte de soutien lorsque le périnée a été déchiré ; et à moins que les muscles n'aient été atteints par suite de l'extension de la rupture à travers le sphincter de l'anus, il est rare que le traumatisme subi soit autre chose qu'une déchirure superficielle comprenant la peau et une mince lame de tissu connectif. La position elle-même du corps périnéal est une position de faiblesse, car il ne s'attache directement à aucun point fixe et n'a aucune force par lui-même en dehors de celle que lui fournit l'aponévrose pelvienne réfléchie sur les muscles ; ce sont les attaches latérales de cette aponévrose qui lui donnent son principal soutien. Par suite de sa forme qui est celle d'une ligne courbe et de sa situation par rapport à l'utérus, lorsque la femme se tient debout, il ne peut soutenir aucun organe placé au-dessus de lui, à moins qu'il ne repose directement sur lui. La plus grande partie du corps périnéal, remplissant l'espace situé entre le rectum et la partie inférieure du vagin, est formée par de la graisse, qui ne peut fournir plus de soutien que n'en donnerait un dépôt semblable occupant les différentes parties du bassin, qui sont aussi maintenues en place par le tissu connectif. Ce corps n'atteint pas l'utérus et on ne peut démontrer que le vagin, en raison de ce qu'il est soutenu par-dessous, aide à atteindre le résultat cherché. Il serait alors rationnel d'admettre que les pantalons d'un homme sont soutenus par les jambes parce qu'ils reposent sur le cou-de-pied ou les pieds.

Le tissu connectif s'attache d'un côté à l'autre du bassin, et comme il se déploie dans toutes les directions il est solidement maintenu par l'aponévrose, en sorte que les organes pelviens sont suspendus par en haut, d'après le même principe que les organes des cavités thoraciques et abdominales. Par

---

[1] *The Surgery, surgical pathology, and surgical anatomy of the female pelvic organs*. Fifth edition. London, 1882.

[2] T. G. Thomas, *Maladies des femmes*. Trad. par le Dr Lutaud. 1879.

suite de cette disposition, il agit comme un ressort, et brise les secousses qui autrement seraient directement transmises à chaque pas, si, comme on l'a affirmé, il existait au-dessous de l'organe un soutien solide. Ce que nous racontent les femmes qui ont été atteintes de cellulite étendue nous permet d'admettre que cela est vrai, car elles sont incapables de faire un seul pas sans ressentir la force transmise directement par l'intermédiaire du tissu solide et non élastique qui fournirait le soutien le plus parfait, si le périnée pouvait remplir une semblable fonction.

Si nous étudions, dans son ensemble, la structure de cette barrière placée à l'ouverture du bassin, nous voyons très nettement qu'elle est parfaitement constituée pour donner aux parties qui sont en contact avec elle le soutien qui leur est particulièrement utile. Sous ce rapport, on voit aussi que la forme du périnée est admirablement propre à donner à la courbe du rectum le soutien dont elle a tout particulièrement besoin au moment de la défécation, et dans la position debout, de façon qu'elle ne puisse empiéter sur le canal vaginal, et on croit que c'est là sa principale fonction.

Je crois qu'une déchirure simple du périnée, s'étendant même jusqu'aux fibres du sphincter de l'anus et à travers les tissus situés en dehors de l'aponévrose, ne donne lieu à aucun inconvénient lorsque les parties se sont cicatrisées, et que ce n'est qu'exceptionnellement que nous voyons apparaître des troubles ayant le caractère réflexe qui puissent être attribués à la présence du tissu cicatriciel qui est le résultat de ce simple traumatisme. Il est fréquent de remarquer que les souffrances et le cortége habituel des symptômes attribués à la perte du périnée ne sont en aucune façon proportionnés à l'étendue du traumatisme. Il est certainement commun, particulièrement chez les femmes qui travaillent, de trouver un traumatisme étendu sous forme de déchirure du périnée, qui existe depuis des années, sans que la malade en ait éprouvé la gène la plus légère. Dans tous ces cas, on trouve l'orifice vaginal si ouvert qu'on est souvent surpris et qu'on se demande comment les organes pelviens ont pu rester à leur place. D'un autre côté, il nous arrive très fréquemment de ne pas savoir comment expliquer pourquoi les douleurs sont si vives alors que l'étendue apparente de la lésion de l'orifice vaginal est si minime. Il n'est pas rare d'observer d'autres femmes qui éprouvent les mêmes malaises, chez lesquelles on ne peut découvrir aucune lésion ; dans ces cas, on trouve l'orifice vaginal aussi relâché que le serait l'ouverture d'une bourse dont on aurait enlevé le cordon qui l'entoure. Il semble donc évident que la souffrance et la gène que les femmes éprouvent fréquemment ne peuvent reconnaître pour cause la déchirure du périnée, car l'effet supposé n'est nullement en rapport avec le degré de la lésion, et on observe les mêmes symptômes alors que la femme n'a subi aucun traumatisme de ce genre. Le malaise que la femme éprouve quand elle est debout, et qu'on attribue généralement à la perte du périnée, n'est dû en aucune façon, au début, au prolapsus. L'aponévrose et le tissu connectif du bassin soutiennent les vaisseaux et régularisent la circulation d'une façon remarquable, aussi longtemps que ces tissus sont à l'état d'intégrité. Mais lorsque ce soutien nécessaire n'existe plus, les vaisseaux se dilatent progressivement tant que la femme garde la position verticale, et au bout d'un certain temps le prolapsus en est la conséquence, mais il n'est dû qu'à l'augmentation de poids de l'organe. Aussi longtemps que l'aponévrose et le tissu connectif du bassin soutiennent convenablement l'utérus, la paroi postérieure du vagin est attirée en haut et maintenue en contact étroit avec la paroi antérieure, de telle sorte que l'air ne peut pénétrer dans le vagin. Bien que les parties qui avoisinent l'orifice vaginal soient ainsi solidement soutenues directement par ʃa voûte du bassin, au niveau du détroit supérieur, elles sont élastiques et susceptibles de se laisser considérablement distendre dans de certaines limites.

J'ai appelé l'attention des médecins sur la production d'une déchirure de l'urètre qui se produit quelquefois dans les tentatives faites pour dilater le canal. Cette lésion se produit au niveau de la portion sigmoïde de l'urètre où le conduit se dirige en bas et en arrière et se trouve en rapport avec le ligament sous-pubien. Si les tissus sont suffisamment résistants, il se produit une déchirure transversale, qui délivre les parties du soutien de l'aponévrose, et le canal reste béant.

Il en est de même, dans certains cas, pendant l'accouchement. Les parties molles du vagin sont refoulées en avant, lorsque la tête passe le long du plancher du bassin. La déchirure, si elle survient, ne se produit pas au niveau de la commissure postérieure des grandes lèvres, mais commence dans le canal, et c'est seulement quand les épaules sortent que la déchirure se complète au dehors. Les parties molles peuvent être déchirées ou non; mais dans un grand nombre de cas, avant qu'elles se déchirent, je pense que l'aponévrose qui de chaque côté part du sillon se rompt à son point d'insertion à l'orifice vaginal, et cette rupture peut se produire sans lésion externe. Nous avons alors l'état que j'ai comparé à l'ouverture d'une aumônière qui n'aurait pas de cordon à coulisse. Lorsqu'on place une femme dans une position favorable, et que le périnée est rétracté, comme on le fait quand on se sert du spéculum de Sims, ce soutien fourni par les sillons n'existe plus, par suite du relâchement de l'aponévrose du fait de la traction en arrière, qui raccourcit la distance radiale du soutien dont nous venons de parler. De même, lorsque cette aponévrose se rompt accidentellement dans le voisinage de son point de jonction avec le vagin, les parois du canal perdent leur soutien et se relâchent; le conduit se laisse dilater par la pression atmosphérique, et les muscles ouvrent l'orifice d'une façon permanente latéralement et en arrière, la fourchette étant intacte. Il est donc évident qu'il n'y a pas un rapport direct entre l'étendue de la déchirure du périnée et la lésion réelle, car une lésion très légère du tissu connectif s'étendra par traction latérale, et s'exagérera plus encore lorsque le soutien fourni par l'aponévrose sera perdu.

Les tissus qui avoisinent le périnée tombent alors de l'arcade du pubis, et sont attirés en arrière vers le coccyx laissant l'entrée du vagin ouverte, comme s'il y avait eu une lésion très étendue. Le déplacement des parties en arrière vers le coccyx est démontré par la position habituelle des caroncules, qui sont en contact avec la surface vaginale de l'urètre lorsque l'hymen est intact.

Pendant les dernières années, j'ai été sceptique en ce qui regarde le soutien périnéal et l'étendue réelle de la lésion admise lorsque le périnée est supposé être déchiré. Douze ans se sont déjà écoulés depuis que j'ai reconnu la nécessité d'obtenir le principal soutien de la paroi postérieure du vagin. Il y a plus de trois ans que j'ai fait la première tentative pour restaurer le vagin par une opération que je décrirai plus loin, opération combinée d'après les idées que je viens d'exposer sur le rôle du périnée. Au dernier meeting de l'*American gynæcological Society*, tenu à Philadelphie du 18 au 20 septembre 1883, j'ai développé très longuement les idées que je viens d'exposer sur le rôle du périnée [1].

Par une remarquable coïncidence, à la réunion de la section gynécologique de la cinquante-sixième assemblée des médecins et naturalistes allemands, tenue à Fribourg, le 18 septembre 1883, le Dr Schatz, de Rostock [2], a exposé des idées qui confirment si complétement les miennes en ce qui touche au périnée, et son explication convient si bien au sujet, qu'il me semble nécessaire d'en donner un extrait assez long, sans toutefois le traduire complètement.

Jusqu'ici, dit-il, ni la fréquence ni la signification clinique des déchirures des muscles du plancher pelvien n'ont été suffisamment appréciées. Dans leur rapport avec les déplacements des organes pelviens, et particulièrement avec le prolapsus, elles sont aussi importantes, sinon plus importantes que la déchirure du périnée. On peut souvent voir des cas dans lesquels le périnée est déchiré y compris le sphincter de l'anus, sans que cependant l'intégrité du plancher pelvien en ait souffert, et sans qu'un prolapsus ou un abaissement se soit produit. Le périnée ne fait pas partie du plancher musculaire du bassin, il est situé entièrement au-dessous de lui. Dans les cas où le plancher musculaire du bassin est déchiré, et pour cette raison ne remplit plus ses fonctions, lorsque la femme est couchée sur le dos nous trouvons la dépression anale moins profonde que normalement ou entièrement effacée; l'anus n'est pas dirigé en avant et l'ouverture du bassin est insuffisamment fermée. Cependant, lorsque les fonctions du diaphragme pelvien n'ont pas été trop radicalement entravées, le périnée agit comme un aide et souvent avec une certaine efficacité.

Les coupes médianes ne donnent pas une idée claire des fonctions du plancher musculaire du bassin. Figurons-nous le détroit inférieur du bassin comme étant presque un anneau circulaire rigide, correspondant au trajet de l'arc tendineux du bassin. Le diaphragme pelvien donne à cet anneau la forme d'un entonnoir. Un peu au-dessous de lui se termine le canal osseux de l'accouchement. Afin de continuer le trajet de ce dernier, le diaphragme, jusqu'à son ouverture terminale, doit être aussi large que possible en arrière, et aussi étroit que possible en avant. L'ouverture terminale est située si loin en avant du centre, en un point où il n'y a aucun muscle, que le bord de l'anneau

<hr>

[1] *Study of the ætiology of perineal lacerations (Transactions of the American gynæcological Society*, vol. VIII).

[2] Schatz, *Centralblatt für Gynækologie*, n° 40, 6 Oct. 1883.

est libre sur une longueur d'environ 4 centimètres. Les muscles s'insèrent dans l'anneau en forme de croissant, en trois groupes : le groupe postérieur (formé par les deux muscles spino-coccygiens qui vont de chaque côté de l'épine à l'ischion) occupe le tiers postérieur de l'anneau ; le groupe du milieu (formé pas les muscles ischio-coccygiens unis au ligament anococcygien) s'attache sur le tiers moyen de la partie latérale de l'anneau ; enfin le groupe antérieur (formé par les moitiés purement musculaires du releveur de l'anus unies l'une avec l'autre) se termine sur le tiers antérieur de l'anneau, si tant est qu'en raison de la situation excentrique de l'ouverture il ne reste pas libre. Ce qui donne à cette division antérieure la très grande extensibilité dont elle a besoin, c'est l'absence d'une partie tendineuse centrale.

Le diaphragme pelvien cède d'abord devant la tête qui s'avance, et ordinairement plus aisément à la partie postérieure, afin de former, avec les os adjacents du bassin, une ouverture presque assez large. C'est pour cette raison que les déchirures de cette partie sont très rares; Schatz n'en a vu qu'une seule. Il en est tout autrement pour le second groupe, qui a à subir une distension plus grande ; les déchirures sont plus communes, et siègent habituellement en arrière et sur les côtés. On les reconnaît presque immédiatement lorsque le groupe antérieur est resté intact ou lorsqu'il s'est bien cicatrisé après rapprochement au moyen de sutures. On peut alors sentir en arrière du releveur de l'anus une cavité assez large, ressemblant souvent à un sac herniaire, à travers laquelle, chez les personnes maigres, la muqueuse du vagin peut être refoulée presque jusqu'à la peau. Les ruptures les plus importantes et les plus communes sont celles du groupe antérieur, à savoir, du releveur de l'anus. Il est exposé à la distension la plus grande par la raison que l'ouverture est plus étroite, sans compter les traumatismes fréquents qui se produisent pendant les opérations, notamment avec le forceps. C'est là que les ruptures surviennent le plus souvent chez les vieilles primipares. Elles ne sont pas toujours les prolongements de déchirures vaginales ou périnéales, quoiqu'il arrive souvent, par exemple, qu'une rupture vagino-périnéale passe autour (passe par ?) du sphincter anal. Si le releveur de l'anus cède latéralement, la déchirure est souvent sous-cutanée, ou plutôt supravaginale, et ne communique pas avec le vagin. Cela arrive plus fréquemment dans les ruptures du releveur tout près de son insertion à la branche descendante des pubis. L'orateur, dit le compte rendu, s'appesantit particulièrement sur cette rupture peu connue auparavant. La cause habituelle semble être un écrasement du muscle à son insertion, particulièrement par une application de forceps oblique, l'instrument étant maintenu oblique pendant l'extraction. Dans ces cas une des cuillers se trouve poussée fortement en avant contre l'arcade pubienne. Mais ces déchirures surviennent sans qu'il y ait opération et elles sont habituellement unilatérales.

Ces déchirures sont précisément celles qui sont les plus faciles à diagnostiquer. On trouve que d'un côté le muscle est manifestement inséré à son point normal, tandis que de l'autre côté, l'insertion est située à une largeur de doigt et davantage, plus loin en arrière, et le bord du muscle est moins proéminent. Souvent, particulièrement lorsque cet état a donné naissance à un prolapsus confirmé, nous trouvons peu de saillie du muscle, si même nous en trouvons. Même lorsque la rupture n'est qu'unilatérale, le muscle entier, on peut dire tout le plancher pelvien perd sa tension normale. Agissant d'un côté seulement, le releveur ne tire plus l'anus assez loin en avant. D'où il résulte que l'ouverture anale devient peu profonde et la vulve allongée et béante, bien que le périnée puisse être parfait. Une descente ou prolapsus se produit tôt ou tard, même si la femme garde le lit pendant longtemps après l'accouchement. Les ruptures antérieures du releveur de l'anus doivent être particulièrement évitées, car ce n'est qu'avec difficulté qu'elles peuvent être réparées, si elles peuvent l'être. Pour y arriver, il faut empêcher la pression excessive de la tête contre l'arcade pubienne et éviter l'extraction de la tête, le forceps étant appliqué obliquement. Immédiatement après l'accouchement, lorsque les muscles sont relâchés, le diagnostic de rupture musculaire n'est pas aisé. Mais dans la discussion le Dr Schatz ajouta qu'on faisait très facilement le diagnostic deux semaines après l'accouchement.

Dans le Mémoire lu à l'*American gynæcological Society*, dont j'ai déjà parlé, j'ai dit : « Malgré la rareté de ces cas, leur principale valeur, par rapport à mon sujet, est d'établir le fait que lorsqu'une déchirure étendue se produit, la force s'exerce avant que la tête et les épaules se soient avancées assez loin pour distendre la fourchette. Lorsque cela se produit, il est aisé de comprendre que l'aponévrose pelvienne, qui a à supporter tout l'effort, puisse être souvent considérablement allongée et séparée de ses attaches alors qu'on aura déployé beaucoup moins de force qu'il n'en faudrait pour produire la même lésion dans les cas que j'ai décrits. Si cela est vrai, la fausseté du raisonnement qui consiste à considérer le périnée comme un soutien est absolument démontrée, et si on employait scrupuleusement le procédé, il pourrait déterminer facilement le traumatisme. Cela prouve aussi que l'idée émise par le Dr Goodell et la pratique de diminuer la pression sur le périnée en exerçant une traction en arrière avec deux doigts placés dans le rectum sont basées sur un principe exact. »

Les fibres musculuaires peuvent être déchirées, comme l'a dit le Dr Schatz, ou non. J'ai attribué le ballonnement du vagin à la séparation de l'aponévrose de certains de ses points d'attache, et cette opinion est basée sur ce fait qu'elle relie et soutient les muscles au point qu'elle serait susceptible de produire une lésion par arrachement de ses fibres. Ce que j'ai eu le plus de peine à établir, c'est que tous les symptômes attribués à la déchirure du périnée étaient entièrement dus à une lésion du canal. J'ai aussi prétendu que le périnée ne soutient ni le vagin ni l'utérus, et que sa déchirure cause peu d'ennuis, à moins que le sphincter de l'anus ne soit atteint.

Lorsqu'il est possible de reconnaître la lésion, il est bien plus important d'opérer immédiatement que si le périnée était seul touché. En fermant le périnée déchiré immédiatement après l'accouchement, si la déchirure est superficielle, l'opération en elle-même serait peu importante si elle ne diminuait le danger d'empoisonnement du sang, mais elle fournit l'occasion de placer des sutures profondes, qui peuvent réunir des fibres musculaires séparées. Ce résultat, nous pourrions espérer l'obtenir au moyen de sutures profondes, lorsque les fibres du muscle releveur de l'anus ont été rompues en avant du périnée.

En ce qui regarde le traitement, le Dr Schatz est d'avis que, dans les ruptures postérieures ou latérales, nous devons appliquer des sutures profondes, et non réunir simplement les plaies vaginales qui peuvent exister. La malade aura soin de ne pas prendre de nourriture relâchante, car les sutures doivent rester en place une semaine. Une adaptation exacte des surfaces est très désirable, et il faut avoir soin de ne pas comprendre le rectum qui se glisse facilement dans l'ouverture. Dans les ruptures du releveur de l'anus au niveau de ses attaches antérieures, la suture est difficile à appliquer, à cause de l'étroitesse de la partie du muscle qui reste attachée à l'os. Il n'est généralement d'aucune utilité de la réunir à la membrane muqueuse en avant et sur le côté, parce que cette dernière est fréquemment déchirée et ramollie. Le traitement des déchirures sous-cutanées est très peu satisfaisant. L'auteur dit qu'il n'a pas essayé de faire une ouverture dans la membrane muqueuse du vagin, dans le but de suturer directement ensemble les deux bouts du muscle. Les conséquences désagréables de la rupture du plancher pelvien se manifestent souvent d'elles-mêmes d'abord par la forme du déplacement qui est une rétroversion, et elles sont toutes très désagréables parce que les pessaires de Hodge et autres qui reposent sur le releveur ne tiennent pas. La restauration du plancher pelvien par l'opération doit être recommandée dans les déchirures latérales et postérieures, mais non dans les antérieures. Dans ces derniers cas, le Dr Schatz emploie son pessaire coupe *(Schalem-Pessarien* [1]*)*.

Le Dr B. E. Hadra [2], de San Antonio (Texas) a aussi dirigé son attention sur l'usage du périnée et il a reconnu que la perte de soutien n'était pas due à sa déchirure, mais à la perte du soutien musculaire en d'autres points. Après avoir décrit l'origine, le trajet et l'insertion des muscles releveurs de l'anus, et la fente formée par ces muscles à l'entrée du vagin, il dit : « Lorsque pendant le travail l'enfant pénètre dans cette fente, elle se distend au plus extrême degré ; dans certaines circonstances malheureuses, elle se rompt au point le plus faible, — le raphé, — où les deux releveurs se rencontrent. » « Il est une chose certaine, c'est que cette fente est plus exposée et a à résister à une force plus grande que le périnée placé au-dessous qui cède. Le vagin, grâce à son élasticité reste intact, tandis que les releveurs peuvent se séparer ou être rompus. Nous voyons une lésion semblable dans le diastasis des muscles droits de l'abdomen, qui cèdent tandis que le péritoine et le tégument restent indemnes. Nous pouvons avoir ainsi un véritable diastasis ou une véritable rupture de l'un ou des deux releveurs. Ils peuvent se déchirer près de leur insertion pubienne, ou être rompus en un point quelconque de leur trajet. Nous pouvons avoir un simple relâchement de tout le tissu du diaphragme pelvien par suite d'un état morbide des muscles et du tissu cellulaire

---

[1] Voir Prochownick's *Remarks*, in Wolkmann's *Sammlung klinischer Vorträge*, n° 225).

[2] *Injuries of the pelvic diaphragm (American Journal of Obstetrics*; April 1884).

ou par suite d'une distension excessive produite par une force quelconque venant d'en haut.

Après avoir fait des citations de l'article du Dr Schatz et établi qu'il n'admettait pas *dans tous leurs points spéciaux*, les idées que j'avais émises dans le Mémoire que j'avais lu à la Société gynécologique, le Dr Hadra traite le sujet au point de vue plus particulier de la séparation du muscle en avant du périnée de la façon suivante : « Je me servirai des faits cliniques à l'appui de cette idée. J'appelle l'attention sur un état qu'on rencontrera dans un grand nombre de cas semblables. C'est une sensation douloureuse, angoissante, que nous produisons au moment où nous recourbons notre doigt derrière l'angle des releveurs, ou bien lorsque nous tirons le diaphragme pelvien vers l'orifice vaginal. On y arrive mieux encore en pressant le doigt sur la ligne médiane de l'excavation sacrée, et en le ramenant du sacrum vers la vulve. La souffrance évidente qu'on détermine en tirant sur les releveurs, ou même par le contact, est un symptôme si net de la lésion de ce muscle, que par lui-même il est suffisant pour permettre de porter un diagnostic exact. Il peut n'y avoir aucune rupture du périnée, aucune mauvaise position de l'utérus, et cependant la femme se plaint de souffrir dans le bassin, de n'être pas capable de se tenir sur ses pieds, d'une sensation d'arrachement lorsqu'elle est debout, alors qu'elle se sent bien quand elle est couchée. Il vous est facile alors de trouver une sensibilité du diaphragme pelvien, avec ou sans rétroversion, ou une descente de l'utérus, selon ce qui s'est produit à la suite de la rupture ou du relâchement du diaphragme. Le promontoire vaginal nous offre un autre guide pour faire un diagnostic correct. Nous avons vu qu'il est formé par la jonction des deux releveurs, et qu'il appartient au diaphragme et non au périnée. Il peut être lésé et même disparaître, alors que le périnée reste intact. Dans certains cas, on trouvera ce promontoire plus près de l'orifice vaginal ; il sera abaissé, et il n'offrira pas au toucher la résistance normale. Nous sommes autorisé à considérer ce signe comme un symptôme de relâchement du diaphragme, soit par suite d'un état morbide des tissus, soit par rupture. Mais dans beaucoup de cas, nous sentirons le promontoire à la place qu'il doit occuper ; cependant, outre la sensibilité que nous avons mentionnée plus haut, nous trouverons qu'en plaçant notre doigt sur la ligne médiane, et en faisant un mouvement de forage vers le sacrum, les deux muscles se séparent et qu'il y a un véritable diastasis des releveurs, la continuité du plancher pelvien n'étant conservée que par l'aponévrose pelvienne. Dans beaucoup de cas, nous sentirons distinctement les extrémités des deux muscles releveurs, et si en même temps nous plaçons un doigt dans le rectum, nous les sentirons encore plus séparés, il nous sera facile de produire un écartement de 3 à 6 centimètres. Dans d'autres cas, nous ne pourrons pas découvrir la terminaison des muscles. Nous pourrions alors être autorisé à présumer que la désunion est telle que les faisceaux musculaires se sont retirés vers leur insertion pubienne. Je suis d'avis qu'un état de ce genre est la cause principale de la rectocèle. »

J'ai reconnu la séparation des muscles décrite si graphiquement par le

Dr Hadra, mais il m'a été impossible de déterminer avec exactitude les tissus atteints. La douleur produite lorsqu'on exerce une pression en arrière est très caractéristique, et dans plusieurs cas j'ai été conduit à rechercher la lésion par suite de la douleur causée en faisant la traction qu'on exerce habituellement lorsqu'on se sert du spéculum de Sims. Dans les premières éditions de cet ouvrage, j'ai soutenu que la séparation était due à une division des attaches centrales du ligament ischio-périnéal, et que par suite de l'action des muscles transverses du périnée et des autres attaches, les parties étaient tirées en dehors laissant le vagin et l'orifice béants.

Dans le Mémoire que j'ai lu à l'*American gynæcological Society*, j'ai soutenu que : « la rectocèle vaginale, qui apparaît bientôt, est due non pas tant à la déchirure externe des tissus en avant, qu'à ce qu'ils sont tirés en dehors, un peu comme nous séparerions un rideau, laissant la courbe que fait le vagin en avant sans soutien. Le prolapsus de la paroi vaginale est alors rendu plus apparent que réel, car il est rare qu'il y ait plus tard autre chose qu'un degré très limité de prolapsus, à moins qu'une déchirure étendue du col ne se produise, accident qui est presque la seule cause de procidence de l'utérus après la parturition, par suite de la subinvolution qui est inévitable [1]. »

Opération.

Je n'ai pas encore eu l'occasion d'essayer d'unir les surfaces déchirées des muscles en avivant les bords qui ont été rompus et en les assujettissant par des sutures profondes. Une semblable opération serait parfaitement praticable dans tous les cas, mais je n'ai jamais été capable de reconnaître la déchirure des tissus musculaires de leur attache aux os. Je vais donner les détails d'une opération où j'ai pu rendre à l'utérus son soutien et au vagin son étendue normale, dans un cas où la lésion siégeait près de l'orifice vaginal.

OBSERVATION XXIX. — A la fin d'octobre, j'eus l'occasion d'opérer avec l'aide du Dr Bache Emmet et du Dr George Harrison, une malade de mon hôpital privé qui souffrait de ce qu'on a appelé la subinvolution du vagin. Agée de trente-cinq ans, elle avait eu deux enfants, et depuis le dernier accouchement qui remontait à plusieurs années elle était impotente. Le vagin était très volumineux, et l'orifice considérablement relâché ; cependant il n'y avait pas eu de déchirure appréciable du périnée et il n'existait pas de rectocèle. Il était impossible qu'elle gardât un pessaire en place, à moins qu'il ne fût très volumineux, et alors par suite du manque de tissu adipeux, il coupait les tissus sur les parois osseuses du bassin. La paroi vaginale était si relâchée qu'on pouvait l'entraîner en avant avec un ténaculum et lui faire faire un large pli à l'orifice vaginal. Je résolus de fixer ce pli derrière le périnée, en l'amenant au niveau de la fourchette, au siège primitif de l'hymen. Après avoir dénudé les

---

[1] Après la lecture de mon Mémoire à l'*American gynæcologigcal Society*, le Dr E. C. Dudley, de Chicago, publia un travail *(Journal of the American medical Association,* December 22, 1883) dans lequel il dit qu'il a rencontré trois déchirures transverses sur cinq cas. Mon attention n'a pas été appelée sur ce Mémoire du Dr Dudley avant la réimpression du texte de ce chapitre.

surfaces et les avoir unies au moyen de sutures interrompues, la ligne formait un croissant perpendiculaire à l'axe du vagin dont les cornés se perdaient dans le sillon de chaque côté. A ma surprise, le canal et l'orifice furent réduits par ce procédé à ce qu'ils sont chez la femme mariée qui n'a pas eu d'enfants. L'opération terminée, la ligne des sutures était entièrement dans le vagin et hors de vue, même lorsqu'on écartait les lèvres. Les parties se réunirent, fermant le passage au niveau des restes de l'hymen. Lorsqu'on passait le doigt dans le vagin, on reconnaissait que les tissus formant le périnée avaient été tirés vers les pubis par la traction exercée suivant la ligne des sillons qui sont formés par l'aponévrose tendue en travers du bassin sur un plan placé plus haut que celui de l'urètre.

Observation XXX. — Une femme fut admise au printemps de 1884 dans mon service de l'hôpital des femmes. Elle était atteinte de procidence récente résultant d'un relâchement du vagin dû à une déchirure transverse de ce conduit immédiatement en arrière du périnée. Les parties déchirées étaient réunies par un tissu cicatriciel que je n'eus qu'à prendre pour guide dans mon opération. J'avivai la surface, à laquelle je donnai la même forme et la même étendue que plus haut. Les côtés furent unis, suivant une ligne en croissant située immédiatement dans l'entrée du vagin; le rapprochement fut parfait. L'opération, comme le montre la figure 95, fut faite sur la paroi antérieure et lorsque la guérison fut complète le vagin était revenu à son étendue normale, et le soutien réel de l'utérus était restauré.

On ne saurait trop tenir compte de ce cas, car il montre avec exactitude l'étendue et la nature de la lésion. Le tissu musculaire et son attache peuvent être déchirés dans beaucoup de cas, mais ce cas semble montrer que l'allongement ou la séparation des faisceaux musculaires doit être la lésion la plus commune.

Pour l'opération, la malade sera vêtue d'un caleçon et de bas, placée sur une table étroite, sur le dos, les jambes relevées, et il faudra donner de l'éther. Mais avant de commencer l'opération, le vêtement de nuit et la flanelle doivent être remontés à la ceinture, de façon qu'ils ne soient pas souillés; puis on couvrira le corps d'une couverture. Lorsque l'anesthésie sera complète, on fléchira les cuisses sur l'abdomen, et un assistant les tiendra après que le corps de la malade aura été amené au bord de la table. Un assistant devra se tenir en face de l'opérateur de chaque côté de la table. Une semblable position permettra à chaque assistant de fixer une des jambes de la malade en passant son bras sur le membre qui est fléchi. Cela laissera les mains libres, et la plus rapprochée pourra être employée à tenir rétractée la lèvre de ce côté. Le lecteur trouvera décrit au chapitre V, la *béquille* (the crutch), un instrument très bon, qui permet de fixer les cuisses en dehors et dans la position convenable de façon que l'opération puisse être faite avec l'aide d'un seul assistant. Avant de commencer l'opération, il sera nécessaire de placer une éponge ou une serviette pliée dans la région du coccyx pour recueillir le sang qui s'écoulerait entre les fesses. Dans quelques cas, l'opération est facilitée, au commencement, par l'introduction d'un spéculum de Sims sous l'arcade des pubis, mais généralement à ce moment il suffit d'avoir les lèvres bien séparées par un aide de chaque côté. On commencera par saisir la crête de la rectocèle qui se présente avec un ténaculum, ou bien la paroi postérieure du vagin en un point où elle peut être attirée en avant, sans traction exagérée, près de l'entrée de l'urètre, et on confiera l'instrument à un assistant, dont la main doit reposer au-dessus des pubis. L'opérateur accrochera ensuite avec un ténaculum la caroncule la plus inférieure à droite

et à gauche et réunira alors les trois ténaculums. Lorsque cela aura été
fait, on pourra voir d'un coup d'œil quels sont les tissus qui devront être réunis,
lorsqu'une ligne en forme de croissant aura été tracée à l'entrée du vagin,
dirigée en travers de son axe, et dont les cornes iront se perdre dans le
sillon de chaque côté. Le canal vaginal se trouvera réduit comme dimensions, le périnée aura été visiblement entraîné vers l'arcade des pubis, et les
tissus qui au niveau de l'orifice bâillaient antérieurement auront été roulés
en dedans au point que l'entrée du vagin ne sera pas plus large que celle
d'une femme n'ayant jamais donné naissance à un enfant à terme. Afin de

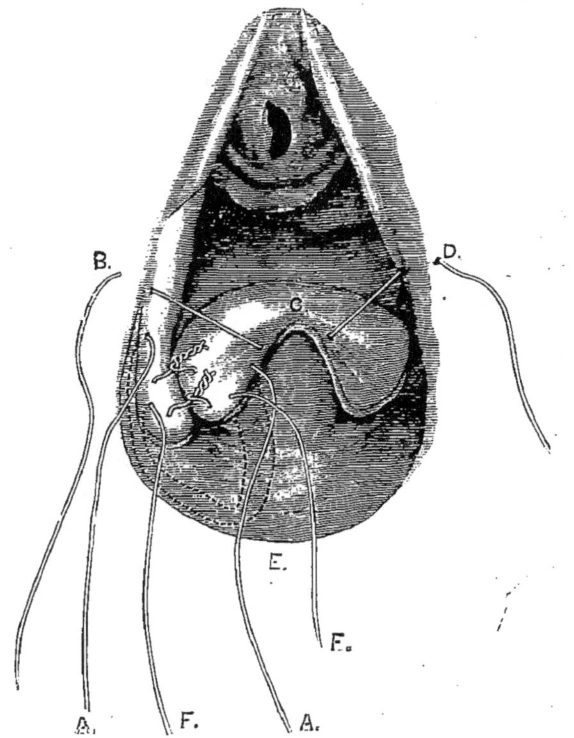

Fig. 96. — Opération interne d'Emmet pour diminuer l'étendue de l'orifice vaginal.

pouvoir aviver les surfaces, le chirurgien donnera alors le ténaculum, avec
lequel il a accroché une caroncule, à l'assistant du côté où il désire commencer,
tandis que le ténaculum fixé au centre de la paroi postérieure du vagin continuera à être tenu en haut et sur la ligne médiane. Si on exerce une légère
traction avec le ténaculum externe, deux plis de forme triangulaire se trouvent
à la fois formés ; et si on attire le sommet de chacun d'eux au moyen d'un
ténaculum, l'angle supérieur se porte dans le sillon vaginal de ce côté et
l'autre vers la peau ; celui-ci formerait la portion externe de la fourchette,
si elle était intacte. Ces deux surfaces sont celles qui doivent être dénudées et
unies. La première suture doit être introduite dans l'angle situé au niveau

du sillon et de là en avant. La figure 96 représente les deux côtés du vagin dénudés, et toutes les sutures nécessaires du côté droit sont introduites. Deux de ces sutures, près de l'angle, ont été déjà tordues, tandis que deux autres F et A ne sont pas encore arrêtées et les lignes ponctuées indiquent la direction suivant laquelle elles ont été introduites. La suture B C D est une suture importante, parce qu'elle ferme la ligne médiane ; mais, dans l'opération, on ne l'introduit qu'en dernier lieu, après que toutes les autres ont été réunies, et c'est aussi la dernière qu'il faut tordre. Son trajet de la lèvre d'un côté à la crête de la rectocèle, ou à la paroi postérieure du vagin, et à la lèvre du côté opposé est tel que lorsqu'elle est serrée les parties sont toutes réunies ensemble. Nous l'employons, comme on le verra plus tard, dans ce but, dans toutes les opérations destinées à restaurer les déchirures du périnée, où

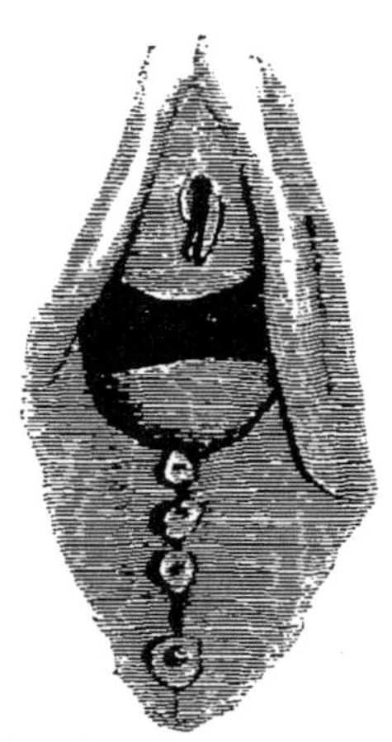

Fig. 97. — Aspect, l'opération terminée.

il est utile d'obtenir le soutien de la paroi postérieure du vagin. Après que toutes les sutures ont été tordues, une ligne peu profonde dans la direction C E reste ouverte. Elle résulte de ce qu'on a amené les surfaces en contact entre B E d'un côté et D E de l'autre. On en réunira les bords en passant des sutures assez profondes pour comprendre dans celles du centre une portion de la paroi postérieure du vagin. On peut les fixer au moyen d'une balle de plomb, comme le montre la figure 97, on coupera les extrémités des fils, et lorsque les lèvres auront pu être mises en contact, les sutures seront généralement cachées à la vue. Ainsi que je l'ai déjà établi, cette ligne limitée par les parties molles, placée en avant du siège de l'anneau hyménéal, qui marque la ligne de jonction du canal vaginal et des organes externes de la génération, ne comprend jamais tout le périnée à moins que la déchirure ne s'étende à travers le sphincter de l'anus.

Il y a deux points dans l'opération qui exigent du jugement, et les succès seront d'autant plus grands qu'on aura acquis plus d'expérience. Il est une erreur qu'on commet très communément c'est de prendre une trop grande portion de la paroi postérieure ; et si on la commettait, l'opération pourrait manquer parce que les sutures couperaient. Il ne faut introduire que juste le nombre nécessaire pour amener l'angle externe du pli, formé par les surfaces dénudées, au niveau du vagin, et il ne faut donner à la ligne en croissant que les dimensions nécessaires pour y arriver. Lorsque j'ai commencé à pratiquer cette opération, j'ai eu plusieurs cas où les malades ont éprouvé de grands ennuis plus tard, par suite de la trop grande traction exercée. Ces ennuis étaient dus à ce que j'avais dénudé une surface trop large dans les angles ; on pouvait alors sentir dans le vagin un pli saillant partant de chaque angle et se dirigeant vers les côtés qui devenait de plus en plus tendu à mesure que la ligne se cicatrisait et se rétractait.

Je me suis servi de sutures en fil d'argent, de soie cirée et phéniquée, et de catgut préparé, et chaque espèce de suture possède un avantage particulier.

Pour unir le pli en croissant, ce sont les sutures d'argent interrompues qui remplissent le mieux le but, parce qu'elles peuvent être recourbées en bas à plat sur la paroi postérieure, les extrémités rayonnant vers le centre, et qu'on peut les laisser en place pendant un temps indéfini. La soie, ou l'intestin de ver à soie, peuvent être employés pour fermer le périnée et les parties qui avoisinent la peau. Les sutures de soie sont les plus faciles à fixer, et si on soigne leur préparation, on est très satisfait. Par certains côtés, le catgut bien préparé est supérieur à l'une et à l'autre. Règle générale, il se ramollit rapidement parce qu'il est baigné par les sécrétions, mais pas autant que la soie ; il est, cependant, moins susceptible de couper que cette dernière, mais plus difficile à fixer au moyen d'un plomb. Afin de parer à cette objection, je me suis servi depuis quelque temps de balles de plomb perforées, comme en employait d'abord le Dr Sims pour la suture d'argent, et elles ont donné des résultats très satisfaisants.

Le traitement consécutif est simple et consiste à maintenir l'orifice vaginal et les parties internes enduites d'un corps gras non irritant. S'il y a du gonflement ou beaucoup de malaise, on fera des applications fréquentes d'eau chaude ; la malade étant placée sur un bassin, après avoir séparé doucement les lèvres on laissera tomber un filet d'eau d'une éponge saturée. Il est inutile d'attacher les jambes ensemble, si on prend les précautions ordinaires, et la femme peut uriner à volonté sans crainte d'endommager la ligne d'union du vagin. Une garde habile est moins nécessaire que lorsque j'employais l'ancienne opération, qui sera décrite plus tard, et en même temps je puis ajouter que par ce procédé on diminue très notablement les souffrances qui accompagnaient toujours les méthodes employées autrefois pour réparer le périnée déchiré.

Il n'est pas douteux qu'une opération soit nécessaire lorsque le vagin s'est relâché pour une cause quelconque, ou lorsque le périnée a été déchiré sur une grande étendue.

Mais il y a de nombreux cas où le degré des souffrances ne semble pas être en rapport avec l'étendue de la lésion, en sorte que si la lésion apparente était notre seul guide un doute pourrait s'élever, même après un soigneux examen, sur l'utilité de faire une opération. Mais après la production de l'accident, si le vagin, comme cela a été décrit, devient un canal béant, l'air pourra y pénétrer, et être chassé du conduit à chaque mouvement du corps. Dans le cas de doute, quant à la convenance d'une opération, je questionne la malade là-dessus, et j'opère toujours lorsque j'apprends qu'en se tournant brusquement dans son lit, ou en faisant un mouvement rapide quelconque, la malade remarque que l'air s'échappe du vagin, comme un gaz de l'anus.

J'ai déjà expliqué longuement que la restauration de la paroi postérieure et de l'orifice du vagin est essentielle pour la guérison de tous les cas de prolapsus, et qu'aucun procédé chirurgical, aucune ressource mécanique ne donnera un bénéfice permanent aussi longtemps qu'il existera un degré quelconque de rectocèle.

Dans ma pratique, avant 1878, j'ai trouvé nécessaire d'opérer la rectocèle et de fermer l'orifice vaginal de cent cinquante-quatre femmes sur le nombre de celles qui étaient atteintes de différents degrés de procidence. Afin de bien graver ce fait, je dirai que, sur cent huit femmes ayant de la rectocèle, de la cystocèle ou une procidence complète, j'ai diminué l'entrée du vagin, outre les autres opérations, dans tous les cas excepté vingt-six. Lorsque l'opération m'a semblé inutile, c'est presque toujours parce que la femme n'avait que de la cystocèle et avait dépassé la ménopause.

Pendant plus de vingt ans, j'ai été à même d'étudier la valeur des différents procédés chirurgicaux proposés pour la guérison de ces affections, et d'apprécier les changements apportés par le temps, — celui de tous les témoignages qui a le plus de valeur. L'expérience m'a appris que lorsque la procidence a été complète, si la ménopause ne s'est pas encore produite, le déplacement reparaîtra dans tous les cas après une opération sur la paroi antérieure, si on n'a pas opéré la paroi postérieure.

Dans tous les cas que j'ai observés, lorsque le soutien de la paroi postérieure manquait, il ne s'est jamais écoulé plus de quatre ans avant l'apparition de la procidence. J'ai remarqué que, même lorsqu'on avait soigneusement pratiqué l'opération finale sur la paroi postérieure et l'orifice du vagin, la procidence se reproduisait bientôt si on laissait l'utérus en rétroversion, à moins que l'organe ne fût fixé par des adhérences.

CHAPITRE XXI

DÉCHIRURE INCOMPLÈTE DU PÉRINÉE

Méthode d'opération externe pour diminuer l'étendue de l'orifice vaginal. Causes d'insuccès.

L'opération que pratiquait Baker Brown et ceux qui l'ont précédé ne pouvait servir à donner du soutien aux parois vaginales, puisqu'elle consistait seulement dans l'union des côtés des lèvres ; il ne rétablissait pas, même indirectement, les rapports du vagin avec l'aponévrose et les tissus profonds du bassin. Il en résultait que les parties molles qu'on réunissait ainsi s'allongeaient bientôt et s'amincissaient, par suite de la pression exercée par les organes placés au-dessus d'elles et laissaient l'orifice vaginal aussi béant qu'auparavant. On employait généralement la suture enchevillée et la soie, on pensait qu'il était nécessaire de diviser le sphincter de l'anus, et on faisait souvent des incisions latérales dans les parties molles pour faire disparaître la tension. Il était impossible de s'arranger de façon que la tension fût égale sur toute la longueur du tuyau de plume, et on voyait souvent apparaître des escarres et l'érysipèle. L'emploi de la soie dans ces

tissus vasculaires donnait lieu à des abcès beaucoup plus fréquemment qu'aujourd'hui où on se sert de la suture métallique. En outre, la division du
sphincter et les incisions faites dans les parties molles compliquaient considérablement le traitement ultérieur, et, comme l'expérience l'a montré,
étaient absolument inutiles.

Le Dr J. B. Mettauer[1], de Virginie, fut, je crois, le premier qui ait employé
les sutures métalliques interrompues dans cette opération ; il s'en servit avec
succès vers 1830. Il modifia un peu l'application des ligatures au fil de
plomb de Dieffenbach, et je crois qu'il ne divisait pas les parties molles. Le
Dr Sims substitua le fil d'argent au fil de plomb de Mettauer dans cette opération, et ce fut certainement un grand progrès. Il ne divisait pas le sphincter
et pensait qu'il était nécessaire de faire des incisions pour faire disparaître
la tension exercée sur les sutures, mais sur aucun autre point son manuel
opératoire ne différait de celui qui était généralement pratiqué.

En me chargeant du *Woman's Hospital*, à l'automne de 1862, je commençai une série d'observations sur l'opération destinée à fermer les déchirures du périnée, mais plus particulièrement sur le meilleur mode opératoire
quand le sphincter de l'anus est atteint, et j'arrivai à cette conclusion que
pour assurer au périnée le soutien dont il a besoin, il était nécessaire, dans
tous les cas, d'utiliser une certaine portion de la paroi recto-vaginale, et
à partir de ce moment jusqu'au printemps de 1875, je compris la paroi
postérieure du vagin au niveau du sillon, dans toutes les sutures, à l'exception des deux plus élevées qui ne servaient simplement qu'à réunir les côtés
des lèvres. J'ai depuis lors compris une portion du tissu du vagin dans
toutes les sutures. Avant le printemps de 1875, j'avais pour habitude de
pratiquer une opération spéciale pour guérir la rectocèle. Je repliais en dedans
le long de la ligne médiane l'excès de tissu et je le fixais par des sutures
interrompues jusqu'au niveau de l'orifice vaginal ; je fermais alors le périnée
jusqu'au niveau du point où se terminait
l'opération précédente. Si les deux opérations
se suivaient, je passais un certain nombre de
sutures périnéales dans les espaces qui séparaient les sutures inférieures appliquées pour
faire disparaître la rectocèle. Mais par cette
méthode on ne pouvait jamais réduire complètement la cloison recto-vaginale qui faisait
prolapsus, car il restait toujours après l'o-
pération une surface vaginale plus ou moins
convexe. Le diagramme que représente la
figure 98 donne sur une demi-coupe le côté
gauche d'un périnée récemment fermé. La
ligne ponctuée A B représente la portion

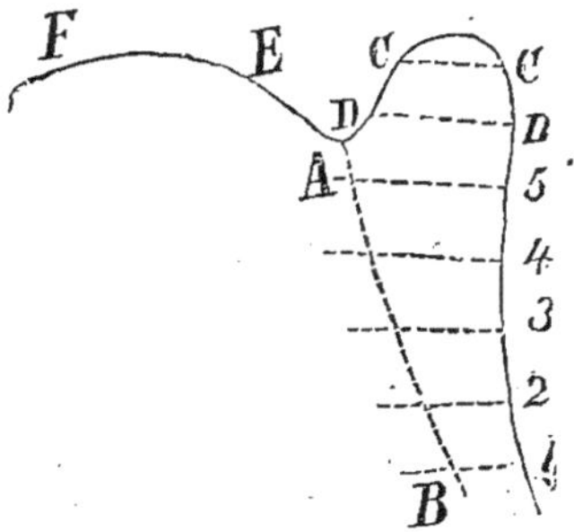

Fig. 98. — Diagramme de l'ancienne
opération destinée à diminuer l'orifice vaginal.

de la paroi postérieure du vagin, qui a été amenée derrière le périnée,
fermée par les sutures 1, 2, 3, 4, et 5, et les lignes ponctuées C et D mar-

1 *Amer. Journ. of the Med. sciences.* Philadelphia, 1833.

quent la direction des deux sutures qui n'étaient passées que d'une lèvre à l'autre. Cette opération ne donnait qu'un bénéfice temporaire, car il restait toujours en avant de E, immédiatement en arrière du nouveau périnée, un espace triangulaire peu profond qui était bientôt rempli par un repli de la cloison recto-vaginale situé au-dessous, repli qui faisait prolapsus autant que la barrière formée par les lèvres le permettait; et aussitôt qu'une portion descendait, sa place était occupée par le tissu placé immédiatement derrière lui, en sorte que la colonne du vagin diminuait graduellement. Le périnée s'allongeait considérablement et avec le temps la rectocèle ou la procidence revenaient à leur état primitif. Comme point d'arrêt physique, la surface convexe qui reste sur la cloison recto-vaginale, après l'opération, est une grande source de faiblesse. Lorsqu'il se produit une pression quelconque dirigée en bas, cette courbe augmente, au point de faire que toute la force porte contre le périnée nouvellement formé. Ce n'est plus alors qu'une question de temps pour que l'absorption se fasse, et pour que l'état primitif se reproduise.

Si nous accrochions une nappe avec un ténaculum et que nous tirions dessus, plusieurs plis se formeraient. Ces plis s'irradieraient de chaque côté de l'instrument vers un point quelconque où la nappe serait fixée le long du bord de la table, ou vers un point où on aurait à triompher d'un certain degré de frottement. Dans le cas de rectocèle, les tissus peuvent être accrochés de la même manière et entraînés vers l'orifice vaginal; on peut apprécier notamment de cette façon le degré de prolapsus, à moins que la procidence ne soit complète; dans ce cas, l'intégrité de la paroi postérieure ne serait plus intacte. Il serait, du reste, facile d'entraîner en bas la paroi postérieure entière en déployant une force suffisante, mais nous ne devons pas aller aussi loin que cela.

La crête de la rectocèle, en F, figure 98, représente la limite de la rectocèle, et au-dessus de ce point la cloison possède encore une intégrité suffisante pour rester en place lorsqu'elle est exempte de toute traction en bas. Il est probable qu'il en sera ainsi aussi longtemps que le tissu cellulaire auquel elle est étroitement unie n'aura pas été distendu outre mesure. Lorsque cette crête est entraînée au travers de l'orifice vaginal, comme je l'ai décrit plus haut, on peut suivre avec le doigt les plis qui s'étendent obliquement dans le sillon de chaque côté, et on peut ainsi se rendre compte par le relâchement des tissus, du degré du prolapsus; en passant le doigt au-dessus de l'utérus, on peut s'assurer si cet organe est compris dans le déplacement.

Dans l'opération adoptée aujourd'hui, la membrane muqueuse doit être enlevée sur toute la surface qui s'étend de l'orifice vaginal à la crête de la rectocèle. La suture la plus élevée C, figure 99, qui ne comprenait autrefois que les tissus des lèvres, doit maintenant comprendre la paroi postérieure en F, figure 98, de façon à l'entraîner en bas et à oblitérer le sillon qu'on laissait toujours en E. On voit mieux le trajet de cette suture figure 96, en B C D. Après que toutes les sutures ont été tordues, la ligne A B, figure 99, indiquera la direction suivant laquelle la rectocèle a été repliée.

Il en résulte un changement si complet dans la forme de la paroi vaginale, que lorsque le doigt pénètre dans le vagin, il passe d'abord le long d'une surface concave. Par cette opération, la paroi vaginale recouvre sa forme et ses dimensions primitives, et le périnée est solide et directement supporté par l'aponévrose et le tissu connectif du bassin. Comme la surface vaginale postérieure est maintenant concave, toute force dirigée en bas exercée contre le périnée ne fera qu'accroître la concavité, et sera dépensée sur le plancher du bassin. Quand dans l'opération on n'a replié en dedans que ce qu'il faut de tissu, la ligne courbe qui est formée peut être comparée au talus d'une digue que l'ingénieur a jeté en travers d'un courant. Si on bâtissait

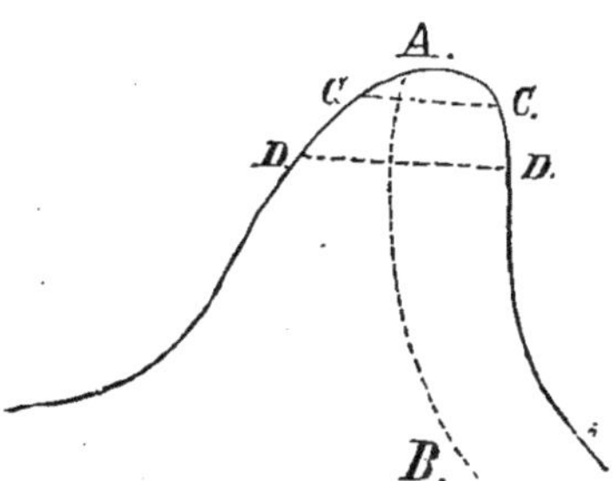

Fig. 99. — Diagramme, de profil, de la nouvelle opération au niveau de l'orifice vaginal.

une simple paroi, toute la force du courant et tout le poids du volume d'eau se concentreraient contre un point rapproché du centre de la digue, qui d'abord s'infléchirait, ou bien se romperait avant d'être emportée. Mais si l'ingénieur connaît le volume de l'eau qui doit passer en un temps donné, et la rapidité du courant, il disposera la digue de terre suivant un angle tel que la force du courant se distribue également le long de sa surface, et la digue sera garantie.

La malade doit être préparée pour l'opération de la façon que nous avons décrite dans le chapitre précédent. On la placera sur une table convenable, couchée sur le dos, les membres inférieurs fléchis sur l'abdomen, et un aide se placera de chaque côté. Les lèvres doivent être séparées, et les aides doivent placer leurs doigts de façon qu'ils soient directement opposés ; car, s'ils ne sont pas sur la même ligne, ou s'ils tirent d'une manière inégale, il sera difficile de ne pas dénuder une des lèvres plus que l'autre.

On peut commencer l'opération en enlevant la membrane muqueuse en un point quelconque, mais il est préférable de commencer par le point le plus déclive, et de s'avancer de bas en haut; on évite ainsi l'écoulement du sang sur la surface à enlever. On accroche la muqueuse avec la pointe d'un ténaculum, puis avec une paire de ciseaux convenablement courbés, on en enlève une bandelette horizontale allant d'un côté à l'autre. Si l'opérateur est ambidextre, la surface entière peut être enlevée en une bandelette continue. En se servant d'une paire de ciseaux à courbure différente pour contourner l'extrémité de la lèvre, on peut étendre la ligne en arrière sur la paroi postérieure du vagin, puis de là à la lèvre opposée; on recommence ensuite en suivant le même trajet, un peu plus haut chaque fois. Le premier temps de l'opération doit être de déterminer au moyen de la méthode déjà décrite l'étendue de la dénudation qu'on doit faire subir à la paroi postérieure. On marque ce point en enlevant une petite portion de tissu sur la ligne médiane. L'avantage des ciseaux dans cette opération ne peut être mis en question, car, avec la plus grande dextérité et la plus grande rapidité, les parties ne peuvent être avivées et réunies sans une grande perte de sang, et l'abondance de l'écoulement de sang est moindre avec les ciseaux qu'avec le couteau ; avec les ciseaux, la dénudation est plus rapide.

Le professeur Edward W. Jenks, de Détroit, a décrit un procédé[1] qui permet d'aviver la surface en perdant moins de sang :

« La malade étant éthérisée, je commence par faire une encoche avec des ciseaux dans la marge antérieure de la surface à dénuder, à la jonction de la peau et de la muqueuse ; j'introduis ensuite deux doigts de la main libre dans le rectum, en même temps que des aides tiennent les lèvres écartées, et il est important qu'elles soient tenues uniformément tendues. Je me sers de ciseaux légèrement courbés et à pointe aiguë pour dénuder la muqueuse. Je n'emploie ni ténaculum ni pince ; mais, les parties étant tendues, je fais un trou dans la membrane muqueuse sur la ligne médiane, tout près de la peau, et insérant alors les ciseaux en coupant dans la petite ouverture que j'ai faite, je continue à disséquer la muqueuse des tissus sous-jacents, allant d'abord en haut sur la cloison aussi loin qu'il faut, puis latéralement, d'abord d'un côté puis de l'autre, sans retirer les ciseaux ou en les retirant une fois de dessous la membrane muqueuse ; enfin avec des ciseaux à pointe mousse, on coupe les lambeaux disséqués. La surface retranchée, ainsi mise à nu, a sensiblement la forme d'un triangle à angles droits, dont la base serait dirigée en dehors ; on peut encore la comparer comme forme à un papillon, dont les ailes seraient déployées et dont la queue serait dirigée en haut.

Les avantages de cette manière de dénuder sont : *(a)* la rapidité avec laquelle elle peut être faite ; *(b)* l'absence d'hémorragie dans le vagin, le sang ne s'écoulant que par le point où les ciseaux pénètrent dans la membrane muqueuse ; *(c)*, la facilité avec laquelle l'opérateur peut faire une dénudation complète, la décoloration des tissus placés au-dessous de la muqueuse indiquant la route que les ciseaux ont prise. »

Le Dr Jenks décrit et donne un dessin d'une lame mince en forme de dard coupant sur ses deux bords, inventée le Dr Albert H. Smith, de Philadelphie, pour cette opération, et qu'on pourrait substituer aux ciseaux. Ce procédé peut être facilement exécuté lorsque les parties n'ont pas été déchirées et ne présentent pas de tissu cicatriciel. Mais si la surface s'est cicatrisée par granulations, on trouvera que les ciseaux sont plus utiles.

Je me sers toujours d'une grosse aiguille à coudre droite, de 5 à 6 centimètres, ayant un chas large, portant une anse de soie à laquelle le fil métallique doit être ensuite attaché pour être tiré à travers les tissus. J'ai adopté l'aiguille droite après avoir dépensé beaucoup de temps à essayer de perfectionner les meilleurs instruments dont on se servait d'habitude. Si on se sert d'une aiguille courbe à manche, il faut d'abord la passer à travers les tissus, puis introduire l'anse de fil dans le chas placé à son extrémité, et l'entraîner à travers les tissus en même temps

---

[1] *Perineorraphy with special reference to its benefits in slight lacerations, and a description of a new mode of operating* (A^{mer}. *Journ of obstetrics*, April 1879).

que l'aiguille. Le manche permet de bien diriger l'instrument, de façon qu'il pénètre facilement. Je me suis aussi servi d'aiguilles creuses de différentes courbures, à manche, et qu'on peut aussi bien diriger. Mais on peut faire une objection importante à tous ces instruments, c'est le grand volume qu'il est indispensable de leur donner pour leur assurer la rigidité nécessaire. S'ils n'étaient pas rigides et inflexibles, il serait impossible, même avec l'aide du manche, de les diriger avec certitude. Les tissus à travers lesquels ils doivent être introduits sont excessivement vasculaires, au point qu'un thrombus peut se former facilement, et celui-ci se termine généralement par un abcès. Afin d'éviter cet accident, qui n'est pas théorique, il est nécessaire de bannir tout instrument qui a un bord coupant plat à sa pointe ; et le diamètre de l'instrument doit être réduit autant que possible, de façon à correspondre presque exactement à celui de la suture. Une aiguille droite qui agit comme un coin et qui a son plus grand diamètre près du chas, présente seule ces avantages. Une semblable aiguille sépare simplement les tissus, sans les couper, et lorsque le fil d'argent est en place il remplit le trajet. Une aiguille courbée près de la pointe possède quelques avantages à sa sortie des tissus, mais elle roule entre les mors de la pince, en sorte qu'on ne peut la diriger avec sûreté à travers les tissus. Si on veut qu'elle soit suffisamment forte, il faut qu'elle ait un diamètre plus grand que si elle était droite.

L'introduction d'une aiguille droite suivant un trajet semi-circulaire peut sembler difficile, mais il n'en est pas ainsi lorsque les parties molles cèdent aussi facilement. Il faut introduire l'index dans le rectum afin de se rendre compte du trajet que suit l'aiguille, de faciliter son passage, et d'empêcher en même temps la paroi postérieure de l'intestin d'être transfixée. Lorsque les tissus de la cloison recto-vaginale sont ainsi soulevés sur la pointe du doigt, le trajet que doit suivre l'aiguille devient presque droit. Si on introduit l'aiguille dans la lèvre gauche, on lui fait parcourir une ligne courbe, se terminant à droite, en pressant les mors de la pince dans les parties molles à mesure que l'aiguille avance dans son trajet. Puis, lorsque la pointe de l'aiguille a dépassé la ligne médiane, on la dirige vers le point de sortie en tournant graduellement la main à gauche. Lorsque l'aiguille s'approche de la peau, on peut diriger sa sortie et faire la contre-pression nécessaire au moyen de l'ongle du doigt placé dans le rectum. Aussitôt que la pointe de l'aiguille a été suffisamment dégagée par pression en arrière des tissus avec l'ongle, on peut la saisir au moyen d'une pince et l'entraîner. La seule habileté requise dans le passage de l'aiguille est de faire tourner convenablement la pince et le poignet jusqu'à ce que le trajet de la pointe puisse être dirigé par l'ongle de l'autre main. On est naturellement poussé à surmonter la résistance des tissus, et à faire suivre à l'aiguille un trajet courbe en la tordant entre les mors de la pince. Il en résulte que l'aiguille se casse habituellement immédiatement en dehors des mors de la pince, et on a souvent beaucoup de peine à extraire la partie déjà engagée. Il est bon d'introduire le fil métallique aussitôt que l'anse de fil a été attirée, car le suintement sanguin pourrait occasionner une certaine gêne si on laissait la soie dans les tissus pendant un certain temps avant de l'enlever.

Nous pouvons maintenant passer rapidement en revue les différents temps
de l'opération, en nous reportant à la figure 100. La lettre C est placée à la
crête de la rectocèle, dans la position où elle est représentée dans les deux
diagrammes précédents. On voit que la surface a été dénudée depuis le bord
du muscle sphincter de l'anus jusqu'en haut de chaque lèvre au niveau des
restes des caroncules, et en travers de la paroi postérieure du vagin jusqu'à
la crête de la rectocèle. La suture 1 est introduite très près du bord de

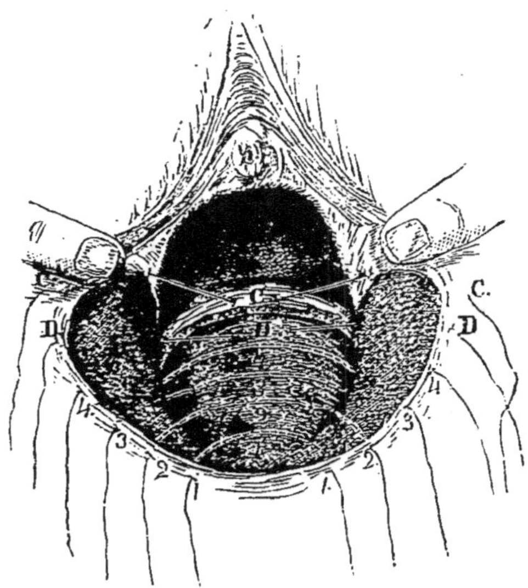

FIG. 100. — Opération d'Emmet pour diminuer l'orifice vaginal au moyen de sutures externes.

l'anus, et son trajet à travers la paroi postérieure est indiqué en pointillé.
La même explication est applicable, quant à leur trajet, aux nombreuses
autres sutures. Le trajet de la suture D est figuré à sa sortie en arrière
d'une lèvre pour entrer en D dans la ligne médiane, près du bord supérieur
de la surface dénudée de la paroi postérieure du vagin. C'est essentiellement
la dernière suture introduite pour fixer cette surface, et elle ne doit pas comprendre plus de 2 centimètres 1/2 de la cloison avant de se porter à la lèvre
opposée. L'expérience a démontré l'avantage de dépasser les limites de la
dénudation et de ne comprendre que la portion centrale de la paroi postérieure dans la dernière suture. Autrefois, lorsque la dernière suture était
en D, le long du bord supérieur de la surface dénudée, et qu'on réunissait
alors les parties, l'union était rarement complète. Les bords étaient fréquemment séparés soit par l'introduction maladroite du cathéter, soit par le mouvement des cuisses, soit par suite d'un certain degré de traction en arrière
résultant du poids de la paroi postérieure du vagin. Il était difficile en outre
de protéger les parties contre l'urine qui quelquefois s'ouvrait une voie en
arrière des lambeaux et empêchait l'union de se faire. On a donc cherché à ce
que la suture C attire une portion du tissu vaginal suffisamment en avant,

un peu comme un capuchon, afin de protéger les bords qui ont été mis en contact par la suture précédente D. En même temps, la suture C joue un rôle encore plus important, puisque, en comprenant les tissus qui se trouvent au delà, elle supporte toute la traction jusqu'à ce que les surfaces aient eu le temps de devenir fortement unies.

Les surfaces des lèvres étant convexes, il n'est pas possible de faire voir au moyen d'un diagramme l'étendue de tissu qu'il faut aviver sur leur face postérieure. Le contour de la dénudation peut être grossièrement comparé à un trèfle. Les extrémités pointues des folioles A et B, figure 101,

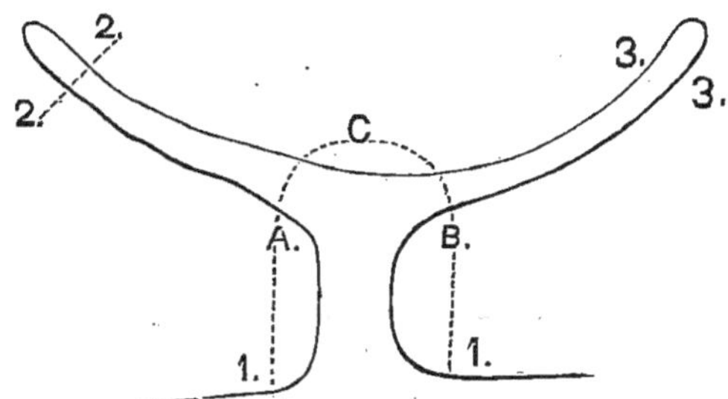

Fig. 101. — Diagramme montrant les surfaces unies lorsqu'on diminue l'étendue de l'orifice vaginal.

sont supposées représenter les surfaces avivées des lèvres. Les chiffres 1, 1, représentent les portions externes des folioles labiales ; 2 et 3 représentent respectivement leurs portions internes ou vaginales. La foliole C représente la surface avivée de la cloison recto-vaginale, et peut être comme les autres divisée en deux portions, 2 et 3. Lorsque les parties sont rapprochées l'une de l'autre, les portions 1, 1 des folioles labiales sont mises en contact ; et les portions 2 et 3 des folioles labiales viennent s'appliquer respectivement sur les portions correspondantes 2 et 3 de la foliole vaginale. Le diagramme, figure 102,

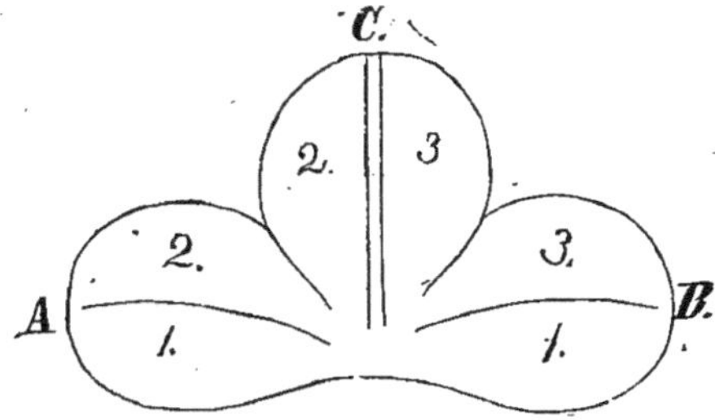

Fig. 102. — Diagramme montrant la direction des sutures

représente une coupe horizontale des parties au moment où on vient de les mettre en contact, et montre clairement quelle est leur disposition. A, B et C sont les points réunis, les chiffres 1.1, 2.2 et 3.3 correspondent comme position à celle donnée dans le diagramme précédent. On peut voir en A 1, et B 1, quelle est l'épaisseur de la lèvre, et en C la crête de la rectocèle, attirée en bas vers les lèvres et agissant comme une digue de terre derrière un barrage de moulin.

Cette coupe horizontale montre le pli en forme de croissant décrit dans un chapitre précédent, formé en remontant la rectocèle derrière le diaphragme pelvien, et il a la même forme toutes les fois que la paroi postérieure du vagin est tendue, que ce soit pour fermer le périnée déchiré, ou pour diminuer l'étendue et l'orifice du vagin relâché. Dans tous les cas, les deux extrémités du croissant se perdent dans les sillons latéraux du vagin. Comme je l'ai déjà établi, les deux opérations diffèrent dans le passage des sutures. Leur trajet général, dans l'opération que nous considérons, serait représenté par 1 A, C, B 1, et c'est une suture commune aux deux opérations. Celles qui sont destinées à remonter la paroi vaginale postérieure et à réduire l'étendue du canal ont la même direction générale, mais sont seulement passées de façon à réunir les côtés du croissant. Leur trajet serait représenté par une série de sutures interrompues, appliquées comme l'indique la ligne ponctuée 2.2, et à un certain intervalle l'une de l'autre le long de la ligne jusqu'à 3.3. Dans l'opération destinée à fermer le périnée, où les sutures sont introduites de la peau en dehors, c'est à peine si plus de la moitié de la ligne en croissant est assurée directement par les sutures labiales ; les surfaces ne sont que mises en contact et il peut arriver qu'une hémorragie sérieuse en soit la conséquence. Lorsque les sutures sont appliquées dans le vagin, le long de la ligne ou croissant, il en faut généralement quatre ou cinq de chaque côté de la suture centrale (1, A C B, 1) destinée à réunir la crête de la rectocèle et les côtés des lèvres. Ces sutures vaginales ferment donc exactement la ligne en croissant et assurent un soutien solide et direct qui va d'un sillon à l'autre. Si on ferme le périnée, et si on réduit l'étendue du canal vaginal au moyen de sutures profondes faites à travers les lèvres et la rectocèle, le seul soutien obtenu est donné par paroi postérieure, et il n'est jamais aussi solide que celui que fournit directement l'aponévrose pelvienne qui forme les sillons.

Malgré cette digression, le lecteur comprendra mieux l'ensemble du sujet en comparant les deux opérations et la manière d'introduire les sutures dans chacune d'elles.

Pour fermer le périnée déchiré, je n'ai jamais été obligé d'employer plus d'une rangée de sutures, et celles-ci doivent être introduites assez profondément pour comprendre une notable quantité de tissu. Si elles sont convenablement passées et à des intervalles réguliers, les sutures superficielles seront superflues. Il est préférable d'avoir pour cette opération du fil d'argent une fois ou deux plus gros que celui qu'on emploie généralement, afin de donner plus de soutien aux parties. Je laisse à chaque suture tordue une longueur d'environ 8 centimètres, et lorsque l'opération est terminée, je fixe ensemble les extrémités de toutes les sutures, comme le sont les tiges radiales d'un éventail ouvert. Ces extrémités peuvent être réunies en glissant sur elles un petit morceau de tube de caoutchouc (voir fig. 103) et en repliant alors en arrière l'extrémité de l'une des sutures afin de l'empêcher de s'échapper ; on peut encore enrouler sur elles un petit morceau de fil métallique garni d'un peu de coton à ses extrémités. En adoptant cette manière de faire, on risque moins qu'une suture laissée libre ne détermine des abcès des lèvres ou une irritation accidentelle.

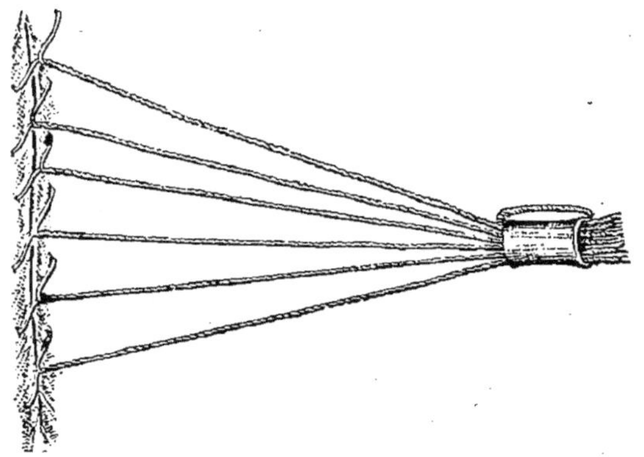

Fig. 103. — Méthode pour fixer les extrémités des sutures.

Traitement consécutif.

La malade doit être tenue au lit les genoux attachés et séparés par un coussinet mou. On évacuera l'urine avec soin, afin de l'empêcher de s'écouler sur les surfaces en train de se cicatriser. La meilleure manière de procéder est de fléchir les cuisses sur l'abdomen, comme au moment de l'opération, et de ne pas enlever le bandage des genoux. Lorsqu'on retire le cathéter, il faut avoir soin de placer au-dessous de l'urètre l'index recouvert d'une mousseline molle ou d'un morceau de toile, de façon à recevoir l'urine qui goutterait sur la plaie. Il faut aussi prendre la précaution de fermer l'extrémité de l'instrument en y appliquant le doigt. Les auteurs ne sont pas d'accord en ce qui regarde la nécessité de l'emploi du cathéter, et en ce qui touche aux effets de l'urine qui s'écoule sur des surfaces en voie de cicatrisation. Je voudrais bien pouvoir me dispenser de l'emploi du cathéter, si c'était possible, mais il est certain que c'est lorsque je m'en suis servi que j'ai obtenu les meilleurs résultats ; en sorte que malgré tous ses inconvénients il me faut préconiser son emploi, à moins qu'il ne soit absolument contre-indiqué. Le simple passage de l'urine fraîche sur une plaie n'est pas en lui-même une source d'irritation, mais il le devient lorsqu'elle a reposé, et lorsque ses sels se déposent sur la surface qui se cicatrise. Si on pouvait convenablement nettoyer les parties après que l'urine a été rendue dans un bassin, on pourrait se dispenser de l'emploi d'un cathéter. Mais nous ne pouvons empêcher qu'une certaine quantité d'urine ne passe en arrière dans le vagin, et il est même probable qu'elle se trouvera une voie entre les tissus qui ont été mis en contact. Mais si l'urètre devenait irritable, ou s'il survenait quelque chose d'autre qui rendit l'emploi du cathéter impossible, il serait nécessaire de prendre plus de soins de propreté que d'habitude, lorsque la vessie a été vidée, et avant d'enlever le bassin la garde devrait faire couler dans le vagin une pinte au moins d'eau tiède. La canule de la seringue devra être introduite tout contre l'urètre, et être maintenue dans cette position, de façon qu'elle ne se mette pas en contact avec la ligne d'union. On peut protéger efficacement les parties en ayant soin de les couvrir d'une couche abondante de vaseline ou de quelque onguent simple d'une consistance telle qu'il puisse rester sur la surface. On peut l'appliquer non seulement sur les lèvres, mais aussi le long de la ligne d'union, et dans le vagin qui est la partie la plus exposée à l'action de l'urine. Une large application de vaseline ou de cold-cream sur les lèvres augmentera notablement le bien-être de la malade en abaissant la température des parties, et il faudrait en user même si elles n'avaient pas besoin d'être protégées. Comme les intestins peuvent être mis en mouvement sans troubler matériellement la ligne d'union, on peut laisser aller les malades à la garde-robe si elles en ont besoin, mais il est préférable de les mettre à la diète, si c'est possible, de façon à amener de la constipation pendant plusieurs jours. On ne donnera l'opium sous aucune forme, à moins que cela ne soit nécessaire. La malade peut changer de position et se mettre sur l'un ou l'autre côté sans danger pour les sutures, aussi longtemps que les jambes sont maintenues en contact. J'apprends, à l'avance, à la malade à bien relever les membres, et à se rouler ensuite sur le côté en soulevant le matelas d'une main au niveau de l'épaule, et de l'autre au niveau de la hanche. De cette manière très simple, la malade peut se bouger tout en se dérangeant fort peu. Si elle désire changer de position sans se tourner complètement sur le côté, on peut placer sous le matelas un traversin ou plusieurs oreillers, de façon à soutenir le corps de la malade à un angle quelconque. Les parties seront suffisamment cicatrisées le septième jour pour qu'on puisse enlever les sutures. Pour procéder à cet enlèvement, il sera nécessaire de placer la malade sur une table, sur le dos, les pieds relevés. Comme il ne serait pas prudent de séparer les parties pour amener les anses de fil sous les yeux, il sera nécessaire de se fier un peu au sens du toucher. Il nous faut d'abord enlever le morceau de tube en sectionnant la masse des sutures en travers, ce qui libérera leurs extrémités. On peut alors saisir la suture la plus infé-rieure avec une pince et la diriger doucement du côté droit, tandis qu'on glisse les lames d'une paire de ciseaux pointus le long du côté gauche de la suture à la recherche de l'anse. On s'efforce ensuite de faire pénétrer l'anse entre les pointes des ciseaux, tout près de la portion tordue, et on peut généralement sentir avec certitude lorsqu'on l'a saisie. Il faut s'en assurer autant que possible, car il serait malencontreux de couper la portion tordue, laissant l'anse fixée dans les tissus, ce qui causerait par la suite de l'irri-tation et des ennuis. On ne peut toujours être certain de n'avoir saisi que l'anse, mais, règle générale, en fermant doucement les pointes des ciseaux, on peut faire la différence par le degré de résistance, entre le simple bout de fil et la portion tordue qui a une épaisseur double. Lorsque l'anse a été coupée, la suture doit être retirée des tissus de manière à causer aussi peu d'irritation que possible, et sans séparer les surfaces récemment unies. Si on retire le fil à travers la lèvre du même côté où l'anse a été coupée, elle continuera à maintenir les parties en contact jusqu'à sa sortie. Ces dernières peuvent aussi être soutenues et protégées par un aide qui presserait ou maintiendrait les lèvres réunies jusqu'à ce que toutes les sutures aient été enlevées.

Il est quelquefois excessivement difficile d'enlever ces sutures lorsqu'elles sont ensevelies, comme elles le sont toujours, dans les tissus gonflés, sans se donner beaucoup de peine ou sans ouvrir les parties. En prenant toutes les précautions nécessaires, la portion tordue de la suture peut être coupée, laissant l'anse dans les tissus causer dans la suite de l'irritation, et quelquefois les tissus se séparent pendant les tentatives faites pour trouver la portion perdue de la suture.

Le Dr Bache Emmet a récemment triomphé de la difficulté par un moyen très simple.

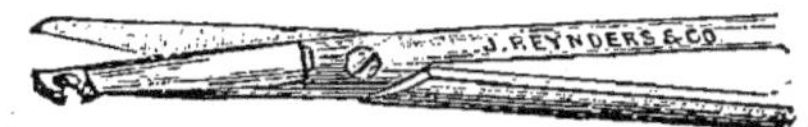

Fig. 104. — Pince à couper le fil métallique de Bache Emmet.

La figure 104 représente une paire de ciseaux ou de pinces coupantes possédant près de la pointe de la branche inférieure une encoche d'une étendue appropriée et d'une profondeur assez grande pour permettre le passage facile du fil métallique. Pour bien se servir de l'instrument, il faut saisir l'extrémité de la suture tordue avec une pince, et engager l'encoche de l'instrument sur le fil en même temps qu'on tient la pince coupante de telle façon que l'encoche soit placée horizontalement par rapport à la suture et courre librement. En la faisant glisser le long de la portion tordue de la suture aussi loin qu'elle peut aller, on coupe le fil avec la certitude que seule une portion de l'anse peut être saisie par les branches de la pince coupante.

Pendant une semaine après l'enlèvement des sutures, les jambes resteront attachées ensemble, et à ce moment on pourra laisser de côté le bandage, si ce n'est pendant la nuit où il sera bon de l'appliquer quelque temps encore. Règle générale, on ne permettra pas à la malade de se lever avant deux semaines, et si on ne craint pas que la santé générale se ressente d'un repos prolongé au lit, il y aura avantage à l'y maintenir encore une semaine.

A mesure que la malade reprendra ses occupations, sa situation devra être étroitement surveillée. Si on découvrait la plus légère tendance à la rétroversion, il faudrait corriger la position de l'utérus, et approprier un pessaire qui correspondît au mauvais état du vagin. Si on négligeait cette précaution et si l'utérus se plaçait en rétroversion, ce ne serait qu'une question de temps pour que tout soit perdu et que l'état primitif se reproduise.

Nous avons complètement étudié le cortège habituel des symptômes dus au relâchement des parois du vagin ou à une déchirure du périnée. Outre ces symptômes, on rencontrera de temps en temps des cas de troubles réflexes, qui réclament une opération d'une façon plus urgente que dans les circonstances ordinaires. J'ai vu plusieurs cas où l'existence de cicatrices dans les tissus formant le périnée agissait sur le système nerveux au point de changer complétement le caractère des femmes ; et cependant elles n'avaient pas conscience d'une gêne locale quelconque.

Le périnée est abondamment fourni de vaisseaux et de nerfs, comprenant des branches du système sympathique, qui se distribuent très largement aux tissus érectiles avoisinants. La présence de nerfs sympathiques explique l'irritation réflexe produite si souvent par le tissu cicatriciel dans le périnée. Que l'irritation réflexe n'émane pas du périnée comme effet d'une cause efficiente locale, cela ne peut être mis en question. C'est un fait bien connu qu'on peut exciter les contractions de l'utérus pendant la marche du travail, soit en pressant sur le périnée, soit en le refoulant en arrière. Lorsqu'une déchirure a été assez étendue, pour qu'après la cicatrisation il reste une surface cicatricielle dense, le plus profond degré d'anesthésie peut à peine calmer l'irritation déterminée par la traction qu'on exerce nécessairement quand on se sert du spéculum de Sims.

J'ai été obligé de différer une opération pour la fistule vésico-vaginale, dans un cas ou le périnée était dans cet état, bien que la malade eût été complétement éthérisée. Aussitôt qu'on exerçait la plus légère traction sur le périnée, la malade s'allongeait immédiatement de toute sa longueur, et on ne pouvait la maintenir en place par force. J'ai été plus tard obligé d'opérer dans ces cas, la malade étant sous l'influence de l'opium et incapable d'exercer sa volonté.

Dans le chapitre précédent, j'ai décrit une opération pour rendre au vagin relâché ses dimensions naturelles, état qui, à ce qu'on supposait, était dû à une distension exagérée de l'aponévrose pelvienne, ou à une déchirure, en un point quelconque, de l'aponévrose et du muscle. Tandis que les médecins en général l'ont attribué à la déchirure du périnée, je me suis efforcé de montrer que la déchirure des parties molles était, règle générale, peu étendue, et qu'il était excessivement douteux que le périnée puisse être déchiré sans que la déchirure s'étendit à travers le sphincter anal.

Dans le présent chapitre, j'ai décrit tout au long l'opération que je préconise pour fermer la déchirure incomplète du périnée. Ce procédé a été peu à peu perfectionné d'année en année, et seulement après que j'eusse appris par l'observation qu'il était nécessaire de comprendre par une section transversale la paroi postérieure du vagin. On avive essentiellement la même étendue de surface vaginale dans l'une et l'autre opération, on lui donne aussi la même forme en trèfle, seulement dans la première, ou opération vaginale, on avive moins de tissu labial en avant de l'hymen, tout en unissant exactement la même surface dans l'une et l'autre opération. Le but est donc le même, soit que l'une soit pratiquée dans le dessein de diminuer l'étendue du vagin au moyen d'un pli en croissant ou transversal, formé sur la paroi postérieure du vagin, qu'on unit à la face interne du diaphragme pelvien ; soit qu'on amène la même surface que dans la rectocèle derrière les lèvres, en vue de fermer une déchirure incomplète du périnée. La seule différence réside dans la direction et la manière d'introduire les sutures. On peut introduire des sutures profondes de dehors en dedans à travers les lèvres, de la manière habituelle, et en obtenir de bons résultats. Mais les avantages sont tous en faveur de la manière d'opérer dans laquelle les sutures sont introduites dans le vagin. Il ne peut y avoir de comparaison comme avantage pour la malade, qui est exempte des souffrances qui accompagnent toujours la présence des sutures dans les tissus des lèvres. L'opération est plus facile à exécuter, quoique les détails puissent la rendre plus fatigante, et elle présente un avantage important, c'est qu'une garde habile n'est pas nécessaire après l'opération si la malade est capable d'uriner sur un bassin. De plus, je crois qu'on peut guérir un plus grand nombre de malades en employant cette méthode que par n'importe quelle autre opération qui comprendrait aussi la rectocèle.

[Dans les cas de déchirure incomplète du périnée, la réunion se fait très souvent spontanément; cependant, lorsque la déchirure est assez étendue, il est prudent d'appliquer quelques serres fines ou de faire deux ou trois points de suture. Il arrive parfois que malgré tout, la réunion ne se fait pas et que la vulve reste largement ouverte. Le sphincter n'étant pas atteint, les matières fécales peuvent être facilement retenues. Il n'en est pas moins vrai que cet état présente des inconvénients notables dus à l'absence de soutien de l'utérus qui s'abaisse et peut devenir procident. Il y a donc intérêt, dans ces cas, à réparer le périnée. Un certain nombre de procédés ont été préconisés dans ce but; nous ne donnerons ici que celui du Dr Leblond, médecin de Saint-Lazare, en raison de sa grande simplicité et de ses excellents résultats. Nous extrayons la description suivante du Mémoire de M. Leblond[1] :

« La malade, étant anesthésiée au moyen du chloroforme, et placée dans la position requise pour l'examen au spéculum, on introduit un spéculum de Sims, dont on appuie la convexité sur la paroi antérieure du vagin. Les tissus sont ensuite tendus de chaque côté par les mains d'un aide. L'avivement, ayant la forme d'un croissant à extrémités arrondies, présentait environ 3 centimètres dans sa partie moyenne. La ligne convexe du croissant correspondait au point de jonction de la peau avec le vagin, et les extrémités du croissant remontaient sur la face interne des grandes lèvres, à 1 centimètre et demi environ au-dessous du niveau du méat urinaire. Après que le sang eut été bien étanché et qu'on se fut assuré qu'aucun point n'avait échappé à l'avivement, on procéda au passage des sutures.

« La suture fut pratiquée au moyen d'une grosse aiguille courbe, armée d'un fil d'argent assez fort, et montée sur un porte-aiguille.

« L'opérateur, ayant préalablement placé dans le rectum l'index de la main gauche, fit pénétrer l'aiguille vers la corne gauche du croissant, et fit cheminer cette aiguille dans l'épaisseur des tissus, en suivant le bord concave du croissant et de manière à la faire ressortir à l'extrémité de la corne droite. Ce premier fil une fois introduit, on en plaça trois autres à égale distance les uns des autres. Ces trois derniers fils suivaient une direction différente du premier, ils pénétraient dans la peau à 8 millimètres environ en dehors

---

[1] Leblond, *Annales de gynécologie*, septembre 1880.

de la surface d'avivement, puis ressortaient à 5 ou 6 millimètres du bord
gauche de l'avivement.

On faisait de nouveau pénétrer l'aiguille dans la surface d'avivement à
5 ou 6 millimètres de son bord droit, et ressortir sur la peau à 8 millimètres
à droite; de la sorte, la partie moyenne du fil se trouvait libre. Les deux
derniers fils furent ensuite passés de la même manière. (La figure 105 indique
la disposition des fils.)

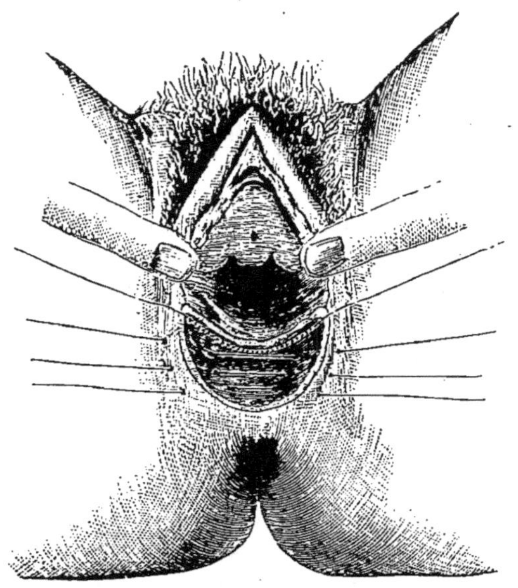

Fig. 105. — Disposition des fils dans le procédé du Dr Leblond.

On serra d'abord le fil supérieur, qui fronça les tissus à la manière d'un
fil passé dans le bord d'une bourse, et on opéra la torsion de ce fil. Lorsque le fil fut serré, la partie avivée formait un entonnoir dont la paroi supérieure était constituée par le tissu vaginal que cette première suture avait
attiré en bas par glissement. Les trois dernières sutures une fois serrées
amenèrent au contact les parois latérales de cet entonnoir.

Quand la suture fut terminée, on put voir que la paroi inférieure du vagin
se continuait avec la peau non avivée, sans former le moindre cul-de-sac en
arrière de la nouvelle fourchette. Cette disposition devait laisser une libre
sortie aux liquides venant du vagin, en formant une sorte de pont qui les
amenait au dehors et les empêchait de s'infiltrer à travers les points de suture. »]

CHAPITRE XXII

DÉCHIRURE DU PÉRINÉE

Déchirure du périnée á travers le sphincter de l'anus; son opération.

L'étude de cette lésion suit naturellement celle de la déchirure traitée dans le chapitre précédent, car elle n'est dans certains cas que l'extension du même traumatisme.

En raison de l'étendue du dommage subi, dans les circonstances ordinaires, tout en reconnaissant l'exagération causée par le roulement en dehors des parois vaginales, nous n'appliquerons le terme de déchirure du périnée qu'à la lésion comprenant le muscle sphincter de l'anus.

Étiologie.

Dans le tableau qui accompagne ce chapitre, nous donnons le relevé de cinquante-trois cas de déchirure complète à travers le sphincter de l'anus. Ces cas furent traités dans mon hôpital privé, mais ne constituent qu'une partie du total, car il y a eu d'autres cas dont les observations étaient si incomplètes qu'elles n'ont pu être utilisées.

Pour que ce tableau puisse être aisément compris, le lecteur doit être informé que sur les cinquante-trois malades traitées, quarante-quatre seulement furent capables d'indiquer l'âge auquel elles étaient devenues pubères, et quarante-cinq, la date de leur mariage. Il doit savoir aussi que les moyennes placées immédiatement au-dessous de ces nombres sont prises sur ces nombres, et non sur le nombre total des cas traités.

Le premier fait qui ressort de ce tableau c'est le jeune âge des femmes qui ont subi ce traumatisme plusieurs années avant qu'on y ait porté remède. Ce fait est plus particulièrement intéressant si on le compare à l'âge moyen des femmes qui ont passé par les différentes périodes de la procidence.

L'âge moyen de la puberté est essentiellement le même que celui qui a été trouvé comme étant la moyenne générale pour les femmes des classes élevées.

Le mariage eut lieu deux ans plus tard que la moyenne trouvée pour les femmes qui ont été atteintes de cystocèle ou de procidence, tandis que l'âge au moment du mariage a été à peu près celui qu'on a trouvé comme moyenne pour les femmes atteintes de rectocèles qui ont été traitées dans mon hôpital privé. L'âge moyen au moment du mariage dépassant beaucoup la moyenne générale pour toutes les femmes, il est naturel d'en inférer que ce traumatisme a quelque rapport avec le mariage contracté tard dans la

TABLEAU XXXII. — DÉCHIRURES A TRAVERS LE SPHINCTER DE L'ANUS

| | AGE AU MOMENT | | | NOMBRE DE GROSSESSES | | | | NOMBRE TOTAL DES GROSSESSES ET NOMBRE MOYEN DES ENFANTS | LONGUEUR DU TEMPS QUI S'EST ÉCOULÉ DEPUIS LA RÉCEPTION DU TRAUMATISME | NOMBRE TOTAL DES ANNÉES ET MOYENNE DEPUIS LA DERNIÈRE GROSSESSE | MÉNOPAUSE | | AGE AU MOMENT DU TRAUMATISME | LONGUEUR MOYENNE DE TRAVAIL PENDANT LEQUEL LE TRAUMATISME S'EST PRODUIT | CARACTÈRES DU TRAVAIL AU MOMENT OÙ LE TRAUMATISME S'EST PRODUIT | | | | | | | |
| | | | | AVANT | | APRÈS | | | | | | | | | | | | | | | | |
	DE L'ADMISSION	DE LA PUBERTÉ	DU MARIAGE	ENFANTS	FAUSSES COUCHES	ENFANTS	FAUSSES COUCHES				NOMBRE ET AGE	TEMPS EN MOIS ET MOYENNE EN ANNÉES			NON ÉTABLI	RAPIDE	LENT	FORCEPS	VERSION	CRANIOTOMIE	GROSSESSES DOUBLES	ENFANTS VOLUMINEUX
Hôpital privé Nombre.	53	44	45	53	8	11	7	128	53	135	2	87	51	53	8	3	4	33	2	1	2	13
Moyenne.	31.55	14.18	23.40	1.75	1.12	1.54	1.28	2.41	4.65	9.43	45.50	3.50	27.01	1.73								

vie. Cependant, d'un autre côté, on ne trouve que 32 pour 100 du nombre total des femmes qui ont été atteintes de déchirure à travers le muscle sphincter, qui se soient mariées après l'âge de vingt-cinq ans.

Le nombre proportionnel des enfants mis au monde par les femmes qui ont été atteintes de ce traumatisme est environ la moitié de celui des enfants que mirent au monde les femmes qui eurent ultérieurement une procidence, et la proportion est à peu près la même si on prend la moyenne avant l'opération ou sur le nombre total.

La longueur moyenne du temps qui s'est écoulé après la production du traumatisme et de celui qui s'est écoulé depuis la naissance du dernier enfant sont beaucoup moindres que dans le cas de procidence. Cependant, l'état de la malade, comme on pourrait naturellement le supposer, ne semble pas avoir été un obstacle si grand à l'imprégnation que le prolapsus à ses différentes périodes. La proportion des femmes qui furent blessées à leur premier accouchement a été de 77,35 pour 100.

En ce qui touche à la manière dont les femmes furent accouchées, trente-trois femmes, ou 62,11 pour 100, furent accouchées au moyen du forceps. Cette proportion a été prise sur le nombre total qui comprenait quatre cas pour lesquels on ne possédait pas de renseignements sur le travail. La proportion des enfants très volumineux a été plus grande que d'habitude, et dans tous les cas on dut se servir du forceps pour terminer l'accouchement. La craniotomie fut pratiquée dans un cas où le bassin était très rétréci. On n'a noté que dix-huit cas de déchirure du col, nombre que l'observation future, j'en suis convaincu, montrera être au-dessous de la proportion habituelle.

J'ai soutenu pendant nombre d'années l'opinion que lorsque le sphincter de l'anus avait été déchiré ainsi que la cloison recto-vaginale sur une longueur plus ou moins grande, et que le travail s'était terminé sans l'aide d'instruments, j'ai soutenu, dis-je, que la déchirure commençait par la cloison rectale, était causée, ainsi que je le supposais, par le refoulement des tissus en avant de la tête, comme cela se voit souvent par l'inversion de l'anus, et que commençant par ces tissus, la déchirure s'étendait de dedans en dehors au périnée.

Telle n'est pas la règle, cependant, quand on se sert du forceps, à moins que les bords des cuillers ne soient trop minces, et que les parties soient coupées en élevant trop rapidement les mains pour extraire la tête. Le périnée est certainement fréquemment déchiré quand on termine l'accouchement avec des instruments, mais c'est là une observation commune que la déchirure commence par la fourchette et s'étend ensuite en dedans. Ce résultat suit très souvent le procédé critiquable qui consiste à terminer l'accouchement avec le forceps, au lieu de l'aider en amenant la tête en bas en un point où la nature pourrait terminer le travail sans accident.

Pendant les vingt dernières années, j'ai rencontré quatre cas au *Woman's Hospital*, et un, je pense, dans ma pratique privée, où le sphincter de l'anus et la cloison rectale avaient été déchirés, au point de permettre le passage de l'enfant par le rectum. Dans tous ces cas, la fourchette était restée intacte, et ne fut pas divisée jusqu'au moment où je fis l'opération réparatrice.

La cloison recto-vaginale se fend fréquemment et la fente s'arrête un peu
en avant du sphincter de l'anus, sans atteindre la surface vaginale ni la
surface rectale, état que j'ai comparé à l'écartement d'un rideau ; le rectum
peut faire prolapsus à travers cette fente comme dans une rectocèle. Lorsque
la plaie a été un peu limitée comme étendue, il est facile de découvrir l'espace
triangulaire immédiatement en arrière du sphincter de l'anus, en introduisant un doigt dans le rectum et un autre dans le vagin ; ils se trouvent alors
séparés par une épaisseur de tissu si minime qu'on se rend parfaitement
compte de la lésion.

Je puis ajouter une preuve à l'appui de l'exactitude de cette idée que les
déchirures profondes s'étendent à travers le rectum avant d'atteindre le
périnée ; je citerai plus tard un cas où le sphincter de l'anus fut déchiré obliquement en arrière, dans le tissu connectif du bassin, ce qui eut pour effet,
en délivrant les parties de toute résistance de permettre à l'accouchement
de se terminer sans la plus légère déchirure de la fourchette.

Traitement préparatoire.

Dans les cas simples, le résultat donné par l'opération, tout en étant
heureux, varie souvent cependant suivant la perfection avec laquelle elle
aura été conduite, et le bien-être de la malade en dépend beaucoup. Le point
le plus important c'est que la malade ait les intestins bien libres. Il est
nécessaire qu'il passe par le rectum, après l'opération, le moins possible de
matières fécales, et que la malade ne soit pas tourmentée par l'accumulation des gaz, qui s'efforceraient de se frayer un chemin entre les sutures et
de maintenir un canal ouvert pour leur échappement. Chaque jour, pendant la
semaine qui précédera l'opération, on fera prendre par la bouche 1^{gr},25
de fiel de bœuf épaissi. Il sera bon d'administrer le soir tous les deux jours
un purgatif de rhubarbe et de carbonate de soude. Mais on fera bien de
prendre encore une autre précaution, surtout lorsque la malade aura
une mise négligée, ce sera d'administrer, dans la position génupectorale, un
grand lavement d'eau chaude, dans laquelle on aura dissous une quantité
suffisante de fiel de bœuf frais. On donnera ce lavement lentement, et on
fera rester la malade dans cette position, si c'est possible, quinze à vingt
minutes ; il n'y a rien d'aussi efficace, car les scybales et toutes les parties
solides deviennent liquides au contact de la solution de fiel. Alors, au moyen
d'une dose modérée d'huile de ricin qu'on donnera plus tard, mais assez
longtemps avant le moment de l'opération pour que l'effet du médicament ait
cessé, on aura placé la malade dans les meilleures conditions possibles.

Opération.

Pendant l'automne de 1882, et pendant l'année suivante, j'étudiai l'emploi
du tube rectal. Cet instrument qui avait à peu près le volume d'une bougie

n° 12, avait été employé par le Dr Sims en vue de donner un libre cours à l'échappement des gaz. Lorsque les opérations manquaient, laissant une ouverture recto-vaginale immédiatement en arrière du sphincter de l'anus, on l'attribuait généralement à l'obstruction du tube par les fèces, et on supposait quelquefois que la garde, par manque de soin, avait enfoncé le tube dans le vagin entre les sutures. M'étant moi-même familiarisé avec ces détails, le tube rectal me parut de moins en moins nécessaire, étant donné qu'il était presque impossible de le maintenir libre. Je commençai mes expériences en substituant au tube un petit bâtonnet ayant le même diamètre que lui. On le fixait dans le rectum, ce qui lui permettait de rester en place pendant plusieurs jours ; l'opération de la déchirure réussissait. J'augmentai le volume du bâtonnet et je réussis dans plusieurs cas ; mais lorsque son diamètre excéda celui du petit doigt, il détermina de l'irritation et l'opération manqua. Je me servis ensuite d'une section de sonde en cuivre, dont le diamètre était un peu moindre que la moitié de celui du tube rectal primitif. Ce petit corps étranger était une grande source d'irritation et l'opération manquait. Pendant plusieurs années, je fus en peine d'une explication, en dehors de la supposition que le tube relâchait le sphincter ; cependant l'expérience m'enseigna bientôt comme je l'avais établi, qu'il y avait une limite en dehors de laquelle tout accroissement de volume causait de l'irritation. Ma conclusion fut qu'il ne fallait employer ni tube ni tampon, et je continuai à opérer jusqu'au commencement de 1870, avec un succès variable, sans pouvoir cependant expliquer pourquoi j'obtenais tantôt un succès, tantôt un insuccès. Dans un grand nombre de cas, les fibres musculaires ne s'étaient pas réunies, quoique le périnée pût avoir été restauré, et la déchirure de la cloison recto-vaginale eût été fermée par l'opération. Me rendre compte de la cause de l'insuccès et chercher le moyen d'y obvier, ce fut ce qui occupa mon esprit pendant des années. Pour arriver à me rendre compte d'un état aussi simple, comme je l'expliquerai, j'eus à dépenser plus de réflexions que je n'en ai jamais accordé à aucun autre sujet médical.

Au commencement de 1873, je publiai [1] un Mémoire dans lequel je donnai la cause des insuccès et décrivis une nouvelle opération ; je n'ai aujourd'hui que peu de choses à y ajouter.

Lorsque le périnée et l'anneau musculaire qui forme le sphincter de l'anus ont été déchirés, ils laissent une ouverture triangulaire qui bâille. La base de cette ouverture est formée par le muscle déchiré, et le sommet par la limite de la déchirure de la cloison recto-vaginale. Pour la facilité de la démonstration, je vais décrire la forme du muscle divisé. Les fibres qui formaient la surface interne du cercle alors que le muscle était dans son intégrité se seront raccourcies graduellement, plus que celles qui occupaient le bord externe qui reste attaché aux tissus environnants, parce que les fibres musculaires se rétractent toujours lorsqu'elles ont été libérées de leurs attaches. En jetant un coup d'œil sur le diagramme, figure 106, on verra que les extrémités du muscle sont arrondies et que les fibres musculaires les plus

[1] Emmet, *Laceration of the perineum, involving the sphincter ani, an operation for securing union of the muscle (Medical Record*, March 15, 1873).

rapprochées de la membrane muqueuse du rectum se sont rétractées plus
que les autres. Par suite du raccourcissement des fibres internes, il se forme
une surface convexe, et le muscle ne ressemble plus à un parallélogramme
qui était la forme primitive qu'il avait immédiatement avant sa rupture. Ce
raccourcissement des fibres du muscle a été jusqu'ici entièrement méconnu,
et c'est à cette cause que nous devons attribuer le manque de rétablissement
de l'action du sphincter sur l'échappement des gaz et du contenu des intestins
lorsqu'il est à l'état liquide; tel sera toujours le résultat si l'opérateur n'étend
la surface dénudée que de la partie supérieure à A B, la limite apparente de
la déchirure, parce qu'il n'y a qu'une petite portion des extrémités du muscle
qui puisse ainsi être mise en contact.

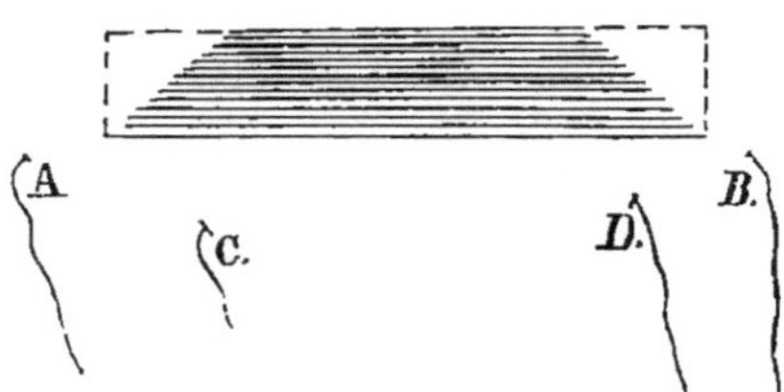

Fig. 106. — Diagramme montrant la rétraction des fibres après la rupture du muscle.

Après que les bords du muscle ont été convenablement avivés, le temps le
plus important de l'opération est de bien introduire la première suture
par rapport aux bords du muscle divisé. Si la première suture est introduite
suivant la ligne qui est un peu en dehors de A B, figure 106, et au point qui
semble le plus convenable, une petite partie du muscle seulement sera rapprochée. La figure 107 montre l'état des parties lorsqu'elles ont été ainsi
réunies par une suture qu'on a introduite en A B; elle montre aussi qu'on
ne rétablit pas les fonctions du sphincter. Si on introduit la suture à quelque
distance derrière le bord du muscle, aux points C D (fig. 108), on obtiendra
un résultat différent. Si on examine la figure 108, on voit qu'en tordant les
sutures, les bords du sphincter seront relevés et amenés en contact parfait.
Lorsqu'on passe la suture en arrière des bords du muscle et autour de
la déchirure dans la cloison recto-vaginale, les bords du muscle seront
relevés lorsqu'on la serrera. Comme cette suture se porte obliquement en
arrière à travers l'extrémité rectale, il semble, à première vue, qu'il doive
être impossible qu'elle puisse être tordue sans fermer l'anus. Il n'en est pas
ainsi cependant, car les extrémités du muscle sont attirées en haut quand on
serre la suture, lorsqu'elle est passée en haut à travers la cloison recto-
vaginale qui, relativement, est un point fixe.

On voit bien sur la figure 108 que cette suture, lorsqu'elle est tordue, est bien
située au-dessus de l'anus. Comme le rectum se porte immédiatement dans
la concavité sacrée, on n'empiète en aucune façon sur l'orifice. Lorsque cette
suture est fixée, elle tend à rouler les tissus en haut et en dehors, du rectum
vers le vagin. Ce procédé a pour effet d'amener nécessairement en contact
au-dessous du bord de la déchirure et sur son trajet, une portion de la mem-

brane muqueuse non dénudée du rectum. Cette suture agit par conséquent comme une sauvegarde le long de la portion rectale, en diminuant la tension de la seconde suture. Elle est aussi une protection contre la tendance des gaz à se frayer un passage dans le vagin. Dans mes opérations antérieures, cette seconde suture passée sur le même plan que le bord de la déchirure à travers le rectum était le premier et principal soutien. Je remarquais alors souvent, lorsque les autres sutures placées au-dessus étaient fixées, que les tissus étaient refoulés en bas. Il en résultait que l'anse de cette première suture était refoulée en dehors, et qu'une grande partie du tissu dénudé s'enroulait alors dans le rectum. C'était là la cause de la production fréquente d'une petite fistule recto-vaginale, au point le plus mince de la cloison. Cette ouverture était généralement située immédiatement en arrière du sphincter et était difficile à fermer en raison de l'action constante du sphincter.

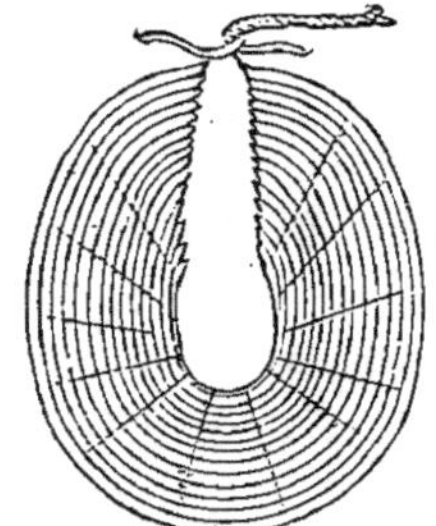

Fig. 107. — Diagramme montrant comment il ne faut pas introduire les sutures.

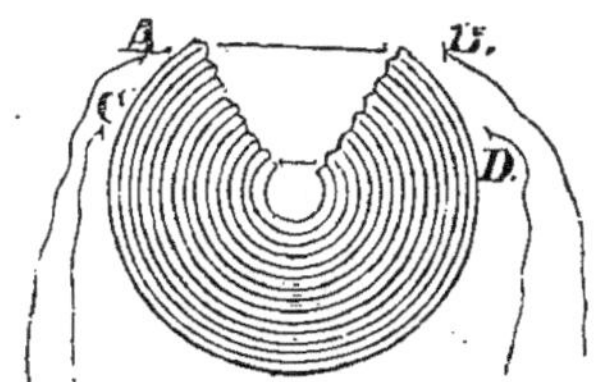

Fig. 108. — Figure montrant comment il faut introduire les sutures.

On s'explique aujourd'hui l'effet bienfaisant du tube rectal, ou de n'importe quel autre corps rond laissé dans l'anus, lorsque le volume de l'instrument était insuffisant pour devenir une source d'irritation. Quand, par accident, il arrivait que les fibres rétractées du muscle sphincter de l'anus étaient dénudées, la présence d'un corps arrondi aidait grandement au succès de l'opération. Il ne pouvait, naturellement, être toléré dans l'anus qu'aussi longtemps que le muscle était relâché. Son action était de relever les bords avivés, puisqu'il occupait un certain espace, et il aidait ainsi les sutures placées au-dessus à maintenir ces surfaces en contact. Lorsque les fibres n'étaient pas dénudées, aucune union du muscle ne pouvait se produire, bien que le périnée et la cloison pussent facilement s'unir.

La position qu'il est nécessaire de donner à la malade pour l'opération, ainsi que tous les autres détails, sont essentiellement les mêmes que ceux qui ont été décrits pour la fermeture de la déchirure incomplète du périnée. Les surfaces qui ont été déchirées et qui de nouveau doivent être avivées, sont généralement indiquées par un léger vernis cicatriciel. Dans les circonstances ordinaires, à moins qu'il ne soit fait une escarre, il ne sera pas difficile d'en déterminer l'étendue. Comme les bords de la déchirure à travers la cloison doivent être avivés avec soin, il est essentiel de commencer par le point le plus déclive ; on évite ainsi d'être gêné par l'écoulement du sang sur les parties qu'on a encore à aviver.

Si nous examinons avec soin les extrémités du muscle déchiré, nous trouverons un léger creux, une dépression à chaque extrémité, qui a été causée par la rétraction d'une portion de ses fibres. Il est nécessaire d'aviver ces surfaces, car, en le faisant, nous dénudons les extrémités du muscle le long des espaces situés entre les angles pointillés qu'on peut voir sur la figure 106. On commencera l'opération en accrochant avec un ténaculum les tissus en l'un de ces points et on en enlèvera une portion avec une paire de ciseaux, en même temps qu'une bandelette étroite tout autour de la déchirure jusqu'à l'extrémité opposée du muscle. La bandelette doit être enlevée aussi près du bord de la membrane muqueuse du rectum qu'il est possible de le faire sans la blesser. Lorsque la déchirure de la cloison recto-vaginale se termine en un bord taillé en biseau, il est nécessaire d'enlever une portion de la membrane muqueuse du vagin afin d'arriver à avoir une épaisseur suffisante.

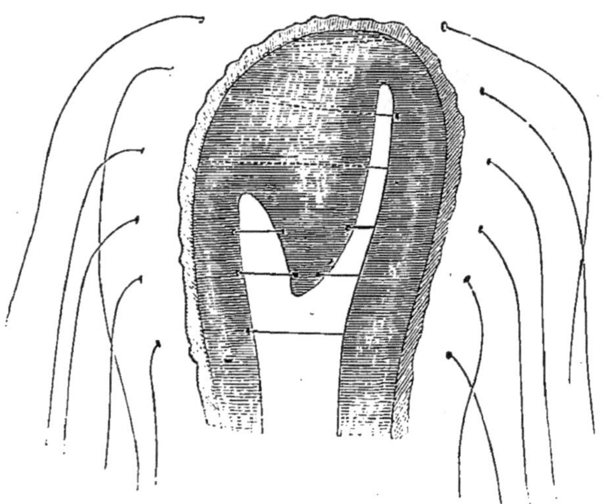

Fig. 109. — Diagramme montrant la direction des sutures dans une déchirure bifurquée de la cloison recto-vaginale

On trouve quelquefois une déchirure de la cloison recto-vaginale se bifurquant à son extrémité et l'une des branches de bifurcation étant plus longue que l'autre. Dans ce cas, nous aurions bien probablement un insuccès si nous nous limitions à l'épaisseur des parois de la déchirure. Il est nécessaire de dénuder une portion suffisante de tissu aux dépens de la surface vaginale pour comprendre les deux fissures, comme le montre la figure 109. On introduira les sutures à des intervalles réguliers sans s'inquiéter de la bifurcation ; lorsque les sutures seront fixées, les surfaces vaginales avivées seront réunies sur la ligne médiane comme s'il n'y avait eu qu'une déchirure plus simple. On peut fermer une déchirure ainsi conformée par des sutures interrompues, comme nous le décrirons plus tard, ou par des sutures profondes introduites à travers les lèvres et à travers la déchirure, à intervalles réguliers.

Lorsqu'on pratique l'opération habituelle, l'aiguille doit être introduite derrière le bord du muscle à gauche, au point D (fig. 100). On la fait alors glisser autour de l'angle de la déchirure dans la cloison, vers le point de sortie en C, et cela se fait en tournant graduellement la pince par un mouvement du poignet. Comme dans la déchirure du périnée, il est nécessaire que l'index de la main soit introduit dans le rectum. Lorsque la pointe de l'aiguille ponctionne la peau à sa sortie, le doigt peut être retiré du rectum pour aider au passage de l'aiguille. On peut faciliter ce passage en exerçant une contre-pression avec le crochet mousse ou en faisant glisser les tissus en arrière avec les doigts suffisamment pour que l'aiguille puisse être saisie avec la pince et retirée. La seconde suture doit être introduite immédiatement en dehors de l'extrémité du muscle, et dans le même plan que le bord rectal divisé de la déchirure. La troisième suture doit fixer le bord vaginal de la déchirure. Il faut s'arranger de façon à comprendre une certaine quantité de tissus, et à glisser autour de l'angle de la déchirure à quelque distance en dehors du trajet de la première et de la seconde suture. Cela est nécessaire parce que cette suture est une des plus susceptibles de couper la cloison recto-vaginale et de laisser une fistule. Les autres sutures seront introduites comme dans une déchirure simple du périnée.

Il est nécessaire de fixer d'abord la suture la plus inférieure C D. Cela se fait en saisissant les extrémités du fil métallique à une distance convenable, de façon que les index puissent être employés à faire glisser solidement les tissus sur la suture, en même temps qu'on exerce avec les mains une traction modérée sur le fil. On fixe alors la suture sans diminuer la traction et on fait plusieurs demi-tours en renversant la position des mains d'un côté à l'autre. Chaque suture est ainsi tordue à son tour, de bas en haut. L'expérience peut seule indiquer le degré de tension qu'il faut exercer, et le succès dépendra pour une grande part de cette partie de la manœuvre. Les parties devront être amenées juste en contact et pas plus, car, en peu d'heures, il se fera un gonflement suffisant pour forcer les tissus à se mettre en contact intime. Si on a trop serré les sutures en les tordant, et particulièrement si on les a introduites trop superficiellement, elles couperont d'arrière en avant. Il en résultera une fistule, ou bien les tissus placés en avant s'étrangleront suffisamment pour déterminer une inflammation qui se terminera ensuite par un abcès des lèvres.

Il faut laisser aux sutures tordues une longueur de plusieurs pouces, et les fixer de la même façon que dans le cas de déchirure incomplète du périnée.

J'ai déjà dit que le sphincter de l'anus, ainsi que la cloison rectale se rompaient d'arrière en avant, lorsque la tête refoulait les tissus en avant, mais que c'était le contraire lorsque la déchirure était le résultat d'un accouchement avec un instrument, car dans ce cas la déchirure commence par la fourchette, s'étend en arrière, et est souvent complétée par le passage des épaules. L'observation suivante établit pleinement le fait que la force qui produit la déchirure s'exerce longtemps avant que le périnée ou l'orifice vaginal ne soient distendus.

OBSERVATION XXXI. — Le 26 décembre 1882, j'opérai dans mon hôpital privé, avec l'aide du Dr Bache Emmet un cas dans lequel le sphincter de l'anus avait été rompu obliquement dans le tissu connectif du bassin du côté droit et en arrière, près d'une ligne se dirigeant vers le coccyx, laissant le périnée intact. L'accouchement s'était fait spontanément, l'enfant était né par la tête. En guérissant, la déchirure s'était cicatrisée, laissant une cicatrice dense au dehors du sphincter. La malade était arrivée à bien retenir ses matières, mais la traction exercée par la cicatrice lui causait une grande gêne dans la position debout et elle souffrait lorsqu'elle faisait un effort pour pousser. Pendant qu'elle était sous l'influence de l'éther, je dilatai et paralysai le muscle, puis je réséquai la masse cicatricielle avec des ciseaux ; je fermai alors la plaie au moyen de sutures en soie phéniquée. Commençant dans l'intestin, à l'angle supérieur, et me portant en dehors, les fibres du muscle furent réunies au moyen de sutures interrompues, de même que la peau en dehors de l'angle externe de la plaie. Le résultat de l'opération fut parfait.

J'avais recommandé cette pratique dans ces cas, dans la dernière édition de mon livre ; pendant la dernière année, je me suis servi de cette méthode dans tous les cas, et j'ai trouvé qu'elle possède beaucoup d'avantages que dans les premières années je n'avais pas bien appréciés. Plus le traumatisme est étendu, plus certain sera le résultat par l'emploi des sutures vaginales transverses interrompues, si elles sont convenablement appliquées. Lorsqu'une longue ligne était enfermée dans l'anse d'une suture labiale profonde, les côtés de la déchirure étaient irrégulièrement réunis, si bien qu'une fistule recto-vaginale se produisait souvent. Le résultat est bien différent lorsqu'on traite la plaie comme une fistule recto-vésicale située sur le ligne médiane, dont les côtés sont facilement mis en contact.

Opération.

Après avoir fait fortement écarter les lèvres par un aide placé de chaque côté, le premier temps de l'opération est de tendre la ligne d'opération et de la maintenir tendue jusqu'à la terminaison de l'opération. Pour cela, il faut accrocher au moyen d'un ténaculum l'angle supérieur et interne et ordonner à l'aide placé du côté gauche d'exercer une traction en arrière, vers le col, tout en laissant sa main sur le pubis en haut. L'opérateur commence alors à aviver les côtés de la déchirure en enlevant avec des ciseaux le tissu le plus rapproché de la surface rectale, en commençant à l'orifice et en l'enlevant en une bandelette continue aussi près que possible de la ligne médiane. Cette manière d'aviver de bas en haut est indispensable si l'on veut éviter l'écoulement du sang sur la surface qui reste à aviver. Les côtés de la déchirure ne sont jamais assez épais lorsque les bords se sont rétractés, pour fournir une largeur suffisante, en sorte qu'il est absolument nécessaire d'enlever une portion de la membrane muqueuse du vagin pour obtenir une surface d'union assez large. L'angle aussi doit être prolongé sur la surface vaginale au moins 1 centimètre au delà du

bord rectal, de façon à permettre l'introduction de deux sutures au minimum,
plus une troisième qui comprendra l'angle au niveau de la surface rectale.
La figure 110 est destinée à montrer sur une coupe verticale passant à travers les pubis le trajet des sutures. On a placé six sutures interrompues,
qui ont été fixées au moyen d'un plomb comprimé ; on peut encore plier
à plat à la surface du vagin les fils métalliques tordus, comme c'est mon
habitude, et les couper. Les cinq sutures externes ont été tordues et on leur
a laissé plusieurs pouces de longueur, afin de les fixer en en passant les
extrémités à travers un morceau de tube de caoutchouc ; on peut encore

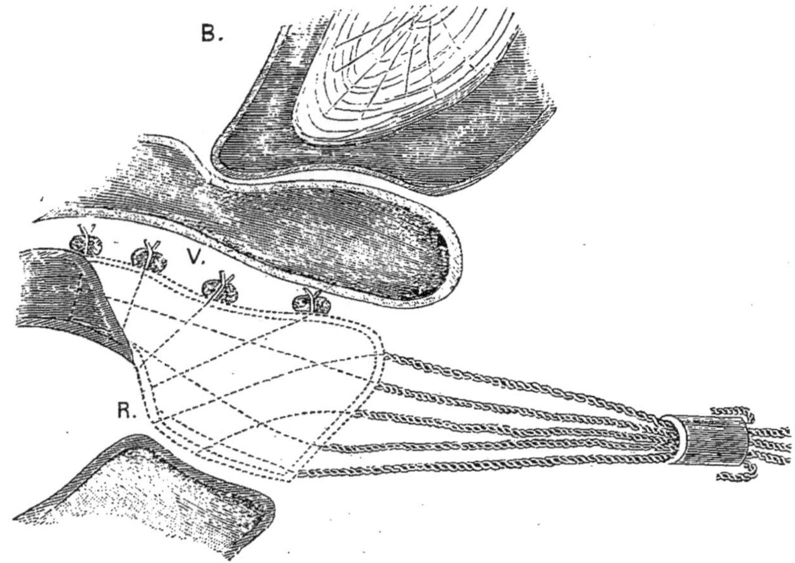

Fig. 110. — Coupe verticale passant à travers les pubis et montrant la direction des sutures
dans la déchirure à travers le sphincter de l'anus. B, vessie. V, vagin. R, rectum.

fermer la ligne entière en se servant du plomb comprimé d'une extrémité à l'autre. Les lignes ponctuées indiquent que deux de ces sutures ont
été passées par l'ancienne méthode, de façon à faire le tour des deux côtés
de la déchirure. Il est avantageux de passer une ou deux sutures de cette
manière, les autres s'enfonçant dans la surface rectale, de façon à empêcher
tout écartement, qui autrement se produirait. La figure 109 représente l'aspect de ces sutures, vues du vagin, passées à intervalles réguliers, comme on
fait pour la fermeture d'une fistule. Quant aux sutures transverses, elles pourraient être ramenées à la surface du vagin, comme on peut le voir pour
trois d'entre elles, tordues et pliées à plat. Si elles passaient par les lèvres,
aucune portion de suture ne pourrait être vue, à moins qu'elles ne croissas-
sent d'un côté de la déchirure à l'autre.

[Un très grand nombre de procédés ont été préconisés en France, pour la
cure de la déchirure complète ; certains chirurgiens se sont surtout attachés
à mettre les surfaces réunies à l'abri des matières liquides qui pourraient

s'infiltrer entre elles et en amener le décollement ; de là, les procédés autoplastiques de Langenbeck, de Demarquay, de M. Le Fort et de M. Richet.
D'autres ont pensé qu'il était possible de mettre la plaie à l'abri des liquides
soit vaginaux, soit rectaux par des procédés plus simples, plus rationnels
que les procédés autoplastiques qui nécessitent des incisions libératrices et
presque toujours des sutures rectales, et ils ont adapté à la périnéorraphie
les procédés d'avivement employés par les chirurgiens américains pour le
traitement des fistules vésico-vaginales. Bien que les procédés autoplastiques
soient aujourd'hui complètement abandonnés, nous croyons cependant utile
de donner ici la description du procédé de Demarquay [1]. L'opération se compose de trois temps :

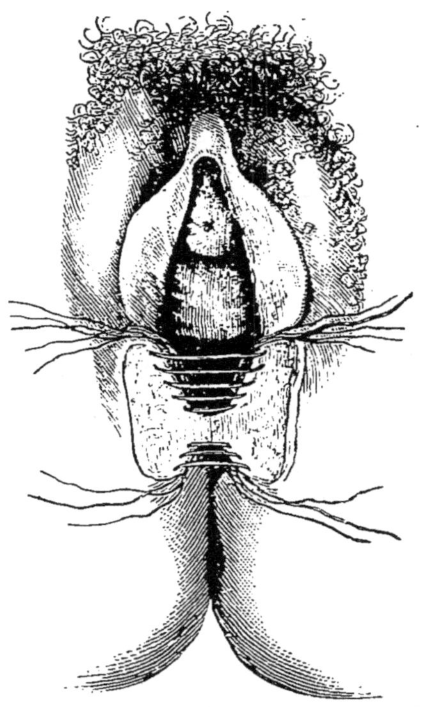

Fig. 111. — Périnéorraphie. — Procédé de M. Demarquay. Premier temps.

Premier temps : Avivement. — Dans ce premier temps, le chirurgien
enlève de chaque côté de la cloison deux lambeaux triangulaires dont la base
est inférieure et regarde la fesse, et dont le sommet tronqué correspond à
l'éperon de cette cloison déchirée ; puis l'opérateur sépare l'une de l'autre,
dans une hauteur de 1 centimètre environ, la paroi vaginale et la paroi rec-

---

[1] Demarquay, *in* Launay, *Recherches sur la périnéorraphie* (*Gaz. médicale de
Paris*, 1844), et Leblond, *Traité élémentaire de chirurgie gynécologique*, auquel
nous avons emprunté notre description.

tale et dissèque de chaque côté avec le plus grand soin les muqueuses du vagin et du rectum.

Deuxième temps : Suture. — La suture peut se diviser en trois temps : 1º suture du vagin, 2º suture du rectum et 3º suture du périnée.

Du côté du vagin, on fait avec des fils cirés de cinq à neuf sutures simples en commençant par la plus profonde. L'aiguille courbe est enfoncée à gauche dans la muqueuse vaginale et ressort sur la surface d'avivement, traversant ainsi la lame de la cloison dédoublée ; la pointe est ensuite enfoncée sur le point correspondant de la surface d'avivement droite et ressort sur la muqueuse vaginale. On a ainsi une anse de fil dans la plaie et les deux chefs dans le vagin. On procède de la même façon pour les autres fils. Il suffit de

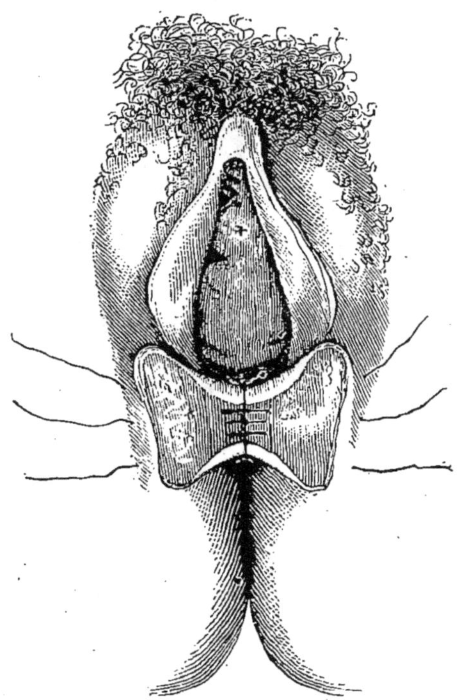

Fig. 112. — Perinéorraphie. — Procédé de M. Demarquay. Deuxième temps.

nouer ensuite les chefs des fils dans le vagin pour ramener les surfaces cruentées en contact l'une avec l'autre (fig. 111).

On répète la même manœuvre du côté du rectum et l'on noue les fils ; trois ou quatre fils sont suffisants.

Lorsque les deux sutures sont terminées, on a une plaie qui a la forme d'un entonnoir (fig. 112), dont la base regarde l'opérateur et dont le sommet correspond à la cloison recto-vaginale. On rapproche alors les parois latérales de cet entonnoir à l'aide de trois fils métalliques, que l'on enfonce profondément en se servant d'aiguilles courbes.

En nouant les extrémités de ces fils, on met en contact les deux parois latérales de l'entonnoir. On complète la suture par quelques fils placés moins profondément et qui établissent une liaison entre les sutures du vagin et celles de la cloison rectale.

Troisième temps : Incisions libératrices. — Lorsque la suture est terminée, le chirurgien pratique, comme le faisait Dieffenbach, deux incisions semilunaires, qui ont pour but de relâcher les tissus et d'empêcher le tiraillement des sutures (fig. 113).

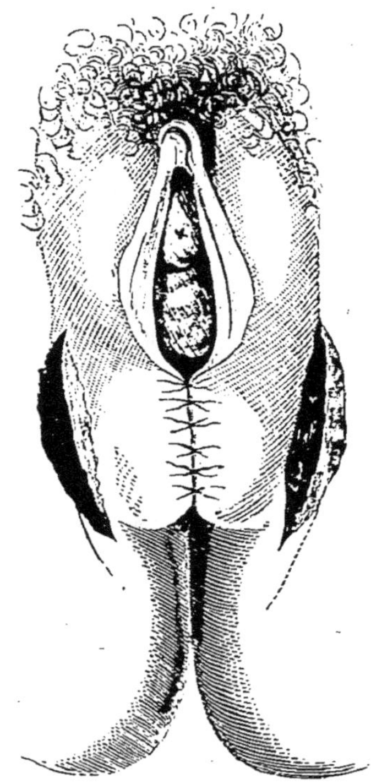

Fig. 113. — Périnéorraphie. — Procédé de M. Demarquay. Troisième temps.

Nous avons dit plus haut que certains chirurgiens, en présence des inconvénients présentés par les procédés autoplastiques, avaient songé à adapter à la périnéorraphie les procédés d'avivement employés par les chirurgiens américains pour le traitement des fistules vésico-vaginales. D'après M. Boraud[1], M. Verneuil serait le premier chirurgien qui aurait fait la périnéorraphie d'après ces principes. Voici comment procéderait le savant professeur :

1º *Avivement.* — « Pour être sûr d'obtenir des deux côtés une surface saignante d'égale dimension, dit M. Verneuil[2], je trace avec la pointe du bistouri la limite exacte des deux facettes d'avivement. En arrière, l'incision

---

[1] Boraud, *Étude sur la périnéorraphie*, thèse de Paris, 1879.
[2] Verneuil, *Soc. de chirurgie*, séance du 14 mai 1862.

longe la muqueuse rectale sans l'intéresser, et en laissant même entre elle et la plaie d'avivement un petit liseré longitudinal de 1 millimètre de longeur ; de cette façon, j'évite la muqueuse intestinale. En revanche, je dépasse hardiment les limites qui séparent la cicatrice de nouvelle formation du vagin en avant, et de la peau en bas.

« Je n'enlève que l'épaisseur des parties molles rigoureusement nécessaire, c'est-à-dire qu'avec un bistouri très tranchant j'abrase très superficiellement des deux côtés, sacrifiant une couche de moins de 1 millimètre. Pour aviver, j'observe les mêmes règles que pour la fistule vésico-vaginale, c'est-à-dire que je respecte complètement la muqueuse rectale et ménage le liseré de sa soudure avec la muqueuse vaginale. C'est aux dépens de celle-ci que je crée tout autour de l'angle de la déchirure une surface saignante en forme de fer à cheval, large de plus de 1 centimètre, et formée par l'abrasion des couches les plus superficielles de la muqueuse. »

2° *Sutures*. — Les sutures sont placées suivant deux plans superposés : 1° sutures vaginales ; 2° sutures périnéo-rectales.

Les sutures vaginales sont faites comme s'il s'agissait d'une fistule vésico-vaginale. Elles sont placées à 5 ou 6 millimètres les unes des autres, le premier point étant placé au-dessus du sommet de la déchirure, le dernier à l'endroit où doit se trouver la future commissure vulvaire. Les points supérieurs répondent à la cloison, les inférieurs à la face vaginale du périnée proprement dit.

Afin d'empêcher les lèvres de la plaie de s'écarter du côté du rectum, M. Verneuil cherche, au moyen de la suture profonde, à rapprocher l'avivement périnéal et à rapprocher les bords de la déchirure rectale. Il donne à cette suture le nom de périnéo-rectale. Elle se compose de trois fils situés les uns au-dessus des autres, et pénétrant dans les tissus un peu en dehors des surfaces avivées. Le supérieur traverse la déchirure sur l'angle supérieur, le moyen à sa partie moyenne, l'inférieur au voisinage de l'anus. La disposition la plus importante, c'est qu'à leur partie moyenne ils sont situés dans l'épaisseur de la cloison au voisinage du rectum.

Le fil d'argent étant passé dans la plaie, les deux chefs sont rassemblés au parallélisme de façon à former une anse, puis chacun des chefs est passé dans l'orifice d'un tube de Galli, lequel, poussé avec une pince-écraseur, chasse le bouton vers le point d'entrée des fils d'argent et rapproche les parties cruentées en diminuant l'anse du fil. A ce moment, le tube de Galli est écrasé et le point de suture est fixé définitivement.

M. le professeur Trélat, s'inspirant des mêmes principes, procède d'une façon différente ; il décrit son procédé de la façon suivante dans une note inédite que M. Boraud reproduit dans sa thèse [1] :

1° *Avivement*. — « La malade rasée, lavée à l'eau phéniquée, anesthésiée, est placée en bon jour, sur le bord d'une table étroite, sur le dos, les genoux fléchis et symétriquement maintenus.

« Une première incision suit rigoureusement le bord de la déchirure de

---

[1] Boraud, *loc. cit.*, p. 28 et 47.

la cloison, en respectant le liseré de la muqueuse rectale. Elle descend en bas jusqu'à la limite antérieure des plis rayonnés de l'anus. Répétée de chaque côté, elle a, comme la déchirure, la forme d'un V ouvert en bas.

« Une seconde incision commence juste à 10 ou 12 millimètres au-dessus de l'angle de la première. Elle est conduite sur la muqueuse vaginale, parallèlement à celle-ci jusqu'à la rencontre de la cicatrice de la déchirure de la fourchette ; elle se relève alors au-dessus de cette cicatrice et jusqu'à sa limite antérieure, soit horizontalement, soit plus ou moins obliquement, suivant la profondeur de la déchirure.

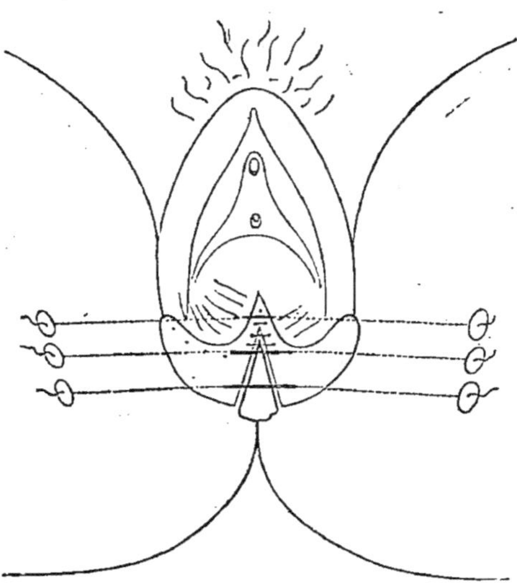

Fig. 114. — Cette figure schématique représente l'avivement et la suture profonde. Les fils sont enfoncés assez loin des bords de l'avivement (4 à 5 centimètres). Leur trajet est rectiligne. Les plaques métalliques représentées sur la figure sont beaucoup trop petites. Celles dont se sert M. Trélat ont 1 cent. 1/2 de long et 1 centimètre de large. Il arrive quelquefois qu'on est obligé de les faire chevaucher les unes au-dessus des autres par leurs extrémités. La suture vaginale n'est indiquée qu'en arrière, et en avant que du côté gauche.

« Une troisième incision, qui réunit les deux premières, continue par sa direction le bord interne des grandes lèvres et la plaie bilatérale de l'ancien raphé périnéal.

« Cette manœuvre, répétée de chaque côté, donne une surface avivée, qui, dans ses parties antérieures, représente toute la hauteur et l'épaisseur du périnée rompu, et dans sa partie postérieure, deux plans obliques de plus de 1 centimètre de large, taillés aux dépens de la muqueuse vaginale seule. »

2° *Sutures*. — « a. *Suture vaginale*. — Dès que la plaie d'avivement est achevée et qu'elle a été détergée par arrêt de l'écoulement sanguin, on place successivement, à 6 ou 7 millimètres les uns des autres, et à 4 millimètres du bord de la plaie, les points de la suture vaginale, en commençant par l'angle supérieur. Ces points de suture entrecoupée, ayant le trajet des fils dans l'opération de la fistule vésico-vaginale, sont faits avec du fil d'ar-

gent très fin. Aucun d'eux n'est serré. On les fermera quand les fils de la
suture profonde auront été passés.

« b. *Suture profonde.* — Une longue aiguille de 10 centimètres, à manche
fixe, portant dans son chas une anse de fil souple, pénètre dans la peau à
4 ou 5 centimètres (suivant l'abondance et la richesse des tissus) horizontalement, en dehors de l'angle antéro-postérieur ou vulvo-périnéal de la plaie.
Elle chemine dans la profondeur des tissus et vient sortir près de l'angle
supérieur de la plaie, juste à égale distance entre son feuillet vaginal et
son feuillet rectal. L'anse de fil est saisie avec une pince et retirée du chas.
La même manœuvre est répétée du côté opposé. A l'aide de chacune de

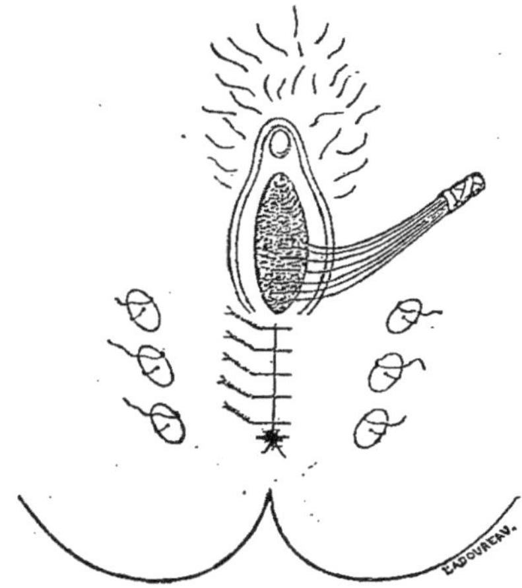

FIG. 115. — Les fils tordus en avant du périnée sont ceux de la suture périnéale superficielle.
La perspective de la paroi postérieure du vagin n'est pas exactement représentée.

ces anses de fil souple, on entraîne un gros fil d'argent (simple) de 7/10 de
millimètre. Un second point, correspondant au milieu de la hauteur de la
plaie, est placé dans les mêmes conditions ; il émerge dans la surface avivée
à égale distance de son bord rectal et de son bord vaginal, à égale distance
aussi de son angle supérieur et de sa base périnéale.

Un troisième point parallèle au précédent traverse les surfaces cruentées,
à 7 ou 8 millimètres de l'anus.

Dans certains cas, quand le périnée est peu élevé, deux points suffisent.
Ils seront placés suivant le type que nous venons d'indiquer, à distances
convenables entre l'angle supérieur et la base périnéale.

Avant de serrer ces points de suture profonde, on peut fermer la moitié
des points de la suture vaginale. Je pratique cette fermeture par la simple
torsion des fils ; mais on peut se servir aussi bien de tubes de Galli. Il faut
avoir grand soin d'éviter ici l'enroulement de la muqueuse et laisser à chaque
fil tordu une longueur de 8 à 10 centimètres, pour pouvoir les réunir tous
en un seul paquet qu'on enfermera dans un petit capuchon de diachylum pour

éviter leur piqûre et qui permettra de les retrouver méthodiquement au moment de l'ablation.

La suture profonde est alors serrée. L'extrémité de chaque fil à la gauche de l'opérateur est engagée dans le trou central d'une plaque de plomb ovale de 15 millimètres de long ; il en fait le tour transversalement et est coupé à 2 centimètres de la plaque. L'extrémité droite est engagée de la même façon dans la plaque de plomb ; celle-ci est poussée par la main gauche de l'opérateur pendant que la main droite tire sur le fil jusqu'à complète résistance des tissus ; elle est alors un peu relâchée et le fil est enroulé autour d'elle, puis coupé près du côté opposé. Il est clair qu'en déroulant ce fil le lendemain ou le surlendemain, on pourra relâcher la striction et replacer la plaque comme il convient. La grosseur du fil et sa raideur relatives ne lui permettent pas de se dérouler autour de la plaque sans une manœuvre du chirurgien.

Il ne reste plus alors qu'à achever la fermeture des points antérieurs de la suture vaginale, et à placer une suture superficielle à points entrecoupés de fils très fins sur le périnée et à la nouvelle fourchette, de telle façon que la suture vaginale et la suture périnéale ne forment qu'une ligne continue sur deux plans évidents.

Les fils de la suture vaginale sont réunis dans le petit chaperon de diachylum ; les fils de la suture périnéale coupés à 25 millimètres et roulés en boule à leur extrémité pour éviter qu'ils ne piquent.

M. Terrillon [1] a adopté un procédé qui se rapproche beaucoup de celui d'Emmet, c'est celui de Gaillard Thomas modifié. Voici la description de son procédé.

« *Le premier temps* consiste dans un large avivement en surface. J'enlève un lambeau ayant plus d'étendue qu'une pièce de deux francs. Ce lambeau a une base antérieure, et sa limite postérieure est reportée assez bas en arrière pour correspondre à une ligne transversale passant par le centre de l'anus. Le sommet rejoint le sommet du lambeau du côté opposé, au niveau de la cloison dont le bord antérieur est également avivé.

Ces deux surfaces d'avivement permettront un adossement très étendu de deux surfaces cruentées. Mais j'ai eu grand soin de ne pas toucher à la muqueuse anale et encore moins à la muqueuse rectale (V. fig. schématique n° 116).

Le second temps consiste à placer cinq fils en anse qui permettront de rapprocher les surfaces cruentées, en les serrant à la façon de l'ouverture d'une bourse.

Pour cela, au moyen d'une grande aiguille courbe montée sur un manche, je passe les fils de la façon suivante : L'aiguille est enfoncée du côté gauche, à 1 centimètre au moins de la limite d'avivement, puis elle chemine dans l'épaisseur des tissus, en la tenant parallèlement à la surface cruentée, et toujours à 1 centimètre de profondeur. Lorsque la pointe arrive au niveau de la cloison vaginale, je la fais cheminer dans l'épaisseur de cette cloison,

---

[1] Terrillon, *Annales de gynécologie*, mai 1879.

en ayant soin de tenir cette cloison entre le pouce et l'index de la main
gauche, de façon à ne pas atteindre la muqueuse rectale.

La cloison étant traversée parallèlement à sa surface, l'aiguille reprend
du côté droit, au-dessous de la surface saignante, un chemin inverse de celui qu'elle a parcouru à gauche.

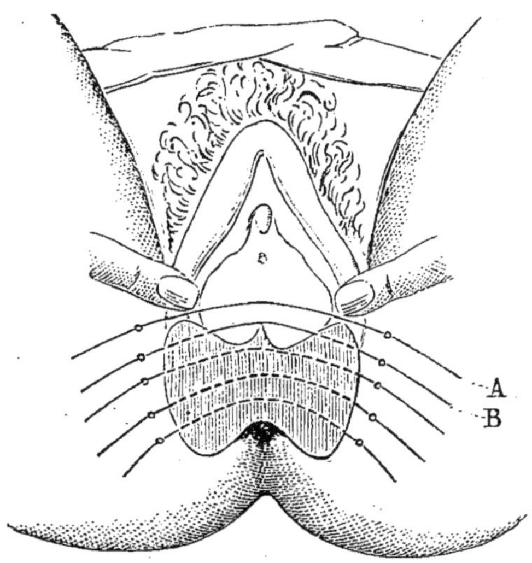

FIG. 116. — Procédé de M. Terrillon. (Churchill et Leblond, *Mal. des femmes.*)

La pointe vient bientôt sortir à 1 centimètre au moins de la limite d'avivement à droite.

Cette dernière partie du cheminement de l'aiguille est rendue facile grâce
à la courbure de l'aiguille et à l'inclinaison latérale gauche qu'on donne au
manche.

Le fil étant ainsi passé, on a un trajet à anse dont le sommet correspond à
la cloison, et le fil est caché dans toute son étendue.

Les fils sont tous passés de la même façon, mais avec cette différence que
le plus inférieur est disposé très obliquement de bas en haut et d'avant en arrière. Cette disposition a pour but de rapprocher plus sûrement les bords
déchirés du sphincter anal, que le fil repousse en dedans en passant profondément à son niveau.

Le fil suivant est moins oblique, les autres deviennent transversaux.

Le fil supérieur est le seul dont l'anse ne passe pas à travers la cloison, il
est donc libre dans sa partie médiane.

Ces fils forment le premier plan de suture, et ils sont pris de la façon suivante :

Le fil étant double, une partie formant anse est fixée sur une sonde en
gomme verticalement placée, qui est passée dans la série des anses d'un côté.

Du côté opposé (à gauche), les deux chefs du fil sont placés autour d'une
sonde analogue et fixés après avoir tiré avec force sur eux, au moyen de

boutons, sur lesquels on écrase un tube de Galli qui entoure les deux fils (fig. 117).

Ces deux sondes servent à maintenir solidement les fils, et aussi à rapprocher les bords de la peau d'une façon égale sans la couper.

Dans la crainte que les faces soient insuffisamment appliquées, on passe un grand fil transversal, à 3 ou 4 centimètres de la première suture, et qui ressort du côté opposé à égale distance. Ce fil serrant avec énergie les surfaces cruentées, les applique l'une contre l'autre.

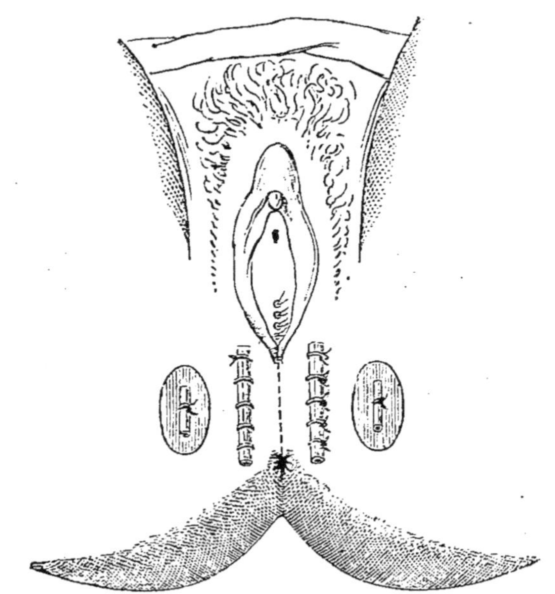

Fig. 117. — Procédé de M. Terrillon, suture enchevillée en place.

On procède alors à l'application d'une autre série de sutures qui a une grande importance, car elles rapprochent des parties qui ne sont pas affrontées suffisamment par la première, et aussi parce qu'en rapprochant ces parties, elles empêchent les mucosités vaginales d'atteindre les parties profondes qu'on cherche à réunir.

Six fils simples, en sutures entrecoupées, sont placés dans le vagin pour réunir les bords de la muqueuse.

Cette suture est faite avec grand soin, et assez facilement grâce à l'emploi d'un spéculum de Bozemann, placé en avant contre la paroi antérieure du vagin qu'il repousse.

Dans la séance du 15 avril 1885, à la Société de chirurgie, à la suite du rapport de M. Terrillon sur un travail de M. Kirmisson relatif à deux opérations de périnéorraphie pratiquées par le procédé d'Emmet, une discussion s'est engagée sur le choix du procédé à employer. La plupart des chirurgiens qui y prirent part ont déclaré qu'ils se ralliaient à l'opération d'Emmet. Parmi eux, nous devons citer M. Trélat et M. Verneuil. Le savant chirurgien de la Pitié s'est exprimé de la façon suivante : « J'ai fait un nombre considérable de périnéorraphies en plaçant des fils vaginaux, rectaux et périnéaux, au nombre de quinze à vingt, ce qui exigeait une heure d'opération; j'ai obtenu de la sorte des succès incontestables. Toutefois, ayant dernièrement employé le procédé d'Emmet, avec M. Kirmisson, j'ai pu en vingt minutes, avec cinq points de sutures, obtenir des résultats semblables.

« Dans ces conditions, j'ai abandonné mon procédé, qui m'avait donné de très beaux succès, et j'ai adopté le procédé d'Emmet. »]

Traitement consécutif.

Les auteurs ne sont pas encore d'accord sur la question de savoir s'il faut ou non laisser aller les malades à la garde-robe; le succès dépend beaucoup, cependant, de la solution de cette question.

J'ai obtenu d'excellents résultats en ne donnant à la malade qu'une petite quantité de lait qui avait été soigneusement peptonisé, et au bout de trente-six heures l'intestin donnait passage chaque jour à des matières semi-liquides au moyen d'une quantité suffisante de poudre de réglisse ; mais quelquefois du lait caillé s'accumulait en masses volumineuses qui ne pouvaient être expulsées sans nécessiter certaines manipulations qui mettaient en péril le succès de l'opération.

Lorsque la malade a été convenablement préparée, les intestins peuvent être maintenus constipés pendant trois ou quatre jours après l'opération ; on peut administrer alors une dose d'huile le soir, et, avant que les intestins soient entrés en action, il est bon d'introduire doucement dans le rectum une petite quantité d'huile d'olive chaude. On fera de même le sixième et le septième jour, et, dans les vingt-quatre heures suivantes on peut enlever une partie ou toutes les sutures ; on maintiendra la constipation encore pendant quelques jours. La diète doit être strictement réduite à des liquides, du bouillon fort ou de la soupe contenant un peu de riz, et à une faible quantité de viande une fois par jour, sans légumes ni pain. Le but qu'il faut atteindre c'est de donner un aliment aussi concentré et sous un volume aussi petit que possible, de façon à fournir le moins possible de matériaux de rebut pouvant s'accumuler.

Lorsque cette distension exagérée du rectum se produit, et particulièrement lorsqu'elle est due à du lait caillé, le chirurgien ne confiera pas la malade à la garde, mais se chargera lui-même de procurer du soulagement à la malade, ou bien l'opération sera un insuccès. La malade doit être placée près du bord de la table, couchée sur le dos, ayant un bassin sous elle, et les jambes fléchies sur l'abdomen doivent être tenues par un aide. La garde se tiendra du côté gauche de la malade, avec une cruche d'eau chaude toute prête, et une seringue de Davidson ayant une canule d'un petit volume. Le chirurgien introduira alors soigneusement dans le rectum l'index de la main gauche bien graissé ; il exercera une pression ferme en bas vers le coccyx. Par suite de la traction exercée dans cette direction, l'anus s'ouvrira sans séparer en haut les bords réunis de la déchirure. En fait, si l'introduction est convenablement exécutée, les côtés seront même mis plus étroitement en contact. Aussitôt que l'anus sera ouvert, on apercevra une masse qui remplit le conduit, et souvent le rectum tout entier sera ainsi distendu. Pendant que la garde comprime la boule de la seringue, l'opérateur doit diriger patiemment le jet d'eau, de façon à diviser les masses qui se présentent ; et lorsque cela va trop lentement, il doit comprimer la masse sur son doigt avec une petite cuiller ou un manche de cuiller, et l'extraire sans dilater les parties. Il suffira souvent d'une heure bien dépensée pour vider le rectum. Après que cela a été fait, ou bien dans d'autres circonstances, si on trouve que quelques-unes des sutures ont coupé les tissus de façon à laisser une ouverture en un point quelconque le long de la ligne, ce qu'il y a de mieux à faire, c'est d'administrer de l'éther et de procéder à sa fermeture sans autre délai. Avec l'index dans le rectum comme guide, on appliquera une ou plusieurs sutures, selon le besoin, pour fermer l'ouverture, on détordra soigneusement la suture la plus proche de la portion réunie à chaque extrémité et on repliera le fil sur le côté. Il devient alors facile d'aviver ces surfaces en grattant avec le bord tranchant d'un couteau. En détordant une suture à chaque extrémité, on obtient un espace suffisant pour que les bords de la fausse ouverture puissent être soigneusement dénudés, et pour qu'on puisse rendre les surfaces continues avec celles que séparaient les sutures détordues des extrémités. Quelquefois l'écoulement sanguin des surfaces grattées est abondant ; mais il s'arrête facilement lorsque les sutures sont toutes introduites et peuvent être rapidement tordues.

Après cette opération, il faut déterminer de la constipation et régler la diète suivant la méthode déjà donnée. Les genoux doivent être tenus liés ensemble pendant la nuit ; et pendant le jour, il suffit de recommander à la malade de ne pas les écarter beaucoup. Les sutures peuvent être enlevées le septième ou le huitième jour. La marche de la maladie et surtout le degré d'union indiqueront le moment ou on pourra autoriser la malade à se lever.

Il y a encore une question à débattre : Au bout de combien de temps après la production du traumatisme l'opération doit-elle être pratiquée ? Lorsque la déchirure s'est étendue à travers le sphincter, ma conviction est que, dans tous les cas, lorsque cela est possible, il faut réunir les parties immédiatement après l'accouchement. Il est vrai que l'observation nous a enseigné que l'écoulement lochial est dangereux pour une surface qui se cicatrise ; cependant un grand nombre de ces opérations réussiraient avec un peu de soin. L'opération pratiquée immédiatement après l'accouchement est une opération relativement simple, et il n'est pas nécessaire de passer des sutures derrière le muscle. On y gagne quelque chose dans tous les cas, et on fournit un soutien à l'utérus, pour un certain temps du moins, jusqu'à ce que son volume ait diminué ; on gagne du temps, ce qui permet aux tissus du vagin allongés outre mesure de recouvrer leur tonicité. Une semaine même ainsi gagnée en donnant aux parties un soutien convenable peut être le moyen de sauver

la malade de la nécessité de subir un traitement pendant des mois. On peut lui épargner cela, même si l'opération ne réussit pas.

L'état de la malade après l'accouchement peut être trop critique pour permettre l'opération additionnelle qui a pour but de réunir les bords d'une déchirure étendue à travers la cloison. Dans ces circonstances, il me semble utile d'appliquer des sutures périnéales profondes de façon à comprendre une étendue aussi grande que possible de la cloison au delà du muscle. Ces sutures peuvent être rapidement appliquées, et sans soin spécial, si ce n'est de comprendre une grande épaisseur de tissu. Si l'on parvient de la sorte à obtenir une réunion du périnée, ainsi que d'une portion de la cloison au delà du sphincter, il ne restera qu'une petite fistule recto-vaginale. Elle peut être une gêne, mais on en peut différer la fermeture sans danger. J'ai l'habitude de fermer une semblable ouverture en divisant le périnée et le sphincter de l'anus au moyen d'une paire de ciseaux. Les bords de l'ouverture peuvent être alors soigneusement dénudés, procédé qui autrement serait très difficile. Les parties peuvent être réunies et le cas traité comme si c'était un cas de déchirure dans lequel toutes les surfaces venaient d'être avivées.

J'ai plusieurs fois fermé une ouverture de ce genre après avoir dénudé les bords en passant les sutures à travers le périnée autour de la fistule. Le doigt placé dans le rectum comme guide, je passais une suture de manière à fermer le bord du côté rectal, et une autre au-dessus pour le bord vaginal. La suture inférieure comprend une si grande partie du muscle sphincter de l'anus que son action à la partie supérieure est maîtrisée ; de cette façon, la fistule se ferme, résultat qu'il est presque impossible d'obtenir dans les circonstances ordinaires, étant donné que les fibres externes du muscle forment un côté de l'ouverture fistuleuse.

Lorsque l'opération ne peut être pratiquée immédiatement après le traumatisme, il faut maintenir les genoux liés ensemble, sonder la malade, et prendre le plus grand soin, par la propreté, d'empêcher l'irritation des parties. Au moment où se produit le traumatisme, la déchirure à travers la cloison est plus étendue qu'après que les bords se sont cicatrisés ; par conséquent, si l'on prend bien soin, par de fréquentes injections d'eau chaude, de maintenir les parties exemptes d'écoulement irritant, les bords s'uniront à une courte distance du sphincter. Avant de permettre à la malade de se tenir debout, il faut avoir recours à un soutien mécanique afin de soulever l'utérus au-dessus du plancher du bassin. Il faut s'efforcer aussi de maintenir l'organe partiellement en antéversion, de façon qu'il ne puisse se produire un prolapsus des parois du vagin.

Lorsque la femme a recouvré sa force, si l'enfant est mort-né, l'opération sera pratiquée sans autre délai; si l'enfant est vivant et que la mère le nourrit, dans l'intérêt de l'enfant l'opération sera différée jusqu'à ce qu'il soit assez âgé pour être sevré sans danger. Mais nous devons en même temps prendre en considération l'état de la mère quant à la longueur du délai auquel elle peut être soumise sans inconvénient, en prenant soin que l'utérus soit toujours bien soutenu.

[Dans la grande majorité des cas de rupture complète du périnée, le chirurgien n'est consulté qu'un temps plus ou moins long après la réception du traumatisme, alors que les bords de la déchirure sont cicatrisés. Il arrive cependant quelquefois que le chirurgien soit appelé quelques heures après l'accouchement, ou bien au bout de vingt-quatre ou quarante-huit heures. Que doit-il faire dans ce cas? Doit-il opérer immédiatement? Doit-il attendre plusieurs mois? Doit-il attendre quelques jours seulement?

Les opinions sont, en France, très partagées : les uns avec Roux et Velpeau repoussent l'opération immédiate, et leur opinion a été adoptée presque unanimement par les chirurgiens qui ont pris part, à la Société de chirurgie (séance du 5 avril 1876), à la discussion qui a suivi le rapport de M. Guéniot sur le Mémoire de M. Hue, de Rouen. Ces chirurgiens se fondent, pour reculer l'opération, sur ce que, d'une part, la réparation spontanée est possible, et d'autre part, sur ce que la femme pendant l'état puerpéral est exposée à des complications diverses qui peuvent entraver la marche de la cicatrisation ; les tissus manquent de résistance ; il peut se produire du sphacèle, une véritable gangrène dans certains cas, qui peut mettre la vie de la malade en danger ; enfin les lochies auraient une action irritante qui s'opposerait à toute cicatrisation.

Ces objections ne sont assurément pas sans valeur, et il est certain qu'au bout de quelques mois la femme se trouvera dans d'excellentes conditions, elle ne sera plus sous l'influence de l'état puerpéral et les chances de réunion immédiate seront plus grandes. Enfin le chirurgien par un traitement préparatoire approprié aura pu se mettre dans les meilleures conditions de réussite possibles.

Mais si cette conduite prudente a des avantages, elle n'est pas sans présenter des inconvénients. Malgré les plus grands soins de propreté, il ne sera pas possible d'empêcher les lochies et les matières fécales de venir baigner la plaie et l'irriter ; aussi la cicatrisation sera-t-elle longue à se faire, elle demandera deux mois, trois mois peut-être, et pendant cette longue période, la femme sera exposée à la résorption putride et à l'empoisonnement. Mais supposons qu'elle la traverse sans qu'aucune complication ne survienne. quel sera l'état de cette femme le jour ou elle pourra se lever, aller et venir? Le voici tel que Roux l'a décrit : « Une femme chez qui le périnée n'existe plus est affligée d'une incommodité dégoûtante ; son sort est presque aussi misérable que celui des personnes qui sont atteintes d'anus contre nature ; comme le sphincter de l'anus a été déchiré et ne peut plus se contracter, comme toute action a cessé à la partie inférieure du rectum. rien ne s'oppose à l'issue des gaz intestinaux, aussitôt qu'ils parviennent au terme de leur cours, ni à la sortie, ou continuelle, ou du moins, trop souvent répétée et presque involontaire, de matières fécales. Sans doute, celles-ci peuvent séjourner quelque temps dans l'intestin rectum, quand elles y arrivent avec une certaine consistance, mais sont-elles molles, le besoin de les rendre se produit à chaque instant ; il est vif, pressant, et si elles sont encore à un état plus voisin de l'état liquide, elles s'échappent involontairement, inondent le vagin et toutes les parties voisines. Les femmes qui sont en proie à une telle infirmité sont presque toutes obligées de vivre dans une solitude contraire à leur âge, à leur sexe, à leurs habitudes ; elles tombent dans une profonde tristesse ; presque toujours leur santé s'altère, elles perdent leur fraîcheur. Je ne connais pas de position plus digne de pitié [1]. »

On peut dire aussi que par suite de la disparition du périnée, accompagnée souvent de déchirure plus ou moins grande de la paroi recto-vaginale, on peut voir se produire de la cystocèle et le prolapsus de l'utérus. Enfin, si on attend trop longtemps, il se fait une dégénérescence des extrémités des fibres du muscle rompu, et lorsque le périnée est réparé le sphincter ne fonctionne pas. Pour toutes ces raisons, nous pensons avec les chirurgiens américains et nombre de chirurgiens français, que l'opération immédiate doit être pratiquée, sauf cependant dans les cas exceptionnels où l'état de la malade est si grave qu'on ne peut, sans danger, la soumettre à une opération si petite qu'elle soit. Dans ces cas, si au bout de trois ou quatre jours la situation s'améliorait considérablement, nous croyons qu'il serait préférable de suivre le conseil de Nélaton et d'opérer, que de remettre l'opération à six mois. Nélaton et Maisonneuve procédaient de la sorte dans tous les cas et attendaient pour opérer que les parties se fussent détergées et recouvertes de bourgeons charnus. Leur pratique, qui fut adoptée par le professeur Verneuil, n'est plus acceptée aujourd'hui que par quelques chirurgiens et doit être réservée pour des cas exceptionnels. Dans le cas où on ne serait appelé à voir la malade qu'au bout de deux ou trois mois après l'accident, nous pensons avec M. Guéniot, qu'il faut opérer immédiatement de crainte que les extrémités du sphincter ne subissent la dégénérescence graisseuse et ne puissent plus se souder. Le muscle ne remplissant plus ses fonctions, il en résulterait pour la malade une infirmité extrêmement pénible.]

Roux, *Leçon* recueillie par Mercier *(Journ. des conn. méd.-chirurg.*, mars 1839).

CHAPITRE XXIII

INVERSION DE L'UTÉRUS

Causes. — Fréquence. — Symptômes. — Traitement. — Méthodes de Valentin, de White, Tyler Smith, Nœggerath, Viardel, Puzos, Deleurye, Aran, Courty, Simpson, Thomas, Barnes, Byrne, Watts, Tate, idée de Dandridge, Emmet, — par pression continue modérée, — par amputation.

L'inversion de l'utérus est un état dans lequel l'organe s'est retourné, soit partiellement, soit complètement, de façon qu'une portion plus ou moins étendue de la surface interne formant le canal utérin fasse saillie dans le vagin à travers l'orifice dilaté. La lésion est le résultat de l'accouchement ou du développement d'une tumeur interstitielle qui a déjà commencé à faire saillie dans le canal utérin. Le Dr West [1] dit ce qui suit : « Je n'ai observé aucun cas d'inversion utérine de date récente, et à la vérité, les annales du *Dublin Lying-in Hospital* et celles de la *London Maternity Charity* montrent suffisamment la rareté de l'accident, puisqu'on ne l'a pas rencontré une fois sur un total de plus de cent quarante mille accouchements. » C'est donc un accident relativement rare.

Il est de tradition parmi les médecins que l'inversion de l'utérus est en quelque sorte toujours due à la traction exercée sur le cordon ombilical au moment de la délivrance. Dans certains cas, il est possible, lorsque le placenta est directement attaché au fond de l'utérus, que l'inversion puisse se produire si on déploie une grande force pour le détacher, mais je crois que l'accident est rarement dû à cette cause, la lésion se serait produite beaucoup plus souvent à la suite de la traction exercée sur le cordon par les vieilles femmes qui appartiennent ou non à la profession médicale.

Schroeder [2] donne l'explication suivante de l'inversion produite par des tumeurs : « L'inversion est sans doute amenée de la façon suivante : La portion de l'utérus qui sert de base à la tumeur et qui est constituée par du tissu utérin normal s'atrophie (soit en disparaissant, soit en subissant la dégénérescence graisseuse) par suite de la pression exercée par la tumeur. Une brèche se trouve ainsi formée dans le tissu résistant et contractile de l'utérus. La tumeur plonge dans la cavité de l'organe et est chassée vers l'orifice à la fois par son propre poids et par la contraction utérine. L'orifice s'ouvre alors, et la tumeur pénètre dans le canal cervical; les parties adjacentes de la paroi utérine se trouvant entrainées, il se fait graduellement une éversion complète. Dans quelques cas cependant, lorsque la tumeur s'est enfoncée à

---

[1] West, *Lectures on the diseases of women*, p. 231.
[2] Voir, *Ziemssen's Cyclopædia*, vol. X, p. 215.

une certaine distance dans la cavité de l'utérus, l'inversion se produit rapidement par contraction utérine. »

Ces idées sont indubitablement exactes et s'accordent avec mes propres
observations. Si l'on se reporte au chapitre de cet ouvrage qui traite des
tumeurs fibreuses, on trouvera à peu près la même explication que j'ai donnée, il y a plusieurs années, à propos de la manière dont elle se produit.
J'émis alors l'opinion, et je l'ai fréquemment soutenue depuis, que l'inversion
de l'utérus était le résultat, comme je l'avais décrit, de contractions fasci-
culaires irrégulières et indépendantes du tissu musculaire.

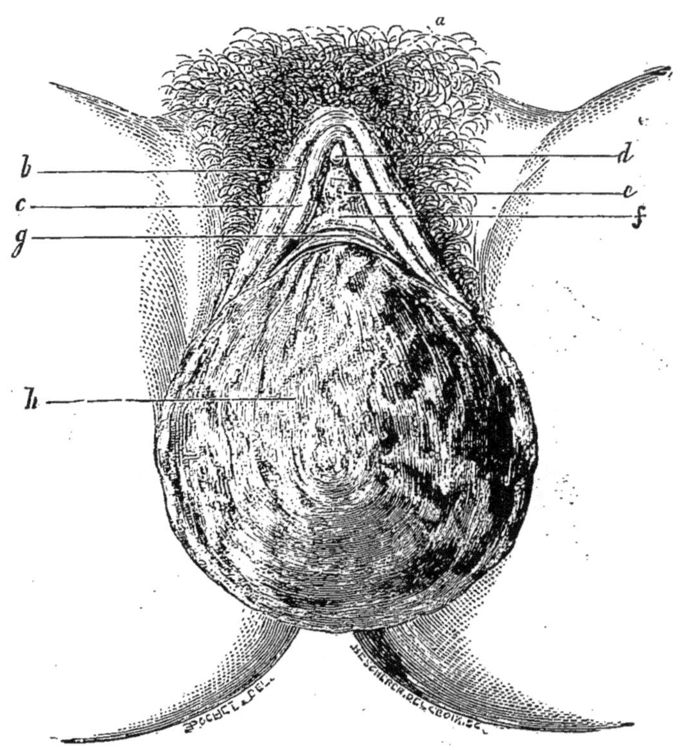

FIG. 118. — Inversion complète de l'utérus occasionnée par l'extraction précipitée du placenta;
a, mont de Vénus; *b*, grandes lèvres ; *c*, petites lèvres ; *d*, clitoris; *e*, méat urinaire; *f*, bord
externe antérieur du vagin; *g*, bord antérieur de l'utérus; *h*, face interne de la matrice devenue
externe. (Boivin et Dugès, *Atlas*, pl. XII, fig. 1.)

Règle générale, l'inversion se produit entre l'accouchement et la délivrance;
elle se traduit généralement par des symptômes de choc subit et d'hémorragie, mais le choc est hors de proportion avec la perte effective de sang,
car celle-ci, quoique abondante et continue, est rarement découverte avant
le collapsus. Les contractions de l'utérus sont ensuite souvent violentes et
déterminent de grandes douleurs par irritation réflexe de la vessie et du rectum. Dans certains cas, l'accident peut s'accompagner de si peu de trouble

qu'il est difficile de fixer d'une façon certaine le moment exact de son apparition. Des cas de ce genre ont été rapportés où l'inversion était supposée s'être produite plusieurs jours après l'accouchement, et d'autres où l'état ne fut reconnu qu'accidentellement, parce qu'il ne s'accompagnait d'aucun symptôme autre qu'un écoulement aqueux ou une leucorrhée.

L'inversion de l'utérus, cependant, s'accompagne d'un suintement sanguin constant, qui peut produire une anémie très profonde. La malade ne peut se mouvoir, et dans quelques cas il y a de l'œdème de la face et des extrémités. Si elle se met sur son séant, des nausées et des vomissements apparaissent fréquemment, en même temps que des palpitations et des irrégularités du cœur, tous symptômes qui sont dus à la perte de sang. Il y a eu des cas où des femmes ont eu assez de vitalité pour résister aux conséquences d'une inversion utérine pendant vingt et trente ans, jusqu'à ce qu'à la longue avec la ménopause, l'écoulement ait cessé.

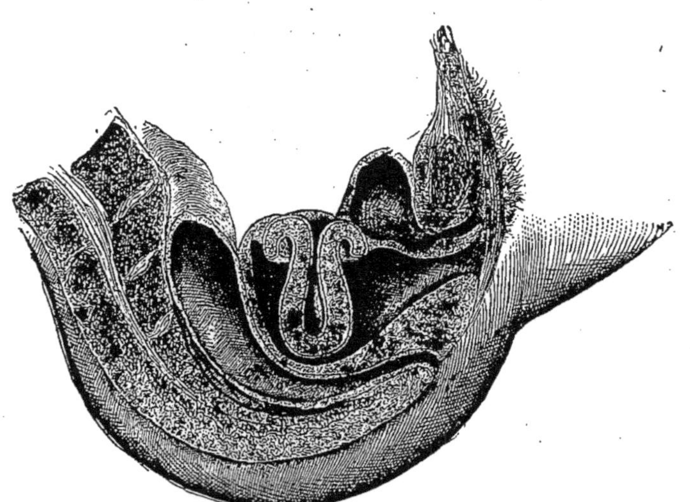

Fig. 119. — Inversion de l'utérus.

Il n'est guère difficile, immédiatement après sa production, de reconnaître une inversion qui s'est produite pendant l'accouchement. L'utérus à ce moment est généralement assez volumineux pour faire saillie hors du vagin, et le placenta peut encore y être adhérent. Mais après que l'utérus est revenu presque à son volume normal, il peut devenir difficile de faire le diagnostic entre une inversion utérine et un fibrome pédiculé.

La figure 119 montre la disposition habituelle des parties lorsqu'il y a une inversion de l'utérus à la jonction du vagin ; on voit le fond faisant saillie dans le vagin à travers l'anneau formé par le col dilaté.

Dans un cas de ce genre, l'emploi de la sonde indiquera, dans les circonstances ordinaires, la nature de la lésion, car elle ne pourrait être introduite entre la masse et le col qu'à la même profondeur de tous côtés. Mais quelquefois l'inversion s'accompagne d'autres lésions qui peuvent tromper et rendre le diagnostic douteux. Il s'est produit plusieurs cas à New-York et beaucoup d'autres ont été rapportés, où on a commis l'erreur d'enlever un utérus en inversion pour un polype. Il est donc très important d'établir la nature exacte de l'affection et de la traiter toujours comme un cas d'inversion, aussi longtemps qu'il existe un doute ; si on agissait autrement, toute opération pratiquée pour l'enlèvement d'un polype pourrait être, si l'on avait affaire à un utérus en inversion, une erreur fatale.

J'ai moi-même serré la chaîne d'un écraseur autour du pédicule, de ce qu'on supposait être un polype attaché au fond de l'utérus à une distance de plus de 6 centimètres du col, qui, à un examen ultérieur, se trouva être une inversion. Dans ce cas, l'utérus était augmenté de volume et donnait attache par son fond à un polype, qui avait causé l'inversion et avait allongé par son poids le corps de l'organe au point qu'il n'était pas plus gros que l'index, lui donnant ainsi tout à fait l'apparence du pédicule d'un fibrome. Ce qui achevait de tromper c'est que la sonde pénétrait à la profondeur normale le long de cette masse dans ce qu'on supposait être tout le canal utérin. Le diagnostic ne fut établi que lorsqu'au moyen de la chaîne d'écraseur, j'eus attiré la masse à l'orifice du vagin, et que la portion sectionnée au niveau de l'inversion fut distinctement sentie au moyen du doigt introduit dans le rectum. On ne pouvait y arriver plus tôt, ni s'en apercevoir à travers la paroi abdominale, en raison de l'épaisseur du tissu adipeux.

OBSERVATION XXXII. —Pendant que j'écrivais ce chapitre, j'observais au *Woman's Hospital* un cas où je ne pus établir si l'utérus était ou non en inversion. La femme était grasse ; la masse était à peine pédiculée, et d'un côté seulement on pouvait introduire une sonde à une profondeur de plus de 3 centimètres, point au delà duquel, sur une longueur de 6 centimètres, elle semblait ne pénétrer que dans la corne opposée de l'utérus. Je fis d'abord le diagnostic de polype, mais à un examen ultérieur il me sembla que c'était un cas d'inversion au niveau de la corne droite de l'utérus. J'essayai pendant une heure et demie de la réduire, mais sans succès. La semaine suivante, je passai un nœud coulant de ruban autour de la masse, en introduisant la main dans le vagin, et par ce moyen je l'attirai doucement à l'orifice. Je découvris alors une différence dans le caractère du tissu qui recouvrait la masse, et comme on ne pouvait découvrir aucun rétrécissement par le rectum, toutes les probabilités étaient en faveur d'un fibrome. Après avoir éprouvé quelques difficultés, j'enlevai une tumeur ayant le volume d'un œuf de poule, qui avait été refoulée de la paroi utérine et qu'avait accompagnée une couche de tissu utérin couvert par la membrane muqueuse, de façon à présenter toutes les apparences d'une inversion.

Il y a quelques années, le Dr Henschel montrait à la *New York obstetrical Society* un spécimen de polype qui faisait saillie dans le vagin et adhérait tout autour aux côtés du canal cervical, de telle sorte qu'on ne pouvait faire pénétrer une sonde dans n'importe quelle direction.

Le Dr Sussdorf, de New-York, a rapporté un cas de polype creux qui était attaché de la même manière, et pour augmenter la difficulté du diagnostic, l'utérus était en rétroversion complète. Cet état n'aurait pu être découvert dans ce cas, si on n'avait pris la précaution d'introduire en même temps un doigt dans le rectum et un autre dans le vagin, car la rétroversion utérine, telle qu'on la sentait par le rectum, aurait très certainement été prise par erreur pour la tumeur du vagin ; et en l'absence du corps utérin due à la position relative qu'il occupait, le diagnostic d'inversion de l'utérus se serait imposé.

On a prétendu que lorsqu'il y a inversion on détermine de la douleur quand on saisit l'organe inversé, tandis que la masse est insensible lorsque c'est un polype. Je l'ai remarqué dans plusieurs cas où on déterminait aussi une contraction en saisissant la masse ; mais dans d'autres cas, l'utérus était aussi peu sensible qu'un polype.

Dans les circonstances ordinaires, l'existence d'une inversion peut être établie par les antécédents ; par l'absence du corps de l'utérus à sa place normale, ainsi qu'on peut s'en rendre compte par la facilité avec laquelle une sonde dans la vessie et un doigt dans le rectum peuvent être mis en contact en ce point ; et, d'une façon très nette, en découvrant par le rectum la cavité formée au niveau de l'inversion ; enfin par l'emploi de la sonde qui permet de s'assurer de la profondeur du canal utérin.

Traitement.

Autrefois, à moins que l'accident ne fût reconnu assez tôt après le travail pour qu'on pût retourner le fond avant que l'organe se rétractât, il n'y avait rien d'autre à faire que d'enlever cette portion de l'utérus qui faisait saillie au-dessous du point de l'inversion. J'empiète un peu sur le territoire de l'accoucheur en parlant de l'inversion qui vient de se produire, mais, à moins d'agir ainsi, l'histoire de cette lésion ne serait pas complète.

Lorsqu'une inversion se produit et que le placenta n'est pas encore décollé, que faut-il faire ? Tandis que tous les auteurs s'accordent sur la nécessité d'une réduction immédiate, ils diffèrent d'opinion en ce qui touche à l'enlèvement du placenta par crainte de l'hémorragie. Tenter la réduction, le placenta étant encore attaché à l'utérus, serait un procédé très difficile à exécuter, et, même alors qu'il serait plus nécessaire encore d'agir ainsi, la perte de temps qu'il nécessiterait par suite de la contraction, pourrait être mise en avant comme une sérieuse objection. La crainte de l'hémorragie par suite de l'enlèvement du placenta avant la réduction me paraît entièrement basée sur des idées théoriques, déduites de fausses prémisses, car l'utérus n'aurait pu se retourner s'il n'y avait eu contraction, et cette condition n'est nullement favorable à une perte de sang prolongée. L'utérus continue à se contracter ensuite, et ce qu'il y a de plus à craindre c'est la perte de temps qui peut, en raison de la contraction, rendre la réduction difficile. Je préconise donc l'enlèvement du placenta et la réduction immédiate de l'utérus, lorsque c'est possible, en introduisant la main dans le vagin. L'utérus, dans cet état, se contracte parfois violemment, puis se relâche. Si l'utérus a déjà beaucoup diminué de volume, il est impossible de retourner le fond alors que l'organe est en état de contraction. Il faut tout d'abord faire rentrer une partie du fond pendant une période de relâchement, et cette portion peut

être alors rapidement portée en haut sur l'extrémité du doigt. Pendant que
la réduction fait des progrès, un bassin peut être placé sous les cuisses, et on
peut se procurer un vase rempli d'eau chaude, de façon à ce qu'aussitôt que
l'inversion aura été vaincue, l'opérateur, sans retirer la main, puisse, avec
l'autre, introduire dans l'utérus la longue canule de la seringue de Davidson
et faire pénétrer un courant d'eau dans le canal utérin. L'injection d'eau
chaude excitera certainement l'action réflexe, qui fera cesser l'écoulement
sanguin, s'il avait continué, comme dans l'hémorragie *post partum*, et l'inversion ne pourra se reproduire puisque l'utérus tout entier sera fortement
contracté.

Ne m'occupant pas d'obstétrique, je n'ai jamais constaté moi-même l'action
de l'eau chaude dans des cas de ce genre. Mais je n'ai aucun doute sur sa
valeur, et j'ai dit depuis plus de dix ans dans mes cliniques et à mes amis
que son emploi dans l'hémorragie *post partum* déterminait généralement la
contraction. Le remède est certainement très efficace dans ce cas, si l'eau est
convenablement appliquée dans l'utérus à une haute température et en quantité suffisante. Je suis en droit de réclamer l'honneur d'avoir le premier
recommandé son emploi dans ce but, basé, non sur des idées théoriques, mais
sur la pratique. Je m'étais déjà familiarisé plusieurs années avant avec son
action, en excitant la contraction utérine lorsque j'enlevais une tumeur dans
l'utérus.

J'ai déjà dit qu'on regardait autrefois cet état comme désespéré lorsque
l'utérus s'était rétracté, et, depuis Ambroise Paré jusqu'à la génération
actuelle, on n'a eu recours qu'à la ligature, suivie ou non de l'emploi du
couteau. Le Dr Charles D. Meigs, de Philadelphie, dans ses *Lettres*[1] aux
étudiants qui suivaient son cours, en 1846, écrivait : « Vous pourriez aussi
bien essayer d'inverser un utérus non gravide sur ma table de travail que
d'en réduire un ; le temps se passerait avant que vous y arrivassiez. » Il
parlait de la possibilité de restaurer l'inversion après que l'organe s'est
rétracté.

Il cite deux cas de guérison spontanée, survenus dans sa propre pratique,
guérison suivie de grossesse où son diagnostic, quant à l'inversion, avait été
confirmé par le professeur Hodge et le Dr Warrington. On ne peut émettre
aucun doute raisonnable quant à l'exactitude du diagnostic, étant donné les
grandes connaissances de ces Messieurs sur la maladie. Le Dr Meigs, dans son
ouvrage, rapporte aussi d'autres cas semblables, mais ils ne sont pas d'une
source aussi authentique, et on peut soulever la question d'une erreur de
diagnostic.

Un certain nombre de cas d'inversion de l'utérus ont été rapportés dans
les journaux médicaux, et l'on peut en trouver d'autres dans les ouvrages
récents, où l'accident a été reconnu et la réduction faite presque immédiatement après sa production. L'utérus est généralement bien rétracté au bout
de douze heures, et dans beaucoup de cas il sera alors aussi difficile d'en effectuer la réduction que s'il s'était écoulé une année. Néanmoins, j'ai trouvé dans

---

[1] Ch. D. Meigs, *Woman : her diseases and remedies.*

une observation, que le D[r] Eb. Skae[1], d'Édimbourg, en 1845, avait réduit, douze heures après sa production, une inversion qui était survenue après un avortement à quatre mois. Ce cas est remarquable en raison de ce que l'inversion s'est produite à la suite d'un avortement. En 1847, le Dr E. Mc Coy, d'Harrisville (Ohio)[2], a rapporté un cas dans lequel il avait réduit l'inversion deux jours après l'accouchement. Ce cas semble avoir été le premier dans lequel une inversion fut réduite dans ce pays après qu'un temps assez long se fut écoulé depuis l'accouchement.

La publication du cas de M. Valentin[3], montrant qu'il avait réussi à réduire l'utérus seize mois après son inversion, a établi que l'opération pouvait être être faite et l'auteur donne la description de son procédé. Après avoir parlé de l'accouchement (qui survint le 8 avril 1846) et de l'état de la femme pendant l'année suivante, il décrit ainsi sa méthode de réduction : « Après plusieurs mois consacrés à recouvrer de la force, le 15 août 1847 le vagin fut dilaté au moyen de tentes-éponges, et la femme fut placée sur le bord du lit, comme pour l'application du forceps. La main gauche de l'opérateur fut alors appliquée sur l'hypogastre, l'utérus fut saisi par les doigts et la paume de la main droite, qui exercèrent une pression, mais les cris de la malade forcèrent l'opérateur à abandonner l'opération pour le moment.

Le 26, une autre tentative fut faite avec l'aide d'inhalations d'éther. Lorsque la malade fut insensible, les mêmes manipulations furent faites, mais, comme la première fois, l'utérus changea de forme, sans que le fond cédât, comme on le désirait. On persista dans la tentative pendant dix minutes, sans progrès ; l'éthérisation fut alors poussée au point de produire le relâchement des sphincters. A ce moment, la malade était dans le collapsus complet, et l'utérus prenant part au relâchement, le fond se laissa déprimer sous le doigt, jusqu'au moment où, à la longue, il revint subitement à son état normal. »

Le Dr William Merriman[4] rapporte une réduction pratiquée par M. Barrier de Lyon. On se servit du chloroforme, et on employa à peu près la même méthode que Valentin. La durée du déplacement n'est pas donnée, mais on peut déduire de l'observation qu'il y avait environ seize mois.

M. Georges Canny, de Bishop-Auckland[5], a publié un autre cas heureux, après cinq mois d'inversion. La même méthode de réduction fut suivie, et on se servit aussi du chloroforme.

A M. le Dr John N. Quackenbush, N. Y., revient sans doute l'honneur d'avoir le premier dans ce pays réduit une inversion chronique de l'utérus. Il a même droit à un honneur plus grand, puisqu'il m'a dit qu'au moment de l'opération il regardait ce procédé comme original, et ne connaissait pas les succès qu'avaient obtenus Valentin et les autres avant lui. La réduction fut exécutée par le Dr Quackenbush, le 29 avril 1855, et rapportée à la

---

[1] *Ranking's Abstract*, American edition, January 1847.
[2] *American Journal of the medical sciences*, July 1847.
[3] *Revue médico-chirurgicale*, nov. 1847.
[4] *Medical Times and Gazette*, 4 Sept. 1852.
[5] *Ibid.*, Sept. 18 1852.

Medical Society of the state of New York, le 3 février 1859. Celui qui fit ensuite la tentative dans ce pays fut le professeur James P. White, de Buffalo, qui opéra le 12 mars 1858, et lut l'observation à la *Buffalo Medical Association* au mois d'avril [1] suivant. L'inversion existait depuis quinze ans. Le Dr Tyler Smith, de Londres, opéra pour la première fois en 1856, mais il ne lut son observation à la *Royal Medical and chirurgical Society* que le 13 avril 1858. Dans ce cas, l'inversion existait depuis douze ans. Le D^r Nœggerath, de New-York, a rapporté un cas heureux dans l'*American Medical Times* de 1862, qui avait eu une durée de treize ans. A partir de ce moment, l'opération a été généralement acceptée par les médecins, et le nombre des cas heureux dans ce pays et à l'étranger, a rapidement augmenté. En raison de l'expérience acquise, aucun opérateur n'abandonnera plus aujourd'hui une malade sous prétexte que l'inversion est irréductible. Le professeur White a opéré, et avec succès, un nombre de cas plus grand qu'aucun autre membre du corps médical.

Comme aucune des méthodes proposées jusqu'ici n'était applicable à la réduction de toutes les inversions, on a eu recours à divers expédients suivant les différentes circonstances.

Préparation pour l'opération.

Dans tous les cas, le rectum et la vessie doivent être vidés de leur contenu avant de commencer l'opération. Un anesthésique est indispensable. La position qui semble avoir été universellement choisie comme étant la meilleure pour l'opération est la position couchée sur le dos, avec les membres inférieurs relevés et fléchis sur l'abdomen, et maintenus dans cette position par un assistant qui se tient de chaque côté. Les mains de l'opérateur doivent être soigneusement lavées et adoucies dans l'eau chaude. Une main et l'avant-bras ayant été mis à nu et bien graissés sont soigneusement introduits dans le vagin afin d'exécuter la manipulation particulière qui aura été décidée, pendant que l'autre main doit être employée à maintenir l'utérus en faisant une contre-pression au-dessus des pubis.

La *méthode de Valentin* a déjà été décrite et est une de celles qui pourraient être proposées. Le Dr Quackenbush, dans son cas, a employé essentiellement la même méthode.

Méthode de White. — On introduit une main dans le vagin, dans le double but de saisir la portion inversée de l'utérus, et en même temps de maintenir pressée contre le fond une cupule en caoutchouc de laquelle part une courte tige qui se porte en dehors et présente à son autre extrémité un fort ressort spiral en acier (voir fig. 120). Ce ressort possède un coussinet (qu'on ne voit pas dans la fig. 120) à son extrémité et est destiné à reposer contre le corps de l'opérateur, de manière à maintenir une forte pression. L'effet de cet appareil est de distendre le canal vaginal, de façon que

---

[1] *American Journ. of the med. sciences*, July 1858.

par traction sur les parois, l'anneau placé en haut au siège de l'inversion
puisse être dilaté. L'autre main est employée à maintenir l'utérus, et au

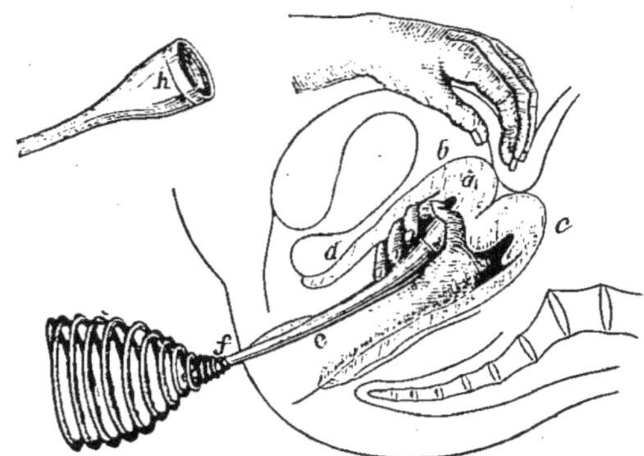

Fig. 120. — Repositor ou réducteur utérin de White. *a b c*, utérus inversé ; *d*, vagin ; *e*, bras
de l'opérateur ; *f g*, ressort ; *h*, extrémité en forme de coupe pour recevoir le fond de l'utérus.

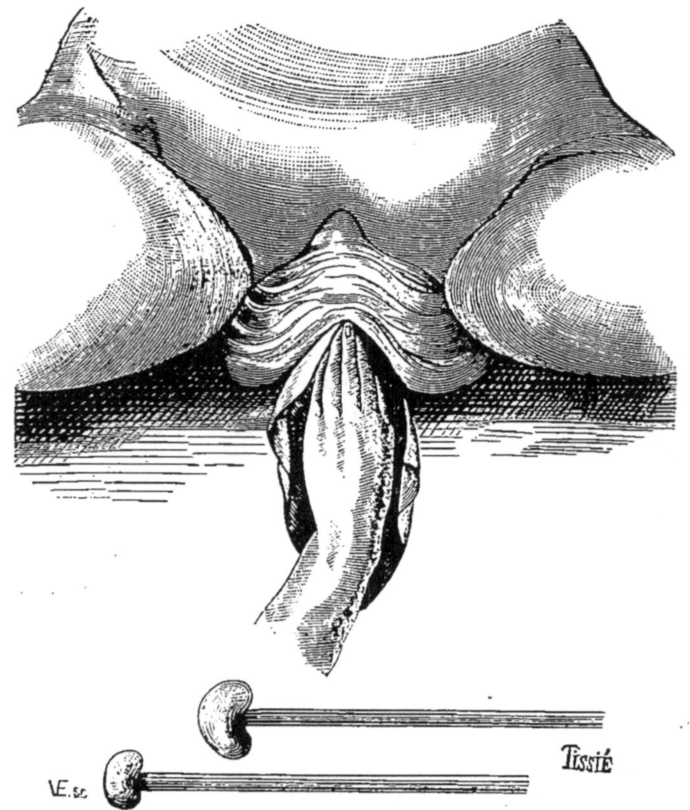

Fig. 121. — Méthode par refoulement central (Viardel). — La main repoussant la matrice.
Repoussoirs mécaniques pouvant remplacer la main. (Denucé, *Inversion utérine.*)

moment convenable à aider en faisant une contre-pression de façon à produire le déroulement des tissus au niveau de l'inversion.

Méthode de Viardel [1]. — Dans cette méthode, le chirurgien place d'abord un linge fin sur la tumeur pour ne pas érailler le tissu utérin ; puis il graisse ses doigts réunis en cône et les applique sur la partie centrale du fond de la matrice (fig. 121) en s'efforçant de la faire céder sous la pression, de la ramener graduellement à travers l'orifice du col jusque dans l'abdomen et de lui faire reprendre sa position naturelle. A la fin de l'opération, la main tout entière doit être engagée dans l'intérieur de la matrice (fig. 122). Le chirurgien laisse un moment sa main dans l'organe et lorsque toute contraction a cessé, il la retire doucement et fait rapprocher exactement les cuisses de la femme [2].

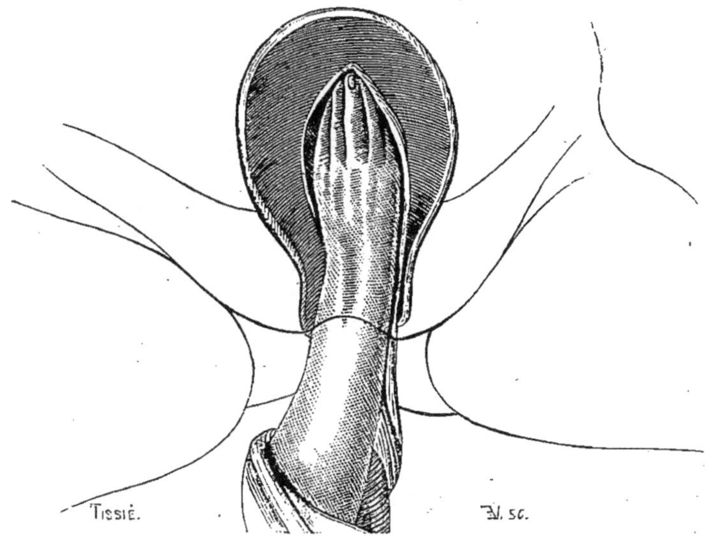

FIG. 122. — Méthode de Viardel, la main engagée dans la matrice réduite (Denucé).

Méthode d'Amand [3] *ou de Puzos* [4]. — Après avoir graissé la surface externe de sa main et de ses doigts, le chirurgien introduit la main dans le vagin et écarte immédiatement ses doigts (fig. 123), afin d'embrasser entre eux le fond de la matrice de telle sorte que la paume de la main soit appuyée contre le fond et les doigts distribués autour des parois et du pédicule. Un premier mouvement de totalité de la main doit alors soulever la tumeur et la rapprocher de l'orifice du col ; alors les mouvements variés des extrémités des doigts viennent presser de bas en haut les parois de la matrice et la circonférence du pédicule, de manière à faire remonter graduellement celui-ci vers l'abdomen, et après le pédicule, le corps rendu plus effilé par les pressions successives des doigts, et enfin le fond lui même qui doit passer le

---

[1] Viardel, *Obs. sur la pratique des accouchements*, ch. xxx, p. 211. Paris, 1674.
[2] Nous avons puisé la description des procédés que nous donnons dans l'important *Traité clinique de l'inversion utérine* du Prof. Denucé. Paris, 1883.
[3] Amand, *Nouv. observ. sur la pratique des accouchements*. Paris, 1713-1715.
[4] Puzos, *Traité des maladies de la matrice*, chap. ii, p. 250. Paris, 1759.

dernier, de manière à bien remplir l'indication de faire, comme dans les hernies, rentrer les premières les parties sorties les dernières.

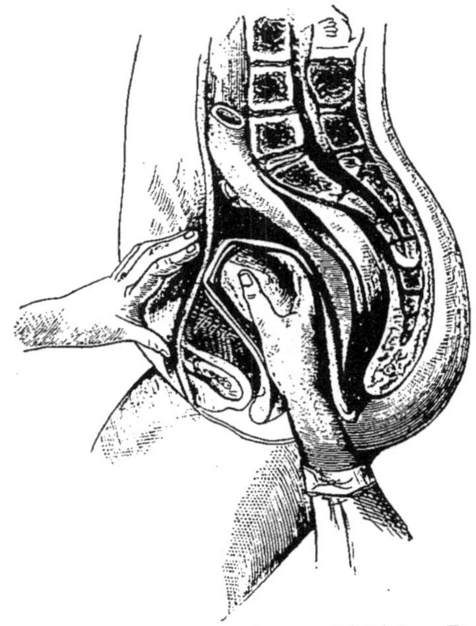

Fig. 123. — Méthode par refoulement périphérique (Denucé).

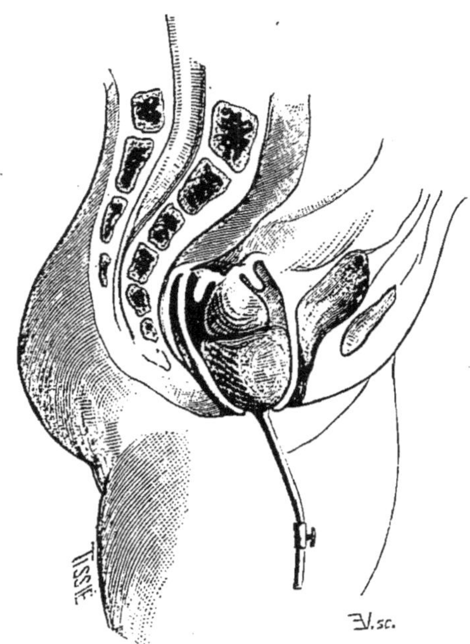

Fig. 124. — Méthode de Tyler Smith. Le ballon Gariel est introduit et gonflé dans le vagin de manière à montrer ses rapports avec les organes circonvoisins (Denucé).

Méthode de Tyler Smith. — Cette méthode consiste à pétrir et à comprimer avec les doigts la portion inversée de l'utérus, matin et soir, en s'effor-

çant de l'élever, puis d'exercer une forte pression en distendant complètement le vagin au moyen d'un sac de caoutchouc insufflé. De cette façon,
une force constante et considérable s'exerce sans cesse sur la tumeur. La
malade doit porter le pessaire nuit et jour. Chaque jour on gonfle un peu
plus le pessaire de Gariel, jusqu'à ce que la réduction soit faite (fig. 124), ce
qui a lieu généralement au bout d'une semaine.

Méthode de Deleurye [1]. — Le chirurgien introduit dans le vagin sa main
préalablement huilée à l'extérieur, et embrasse le globe utérin en appliquant
ses quatre derniers doigts sur la face postéro-latérale droite et son pouce sur

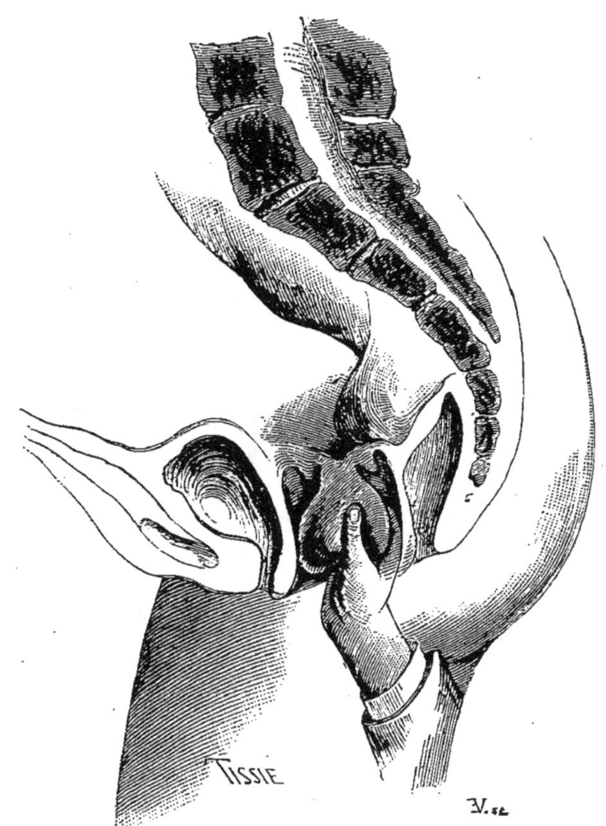

Fig. 125. — Méthode par refoulement latéral (Denucé).

la partie inférieure de la face antéro-latérale gauche, c'est-à-dire sur la corne
gauche. En maintenant les doigts immobiles sur la face postéro-latérale
droite, il fixe l'utérus, tandis qu'en appuyant avec le pouce sur la corne
gauche, il la déprime et creuse dans son épaisseur une fossette où le pouce
se trouve logé (fig. 125). Alors, par un mouvement d'opposition qui fait jouer
le pouce de bas en haut sur les autres doigts, il entraîne la corne gauche et

---

[1] Deleurye, *Note lue à l'Académie de chirurgie*, le 1er février 1787.

tout le bord latéral gauche de la matrice vers l'orifice abdominal, tandis
que les autres doigts maintiennent la face antéro-latérale droite et même lui
impriment un mouvement d'attraction vers le bas. En se reproduisant, ce
double mouvement, grâce à la séreuse qui double le sac utérin, fait glisser
la paroi antéro-latérale gauche sur la paroi opposée, amène l'ascension graduelle et successive vers l'abdomen de la partie latérale gauche du pédicule,
puis de la partie latérale gauche du corps de la matrice, puis de la corne
elle-même. A ce moment, et lorsque la moitié gauche de la matrice a subi ce
mouvement, la réduction s'achève d'ordinaire spontanément et brusquement.

C'est M. Noeggerath qui a donné à ce procédé de taxis sa forme définitive.

Méthode de Noeggerath — Cette méthode consiste à comprimer le corps
de l'utérus à l'extrémité de chaque corne, entre le pouce et un doigt, de façon
à le faire rentrer d'un côté ou de l'autre. Lorsqu'on peut y arriver, la corne
enfoncée de l'utérus est refoulée comme un coin dans le canal formé par
l'inversion, et il est alors bientôt suivi par le reste du fond et le corps tout
entier de l'utérus. Cette méthode a été exécutée avec succès dans plusieurs
cas, à ma connaissance, et elle est particulièrement applicable dans les cas
d'inversion récente.

Méthode de Courty. — Cette méthode telle qu'elle est décrite dans son
ouvrage, a été, dans un cas, employée avec succès après que d'autres moyens
avaient échoué. L'utérus fut attiré au moyen d'une pince à griffes à l'orifice
vaginal ; deux doigts furent alors introduits dans le rectum et séparés de façon
à accrocher la masse de chaque côté du siège de l'inversion le long des ligaments utéro-sacrés. Une forte pression fut faite ensuite avec l'autre main
dans le vagin en saisissant le pédicule ou corps de l'utérus et en le poussant
en arrière. L'effet mécanique s'exerce avec une perte moindre de force,
puisque les doigts placés dans le rectum fixent l'utérus et, par leur position,
aident à dérouler les bords au niveau de l'inversion au moment où le corps
est refoulé de bas en haut par la main placée dans le vagin.

Méthode de Thomas et de Simpson. — Suivant le Dr Robert Barnes [1],
cette méthode consiste « à faire une incision à travers la paroi abdominale,
de façon à arriver à l'orifice utérin rétracté par en haut, et à y appliquer
une force dilatante (fig. 126). L'idée fut émise par Sir James Simpson [2]
lors de la discussion de mon Mémoire à la *Medico-chirurgical Society* en
1869. » Le Dr T. G. Thomas, de New-York, a été assez hardi pour mettre
cette idée à exécution avec succès dans deux cas. Il y eut mort par péritonite
dans un des cas. Au point de vue conservateur, je ne saurais préconiser cette
pratique. Le Dr Thomas dit franchement qu'il ne présente pas la section
abdominale comme une méthode pour traiter l'inversion de l'utérus, mais
comme substitution à l'opération.

Méthode de Barnes [3]. — En 1868, le Dr Barnes ayant eu un insuccès
dans la réduction par la méthode du Dr Tyler Smith, entraîna l'utérus

---

[1] Barnes, Édition américaine de son ouvrage, page 632.

[2] Simpson, *Clinique obstétricale et gynécologique*, trad. par Chantreuil, Paris, 1874;
p. 669.

[3] Barnes, *On Diseases of women*, page 636.

inversé à la vulve au moyen d'un nœud coulant de ruban (fig. 127). « Je fis alors, dit-il, trois incisions sur le col de 1 centimètre de profondeur environ, une de chaque côté et une en arrière dans une direction longitudi-

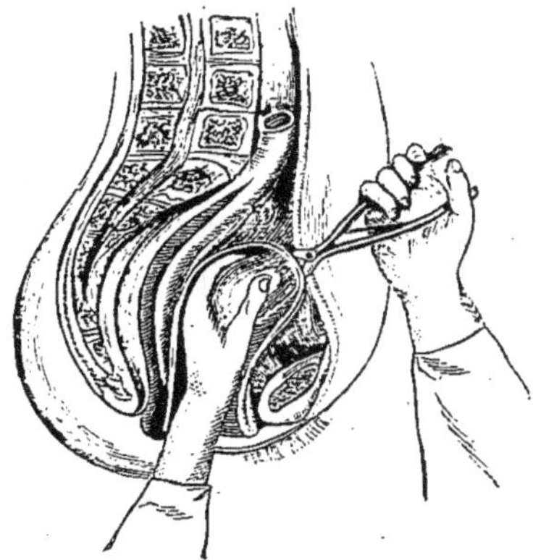

Fig. 126. — Méthode de Gaillard Thomas. Incision abdominale.
Dilatation directe de l'anneau (Denucé).

nale, c'est-à-dire en travers des fibres du sphincter cervical. Comprimant l'utérus avec la main gauche et soutenant l'orifice utérin avec les doigts de la main droite à travers la paroi abdominale, le col céda et le corps reprit sa

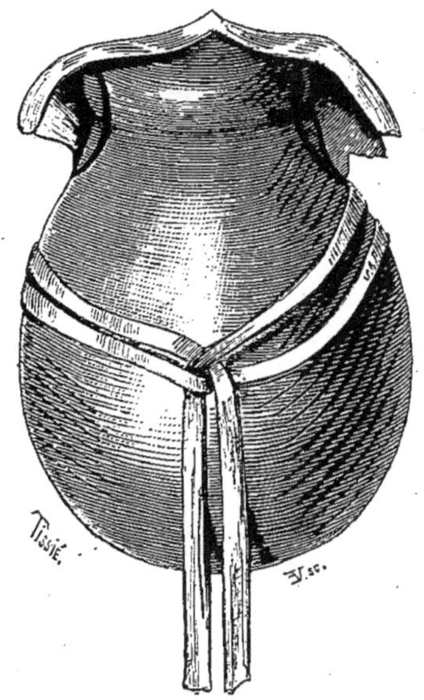

Fig. 127. — Incision du col (Barnes). (Denucé.)

place. Le col céda par suite de déchirures partant des incisions, et je craignis beaucoup à ce moment d'avoir causé des dommages sérieux, sinon mortels. Il ne s'ensuivit cependant aucun inconvénient matériel; un examen pratiqué trois semaines plus tard me permit de constater que le col et l'utérus étaient à leur place. Malgré cette terminaison heureuse, je crois qu'on ne devra avoir recours à cette méthode qu'après avoir sérieusement essayé la méthode de Tyler Smith, et alors avec de grandes précautions. Je recommanderai de ne faire que deux incisions, une de chaque côté et à une profondeur modérée. » Cette opération a été mise en pratique par le Dr Sims et le Dr Thomas, et Sir James Simpson la recommanda aussi. Dans le plus grand nombre des cas l'hémorragie, comme dans celui du Dr Thomas, doit être excessive, et on n'adoptera par conséquent cette méthode qu'en dernier ressort.

Méthode de Byrne. — Le Dr John Byrne décrit [1] un instrument qu'il a employé avec succès dans un cas, et que le Dr T. G. Thomas a employé dans un autre cas. Il consiste en une tige courbe portant une cupule à son extrémité, en sorte qu'il affecte une ressemblance générale avec le *repositor* de White, qui a déjà été décrit. Mais au lieu d'une simple dépression dans laquelle doit reposer le fond, la cupule peut avoir plusieurs dimensions et est destinée à recevoir toute la portion inversée de l'utérus. A travers la tige, une baguette se rend à un disque qui forme un faux fond à la cupule. Grâce à une contre-pression exercée à travers la paroi abdominale, le bord de la cupule contenant l'utérus est reporté au-dessus du siège de l'inversion; alors, au moyen d'une forte pression en haut de l'instrument entier, on fait avancer graduellement le faux fond. Comme les bords de la cupule empêchent toute expansion de l'utérus, les tissus doivent être refoulés vers le siège de l'inversion comme un coin. Par la paroi abdominale, la contre-pression est maintenue « par une cupule ouverte en cloche, dont le centre est traversé par une vis, pourvue à son extrémité d'un tampon conique en caoutchouc durci, et à son autre extrémité ou extrémité externe, d'un bouton plat pour la main. L'utérus étant soulevé en haut et en avant au moyen du repositor, comme cela a été décrit plus haut, il n'est nullement difficile de reconnaitre, à travers les parois abdominales, la dépression en forme d'entonnoir du col inversé, au centre duquel le coin dilatant doit être inséré. L'utérus ainsi fixé entre les instruments doit être alors abaissé dans le bassin de façon à faire disparaître toute tension de la part du vagin, et la cupule en forme de cloche ayant été tournée au bas en contact intime avec la surface abdominale, le travail de restauration peut être commencé. *On remarquera que le devoir de l'assistant chargé des parties externes est simplement de maintenir un degré de contre-force suffisant pour résister à la pression venant d'en bas.* »

« Aussitôt qu'il semblera certain qu'un progrès a été fait, ce qui sera indiqué par un accroissement du diamètre de l'anneau abdominal, comme aussi par l'ascension du repositor, le coin dilatant doit être vissé entièrement dans la cupule et au-dessus de son bord, de façon à faire disparaître *toute pression centrale.* »

« J'ajouterai seulement que le volume de la cupule repositor doit toujours être réglé aussi près que possible, d'après l'estimation du volume de la

---

[1] Byrne, *New York med. Journal*, Oct. et Dec. 1878.

masse à laquelle elle doit s'accommoder afin que l'utérus, lorsqu'il aura été bien enfermé dans cet étui cylindrique, ne puisse pas avoir son diamètre transverse augmenté par extension, ou ses tissus inégalement comprimés par la pression exercée vers la partie supérieure. »

Dans les deux cas rapportés plus haut, la réduction s'était faite rapidement par cet instrument.

Méthode de Watts [1]. — Le 23 février 1878, le Dr Watts, de New-York, réussit à réduire un cas d'inversion à *Roosevelt Hospital* de la manière suivante. Il attira d'abord en bas l'utérus de façon à lui faire faire prolapsus partiellement à travers l'orifice vaginal, puis il introduisit deux doigts dans le rectum comme dans la méthode de Courty. Mais au lieu de se servir simplement des doigts pour faire la contre-pression, il fit pénétrer un doigt dans la dépression formée au niveau de l'inversion. Alors, au moyen de la main qui avait saisi l'utérus à l'entrée du vagin, l'organe fut graduellement refoulé sur le doigt qui naturellement entrainait en avant de lui une portion de la paroi antérieure du rectum. Il réussit alors à faire pénétrer deux doigts à travers l'anneau, qui se trouva assez dilaté pour que le fond pût être refoulé sur l'extrémité de l'index sans autre difficulté, et la restauration fut complétée. Je fus appelé, à titre de consultant, à voir cette femme avec le Dr Watts, lorsqu'elle fut admise à l'hôpital. C'était une jeune négresse qui avait mis au monde au moins un enfant, mais mon impression fut que le moment où l'inversion s'était produite ne pouvait être fixé exactement d'après les renseignements qu'elle fournissait. On trouva cependant un petit fibrome au fond de l'utérus, qui pouvait avoir produit l'inversion. Cette tumeur fut énucléée et des tentatives de réduction furent faites, sans succès. Plus tard un autre effort fut tenté et on y persévéra. J'assistai le Dr Watts, mais nous ne pûmes faire plus que de faire pénétrer le fond dans le col. Il me fut impossible de l'aider dans son effort final, mais, après avoir eu recours à la méthode décrite, la réduction fut rapidement faite.

Méthode de Tate [2]. — Cette méthode de réduction vient tout naturellement à la suite de la méthode que nous venons de décrire. Le Dr G. H. Tate opéra à l'hôpital de Cincinnati, une femme de soixante-dix-huit ans, qui était souffrante depuis la naissance de son enfant, trente-six ans avant son admission. Elle était atteinte de procidence complète avec inversion totale de l'utérus. L'organe n'était sorti du vagin que depuis six ans, et à la suite d'une chute grave.

Après que la malade eut été mise sous l'influence du chloroforme, le Dr Tate fit pénétrer l'index et le médius de la main droite dans le rectum, et les poussa jusqu'au delà de l'utérus afin d'avoir un point solide pour la contre-pression. Les deux pouces furent alors placés contre le fond de l'utérus et une forte pression fut exercée pour le refouler au dedans. Au bout de quelque temps, les doigts placés dans le rectum furent si fatigués qu'ils laissè-

---

1 Wats, *Americ. Journ. of obstetrics*, N. Y., Jan. 1879.
2 Tate, *Inversion de l'utérus datant de quarante ans, réduite en une demi-heure. Nouvelle méthode (Cincinnati Lancet and Observer*, March 1878.)

rent l'utérus s'échapper. Au moment de l'opération, le Dr Dandridge qui y assistait, émit l'idée que si l'on introduisait un doigt de la main gauche dans la vessie les parties pourraient être alors solidement maintenues et la contre-pression plus complète. L'urètre fut rapidement dilaté, et l'index de la main gauche fut introduit dans la vessie et placé sur le bord de l'orifice, tout à fait à l'opposé des doigts introduits dans le rectum et laissés en place. « L'utérus étant ainsi fermement maintenu entre les doigts placés dans le rectum et la vessie, au niveau de l'extrémité cervicale, et les pulpes des pouces laissées appliquées sur le fond de l'utérus, on renouvela la pression sur le fond. En peu de temps un résultat très net se produisit, le fond fut profondément renfoncé. À ce moment, une bougie recouverte d'un chiffon mou à son extrémité fut appliquée contre le fond à la place des pouces, et, grâce à une forte pression exercée contre cette partie, l'inversion fut bientôt complètement réduite. L'opération tout entière ne demanda pas plus de trente minutes. Afin d'assurer la réduction, une suture en fil d'argent fut faite pour réunir les lèvres du col de l'utérus ; le prolapsus fut ensuite réduit. »

En raison du long espace de temps qui s'était écoulé depuis la production de la lésion et de la rapidité avec laquelle l'opération fut faite, c'est le cas le plus remarquable de réduction qui ait été publié. Étant donné son point d'arrêt purement mécanique, avec une application de la puissance aussi directe, et sans qu'il y ait de perte de force, le principe se rapproche plus de la perfection qu'aucun autre moyen qui ait été encore préconisé. La force de résistance ressemble beaucoup à celle qui sera décrite plus tard, et qui est exercée lorsque le col a été fermé par des sutures au-dessus d'un fond partiellement réduit; mais on ne peut faire aucune comparaison entre la somme de puissance qui pourrait être exercée sans danger dans un cas et celle qui arracherait bientôt les sutures. La dilatation de l'urètre, et le danger d'un traumatisme par pression du doigt sont une sérieuse objection à cette méthode. Je conseillerai donc l'ouverture de la base de la vessie dans tous les cas où cette méthode devra être employée. On trouvera l'opération qui doit être décrite plus tard pour l'enlèvement de la pierre de la vessie de la femme très simple d'exécution, et bien appropriée à ce but. Il y a tout avantage pour l'application de la puissance nécessaire, à placer deux doigts d'une main dans le rectum, et à introduire les doigts correspondants de l'autre à travers l'ouverture faite à la vessie, de façon qu'ils puissent être accrochés au-dessus de l'utérus, et l'entraîner à l'orifice vaginal. Grâce à une solide contre-pression, les doigts dilateraient rapidement le canal d'un côté pendant qu'on ferait avancer le fond de l'utérus de l'autre, et chacune des deux mains agirait en vue d'aider au déroulement des parties de l'extré-mité opposée. Lorsque la réduction serait achevée et que l'utérus serait replacé dans sa position normale, on pourrait fermer aisément l'ouverture faite entre la vessie et le vagin au moyen de quelques sutures interrompues. La fermeture de cette ouverture n'exigerait que le repos au lit pendant

---

[1] *Une nouvelle opération pour la réduction de l'inversion chornique de l'utérus* (*New York medical Journal*, 24 novembre 1883).

quelques jours de plus, et l'emploi régulier du cathéter pendant quelque temps, dans certains cas. S'il était démontré, après plus ample expérience, que cette méthode offrît à l'opérateur beaucoup d'avantages, alors l'existence d'une fistule vésico-vaginale qui, dans certains cas, pourrait n'être qu'un inconvénient temporaire, ne serait plus regardée comme une sérieuse objection.

Le Dr B. Bernard Browne, de Baltimore, ayant échoué dans la réduction d'un cas par les méthodes ordinaires, eut recours au procédé suivant. Le 2 novembre, les intestins et la vessie ayant été vidés, la malade fut éthérisée, le fond inversé fut attiré en dehors de la vulve au moyen d'une forte pince; les ouvertures des deux trompes de Fallope furent amenées complètement sous les yeux et une incision d'un pouce et demi de longueur fut faite à la paroi postérieure de l'utérus. A travers cette incision, un volumineux dilatateur de Sims fut introduit dans le col et ouvert aussi fort que possible; on sentit les tissus rigides du col se relâcher; alors, retirant ce dilatateur, les dilatateurs en caoutchouc durci de Hanks, n°s 2 et 3 (2 et 3 centimètres de diamètre) furent introduits dans le col; le doigt fut également introduit afin de sentir s'il n'y avait pas d'adhérences. L'incision de l'utérus fut ensuite cousue avec de l'intestin de ver à soie phéniqué, et, au moyen d'une légère manipulation, le fond fut aisément replacé à travers le rétrécissement qui pouvait être maintenant traversé.

L'opération tout entière fut pratiquée en moins de trente minutes; il se fit une hémorragie considérable par la cavité utérine au moment où l'utérus fut replacé; le lendemain, la température monta à 39°, mais elle revint graduellement à son état normal qu'elle atteignit le quatrième jour. Pendant la première semaine, la malade se plaignit de douleurs vives dans l'utérus, mais on les fit disparaître au moyen de fortes doses d'opium.

Elle fut placée sur la table et examinée le douzième jour après l'opération; le col était un peu étalé, mais à part cela, les parties étaient toutes dans leur état normal.

Méthode d'Emmet. — En 1865, je réussis à effectuer une réduction de la manière suivante : J'introduisis la main dans le vagin, j'embrassai la portion du corps la plus rapprochée du siège de l'inversion; le fond reposait alors dans la paume de ma main. Je saisis vigoureusement cette portion du corps et la refoulai en haut, et mes doigts furent alors immédiatement séparés à leur plus haut degré; de l'autre main appliquée sur l'abdomen, j'essayai en même temps de dérouler les parties qui formaient l'anneau en faisant glisser les parois abdominales sur son bord. Je répétai cette manœuvre plusieurs fois; à la longue, le diamètre de la cavité du col utérin et l'orifice augmentèrent par suite de la dilatation latérale faite avec les doigts étendus; le long diamètre du corps de l'utérus se raccourcit et le degré d'inversion diminua proportionnellement. Lorsque le corps se fut bien avancé dans le col, j'exerçai avec les extrémités des doigts réunies une forte pression en haut sur le fond.

Cette méthode sera décrite plus complètement dans les observations qui vont être données en détail. Nous décrirons aussi une méthode pour fermer les lèvres du col au-dessus du fond après une réduction partielle (et cela peut être essentiellement compris dans la méthode d'Emmet), dans le but de conserver pendant un certain temps l'avance déjà obtenue, ou d'empêcher le retour d'une inversion complète lorsqu'on ne peut tout réduire.

OBSERVATION XXXIII. — Mme Q. .., âgée de vingt-quatre ans, vint se confier à mes soins le 8 octobre 1865. Elle avait été réglée à onze ans et s'était mariée à vingt-deux ans. Elle était devenue rapidement enceinte et avait accouché le 11 mars 1865. Lorsque la tête était sortie, on s'était aperçu qu'il y avait une circulaire autour du cou ; on avait fait passer le cordon par-dessus la tête sans effort aucun et l'accouchement s'était terminé sans autre incident ; le placenta suivit de près l'enfant. Une heure après l'accouchement, faiblesse, douleurs dans le ventre, écoulement sanguin ; pendant vingt-huit heures les douleurs persistèrent, s'accompagnant chaque fois de perte de sang abondante. Huit jours après, la garde découvrit une masse à l'entrée du vagin. On crut à une tumeur en chou-fleur. Au bout d'un mois, la malade était si affaiblie par la perte continue du sang qu'on consulta le Dr M. Call d'Utica, qui me la confia. Je reconnus que j'avais affaire à une inversion. Elle présentait tous les signes d'une anémie extrême.

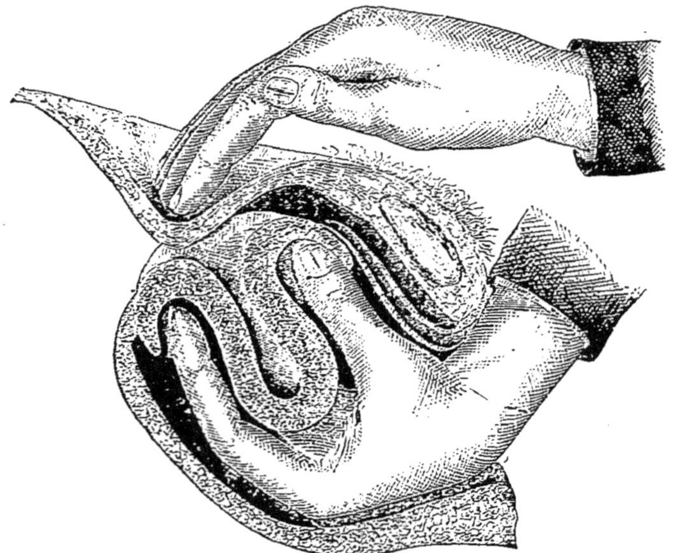

FIG. 128. — Méthode d'Emmet pour réduire l'inversion de l'utérus.

Le 10 octobre, on endormit profondément la malade qui avait été placée sur une table de hauteur convenable pour l'opérer et était couchée sur le dos, les genoux relevés. J'introduisis la main gauche entière dans le vagin, et par une pression des doigts le fond se plissa en même temps que l'organe était maintenu par la main droite placée sur l'abdomen. Au bout d'une heure, il y avait peu de progrès, le fond était seulement devenu un peu plus petit.

Il devint évident que ce mode de réduction par pression exercée sur le fond était inapplicable lorsque l'utérus était déjà revenu à son volume normal. Je changeai de plan. Je laissai le fond tomber dans la paume de ma main, et passant le pouce et l'index autour de la masse, aussi haut que possible dans le col, comme le montre la figure 128, je continuai à élargir l'espace entre le col et le corps inversé, en écartant avec force les doigts autant que possible. En même temps, je fis une forte pression en haut en vue de rentrer d'abord la portion qui s'était inversée la dernière. J'aidai cette manœuvre en soulevant l'organe au-dessus des pubis, et en m'efforçant de l'autre main de dérouler la portion inversée en faisant glisser la paroi abdominale sur l'extrémité supérieure en exerçant une certaine pression (voir fig. 128). En une demi-heure, les progrès de la réduction furent notables. La masse globulaire qu'on sentait à travers les parois abdominales au commencement était devenue graduellement ovoïde latéralement, avec une dépression marquée au centre. Ma main étant fatiguée, je dus me faire remplacer par le Dr Elliot. Peu à peu le fond passa entièrement dans le col, mais au delà de ce point, on ne put pendant une heure le faire avancer. Cependant la dépression qu'on sentait à travers les parois abdominales au-dessus du siège de l'inversion était devenue assez large pour admettre l'extrémité de trois doigts. Un peu avant 4 heures, la malade commença à s'affaiblir et à 4 h. 10, son état étant critique, je dus abandonner mes efforts pour le moment. Mes collègues furent d'avis qu'il y avait danger à continuer plus longtemps l'éthérisation. A ma demande, on fit un dernier effort. Nous nous remplaçâmes les uns les autres quand notre main était fatiguée. Le Dr Thomas introduisit la main dans le vagin et, comme il l'a décrit, attira la masse de façon à reproduire l'inversion et immédiatement, la refoulant, il trouva qu'en agissant ainsi il lui faisait dépasser sa position antérieure; il répéta la manœuvre, et en refoulant l'utérus sur l'extrémité du doigt (sans y mettre de force) le fond traversa l'anneau et la réduction fut achevée après un effort de trois heures cinquante-cinq minutes. La malade eut de la fièvre les premiers jours et des douleurs dans le ventre; mais sous l'influence de l'opium tout se calma. Le 12 elle était guérie.

En exposant ce cas à la Société obstétricale, je soutins que c'était là un point d'un grand intérêt et digne de discussion de savoir quelle influence la manœuvre pratiquée par le Dr Thomas avait eue sur le résultat, et si elle en avait eu une, de déterminer exactement les circonstances dans lesquelles on pourrait y avoir recours. J'exprimai l'opinion que le Dr Thomas s'était trompé quant au degré de l'inversion qu'il avait reproduite. La portion située au-dessous du point resserré était flasque et pouvait être facilement attirée; mais au-dessus du point où se faisait l'engagement, les surfaces étaient si étroitement accolées que c'est une question de savoir s'il n'aurait pas été nécessaire d'employer plus de force pour reproduire l'état existant au commencement qu'il était possible d'en déployer. L'effort du Dr Thomas avait sans doute hâté l'issue, cependant comme la portion la plus large de l'utérus avait déjà profondément pénétré dans le canal, il était probable que l'action musculaire non aidée de l'organe lui-même pouvait, à ce moment, avoir rapidement complété la réduction, le canal, si l'on en juge d'après le résultat, étant évidemment déjà dilaté suffisamment pour cela. Cela fut démontré sur une balle de caoutchouc qui avait été renfoncée, et on put voir qu'aussitôt que la restitution avait commencé, elle avait marché rapidement à son achèvement.

Le Mémoire fut longuement discuté par le Dr Elliot, le Dr Noeggerath et le Dr Budd, et ces Messieurs furent absolument de mon avis. Le Dr Thomas lui-même, avec une grande candeur, dit qu'il était satisfait de s'être trompé.

OBSERVATION XXXIV [1]. — Le 17 février 1866, le Dr Gouley me pria, ainsi que

[1] *Amer. Journ. of the med. sciences*, April 1866.

le Dr Noeggerath, de voir une malade qu'il avait à soigner à *Saint Vincent's Hospital*. Elle était âgée de vingt-quatre ans, et au mois de juin précédent elle était accouchée de son second enfant à la suite d'un travail très rapide. Elle souffrit beaucoup après l'accouchement et plus longtemps que la première fois. Peu de temps après, elle commença à perdre du sang, et cela continuait encore. La malade présentait tous les signes d'une perte excessive de sang, on avait attribué son état à l'existence d'un polype qu'on supposait faire prolapsus en dehors de l'orifice utérin.

Lorsqu'elle fut éthérisée, nous fûmes tous d'accord sur le diagnostic. A ma demande, le Dr Noeggerath tenta la réduction par sa méthode en déprimant un côté du fond dans le canal, et en refoulant cette portion en haut la première. Au bout de quinze minutes d'essai, il y renonça. J'introduisis ma main dans le vagin, et pendant un certain temps, je m'efforçai de mettre sa méthode en pratique, mais sans succès. Je passai alors mes doigts autour de la portion comprise dans l'orifice, comme je l'ai décrit dans le cas précédent. Puis, au moyen d'une pression simultanée en haut et en dehors, je dilatai graduellement le col, jusqu'à ce que, par une extension forcée des doigts, j'eusse atteint le siège de l'inversion. En moins d'une demi-heure, la masse qu'on sentait à travers les parois abdominales avait doublé de volume; la dépression du centre était devenue plus large et affectait une forme ovale. Le fond passa peu à peu entièrement dans le col; mais après cela, le progrès fut presque imperceptible. Au bout d'une heure, ma main devint si impuissante que je fus forcé de prier le Dr Noeggerath de me remplacer, et par ses manipulations continues, la réduction fut complète au bout de dix minutes. Il avait fallu une heure vingt d'efforts. La femme guérit.

OBSERVATION XXXV [1]. — Mme C..., âgée de vingt-six ans, fut admise dans mon hôpital privé le 21 mai 1867, sur la recommandation du Dr Crispell de Roundout. Menstruée à douze ans, elle se maria à vingt-trois, devint enceinte et accoucha le 22 décembre 1865 à terme et naturellement. La délivrance se fit sans aucune intervention. Elle était assistée par un médecin d'expérience qui avant de la quitter s'assura que l'utérus était bien contracté. Cependant, à peine rentré chez lui, pris d'inquiétude, il retourna immédiatement chez sa malade et la trouva en proie à une hémorragie et à des douleurs continues violentes. Il l'examina et trouva une inversion complète de l'utérus qu'il réduisit immédiatement sans difficulté; l'utérus se contracta. Les suites de couches furent normales et elle nourrit son enfant. Treize mois plus tard, la menstruation reparut, et le cinquième jour, une hémorragie excessive survint subitement; on trouva une inversion complète de l'utérus. Les jours suivants, l'hémorragie persista, mais moins abondante. La malade devint extrêmement anémique; quelques jours après son admission, elle fut endormie et je tentai la réduction en présence des Drs Peaslee, Crispell et Perry. On trouvait dans le vagin une masse molle, lisse, du volume d'un œuf de poule, ayant un pédicule distinct autour duquel le col était bien contracté. En introduisant une main dans le vagin, et en appliquant l'autre sur l'abdomen, on pouvait les rapprocher suffisamment pour être sûr que c'était un cas d'inversion. Une demi-heure après avoir commencé la réduction par la méthode décrite, le col et le canal étaient devenus si dilatés qu'on pouvait refouler complètement le fond dans la cavité utérine; mais au delà de ce point, il ne progressait plus. Sur le bord de l'anneau formé par une portion qui avait été inversée et qui venait d'être déroulée, on sentait le ligament large du côté droit épaissi et plongeant dans le canal formé par l'inversion. En retournant l'utérus contre la paroi abdominale au moyen de la main placée dans le vagin, cette disposition fut reconnue par toutes les personnes présentes, et comme la masse ne pouvait être mue de côté, il était à craindre que des adhérences existassent à un degré qui ne pourrait être surmonté. Au bout de trois heures, la malade devint si faible que je fus forcé de remettre à plus tard d'autres tentatives de réduction.

19 juin. — L'éther fut de nouveau administré; bien que l'inversion se fût complè-

---

[1] *Amer. journ. of the med. sciences,* Jan. 1868.

tement reproduite, en une heure tout fut regagné. A ce moment, la partie pédiculée du corps avait disparu, et l'anneau au niveau de l'inversion était si dilaté qu'en refoulant une portion de l'utérus sur le bout du doigt à travers cet anneau, on pouvait sentir le doigt par la paroi abdominale. Il était évident que le ligament large était très adhérent, et qu'on ne pourrait réduire que si l'anneau, au niveau du siège de l'inversion, était assez dilaté pour admettre en premier lieu le côté gauche de l'utérus réduit et ensuite le côté opposé en le faisant tourner complètement à travers la portion dilatée, en laissant intactes les adhérences. Mais pour arriver au degré nécessaire de dilatation, la capacité d'expansion était presque insuffisante. Je continuai cependant mes efforts durant *cinq heures*; pendant la dernière heure, la circulation devint si irrégulière et faible qu'on dut cesser l'éther et donner des excitants. Je dus cesser mes efforts; mais afin de ne pas perdre ce que j'avais gagné, je fis cinq sutures profondes interrompues de fil d'argent sur le col de l'utérus, et en les tordant j'entraînai les côtés du col et je les réunis sur le fond. Cela fut fait un vendredi; elle se remit bientôt, et en douze heures elle avait repris son état habituel. Le samedi, elle sentit subitement quelque chose glisser et éprouva une sensation de soulagement et de bien-être. Je pensai ou que les sutures avaient cédé, ou que l'utérus pouvait s'être réduit; mais à l'examen, les sutures furent trouvées intactes et avec une sonde on sentit le fond derrière. Je fus convaincu que les adhérences avaient cédé et je pus presque promettre que le prochain effort serait suivi de succès.

Le mercredi suivant, on donna de l'éther et les sutures furent enlevées. Le fond tomba immédiatement dans le vagin, mais on ne sentait plus la masse qu'on supposait être le ligament large. Au bout de quelques minutes, je réduisis sans aide l'organe inversé. L'effet de la réduction sur la circulation fut remarquable, le pouls tomba de 150 à 90 par minute. La malade retourna bientôt chez elle complètement guérie.

Il est dans ce cas un point intéressant, c'est de déterminer à quel moment après l'accouchement l'inversion s'est reproduite. Mme C..., pendant l'année qui suivit son accouchement, jouit en apparence d'une bonne santé, et mena une vie active, et ni elle ni son mari ne s'aperçurent, dans leurs rapports conjugaux, d'un état qui aurait donné lieu à une véritable obstruction si l'inversion avait existé au degré que je trouvai lors de mon premier examen. Après le cinquième jour de sa première période menstruelle, elle continua à souffrir et à perdre une grande quantité d'eau, jusqu'à ce que le fond eût été fixé en fermant le col; elle était aussi prise d'hémorragie quand elle faisait le moindre exercice. Le médecin qui la soignait s'assura, comme cela a été établi, que l'utérus se contractait convenablement après qu'il avait remis l'organe en place, et je suis sûr, d'après sa valeur professionnelle, qu'il ne peut guère s'être trompé sur ce point. Il n'y a non plus aucune preuve qu'il ait été trompé, car on ne peut généralement se méprendre sur les symptômes de l'inversion immédiatement après la production de l'accident. Est-il possible que de nourrir l'enfant, cela ait pu exercer une influence telle que la maladie, si elle existait, n'ait donné lieu à aucun symptôme, pendant une année après l'accouchement? Et cependant, si la première période menstruelle a été douloureuse, elle ne le fut pas plus qu'elle l'avait été fréquemment avant la grossesse, et son intensité ne fut pas augmentée à n'importe quel moment par l'accouchement lors du premier retour des règles, en sorte qu'on ne trouve aucune indication du moment où l'inversion a pu se produire. D'après les renseignements fournis par la malade, je confesse que je suis absolument incapable de l'établir.

OBSERVATION XXXVI. — Mme Conklin, âgée de cinquante-quatre ans, fut admise au *Woman's Hospital* le 19 avril 1868. Ses antécédents sont les suivants : Son enfance fut maladive; les règles, qui se montrèrent à dix-huit ans, furent depuis irrégulières. Mariée à trente-cinq ans, elle resta stérile. Ses règles augmentèrent en abondance et en durée; elles étaient très douloureuses. La situation resta la même jusqu'après la ménopause où sa santé s'améliora. Au mois de février 1867, elle prit froid et dans un accès de toux violent ressentit brusquement un grand malaise du côté du vagin accompagné de douleurs dans les reins et les cuisses. On appela un médecin qui ne l'examina pas, crut à une chute de l'utérus et ordonna le repos au lit et des injections astringentes. N'étant pas soulagée, le médecin pratiqua le toucher et trouva le vagin obstrué par une masse. Quatorze mois plus tard, elle fut admise à l'hôpital.

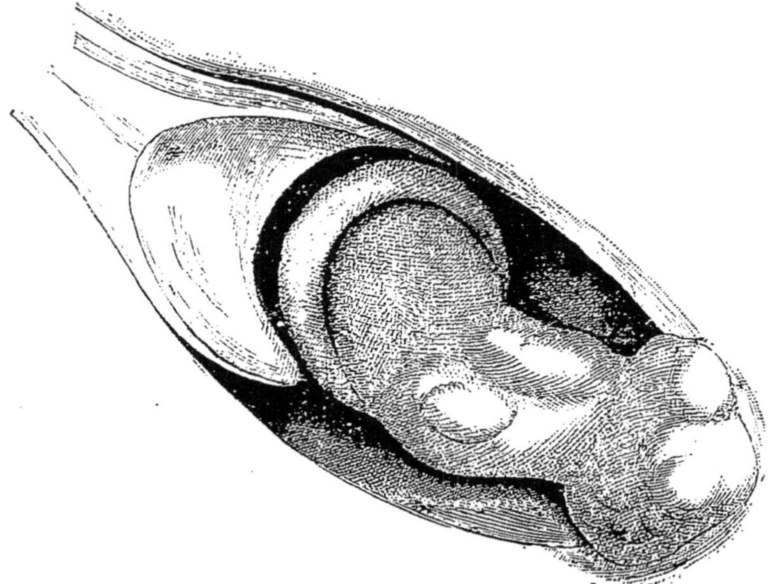

FIG. 129. — Inversion de l'utérus, avec tumeur fibro-kystique (spéculum en place).

A l'examen, on trouva l'utérus inversé présentant sur son fond une tumeur fibrokystique qui faisait saillie entre les lèvres. Comme on peut le voir en examinant la figure, l'utérus était complètement inversé à gauche, tandis que, de l'autre côté, la ligne du col raccourci était marquée par un sillon peu profond en forme de croissant. L'utérus avait une longueur de 5 centimètres depuis le fond de ce sillon jusqu'au point d'attache de la tumeur au fond. Celle-ci était du volume d'un œuf de pigeon (voir fig. 129), mais avait évidemment subi une réduction de volume par dégénérescence kystique. Plusieurs kystes volumineux faisaient saillie sur la masse, et sur la surface il y avait plusieurs dépressions cicatricielles, traces évidentes d'autres kystes disparus. On s'assura de l'état de l'utérus en introduisant l'index dans le rectum, de façon à le mettre en contact, au-dessus de la masse contenue dans le vagin, avec une sonde placée dans la vessie. Il était évident que le corps de l'utérus ne se trouvait pas au-dessus du plan de la jonction vaginale.

4 mai. — On donna de l'éther à la malade; puis la situation fut reconnue par le Dr Georges T. Elliot et le Dr J. C. Nott, et plusieurs autres. L'écraseur fut appliqué, et la tumeur enlevée du fond de l'utérus sans grande perte de sang. Je voulus alors introduire la main dans le vagin pour réduire l'inversion, mais cela ne fut impossible parce que la malade était obèse et avait un vagin court et étroit, résultant de la ménopause. J'attirai donc l'utérus à la vulve et j'assujettis l'organe en saisissant le bord du col de chaque côté avec un ténaculum tenu par un aide. L'utérus étant ainsi fixé, une portion qui se trouvait en avant de la jonction du vagin fut saisie entre le pouce et l'index de la main droite en même temps qu'une forte pression en haut fut faite jusqu'à ce que l'orifice de l'utérus devînt bien défini. Le col fut alors dilaté en passant l'index autour du fond du sillon entre le col et le corps de l'utérus inversé, pendant qu'en même temps une pression énergique en haut était maintenue par le doigt. Lorsque l'index se fatigua, le corps fut saisi avec les doigts comme au commencement et on exerça une pression en haut, tandis que l'index de l'autre main était passé dans le rectum en arrière de l'organe de façon à diminuer la tension des ténaculums qu'on arrachait fréquemment. Au bout de trois quarts d'heure, le fond de l'utérus pénétra dans l'orifice utérin. Après une heure de travail encore, il s'était enfoncé au-dessus du plan de la jonction du vagin, et on pouvait faire pénétrer dans sa cavité une sonde à une profondeur d'un peu plus de 2 cent. 1/2. A partir de ce point, il me fut impossible de le faire avancer plus loin. Mes doigts étant fatigués, le Dr Elliot me remplaça sans plus de succès. On cessa toute tentative, d'autant qu'il devait y avoir, comme l'avait suggéré le Dr Nott, des adhérences du ligament large des deux côtés. Comme dans le cas précédent, j'introduisis trois sutures d'argent profondes dans le col ; en les tordant, les côtés de l'orifice furent réunis au milieu sur le fond. J'espérais ainsi vaincre les adhérences si elles n'étaient pas trop fortes ; de plus, j'assurais l'avance déjà obtenue, de façon à tenter la réduction dans des circonstances plus favorables si cela paraissait utile. Les sutures furent enlevées le septième jour, mais l'état de la malade ne permit pas de compléter la réduction. Le fond de l'utérus était toujours dans le canal, mais, comme la malade était atteinte de toux constante, je pensais bien que l'inversion se reproduirait. Elle rentra chez elle, et revint le 18 juin. Je dénudai une portion de la face interne de l'orifice utérin ; j'introduisis trois sutures d'argent profondes interrompues ; je réunis les côtés au centre, laissant la ligne ouverte à chaque extrémité. Bien que le fond ne fût pas descendu et que le canal eût conservé la même profondeur qu'après la tentative de réduction qui avait dû être abandonnée, il fut décidé qu'il était préférable de clore partiellement l'orifice de crainte que l'inversion ne se reproduisît. Les sutures furent enlevées le huitième jour ; l'union était parfaite, et peu de temps après elle quittait l'hôpital.

Le Dr Alfred Mc Clintock, dans ses *Mémoires cliniques sur les maladies des femmes*, page 97, a rapporté un cas semblable d'inversion de l'utérus causée par une tumeur du fond de l'organe. D'autres cas ont été rapportés, mais dans tous, à l'exception des précédents, les malades avaient donné naissance à des enfants, autant que je sache.

Je crois que le procédé qui consiste à enfermer le fond dans le canal utérin et auquel j'ai eu recours dans ce cas est de la plus grande importance pratique. Lorsque, par une cause quelconque, la tentative de réduction doit être abandonnée pour un temps, on peut ainsi conserver un grand degré de dilatation jusqu'à ce que l'état de la malade permette de tenter un nouvel effort pour sa guérison. En y réfléchissant un moment, il semblera évident qu'on établit ainsi une force dilatante permanente qui, sans mettre à contribution la force de la malade, peut d'elle-même dans quelques cas, sans aide aucune, compléter la réduction. En distendant le col sur le fond qui constitue alors une masse résistante dans le canal utérin, on met en jeu en dehors de l'organe une force qui déroule les parties qui se trouvent au-dessus et pousse le fond comme un coin vers la partie supérieure où il rencontre la résis-

tance la plus faible. Alors, aucune action, soit des fibres longitudinales, soit
des fibres circulaires de l'utérus, soit des deux réunies, n'aidera à la réduction. En se reportant au diagramme (fig. 130), on verra l'action de ces forces
indiquée par les flèches.

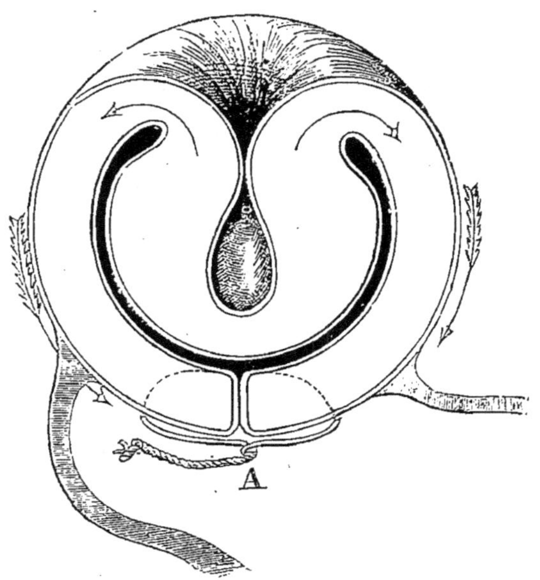

FIG. 130 — Diagramme montrant la direction de la traction exercée par une suture placée
sur le col après la réduction partielle d'une inversion.

Que cette force n'ait pas réussi à compléter la réduction dans un cas (observation XXXIII). ce fut dû, je crois, à l'état singulièrement pédiculé du corps ;
mais que cette force se soit exercée à un haut degré, cela est prouvé par le
fait que les adhérences du ligament large qui était distendu se sont rompues sous son influence. alors que j'avais été incapable d'y arriver par un
effort continu de quatre heures. Cela n'exige, règle générale, qu'un peu de
temps et de patience pour dilater complètement le col et le canal utérin par
la méthode que j'ai proposée. Alors, si l'opération ne peut être complétée à
ce moment, le fond peut être fixé et la même force continue peut être maintenue sans danger pour la malade.

[Dans le procédé que l'auteur vient de décrire, la réduction se fait lentement. Aran [1] a décrit un procédé du même genre, mais à marche rapide ;
après avoir parlé d'un insuccès de réduction qui le conduisit à une opération
malheureuse, il ajoute : « Que si, au lieu de porter la main dans le vagin pour
refouler le corps de l'utérus à travers un passage déjà étroit que je trans-
formai en une sorte de boutonnière par la traction que je faisais subir au
vagin. je m'étais borné à amener doucement avec une pince de Museux le

____
[1] Aran, *Leçons cliniques sur les maladies de l'utérus*, p. 405.

fond de l'utérus à l'extérieur. et à conduire ainsi peu à peu l'orifice du col
jusqu'à la vulve, et si alors faisant saisir par une pince de Museux la lèvre
supérieure, puis la lèvre inférieure du col. j'avais abandonné aux aides le soin
de relever l'utérus à l'entrée de la vulve, en me bornant à refouler purement
et simplement d'avant en arrière avec la main droite le fond de la tumeur.
pendant que la main gauche placée à la base de celle-ci aurait facilité la
réintégration des parties invaginées en dilatant l'anneau formé par le col. en
effilant en quelque sorte la tumeur et en empêchant la sortie des parties
déjà rentrées, nul doute que le résultat n'eût été très différent. Je n'hésite
donc pas à proposer à mes confrères ce procédé de réduction. »]

Le Dr E. H. Stephens, de Cambridge. Mass., a rapporté [1] un résultat heureux où il fixa le col au moyen de sutures sur un fond partiellement réduit.
Il n'avait pas réussi à plusieurs reprises à compléter la réduction en se
servant d'un sac insufflé placé dans le vagin. L'état de la malade sur le
moment exigea que toute tentative de réduction fût suspendue. Quelques
heures après que les sutures eurent été appliquées, des douleurs violentes
apparurent à la partie inférieure de l'abdomen, s'étendant en arrière et ressemblant. comme caractère, à celles du travail ; « après avoir duré trois
quarts d'heure, la malade sentit quelque chose qui s'ouvrait passage en
dedans et les douleurs cessèrent subitement. ne laissant derrière elles que de
la faiblesse ». Cela se calma bientôt, et le lendemain, lorsque les sutures
furent enlevées. on trouva que l'inversion avait disparu. Le point que je
désire particulièrement établir est l'avantage qu'il y a à fermer l'orifice dans
les cas où l'on pense que l'inversion est irréductible, condition dont la reconnaissance n'est possible que dans des circonstances tout à fait exceptionnelles. C'est pour cela que je pense qu'il est absolument injustifiable d'amputer la portion inversée de l'utérus si on peut faire pénétrer le fond dans
le col. Pour cette partie de l'opération, il est nécessaire de dénuder avec
une paire de ciseaux le bord interne du col, et de réunir ces surfaces par un
certain nombre de sutures d'argent interrompues ; on peut aussi employer la
suture en surjet, il faut alors introduire le fil loin en arrière du bord et près
de la jonction du vagin. de façon à ce qu'il ne puisse couper avant qu'une
union parfaite ait pu être obtenue. Dans la figure 130, qui représente une
coupe de la moitié gauche de l'utérus, les lignes ponctuées montrent le
trajet d'une suture déjà tordue, mais non encore pliée à plat sur la surface
du vagin. Il n'est pas utile que la dénudation s'étende tout autour du canal
cervical, il suffit qu'elle soit partielle, de façon à laisser une ouverture à
chaque angle de la ligne pour le libre écoulement des sécrétions et du flux
menstruel. Après l'opération, toute hémorragie due à l'inversion cessera.
La malade recouvrera bientôt sa force et pourra même devenir enceinte ;
et, si cela arrive, on peut compter sur la nature pour compléter la réduction. La ligne d'union de l'orifice externe n'offrira certainement que peu
d'obstacles à la marche du travail, car, si la dilatation ne se produisait pas

[1] Stephens, *Boston med. and surg. Journ.*, February 1879.

au moment convenable, il serait facile de l'ouvrir au moyen d'une paire de ciseaux.

Avant d'avoir recours à la dénudation, en vue d'obtenir une fermeture partielle permanente de l'orifice, il est bon de n'employer que des sutures temporaires seules. Cela donne une occasion de faire une autre tentative de réduction si la nature ne réussit pas à l'accomplir. Afin d'en faire l'essai loyalement, on laissera les sutures intactes pendant plusieurs semaines si elles ne coupent pas par excès de tension. Leurs extrémités seront repliées convenablement et couchées à plat sur la surface, suivant les directions qui ont déjà été données.

Que ce plan de réduction n'ait pas complètement réussi entre les mains des autres, cela est dû au fait, soit que les différents temps n'ont pas été compris, soit qu'on a voulu en faire trop en trop peu de temps. Revoyons brièvement les différents temps et le principe de l'opération. En regardant la figure 130, on remarquera que les surfaces internes du col ne peuvent être séparées à un certain degré sans dérouler les parties situées immédiatement en rapport avec le siège de l'inversion. Cette action doit nécessairement, en même temps, ouvrir l'orifice du canal formé maintenant par la surface externe de l'utérus, à travers laquelle la portion inversée de l'organe doit être retournée. Jusqu'à ce que le fond se soit bien enfoncé dans le col, il faut diriger son principal effort de façon à dilater le col en étendant les doigts en haut et en dehors. En d'autres termes, l'utérus doit être solidement saisi par tous les doigts immédiatement au-dessous du siège de l'inversion, et au moment où on va étendre les doigts, il doit être comprimé en haut contre la main appliquée sur la paroi abdominale. La main placée sur l'abdomen devra au même moment exercer une pression en bas et en dehors et faire glisser les parois sur la portion qui est dans la cavité. Cette manière de faire doit être répétée dans cet ordre jusqu'à ce qu'on puisse faire pénétrer entièrement le fond dans le col. Il est nécessaire d'augmenter cette pression en haut au fur et à mesure que la réduction avance, en même temps que l'aide apportée par l'expansion des doigts diminue proportionnellement au degré d'achèvement. Les doigts tendent aussi à dilater l'anneau en agissant comme un coin entre la portion prolabée et les côtés du canal. Car, le canal utérin s'élargissant suivant son diamètre latéral, la réduction fait des progrès *pari passu*, par raccourcissement du diamètre vertical. Mais on n'obtient aucune avance en y mettant une grande force ; il est en effet impossible de faire pénétrer une partie quelconque sans rupture tant que la dilatation nécessaire n'a pas été effectuée. Il est bon quelquefois d'alterner la pression de manière à la faire porter d'abord sur un côté puis sur l'autre au lieu de comprimer toujours la masse dans la même direction. Il faut de temps en temps faire des mouvements latéraux, comme dans l'accouchement de la tête fœtale par le forceps. Suivant le même principe, on distendra parfois le vagin en exerçant une forte pression dans la direction du promontoire. En changeant ainsi la direction de la pression à la dernière période, une portion de la masse glissera quelquefois subitement en haut, alors qu'un moment auparavant elle semblait enclavée et immobile. En faisant reposer le dos de la main dans la concavité sacrée, de façon à appliquer l'organe contre la paroi abdominale au-dessus des pubis, la main de l'opérateur se trouve placée dans une position moins gênée, en même temps que l'utérus se trouve fixé et que la contre-pression exercée par l'autre main est maintenue, ce qui est très avantageux. On ne doit avancer que pas à pas par un effort ferme et soutenu, mais sans violence. En ce qui touche à la terminaison de l'opération, il n'est pas douteux qu'on fasse avancer le fond plus vite en changeant rapidement d'aide, de manière à ce que la force déployée soit aussi continue que possible, et à ce qu'elle ne diminue pas par suite de la fatigue qui suit nécessairement les efforts prolongés d'une seule personne. Nous répéterons qu'il ne faut pas trop tenter d'abord, car jusqu'à ce que le vagin se soit un peu dilaté et que la main de l'opérateur se soit accoutumée à la manipulation, ce qu'on fait est en grande partie perdu, parce que la main est prise de crampe et devient presque impuissante. L'opérateur doit apprendre à ménager sa force jusqu'à ce que le fond puisse être enfoncé dans le col, au moment où cela peut être fait utilement avec grand avantage. Enfin aussi longtemps que l'éthérisation est bien supportée par la malade, il ne faut pas désespérer d'un cas parce qu'on ne semble faire aucun progrès, car, à tout instant, la réduction peut être subitement complétée.

Le Dr E. S. Lewis, de New-Orleans, a rapporté[1] un cas où la méthode de réduction que j'ai recommandée fut appliquée avec succès après que d'autres moyens avaient échoué. Dans ce cas, le Dr Lewis essaya d'abord de réduire l'inversion au moyen d'une pression continue avec un sac de caoutchouc rempli d'eau placé dans le vagin ; ensuite il essaya sans succès les méthodes de Courty et de Noeggerath ; puis le repositor de White sans plus de succès ; il employa alors la méthode d'Emmet et put faire rentrer le fond dans l'orifice interne ; il appliqua le sac élastique, et lorsqu'il l'enleva un mois plus tard la situation était la même. Il plaça alors un pessaire à tige en forme de cupule, fixé à un tube élastique, et réussit à compléter la réduction.

Il me faut répéter l'avis que j'ai déjà donné que, dans les cas de ce genre, où le fond peut être aussi profondément enfoncé dans le canal, il faut fermer le col au-dessus de lui au moyen de sutures ; c'est la ressource la moins dangereuse. Néanmoins, il faut avoir grand soin, comme cela a été fait dans ce cas, d'enlever fréquemment le sac élastique et de laver le vagin. On doit toujours surveiller de près ce procédé parce qu'il est dangereux. La méthode qui consiste à distendre le vagin avec un sac rempli d'air ou d'eau est une méthode à peine digne d'être rapportée en comparaison des autres moyens qu'on a à sa disposition. C'est une méthode qui produit presque toujours de grands troubles, détermine souvent de la cellulite, et il est douteux qu'elle soit jamais suivie de succès lorsqu'elle est employée seule. Son emploi cause tout au moins une perte de temps et est souvent accompagné d'ennuis plus sérieux. Lorsque la pression est limitée et appliquée directement sur le fond, il est établi que les résultats ont souvent été très satisfaisants.

---

[1] Lewis, *Chronic inversion of the uterus of five months' duration, reduced by Emmet's method (New Orleans med. and surg. Journ.* Oct., 1879).

Réduction par pression modérée continue.

Le Dr Clifton E. Wing, de Boston, a rapporté à la *Suffolk Medical Society* le 29 novembre 1879, et fait ensuite imprimer pour être distribué, un cas d'inversion complète de l'utérus qui fut réduit quatorze mois après l'accouchement au moyen d'une pression modérée continue, sans l'aide de l'anesthésie. Le Dr Wing fait remarquer la différence d'action entre la pression faite sur le fond en distendant le vagin, et la pression, même forte, exercée sur le fond seul.

Dans les éditions précédentes de cet ouvrage, il n'est point fait directement allusion à ce procédé, par suite de ce fait que cette différence d'action n'avait pas été appréciée, et parce que tous les efforts de réduction sans l'aide de manipulations directes ont toujours, à ma connaissance personnelle, été trouvés inutiles.

Le Dr Wing écrit : « La valeur de la pression douce, continue, dans le traitement de l'inversion utérine ne semble guère avoir été appréciée par les médecins en général, bien que ses mérites aient été suffisamment prouvés par les cas heureux qui ont été de temps en temps rapportés, particulièrement en Grande-Bretagne. » En note, il renvoie à un cas publié par le Dr G. Tarbell[1]; dans lequel une pression douce et continue fut suivie de succès après que d'autres moyens avaient échoué. Il prétend que c'est là un des cas les plus récents traités par cette méthode, et ajoute que le Dr Tarbell a eu un autre cas heureux peu de temps après.

Le Dr Wings en décrit l'action de la façon suivante: « C'est un fait physiologique bien connu que le muscle le plus fort, assez puissant pour résister à une grande force appliquée pendant un temps comparativement court, peut être cependant vaincu et complètement allongé par l'application continue d'une force très faible. L'utérus, et par conséquent cette portion de l'organe qui, dans les cas dont nous parlons, constitue l'obstacle à la réduction, est à tous égards un muscle assez fort pour résister avec succès dans beaucoup de cas à la force appliquée sous forme de taxis, force qui ne peut être appliquée que pendant un temps assez court et qui, de plus, n'est souvent pas très grande, puisque la main de l'opérateur travaille avec un grand désavantage et se fatigue bientôt; mais il ne peut résister à l'action d'une pression longtemps continuée sur le fond, même alors que la force de la pression n'est pas considérable. »

La malade fut préparée par l'emploi d'injections vaginales d'eau chaude, et le résultat fut très satisfaisant, car elles diminuèrent la congestion et la sensibilité de l'utérus. Ne pouvant se procurer la tige et la cupule décrites par Barnes, il se servit d'un stéthoscope en bois à l'ancienne mode, et sur sa large extrémité il fixa une feuille de caoutchouc. Cette extrémité fut appliquée sur le fond et l'autre fit saillie hors de la vulve. La pression, comme

---

[1] *Boston med. and. surg. Journ.*, 13 janvier 1876.

dans le cas du Dr Lewis, fut obtenue au moyen de deux morceaux de tube élastique qui passaient entre les cuisses où ils étaient attachés à la portion du stéthoscope qui faisait saillie, et dont les extrémités étaint fixées en avant et en arrière à une ceinture. Le Dr Wing trouva qu'il pouvait non seulement surveiller la force de la pression, mais aussi la direction de la force en réglant ces bandes. Il substitua ensuite au stéthoscope un solide instrument en bois de même force, mais avec une dépression très peu profonde pour le fond, les bords du stéthoscope ayant commencé à pénétrer dans les tissus. Dans la soirée du second jour, la réduction avait considérablement avancé ; l'instrument fut enlevé, de façon à ce que l'extrémité plus petite pût pénétrer dans la cavité utérine. Dans la nuit du troisième jour, la malade fut réveillée par une sensation particulière, il lui sembla que quelque chose glissait à l'intérieur. Le lendemain, on trouva que la réduction était complète et que le canal avait moins de 10 centimètres de profondeur.

L'instrument avait été enlevé chaque jour et nettoyé, et en même temps le vagin avait été bien lavé ; il n'y eut que peu de troubles. On administra une fois un calmant. Elle guérit bien et sortit le cinquième jour.

Le nombre des cas dans lesquels il est impossible de remettre en place l'utérus inversé, par l'une quelconque des différentes méthodes qui ont été données en détail doit être excessivement petit. Mais en admettant que la réduction soit impossible pour quelques-uns, je soutiens que le nombre des cas dans lesquels, au moyen de manipulations convenables, le fond ne peut être refoulé dans le col, de façon à pouvoir y être retenu d'une manière permanente si c'est nécessaire, est encore plus petit.

Si l'on ne peut rien faire de plus qu'une réduction partielle avec rétention du fond, cela est certainement préférable au danger que fait courir l'extirpation de l'utérus. En raison de l'expérience acquise dans les deux cas que j'ai observés, il est évident que cette restauration partielle est suffisante pour arrêter l'hémorragie. Il est aussi démontré qu'elle rétablit suffisamment la circulation dans l'utérus pour réprimer la sécrétion excessive, et permettre à la santé de se rétablir ensuite. En laissant une ouverture au moment de l'opération, il n'y aura pas d'obstruction de la menstruation, et si par hasard une grossesse survenait, il en résulterait sans aucun doute une restauration complète.

Amputation.

Il est possible qu'un insuccès puisse se produire lorsqu'on fixe une réduction partielle, comme dans le cas du Dr Thomas où quatorze tentatives de taxis avaient été faites par lui et d'autres. Lorsque le fond ne peut être fixé dans le col, on aura le choix entre l'amputation de la portion inversée, l'ouverture de la paroi abdominale avec essai de réduction par en haut, et l'abandon du cas. Si le danger pour la vie de la malade n'était pas plus grand aujourd'hui que par l'ovariotomie, je serais favorable en dernier recours à la section abdominale comme l'a suggéré le Dr Thomas. Mais le danger est indubitablement plus grand, car le péritoine après une longue pression par une tumeur ovarienne se trouve dans une condition très différente et moins susceptible de s'enflammer. Cependant, il est possible qu'avec l'aide de la méthode de Lister, le danger pour la vie puisse être diminué. Mais, étant donné nos connaissances actuelles, je ne préconiserai pas l'opération à moins que la vie de la malade ne soit en danger, et qu'on n'ait plus que le choix entre elle et l'amputation.

Bien que je connaisse dans la pratique des autres trois cas d'amputation du col, suivis de succès, je ne recourrais cependant pas à l'opération, quelles que fussent les circonstances. Le Dr West [1] cite douze cas de mort sur cinquante, ou plutôt quarante-huit, puisque dans deux cas l'opération fut abandonnée. Dans une statistique de source allemande, publiée dans l'*American Journal of obstetrics* d'août 1868, on trouve dix-huit morts sur cinq cent quatre-vingts opérations d'utérus inversés. Sur cent six cas d'amputation par la ligature ou autrement, il y a eu plus de 31 pour 100 de morts. Schroeder [2] nous donne le relevé suivant : « Ajoutant quelques cas plus récents aux statistiques de Scanzoni, nous obtenons les résultats suivants :

	TOTAL	GUÉRISONS	MORTS
Enlèvement.	14	6 (43 0/0)	8 (57 0/0)
Ligature.	26	19 (73 0/0)	7 (27 0/0)
Enlèvement et ligature.	29	24 (83 0/0)	5 (17 0/0). »

Le Dr Thomas a sauvé une malade et une autre est morte, cependant nous ne pouvons faire une estimation vraie du danger réel sur un si petit nombre de cas. Mais même alors qu'il serait démontré que la mortalité est plus faible que celle qui est donnée plus haut, le danger pour la vie est trop grand. En dehors du danger de l'opération, il y a un autre désavantage, c'est que, si la femme sauve sa vie, elle reste mutilée pour combattre les conséquences d'une menstruation imparfaite.

Comme contre-partie, on peut mentionner le remarquable degré d'immunité pour le danger qui suit les tentatives de réduction les plus prolongées par le taxis et les autres moyens. Je n'ai rencontré que deux cas publiés où les tentatives de réduction furent suivies de mort, et il est bien probable qu'il y aurait, aujourd'hui que notre expérience a grandi, beaucoup moins de chances pour que cela se produisit. Dans les circonstances ordinaires, par l'emploi d'injections vaginales astringentes, et par le repos au moment de l'écoulement menstruel, la tendance à l'hémorragie peut être tenue en échec, avec la presque certitude qu'elle cessera après la ménopause.

Un point semble être pleinement établi, à savoir, que l'amputation par la ligature seule ne doit jamais être tentée, puisque le danger de péritonite et d'empoisonnement du sang est plus grand par ce procédé que par aucune autre méthode. Les meilleurs résultats ont été obtenus par l'emploi temporaire d'une ligature métallique, qui doit être graduellement serrée en la

[1] West, *Lectures on the diseases of women*, London edition, p. 240.
[2] Schroeder, Von *Ziemssen's Cyclopœdia*. Vol. X. American edition, p. 221.

tordant. Au bout de quelques jours, avant que l'escarre commence à se produire, le corps de l'utérus peut être enlevé avec l'écraseur, des ciseaux, ou le cautère métallique, mais à une distance suffisante de la ligature pour laisser un bon moignon au cas d'écoulement sanguin. La ligature peut alors être complètement desserrée, et enlevée s'il n'y a pas d'hémorragie. Une autre méthode consiste à enlever la plus grande portion de la masse au moyen des ciseaux, et à continuer alors à serrer le fil pendant quelques jours, en le tordant, jusqu'à ce qu'il coupe. Dans ce cas, il est essentiel de se mettre en garde contre l'empoisonnement du sang, en appliquant de l'acide phénique fort sur le moignon au moment de l'enlèvement. Il est nécessaire de serrer l'anse de fil graduellement, puisqu'il en résultera vraisemblablement moins de douleur et de trouble constitutionnel que si on le faisait rapidement. La douleur serait due, d'après Barnes, à la compression des trompes de Fallope qui sont entraînées dans le nouveau canal formé par l'inversion. Le but en employant la ligature pendant plusieurs jours avant d'enlever la masse est de déterminer, si c'est possible, des adhérences entre les surfaces péritonéales qui revêtent le canal, et de fermer ainsi l'ouverture qui autrement ferait communiquer la cavité péritonéale avec le vagin. Un autre but, très important, est de produire la formation d'un caillot qui ferme les deux larges vaisseaux qui courent le long du bord supérieur des ligaments larges, qui exposent toujours la malade à un grand danger d'hémorragie mortelle. Il est toujours nécessaire pour le bien-être de la malade de la maintenir complètement sous l'influence de l'opium jusqu'à ce que la masse se sépare, et de se mettre en garde contre l'empoisonnement sanguin par l'usage fréquent d'injections vaginales d'eau chaude dans laquelle on aura ajouté de la levure de bière ou un peu d'acide phénique.

CHAPITRE XXIV

SUBINVOLUTION DE L'UTÉRUS

Nous avons longuement étudié cet état, ainsi que ses causes, au chapitre des principes généraux. Nous avons dit qu'il était le résultat d'un trouble de la nutrition, caractérisé par le manque d'élimination des vieux matériaux à la suite de la grossesse.

Tout en admettant que fréquemment ce travail n'est arrêté ou retardé que par un trouble de la nutrition, nous inclinons à croire que dans un très grand nombre de cas la subinvolution et la nutrition défectueuse ne sont que l'effet d'une même cause. On croit que l'observation future établira ce fait que, règle générale, l'involution s'arrête d'abord, puis que le trouble de la nutrition se produit, comme conséquence d'un traumatisme reçu pendant l'accouchement. C'est à la production de la déchirure du col, à la formation de tissu cicatriciel dans le vagin, à tout ce qui apporte un obstacle à la circulation, que nous devons, dans la plupart des cas, attribuer la persistance de l'augmentation de volume de l'utérus, longtemps après l'accouchement, alors qu'il s'est écoulé un temps plus que suffisant pour que l'organe ait pu revenir à ses dimensions normales. Comme nous avons déjà décrit ces différents états dans des chapitres particuliers, nous n'avons pas à en parler davantage à propos de la subinvolution.

Lorsque nous nous trouvons en présence d'un cas d'augmentation de volume de l'utérus persistant après l'accouchement, sans cause apparente, comme la réception d'un traumatisme, nous devons examiner avec le plus grand soin l'état du système général. Lorsque celui-ci est altéré on trouve un manque de ton dans la circulation veineuse pelvienne. Nous devons alors choisir des remèdes destinés à améliorer le ton général, ou, en d'autres termes, la nutrition. Pour y arriver, il faut ordonner à la malade des aliments nutritifs, un changement d'air lorsque c'est possible, et si elle est forcée de rester chez elle, il faut lui conseiller de se tenir constamment en plein air et au soleil. Dans cet état, comme dans quelques autres où la digestion est mauvaise, nous devons fixer la quantité d'aliment ou de remède que l'estomac peut prendre facilement sans déterminer de la gêne. Ce que nous devons fixer ce n'est donc pas la quantité ou la qualité des aliments qui peuvent être introduits dans l'estomac, mais la quantité d'aliments que l'estomac peut digérer complètement. Si l'huile de foie de morue peut être tolérée, on peut espérer obtenir grand bénéfice de son usage. L'emploi continu de petites doses d'ergot est utile en raison de ses effets sur les tuniques des vaisseaux; il ne faudra pas l'administrer par l'estomac, par crainte de troubler la digestion, mais par injection quotidienne d'une quantité suffisante d'extrait liquide dans le rectum. On emploiera aussi au moins une fois par jour les injections vaginales d'eau chaude. On trouve généralement la respiration faible dans les deux poumons, avec augmentation de la sécrétion dans les bronches, et ce sont là des conditions excellentes pour le rapide développement des tubercules. Il existe nécessairement un certain degré de prolapsus par augmentation de poids de l'utérus, ce qui entraîne plus ou moins de gêne, et rend la femme incapable de prendre l'exercice nécessaire. On se trouve alors forcé d'appliquer un pessaire qui placera l'utérus dans une position convenable dans le bassin, de façon que la circulation ne soit pas entravée. Lorsqu'on l'a fait, et qu'il s'est produit une amélioration de la santé générale, les vieux matériaux usés s'éliminent progressivement, et l'utérus revient au fur et à mesure à son volume normal. Mais pour arriver à cet état, ce qu'il y a de mieux c'est le changement de lieu et de climat. Nous trouvons souvent coïncidant avec l'état de subinvolution, la pharyngite granuleuse, et un état plus ou moins maladif des muqueuses du corps. Cet état d'altération des membranes muqueuses est, de même que la subinvolution, l'indication d'un trouble sérieux de la nutrition. Lorsque ces deux symptômes coexistent, il est absolument nécessaire que la malade change d'air temporairement, et passe l'hiver dans un climat sec et doux.

En terminant ce court chapitre, je dirai que pendant les nombreuses années passées, je n'ai guère rencontré de cas de subinvolution qui ne fussent dus à une déchirure du col.

CHAPITRE XXV

DÉCHIRURE DU COL

Historique et étiologie de la lésion.

La déchirure du col, qui coïncide avec le travail difficile, doit avoir été reconnue dès les premiers jours où les médecins ont fait des recherches, lorsqu'ils eurent été conduits par les symptômes à pratiquer l'examen digital, Un grand nombre d'écrivains français et allemands modernes, et presque tous les auteurs anglais du siècle dernier qui ont écrit des ouvrages d'obstétrique regardent la division du col comme produite par un accouchement difficile, ou signalent seulement le tissu cicatriciel qui la suit comme une cause de travail laborieux.

Le travail analytique le plus complet que je connaisse sur cette lésion, travail qui a été publié sous un autre titre, est celui qui est dû à la plume du Dr James Henry Bennett, de Londres. La publication de l'ouvrage du Dr Bennett, il y a quarante ans, a marqué un pas en avant important dans l'étude des maladies des femmes, et comme il résumait l'expérience d'un observateur remarquablement exact, il fit sur les médecins une impression qu'a rarement égalée l'enseignement d'un seul individu. Malheureusement, le Dr Bennett fut trompé par les expressions *ulcère* et *ulcération* qu'on a appliquées depuis à la surface non cicatrisée, qui serait, on l'admet généralement, le résultat de la déchirure des tissus du col. A notre point de vue, aujourd'hui, il nous semble presque incompréhensible qu'après avoir fait un si grand pas en avant on n'en ait pas fait un de plus en préconisant le remède le plus naturel, qui consiste à unir les surfaces qu'on reconnaissait avoir été séparées.

Le Dr Bennett[1] écrit, à propos de quelques-unes des lésions du travail : « Quelquefois, le col n'étant pas assez dilaté éclate, et les déchirures s'irradiant du centre, le divisent en plusieurs segments qu'on peut suivre plus tard

---

[1] Bennett. *A practical Treatise of inflammation of the uterus, its cervix and appendages.* Fourth American edition, chap. VIII. Philad., 1853.

avec le doigt et l'œil. C'est là l'origine de maladies encore plus graves. Nous devons cependant nous souvenir que la déchirure ne se produit pas seulement lorsque le col est induré, mais encore alors qu'il est parfaitement sain et pendant l'accouchement le plus naturel. L'accouchement difficile, où l'on est obligé d'avoir recours aux instruments s'accompagne très fréquemment de déchirure du col, en l'absence de tout état morbide. Dans les cas de ce genre, le col présente généralement des fissures profondes causées par les déchirures. Celles-ci intéressent la substance du col, et la divisent en segments ou lobes plus ou moins profonds. Lorsque le col est ainsi plus ou moins déchiré et contusionné, l'écoulement sanguin est parfois plutôt plus abondant que d'habitude après l'expulsion du fœtus. Il est possible cependant que cela ne se produise pas, et, si cela arrive, on n'en reconnaît pas la cause sur le moment. Les déchirures peuvent se cicatriser en peu de temps sous l'influence du processus réparateur qui s'établit dans l'utérus après le travail. D'un autre côté, sous l'influence d'un état fébrile général ou d'une inflammation locale, *et souvent par le fait de causes qu'il est impossible d'apprécier, ces lésions, qu'elles soient légères ou graves, ne se cicatrisent pas, et il s'établit ainsi une ulcération inflammatoire confirmée du col de l'utérus.* »

Si le lecteur, après avoir lu ce que nous avons écrit sur ce sujet, relit cette citation, il sera pleinement convaincu de l'exactitude de l'observation du Dr Bennett et de la description de la lésion.

Pendant l'automne de 1862, je reconnus par hasard l'importance de cette lésion et j'instituai en même temps un traitement chirurgical pour sa guérison. L'opération que j'inventai alors a résisté au seul véritable critérium, celui du temps, et n'a guère été modifiée. Depuis l'époque que je viens d'indiquer, j'ai continué à opérer fréquemment dans la pratique publique et privée.

Le 8 février 1869, j'ai décrit complètement l'opération dans un Mémoire[1] que j'ai lu à la *Medical Society of the County of New York*. Le 28 septembre 1871, à la même Société, j'ai présenté un travail[2] sur *les Déchirures du col de l'utérus comme cause fréquente et non reconnue de maladie.* Ce dernier travail fut peu de temps après traduit par le Dr M. Vogel, et publié à Berlin, au mois de juin 1875. Le professeur Breisky publia, l'année suivante, une critique[3] favorable sur le travail traduit par le Dr Vogel, et, en même temps, quatorze observations de cas qu'il avait traités avec succès.

Ayant trouvé que quelques-unes des idées présentées dans mon Mémoire antérieur n'avaient pas été complètement comprises par les médecins, je lus un autre article sur *le meilleur Traitement des déchirures du col* à la *County Medical Society*, en décembre 1876, qui fut plus tard publié[4]. Ce

[1] Emmet, *Surgery of the cervix (Amer. Journ. of obst.*, Febr. 1869).
[2] Emmet, *Amer Journ. of obst.* Nov., 1874.
[3] *Zur Würdigung des Narbenektropiums des Muttermundes, und dessen operatives Behandlung nach Emmet*, von Prof. Briesky, *in Prag. Wiener med. Wochenschrift,* n° 49 *bis* 51, 1876.
[4] Emmet, *American Practitioner.* Indianopolis, Ind. Jan. 1877.

dernier article, ainsi que le précédent, furent peu de temps après publiés par le Dr Vogel [1] avec une préface du Dr Breisky.

Voici quelques lignes d'un Mémoire du professeur Breisky sur l'*Ectropion cicatriciel :* « Les auteurs allemands qui s'occupent de gynécologie n'ont pas prêté attention, que je sache, avant l'apparition de la traduction du Dr Vogel publiée l'année dernière en brochure, au Mémoire très remarquable lu par le Dr T. A. Emmet à la *Medical Society of the county of New York* sur *les Déchirures du col de l'utérus,* etc. Il a décrit l'ectropion cicatriciel de l'orifice utérin que nous a fait connaître Roser [2], et il a établi pour la première fois sa signification pathologique et son traitement. Il résulte indubitablement de l'examen du traité de Roser que c'est à Emmet, en somme, qu'appartient cette part essentielle dans la question. Tandis que Roser, en décrivant ses deux formes d'ectropion dont l'une a pour origine la distorsion cicatricielle et l'autre la saillie en avant et le gonflement de la membrane muqueuse, s'est occupé principalement de cette dernière forme, et s'est efforcé de réfuter la manière dont Lisfranc avait interprété cette affection qu'il regarde comme constituée par des granulations de l'entrée de l'utérus ; il ne consacre que quelques mots à l'ectropion cicatriciel qu'il ne regarde pas comme fréquent. Roser indique comme causes les fissures très profondes, les incisions obstétricales, et la destruction gangreneuse de l'orifice utérin. Roser discute l'ectropion inflammatoire qu'il décrit en détail, ainsi que sa thérapeutique, et il fait observer entre autres choses que *beaucoup de cas d'hypertrophie persistante et invétérée de la partie inférieure de la membrane muqueuse de l'utérus peuvent être considérés comme incurables,* puisque la métamorphose rétrograde, le retrait et l'atrophie ne se produisent pas, et qu'on ne doit pas recommander l'excision totale de cette partie en raison de l'insignifiance de la lésion (qu'on doit regarder dans beaucoup de cas comme n'ayant aucune importance). Roser manifestement n'a pas accordé plus de signification à l'ectropion cicatriciel, car il dit : *Dans l'ectropion cicatriciel de la membrane muqueuse de l'utérus, c'est à peine si on sera tenté d'entreprendre un traitement curatif.* C'est tout ce qu'on savait sur ce sujet avant le traité d'Emmet. En conséquence, nous devons indubitablement à Roser la première description anatomique et étiologique de l'ectropion cicatriciel ; à Emmet, d'un autre côté, reste la priorité d'avoir apprécié et enseigné la signification clinique et le traitement chirurgical heureux de cette affection. »

D'après la description de Roser, il semble évident qu'il n'a fait allusion qu'à l'état dans lequel il reste une fissure après une déchirure du col. Tout le monde reconnaîtra que jusque tout récemment personne n'attacha plus d'importance à la lésion que lui. Mais il est certain qu'il ne reconnut pas l'importance de l'état qui existe le plus fréquemment et qui est en même

---

[1] *Risse des cervix uteri als eine häufige und nicht erkannte Krankheitsursache und die Behandlung des Risse des cervix uteri. Zwei Schriften,* von D^r Th. Addis Emmet, etc. *Uebersetzt* von Dr M. Vogel, *mit einem Vorwort,* von Prof. Briesky in Prag, Berlin, 1878.

[2] Roser, *Archiv für Heilkunde,* II Jahrgang, Heft 76, n° 298. Leipzig.

temps le plus important, et le plus aisé à guérir. Après que les parties ont
été déchirées, et alors qu'elles sont assez molles pour être aplaties par pression sur le plancher du bassin, il ne reste aucun signe de la déchirure, et
fréquemment on ne peut reconnaître l'état véritable, soit par la vue, soit
par le sens du toucher. Roser ne s'est même pas rendu compte des causes
qui ont produit l'état qu'il décrit. Et ce qui le prouve, c'est qu'il se sert de
l'expression *ectropion cicatriciel*, car la formation du tissu cicatriciel
n'est qu'un incident. Le professeur Briesky [1] cite les lignes suivantes de
la lettre que je lui ai adressée : « Il me faut critiquer l'expression, ectropion cicatriciel, parce qu'elle n'est pas pathologiquement exacte. Il ne peut
se former de tissu cicatriciel que sur les surfaces déchirées, et, si ce tissu se
rétracte, il aura pour effet de s'enrouler dans les parties, et ce n'est pas ce
qui a lieu. Lorsque cet état se produit sur la paupière inférieure, si le tissu
cicatriciel a pour siège la membrane muqueuse, celle-ci ne se retourne pas
en dehors de façon à être exposée à l'air, et cela ne se produit que lorsque
le tissu cicatriciel siège sur la peau en dehors, et exerce une traction. Les
lambeaux du col se déroulent tout d'abord ou s'écartent en raison de ce que
l'utérus volumineux repose sur le plancher du bassin, et, lorsque l'obstruction de la circulation se produit, et que les follicules muqueux subissent la
dégénérescence kystique, cet état s'exagère. Il se produit ainsi à la longue un
état de strangulation partiel analogue au paraphimosis. Lorsque la nature
tente de remplir par du tissu cicatriciel l'angle formé par l'écartement des
parties, celles-ci ne peuvent se rapprocher, et la fissure se trouve constituée. »

Le Dr E. Dudley, de Chicago, attaché autrefois au *Woman's Hospital*,
a le premier donné à l'opération le nom de *trachélorraphie* [2].

Le Dr Paul Mundé [3] a publié un excellent article sur les indications de
l'opération dans les déchirures du col de l'utérus, en même temps qu'un
certain nombre de reproductions coloriées des différentes formes de la lésion.
Le Dr Mundé a été plus explicite que le Dr Dudley en donnant à l'opération
le nom d'*hystéro-trachélorraphie*.

Cela ne serait guère dans la nature humaine, pour celui qui n'est pas
initié, de ne pas redouter la gravité d'une opération ainsi nommée, et je préfère employer l'expression anglaise.

Le dernier Mémoire sur ce sujet, ayant une valeur particulière, a été
publié à Paris [4], par le Dr Desvernine de la Havane. Le Dr Garrigues a
publié [5] un résumé du rapport du Dr Howitz, de Copenhague (Danemark),
contenant la statistique et le résultat du traitement après l'opération, dans
soixante-seize cas de déchirure profonde du col. Il témoigne entièrement en
faveur de l'opération et comprend le plus grand nombre d'opérations qui
aient encore été pratiquées par un opérateur étranger.

---

[1] Préface de la traduction de Vogel.
[2] Dudley, *N. Y. med. Journ.*, Jan. 1878.
[3] Mundé. *Am. Journ. of obstetrics*, Jan. 1879.
[4] Desvernine, thèse de Paris, 1879.
[5] Garrigues, *Amer. Journ. of obstetrics* de juillet 1880.

Étiologie des déchirures du col de l'utérus.

L'article le plus étendu qui a été publié sur ce sujet est dû à la plume du Dr Ely Van de Warker, de Syracuse [1]. Dans ce même journal, on trouvera un Mémoire [2] très pratique du Dr W. Gill Wylie qui est plus complet, car il comprend en plus les observations de l'auteur, alors qu'il remplissait les fonctions de chirurgien résident au *New York Woman's Hospital*.

Avant de réunir les matériaux statistiques pour cet ouvrage, j'avais reconnu et traité deux cent dix-neuf cas de déchirures du col dans mon hôpital privé. Cela montre qu'un peu plus de 16 pour 100 des femmes que j'ai observées et qui avaient été imprégnées, avaient été atteintes de déchirure du col. Cette proportion semblera grande à beaucoup de personnes, et cependant comme le registre comprend treize années, il n'est pas douteux que beaucoup de cas pendant cette période ne furent pas reconnus. Il s'écoula six années pleines après ma première opération avant que j'eusse acquis assez d'expérience pour découvrir cette lésion sous ses formes variées, et ce n'est que plusieurs années plus tard que le traitement arriva à la perfection.

Afin d'obtenir des résultats plus nets quant à la fréquence de cette lésion, je n'ai pris dans mes registres que les observations des cinq cents dernières femmes fécondes que j'ai eues à soigner dans ma pratique privée. Sur ce nombre de femmes qui avaient été imprégnées et avaient été atteintes d'une forme quelconque de maladie utérine 32,80 pour 100 avaient une déchirure du col. Il est possible que cette augmentation dans le tant pour cent soit due, dans une certaine mesure, mais non complètement, à ce fait que des cas me furent envoyés par des praticiens non spécialistes, mais dans quelques cas le diagnostic avait été fait.

L'âge moyen au moment de la puberté, des femmes qui eurent des déchirures a été, comme on peut le voir par le tableau XXXIII, 14 ans, et au moment du mariage, 21 ans 47. Ces moyennes se rapprochent tellement des moyennes prises sur toutes les femmes observées, qu'il est évident que, ni le moment de la puberté ni celui du mariage n'ont une influence quelconque sur la cause de la lésion. J'ai observé ces femmes pour la première fois à l'âge moyen de 33 ans et 4 mois, et ce sont celles qui étaient atteintes de déchirure en arrière qui s'en sont le plus écartées. Bien que le nombre des cas soit trop faible pour donner une importance quelconque à cette circonstance, elle n'est pas absolument accidentelle, car c'est la forme de déchirure qui produit les troubles les plus légers, et seulement tard dans la vie, au moment où le vagin change de forme. Dans une des colonnes du tableau, on trouvera le nombre des différentes formes de déchirures et leur fréquence relative. On verra que la lésion du

---

[1] Ely Van de Warker, *Observations on laceration of the cervix uteri, its ætiology, pathology, prevention and treatment.*

[2] Gill Wylie, *Am. Journ. of obstetrics,* Jan. 1882 et July 1883.

TABLEAU XXXIII — SIÈGE DES DÉCHIRURES DU COL DE L'UTÉRUS

	ÂGE MOYEN			NOMBRE TOTAL POUR CHAQUE LÉSION	TANT POUR CENT POUR CHAQUE LÉSION	CARACTÈRE DU TRAVAIL DANS LEQUEL LA DÉCHIRURE S'EST PRODUITE ET MODE DE DÉLIVRANCE									DEPUIS LA DERNIÈRE GROSSESSE (EN JOURS)
	À LA PUBERTÉ	À L'ÉPOQUE DU MARIAGE	LORS DE LA PREMIÈRE CONSULTATION			NATUREL	RAPIDE	LABORIEUX	FORCEPS	VERSION	CRANIOTOMIE	ENFANTS VOLUMINEUX	FAUSSES COUCHES	AVORTEMENTS CRIMINELS	
Du côté gauche.	14.00	21.26	31.98	67	40.85	2	21	23	10	4	. . . .	6	. . . .	1	4.80
Du côté droit.	13.78	21.51	33.60	23	14.02	2	5	5	4	. . . .	. . . .	5	1	1	5.30
Des deux côtés.	14.00	21.01	34.62	50	30.48	9	7	17	6	4	. . . .	2	. . . .	5	5.91
En arrière.	15.00	22.25	42.50	4	2.38	2	1	1	. . . .	. . . .	. . . .	. . . .	. . . .	. . . .	10.50
Circulaire.	13.81	21.60	30.81	11	6.09	2	3	4	. . . .	. . . .	1	. . . .	. . . .	1	4.21
Inconnu.	14.44	21.44	33.33	9	5.46	4	1	. . . .	. . . .	1	. . . .	. . . .	1	2	2.97
NOMBRE TOTAL.	. . . .	. . . .	. . . .	164	. . . .	21	38	50	20	9	1	13	2	10	. . . .
MOYENNE OU TANT POUR CENT.	14.00	21.47	33.32	. . . .	. . . .	12.71	22.56	30.48	12.19	5.18	0.60	7.92	1.21	6.09	5.21

côté gauche est la plus commune, et après elle la déchirure double. On aurait fait un grand progrès si on pouvait établir avec un certain degré d'exactitude que le caractère du travail se révèle dans la·déchirure du col. Je me suis efforcé avec grand soin de déterminer pour chacune de ces femmes les caractères saillants du travail dans lequel on avait supposé que l'accident s'était produit. Bien que j'aie eu affaire à une classe intelligente, je sens qu'il ne faut accepter les renseignements que j'ai obtenus que comme s'approchant de la vérité. Le témoignage d'une malade au sujet de ses accouchements et particulièrement du premier, pour avoir de la valeur, doit être confirmé par l'observation soigneuse du médecin qui l'assiste. A priori, par déduction, je.fus disposé à admettre que le travail rapide était la cause la plus fréquente de la déchirure du col ; cependant il est démontré que c'est le contraire qui est vrai, car plus de 30 pour 100 des déchirures ont été attribuées au travail laborieux. On augmenterait considérablement cette proportion si on y ajoutait les cas où on a appliqué le forceps, qui doivent être rangés à juste titre dans la même catégorie que le travail laborieux, car nous pouvons admettre que le forceps n'a été employé pour terminer l'accouchement que lorsque le travail s'est prolongé. On remarquera que deux fois la déchirure s'est produite pendant une fausse couche, et dix fois à la suite d'un avortement criminel. Mon attention ayant été attirée de ce côté, j'ai trouvé le col déchiré dans tous les cas où la malade a avoué qu'elle avait été soumise à des manœuvres illicites. Et mes soupçons ont été confirmés plusieurs fois par la malade qui reconnaissait l'accusation que je me sentais autorisé à porter lorsque je découvrais une déchirure produite par la sortie avant terme du contenu de l'utérus. On comprendra aisément que la déchirure du col puisse survenir dans ces circonstances aussi bien que pendant un accouchement rapide, où les parties sont vivement dilatées ; mais on comprend moins bien qu'elle puisse être le résultat d'un travail laborieux, car dans ce cas il y a plus de chances pour qu'il se produise une escarre. Si le retard se produisait à la première période du travail et que l'orifice tardât à se dilater, il pourrait se produire un état des parties molles qui permettrait facilement la production de cet accident. Mais, règle générale, on ne peut vraiment pas prétendre qu'il est l'effet d'un travail laborieux alors que la dilatation du col est complète depuis longtemps. Je ne puis donc me défaire de cette conviction qu'on trouvera, par l'observation ultérieure, que le travail rapide est un facteur beaucoup plus important comme cause productrice de cette lésion, que ne l'a indiqué ce relevé. Il y a bien plus de chances pour que la proportion des accouchements rapides telle qu'elle est donnée soit exacte que fausse, car c'est une erreur très naturelle de la part d'une femme d'exagérer le temps et de regarder un accouchement comme laborieux, alors qu'il peut avoir été normal sous tous les rapports.

Les observations établiront quelle part les sages-femmes qui se mêlent de tout ont prise à la production de cet accident. La pratique qui consiste à frotter le doigt autour de l'orifice pour exciter la contraction et à attirer le col en arrière de la tête en vue de faciliter la marche du travail peut être pernicieuse ; mais les conséquences d'une semblable intervention doivent être très limitées, car dans l'histoire de beaucoup de cas bien nets on voit que le travail était terminé avant l'arrivée du médecin.

On trouve aussi fréquemment cette lésion chez les femmes de la classe aisée qui ont l'avantage d'être assistées par un médecin compétent, que chez les pauvres. Toutes les femmes qui nous ont fourni les renseignements dont nous nous sommes servi ont été traitées dans notre pratique privée; elles appartenaient à toutes les parties des États-Unis, et pouvaient toutes se procurer les médecins les plus habiles dans leur voisinage. J'ai employé tous les moyens dont je disposais pour éclaircir ce point, et j'en ai conclu que la femme n'est pas plus susceptible d'être atteinte de cet accident dans une situation sociale que dans une autre, si on laisse de côté les cas d'accouchement où on a dû employer des instruments. Lorsque la déchirure se produit pendant l'accouchement par le forceps, dans les classes pauvres, elle est presque toujours double, et j'ai vu au *Woman's Hospital* une lésion comme je n'en ai jamais rencontré dans ma pratique privée. En consultant les observations, pour savoir quelle avait été la conduite des médecins qui assistaient ces malades, j'ai vu qu'il en est quelques-uns qui, afin de gagner du temps, avaient l'habitude, dès leur arrivée, de terminer l'accouchement par le forceps sans s'occuper le moins du monde de la période du travail. Il est un fait absolument certain, c'est que dans la classe pauvre, de New-York du moins, on emploie beaucoup plus souvent le forceps qu'on ne le ferait dans les classes plus riches. En ce qui touche aux victimes les plus fréquentes de cette manière de faire, on devrait rencontrer plus souvent les déchirures du col chez les pauvres des grandes villes; mais la proportion n'est pas plus grande que pour celles des villes plus petites ou des campagnes.

Nous achèverons maintenant l'étude du tableau XXXIII. En nous reportant à la dernière colonne, où est donnée la durée moyenne ou l'intervalle de temps qui s'est écoulé depuis la dernière grossesse, on a trouvé que dans toutes les formes de déchirures, elle a plutôt dépassé cinq ans. La durée relative de cet intervalle pour une forme particulière quelconque de déchirure n'est pas suffisamment marquée pour qu'on puisse la commenter, en exceptant toutefois les déchirures en arrière. Dans cette forme, l'état de quasi-stérilité a duré le double du temps donné pour n'importe quelle autre forme de la lésion. La proportion de ces cas, comme nous l'avons déjà indiqué, est plus petite qu'aucune autre; mais la stérilité était naturellement produite par le plus ou moins grand degré de rétroversion qui était le résultat de la déchirure qui s'étendait dans le cul-de-sac postérieur et déterminait une rétraction des parties placées en arrière.

Le tableau XXXIV fournit le nombre des imprégnations qui ont eu lieu avant la réception de la lésion: 138 femmes ont donné naissance à 407 enfants, et n'ont jamais fait de fausses couches; 18 femmes ont eu 79 enfants et fait 34 fausses couches; 5 n'ont fait que des fausses couches, et 3 ont fait des avortements criminels qui ont causé la déchirure du col; 164 femmes ont été imprégnées 528 fois avant la production de la déchirure, ce qui donne une moyenne de 3 imprégnations 21 pour chaque femme. La division suivante du tableau a été constituée d'après le renseignement fourni par les femmes sur le nombre des imprégnations qu'elles *ont supposées* s'être produites *après* production de la lésion. Ces renseignements n'ont de valeur qu'en ce qu'ils montrent que 71,34 pour 100 au moins des femmes sont restées stériles; et il n'y a aucune preuve qu'une seule de ces femmes ait été imprégnée après la production de la lésion des deux côtés. La dernière portion du tableau

TABLEAU XXXIV — DONNANT LE NOMBRE DES IMPRÉGNATIONS
AVANT ET APRÈS LA RÉCEPTION DU TRAUMATISME

	NOMBRE DES FEMMES	ENFANTS	FAUSSES COUCHES	FAUSSES COUCHES SEULES	AVORTEMENTS CRIMINELS	NOMBRE TOTAL DES GROSSESSES
Les imprégnations avant le traumatisme se sont terminées :						
Par la naissance d'enfants seulement	138	407	. . . .	. . . .	. . . .	407
Par la naissance d'enfants et par des fausses couches.	18	79	34	. . . .	. . . .	113
Par des fausses couches seulement.	5	. . . .	. . . .	5	. . . .	5
Par des avortements criminels.	3	. . . .	. . . .	. . . .	3	3
Nombre des femmes et des grossesses avant le traumatisme.	164	. . . .	. . . .	. . . .	. . . .	528
Les imprégnations après le traumatisme se sont terminées (on le suppose) :						
Par la naissance d'enfants seulement.	17	20	. . . .	. . . .	. . . .	20
Par la naissance d'enfants et par des fausses couches.	4	8	8	. . . .	. . . .	16
Par des fausses couches seulement.	24	. . . .	. . . .	37	. . . .	37
Par des avortements criminels.	2	. . . .	. . . .	. . . .	7	7
Nombre des femmes et des grossesses après le traumatisme.	47	. . . .	. . . .	. . . .	. . . .	80
Résumé. Imprégnations terminées:						
Par la naissance d'enfants seulement.	. . . .	427	. . . .	. . . .	. . . .	427
Par la naissance d'enfants et par des fausses couches.	. . . .	87	42	. . . .	. . . .	129
Par des fausses couches seulement	. . . .	. . . .	. . . .	42	. . . .	42
Par des avortements criminels.	. . . .	. . . .	. . . .	. . . .	10	10
NOMBRE TOTAL DES FEMMES ET DES IMPRÉGNATIONS.	164	514	42	42	10	608

donne le nombre total des imprégnations et montre que 164 femmes ont accouché de 514 enfants et ont fait 84 fausses couches; et que 5 femmes ont été soumises à des avortements criminels. Cela fournirait une moyenne de 3 enfants 18 pour chaque femme, chiffre qui est presque identiquement le même que le nombre moyen des enfants qui ont été mis au monde par toutes les femmes que j'ai observées. Si on prend le nombre des enfants et des fausses couches, c'est-à-dire le nombre total des imprégnations, la moyenne sera 3.70 pour chaque femme, proportion plus grande que celle des femmes que j'ai observées sans avoir égard à cette lésion.

Changements menstruels.

La durée moyenne, au moment de la puberté, de l'écoulement menstruel, pour les 164 femmes qui ont été atteintes de déchirures du col, a été de 4 jours 78, tandis que la moyenne générale sur 2.080 femmes a été de 4 jours 82. Ces moyennes sont essentiellement les mêmes, et comme il n'y eut aucune différence marquée dans l'histoire première de la menstruation en ce qui touche au degré de douleur ou à la régularité, il est évident que l'état de la menstruation au moment de la puberté ne peut fournir aucune indication sur la susceptibilité ultérieure à la lésion. Il est cependant important d'étudier les changements ultérieurs amenés dans la menstruation par la déchirure du col.

Le tableau XXXV montre les changements ultérieurs qui se sont produits dans la durée de l'écoulement menstruel, dans 219 cas de déchirure du col. On y voit que sur ce nombre, 17,80 pour 100 seulement des femmes ont continué, après la production de la lésion, à être réglées sans aucun changement comme elles l'étaient après la puberté. Cette proportion a été obtenue sur le nombre des femmes dont l'écoulement a été dans la suite normal, trop abondant ou peu abondant, et chez lesquelles il n'y a eu aucun changement du fait de la lésion. Le même tableau montre cependant qu'il n'y a eu que 12,33 pour 100 des femmes dont l'écoulement menstruel ait été normal dans la suite,

Le tableau XXXVI montre que 130 femmes, ou 79,26 pour 100 des 164 femmes qui ont eu une déchirure, ont vu l'écoulement augmenter ou diminuer en durée ou en quantité du fait de la lésion ; 82 femmes ont vu l'écoulement augmenter de 4 jours 68 qui étaient sa durée au moment de la puberté à 7 jours 07 dans la suite. On y voit que ce nombre constitue 63,70 pour 100 des 130 femmes chez lesquelles un changement s'est produit, ou 50 pour 100 du nombre total des femmes atteintes de déchirure qui ont vu l'écoulement augmenter en quantité. Je ne puis donner aucune explication de ce fait, que la longueur moyenne de la menstruation à la puberté a été beaucoup plus grande pour les 48 femmes chez lesquelles l'écoulement a diminué dans la suite que chez celles qui l'ont vu augmenter. Il aurait été naturel de s'attendre à l'effet opposé.

Nous trouvons que la longueur moyenne de l'écoulement menstruel pour ces 130 femmes à la puberté a été de 4 jours 86. En prenant la moyenne pour ces femmes dans la suite, sans tenir compte des changements qui ont pu se produire dans l'accroissement ou la diminution de l'écoulement, on trouve qu'elle est de 5 jours 70, ce qui montre que l'effet général de la lésion est d'augmenter la longueur de l'écoulement menstruel, dans la suite, d'une moyenne de près d'un jour.

TABLEAU XXXV — DONNANT LE SIÈGE DE LA DÉCHIRURE CHEZ 219 FEMMES, ET LES CHANGEMENTS ULTÉRIEURS DE LA MENSTRUATION.

	LA PÉRIODE N'A PAS CHANGÉ QUANT AU TEMPS ET À LA QUANTITÉ ELLE ÉTAIT DÈS LE DÉBUT						LA PÉRIODE N'A PAS CHANGÉ QUANT AU TEMPS MAIS DANS LA SUITE LA QUANTITÉ						RÉSUMÉ LA MENSTRUATION N'A JAMAIS CHANGÉ COMME DURÉE		LA LONGUEUR DE LA PÉRIODE A AUGMENTÉ ET LA QUANTITÉ						LA LONGUEUR DE LA PÉRIODE A DIMINUÉ ET LA QUANTITÉ						RÉSUMÉ LA MENSTRUATION A CHANGÉ COMME DURÉE ET COMME QUANTITÉ		TOTAL DE TOUTES LES CONDITIONS	
	NORMALE		TROP ABONDANTE		PEU ABONDANTE		A AUGMENTÉ		A DIMINUÉ		EST DEVENUE IRRÉGULIÈRE		TOTAL		A AUGMENTÉ		A DIMINUÉ		EST DEVENUE IRRÉGULIÈRE		A DIMINUÉ		A AUGMENTÉ		EST DEVENUE IRRÉGULIÈRE		TOTAL		TOTAL	
DÉCHIRURES DU COL	NOMBRE DES CAS	LONGUEUR MOYENNE DE LA PÉRIODE (JOURS)	NOMBRE DES CAS	LONGUEUR MOYENNE DE LA PÉRIODE (JOURS)	NOMBRE DES CAS	LONGUEUR MOYENNE DE LA PÉRIODE (JOURS)	NOMBRE DES CAS	LONGUEUR MOYENNE DE LA PÉRIODE (JOURS)	NOMBRE DES CAS	LONGUEUR MOYENNE DE LA PÉRIODE (JOURS)	NOMBRE DES CAS	LONGUEUR MOYENNE DE LA PÉRIODE (JOURS)	NOMBRE DES CAS	LONGUEUR MOYENNE DE LA PÉRIODE (JOURS)	NOMBRE DES CAS	LONGUEUR MOYENNE DE LA PÉRIODE (JOURS)	NOMBRE DES CAS	LONGUEUR MOYENNE DE LA PÉRIODE (JOURS)	NOMBRE DES CAS	LONGUEUR MOYENNE DE LA PÉRIODE (JOURS)	NOMBRE DES CAS	LONGUEUR MOYENNE DE LA PÉRIODE (JOURS)	NOMBRE DES CAS	LONGUEUR MOYENNE DE LA PÉRIODE (JOURS)	NOMBRE DES CAS	LONGUEUR MOYENNE DE LA PÉRIODE (JOURS)	NOMBRE DES CAS	LONGUEUR MOYENNE DE LA PÉRIODE (JOURS)	NOMBRE DES CAS	LONGUEUR MOYENNE DE LA PÉRIODE (JOURS)
Du côté droit	4	4.50	..	..	..	..	4	5.75	1	5.00	2	8.50	11	5.27	2	10.50	1	10.00	..	..	2	2.50	..	..	..	..	5	7.20	16	5.68
Du côté gauche	4	4.25	2	7.50	2	2.50	8	5.55	9	4.77	6	6.33	31	5.41	3	7.00	..	..	1	10.00	4	3.00	..	..	..	..	8	5.27	30	5.41
Des deux côtés	1	3.00	1	5.00	3	4.00	10	4.70	2	3.00	6	4.50	23	4.34	16	7.62	2	4.50	..	..	2	2.50	2	4.50	..	..	22	6.59	45	5.44
En arrière	..	..	..	..	..	..	1	6.00	..	..	..	..	1	6.00	4	8.50	1	7.00	..	..	..	..	..	..	..	..	5	8.20	6	7.83
Siège inconnu	10	4.80	1	12	2	2.00	23	6.00	6	4.83	3	4.33	45	5.42	13	7.07	2	8.50	2	0.00	8	1.75	..	..	..	..	25	5.40	70	5.41
Siège inconnu. La déchirure était accompagnée de déchirure du périnée	4	4.50	..	..	1	2.00	5	5.00	1	5.00	..	..	11	4.54	3	7.33	..	..	..	..	2	3.00	..	..	..	..	5	5.60	16	4.87
Siège inconnu. Périnée déchiré et rétroversion de l'utérus	4	4.00	..	..	..	..	10	6.70	..	..	1	6.00	15	5.93	8	6.75	..	..	..	..	3	2.00	1	3.00	..	..	12	5.25	27	5.61
TOTAL	27	4.44	4	8.00	8	2.87	61	5.83	19	4.63	18	5.56	137	5.19	49	7.45	6	7.16	3	7.33	21	2.28	3	4.00	..	..	82	5.98	210	5.49
TANT POUR CENT	17.80						44.74						62.55		26.48						10.95						37.44			

Le tableau XXXV peut être étudié en deux parties ; la première comprend 137 femmes chez lesquelles la longueur de la menstruation est restée sans changement, soit 62,55 pour 100 du nombre total. Cette première partie peut encore se subdiviser ; la première sous-section se compose de 39 femmes chez lesquelles l'écoulement, après l'accident, est resté sans changement quant au temps et à la quantité, soit 17,80 pour 100 du nombre total ; la seconde sous-section comprend 98 femmes constituant 47,74 pour 100 du nombre total des déchirures. Chez celles-ci, la longueur de l'écoulement est restée sans changement ; mais la quantité a augmenté, diminué, ou est devenue irrégulière. On peut donc dire que sur les 137 femmes chez lesquelles le temps est resté sans changement, il y en a eu 28,46 pour 100 chez lesquelles l'écoulement a continué à être normal, trop abondant, ou peu abondant comme il l'avait été à la puberté, tandis que 71,53 pour 100 présentèrent un changement dans la quantité.

TABLEAU XXXVI — APERÇU DES CHANGEMENTS EN DURÉE DE L'ÉCOULEMENT MENSTRUEL DANS 130 CAS DE DÉCHIRURE DU COL

NOMBRE DES CAS OÙ L'ÉCOULEMENT A AUGMENTÉ OU DIMINUÉ	CHANGEMENTS DANS LA DURÉE DE LA MENSTRUATION	EN JOURS		TANT POUR CENT	
		DÈS LA PUBERTÉ	DANS LA SUITE	SUR LES CHANGEMENTS	SUR LE NOMBRE TOTAL
82	A augmenté.	4.68	7.07	63.07	50.00
4S	A diminué.	5.16	3.56	36.92	29.26
130	A changé. . . . . . , . . .	4.86	5.70	. . . .	79.26

La seconde section comprend 82 femmes qui constituent 37,44 pour 100 du nombre total ; chez celles-ci, le temps et la quantité ont subi un changement après la déchirure du col. Deux subdivisions ont été faites ici. Chez 26,48 pour 100 des femmes, la longueur de la période a augmenté, et chez 10.95 pour 100 elle a diminué. Des femmes chez lesquelles le temps a changé, il était allongé chez 70,73 pour 100 et diminué chez 29,26 pour 100, sans tenir compte des changements en quantité. Le nombre des jours menstruels est donné pour chaque condition, mais sous ce rapport, le renseignement n'a qu'une valeur limitée, excepté pour les déchirures comme classe, car pour une proportion aussi considérable la localisation de la lésion n'avait pas été notée.

Comme conclusion de ce sujet, il sera intéressant d'étudier brièvement le tableau XXXVII. Ici, nous avons l'état de la menstruation quant à la quantité sans tenir compte de la longueur de l'écoulement menstruel, la durée moyenne pour chaque condition n'étant donnée que comme une coïncidence.

Pour obtenir les résultats indiqués par ce tableau pour chaque condition, nous trouvons d'abord le nombre des cas, le nombre total des jours menstruels, puis la durée moyenne de l'écoulement, et finalement les proportions. Mais si nous comparons le tableau XXXVII avec le tableau XXXVI, l'idée nous vient non seulement que ces deux tableaux traitent de séries différentes de cas, mais encore que l'un donne l'effet de la lésion sur la longueur de la

TABLEAU XXXVII — APERÇU DE L'ÉTAT DE LA MENSTRUATION QUANT A LA QUANTITÉ DE L'ÉCOULEMENT DANS 219 CAS DE DÉCHIRURE DU COL

ÉTAT DE LA MENSTRUATION	NOMBRE DES CAS	NOMBRE TOTAL DES JOURS MENSTRUELS	LONGUEUR MOYENNE DE LA PÉRIODE	MOYENNE POUR CHAQUE CONDITION
Elle est restée ce qu'elle était avant le traumatisme. c'est-à-dire : Normale.	27	120	4.44	12.32
Trop abondante.	4	32	8.00	1.83
Peu abondante.	8	23	2.87	3.65
Elle a subi un changement après le traumatisme.				
Elle a augmenté.	113	734	6.49	51.59
Elle a diminué.	46	179	3.84.	21.00
Eile est devenue irrégulière.	21	115	5.47	9.58
Total.	219	1203	5.49	. . . . . .

menstruation tandis que l'autre donne l'effet sur la quantité. Par exemple chez une femme, la longueur de l'écoulement menstruel peut avoir doublé, et la quantité totale peut avoir cependant diminué. L'inverse peut être vrai; la durée de l'écoulement peut être raccourcie et la quantité augmentée. Avec cette explication, il ne peut y avoir de divergence. De la comparaison de ces deux tableaux, un fait ressort, c'est que les causes de l'allongement du temps de l'écoulement menstruel et de l'accroissement en quantité sont presque identiques. Le rapport entre le raccourcissement du temps et la diminution de la quantité est presque aussi net, mais les autres conditions, dans leurs rapports avec le temps et la quantité, ne semblent pas gouvernées par des lois évidentes.

Les différences en quantité doivent être, règle générale, attribuées à la date de l'accident, et à l'état des surfaces dans la suite. Lorsque la déchirure est récente, l'écoulement est plus profus ou irrégulier. Mais si la lésion remonte à une date éloignée, si la membrane muqueuse a subi une dégénérescence kystique étendue, et si l'atrophie a déjà commencé, l'écoulement diminuera comme quantité et deviendra irrégulier. On ne peut expliquer que l'écoulement menstruel reste sans changement dans un certain nombre de cas qu'en raison d'une différence dans le degré de la lésion.

La production de la cellulite en même temps que la déchirure du col, ou comme conséquence de cette déchirure, est la complication la plus importante, de même qu'elle est la plus fréquente. Bien qu'un grand nombre de cas de cellulite aient été rapportés en même temps que ceux qui forment le tableau II, je veux me limiter, pour les raisons déjà données, aux matériaux fournis par les observations des cent soixante-quatre femmes que j'ai examinées en dernier lieu.

Sur ces femmes, 33, ou 20,12 pour 100 du nombre total, avaient de la cellulite au moment de leur premier examen; il serait naturellement impossible d'estimer quelle était la proportion des femmes qui ont guéri d'une attaque de cellulite avant ce moment, puisqu'une moyenne de plus de cinq ans s'est écoulée entre la naissance du dernier enfant et mon premier examen.

Onze femmes, ou 33,33 pour 100 des femmes qui avaient de la cellulite lors de mon premier examen, présentaient une augmentation de l'écoulement menstruel; 16, ou 48,48 pour 100 l'avaient diminué; et six femmes, ou 18,17 pour 100 n'avaient présenté aucun changement après la réception de la lésion. Lorsque la durée de l'écoulement a été augmentée, l'augmentation moyenne a été de 4 jours 36 à la puberté, et 6 jours 63 après le traumatisme, tandis que chez un grand nombre, la longueur de la période était diminuée de 5 jours 50 à 4 jours 12. La longueur moyenne de la menstruation pour le nombre total de ces femmes qui avaient de la cellulite a été de 5 jours 05 à la puberté et ne fut que de 5 jours 14 dans la suite, si on prend la moyenne sans tenir compte des changements.

Nous notons encore ici le fait inexpliqué dont nous avons déjà parlé, à savoir que chez les femmes qui ont présenté une diminution de l'écoulement menstruel dans la suite, l'écoulement avait eu à la puberté une durée moyenne plus longue que pour les femmes chez lesquelles il avait augmenté après la production de la déchirure. L'observation future déterminera de combien les déchirures du col compliquées de cellulite peuvent diminuer la durée moyenne de la menstruation, car il serait naturel de supposer que cette lésion doive tendre plutôt à augmenter l'écoulement. Son effet indirect sur la circulation, qui est d'amener l'atrophie précoce par un certain degré d'obstruction, doit encore être étudié. L'expérience a pleinement démontré l'importance de reconnaître son existence pour le traitement convenable des déchirures du col, et le sujet sera traité tout au long dans un chapitre spécial.

CHAPITRE XXVI

DÉCHIRURE DU COL

La cellulite agit en déroulant le col déchiré et en retardant l'union. — Diagnostic
et traitement préparatoire.

Bien que beaucoup d'accoucheurs éminents doutent de l'origine septique
de la fièvre puerpérale, il semble qu'il y ait souvent une connexion étroite
entre la cause et l'effet. On trouve fréquemment après la guérison de cette
fièvre qu'il existait une déchirure étendue du col, qui pourrait avoir été la
cause de l'empoisonnement. Dans les cas où il y a eu déchirure, il a existé
dès le commencement une cellulite pelvienne, qu'on suppose être d'origine
septique, et tant que cette inflammation a duré, l'écoulement leucorrhéique a
persisté et les surfaces ulcérées ne se sont pas cicatrisées. Par suite de
l'obstruction de la circulation due à la cellulite, les surfaces ont commencé
à se dérouler peu de temps après la production de la lésion, et comme la
femme dont l'involution utérine s'est arrêtée, s'est levée, certaines forces
mécaniques ont exagéré les lésions. L'histoire de tous ces cas montre qu'il y
a eu après le travail un état fébrile plus ou moins marqué, puerpéral ou
non, et que le lever a été pénible.

Bien qu'il existe indubitablement des exceptions, il est de règle de trouver que la sécrétion du lait a été empêchée ou arrêtée par l'apparition d'une
cellulite à la suite d'une déchirure récente du col. Cette relation est si marquée, que nous pouvons souvent reconnaître l'accouchement dans lequel le
traumatisme s'est produit par suite de l'incapacité de la garde, alors qu'il
n'y a eu aucune difficulté à un autre moment. Lorsqu'on étudie soigneusement les observations de ces cas, il ne semble pas douteux que l'empoisonnement du sang se produise très peu de temps après le travail, s'accompagne d'une inflammation pelvienne septique plus ou moins étendue, qui en
est la conséquence, et que la sécrétion du lait soit arrêtée par suite du
trouble constitutionnel produit.

L'existence d'une déchirure sérieuse du col semble indiquée de bonne
heure par de la fièvre, par des signes plus ou moins marqués d'empoisonnement du sang, par l'absence du lait, qui s'accompagne parfois de phleg-
masia alba dolens, enfin par l'impression générale que la femme ne va pas
bien.

Si le médecin, à cette période, a soin de s'assurer personnellement que
tout est d'une propreté parfaite, que le traitement convenable est appliqué,
qu'on donne des injections vaginales d'eau phéniquée chaude répétées, la
cellulite pourra disparaitre rapidement et les surfaces déchirées se cicatriser

avant que la fissure ne puisse plus se fermer par suite de la tentative faite par la nature pour remplir l'ouverture de tissu cicatriciel, conséquence de la cicatrisation par granulation.

Une étude soigneuse des observations des cas que j'ai observés pendant les cinq dernières années, et qui finalement ont exigé une opération, nous apprend qu'une déchirure du col, bien qu'étendue, se cicatrise rapidement, sans présenter de symptômes rebelles, à moins qu'il n'y ait eu empoisonnement du sang. L'empoisonnement s'accompagne toujours de troubles généraux et de cellulite septique, qui gêne la circulation pelvienne au point d'arrêter l'involution et la réparation de la lésion. S'il en est ainsi, on peut se demander jusqu'à quel point les soins donnés de bonne heure par l'accoucheur peuvent rendre inutile et très limitée la nécessité de faire ultérieurement une opération pour la réparation de cette lésion. J'ai été graduellement amené par l'observation à soutenir ces idées, et lors de la discussion d'un Mémoire[1] lu par le Dr C. C. Lee à la *County Society of New York*, le 23 mai 1881, je les ai longuement exposées.

Les déchirures du col et de l'utérus sont beaucoup plus fréquentes qu'on ne l'a supposé. En fait, je doute qu'une femme puisse mettre au monde un enfant sans qu'il se produise quelque déchirure ; mais la règle est qu'elle se cicatrise rapidement et qu'elle ne donne lieu à aucun ennui dans la suite. Il est rare qu'on reconnaisse des déchirures même très étendues au moment de l'accouchement. Les tissus sont alors si mous, qu'à moins que la déchirure ne dépasse le col et ne se propage dans le vagin et le tissu connectif, c'est à peine si on peut la découvrir par le toucher. A la vérité, il y a toutes chances pour qu'on ne soupçonne pas sur le moment que l'accident s'est produit, à moins qu'une hémorragie plus abondante que d'ordinaire ne survienne.

Les déchirures sur la ligne médiane sont les plus fréquentes, et celles de la lèvre antérieure sont plus communes que celles de la lèvre postérieure. Lorsque ces déchirures occupent la ligne médiane et sont limitées au col, elles se cicatrisent rapidement en général, laissant à peine une ligne cicatricielle qui marque leur trajet. Cela est dû à ce fait que le tissu connectif du bassin n'est pas atteint, ce qui diminue les chances d'empoisonnement du sang, et à ce qu'on maintient rigoureusement la malade couchée pendant quelque temps après l'accouchement, les surfaces mises à nu se trouvant étroitement appliquées l'une contre l'autre par la pression des parois latérales du vagin jusqu'à ce qu'elles se soient bien réunies.

Il est donc probable qu'aucune conséquence sérieuse ne sera la suite de cet accident de la lèvre antérieure de l'utérus, à moins que la déchirure ne se prolonge au delà du col à travers la cloison jusque dans la vessie. Même lorsqu'elle est très étendue, la déchirure peut se cicatriser s'il n'y a pas eu de perte de tissu par escarre. Tel sera fréquemment le résultat, si on a fait grande attention à la propreté, si on a fait faire des injections vaginales

[1] C. Lee. *The proper limitation of Emmet's operation for laceration of the cervix uteri* (*New York medical Journ. and obstetrical Review*, Sept. 1881).

d'eau chaude, de façon à empêcher les dépôts phosphatiques de l'urine sur les surfaces mises à nu.

Mais, règle générale, lorsque la plaie s'est étendue au delà de la jonction du vagin, il reste une petite fistule vésico-vaginale en avant du col ; ou bien la déchirure du col se cicatrise de l'orifice vers l'angle de la fissure où il reste un sinus, le long duquel l'urine s'écoule de la vessie dans le canal utérin. Nous traiterons tout au long de cette forme de fistule au chapitre convenable. Les déchirures aussi étendues à travers la lèvre antérieure surviennent généralement chez les femmes qui ont donné naissance à un certain nombre d'enfants, et chez lesquelles il existe un grand relâchement des parois abdominales, avec obliquité antérieure de l'utérus.

Les déchirures de la lèvre postérieure se réunissent aussi facilement, et l'accident peut n'être pas soupçonné, à moins que la fissure ne se soit étendue suffisamment dans le cul-de-sac postérieur pour donner naissance à une attaque d'inflammation. Lorsqu'une cellulite se produit en ce point, et par cette cause, il en résulte toujours une forme de rétroversion qui résiste à tout traitement. Même lorsqu'une déchirure n'a atteint que superficiellement la surface du vagin, la bandelette cicatricielle, qui donne la sensation d'une corde, se rétracte et raccourcit le cul-de-sac au point de rendre impossible d'y adapter une forme quelconque de pessaire. Si l'on veut remettre l'utérus dans sa situation normale, il faut avoir recours à une opération chirurgicale qui a pour but l'enlèvement de cette bande, et souvent le résultat est loin d'être satisfaisant. L'histoire des femmes qui ont été atteintes de cette forme de déchirure montre que la production de la lésion est due à la position de l'occiput qui regarde vers le sacrum. Il est très rare que les déchirures soit en arrière, soit en avant, aient des suites fâcheuses.

Lorsque la déchirure a une direction latérale, et s'étend au delà du pour-tour du col dans le tissu connectif, il se produit un état qui déjoue tous les efforts réparateurs de la nature. En pratique, par conséquent, nous avons principalement affaire aux conséquences de la déchirure latérale, et ses effets sont plus marqués lorsque la lésion est double que lorsqu'elle est limitée à un seul côté. Lorsque la déchirure s'est étendue jusqu'au point de jonction du vagin, ou au delà, et qu'une cellulite s'est produite, les tissus ont une tendance à se dérouler de l'intérieur du canal utérin en dehors, tendance qui augmente considérablement lorsque la femme se lève. L'utérus, après un accouchement récent, étant plus volumineux qu'il ne l'est d'habitude et occupant, par suite de l'augmentation de son poids, une situation inférieure dans le bassin, la lèvre postérieure du col vient s'accrocher sur la paroi pos-térieure du vagin. Lorsque les lambeaux formés par la déchirure se sont une fois séparés, leur divergence s'accroît, parce que la lèvre antérieure est entraînée en avant dans l'axe du vagin. Elle se porte vers l'orifice vaginal dans la direction qui présente le moins de résistance, tandis que la même force entraîne naturellement la lèvre postérieure en arrière. Par suite de l'obstruction de la circulation, et de l'écartement forcé des lambeaux, une source d'irritation se trouve créée qui arrête l'involution de l'organe. L'angle de la déchirure devient bientôt le siège ou le point de départ d'une érosion qui s'étend graduellement sur les surfaces éversées. Par suite de l'augmentation de volume et de l'augmentation de poids de l'utérus produites par la congestion, les tissus se déroulent graduellement jusqu'au voisinage de l'orifice interne. Comme la déchirure survient souvent par suite de la rapidité du travail, ou par suite de l'emploi du forceps et de la traction, l'orifice vaginal reste fréquemment béant. En raison du manque de soutien convenable et de l'augmentation du volume de l'utérus dans la suite, le prolapsus se produit forcément, l'organe tombe sur le plancher du bassin, et se place fréquemment plus ou moins en rétroversion. Le vagin ne peut plus alors reprendre ses dimensions normales en raison du prolapsus et il se dilate encore davantage à mesure que l'utérus avance à la manière d'un coin vers l'orifice vaginal.

Aussi longtemps que la cellulite reste assez étendue, la femme se plaint de ne pas pouvoir marcher ni se tenir debout sans souffrir; elle ressent dans les reins une douleur continuelle accompagnée de douleurs dans la partie inférieure de l'abdomen et dans les jambes, et quelquefois il y a de l'irritabilité de la vessie. La menstruation est profuse au début, puis irrégulière comme durée et comme quantité, et il n'est pas rare qu'elle ne se montre pas pendant des mois. L'écoulement leucorrhéique est abondant et constant, et il en résulte tôt ou tard l'établissement d'une anémie profonde par suite de la perte longtemps continuée des éléments constituants nécessaires du sang. Les femmes sont souvent incapables de concentrer leur attention, et j'en ai vu qui étaient forcées de lire plusieurs fois un paragraphe ordinaire de journal avant d'arriver à en comprendre le sujet. Les douleurs de tête, d'une forme ou d'une autre, sont rarement absentes; mais celles qui occupent le derrière de la tête, et particulièrement la nuque, sont les plus communes. Le caractère change considérablement, elles font d'une taupinière une montagne, et elles deviennent irritables et d'un tempérament agité.

L'insomnie est souvent un symptôme désolant, les accès de dépression deviennent plus fréquents, en même temps que la crainte constante de perdre l'esprit remplit de terreur beaucoup d'entre elles, crainte qui se réalise dans un grand nombre de cas, et elles deviennent les habitantes d'une maison d'aliénées.

Quelquefois la cellulite s'améliore, et la déchirure guérit pendant que la femme reste au lit après son accouchement; mais si les surfaces ne sont pas cicatrisées avant qu'elles se lèvent, elles deviennent bientôt le siège d'une érosion étendue qui saigne rapidement, et les symptômes que j'ai décrits en détail se produisent de bonne heure, avec plus ou moins de troubles dans les systèmes digestif et porte.

Jusque-tout récemment, cet état de la déchirure était universellement pris par erreur pour une ulcération, et quelquefois pour les premières périodes d'un épithélioma, ou pour un ulcère rongeant de l'utérus. Pour guérir cette *ulcération*, tous les modes de traitement seront longtemps mis en défaut; s'il se produisait une amélioration dans l'état de la malade, après un repos prolongé dans la position couchée, une rechute se produirait de nouveau, à chaque tentative d'exercice. Ces femmes passent d'un médecin à un autre jusqu'à ce que la leucorrhée cesse et la menstruation profuse diminue, les surfaces, par suite de l'application répétée des caustiques ou du cautère, prenant le caractère cicatriciel. Quoi qu'il en soit, ces femmes deviennent graduellement des invalides confirmées, en même temps que l'hypertrophie de l'utérus persiste, et, par suite du délabrement de leur santé générale, l'élément nerveux prend le dessus.

Si on abandonne plus longtemps encore un cas de ce genre au pouvoir réparateur de la nature, on trouve que les follicules muqueux ont subi graduellement la dégénérescence kystique. Ces petits corps donnent au toucher la sensation de petits plombs enchâssés en très grand nombre dans les tissus du col. Ils se distendent, se rompent, et se vident graduellement, et c'est ainsi que les follicules se détruisent et que leurs cavités disparaissent par rétraction. Au début, le col est plutôt hypertrophié par suite de l'état de plénitude de ces kystes, et comme l'inflammation et l'augmentation de volume des follicules s'étendent jusque dans le canal, l'étendue de membrane muqueuse ainsi déroulée s'en trouve beaucoup augmentée. Le col, cependant, et fréquemment l'utérus lui-même, s'atrophie peu à peu par suite de la pression exercée d'abord par le développement des kystes, et ensuite par la rétraction qui suit leur rupture. Parfois l'atrophie se limite à un lambeau, et lorsqu'elle est ainsi limitée, c'est généralement au lambeau antérieur.

Quand on laisse ainsi la nature s'aider elle-même, la femme cesse fréquemment d'être menstruée à une période plutôt précoce de la vie, et alors elle recouvre peu à peu la santé. Malheureusement lorsque la maladie a duré assez longtemps pour amener un état d'anémie profonde, il ne reste en réserve aucune force pour aider à amener une réaction et la phtisie se développe. Alors encore, une femme d'une santé robuste peut être capable de réparer le dommage au point de donner naissance à un certain nombre d'enfants après le traumatisme. Elle s'arrange de façon à maintenir sa situation en bon état pendant des années, malgré des hémorragies menstruelles fréquentes et une leucorrhée épuisante entre les grossesses. Mais, finalement, la ménopause se complète, et l'épithélioma peut alors se développer au siège de la vieille lésion, comme conséquence de la perversion de la nutrition.

Enfin en terminant cette description des différentes formes de déchirure, nous devons faire allusion à une déchirure de dedans en dehors, où la lésion ne s'étend pas à travers toute l'épaisseur du col. On ne la trouve que par hasard, et il est souvent excessivement difficile de démontrer qu'une déchirure s'est produite, quoiqu'on en puisse reconnaître tous les mauvais effets. Il semble qu'une déchirure partielle se soit produite de l'orifice interne en bas, de différents côtés, à travers la membrane muqueuse et l'épaisseur des tissus sans s'étendre à la surface vaginale du col, formant des sillons semblables aux nervures d'un parapluie à moitié ouvert, qui disparaissent lorsqu'il est complètement ouvert. A travers l'orifice béant et le canal, on voit la membrane muqueuse faire prolapsus, et son aspect ressemble à celui qu'elle a lorsqu'elle a été dilatée par une tente-éponge et qu'une rétraction du canal s'est produite en haut, mais ne s'est pas encore étendue à l'orifice externe. Fréquemment le col n'est guère augmenté en diamètre, ses parois semblent au contraire plus minces que normalement. L'écoulement cervical est plus abondant et tenace. L'écoulement menstruel reste trop abondant, il est souvent irrégulier, et on trouve l'utérus plus volumineux qu'à l'état normal.

Après le travail, l'organe entier étant en état de dégénérescence graisseuse et les tissus du col étant mous, ces lambeaux, dans une déchirure double, s'aplatissent contre la paroi postérieure du vagin ou le plancher du bassin, en sorte que toute apparence de déchirure disparait. Si complète est l'illusion qu'il est fréquemment impossible pour quelqu'un qui ne s'est pas familiarisé avec cet état, de reconnaitre l'existence d'une déchirure par l'examen oculaire seul.

Le Dr W. S. Playfair[1] dit à ce propros : « Il est peut-être quelque peu humiliant pour nous de reconnaître que nous nous sommes mépris dans ces cas, et il n'est pas très facile de convaincre les sceptiques du fait qu'ils ne se sont pas accoutumés à la seule méthode d'examen qui permette de l'apprécier. Aussi longtemps que nous ne nous servons que du spéculum cylindrique ordinaire, son extrémité heurte les lèvres renversées du col déchiré, qui sont tournées et roulées en dehors, comme la tête d'un pied de céleri, et donne l'impression d'une surface ulcérée. Si au contraire nous nous servons d'un spéculum à bec de canard et d'une paire de ténaculums, nous pouvons, avec la plus grande facilité rapprocher les surfaces du col déchiré, faire disparaître en même temps l'abrasion apparente, et le col semble alors avoir sa forme habituelle et une surface intacte. » A ma connaissance, la même difficulté existe lorsqu'on se sert de n'importe quelle autre forme de spéculum à l'exception d'un seul. Le spéculum de Sims est le seul instrument qui laisse les parties telles qu'elles sont en position. Pour examiner la malade je la place sur le dos, et au moyen de l'index, je puis aisément me rendre compte de l'état réel.

Lorsqu'il y a hypertrophie simple de l'utérus, le doigt peut aisément s'assurer que le corps de l'organe en haut a le même volume que le col en bas. Mais lorsqu'il y a une déchirure double du col, lorsqu'on a fait pénétrer le doigt en arrière de l'utérus dans le cul-de-sac postérieur, ou en avant, on trouve que le col est beaucoup plus volumineux que le corps. Le volume d'un col de ce genre relativement au corps de l'utérus est à peu près celui du chapeau d'un champignon à demi développé par rapport à sa tige. Si on place la malade sur le côté, et si on introduit le spéculum de façon à amener le col sous les yeux, ces lambeaux peuvent être roulés en dedans en saisissant les lèvres antérieure et postérieure du col avec un ténaculum de chaque main et en les réunissant. La forme du col sera alors représentée par la ligne ponctuée de la figure 131, et on trouvera que son volume n'est guère plus grand que normalement.

Lorsque la déchirure a été complète, mais limitée à un côté, le déroulement n'est pas aussi étendu et le volume apparent du col n'est pas aussi grand que dans l'état précédent ; mais il est souvent difficile, à première vue, de découvrir la lésion. Une obliquité partielle de l'utérus dans le bassin se

---

[1] W. S. Playfair, *Notes on trachelorraphy or Emmet's operation (Transactions of the obs. Soc. of Lond.*, 1883).

trouve produite par entraînement vers le côté intact du col, et cette surface
ainsi que les portions déchirées aplaties peuvent se trouver sur le même plan
que la paroi postérieure du vagin sur laquelle elles reposent. Les lambeaux
se séparant, les deux bords et le côté intact forment un trépied ayant deux
jambes plus courtes que la troisième, en sorte que le fond doit nécessairement s'incliner vers le côté intact (voir fig. 132). La cellulite, comme cela a
été établi, est un résultat très commun de cet accident et siège généralement
entre les replis du ligament large du côté de la déchirure. L'effet de la
cellulite est de recouvrir le ligament, et le fond sera entraîné vers le côté
atteint (voir fig. 132). Cela force les parties qui ont été déchirées au niveau

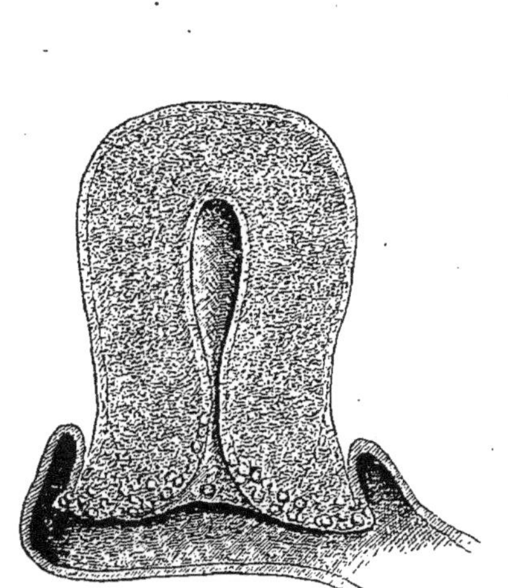

Fig. 131. — Déchirure double du col, montrant
des follicules muqueux augmentés de volume.

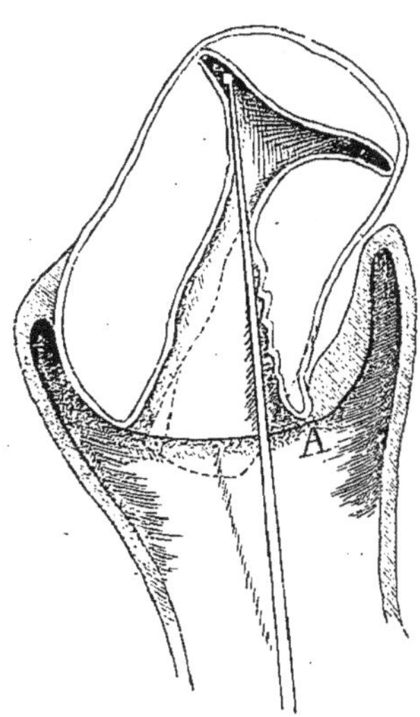

Fig. 132. — Déchirure unilatérale
produisant l'obliquité de l'utérus.

de la jonction du vagin ou au delà à faire saillie dans le vagin, et comme elles
sont couvertes par un repli du tissu vaginal sur cette partie du corps utérin,
immédiatement au-dessus du point de terminaison de la déchirure, il semble à l'œil que la longueur du col de ce côté est égale à celle de la portion
intacte. L'orifice semble toujours plus béant qu'à l'état sain et il est facile
d'expliquer cet état par l'existence évidente d'une maladie dans le canal
utérin. De plus on peut encore être trompé par le passage de la sonde sur
la ligne médiane jusqu'au fond de l'utérus, car son emploi ne donne aucune
indication sur l'état réel. L'explication en est que la sonde passe à travers un
orifice béant, le long de l'angle de la déchirure, d'un côté du col vers la corne
du canal utérin du côté opposé. Comme on le voit dans la figure 132, ces deux
extrémités se trouvent dans l'axe du vagin par suite de la position anormale
de l'utérus. Cet état est si trompeur, que j'ai été fréquemment consulté sur
le point de savoir s'il y avait lieu d'amputer un col augmenté de volume et
allongé, dans des cas où si l'on avait enlevé la plus petite portion de l'augmentation apparente, on aurait ouvert la cavité péritonéale. Le col n'est

jamais aussi volumineux qu'il semble être, et la ligne de jonction avec le vagin est également trompeuse. Il est donc bon dans les cas douteux de placer la malade pour l'examen sur ses coudes et ses genoux. Lorsqu'on introduit le spéculum, le vagin se distend par pression atmosphérique, et avec l'aide de la gravité, l'utérus se place, dans sa position réelle. La véritable ligne de jonction avec le vagin sera alors bien marquée, et la longueur réelle du col fera seule saillie au-dessus de la surface vaginale. Dans le cas de déchirure limitée à un côté, s'étendant jusqu'à la jonction vaginale ou au delà, la fissure sera découverte sans dificulté dans cette position génupectorale. Par suite du poids de l'utérus, son axe dans le bassin sera amené dans la ligne qui correspond à celui du vagin, en sorte qu'on pourra apprécier d'un coup d'œil à quelle profondeur la fente s'étend dans les tissus.

Tant qu'un traitement préparatoire n'aura pas été institué, il ne sera pas possible, à très peu d'exceptions près, de formuler avec sûreté une opinion sur la nécessité d'une opération. *Ce traitement préparatoire peut être quelquefois nécessaire, même pour faire le diagnostic de l'existence de la lésion.* J'ai longtemps soutenu l'opinion que le col en forme de champignon et le déroulement de la membrane qui tapisse le canal utérin étaient des preuves de l'existence d'une déchirure du col, mais l'observation suivante montrera que l'éversion ne dépend pas nécessairement d'une lésion du col.

OBSERVATION XXXVII. — Au printemps de 1880, je fus consulté par une jeune fille que j'avais vue grandir et qui était au-dessus de tout reproche. Par le toucher rectal, je découvris une cellulite étendue derrière l'utérus et à gauche, mais je fus incapable de reconnaître l'état exact de l'utérus. Je sentais une masse très sensible à la pression qui semblait trop volumineuse pour être le col et pas assez pour être l'utérus. C'était cependant le col considérablement augmenté de volume. J'introduisis le spéculum, et à ma vive surprise je vis la membrane muqueuse du canal renversée jusqu'à l'orifice interne. C'était à croire qu'il venait d'y avoir avortement criminel. Sous l'influence du traitement, la cellulite guérit très rapidement; les surfaces renversées reprirent leur état normal, et il ne resta bientôt plus qu'un orifice virginal.

La marche du traitement dans ce cas a confirmé ce que je soupçonnais depuis quelque temps, mais je n'avais eu aucun moyen de me rendre compte du degré de déroulement auquel l'inflammation pelvienne peut amener les tissus utérins par suite de l'obstruction de la circulation. La conséquence de cette expérience a été que j'opère maintenant moins souvent qu'autrefois, et que je soutiens que le traitement préparatoire dans beaucoup de cas est indispensable avant de pouvoir établir la nécessité de l'opération. Les chirurgiens ne sont pas d'accord s'il faut ou non fermer un col déchiré avant d'avoir guéri l'écoulement folliculaire ou catarrhe cervical, comme on l'appelle habituellement. Certains auteurs ont été d'avis d'opérer en vue de guérir ainsi le catarrhe, tandis que d'autres recommandent de suivre la pratique opposée. Parmi ces derniers, on peut citer le Dr Schroeder qui écrit[1]:

---

[1] Schroeder, *On the relation of lateral cervical lacerations to catarrh of the cervix uteri and the necessity of Emmet's operation (Amer. Journ. of obst.,* July 1882).

« Quelques gynécologistes vont jusqu'à recommander l'union des bords du col en vue de guérir le catarrhe cervical; tout le monde, je pense, admettra que cette opération ne fait que cacher la muqueuse enflammée et rendre l'application topique des remèdes curatifs plus difficile. Emmet lui-même est si loin de croire à la curabilité du catarrhe cervical par son opération qu'il fait de la guérison du catarrhe une condition préliminaire à son exécution ; et il montre qu'il ne se fait aucune illusion sur la facilité de cette guérison en réclamant plusieurs mois pour le traitement du catarrhe. D'après ce que j'ai vu, ce temps est habituellement trop court pour une guérison, et suffirait-il, qu'il y aurait lieu de se demander : L'exécution de l'opération d'Emmet est-elle encore nécessaire après cela ? »

La direction qu'il faut donner au traitement doit être basée sur la connaissance de la cause de cette hypersécrétion, et nous montrerons plus tard dans quel cas il est utile d'opérer.

L'opinion du professeur Schroeder que le catarrhe cervical n'est pas dû à la déchirure, et qu'il survient fréquemment lorsque l'orifice est intact et même alors qu'il est très étroit est certainement exacte. Cependant nous ne sommes pas du même avis en ce qui touche à la déclaration suivante : « Je suis convaincu d'abord que la muqueuse cervicale exposée à l'air n'a aucune tendance aux affections catarrhales, mais plutôt à la transformation de l'épithélium cylindrique en épithélium pavimenteux ; et secondement, que les déchirures latérales ne donnent pas lieu au catarrhe, mais que c'est au contraire le catarrhe qui cause la déchirure. » — « Je maintiens donc que le catarrhe cervical existant antérieurement contribue à empêcher la cicatrisation des déchirures latérales survenant pendant l'accouchement et c'est là la cause de la grande fréquence des complications des déchirures du col avec catarrhe. » L'explication est ingénieuse, mais je pense qu'elle est erronée. Tous les observateurs s'accordent sur le fait que dans le premier accouchement, le plus grand nombre des femmes sont atteintes de déchirure du col ; il est également évident que la stérilité serait la règle dans tous les cas où un catarrhe cervical aussi profus existerait, et il n'y aurait que peu d'exceptions, dans cet état, quelles que fussent les circonstances. Sur quatre cent trente-six femmes traitées pour une déchirure du col dans mon hôpital privé, cent soixante-deux, soit un tiers du nombre total, n'ont eu qu'un seul enfant, et furent par conséquent atteintes lors de leur premier accouchement. Deux cent cinquante-cinq, soit 52 pour 100, de ces femmes ont dit positivement qu'elles avaient été blessées dans leur premier accouchement, et les renseignements fournis par les autres disant qu'il a fallu les accoucher avec des instruments ou qu'elles ont été atteintes de complications, indiqueraient que la proportion est même plus grande. De plus il est bien connu que la stérilité ne survient pas toujours immédiatement après la réception de la lésion.

Étant donné que même une quantité modérée d'écoulement folliculaire amènerait la stérilité en bouchant l'étroit canal et l'orifice du col d'une femme qui n'a jamais donné naissance à un enfant, j'en conclus avec raison qu'il n'existait pas lorsque l'imprégnation a eu lieu, et, comme c'est un état qu'il n'est pas possible d'établir au terme de la grossesse, il s'ensuit que ce qui n'existait pas ne peut pas produire un résultat, une déchirure du col, comme le soutient le Dr Schroeder.

Il est possible qu'un catarrhe cervical soit le résultat d'une exposition au froid, et s'établisse à la suite d'une inflammation du vagin étendue au col ; mais il est habituellement le résultat d'une inflammation pelvienne, qui détermine une obstruction de la circulation autour de l'utérus, et dans ces circonstances la nature n'a aucun autre moyen de diminuer la congestion qu'une hypersécrétion.

Étant donné qu'il y a une relation de cause à effet, je persiste à croire qu'on ne trouve jamais un écoulement folliculaire notable en même temps qu'une déchirure du col, à moins qu'il existe en même temps une inflammation pelvienne qu'on puisse découvrir au moins par le toucher rectal. L'augmentation de la sécrétion est d'abord causée par la cellulite, et comme les tissus muqueux et sous-muqueux se congestionnent davantage, ils se déroulent de plus en plus du siège de la déchirure. L'inflammation s'établit peu à peu dans les follicules muqueux, et comme ils subissent la dégénérescence kystique la circulation devient extrêmement gênée par la pression. A la longue, ces kystes se rompent un à un, et leur produit augmente l'écoulement, en même temps qu'il se fait une filtration séreuse des capillaires.

Si nous guérissons alors la cellulite, autant que possible, par le traitement, et si l'inflammation pelvienne disparaît, le catarrhe cervical diminuera, ou cessera, à moins que les follicules n'aient subi la dégénérescence kystique au point de mettre obstacle au processus réparateur. Il sera alors nécessaire d'avoir recours à l'amputation partielle du col, ou à une opération inventée par Schroeder, qui sera décrite plus tard.

Toutes les malades atteintes de déchirures retirent un bénéfice du traitement préparatoire fait avant l'opération. L'utérus, par suite de son augmentation de poids et en raison de ce qu'il repose sur le plancher du bassin, par le fait de la traction qu'il exerce sur le tissu cellulaire et connectif, met suffisamment obstacle à la circulation pour augmenter la congestion non seulement de l'organe lui-même, mais aussi des tissus environnants. Pour donner du ton aux vaisseaux et diminuer la congestion, il faut faire une fois ou deux par jour d'abondantes injections vaginales d'eau chaude, jusqu'à ce que toute sensibilité à la pression, qui peut avoir été découverte au moyen du doigt, ait disparu. Afin d'y arriver plus vite, il y aura grand avantage à faire des applications fréquentes de teinture d'iode sur la paroi abdominale, ou à mettre un petit vésicatoire, au niveau de la cellulite. Si le ligament large est épaissi et raccourci par une inflammation antérieure, tout le poids de l'utérus portera sur lui lorsque la femme sera debout. Comme je l'ai déjà établi, cette seule source d'irritation à laquelle on ne fait pas attention, entretient fréquemment une ancienne cellulite. Une des premières choses à faire dans ce cas est d'appliquer un instrument qui soulève l'organe du plancher du bassin. Si on peut employer un pessaire levier fermé, c'est lui qui répondra le mieux au but cherché, puisqu'il peut rester en place sans être dérangé, pourvu que la cellulite ait suffisamment diminué. L'utérus doit d'abord être mis en antéversion au moyen de l'index introduit dans le vagin,

)uis on courbe le pessaire de façon à maintenir l'organe dans cette position. Cela est important, car en maintenant l'utérus en antéversion, les lambeaux ne peuvent pas beaucoup se séparer, et nous faisons par là disparaître une source d'irritation. Pour placer un pessaire convenablement, cela exige quelque jugement, car si, comme nous l'avons démontré, l'utérus est sou-evé trop haut dans le bassin, on distend de nouveau le ligament large rac-courci, et s'il est trop grand, on exerce une pression exagérée, dont la consé - quence est une nouvelle attaque de cellulite. Le meilleur guide est le sentiment de soulagement éprouvé par la malade, et son ignorance de la présence de l'instrument. Il est nécessaire de rendre le pessaire plus étroit au voisinage du ligament large épaissi. Dans cet état, l'instrument exerce une pression latérale sur les parois vaginales si on · laisse les côtés droits, comme c'est l'habitude, et il donne naissance à une irritation si grande qu'on peut être forcé de l'abandonner. Nous pouvons alors employer un pessaire en caoutchouc durci qui a été décrit au chapitre de la cellulite, ou l'anneau en caoutchouc insufflé. L'avantage de ce dernier instrument est que si on l'introduit alors que les lambeaux de la déchirure sont en contact, et que l'utérus est en antéversion, ces lambeaux ne peuvent de nouveau se séparer, et toute pression en arrière a pour tendance d'entraîner le col davantage vers son centre ou sa portion concave. L'instrument ne doit pas être du volume du vagin distendu déjà d'une façon exagérée, car s'il l'était, il ne ferait que dilater davantage le passage. Il ne doit servir que comme coussin temporaire; et comme il y a probablement aussi une déchirure du périnée, qui permet le prolapsus de la paroi vaginale, l'instrument doit être maintenu en place par un bandage en T, si c'est nécessaire.

Le traitement local comprendra, outre l'injection vaginale, l'application de teinture d'iode de Churchill, deux fois par semaine, et de fréquents pansements à la glycérine. Chaque autre jour on pourra appliquer soit du tannin, soit de la glycérine. La glycérine est préférable à l'eau comme véhicule, puisqu'elle augmente l'action du tannin et détermine la contraction des capillaires. Lorsque les surfaces sont couvertes de granulations et saignent facilement, on peut faire une fois par semaine une application de sous-sulfate de fer ou sel de Monsel. Ces applications doivent être faites immédiatement après les injections vaginales, et après l'enlèvement des sécrétions avec une seringue, aussi complètement que possible. Les par- ies peuvent alors être séchées au moyen d'un morceau de vieille toile placée entre les lambeaux, et enlevé au moment où on fait l'application. Il est bon de séparer soigneusement les lambeaux avant d'appliquer la pré- paration de fer, afin de pouvoir répandre la poudre sur toute la surface dénudée. Mais après que l'application a été faite, les lèvres doivent être de nouveau réunies, l'utérus mis en antéversion, et lorsque c'est possible, la malade doit être maintenue dans la position horizontale pendant plusieurs heures. Quand les circonstances sont telles que la malade ne peut rester tranquille après l'application, il est bon de placer dans le cul-de-sac posté- ieur un tampon de coton humide d'un volume convenable et un autre en avant de la lèvre antérieure. Les tampons de coton prennent pendant un jour ou deux la place de l'instrument, qui serait altéré par le fer, et en même temps ils protègent le linge de la malade. Règle générale, je ne touche au tampon qu'au bout de quarante-huit heures, et je ne donne pas d'injections vaginales pendant ce temps.

Après une déchirure double du col, une rétraction partielle se produit souvent dans le col lorsque les parties se cicatrisent, et il en est particulièrement ainsi quand la déchirure s'est prolongée jusque dans le tissu vaginal. Son étendue est souvent suffisante pour mettre obstacle à la circulation dans les lambeaux lorsqu'elle est aidée par la dégénérescence kystique des follicules muqueux. En conséquence, les lambeaux s'étranglent presque; il se produit en quelque sorte une espèce de paraphimosis. Il est un point très important dans le traitement préparatoire, c'est de diminuer l'état congestif en ponctionnant les kystes; il est bon d'avoir dans ce but un petit couteau en forme de lance. Il n'est pas nécessaire de ponctionner chaque kyste individuellement. Toute la surface déchirée peut être lardée de petits coups dans toutes les directions, et la pointe de l'instrument pénétrera dans les kystes distendus plus facilement qu'il n'entrera dans les tissus du col. C'est à peine s'il s'écoulera 30 grammes de sang dans ces circonstances ; mais en vidant les kystes et en saignant le col, le volume des lambeaux sera considérablement réduit. Lorsque le suintement aura cessé, on pourra faire une large application d'iode de Churchill sur la surface où les kystes ont été ponctionnés. Les lambeaux doivent être alors réunis et maintenus en contact au moyen de coton saturé de glycérine qui refoulera le col dans le cul-de-sac postérieur. Ces scarifications doivent être répétées à plusieurs reprises, et l'iode appliqué de temps en temps jusqu'à ce que les kystes aient disparu, que les lambeaux aient diminué de volume et que l'érosion ait beaucoup diminué d'étendue et se soit cicatrisée. Au lieu de tampons de coton, j'ai souvent recours à l'emploi de fil d'argent, passé à travers chaque lambeau à environ 1 centimètre et demi du bord ; en tordant les deux extrémités jusqu'à ce que les surfaces déchirées soient amenées immédiatement en contact, on peut temporairement empêcher les parties de se dérouler. Il ne faut faire cela, cependant, que lorsque la malade reste tranquille, car si elle prenait de l'exercice, le fil couperait bientôt et agirait comme un irritant.

Si on pratique l'opération de la fermeture de la déchirure après avoir fait disparaître les différentes sources d'irritation, l'utérus se réduira rapidement de volume, et la malade retrouvera non seulement la santé, mais encore en jouira pleinement dans la suite. Aussi longtemps, cependant, qu'on peut découvrir par la pression du doigt de la sensibilité dans le tissu connectif environnant, il n'est pas sûr d'opérer. Nous pouvons être absolument convaincus qu'un certain degré de cellulite a existé antérieurement, et qu'il reste encore un état qui ne demanderait qu'une légère provocation pour faire reparaître l'inflammation.

Après avoir obtenu par le traitement local tout ce qu'il est possible d'obtenir, par la cicatrisation des surfaces déchirées et la disparition de la cellulite, la question se pose d'elle-même : le cas fait-il partie de la classe

de ceux pour lesquels on peut espérer une guérison permanente par le recours
à l'opération? Je dirai d'une façon générale, que lorsqu'il existe des symptômes réflexes, avec augmentation de volume de l'utérus, après que la
cellulite a complètement disparu, et que la femme souffre de névralgie et
d'anémie persistante, une opération est nécessaire, bien que les surfaces
aient pu s'être cicatrisées complètement, et l'enlèvement total du tissu
cicatriciel des angles est absolument nécessaire si on veut réussir.

CHAPITRE XXVII

DESCRIPTION DE L'OPÉRATION DE LA DÉCHIRURE DU COL

Guérison du catarrhe cervical. — Opération de Schroeder.

Le mode opératoire habituel est de placer la malade sur le côté gauche, et
de se servir du spéculum de Sims, ou de tout autre rétracteur périnéal, pour
mettre les parties sous les yeux. L'opération peut quelquefois être pratiquée,
la malade étant sur le dos, lorsque l'orifice vaginal est large, car l'utérus
est alors si bas qu'il peut être aisément entraîné au dehors et remis en place
après l'opération. Mais le côté gauche a cet avantage, que lorsque la malade
est dans cette position, il y a moins de déroulement des tissus que dans aucune
autre, excepté dans la position génupectorale.

Quand on doit se servir du tourniquet utérin, le premier temps consiste à
amener les lambeaux l'un contre l'autre, et, pendant qu'ils sont soulevés au
moyen de deux ténaculums tenus par des aides, à glisser l'instrument (fig. 133).
sur le col au-dessus du point de jonction du vagin et à le serrer. Cet
instrument sert à empêcher l'hémorragie pendant l'opération, cette hémorragie étant parfois excessive. Jusqu'au jour où j'eus inventé cet instrument,
je me servais d'un morceau de fil métallique tordu semblable à celui dont on
se sert habituellement pour l'écraseur, dont les deux extrémités étaient
passées à travers une canule. On glissait l'anse sur le col de l'utérus, et un
aide la maintenait et la serrait en faisant couler la canule en bas sur les fils
tenus dans l'autre main. Aussitôt que le col était comprimé aussi fort que le
permettait ce moyen, les extrémités des fils étaient repliées en arrière et
enroulées plusieurs fois autour de l'extrémité de la canule, de façon à ce
qu'elles ne pussent glisser. Le tourniquet utérin est muni, au lieu de fil métallique, d'un ressort de montre passé à travers une canule, et dans la poignée se
trouve la double dent d'engrenage de l'écraseur pour serrer l'anse autour
du col. Immédiatement avant de serrer le col, avec l'un ou l'autre instru-

ment, je prends la précaution d'entraîner avec un ténaculum à travers l'anse une quantité suffisante de tissu vaginal tout autour du col pour que les lambeaux puissent être mis en contact. Le repli ainsi formé rend l'instrument moins susceptible de glisser sur le col lorsqu'il se réduit de volume par suite de l'écoulement du sang pendant l'opération.

Jusque tout récemment, je regardais ce tourniquet utérin comme indispensable dans toute opération ayant pour but de fermer le col déchiré. Aujourd'hui, je limite entièrement son usage aux opérations où les tissus du col sont extrêmement mous, ayant appris par expérience que la perte de sang est susceptible, dans les cas de ce genre, d'être très grande. Mais, dans les circonstances ordinaires, j'ai trouvé que l'administration d'une abondante injection vaginale d'eau chaude immédiatement avant l'opération diminue tout autant l'écoulement sanguin que le tourniquet, et je l'emploie maintenant rarement.

La figure 134 est une représentation exacte des dimensions et de l'aspect du col dans un cas de double déchirure avec procidence complète, que j'ai opéré il y a quelques années au *Woman's Hospital*. Le dessin en a été fait sur le moment par le Dr W. Gill Wylie, alors chirurgien résident. Immédiatement avant l'opération, la profondeur de l'utérus était de 14 centimètres ; dix jours après, la longueur du canal avait diminué de 4 centimètres, et au bout de six semaines l'utérus avait repris son volume normal. L'opération fut achevée le col étant en dehors des lèvres, et il fut ensuite replacé dans sa position normale dans le bassin.

J'ai choisi cette figure pour montrer l'étendue de tissu qu'il est nécessaire de dénuder, et la direction suivant laquelle les sutures doivent être introduites. Au début de l'opération, il est toujours nécessaire d'écarter les lambeaux de façon à bien voir toute l'étendue des surfaces déchirées qui doit être dénudée. Ainsi que le montre la figure, la surface doit être avivée d'une lèvre à l'autre, en laissant au centre une large bandelette non dénudée d'avant en arrière.

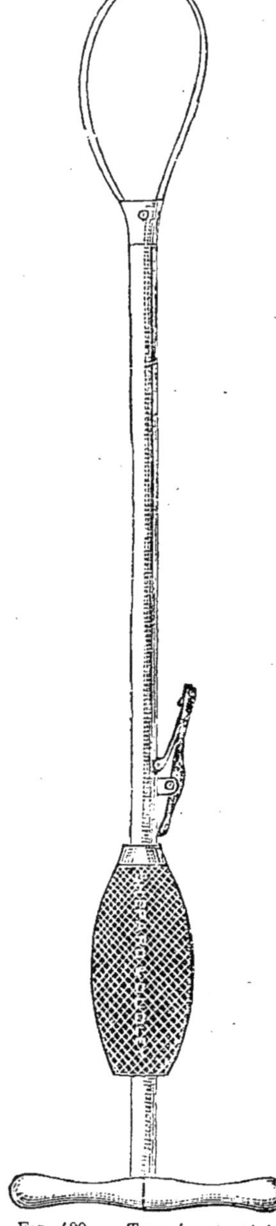

Fig. 133. — Tourniquet utérin.

qui est destinée à former la continuation du canal utérin jusqu'à l'orifice. Les surfaces avivées, ainsi que le montre la figure 134.

ne doivent pas s'étendre à toute l'épaisseur des lambeaux; mais cela est
trompeur, parce que l'hypertrophie des parties est plus grande en dehors. Il
faut faire correspondre la portion non avivée, sur chaque lambeau, à celle
du côté opposé, et élargir graduellement de l'extrémité externe du canal
utérin vers la limite de la déchirure. Par conséquent, lorsque les lambeaux

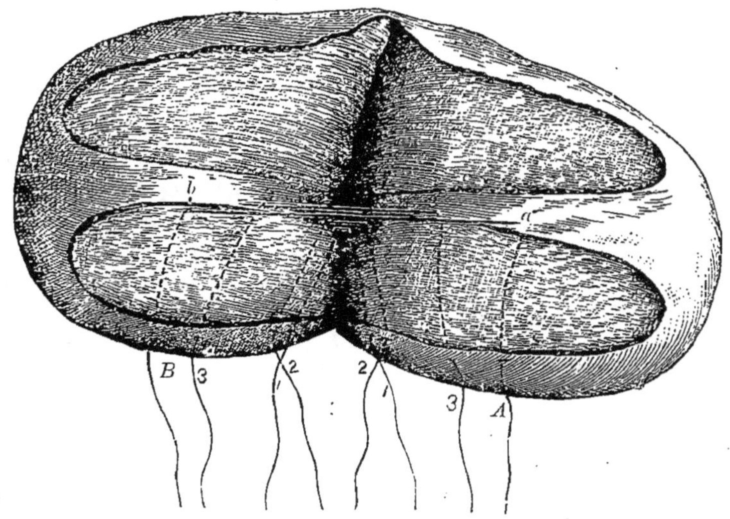

Fig. 134. — Col déchiré après la dénudation.

seront réunis, le nouveau canal cervical aura la forme d'une trompette.
Comme l'utérus revient graduellement à son volume normal (et le changement sera très marqué dans le col), ce nouveau canal aura un diamètre
uniforme et normal. Afin de donner à ce canal les dimensions convenables, nous devons nous guider sur le degré d'hypertrophie des lambeaux.
Il doit être en rapport avec l'augmentation de volume des lambeaux, et il
est nécessaire de donner au canal la forme d'une trompette parce que l'hypertrophie s'accroît graduellement du fond de la déchirure vers le bord externe
du lambeau.

Pour aviver les surfaces, on peut se servir soit des ciseaux, soit du scalpel, mais je préfère les ciseaux en raison de la rapidité plus grande avec
laquelle ont peut enlever les tissus. Il est nécessaire en avivant les surfaces
d'enlever très superficiellement les tissus près des angles externes de la
déchirure, au niveau de la jonction du vagin, à moins qu'on n'ait affaire à
une déchirure très étendue. L'artère circulaire, à cause de son élasticité et de
sa position dans le tissu connectif lâche, est rarement déchirée lorsqu'une
déchirure d'une étendue ordinaire se produit. Mais, comme les parties se
rétractent après la cicatrisation, elle siège très fréquemment au niveau de
l'union de la terminaison de l'angle de la fissure avec les tissus du vagin.
Lorsque les tissus sont denses, j'ai quelquefois dû me servir d'un scalpel

pour dénuder l'angle au fond de la déchirure, lorsqu'elle est limitée à un seul côté. On rencontre fréquemment des cas où la nature a essayé de réparer la lésion et d'empêcher le bâillement des lambeaux lorsqu'il y a une déchirure double, en remplissant l'angle de chaque côté de granulations qui ont amené la cicatrisation des parties. Il en résulte qu'il reste un tampon cicatriciel dense (C. figure 135). Quand cet état existe, il y a souvent de nombreux troubles réflexes du système nerveux, et il est fréquemment la cause efficiente de névralgies dans les autres parties du corps.

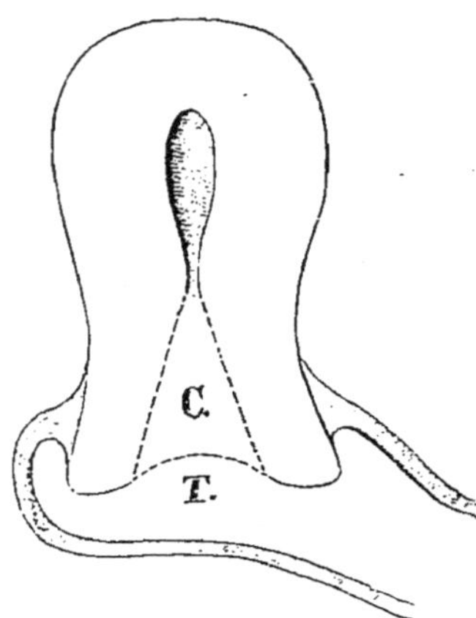

Fig. 135. — Tampon cicatriciel dans un col déchiré.

Il est important d'attirer particulièrement l'attention sur ce tissu cicatriciel, non seulement parce que son existence peut être reconnue, mais encore parce qu'on peut apprécier pleinement la nécessité de son enlèvement. La déchirure est limitée par la ligne ponctuée T, et l'étendue de la lésion semble très superficielle, alors qu'en fait elle peut avoir été très profonde. Lorsque cette surface n'a été dénudée qu'en T, et que les sutures ont été introduites, l'opérateur est surpris de la difficulté qu'il éprouve à amener les parties convenablement en contact.

Afin de se rendre compte de ce fait, que le lecteur place une bobine en bois, de volume ordinaire, dans l'angle de deux de ses doigts, et essaye alors d'en amener en contact les côtés. Il y arriverait par la force, mais en même temps il déterminerait une obstruction de la circulation ; il en est de même pour les lèvres de la déchirure qui rencontreraient une résistance semblable si on enfermait entre elles le tampon cicatriciel, et les sutures qu'on y introduirait les couperaient très vraisemblablement. Lorsqu'on a ainsi suturé les parties en enfermant cette masse de tissu cicatriciel, il ne se produit aucune amélioration, même alors que l'union serait parfaite. L'utérus reste aussi volumineux qu'auparavant et fréquemment même augmente de volume. L'aspect congestionné du col montre que la circulation est obstruée ; et comme la nature doit essayer de diminuer la congestion en augmentant la sécrétion par le canal utérin, il se forme bientôt une érosion. Une nouvelle attaque de cellulite se produit assez souvent, car la position de l'utérus a été considérablement troublée, par suite de la grande difficulté éprouvée dans l'introduction des sutures à travers ce tissu dense. Enfin, il y a une aggravation notable de l'anémie et de la névralgie, à cause de l'augmentation de l'irritation du système nerveux, et la nutrition s'altère de nouveau. Le seul remède est d'enlever des deux côtés toute la masse en forme de V, et de suturer les surfaces obtenues comme dans l'opération pour la déchirure double. Mais il est nécessaire de prendre une précaution, c'est de déranger le moins possible la position de l'utérus, étant donné qu'une déchirure aussi étendue doit avoir déterminé de la cellulite au moment de sa production. Si l'utérus est attiré en bas au moment de l'opération, c'est sur le ligament large raccourci que porte la force de la traction, et une nouvelle attaque de cellulite en sera la conséquence.

Dans d'autres circonstances, lorsque la lésion datera de loin, un grand nombre de kystes se seront formés et rompus, et il en sera résulté une rétraction le long des bords de la membrane muqueuse du canal et de la surface vaginale. Cette rétraction a pour effet de convertir les côtés des lambeaux qui étaient plats primitivement en deux surfaces convexes en contact l'une avec l'autre. Si nous avivions simplement ces surfaces d'une façon superficielle, et que nous essayions alors de les réunir, nous n'arriverions pas à mettre les bords externes convenablement en contact, à moins de serrer si fort les sutures qu'elles couperaient. Ce tissu est cicatriciel, et constitue un corps étranger si dense que, si nous réussissions à obtenir la réunion, elle ne serait que temporaire, car l'état antérieur se reproduirait bientôt par manque de vitalité.

Non seulement il est nécessaire d'enlever entièrement cette surface qui fait saillie, mais même de l'excaver en par-

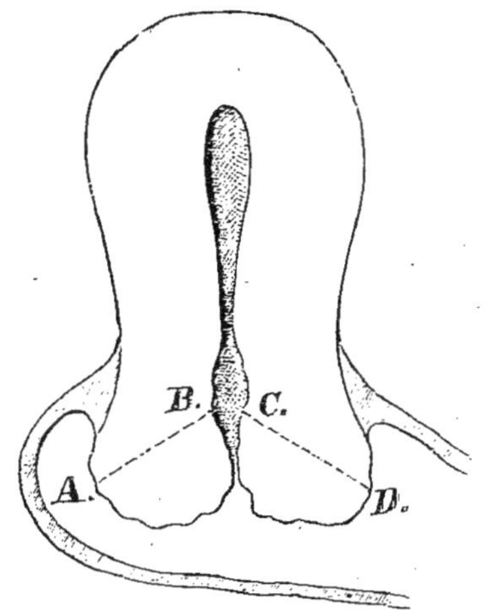

Fig. 136. — Hypertrophie cicatricielle après une déchirure.

tie, de façon que les côtés des lambeaux puissent être amenés en contact étroit lorsque les sutures seront tordues. Les lignes AB et CD, figure 136, indiquent la portion à enlever, mais cet enlèvement ne doit pas s'étendre sur toute la surface du lambeau, car, si on le faisait, le canal cervical serait complètement fermé.

Il n'est pas nécessaire non plus que cet enlèvement soit aussi étendu, parce que la portion hypertrophiée est principalement constituée par cette partie qu'on voit sur la figure 136, et qui représente la surface à dénuder.

On la verra encore mieux en se reportant à la figure 137, qui montre un plan horizontal du col. Ici le tissu hypertrophié est indiqué par A, B, C, D, et doit être enlevé jusqu'au fond de la déchirure, le long des lignes ponc-

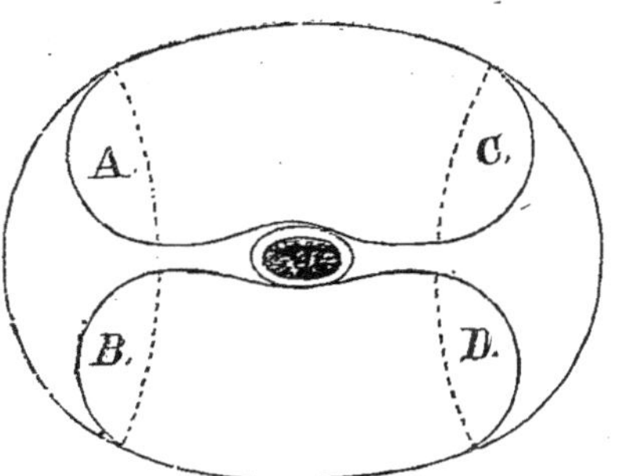

Fig. 137. — Diagramme des surfaces à dénuder.

tuées, de façon que les surfaces A et B, C et D, puissent être réunies par des sutures. Il faut prendre ici la précaution dont nous avons parlé en ce qui touche à l'entraînement de l'utérus en bas, par crainte de déterminer de la cellulite.

En somme, nous rencontrons parfois des cas où les tissus sont devenus si denses et ont tant changé de caractère, par suite de la dégénérescence kystique ou de la formation de tissu cicatriciel, qu'une amputation partielle du col est justifiable.

Les critiques diront que mes idées ont changé au sujet de cette opération. cela n'est pas exact. *J'ai dit que c'était de l'abus d'amputer un col déchiré par le motif qu'il était allongé, alors qu'il était dans un état qui pouvait guérir sans qu'on le mutilât.* J'ai toujours préconisé et pratiqué l'enlèvement du col lorsque les tissus avaient dégénéré au point de faire craindre un épithélioma. L'occasion est rare, mais récemment j'ai eu recours à l'opération dans plusieurs cas à titre de précaution, après avoir vu un épithélioma se développer dans un cas où je m'étais trop fié au pouvoir réparateur de la nature. Pendant les trois dernières années, j'ai amputé les deux lèvres dans quatre cas, et j'ai enlevé partiellement la lèvre antérieure dans trois cas où le col avait été déchiré. Les amputations furent faites avec les ciseaux, et le moignon fut recouvert par le tissu vaginal comme on peut le voir dans le cas suivant.

OBSERVATION XXXVIII. — Mme H..., de Wakefield (Massachusetts), me fut envoyée par le Dr Helen Morton, de Boston, et elle est entrée dans mon hôpital privé le 18 avril 1881, à l'âge de quarante-deux ans. Elle s'est mariée à vingt-huit ans et elle a eu trois enfants. Son premier accouchement a été terminé par le forceps, et

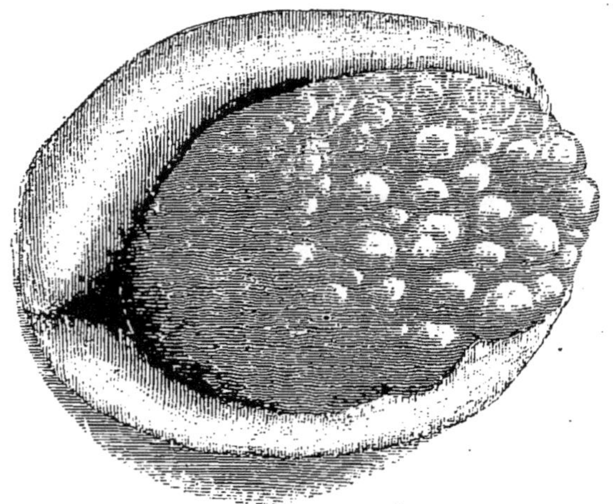

FIG. 133. — Déchirure double du col, avec dégénérescence kystique de la lèvre antérieure.

depuis lors elle a toujours été souffrante. Sa mère est morte de cancer à l'utérus. Au toucher, on a la sensation d'un épithélioma avancé naissant de la lèvre antérieure d'une déchirure du col, profonde et double. Au spéculum, on reconnaît que la lèvre antérieure a subi une dégénérescence kystique étendue. La circulation est considérablement gênée dans la masse, par le bord cicatriciel de tissu vaginal qui recouvre le col et qui s'est peu à peu rétracté après la cicatrisation, en aggravant le déroulement des parties placées au-dessus. Il était impossible de remettre une telle masse dans son état normal.

Le 11 mai, je l'opérai en retranchant avec une paire de ciseaux une grande partie de la lèvre antérieure dans le tissu sain ; le moignon fut alors couvert en entraînant le tissu vaginal au-dessus de lui de chaque côté, et en le fixant au moyen de six sutures d'argent interrompues, comme le montre la figure 139. La malade guérit complètement.

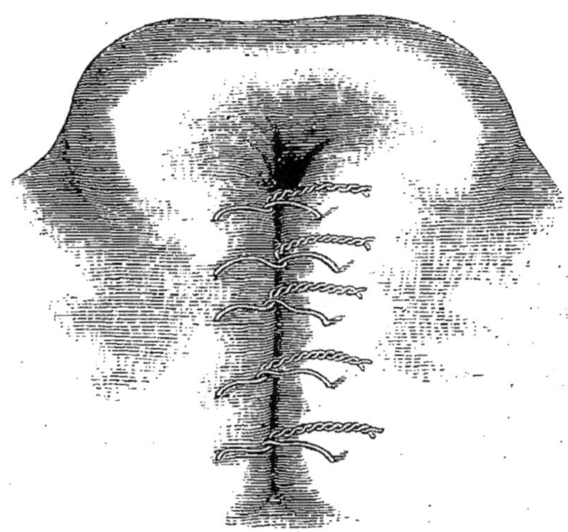

Fig. 139. — Aspect du col après l'enlèvement de la lèvre antérieure.

En traitant de l'amputation du col, je renverrai brièvement à ce sujet.

La déchirure du col affecte quelquefois une forme bifide, et d'autres fois le col est divisé en trois et même quatre sections. Si on dénudait chaque

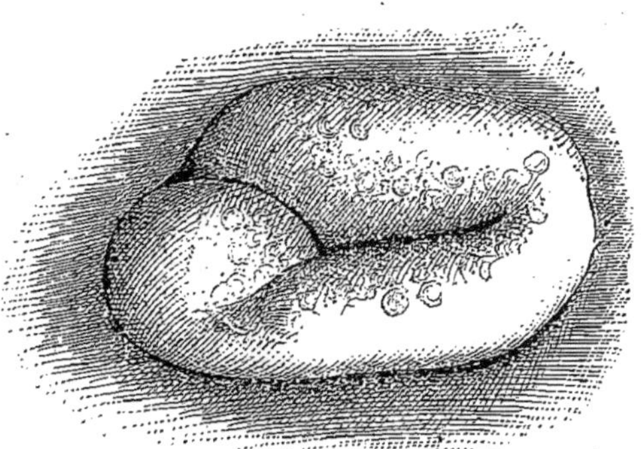

Fig. 140. — Déchirure bifide du col.

fente et si on essayait de réunir tous ces lambeaux, on aurait très probablement un insuccès, car la traction dans des directions opposées ferait couper les sutures.

Il est fréquent qu'un ou plusieurs de ces lambeaux soient hypertrophiés et hors de proportion avec le reste, en sorte qu'il serait difficile de rapprocher les surfaces convenablement. Si l'on jette un coup d'œil sur la figure 140, on voit qu'en enlevant un petit segment, au moyen d'une incision en forme de V, il est ensuite aisé de réunir les surfaces avivées de façon à rendre au col et au canal leurs dimensions normales.

Lorsque le col est déchiré en quatre sections, j'enlève un segment de chaque côté, et je réunis ensuite les lambeaux qui restent comme si j'avais affaire à une déchirure double.

En connaissant ce principe, il suffira d'étudier chaque cas particulier, pour se rendre compte presque à première vue de la conduite qu'il faut suivre.

Lorsqu'il est utile d'agir ainsi, l'avivement des surfaces est considérablement facilité si l'on entraîne doucement l'utérus en bas vers l'orifice vaginal et si on fixe l'organe au moyen d'un fort ténaculum que l'on confie à un aide. La partie la plus proche ou la plus inférieure devra être enlevée la première, car en agissant ainsi, le sang qui s'écoule des surfaces gêne moins la vue. La portion à enlever doit être accrochée au moyen d'un petit ténaculum, et la bandelette doit être tenue tendue, pendant qu'on la sépare, et, si c'est possible, on l'enlèvera d'une seule pièce d'un côté d'un lambeau à l'autre. Telle est la meilleure méthode pour assurer la dénudation de toute la surface lorsque le suintement du sang est abondant. En se servant soit du couteau, soit des ciseaux, on aura soin de rendre les surfaces avivées aussi unies que possible et de même étendue. C'est par la réunion par première intention qu'on obtient les meilleurs résultats ; mais, pour y arriver, il est nécessaire que les parties soient mises en contact assez exactement, car si on laisse guérir par granulation un bord qui fait saillie, il se cicatrise et se rétracte ensuite. La présence d'un cordon cicatriciel en travers du col peut donner naissance à autant de troubles que l'affection primitive.

Lorsque la lésion date de loin et que les tissus sont devenus denses, la partie de l'opération où l'on éprouve les plus grandes difficultés est celle où on passe les aiguilles. L'aiguille ronde et courte que j'ai été le premier à employer pour les opérations sur le vagin a l'avantage de ne faire qu'une piqûre, et lorsque la suture qu'elle entraîne est introduite, elle en occupe si complètement le trajet, ainsi que je l'ai établi lorsque j'ai traité des opérations sur le périnée, qu'il n'y a que peu de danger de suintement sanguin, comme cela arrive lorsqu'on se sert d'une aiguille à bord coupant. Mais plus les tissus seront denses et indurés, moins les parties seront vasculaires. Dans ces circonstances, l'aiguille en pointe de lance étant plus facile à introduire répondra mieux au but cherché ; mais si les tissus sont mous, il faut se servir de l'aiguille ronde. Il faut au moins quatre sutures de chaque côté, si la déchirure est étendue ou double. On les introduira, comme on peut le voir sur la figure 134, de A, au niveau du bord de la partie externe du lambeau, en a au niveau du bord de la surface qui doit former le canal, et alors de dedans en dehors à travers l'autre lambeau de b à B, de façon à correspondre.

S'il a été nécessaire d'enlever des angles beaucoup de tissu cicatriciel,

de telle sorte que la plaie, comme c'est souvent le cas, s'étend jusque près
de l'orifice interne, il est excessivement difficile d'introduire les sutures
dans les angles à une profondeur suffisante pour mettre complètement en
contact les bords le long du canal utérin, et en même temps suffisamment
au-dessous de l'angle pour arrêter l'écoulement sanguin. Pour y arriver, on
procédera de la façon suivante : on ira avec un ténaculum accrocher les tissus
aussi près que possible de l'angle et on tirera ; on verra alors les surfaces
dénudées s'écarter par suite de la traction exercée par le vagin, et l'angle se
mettre de niveau sur les côtés internes des lambeaux. Malgré cela, il est difficile de manœuvrer l'aiguille aussi profondément et on se trouvera bien d'employer le procédé suivant pour appliquer la suture : on prendra deux aiguilles
armées d'une anse de soie, on passera la première du canal cervical en *b* à la
surface externe en B, puis après avoir introduit l'anse de la seconde aiguille dans
celle de la première, on passera cette aiguille de *a* en A (fig. 141). Il suffit

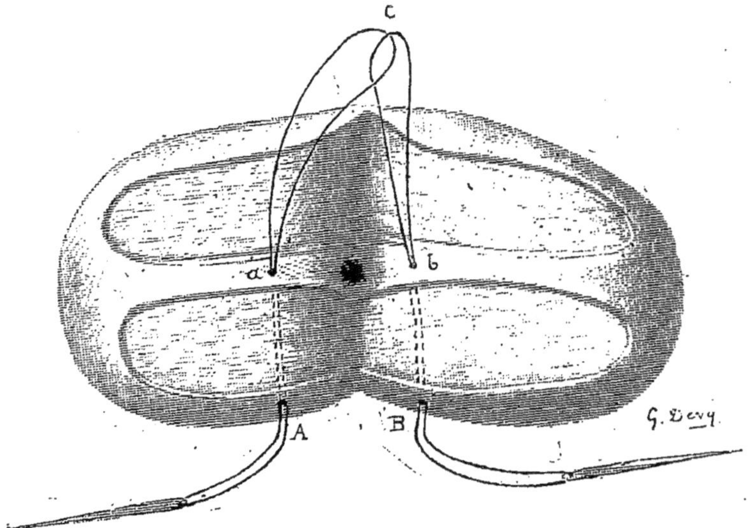

Fig. 141. — Montrant le trajet des anses de fil. Ces anses sont entrecroisées en C
comme les anneaux d'une chaîne.

alors de tirer l'aiguille A, elle entraînera l'anse de l'aiguille B par le trajet de
a en A. Cette anse une fois sortie, on y fixera le fil d'argent, après avoir enlevé l'aiguille A, et on tirera sur l'aiguille B. Lorsque l'anse sera complètement sortie, le fil d'argent se trouvera en place. Pendant l'hiver dernier, j'ai
opéré un cas de déchirure double qui présentait des difficultés inaccoutumées,
et j'enlevai des angles, morceau à morceau, le tissu cicatriciel qui se trouva
ensuite peser 7 grammes 1/2. N'ayant que fort peu d'espace et une cavité
profonde, je trouvai qu'il était impossible d'introduire une aiguille dans
n'importe quelle direction, et, après en avoir brisé au moins une douzaine,
toutes celles que j'avais, j'étais au désespoir. Comme dernière ressource,

il me vint à l'idée d'essayer une aiguille à manche inventée par le Dr Ély
Van de Warker [1], de Syracuse, que j'avais achetée, essayée et abandonnée
plusieurs années auparavant, comme n'ayant aucune valeur. Je m'aperçus
alors que je n'avais pas complètement compris son mode d'emploi, car
je pus bientôt introduire les sutures profondes, et j'ai obtenu depuis le
même résultat satisfaisant dans plusieurs cas difficiles. Dans les circonstances ordinaires, il n'est pas un moyen, si ingénieux qu'il soit, qui puisse
remplacer une aiguille de dimension convenable qu'on peut tenir à un angle quelconque dans la pince. Mais cet instrument peut rendre certainement

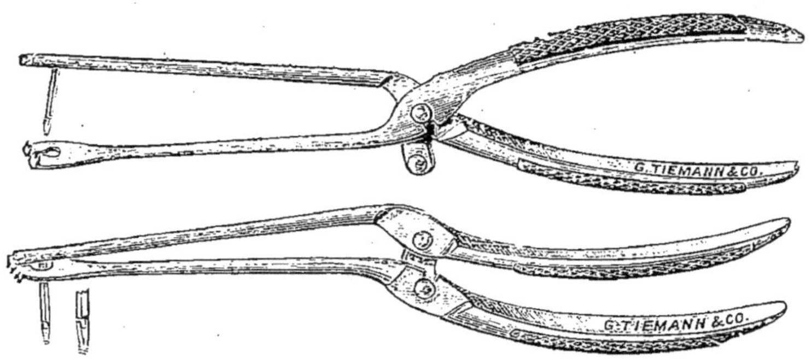

Fig. 142. — Aiguille d'Ely Van de Warker pour fermer une déchirure du col.

des services et permettre l'introduction de sutures profondes avec une
facilité plus grande ; il se brise moins que l'aiguille ordinaire. L'aiguille
de cet instrument a un peu la forme de celle qu'on emploie pour les machines
à coudre ; elle présente une ouverture barbelée près de la pointe dans
laquelle l'anse de soie s'accroche et est entraînée lorsqu'on dégage l'aiguille
des tissus. Les branches peuvent être séparées au moyen d'une articulation
à pivot, et il en résulte une grande mobilité. Elle exige donc quelques soins
et quelques manipulations pour diriger la pointe de l'aiguille de façon à ce
qu'elle traverse les tissus et arrive au centre de la rainure de l'autre branche
qui doit exercer la contre-pression. C'est là la principale difficulté qu'on
éprouve quand on se sert de l'instrument ; mais on la surmonte aisément
avec un peu de pratique. L'instrument possède des poignées en bois dur
qui donnent une prise plus solide.

Lorsque l'écoulement sanguin a été abondant, il est bon de passer la première suture à travers le tissu vaginal à une faible distance au-dessous de
l'angle de la déchirure. L'artère circulaire ou celle de ses branches d'où
provient généralement le suintement se trouvera comprimée de cette façon.
Quand la déchirure est double, il est préférable d'introduire les sutures en
commençant par les angles et de les insérer ensuite tour à tour, d'abord

[1] Van de Warker, *Analysis of thirty-one operations for repair of lacerations
of the cervix uteri (Amer. Journ. of obstetr.,* July 1883).

d'un côté, puis de l'autre ; ou bien on éprouvera de grandes difficultés. S'il se produisait un écoulement sanguin considérable avant que toutes les sutures aient été introduites, on pourrait l'arrêter en tordant la suture interrompue la plus rapprochée du fond de l'angle.

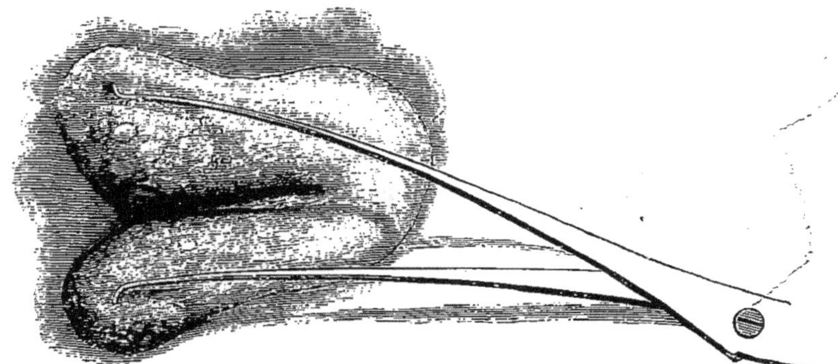

Fig. 143. — Ténaculum double séparant les lambeaux d'une déchirure.

La manière de fixer les sutures en les tordant a été complètement décrite sous le titre de *sutures d'argent et mode d'introduction*. Si les sutures sont convenablement pliées de façon à reposer immédiatement sur la surface du col, et sont coupées à un centimètre 1/2 de longueur, on peut les laisser sans les déranger pendant un temps indéfini sans causer d'irritation. J'ai

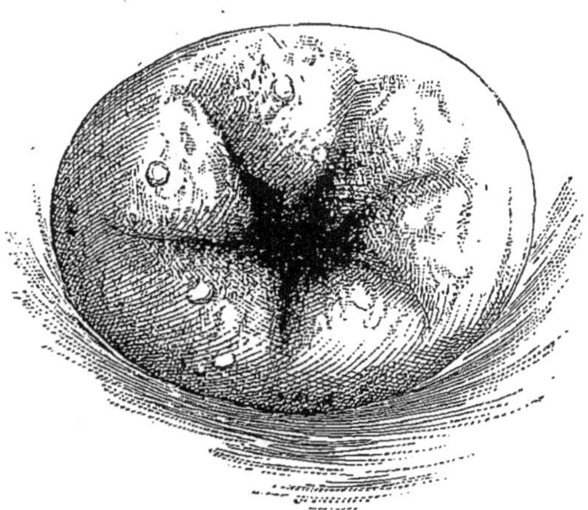

Fig. 144. — Déchirure du col multiple, ou étoilée.

rencontré plusieurs cas où l'écoulement sanguin fut abondant lorsqu'on enleva le tourniquet après l'achèvement de l'opération ; mais, dans tous les cas, il fut arrêté promptement par une injection d'eau chaude avant que les effets de l'anesthésique fussent disparus.

Il est plutôt plus difficile de fermer une déchirure d'un côté seulement que lorsqu'elle est double ; et cela en raison de la difficulté qu'il y a à aviver l'angle convenablement et à le débarrasser du tissu cicatriciel. Il sera utile de se servir du double ténaculum tenu par un aide pour maintenir les lambeaux écartés, et de fixer l'utérus pendant qu'on avive l'angle soit avec des ciseaux, soit avec un scalpel (voir fig. 143). Il est bon d'instituer un traitement préparatoire dans les cas de déchirure multiple ou étoilée (fig. 144); mais, règle générale, on en obtiendra peu de bénéfice à moins qu'on ne se serve d'une solution forte d'acide chromique ou de quelque autre agent qui force le canal à se rétracter. Si cependant c'était là tout ce qu'il y avait à faire, l'emploi du cautère serait le moyen le plus prompt et le plus efficace, non seulement pour amener le canal à se rétracter, mais encore pour guérir rapidement l'érosion, et faire disparaître ainsi la leucorrhée cervicale profuse et l'écoulement menstruel abondant. Mais quand on aura employé des moyens de ce genre, il est évident que la membrane muqueuse aura entièrement changé de caractère, si elle n'est pas détruite.

Fréquemment la déchirure multiple ou étoilée et la déchirure double existent ensemble, ou bien la déchirure peut comprendre toute l'épaisseur d'une lèvre seulement. La rupture qui comprend la muqueuse et les tissus sous-muqueux ainsi qu'une épaisseur plus ou moins considérable de tissu utérin, et qui forme la déchirure étoilée, est sans aucun doute la lésion qui se produit le plus fréquemment, et il n'y a d'exception à la règle que quand la déchirure s'étend à travers le col à la surface du vagin. La nature semble réparer promptement cette forme de déchirure, lorsque les côtés en sont maintenus en contact étroit, et les observations montrent que l'empoisonnement du sang avec cellulite est une complication rare à moins que le tissu connectif du bassin n'ait été également atteint. Les femmes qui présentent cette forme de déchirure sont plutôt plus prolifiques, comme cela a été établi, que dans les circonstances ordinaires, et continuent souvent à donner naissance à un certain nombre d'enfants, jusqu'à ce qu'à la longue la sécrétion folliculaire devienne si profuse qu'elle les rende stériles, l'écoulement bouchant le canal. Généralement, elles n'éprouvent aucune difficulté à soigner leurs enfants et présentent rarement les différents symptômes nerveux si communs après la formation du tissu cicatriciel. Ces femmes souffrent principalement des effets produits sur la nutrition par la perte longtemps continuée qui a lieu sous forme d'écoulement folliculaire ou catarrhal. Il faudrait faire une opération, si la lésion était assez étendue pour ne pas céder après un temps raisonnable à l'application de l'iode, de la térébenthine, de la solution acétique de cantharides, ou de tout autre remède qui pourrait être employé dans le but de produire une nouvelle activité dans le tissu prolabé et déchiré, sans détruire en même temps son intégrité. Mais la difficulté est d'arriver à faire une application au fond du repli, et cela rend souvent inutiles toutes les tentatives de traitement local, de sorte qu'il est rare que cet écoulement puisse être arrêté par des moyens autres que des moyens chirurgicaux.

L'opération en elle-même est simple, mais comme on la pratique généralement, il en résulte très peu de bénéfice, et on fait souvent du mal en enfermant sur une grande étendue cet écoulement dans une cavité dont la sortie est très petite. Peu d'opérateurs entreprennent de rétrécir le canal ouvert ou semblent apprécier la nécessité de faire plus que d'unir les tissus suivant une ligne le long de la surface vaginale. J'ai fréquemment ouvert avec une paire de ciseaux un col qui avait été fermé par un opérateur sans que l'état de la malade ait été amélioré, et j'ai trouvé alors que les tissus seuls du vagin avaient été unis. Aucune tentative n'avait été faite pour diminuer les dimensions du canal, alors que, si une portion quelconque du tissu utérin avait été dénudée et comprise dans les sutures, la résorption se serait faite au fur et à mesure de l'augmentation en quantité de ce liquide tenace et emprisonné.

Il est nécessaire d'ouvrir les côtés du canal avec une paire de ciseaux sur toute la longueur de la déchirure qui peut même s'étendre jusqu'à l'orifice interne, où le canal aura son diamètre normal. En dehors, l'incision ne doit pas être portée au-dessus de la jonction du vagin, mais en dedans la ligne peut être étendue d'une main hardie jusqu'à ce qu'on ait sous les yeux la surface malade tout entière, et l'écoulement sanguin est rarement excessif si l'on attire doucement l'utérus à l'orifice vaginal. Aussitôt que les parois vaginales exercent une traction sur les lambeaux de façon à les dérouler un peu, l'écoulement se trouve maintenu dans des limites raisonnables; dans le cas contraire on peut se servir du tourniquet. Les lambeaux étant maintenus bien écartés par un aide, il faut retrancher les tissus malades avec des ciseaux ou un couteau, en longues bandelettes de chaque côté, de façon à ne laisser qu'une quantité de tissu non avivée suffisante pour former le canal utérin comme on le voit sur la figure 134. Les sutures doivent être introduites de la façon déjà décrite, et on doit se comporter alors comme dans le cas de déchirure double. C'est là la seule méthode radicale pour se débarrasser de ces follicules malades avec le moins de perte de tissu possible; quant à ceux qu'on laisse dans la portion non dénudée, ils se rompent avec le temps, le processus dégénératif s'arrête, et il se produit une amélioration générale dans la nutrition des parties.

Ce sujet[1] a attiré l'attention du professeur Schroeder, de Berlin, et il a imaginé une opération ingénieuse pour l'enlèvement de ce tissu malade de l'intérieur du canal. Il considère cette opération comme applicable à un plus grand nombre de cas qu'aucune autre, et il en faut tirer cette conclusion qu'il n'accorde aucune confiance au traitement local.

Nous avons déjà recherché quelle pouvait être la cause de cet écoulement cervical; et si l'opinion que nous avons émise est exacte, l'opération du D_r Schroeder ne serait relativement applicable que dans un petit nombre de cas, et seulement dans ceux où la dégénérescence kystique a persisté après la disparition de la cellulite. Ces cas, bien qu'en petit nombre, ont toujours résisté à tous les traitements autres que les moyens chirurgicaux, et on a le choix entre la méthode que nous venons de décrire et l'opération du D_r Schroeder; ce sont là deux moyens également radicaux pour l'enlèvement

1 Schroeder, *On the relation of lateral cervical lacerations to catarrh of the cervix uteri and the results of Emmet's operation (Amer. Journ. of obst.*, July 1882).

de ce tissu malade. Le Dr Schroeder conseille aussi de laisser le canal largement ouvert, des deux côtés, et lorsque les lambeaux sont complètement
séparés, d'enlever le tissu malade suivant la coupe CB, figure 145. On introduit alors une suture en D et A de façon à replier sur elle-même la portion
du col qui reste, comme cela a été fait sur la lèvre antérieure figure 145 en
AB. Le Dr Schroeder pratique cette opération sous un courant d'eau contenant 3 pour 100 d'acide phénique, ce qui a pour but de désinfecter les parties
et présente l'avantage de maintenir les surfaces exemptes de sang pendant
l'opération. Lorsque ces lambeaux ont été fixés, l'opération peut être complétée en unissant les bords de chaque côté comme nous le ferions dans une

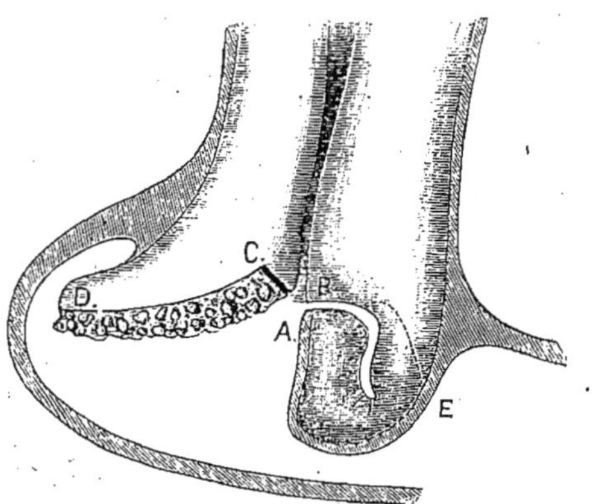

Fɪɢ. 145. — Opération de Schroeder sur le col de l'utérus.

déchirure double du col. Dans un grand nombre de cas cela est aussi nécessaire que de fermer la déchirure primitive afin d'empêcher les parties de se
dérouler. J'ai trouvé qu'il était excessivement difficile de couper l'anse
quand la suture était fixée en AB, suivant la méthode du Dr Schroeder,
et il en est particulièrement ainsi lorsqu'on a fermé les extrémités, et qu'elle
est laissée à une aussi grande profondeur dans le canal utérin. Pour vaincre
cette difficulté, j'introduis la suture dans la direction de la ligne ponctuée
de A en E, et je tords les extrémités en E en dehors dans le vagin, point où
il est très facile de les enlever.

Cette opération répond au but cherché, aussi bien que celle que j'ai indiquée, mais elle exige plus de jugement et elle n'est pas aussi facile à exécuter;
de plus il y aurait lieu d'étudier s'il ne serait pas plus avantageux d'employer
la méthode d'amputation partielle ou complète de Sims lorsqu'il devient
nécessaire d'enlever autant de tissu, alors que le soutien fourni par le col est
aussi complètement perdu après l'opération de Schroeder, que si le col avait
été amputé.

Le traitement consécutif est le même quelle que soit la forme de la déchirure, et consiste à maintenir la malade au lit pendant deux semaines au
moins après l'opération, de crainte que les lambeaux ne se séparent; le repos

absolu dans la position horizontale facilitera en même temps la diminution du volume de l'utérus.

Il ne sera généralement pas nécessaire de constiper les malades ni de les maintenir à la diète, pourvu que la quantité et la qualité des aliments soient appropriées à la situation d'une malade au lit. On videra la vessie au moyen d'un cathéter, ou on se servira d'un bassin. Mais lorsque la malade aura uriné dans un bassin, il faudra toujours injecter dans le vagin un peu d'eau chaude immédiatement après, afin d'empêcher l'urine qui pourrait avoir pénétré dans le canal de rester en contact avec les surfaces qui ont été réunies. En outre, le second ou le troisième jour après l'opération, on donnera une fois par jour une injection vaginale d'eau chaude, ou bien matin et soir s'il y a un écoulement abondant.

On enlève généralement les sutures le septième jour, et il faut prendre quelque soin pour les retirer, car la ligne d'union est fréquemment affaiblie par l'insouciance qu'on met à le faire. Lorsque la malade est couchée sur le côté gauche et qu'on a mis le col sous les yeux au moyen du spéculum de Sims, on coupe la portion inférieure de l'anse, tout près de l'extrémité de la torsion, puis on la retire. Chaque portion de l'anse maintiendra alors les parties réunies jusqu'à ce qu'elle ait été enlevée, tandis que si nous coupions la partie supérieure et si nous exercions une traction, nous séparerions les surfaces. Il est préférable d'enlever d'abord la suture la plus rapprochée de la jonction du vagin, car si un point de la ligne avait quelque tendance à bâiller, les autres sutures pourraient être laissées pendant quelques jours de plus, afin de permettre à la portion non réunie de se cicatriser par granulation.

Il est d'une grande importance que la malade ne s'asseye pas dans son lit avant le dixième ou le douzième jour après l'opération. Une portion de la ligne pourrait très bien se séparer après l'enlèvement des sutures si l'on ne suivait pas ce précepte. En outre, en se levant, la malade s'exposerait aux effets du froid, et la cellulite, si elle avait existé, serait susceptible de reparaître à la moindre provocation.

Quand il y a une rétroversion et qu'on s'est servi d'un pessaire, il est préférable, règle générale, d'enlever l'instrument au moment de l'opération, et de ne le replacer que lorsque la malade commence à se tenir sur ses pieds. Si on a laissé l'utérus en antéversion, comme il doit l'être après l'opération, et qu'on l'a replacé au moyen du doigt, si c'est nécessaire, lorsque les sutures ont été enlevées, il restera généralement dans cette position tant que la malade gardera le lit. Mais si on laissait l'utérus se replacer en rétroversion, il s'abaisserait dans le vagin aussitôt que la malade commencerait à prendre de l'exercice. Les parois du vagin exerceraient en même temps une traction sur les lambeaux antérieur et postérieur. Il en résulterait que l'état originel serait reproduit. Ou bien, en raison de l'obstruction de la circulation, l'hypertrophie de l'utérus augmenterait, et il se formerait bientôt une érosion sur le col qui s'étendrait ultérieurement au canal utérin. On n'apprécie pas toujours le point le plus important du traitement, à savoir : la nécessité de placer l'utérus dans sa situation normale.

C'est là non seulement une manœuvre préparatoire nécessaire à l'opération, mais c'est le meilleur moyen d'obtenir dans la suite des résultats heureux. Lorsque les sutures ont été enlevées, l'utérus diminue rapidement de volume s'il n'existe aucune cause d'irritation qui arrête ses progrès. Par conséquent, pour favoriser ce changement, il sera utile d'avoir recours de bonne heure à un soutien mécanique quelconque, afin de soulever l'utérus du plancher du bassin, et de le maintenir en antéversion si c'est possible. L'instrument dont on se servait avant l'opération est alors trop grand ; mais, à tout hasard on peut en employer un plus petit, si c'est possible, de façon que le vagin, qui a été distendu par le prolapsus, puisse revenir à son volume normal. Si l'orifice vaginal est trop relâché, comme dans le cas de déchirure du périnée, il faudra pratiquer l'opération appropriée aussitôt que la malade sera suffisamment remise, et que les autres circonstances le permettront ; si cela était nécessaire, on pourrait pratiquer sur les parois vaginales les opérations destinées à rendre au canal ses dimensions normales. Ces opérations devront être pratiquées plus tard, car il n'est pas d'une bonne pratique d'opérer un col déchiré et en même temps de fermer le périnée. Lorsque la malade sera guérie de la dernière opération, il y aura lieu de se poser la question de la nécessité de modifier la forme et les dimensions du pessaire dont on s'était servi antérieurement, ou de la convenance de cesser son emploi. Règle générale, il ne sera pas nécessaire de faire plus

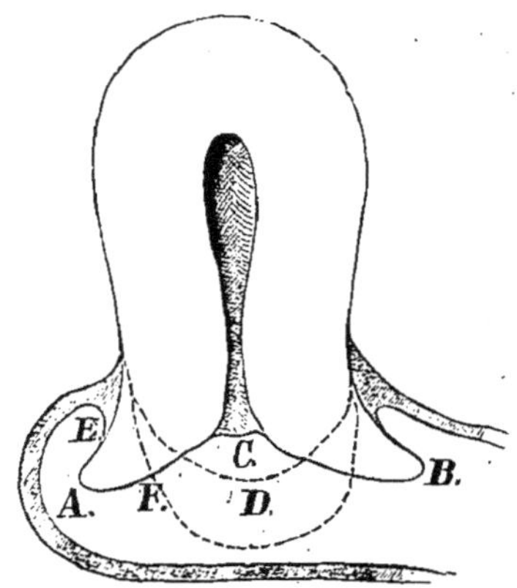

Fig. 146. — Effet de la déchirure comprenant la paroi vaginale.

tard un traitement local si la malade a subi la préparation convenable pour l'opération. Dans ce cas, en raison de l'amélioration de l'état général, l'écoulement cessera et l'utérus reviendra graduellement à ses dimensions normales.

On trouve parfois après l'opération un état dont je ne puis encore donner une explication satisfaisante. La figure 146 représente une déchirure double, et on voit en C ce qui, en raison de la distance à laquelle la déchirure semble s'être étendue (de A et B), est supposé être l'orifice interne. Si nous prenons un cas dans lequel l'utérus a des dimensions ordinaires, nous verrons que la profondeur du canal utérin à partir de C est de 9 centimètres tandis que la longueur de chaque lambeau (de C à A et B) est de 4 centimètres au plus. Maintenant, si nous avions à aviver ces lambeaux et à réunir les surfaces au moyen de sutures, la déduction naturelle serait qu'ils doivent occuper l'espace compris au dedans de la ligne ponctuée D et que la profondeur du canal serait alors de 13 centimètres. Cependant il n'en est pas ainsi. Bien que nous puissions unir ces lambeaux et ajouter en apparence 4 centimètres à la profondeur du canal, sa longueur ne dépassera guère celle qu'il avait avant l'opération. En d'autres mots, lorsque les lambeaux A et B ont été réunis, ils s'accolent en C au lieu d'en D, et la longueur du canal n'a subi qu'un faible accroissement et même, quelquefois, elle est légèrement diminuée.

La seule explication que je puisse donner de ce fait est basée sur la supposition que la déchirure est limitée au col et n'atteint pas le corps ; qu'elle comprend principalement la paroi vaginale et n'est jamais aussi étendue qu'elle le paraît à l'œil. Lorsque nous voyons une déchirure du col semblant s'étendre dans l'épaisseur de l'utérus à une profondeur de 4 centimètres, il est probable que les deux tiers de la longueur de la déchirure portent en réalité sur la paroi vaginale. Quand l'utérus augmenté de volume fait prolapsus dans le vagin après la lésion, il entraîne naturellement avec lui un repli des parois vaginales absolument comme un bas qui est doublé sur lui-même. Par conséquent, si on suppose que A est entraîné en C, ce doublement des tissus se produit, et A occupe alors la place de E sur la paroi vaginale. Si cela est vrai, le lambeau cervical ne s'étend pas jusqu'en A, et selon toutes probabilités, ne s'étend pas au delà de la ligne ponctuée en F. Nous pouvons alors supposer que la différence est due à ce fait que le tissu vaginal recouvrant la circonférence du col s'est épaissi par suite de la déchirure. La mise en contact des côtés de la déchirure du col a pour effet d'entraîner le col hors de ce tissu environnant, et le tissu vaginal semble s'être rétracté suffisamment pour laisser le col en vue. Si c'est là l'explication, il peut n'y avoir que relativement peu de bâillement du col lui-même ; cependant il est absolument suffisant pour causer beaucoup de trouble, mais non autant qu'il y en aurait si la lésion de l'utérus était plus grande. La déchirure du col de l'utérus ne constitue en réalité qu'une petite portion de ce qui semble former la profondeur de la fissure, et c'est à cela que nous pouvons attribuer le peu de changement que nous trouvons dans la longueur du canal après l'opération. Il est évident que lorsque ces lambeaux sont unis, l'excès de tissu est repoussé en arrière du col, et que la ligne d'union occupe alors principalement la paroi vaginale.

Il n'est pas déraisonnable de supposer que, par suite de l'irritation continue produite par la déchirure, un état de congestion se trouve entretenu dans ce tissu érectile, et on peut dire qu'il y a érection de l'utérus. En raison de la perte de sang qui se produit au moment de l'opération, et de la disparition ultérieure de la source de l'irritation, cet état d'érection cessera graduellement, et le canal utérin pourra se raccourcir de 3 à 4 centimètres en dix jours, comme je l'ai fréquemment observé.

Aussitôt que le praticien deviendra capable de reconnaître cette lésion sous ses différentes formes, il sera surpris de trouver une explication de tous les cas d'allongement ou d'hypertrophie du col, aussi bien que des cas d'ulcération. Qu'il essaie simplement, dans tous les cas de ce genre, avec un ténaculum dans chaque main d'amener les points A et B (fig. 146) en contact en C, ce sera pour lui une révélation. Il sera nécessaire de se servir du spéculum de Sims ou d'un instrument quelconque du même genre, car autrement on ne verrait pas toujours l'état. Mais qu'un chirurgien vienne un jour à bout du diagnostic, il ne se trompera plus dans la reconnaissance des. formes extrémement changeantes des déchirures et il ne verra plus d'autres cas d'allongement du col, ou ce qu'on a appelé une élongation du col. En outre, plus tard il n'aura plus que rarement l'occasion d'amputer le col, ou une portion quelconque du col, excepté dans les cas d'affection maligne. C'est ce que j'ai appris dans les neuf ou dix dernières années, et sur un si grand nombre de cas que, si l'hypertrophie et l'élongation existaient réellement, je n'aurais pu manquer de les reconnaitre.

Est-t-il un observateur qui ait jamais rencontré l'une ou l'autre de ces conditions en dehors de l'accouchement et de l'avortement? S'il est démontré que ce qu'on a appelé hypertrophie ou élongation du col n'est simplement qu'une déchirure, dont les côtés peuvent être mis en contact et réunis, de façon que l'intégrité des parties soit aussi parfaite que si l'accident ne s'était jamais produit, le recours à l'ablation et à la cautérisation est une mauvaise pratique.

CHAPITRE XXVIII

DÉCHIRURE DU COL

Remarques générales sur la nécessité de l'opération. — Cas de troubles réflexes. — Citations de différents auteurs sur les effets ultérieurs de l'opération.

L'importance de cette lésion ne peut être exagérée, puisque plus de la moitié des maux dont souffrent les femmes qui ont eu des enfants doivent être attribués à la déchirure du col. Cependant je redoute avec raison que cette opération, qui donne plus qu'on ne pourrait obtenir par n'importe quel autre moyen, lorsqu'elle est pratiquée judicieusement, ne tombe en défaveur parce qu'on la pratique abusivement. L'opération a été faite trop souvent pour qu'elle ait toujours été nécessaire. On l'a fréquemment aussi exécutée sans traitement préparatoire convenable, même alors qu'il restait plus ou moins de cellulite, plus souvent encore sans un but nettement défini. Aussi les désappointements ont-ils été nombreux, et l'état de santé de la malade en a-t-il été fréquemment aggravé.

L'existence d'une simple fissure du col ne justifie pas une opération destinée à la fermer, et on ne devra avoir recours à l'opération que pour faire disparaitre les symptômes qui auront persisté après qu'on aura employé, sans bénéfice apparent, le traitement classique. Il est nécessaire de faire le traitement préparatoire, comme je l'ai déjà établi, pour faire disparaitre la cellulite et guérir le déroulement des tissus, avant de pouvoir opérer sans danger, et avant même de pouvoir établir l'utilité de la pratiquer.

Il persistera quelquefois un certain degré d'épaississement du ligament large·
après que tous les moyens auront été employés. Mais si la sensibilité à la
pression avec le doigt a disparu, il est souvent bon d'opérer sans autre délai,
car l'épaississement disparaît habituellement plus tard par le fait du processus réparateur, si on a pris soin d'éviter toute nouvelle attaque d'inflammation par l'entraînement de l'utérus en bas.

On s'est plaint, et les médecins étrangers principalement qui n'apprennent
pas l'opération, se sont plaints que les observations des malades qui en avaient
obtenu du bénéfice n'avaient pas été données avec détail. Pour ceux qui ont
quelque expérience de ce mode de traitement, cela semblera matière à suré-
rogation, et il est douteux que des développements plus considérables eussent
entraîné plus de conviction, car chacun doit juger des mérites d'un mode de
traitement d'après son observation personnelle. Mais si je voulais résumer
les observations des cinq à six cents cas que j'ai observés, je ne pourrais
le faire d'une façon plus typique que ne l'a fait le Dr Playfair dans le Mémoire[1]
auquel j'ai déjà fait allusion, en s'exprimant de la façon suivante :

« Il y a cinq ou six, ans une dame âgée de vingt-cinq ans vint me demander mes soins. Depuis son dernier accouchement, elle souffrait beaucoup de
symptômes utérins, principalement de douleur et d'une sensation de pesanteur qui la confinaient plus ou moins sur son sofa; elle se plaignait d'un
écoulement leucorrhéique profus, et la menstruation était abondante. Je
trouvai l'utérus volumineux, excessivement sensible au toucher, en rétroflexion et évidemment en subinvolution. Le col était considérablement hypertrophié et couvert d'une érosion granuleuse florissante. L'utérus était si
sensible que la malade ne pouvait porter aucun pessaire, et sa santé générale
en raison des ménorragies et du confinement constant à la maison, était très
mauvaise. Jusqu'au mois de mai de cette année (1883), je soignai cette
dame d'une façon continue, et j'épuisai tous les remèdes pour la guérir, mais
sans aucun bénéfice. En employant une médication extra-utérine régulière
avec l'acide phénique, l'écoulement catarrhal diminuait de temps en temps, et
grâce à l'emploi d'irrigations vaginales d'eau chaude, au bout d'une année
environ la sensibilité de l'utérus s'affaiblit au point de permettre d'ajuster un
pessaire de Hodge afin de soutenir le fond pesant de l'utérus en rétroversion,
mais le soulagement ne fut que temporaire, les ménorragies continuèrent
sans diminution, bien que j'eusse appliqué deux fois de l'acide nitrique sur
la cavité utérine; et après des soins aussi prolongés, la malade n'était qu'un
peu mieux qu'au commencement. Elle était absolument incapable de faire plus
de quelques centaines de mètres et elle était sous tous les rapports une invalide confirmée. »

Le Dr Playfair dit alors, qu'aussitôt que son attention eut été dirigée du côté
de l'opération, il reconnut que la malade était atteinte « d'une déchirure bilatérale très marquée du col avec hyperplasie de ses tissus et éversion de la membrane qui le tapissait, ce qui lui donnait l'aspect d'une surface couverte d'une

---

[1] Playfair, *Notes on trachelorraphy or Emmet's operation (Transactions of the obst. Soc. of London*, 1883).

érosion granuleuse. Au moyen de ténaculums, je pus amener ses côtés en contact, et le col reprit l'aspect d'un col sain. Je fus longtemps cependant avant de me déterminer à opérer cette dame ; je ne le fis qu'au mois de mai de cette année, et j'obtins un résultat parfaitement heureux. A partir du moment où la malade guérit, tous les symptômes qu'elle présentait commencèrent à disparaître. Six mois se sont écoulés depuis l'opération, et elle se porte aujourd'hui aussi bien qu'elle s'est jamais portée ; la rétroversion a spontanément disparu, le col vu au spéculum, est lisse et sain, il n'y a aucun écoulement leucorrhéique, et les règles sont devenues régulières comme durée et comme quantité. Quant aux effets sur sa santé générale, tout ce que j'ai à dire c'est que cette dame, qui depuis plusieurs années était incapable de prendre le moindre exercice, a dépensé six semaines pendant l'automne à voyager en Suisse, et que l'autre jour elle est venue chez moi à pied de Bayswater et qu'elle est retournée de même. Aujourd'hui je puis dire que c'est là un cas parfaitement démonstratif. Il n'arrive pas souvent qu'on ait l'occasion de suivre un cas pendant un temps aussi long, car beaucoup de femmes auraient perdu patience depuis longtemps et s'en seraient allées ailleurs.

« Je puis dire avec justice que j'ai essayé chez cette malade, mais en vain, tous les moyens qui m'ont paru bons ; et presque immédiatement après que j'eusse réparé la déchirure du col, elle reprenait santé et force et restait parfaitement guérie. »

Le Dr Schenck rapporte[1] qu'il a pratiqué l'opération cent dix fois pour fermer une déchirure du col, sans aucune mauvaise conséquence et sans avoir soumis préalablement aucune de ses malades à un traitement préparatoire. Il dit : « J'ai obtenu une union parfaite dans tous les cas, sauf cinq, et dans deux cas il ne se fit aucune réunion. Dans tous les cas d'union complète, les résultats ont tous été tels qu'on pouvait les désirer, et dans tous les cas où les malades m'ont donné de leurs nouvelles, la guérison persistait. » On ne pourrait obtenir de meilleurs résultats, dans ces circonstances, et tandis qu'ils témoignent pleinement de l'habileté de l'opérateur, nous n'aurions pas, croyons-nous, autant de confiance dans l'opération si nous pouvions apprendre en détail quel a été l'état ultérieur de ces malades. Dans presque tous les cas, on obtient un bénéfice temporaire après l'opération, mais il est exceptionnel qu'une rechute ne se produise pas dans les quelques mois qui suivent si on n'a pas eu soin de faire faire préalablement un traitement préparatoire convenable, et si on n'a pas pratiqué l'opération en dernier ressort, dans le but principal de maintenir ce qui a été obtenu.

Le Dr Goodell, de Philadelphie, a rapporté[2] cent treize cas qu'il a opérés. Après avoir donné les indications de l'opération, qu'il limite principalement à la classe de cas dont la description typique a été donnée par le Dr Playfair, il conseille de la pratiquer dans les cas où il existe une tendance héréditaire à l'affection maligne. « Agissant d'après cette croyance, j'ai opéré des cols

---

[1] Schenck, *Uterine function as a cause of disease.* Reprinted from the *Saint Louis Courier of medicine*, 1881.

[2] Goodell, *Notes of one hundred and thirteen cases of operations for laceration of the cervix* (*Amer. Journ. of obstetrics*, Jan. 1882).

déchirés sans qu'il y eût de symptômes locaux ou constitutionnels, sans autre raison que celle qu'il y avait dans la famille des antécédents cancéreux. » J'accepterais volontiers l'enseignement du Dr Goodell, en ce qui touche à la nécessité de réparer la lésion pour protéger l'individu contre ce qui pourrait naître de l'état local, mais je n'ai jamais pu trouver la trace d'une tendance héréditaire à une forme quelconque d'affection maligne, en rapport avec une déchirure du col. Le Dr Goodell dit : « Il existe une troisième indication pour la réparation du col dans les inflammations péri-utérines subaiguës et opiniâtres. » — « Chacun de nous a vu des cas de déchirures du col compliquées de sensibilité et d'épaississement du ligament large ou de fixation de l'utérus plus ou moins marquée, — cas qui refusent de céder au traitement. Habituellement chaque époque menstruelle rallume les cendres mourantes de l'inflammation, et ces exarcerbations mensuelles détruisent tout le bien qui avait été obtenu par le traitement intermenstruel. Dans ces cas, il y a simplement une relation de cause à effet entre la lésion inférieure du col et les lésions pelviennes supérieures. Ma propre expérience m'a permis de reconnaître la nécessité de l'opération dans ces cas décrits d'une manière si pittoresque par le Dr Goodell, mais lorsqu'on se décide à opérer, il faut bien savoir à quel danger on s'expose, et il ne faut le faire qu'après avoir obtenu le consentement de la malade et de ses amis. Peu d'opérateurs cependant, dans la pratique générale, pourraient se permettre de prendre la responsabilité des conséquences en cas d'insuccès.

Le Dr Goodell nous donne le résultat de son expérience dans les termes suivants : « Quant aux résultats avantageux de l'opération de la trachélorraphie, je dois franchement reconnaître que je ne suis plus aujourd'hui aussi confiant qu'au début. Certains cas m'ont causé des désappointements, mais d'autre part, j'ai indubitablement opéré sans nécessité dans quelques cas. On peut poser cette grande règle que lorsqu'il existe un ectropion marqué, associé à un grand développement des glandes de Naboth avec leucorrhée et ménorragie, l'issue de l'opération sera heureuse. Dans les cas de ce genre, j'ai obtenu des résultats excellents.

« Lorsque j'ai opéré une déchirure sans ectropion, ou simplement parce qu'il y avait du tissu cicatriciel dans les angles de la fissure, j'ai eu d'amers désappointements ; mais je sais mieux maintenant quand il faut opérer ; et j'ai appris ce fait que l'épuisement nerveux et l'irritation spinale évoqueront des symptômes que d'autres, comme moi-même, ont rapporté aux déchirures légères du col, mais qui ne dépendent en aucune façon de ces lésions. »

L'expérience du Dr Goodell doit peser d'un grand poids dans l'établissement de la valeur de l'opération au moins dans une très grande classe de cas, et si l'observation future restreignait son utilité dans ces seules limites, le champ serait encore très étendu.

Nous avons tous eu beaucoup de désappointements après des opérations faites en vue de guérir d'obscurs symptômes réflexes, dus à ce fait que, dans l'état de nos connaissances actuelles, il est impossible de choisir les cas avec la même certitude. Bien que j'aie éprouvé un désappointement en n'obtenant pas dans un certain nombre de cas tout ce que j'avais attendu de l'opération, j'ai obtenu dans la plupart des résultats si remarquables que j'ai été plus satisfait de ma pratique dans cette voie que dans d'autres circonstances où le rapport entre la cause et l'effet semblait plus étroit.

Cas de troubles réflexes.

Nous ne pouvons ignorer le fait clinique, qui a été observé par beaucoup de médecins, que lorsque la nature a réparé la lésion partiellement ou complètement en remplissant la brèche qui existe entre les lambeaux par du tissu cicatriciel formé par les progrès de la cicatrisation par granulation, des troubles réflexes marqués apparaissent parfois. De plus, on a fréquemment remarqué qu'une anémie persistante coexiste avec cet état et qu'elle disparait peu à peu après que ce tissu a été enlevé.

Le Dr M. D. Mann, de Buffalo, rapporte un cas[1] où il a fermé une déchirure du col pour *anurie hystérique*. L'anurie était bien marquée par l'arrêt total parfois de la sécrétion rénale, mais l'élément hystérique n'est nullement démontré dans l'observation. Cette femme était soignée par le Dr T. A. Mc Bride, depuis près de cinq ans; elle souffrait de fréquentes attaques d'anurie, de nausées et de vomissements constants, de douleurs à la nuque, et d'autres symptômes indiquant une déchirure étendue du col. Les attaques d'anurie étaient constantes et s'aggravaient considérablement au moment de la période menstruelle. La morphine semble avoir été le seul remède qui lui ait donné du soulagement, et son action était toujours bienfaisante en soulageant les reins. Peu de temps après avoir guéri de l'opération de la fermeture de la déchirure du col, elle devint enceinte, fit une fausse couche à trois mois, et vingt-quatre heures après, la sécrétion des reins était complètement arrêtée, mais il n'y eut aucune difficulté plus tard et elle revint bientôt à la santé. Dans l'historique de ce cas, on ne mentionne pas l'enlèvement de tissu cicatriciel des angles au moment de l'opération; bien que je ne doute pas que cela ait été fait, cette omission diminue la valeur de l'observation.

Le Dr H. W. Longyear, de Détroit (Michigan), a publié un cas[2] de salivation persistante due apparemment à la déchirure du col de l'utérus. Cette salivation, accompagnée de troubles nerveux et mentaux, dura pendant plus d'une année, bien que tous les moyens connus de guérison aient été employés, et à la longue la malade s'adonna complètement à l'usage de la morphine. Le Dr Longyear écrit : « J'ai opéré en enlevant un morceau en forme de V au moyen d'un bistouri angulaire à double tranchant, et j'ai réuni les surfaces opposées au moyen de quatre sutures en fil d'argent. » La salivation diminua graduellement, et cinq jours après l'opération elle avait cessé ; la malade guérit ; elle était très bien portante cinq mois plus tard.

---

[1] Mann, *Archives of medicine*, June 1879.
[2] Longyear, *Amer. Journ. of obst.*, Jan. 1883.

Le Dr R. Sutton, de Pittsburg, a publié[1] un cas de convulsions cataleptiques guéries par la trachélorrhaphie.

« Le 19 août 1872, la malade accouchait pour la quatrième et dernière fois. Ce travail fut facile et rapide, mais plusieurs convulsions se produisirent. Un an après cet accouchement elle vint me consulter. Les convulsions étaient cataleptiques. Sa physionomie présentait une expression anxieuse et elle était très anémique. Elle eut une convulsion au moment du premier examen où je découvris que les attaques pouvaient être produites à volonté, en exerçant une pression dans les angles de la déchirure. Elle resta en observation et fut traitée par différents médecins pendant six ans. A ce moment, le Dr Sutton fut de nouveau appelé en consultation, et il décrit ainsi son examen : « Prenant alors une sonde, j'en plaçai l'extrémité dans l'angle de la déchirure, une légère pression provoqua la convulsion. La révélation était complète, et le médecin assistant me dit qu'il était convaincu. Il essaya alors l'expérience de la façon suivante : Après avoir enlevé le spéculum, il exerça avec le doigt une pression dans le vagin, et trouva qu'il pouvait, sans produire de paroyxsme, toucher n'importe quel point du col, excepté l'angle de la déchirure, et lorsqu'il fit pénétrer son ongle dans l'angle, la convulsion éclata.

L'opération fut pratiquée le 3 décembre 1879, en présence des Drs J. P. et Georges Mc Cord et du Dr Rahauser qui avait été chargé de ce cas. Elle guérit et lorsque je la vis la dernière fois, il y a neuf mois, les convulsions n'avaient pas reparu.

J'ai enlevé avec un résultat très satisfaisant du tissu cicatriciel du col, dans trois cas où la plus légère pression faite avec l'extrémité d'une sonde augmentait une douleur sous-orbitale qui existait dans deux cas depuis plusieurs années, sous forme de névralgie faciale.

OBSERVATION XXXIX. — En 1866, une dame vint me consulter au sujet d'une névralgie sous-orbitale accompagnée parfois de névralgie dentaire du même côté ; elle attribuait sa névralgie à un grand refroidissement qu'elle avait subi deux ans avant de venir me consulter. Je trouvai l'utérus très augmenté de volume, le col aussi dur qu'une bille de billard, et l'orifice suffisamment ouvert pour admettre facilement la première phalange de l'index. En terminant mon examen, je retirai mon doigt en frôlant la lèvre antérieure, lorsqu'elle poussa un cri et se plaignit d'une douleur vive à la face. J'introduisis un spéculum et je trouvai trois surfaces lisses cicatricielles petites, situées l'une d'un côté de l'orifice, et les autres au centre de la lèvre antérieure. C'étaient les restes de cautérisations destinées à *faire fondre* l'hypertrophie du col. En ces points seuls, le plus léger contact était ressenti par la malade ; je décidai de l'opérer, j'enlevai avec des ciseaux une volumineuse portion en forme de coin et je réunis les bords avec des sutures d'argent. Elle guérit rapidement et sa névralgie disparut pour jamais. .

OBSERVATION XL. — A l'automne de 1876, je fus consulté par une jeune femme mariée qui souffrait depuis quatre ans de tous les symptômes saillants qui suivent une déchirure grave du col, déchirure qui s'était produite lors de son accouchement. Elle était très anémiée et se plaignait surtout d'une névralgie de la face du côté gauche qui était apparue six mois après la naissance de son enfant. Je fis un

---

[1] Sutton, *Trans. of the Amer. gynœcological Society*, 1880.

examen rapide, car il me semblait qu'il n'y avait rien de spécial dans son cas en dehors de l'existence d'une augmentation de volume de l'utérus; le col était dur et hypertrophié, et il y avait une légère dépression du côté droit qui indiquait qu'il y avait eu une petite déchirure. L'utérus était attiré un peu de ce côté par suite du raccourcissement du ligament large après une cellulite qui avait guéri en ne laissant que de l'épaississement. Sa santé générale me semblait si mauvaise que je ne pensais pas pouvoir obtenir un bénéfice d'un traitement local, et je lui dis que sa névralgie était due à son mauvais état de santé et qu'elle disparaîtrait lorsque celle-ci s'améliorerait. Sur son insistance, je fis de nouveau un examen soigneux des organes génitaux et en passant le doigt le long du côté droit du col, elle me dit: Cela me fait mal et me cause une douleur dans la figure. J'appliquai un spéculum et je découvris en attirant le col en avant avec un ténaculum une étroite ligne cica‑ tricielle se portant du sommet du col vers la jonction du vagin. En la touchant avec l'extrémité d'une sonde, je déterminai un élancement douloureux dans la face. Me rappelant le cas précédent, je résolus de l'opérer. Le 6 décembre, on lui donna de l'éther, et je commençai l'opération. Je m'aperçus bientôt qu'il n'y avait pas qu'une ligne, mais bien une grande quantité de tissu cicatriciel, et je dus procéder à son enlèvement avec des ciseaux, ce qui fut très difficile. Quand tout fut enlevé, il restait une cavité énorme dont je réunis les côtés sans difficulté avec des sutures d'argent. Quelques heures après l'opération, la névralgie disparut, et j'ai reçu le 26 janvier 1880 une lettre de son médecin me disant que la névralgie n'avait pas reparu et que la santé générale de la malade était parfaite.

L'opération dans ce cas fit promptement disparaître les symptômes réflexes, mais la santé générale ne se rétablit que peu à peu, comme c'est habituel‑ lement le cas. Elle a continué à s'améliorer depuis que j'ai reçu la lettre de son médecin et la malade devint enceinte un an plus tard. Je crois me rap‑ peler qu'elle a donné naissance à un second enfant et qu'elle a continué à se bien porter.

Le Dr Horwitz, de Copenhague, dit [1] qu'il a été très satisfait des résultats de l'opération après qu'un certain temps s'était écoulé. Plusieurs de ses malades furent au bout d'une année comme régénérées. C'est ce que j'ai reconnu dans un certain nombre de cas, et il semble que le nombre des désappointements qu'on a eus pourrait diminuer si on connaissait l'état de la malade un an ou plus après l'opération.

Le troisième cas de névralgie faciale que j'ai observé est intéressant par le fait que les symptômes réflexes ne se sont produits qu'un certain nombre d'années après la réception du traumatisme.

OBSERVATION XLI. — Je fus appelé en consultation à voir une femme dont la santé générale s'était altérée sans cause apparente; mais une déchirure avait été trouvée par le médecin qui l'assistait, et comme on craignait qu'elle ne devînt phtisique, on désirait qu'on l'opérât dans l'espoir que sa santé générale s'amélio‑ rerait. Je ne voulus pas l'opérer, parce qu'il n'y avait aucun symptôme de trouble local ; mais je fis remarquer à son médecin qu'il était très extraordinaire qu'une quantité aussi considérable de tissu cicatriciel pût exister sans donner lieu à quelque trouble réflexe. Pendant trois ans, elle resta dans le même état; à ce moment, elle fut prise tout à coup de tic douloureux de la face et devint rapidement très souffrante. Je fus appelé à la voir de nouveau, et je me décidai à l'opérer. Son tic disparut sitôt l'opération, et elle jouit aujourd'hui d'une bonne santé.

[1] *Amer Journ. of obst.*, July 1880. Garrigues's *Synopsis.*

Observation XLII. — La semaine suivante, j'opérai, dans mon hôpital, une déchirure du col, où la lésion était en apparence légère. Deux ans auparavant, la malade était venue me consulter parce qu'elle souffrait de coliques après chaque repas, et parfois une simple gorgée de liquide les déterminait. Elle mourait peu à peu de faim, et en même temps elle abusait de la morphine. Après un soigneux examen, je lui dis que je ne découvrais aucune cause spéciale à ses souffrances en dehors de la quantité considérable de tissu dur qui existait dans les angles de la déchirure, et que j'avais l'espoir de la guérir si elle voulait se laisser opérer. Je l'opérai, et dès le premier repas qui suivit l'opération, elle ne ressentit aucune douleur, et depuis elle est fort bien portante.

Je pourrais citer d'autres observations absolument analogues ; mais je pense que cela n'est pas nécessaire. Il est un fait dont il faut tenir compte, quelle qu'en puisse être l'explication, c'est qu'un certain nombre de cas donnant fort peu d'espoir ont été guéris en pratiquant cette opération convenablement. Je suis si convaincu de l'importance d'enlever soigneusement tout ce tissu que je n'hésite pas à recommencer l'opération si au bout d'un temps raisonnable je ne trouve pas une amélioration. J'ai attribué l'insuccès dans ces cas à ce que j'avais pratiqué imparfaitement l'opération, et dans un certain nombre de cas, ma seconde tentative a été entièrement suivie de succès après l'enlèvement de ce tissu qu'on y avait laissé par mégarde, et j'ai réussi à guérir beaucoup de cas où l'opération avait été pratiquée antérieurement par d'autres, sans que la malade en ait obtenu un bénéfice permanent. Non seulement il est absolument prouvé que ce n'est pas suffisant de réunir les côtés de la déchirure pour guérir les symptômes réflexes, mais encore il est nécessaire d'enlever complètement ce tissu ; c'est là le point capital, par suite de ce fait, que dans beaucoup de cas les résultats ne furent pas ceux auxquels on s'attendait, les sutures ayant coupé et l'union des côtés ne s'étant pas faite par manque de vitalité des lambeaux. Les parties, au début, après le manque de réunion, ont présenté un mauvais aspect, ressemblant assez à celui qui résulterait de l'explosion d'une cartouche dans le canal. J'ai surveillé la guérison de ces cas par granulation pendant que les parties reprenaient peu à peu figure et que les tissus se cicatrisaient sans formation de tissu dense ; et, malgré la persistance de plusieurs fissures, la malade a pu dans la suite être parfaitement débarrassée de tous les symptômes réflexes. D'après le résultat de la cicatrisation dans ces cas, nous pouvons tirer cette conclusion que si les parties sont maintenues parfaitement propres, et si l'on apporte la même attention qui est nécessaire pour fermer une plaie granuleuse dans n'importe quelle autre partie du corps, il ne se formera guère de tissu cicatriciel, et les fissures qui resteront ne donneront lieu à aucun trouble dans la suite. Cette expérience montre que le médecin doit porter toute son attention sur la réparation de ces plaies au moment de leur réception ; si elles se cicatrisent alors convenablement, on verra rarement ces troubles réflexes, et il ne sera pas souvent nécessaire de pratiquer une opération pour fermer la déchirure.

On rencontre des cas où la présence de ce tissu dense produit avec le temps une absorption si considérable des tissus environnants, qu'il forme une saillie analogue à un nodule, qu'on pourrait prendre pour un petit

fibrome. Quelquefois il reste si peu de tissu sain dans le col après qu'il a
été enlevé qu'une amputation partielle est le seul remède qui assure un lambeau suffisant pour couvrir le moignon. Un cas de ce genre me fut envoyé
il y a peu de temps par le Dr Ketchum, de Mobile; la malade souffrait de
nombreux troubles réflexes. Lorsque je l'opérai, j'enlevai complètement ces
nodules en les extrayant du tissu, comme on le ferait pour un boulet
encastré dans du bois. Je les envoyai au Dr H. J. Garrigues avec prière de
les examiner et de m'en faire un rapport; c'est ce qu'il fit aimablement; et
comme on n'a pas encore publié de description aussi étendue de ce tissu, je
citerai en grande partie son article [1].

« Ces corps sont irréguliers, de forme arrondie. Le plus volumineux
mesure 11 millimètres sur 9, le plus petit 9 sur 7. Ils sont d'une couleur
d'un jaune rougeâtre, translucides (ils ont été placés dans une mixture de
glycérine, alcool et eau), et composés de tissu élastique, dense. Le plus
volumineux a été plongé dans une solution d'acide chromique, et coupé perpendiculairement à la surface. Les coupes ont été colorées avec du carmin,
ce qui permit de voir une couche épithéliale, une membrane muqueuse, et
un tissu cicatriciel.

« L'*épithélium* est très épais et composé de deux zones. La zone supérieure
correspondant au *stratum corneum* de l'épiderme, se compose de volumineuses cellules plates, ayant chacune un noyau, à l'exception de quelques
cellules les plus superficielles, qui sont devenues tout à fait plates et cor-
nées ; mais, règle générale, les cellules superficielles elles-mêmes sont plutôt
épaisses et pourvues d'un noyau central. Vues de face, elles sont rhomboï-
dales et multiangulaires, avec de fines dentelures sur le bord. Vues de côté,
elles ont la forme d'un fuseau, étant épaisses au milieu et pointues aux extrémités. Elles sont disposées de façon à se recouvrir l'une l'autre par moitié;
je peux compter jusqu'à vingt rangées les unes au-dessous des autres. La
zone inférieure correspondant au *rete Malpighii* de l'épiderme, n'a que le
quart de l'épaisseur de la zone cornée, et se compose de cellules cuboïdes,
beaucoup plus petites, changeant peu à peu de forme jusqu'à devenir semblables à celles de la zone supérieure. Dans la couche profonde, les cellules
ont un peu la forme de colonnes, c'est-à-dire qu'elles sont plus longues que
larges. Dans cet épithélium, on voit des sacs étroits, profonds, qui ne sont
que des prolongations de la couche sous-jacente. Ils s'étendent quelquefois
jusque dans la couche cornée, mais ils sont toujours recouverts par une
lame de stratum muqueux. Sous l'épithélium, on voit une couche muqueuse
ou derme avec des papilles. La principale direction des fibres du tissu connectif est parallèle à la surface. La partie supérieure contient quelques petites
cellules rondes qu'on trouve particulièrement en grand nombre dans les
papilles. Dans les couches plus profondes, les cellules deviennent plus rares.
Cette couche dermique se transforme peu à peu en un *tissu cicatriciel* composé de tissu connectif dense, traversé en tous sens par des faisceaux. On

---

[1] H. J. Garrigues, *Laceration of the cervix uteri (Archives of medicine*, vol. VI,
octobre 1881).

trouve dans ce tissu un certain nombre d'artères et de veines; mais on n'y voit ni nerfs, ni fibres musculaires. Cet examen prouve donc qu'il existe réellement un tampon cicatriciel, mais qu'il est recouvert par la membrane muqueuse et l'épithélium de la portion vaginale qui s'est développé sur lui des bords déchirés. J'avais espéré trouver compris dans ce tissu des nerfs qui auraient expliqué les singuliers troubles nerveux qu'on observe si fréquemment chez les malades atteintes de déchirure du col; mais, puisque le tampon, comme cela a été établi, ne contient aucun filet nerveux, la cicatrice doit influencer les nerfs d'une façon plus indirecte, probablement en pressant sur les extrémités nerveuses sous-jacentes par suite de la rétraction du tissu cicatriciel. » Après avoir donné en détail l'histoire d'un cas qu'il a eu à soigner, où il y avait des symptômes réflexes remarquables qui furent guéris au moment de l'opération où le tissu cicatriciel fut enlevé, il examine l'effet produit par le tissu cicatriciel à un autre point de vue.

Voici ce qu'il écrit : « Je saisis l'occasion d'ajouter quelques mots sur l'*indication obstétricale* de l'hystéro-trachélorraphie, ou opération d'Emmet pour la déchirure du col. En surveillant récemment un accouchement laborieux, je fus frappé de ce que le point de vue obstétrical de la question avait été laissé de côté. La patiente accouchait pour la troisième fois. Lors de mon premier examen, je trouvai un col épais et présentant une déchirure double. Les douleurs étaient bonnes, mais ce tissu enflammé dense opposait une grande résistance à la dilatation. » Après avoir décrit la marche du travail et la difficulté de l'accouchement, il en tire les conclusions suivantes : « Il faut opérer les cas de ce genre avant qu'une autre grossesse se produise. On retranche le tissu cicatriciel; on rend au tissu une nouvelle vitalité ; pendant la marche de la cicatrisation, l'hyperplasie est maîtrisée, et la restauration des rapports normaux des parties suit le rétablissement de la circulation. »

Le Dr Thomas More Madden, de Dublin [1], a aussi appelé l'attention d'une manière excellente sur ce sujet au point de vue obstétrical. Il dit : « L'effet sur les accouchements ultérieurs de cicatrices résultant d'une déchirure du col est une question intéressante de pratique, ces cicatrices étant une cause plus fréquente de travail laborieux qu'on ne le suppose généralement », et il décrit en détail des cas qui montrent ces difficultés. En décrivant la manière d'opérer, il s'exprime ainsi : « En vue de faire une plaie dont les bords se réuniront bien lorsqu'elle sera fermée, les surfaces cicatricielles irrégulièrement fendues qui s'y opposent doivent être disséquées profondément et hardiment, de façon à enlever complètement l'excroissance inflammatoire qui, dans beaucoup de cas, suivant les idées de Virchow, peut être considérée comme un néoplasme plutôt que comme une simple cicatrice. » Ces instructions pour l'enlèvement de ce tissu représentent des idées chirurgicales meilleures et de beaucoup supérieures à la pratique fallacieuse par laquelle il pense que dans plusieurs cas de déchirure étendue, il a réussi à remettre le col en état de santé en détruisant le tissu cicatriciel avec le cautère actuel et

---

[1] Thomas More Madden, *On lacerations of the cervix uteri ; their consequences and treatment (Trans. of the obst. Soc. of London* 1882).

galvanique. Il dit : « Dans quelques cas, j'ai obtenu des résultats presque aussi bons en faisant dissoudre les tissus malades avec la potasse à la chaux, ou en les faisant disparaître avec l'acide nitrique fumant ou le nitrate acide de mercure. »

En raison de la grande expérience que j'ai acquise dans ce genre de pratique, et de l'avantage que j'ai eu, par la force des circonstances qui pourraient ne jamais se reproduire, de pouvoir observer les effets d'un semblable traitement pendant plusieurs années après son application, je n'hésite pas à affirmer qu'aucune malade ne pourrait obtenir de semblables moyens plus qu'un bénéfice temporaire dans les circonstances les plus favorables, tandis qu'au contraire il en résulte généralement un dommage irréparable. Je sais que cette pratique a dans le passé reçu en général la sanction des médecins. Mais il est évident de soi-même que pour produire une escarre qui détruirait le tissu cicatriciel existant dans un cas spécial, il serait nécessaire de déterminer un degré d'inflammation plus grand que celui qui existait auparavant, ou bien on n'arriverait pas au but, et il en résulterait que le dommage produit serait nécessairement plus grand que dans le premier cas, à moins qu'on ne puisse démontrer que plus l'escarre est étendue, moins il se forme de tissu cicatriciel plus tard.

Le Dr Janvrin a raconté à la réunion de la *New York Obstetrical Society* l'histoire d'un cas d'accouchement difficile dû à l'existence de tissu cicatriciel dans le col de l'utérus. Il était appelé le 22 décembre 1879 par le Dr Winter, le médecin traitant, à voir en consultation une femme qui était depuis longtemps en travail sans que l'orifice se fût dilaté, bien que tous les moyens eussent été employés pour y arriver. Il trouva l'orifice si petit que c'est à peine s'il put y introduire une sonde, et à la fin il fut obligé de le diviser avec un bistouri, suivant différentes directions, afin de l'ouvrir suffisamment pour introduire les branches du forceps avec lequel il acheva l'accouchement.

Le Dr Peaslee avait opéré environ seize mois avant sa mort une déchirure du col et l'orifice s'était naturellement rétracté, son habitude étant d'aviver toute la surface de chaque lambeau et d'y fourrer une boulette de charpie de façon à maintenir le canal ouvert pendant la cicatrisation. D'après une conversation que j'ai eue avec le Dr Peaslee peu de temps avant sa mort, je ne crois pas qu'il enlevait soigneusement le tissu cicatriciel des angles de la déchirure. Il soutenait l'opinion que ce tissu se résorbait après avoir été brisé, comme il disait, par l'opération. Je ne doute pas que le Dr Peaslee eût des idées en partie exactes et que, pendant la marche de la guérison, ce tissu ne se résorbât parfois. C'est qu'alors il n'était que d'un petit volume, en sorte qu'il n'obstruait pas la circulation lorsque les lambeaux avaient été réunis au-dessus de lui. Mais il y a naturellement une limite à cette espérance, et, bien que ce soit indubitablement la règle que les femmes ayant le col dans cet état soient stériles, il peut y avoir des exceptions. Nous devons donc reconnaître le fait que la pression de ce tissu dans le col peut apporter un obstacle très sérieux à la marche du travail.

Avant de terminer ce sujet, nous devons examiner brièvement les effets de la déchirure sur la stérilité et l'étendue des changements que produit l'opération sur l'état de la malade. J'ai montré que la longueur moyenne de la stérilité depuis la naissance du dernier enfant jusqu'au moment de mon premier examen a été d'environ cinq ans, prenant cette moyenne sur le nombre total des femmes que j'ai eu à soigner. Mais il est évident que ce n'est là qu'une règle générale, car aussi longtemps que la cellulite est peu étendue, que l'érosion n'est pas guérie, qu'il n'y a qu'un écoulement follicu- laire modéré comme quantité, et que le col est mou et exempt de tissu cica- triciel, la femme est extraordinairement prolifique. Elle fera fréquemment des fausses couches jusqu'à ce qu'il s'établisse un état qui la rendra stérile, ou bien elle donnera naissance à des enfants l'un après l'autre. Pendant cette période, les parties ne peuvent jamais se cicatriser jusqu'à ce que la méno- pause arrive ; et ces femmes qui ont joui d'une excellente santé, sont géné- ralement les victimes de l'épithélioma. Les femmes qui ont beaucoup souffert d'inflammation pelvienne septique sont celles qui ont été le plus longtemps stériles en raison du dommage qu'elles ont subi, et qui ont le plus de chances de rester stériles pendant un temps indéfini après la guérison de la lésion du col.

Une des objections récemment mises en avant contre l'opération [1] est qu'elle rend la femme stérile dans la suite. Ce résultat supposé est si con- traire à tout ce que j'ai vu qu'il n'y aurait pas lieu d'examiner spécialement ce sujet s'il n'avait pas excité des discussions et donné lieu à des divergences d'opinion.

Il me semble cependant absolument déraisonnable de supposer qu'on pro- duit la stérilité en réparant une lésion et en remettant le col en état de santé, état qui existait certainement, règle générale, avant l'opération, et dans l'ordre naturel de cause à effet, si l'effet est curable, il doit cesser aussitôt que la cause a disparu. Toute la question doit rouler sur la disparition de la cause. Si une femme a été atteinte d'une façon irréparable par les effets de l'inflammation pelvienne qui aura fermé les trompes de Fallope, déplacé les extrémités frangées, ou entraîné l'utérus hors de sa position normale, la stérilité qui existait persistera naturellement après que le col aura été réparé, et la malade pourra n'avoir obtenu qu'une amélioration de son état général. En outre, tant qu'on fera l'opération sans traitement préparatoire convena- ble, la femme qui était stérile par suite de non-disparition de la cause devra rester stérile plus tard aussi longtemps que la lésion restera. Ma pratique est de placer la femme, par le traitement préparatoire, dans les meilleures conditions possibles avant de pratiquer l'opération. Bien qu'il me soit impos- sible de donner la proportion des grossesses qui se sont produites dans la suite, j'ai été souvent frappé de la fréquence de sa production et du très petit nombre de cas où on pouvait découvrir un degré quelconque de réap- parition de la déchirure.

Le Dr B. F. Baer a lu à l'*Obstétrical Society of Philadelphia*, le

___

[1] *Observations regarding the effects of trachelorraphy on fertility and partu- rition*, by P. J. Murphy (*Amer. Journ. of obst.*, Jan. 1883).

1er février 1883, un Mémoire [1] sur ce sujet, et le Dr Taber Johnson, de Washington, un travail sur l'importance de la trachélorraphie, à la *Washington Obstetrical and Gynæcological Society*, le 13 janvier 1884 [2].

Le Dr Johnson adressa ultérieurement une lettre-circulaire à un certain nombre de gynécologistes du pays, leur demandant de répondre à certaines questions. Avec ces matériaux, il prépara un article sur *les effets immédiats et éloignés de l'opération d'Emmet*, qui fut lu à l'*American Medical Association*, à la réunion de Washington en mai 1884. On y évaluait que ces Messieurs avaient opéré environ 3000 femmes, et sur ce nombre on savait qu'environ 100 femmes avaient donné naissance à des enfants ultérieurement. Le Dr Johnson soutient avec raison que ce nombre ne peut représenter même une approximation, et que la grossesse doit survenir aussi vraisemblablement après l'opération que dans n'importe quelle autre classe de femmes du même âge. Cela est bien conçu, car d'après mon expérience, je crois que la moyenne doit être d'environ trente-cinq ans pour les femmes que j'ai opérées d'une déchirure du col.

En outre, il prétend qu'il y a peu de chances pour qu'un spécialiste apprenne l'histoire ultérieure de ces cas. Cela est indubitablement exact, et comme témoignage négatif, si on s'en sert, il prouverait qu'il n'est rien survenu d'extraordinaire. Je n'ai guère entendu parler de nouveau que d'une femme sur dix, et cela est particulièrement vrai après l'ovariotomie et autres opérations importantes, ce qui ne fait que prouver la règle. On peut supposer qu'un grand nombre de ces femmes habitent loin et changent constamment leur résidence, en sorte qu'elles disparaissent et qu'il est impossible de tracer leur histoire ultérieure.

Une autre objection qui a été mise en avant contre l'opération est que si une grossesse se produisait ultérieurement le col se déchirerait de nouveau, en raison de la présence du tissu cicatriciel. En réponse, on peut dire que lorsque l'opération a été pratiquée convenablement, il ne reste pas de tissu cicatriciel. De plus, il est un fait bien connu dans la pratique obstétricale, c'est que le tissu cicatriciel se ramollit généralement lorsque le moment arrive et n'offre aucune résistance. Le Dr Johnson répond à cette objection que si la ligne était circulaire elle pourrait constituer un obstacle, mais comme elle est dans l'axe de l'utérus, elle ne peut avoir aucune portée, même si elle est formée de ce tissu. De telles objections sont fallacieuses. Il serait beaucoup plus rationnel de s'opposer à la réduction d'un os fracturé chez une personne d'un certain âge parce qu'il pourrait se briser de nouveau par suite d'une autre chute.

Le Dr Johnson résume son Mémoire de la façon suivante : « Je pense que j'ai prouvé par le meilleur des témoignages que l'opération d'Emmet ne cause pas la stérilité lorsqu'elle est convenablement pratiquée ; que le col

---

[1] *An analysis of twenty seven operations for the restoration of the lacerated cervix uteri, with special reference to the effect of the operation on fertility and labor (The med. News,* Febr. 24 1883).

[2] Reprinted from the *Journ. of the Am. med. Associat.,* Feb. 23 1884.

n'est pas plus susceptible de se déchirer de nouveau après l'opération qu'avant, qu'il ne s'ensuit pas des accouchements laborieux ou prolongés; qu'elle n'est pas sans danger, puisque dix morts sont survenues sur un peu plus de trois mille cas, en outre d'un certain nombre de cas d'hémorragie ou de cellulite qui ne se sont pas terminés par la mort. » Il exprime alors sa croyance que beaucoup de malades ont été opérées, qui pouvaient être guéries par un traitement approprié. Mais lorsque l'opération a été convenablement pratiquée et qu'elle était bien indiquée, elle a produit un très grand bénéfice.

Nous devons de grandes obligations au Dr Murphy, car son Mémoire a si fortement attiré l'attention sur ce sujet qu'il en est résulté un grand nombre d'informations de valeur.

Le Dr B. Hughe Wells, a publié un important travail sur ce sujet qui montre qu'il s'est donné beaucoup de peine, travail qu'il a intitulé : *Les dangers possibles, immédiats et éloignés de la trachélorraphie* [1].

Ce qui suit est extrait du résumé intitulé : *Dangers principaux :* « 5° Le manque de réunion se produit environ dans 8 0/0 des opérations; la proportion des insuccès est plus grande à l'hôpital que dans la pratique privée.

« Ce qui a été considéré par certains auteurs comme des *dangers secondaires* ne sont, dans un grand nombre de cas, comme on peut le voir, que des bénéfices palpables ; les faits publiés prouvant ce qui suit :

« 1° La trachélorraphie ne cause pas la stérilité;

« 2° Au contraire, elle produit une augmentation très marquée de la fertilité productive du sujet qui a été opéré ;

« 3° Après l'opération, les malades sont moins exposées aux déchirures cervicales ultérieures qu'elles ne l'étaient auparavant;

« 4° Il n'y a aucun danger que le tissu cicatriciel formé dans le col puisse mettre un sérieux obstacle aux accouchements ultérieurs ;

« 5° Il n'y a que très peu de danger de produire une sténose sérieuse du canal cervical, si ce n'est par une incurie inexcusable. »

---

[1] *Am. Journ. of obstetrics*, juin 1884.

CHAPITRE XXIX

AMPUTATION DU COL DE L'UTÉRUS

Il est rare que cette amputaticn soit nécessaire en dehors des cas d'affection maligne. — L'allongement vrai du col n'existe pas. — On prend souvent la déchirure double pour un allonge-
gement. — Quel est l'état véritable? — Traitement par le cautère. — Pessaire à tige
intra-utérine. — Méthode d'amputation. — Cicatrices du col.

J'arrive à l'étude de cette opération immédiatement après avoir parlé de
la déchirure du col, non qu'il y ait entre elles une connexion quelconque,
mais parce que je désire, en les rapprochant, rendre plus énergique ma
condamnation de l'amputation dans les cas de déchirure où on l'a employée
beaucoup trop fréquemment.

Je prétends, sans aucune restriction, que cette opération, dans les cas où
on l'emploie aujourd'hui, est à un haut degré une mauvaise pratique, dont
les conséquences sont beaucoup plus graves que celles de n'importe quelle
autre opération de cette branche de la chirurgie. En somme, l'expérience m'a
convaincu que l'amputation du col est rarement nécessaire en dehors de
certaines formes d'affection maligne. Les médecins, je l'avoue, regardent
encore cette opération comme légitime, mais s'ils la croient nécessaire, c'est
qu'ils se font une idée fausse de la pathologie. Il est une erreur qu'on fait
aujourd'hui très communément, c'est de confondre la déchirure du col avec
son augmentation de volume ou son allongement prétendus. Jusque tout
récemment, en neuf ans, je n'avais amputé le col que dans des cas d'affection
maligne; et dans cette même période je n'ai pas vu un seul cas d'hypertrophie ou de prétendu allongement du col qui ne fût dû à la déchirure de
l'orifice utérin et du col. Etant donné que pendant des années j'ai pratiqué
fréquemment l'amputation du col pour guérir ces prétendues affections que
je ne trouve plus aujourd'hui, mais pour lesquelles je porte le diagnostic de
déchirures et que je guéris comme telles, j'en infère tout naturellement
qu'autrefois j'étais dans l'erreur. Je confesse donc mon erreur, mais ce qui
est également certain, c'est qu'aujourd'hui les médecins du monde entier
coupent et brûlent le col alors que dans la plupart des cas on pourrait lui
rendre son état normal, si on le traitait convenablement d'une autre façon.
Je ne suis pas enthousiaste, je ne me suis pas laissé entraîner et je n'exagère
en quoi que ce soit en parlant comme je viens de le faire, et cependant je
suis sûr que l'exactitude de ce que j'ai dit sera mis en doute. Mais que le
lecteur étudie soigneusement la description de la déchirure du col que je
viens de donner, et que dans un cas où le diagnostic sera douteux, il essaie
de réunir les surfaces opposées des lèvres utérines, et il sera surpris du

résultat. Lorsqu'il ne trouvera pas que les parties ont été déchirées c'est qu'il existera une exception à la règle, à moins que manquant des connaissances nécessaires ce ne soit à lui qu'en revienne la faute.

Il est vrai que parfois, après une déchirure, les parties se durcissent, s'épaississent ou augmentent de volume, et ne peuvent toujours être réunies assez exactement. Il est néanmoins possible de reconnaître l'état véritable et de traiter les parties comme il convient jusqu'au moment où elles se seront suffisamment amendées pour pouvoir être réunies. Je reconnais qu'on rencontre fréquemment des cas d'hypertrophie partielle du col, et des cas d'augmentation de volume apparente résultant d'*un doublement* du tissu vaginal qui recouvre un prolapsus, mais l'amputation n'est pas le remède applicable à ces cas. Je suis presque disposé à nier que l'*allongement du col dans sa totalité existe jamais* ; on ne le trouve à coup sûr jamais chez la femme qui n'a pas été imprégnée.

[Il n'est cependant pas possible de nier l'existence de l'hypertrophie portant sur la totalité du col ; on en a publié en France un certain nombre de cas, parmi lesquels on peut citer celui de M. Alphonse Guérin [1], où il paraît y avoir eu en même temps hypertrophie sus et sous-vaginale. Toutefois ces faits sont fort rares, et le plus souvent l'hypertrophie porte soit sur la portion sus-vaginale, soit sur la portion sous-vaginale du col. Dans les cas d'hypertrophie de la portion vaginale, il peut y avoir augmentation du col dans tous ses diamètres ; quant à sa forme, elle est assez variable ; tantôt la partie inférieure est tuméfiée, ce qui lui donne la forme d'une massue, tantôt le col est conique, tantôt enfin il est cylindrique. D'autres fois l'hypertrophie est partielle et porte sur une seule lèvre, l'autre conservant ses dimensions normales et restant effacée.]

On a dénaturé mes idées sur ce sujet, malgré les efforts que j'ai faits dans les éditions précédentes pour être explicite. Que les lambeaux d'un col déchiré paraissent parfois allongés, personne ne le niera, mais ce n'est là qu'une illusion. Ce que j'ai soutenu, c'est que le tissu vaginal recouvre le lambeau, à la manière d'un prépuce, et que les deux lèvres sont constituées par une égale quantité de tissu utérin. Tout le monde peut s'en assurer à la salle de dissection. Mais il y a deux moyens de s'en convaincre. Le premier c'est de placer la femme sur les coudes et sur les genoux, après qu'elle a complètement desserré ses vêtements à la ceinture. Aussitôt que la pression atmosphérique distend le vagin, l'hypertrophie et l'allongement du col disparaissent, et souvent même le col paraît plus petit qu'à l'état normal. Quelle autre explication peut-on donner de ce fait, si ce n'est que c'était au vagin qu'était dû l'excès apparent de tissu, et que ce tissu s'est écarté du col au fur et à mesure que les parois du canal se sont distendues ? Il est certain qu'aucun changement de ce genre ne pourrait se produire si le tissu utérin était véritablement hypertrophié ou allongé. Mais il est un moyen encore plus digne de confiance, c'est de placer la femme sur le côté

---

[1] Alph. Guérin, *Observation communiquée à la Société de chirurgie* (séance du 15 janvier 1860).

gauche, de mettre le col sous les yeux au moyen du spéculum de Sims, et d'introduire une sonde ordinaire dans la vessie et de l'appliquer aussi près que possible de l'orifice de l'utérus.

Comme il est impossible de s'approcher plus près de l'orifice, avec l'extré-mité de l'instrument, que la jonction du vagin avec le col, il est facile dans tous les cas de se rendre compte de la longueur réelle du col. Si cette recherche est bien faite et ne convainc pas que la longueur apparente est une illusion, c'est qu'alors celui qui doute est incapable d'apprendre quoi que ce soit de nouveau.

Mais que le col déchiré soit hypertrophié, allongé ou non, c'est là une chose absolument secondaire. Ce que je soutiens, c'est que l'amputation n'est pas le remède dont il faut se servir pour réduire le volume du col, à moins qu'il ne s'agisse d'une affection maligne. L'amputation du col dans d'autres circonstances et pour l'augmentation de volume seule prouve simplement que l'opérateur ne sait pas diriger le traitement.

Chez les femmes stériles et non mariées on observe parfois des cas dans lesquels on suppose que le col est allongé, alors que la maladie n'*occupe pas le col proprement dit*, et que cette portion de l'organe loin d'être augmentée de volume, est d'ordinaire atrophiée. Dans ces cas, il se produit un change-ment dans le caractère des tissus qui forment la portion supra-vaginale de l'utérus, dont il m'est impossible de préciser la nature réelle. Il est à espérer que prochainement le pathologiste sera en état d'éclaircir suffisamment ce sujet pour pouvoir indiquer comment il faut traiter cette affection. Dans ces cas, le *corps de l'utérus s'allonge lorsque la femme se tient debout*, et tandis que *le fond de l'utérus reste en place*, les tissus placés au-dessous s'étendent, comme s'ils étaient formés de mastic mou s'allongeant par son propre poids. Dans ce prolapsus, le col de l'utérus est refoulé vers l'orifice vaginal et le dépasse fréquemment, *et la portion supra-vaginale de l'uté-rus apparaît recouverte par le vagin et présente l'apparence d'un col allongé.* Dans les cas de ce genre, on peut faire pénétrer la sonde de 13 à 15 centimètres, ou bien on peut introduire une volumineuse sonde mousse jusqu'au fond de l'utérus, et alors si l'on attire le col en bas avec un téna-culum le long de la tige jusqu'au manche, on voit que la profondeur du canal est de 20 à 22 centimètres. Si l'on introduit le doigt dans le rectum, on constate que le corps de l'utérus a considérablement diminué de volume, et lorsque le col est entraîné en bas sur toute la longueur de la sonde, l'ins-trument ne semble être recouvert que par une membrane. Si on place une femme, qui est atteinte de cette affection, sur les coudes et sur les genoux afin de l'examiner, on trouve un changement très remarquable. *La tota-lité de cet allongement disparaît*, s'il n'y a pas eu de cellulite, et on trouve que l'utérus n'a guère que 5 centimètres et demi à 6 centimètres de profon-deur. Le col est, règle générale, atrophié, et cela résulte de la traction continue exercée par les tissus vaginaux pendant le prolapsus. Dans cette position, l'utérus semble se fermer en s'affaissant par son propre poids, comme le ferait une vieille longue-vue usée, si on la tenait droite.

Le fond de l'utérus est rarement compris dans le prolapsus, et en aucun point, il n'est exercé de traction sur le péritoine. La maladie est évidemment limitée à un espace qui part de la jonction vaginale et qui a à peine 2 centimètres et demi de long. Lorsque le prolapsus se produit, le tissu cellulaire environnant se trouve entraîné et est aussi allongé. C'est ce qui explique pourquoi la vessie et la cavité péritonéale ont rarement été ouvertes dans les cas où on croyait à un allongement du col et où on a fait l'amputation. La

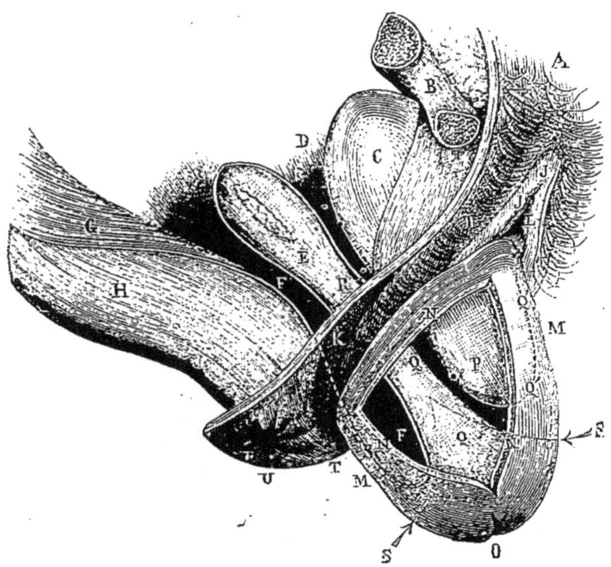

Fig. 147. — Coupe antéro-postérieure du bassin dans un cas d'allongement hypertrophique de la portion sus-vaginale du col de l'utérus.

Les organes sont disséqués ; la paroi latérale droite du vagin renversé est enlevée, afin de montrer les parties qui entrent dans la composition de la tumeur sous-vulvaire, ainsi que les rapports de ces parties entre elles : A, mont de Vénus; B, portion droite de la symphyse pubienne sciée et enlevée au niveau du trou obturateur; C, portion supérieure et rétro-pubienne de la vessie; D, cul-de-sac péritonéal antérieur s'arrétant au-dessous et au niveau des parties molles qui ont été conservées; grande lèvre I ; place du pli génito-crural K ; E, coupe de l'utérus vu par son bord droit. Les annexes correspondantes sont enlevées afin de ne pas compliquer la pièce; F F, cul-de-sac péritonéal postérieur, se prolongeant jusqu'à 2 centimètres et demi du museau de tanche ; G, lame péritonéale à plis longitudinaux, et qui est la continuation du feuillet postérieur du cul-de-sac postérieur ; H, rectum.
Organes génitaux externes, composition de la tumeur : I, grande lèvre droite ; J J, nymphe droite et sommet du clitoris; K, pli génito-crural ; L, méat urinaire; M M, paroi vaginale antérieure et postérieure ; N N N, tranche de la coupe faite pour enlever la paroi latérale droite du vagin ; O, orifice à direction transversale du museau de tanche : P, bas-fond de la vessie faisant hernie dans la tumeur ; Q Q, portion sus-vaginale du col de l'utérus, allongée et hypertrophiée; Q'Q', la ligne courbe ponctuée que représente, sous la paroi antérieure du vagin, la partie herniée de la vessie ; R, portion sus-vaginale du corps de l'utérus, allongée et hypertrophiée : S S, les deux lignes ponctuées qui montrent le trajet que parcourt l'instrument tranchant dans l'amputation de la portion sus-vaginale du col ; T, périnée; U, orifice anal. (Huguier, *Mémoire sur les allongements hypertrophiques du col de l'utérus.*)

ligne de séparation des tissus utérins siège habituellement entre la portion supérieure et la portion inférieure de la jonction du vagin ; le tissu cellulaire placé au-dessus, qui est en connexion avec le péritoine est une protection, et le péritoine échappe souvent à une blessure par suite de son éloignement.

J'incline à croire que dans le cas où la cavité péritonéale et la vessie ont été compris dans l'opération de l'amputation du col, c'est qu'on avait fait une erreur de diagnostic. Dans tous les cas, à ma connaissance, où cet accident s'est produit, la femme avait donné naissance à des enfants, ce qui me fait dire qu'il y avait, non pas allongement, mais déchirure double du col.

[Pendant fort longtemps, ces cas d'allongement hypertrophique de la portion sus-vaginale du col de l'utérus ont été pris pour des cas de prolapsus complet; c'est Huguier qui le premier, dans un Mémoire fort intéressant [1], a décrit d'une façon très complète cette curieuse affection et a indiqué quels étaient

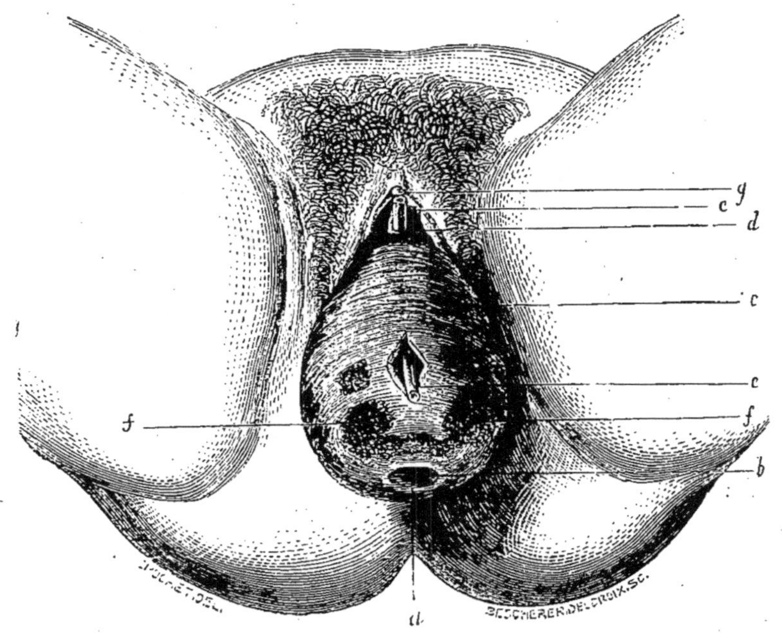

Fig. 148. — Situation de la vessie et direction de l'urètre dans la tumeur formée par l'allongement hypertrophique de la portion sus-vaginale du col de l'utérus.

Ce dessin a été pris par Mme Boivin et Dugès sur une femme vivante de soixante ans, qu'ils ont crue être affectée de prolapsus complet de l'utérus, mais qui n'avait en réalité rien autre chose qu'un allongement hypertrophique de la portion sus-vaginale du col, avec renversement du vagin et du fond de la vessie. — a, orifice utérin, ou utéro-vaginal; b, partie supérieure du vagin devenue inférieure; c, face muqueuse du vagin; d, méat urinaire; e e, un stylet est passé de haut en bas dans le col de la vessie, et une ouverture idéale est pratiquée a la paroi du vagin correspondant à la vessie pour faire voir le renversement de l'organe. — La femme urinait en comprimant la tumeur, l'urine remontait par le méat urinaire d, mais il restait toujours un peu d'urine dans la vessie; f f, ulcérations déterminées par l'écoulement de l'urine sur cette portion renversée du vagin; g, le clitoris. (Boivin et Dugès, Atlas, pl. X, fig. 1.)

les signes qui permettaient de la distinguer du prolapsus. Les voici en quelques mots : Lorsqu'on examine la vulve, on aperçoit entre les cuisses de la malade une tumeur qui fait plus ou moins saillie et dont la longueur peut aller jusqu'à 12 ou 15 centimètres (fig. 147). Cette tumeur est recouverte par le

[1] Huguier. *Mémoire sur les allongements hypertrophiques du col de l'utérus dans les maladies désignées sous les noms de descente, de précipitation,* etc. Paris, 1860.

vagin retourné comme un doigt de gant et dont la muqueuse est souvent altérée par les frottements et le contact de l'air. On trouve constamment la vessie
à la partie antérieure de la tumeur, et fort souvent le rectum a été aussi
entraîné, en sorte que les matières fécales venant s'accumuler dans ce prolongement, de même que l'urine s'amasse dans le diverticulum de la vessie, on
trouve en avant et en arrière une tumeur qui rend fort nettes les limites
du museau de tanche. Si on introduit une sonde dans le méat urinaire, qui
est fortement porté en haut et caché sous le clitoris, on est presque immédiatement arrêté et on est forcé de porter le pavillon directement en haut pour
pouvoir pénétrer (fig. 148). Par suite de l'entraînement de la vessie et du

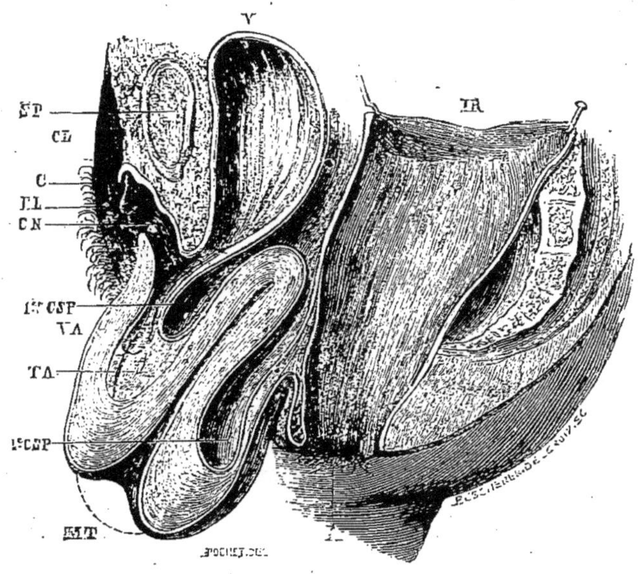

FIG. 149. — Coupe antéro-postérieure du bassin dans un cas de prolapsus vrai de l'utérus.

En procédant d'avant en arrière, on trouve : 1° paroi antérieure du vagin V A ; 2° coupe du canal
de l'urètre, dont on peut parfaitement apprécier la direction oblique de haut en bas, la concavité légère en bas, tandis que dans l'état naturel sa concavité est dirigée en haut et sa direction
oblique de bas en haut ; 3° la portion de vessie déplacée, et sa continuité avec la portion
de vessie restée en place, et qu'elle-même a acquis une grande capacité. On voit manifestement par la présence des orifices des uretères que la partie déplacée est le bas-fond de la vessie.
Il ne pouvait pas en être autrement, puisque c'est ce bas-fond qui adhère fortement à la
face antérieure du vagin, adhésion d'autant mieux intime d'ailleurs qu'on s'éloigne davantage
du canal de l'urètre ; 4° derrière la vessie est le premier cul-de-sac péritonéal, 1er C S P ;
5° derrière ce cul-de-sac, la coupe de l'utérus. dont le diamètre vertical est notablement
augmenté, dont l'extrémité inférieure présente un renflement considérable et dont la cavité
forme un canal étroit et régulier ; 6° derrière l'utérus T A, le deuxième cul-de-sac péritonéal ;
2e C S P, le péritoine révélant le cul-de-sac formé par l'utérus et par la paroi postérieure du
vagin ; 7° derrière la tumeur formée par le vagin renversé, se voit la coupe d'une espèce de
rigole profonde formée par la paroi postérieure du vagin qui s'est déplacée dans toute sa
partie inférieure et conserve les rapports qu'elle affecte avec le rectum ; 8° enfin, la cavité du
rectum, qui n'a nullement participé au déplacement. (Cruveilhier, *Anatomie pathologique du
corps humain*. Paris, 1835 1842, XXVIe livr., pl., IV ; fig. 2.)

rectum, la miction et la défécation sont considérablement gênées, surtout la
miction, et pour pouvoir uriner la femme est souvent forcée de soulever la
tumeur.

Par la palpation, on constate des signes importants : en avant et en arrière on trouve de la mollesse dans les parties qui correspondent à la cystocèle et la rectocèle ; puis si on presse davantage on arrive sur un cylindre central résistant, d'une dureté fibreuse, qui se continue en bas sur le col et se prolonge en haut dans le bassin en passant au-dessous du pubis. Si on pratique le toucher rectal, on peut suivre ce cylindre jusqu'au corps de l'utérus et on peut constater par le palper et le toucher combinés que ce corps occupe sa situation normale. Si on pratique le cathétérisme utérin, on voit que la sonde s'enfonce de 12, 15, 18, 20 centimètres avant d'atteindre le fond de l'utérus. Si on cherche à faire rentrer le col, on peut y arriver le plus souvent, mais on s'aperçoit bien vite qu'il ne le fait qu'en se repliant sur lui-même. Ces différents signes permettront de distinguer l'allongement hypertrophique de la portion sus-vaginale du col, du prolapsus de l'utérus. Il sera en effet facile de constater dans ce dernier cas, que le corps de l'utérus a quitté sa situation normale dans le bassin (fig. 149), et si on pratique en même temps le palper abdominal et le toucher rectal, les doigts explorateurs pourront presque se mettre en contact. Enfin si l'on fait le cathétérisme utérin, on trouvera que l'utérus a conservé ses dimensions normales. On s'est demandé quelle pouvait être l'altération des tissus utérins dans ces cas. Pour Huguier, il y a simplement augmentation en quantité des éléments constitutifs de l'utérus, et cette augmentation est proportionnelle. Il n'y a aucune altération dans la texture des parois des vaisseaux. Tel est aussi l'avis de M. de Sinéty. Ayant eu l'occasion, alors que nous avions l'honneur d'être l'interne du Dr Gallard à l'Hôtel-Dieu, de voir un certain nombre de cas d'hypertrophie sus-vaginale du col qui furent opérés par le Dr Pozzi, nous avons entrepris de recommencer cette étude. Notre examen a porté sur les préparations de sept pièces ; nous avons trouvé dans tous les cas les mêmes lésions et nous choisissons pour notre description un cas type :

La muqueuse utérine est presque normale, la couche d'épithélium cylindrique manque en plusieurs points, les cils vibratiles ont disparu. La couche fondamentale formée par du tissu conjonctif, des cellules de tissu conjonctif à noyaux ovoïdes et des fibres musculaires lisses, a son épaisseur normale. Elle contient de très nombreuses glandes qui ne sont pas ectasiées. Cette couche se continue sans ligne de démarcation bien nette avec le tissu sous-muqueux. Ce tissu comprend, on le sait, à l'état normal, des fibres musculaires lisses et du tissu conjonctif, des vaisseaux et des nerfs. Que sont devenus ces différents éléments ? Les fibres musculaires lisses ne sont pas sensiblement hypertrophiées, elles ressemblent assez bien à celles qu'on rencontre dans le fibrome utérin et elles sont comme perdues au milieu d'une masse énorme de tissu fibreux qui se présente sous forme de faisceaux qui s'entrecroisent en tous sens, limitant entre eux des espaces remplis par les vaisseaux. Ces vaisseaux sont ou paraissent beaucoup plus nombreux qu'à l'état normal. Ils semblent être dilatés et présentent des parois très épaisses. Si on examine ces parois avec beaucoup de soin, on remarque que l'augmentation d'épaisseur tient à une transformation fibreuse de la gaine celluleuse. Le nombre des couches fibreuses emboîtées les unes dans les autres varie avec chaque vaisseaux, mais on peut dire que le diamètre de l'ouverture du vaisseau restant ce qu'il était à l'état normal, le diamètre total, y compris les parois, est doublé et souvent triplé. Nous avons dit plus haut que les vaisseaux *sont* ou *paraissent* plus nombreux qu'à l'état normal; c'est qu'en effet il est assez difficile de dire si le grand nombre des vaisseaux qu'on aperçoit tient à une augmentation réelle du nombre des vaisseaux ou à ce que les petits vaisseaux presque invisibles sur une coupe de tissu utérin normal, sont devenus très apparents en raison du volume de leur gaîne.

Tels sont les caractères présentés par le tissu utérin lorsque la maladie est très avancée. Mais quand l'affection est à son début et que l'allongement ne dépasse pas 4 à 5 centimètres, les lésions ne sont pas aussi nettes. La muqueuse est absolument saine, la partie de la couche musculaire qui l'avoisine le plus immédiatement est normale, à l'exception toutefois des vaisseaux qui sont déjà altérés et dont les parois sont épaisses; mais à mesure que l'on s'éloigne de la muqueuse cervicale, le tissu fibreux prend le dessus, se forme peu à peu en faisceaux, et on a alors le type que nous avons décrit plus haut. Il résulterait de ce fait, si toutefois nous pouvons tirer une conclusion d'un aussi petit nombre d'examens, que la maladie commencerait par les vaisseaux, et en second lieu que la marche de l'affection se ferait des parties superficielles vers les parties profondes. En somme, la maladie qu'a décrite Huguier n'est pas une hypertrophie; les caractères histologiques qu'elle présente sont ceux du fibrome disséminé. L'altération des vaisseaux nous explique pourquoi l'amputation conoïde s'accompagne toujours d'hémorragie abondante; après leur section, les vaisseaux ne peuvent revenir sur eux-mêmes, leur gaine rigide les empêchant de se rétracter et de s'aplatir. Elle nous explique aussi les hémorragies secondaires terribles qui se produisent parfois lors de la chute de l'escarre lorsqu'on a fait l'amputation du col avec l'anse galvanique. Aussi pensons-nous que si dans les cas d'hypertrophie vraie, comme dans la métrite parenchymateuse chronique, l'emploi de l'anse galvanique peut être conseillé, dans les cas d'allongement hypertrophique de la portion sus-vaginale du col il doit être absolument proscrit.]

Dans ces cas de prolapsus, dus à l'état d'élasticité de la portion placée au-dessus de la jonction du vagin, j'ai obtenu deux fois un bénéfice persistant en enlevant une portion du col. D'un autre côté, j'ai eu cinq malades chez lesquelles, loin d'obtenir un bénéfice, la situation en a été plus mauvaise. Nous pouvons donc nous demander si le bénéfice obtenu n'est pas que temporaire. Je dois dire que de ces malades, cinq seulement restèrent pendant un temps assez long en observation. Les autres furent en apparence guéries, temporairement du moins, mais elles peuvent avoir passé en d'autres mains. Je pourrais dire que mon insuccès fut dû à la quantité relativement insignifiante de tissu que j'enlevais. Mais cela ne serait pas exact. Je m'étais fait une opinion d'après les résultats obtenus par les autres avant d'avoir pratiqué ma première opération. Outre ces cinq cas qui me sont personnels, j'ai eu à soigner au *Woman's Hospital* quinze à vingt femmes chez lesquelles le col avait été amputé par d'autres. Chez toutes ces femmes, on

avait enlevé tout ce qu'on avait supposé être le col. Chez quelques-unes, l
prolapsus avait été guéri par l'enlèvement d'une grande portion de tissu ma
lade et par la rétraction ultérieure. Mais dans tous les cas, l'utérus avait ét
augmenté de volume, probablement plus qu'auparavant, et par suite de l
perte du col, il était impossible d'empêcher l'utérus de tomber dans le bassi
dans toutes les directions.

Dans certains cas cependant, comme je le montrerai, on peut pratique
une amputation partielle. Mais je maintiens que l'enlèvement d'une portio:
quelconque du col est inutile, excepté, comme je l'ai dit plus haut, dans le
cas d'affection maligne. Cela m'a conduit à étudier l'opération plutôt dan
ses rapports avec cette lésion du corps de l'utérus que comme procéd
particulier de chirurgie utérine. Cependant ayant été aussi loin, cela amènerait de la confusion et des répétitions plus tard si je ne parlais pas des mode:
de traitement qui ont été préconisés dans ces affections pour lesquelles on
employé l'amputation du col.

Différents traitements qu'on peut substituer à l'amputation.

La portion qu'on enlève dans l'opération habituelle, bien qu'inutilement
volumineuse, est par elle-même trop petite pour apporter un soulagement
mécanique au prolapsus. Le principal bénéfice, s'il en est un toutefois, qui
résulte de l'opération, est dû, je crois, à l'effet révulsif et peut-être à une
cellulite limitée, qui peut s'être produite autour de la portion malade. Je
recommanderai donc de n'avoir recours à l'amputation qu'en dernier ressort
après que tous les autres moyens ont été sérieusement essayés.

J'ai remarqué que l'emploi fréquent de tentes-éponges pour dilater toute la
longueur du canal donnait de bons résultats. J'ai l'habitude, après les avoir
enlevées, d'injecter une certaine quantité d'eau chaude dans le canal utérin
et j'applique ensuite largement de l'iode.

On a aussi employé un certain nombre de moyens pour empêcher le prolapsus de se reproduire et pour maintenir les parties continuellement en
étroit contact pendant un certain temps. Après avoir traité la malade comme
je l'ai dit plus haut, on peut la placer sur les genoux et les coudes, et introduire un peu de coton saturé de glycérine, comme moyen temporaire pour
empêcher le prolapsus. On peut aussi se servir momentanément d'un disque
en caoutchouc comme celui que j'ai décrit et dont j'ai conseillé l'usage dans
les cas de déchirures du col; mais il est préférable, si c'est possible, de ne
pas l'employer parce qu'à la longue il doit nécessairement dilater le vagin et
augmenter par conséquent la difficulté. Lorsqu'on veut appliquer un pessaire
qui doit rester longtemps en place, il est préférable qu'il soit en caoutchouc
durci; il doit être bien proportionné aux dimensions du vagin, mais il faut
que la portion qui doit occuper le cul-de-sac postérieur soit moins courbe
qu'elle ne l'est d'habitude. Il faut se servir d'une légère cupule en caoutchouc pour contenir le col, et cette cupule doit pouvoir porter au point con-

venable entre les côtés du pessaire, au moyen d'un pivot placé de chaque côté. L'adaptation parfaite de cet instrument empêchera tout prolapsus du col, et en même temps maintiendra l'utérus en antéversion lorsque la malade sera debout.

Je crois avoir obtenu du bénéfice de l'application d'un vésicatoire sur le col après chaque période. Jusqu'à ce qu'il soit cicatrisé, c'est-à-dire pendant cinq ou six jours, la malade devra garder le lit. Il sera nécessaire qu'elle se serve du bassin et elle ne pourra pas se lever avant que tout écoulement ait cessé et qu'on ait ajusté de nouveau le pessaire.

On a eu l'idée de se servir du cautère, mais je ne l'ai jamais employé, et je suis absolument sûr que mon opposition est fondée sur des principes exacts, puisque le principal effet du cautère est de donner lieu à la condensation du tissu, résultat que nous savons être détestable dans presque tous les cas.

Lorsque l'utérus a été complètement dilaté et raccourci en plaçant la malade sur les genoux et sur les coudes, j'ai obtenu de bons résultats en faisant quatre applications linéaires d'un cautère de forme convenable le long des côtés du canal jusqu'à une faible distance de l'orifice, applications qui ne sont suivies d'aucune conséquence sérieuse, lorsque le col a été convenablement protégé. Ce traitement produit un effet révulsif puissant et agit mécaniquement, absolument comme il le fait quand on l'applique à un prolapsus du tissu rectal. La présence de ces cicatrices ne peut produire aucune irritation par l'intermédiaire du sympathique, puisqu'elles n'ont pas été faites dans le tissu érectile pur, et il n'est pas probable qu'il se produise une rétraction du canal à moins que l'orifice utérin n'ait été touché. Cette méthode est une des moins mauvaises et elle n'a jamais les conséquences sérieuses qui suivent fréquemment l'amputation avec l'anse galvanique ou l'écraseur.

Quoi qu'on puisse apprendre par les recherches ultérieures sur la cause pathologique de cette singulière lésion, l'expérience nous enseigne qu'il est nécessaire de corriger le prolapsus, et de faire grande attention à ce qu'il ne se reproduise pas pendant un temps indéfini. Dans ce but, je crois que la tige intra-utérine se tenant d'elle-même en place pourra rendre des services. Elle est constituée par deux tiges d'acier courbées et disposées de façon que les courbures ragardent dans des directions opposées. Les deux tiges doivent être réunies au bas et fixées en les vissant sur une plaque mince. Chacune des extrémités supérieures est protégée par un renflement terminal. Sur les deux ressorts glisse une tige cylindrique qui réunit les deux extrémités renflées lorsqu'on veut les introduire, mais qu'on ramène vers la cupule lorsqu'on veut les laisser se séparer, de manière que chacune d'elles occupe une corne de l'utérus (voir fig. 150). De cette façon, l'instrument se tiendra de lui-même en place, et la cupule fixée au-dessous empêchera le prolapsus du col. Le ressort ne doit avoir que juste la force nécessaire pour retenir l'instrument, mais il sera parfois bien difficile de le régler de façon qu'il ne devienne pas une source d'irritation. Dans la confection de l'instrument, il faut prendre grand soin de bien arrondir les bords, surtout à la partie supérieure du cylindre. La tige devra avoir un peu plus de 65 millimètres de long, si l'utérus se raccourcit à cette profondeur lorsque la femme est sur les coudes et sur les genoux. Les parties en acier doivent être nickelées de façon à les protéger contre l'action des sécrétions. J'ai eu pendant quelque temps l'intention d'essayer ce mode de traitement dans le premier cas que j'observerais, mais pendant plusieurs années je n'ai pas rencontré de cas bien marqué. La présence d'un corps étranger peut par lui-même rendre service en agissant par altération, et le danger qui existe toujours lorsqu'on se sert de pessaires à tige dans les flexions de l'utérus n'existe pas dans ces cas.

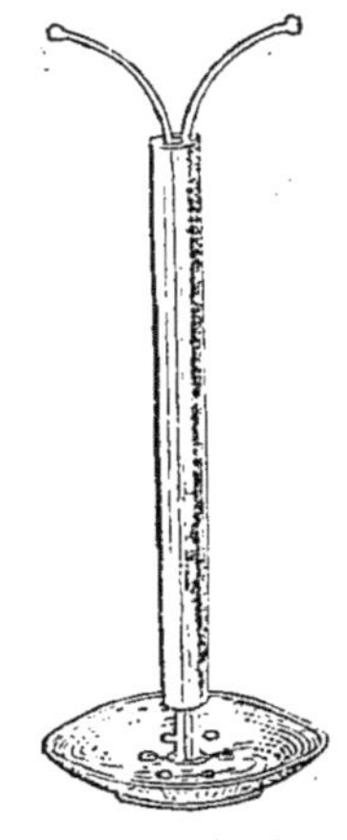

Fig. 150. — Tige intra-utérine se tenant d'elle-même en place.

Puisque cette affection peut être regardée comme une atrophie (très probablement une atrophie de la fibre musculaire) le stimulus fourni par l'emploi de l'électricité peut rendre service en amenant un développement de tissu nouveau. A titre de stimulant local continu, employé dans le même but, on peut appliquer le courant galvanique, produit par l'action des sécrétions sur des plaques de cuivre et de zinc, analogues à celui dont on s'est servi sous forme de tige intra-utérine pour stimuler le développement de l'utérus pubescent. Le disque de cette tige peut être fixé au moyen de pivots sur les côtés du pessaire, de la même manière que la cupule, ou bien il peut se reposer sur elle. J'émets ces idées afin d'aider à surmonter la grande difficulté qu'on éprouve parfois à adapter un pessaire. Le vagin est souvent très court, il n'y a pas de cul de-sac postérieur et le canal vaginal tout entier est irritable. Mais quand on peut arriver à ajuster un pessaire, c'est chose facile d'y adapter la cupule et d'empêcher ainsi le prolapsus du col pendant un temps indéfini.

Lorsqu'on a eu recours à tous les procédés raisonnables, sans aucun bénéfice, on peut alors en dernier ressort, et à titre d'essai, enlever une portion du col. Opérez avec les ciseaux et de la façon que je décrirai plus loin, mais jamais avec l'anse galvanique ou avec l'écraseur. Je m'oppose absolument à l'emploi de ces instruments, parce qu'ils donnent lieu à la formation de tissu cicatriciel et à une obstruction partielle ou totale du canal par suite de la rétraction subséquente. Ni l'un ni l'autre de ces instruments ne divise les tissus directement en travers, ils arrachent la membrane muqueuse et le tissu sous-muqueux à un certaine profondeur dans le canal utérin. Le résultat ultérieur est assez analogue à celui de l'opération d'Huguier, dans laquelle les tissus sont excavés et enlevés en forme de cône; excellent procédé pour faire disparaître avec le temps toute apparence d'orifice.

[Nous ne pouvons partager l'opinion de l'auteur sur ce point; nous avons vu amputer le col avec l'anse galvano-caustique par notre excellent maître, M. le Dr Gallard, un assez grand nombre de fois; nous avons revu plusieurs de ces malades un temps assez long après l'opération, et jamais il n'y a eu de rétrécissement du canal utérin. Tout récemment encore, nous avons retrouvé

dans le service de M. Gallard, à l'Hôtel-Dieu, une malade qui avait été opérée
en 1881, alors que nous avions l'honneur d'être son interne, et nous avons
pu constater que l'orifice utérin est parfaitement libre. Du reste, les règles
ont toujours été régulières depuis l'opération, ce qui prouve qu'il n'y a pas
d'obstacle du côté du canal utérin. Il est possible cependant que le fait se
produise, mais il doit être rare, et en tous cas, on pourrait y remédier en
faisant la dilatation au moyen de bougies graduées. Le procédé que nous
avons vu employer par M. Gallard est celui du Dr Leblond, il est très simple
et en même temps très rapide ; le voici résumé en quelques mots :

Procédé du Dr Leblond[1]. — « La femme ayant été placée dans la position obstétricale, on introduit le spéculum de Gemrig (fig. 16). Le col étant
mis à découvert, on place l'anse de platine préalablement montée sur la tige
du galvano-cautère autour de la partie qu'on se propose d'amputer, puis l'on
resserre l'anse de façon à l'appliquer très exactement sur le tissu utérin.
Cela fait, on applique les conducteurs d'une pile au bichromate de potasse sur
les tiges qui terminent le manche et on opère la section lentement et en évi-
tant de chauffer trop fortement le fil, afin de ne pas s'exposer à une hémorragie. Pour éviter de brûler le vagin au niveau du point où les fils de
platine glissent dans la tige du galvano-cautère, on a soin d'insinuer l'une
des valves du spéculum entre cette tige et la paroi vaginale. »

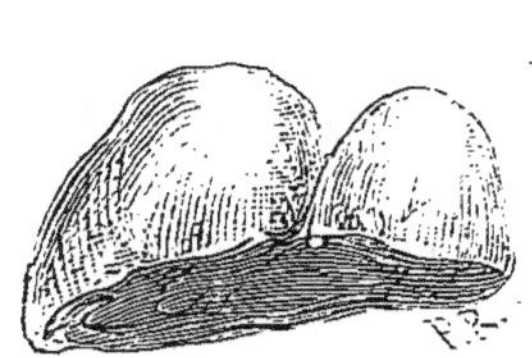

Fig. 151. — Portion du col de l'utérus,
enlevée par l'anse galvano-caustique.

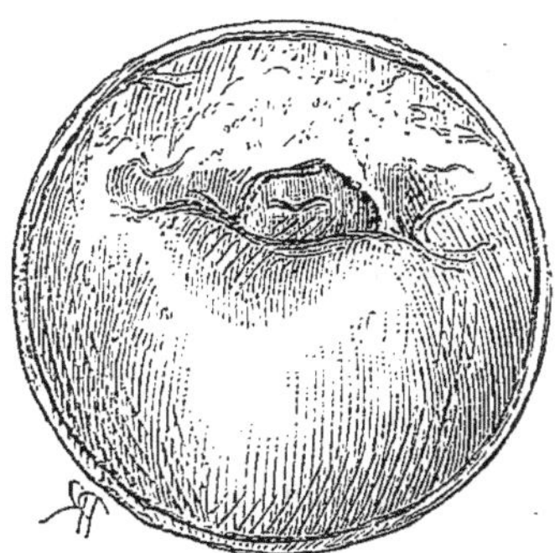

Fig. 152. — Aspect de l'utérus vu au spéculum
après l'amputation.

Anciennement[2] M. le Dr Leblond se servait d'un spéculum spécial qu'il
avait appelé spéculum porte-fil, pour appliquer l'anse sur le col. C'était là
un procédé ingénieux mais assez compliqué que remplace avantageusement
le procédé que nous avons donné plus haut.

On peut voir sur les figures 151 et 152 les résultats de l'amputation. La
figure 152 a été dessinée huit jours après l'opération]

Lorsqu'on a enlevé le col de la manière habituelle pour une hypertrophie
ou pour une induration, et qu'on l'a laissé se cicatriser par granulation, une

[1] Churchill et Leblond, *Traité pratique des maladies des femmes*. Paris, 1884, p. 473.
[2] Dr A. Leblond, *De l'amputation du col de l'utérus (Annales de gynécologie,*
t. IX, 1878).

amélioration très remarquable se produit tout d'abord, à moins que l'opération n'ait donné naissance à une attaque de cellulite. L'utérus décroit rapidement de volume; les tissus deviennent aussi mous qu'à l'état de santé, et cette amélioration dure quelquefois pendant une année ou deux. Mais peu à peu le tissu cicatriciel se rétracte et devient plus dense, et à la longue cet état exerce une influence des plus pernicieuses sur la nutrition, par action réflexe. L'utérus commence à augmenter de volume et arrive à un moment donné à être plus volumineux qu'avant l'opération. Ou bien l'orifice du canal utérin se rétracte en partie, amène des troubles considérables de la menstruation et il peut même y avoir rétention des règles. Il y a des membres de la profession dont je respecte hautement l'opinion, qui sont prêts en toutes occasions à nier que ces résultats soient communs, ou puissent se produire.

Mais je ne connais personne qui ait eu autant d'occasion que moi d'observer des cas de ce genre. Quelques-unes de ces femmes qui avaient été opérées sont venues me voir à intervalles réguliers pendant plusieurs années, en sorte que j'ai pu étudier ces changements. D'après ce que j'ai observé, je n'hésite pas à affirmer qu'à peu d'exceptions près l'amputation de la totalité du col a toujours des conséquences mauvaises et surtout lorsqu'on a laissé les surfaces se cicatriser par granulation.

[L'amputation du col de l'utérus est une opération qui a été longtemps pratiquée par les chirurgiens français, mais c'est Huguier qui récemment a le plus perfectionné cette opération. Voici quelle était sa manière de procéder [1] :

Procédé d'Huguier. — Amputation conoïde du col. — « La malade étant couchée sur le bord du lit à spéculum, il a introduit un doigt dans le rectum et l'a recourbé en avant, de façon à venir le faire saillir aussi bas que possible sur la tumeur, afin de bien marquer les limites les plus inférieures auxquelles atteignait le rectum, et de se guider sur ce doigt pour éviter de blesser tant le rectum que le péritoine, dont le cul-de-sac recto-utérin descend même au-dessous des insertions vaginales; il a fait alors sur la partie postérieure du col, en avant par conséquent du rectum et du repli péritonéal, une incision semi-lunaire, à concavité antérieure, comprenant toute la lèvre inférieure du museau de tanche; puis, pendant qu'un aide portait en haut et en avant toute la tumeur qui avait été saisie avec les pinces de Museux, l'opérateur a continué cette incision en se dirigeant vers la cavité du col, dans l'épaisseur du tissu utérin, donnant des coups de bistouri obliquement de bas en haut et de dehors en dedans, de manière à éviter le péritoine.

« Cette première dissection étant faite, après avoir préalablement introduit dans la vessie une sonde d'homme, dont le bec a été tourné vers la partie inférieure du cul-de-sac vésical, et qu'un aide était chargé de faire saillir constamment au niveau de la partie la plus inférieure de la tumeur, Huguier a pratiqué sur le col, à 1 centimètre environ en arrière et au-dessous de la

---

[1] Nous empruntons cette description à la leçon clinique de M. Gallard sur l'hypertrophie du col de l'utérus; c'est le récit d'une opération pratiquée par Huguier. *Leçons cliniques sur les maladies des femmes,* 1379, p. 811.

saillie formée par le bec de la sonde, une autre incision semi-circulaire, à convexité antérieure, et dont les extrémités se rejoignirent avec celles de la première incision. Cela fait, il a séparé par une véritable dissection, la vessie de la partie antérieure du col dans une étendue de 4 centimètres environ, en ayant soin de diriger toujours son bistouri du côté du tissu utérin, de peur de blesser la vessie. Une fois arrivé à la hauteur voulue, il a fait porter ses incisions sur le tissu lui-même, qu'il a coupé obliquement, de bas en haut, comme il avait fait à la partie postérieure ; et enfin, il a achevé la section par un coup de bistouri, dirigé horizontalement, pour rejoindre l'incision postérieure.

« La partie détachée de l'utérus a la forme d'un cône dont la base répond à l'extrémité inférieure du col, et présente une longueur d'environ 4 cent.-mètres (fig. 153).

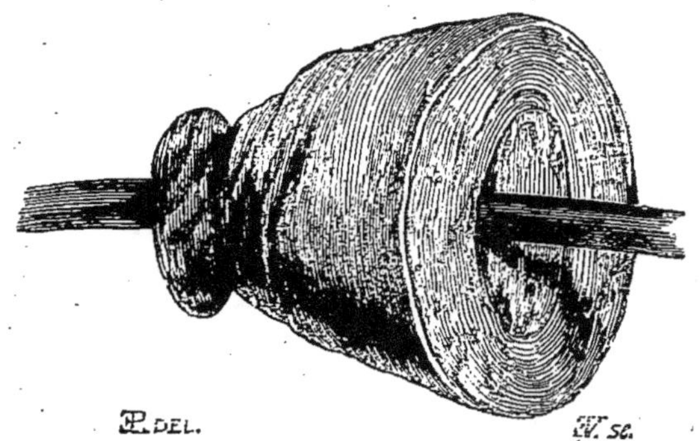

FIG. 153. — Portion du col de l'utérus enlevée (opération d'Huguier) Grandeur naturelle. — Une sonde est placée dans le canal cervical pour montrer la direction.

« Pendant la dissection de la tumeur, quelques artères ont donné du sang. Voici comment il a été procédé pour les lier ; la ligature ne pouvant pas s'appliquer de façon à tenir suffisamment sur un tissu aussi dense que celui de l'utérus, car elle glisse au moment où l'on cherche à la serrer, Huguier a eu l'idée de saisir les artères divisées avec une épingle recourbée en forme de ténaculum, et de jeter ses ligatures par-dessus chacune de ces épingles, de manière à étreindre tous les tissus qu'elles ont saisis pour trouver sur elles un point de résistance qui lui permît d'assujettir son nœud. L'épingle, dont la pointe était ensuite coupée, restait dans la plaie, jusqu'à ce qu'elle tombât d'elle-même, en même temps que la ligature ; on avait soin, du reste, de fixer à sa tête un morceau de fil qui permît de la retirer au moment où elle se détachait. Aujourd'hui nous trouvons dans les pinces à forcipressure un moyen hémostatique plus commode et qui a été avantageusement employé dans quelques-unes des opérations dont je vous parlerai dans un instant.

« Après l'opération, une sonde à demeure a été introduite dans la vessie, une mèche de charpie assez volumineuse a été placée dans le vagin et le tout maintenu à l'aide d'un bandage en T. »]

Les opérateurs, suivant leur fantaisie, ont amputé le col avec le couteau l'écraseur où le cautère galvanique, dans les cas de prétendu allongement ou pour guérir la procidence. Mais dans tous les cas on a laissé le moignon se cicatriser par granulation, manière de faire qui exige de quatre à six semaines.

A l'automne de 1859, le Dr Sims a fait faire à la chirurgie du col un progrès important en recouvrant le moignon avec le tissu vaginal. Il obtint de cette façon une réunion par première intention, ce qui assurait, à mon avis, un avantage incalculable à la malade en empêchant ainsi la formation du tissu cicatriciel. La figure 154 représente le moignon d'un col amputé au niveau de la jonction du vagin. Les sutures ont été introduites de façon à comprendre une quantité suffisante de tissu vaginal le long du bord, mais sans comprendre aucune portion du col. Lorsque ces sutures sont tordues, comme le montre la figure 155, le tissu vaginal a été entraîné sans aucune

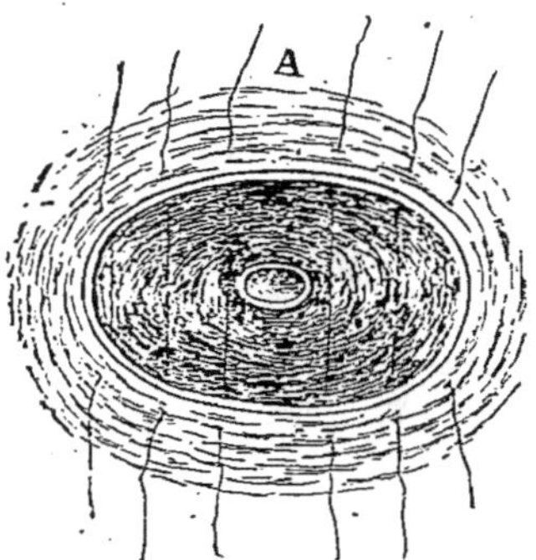

Fig. 154. — Le moignon après l'amputation du col.

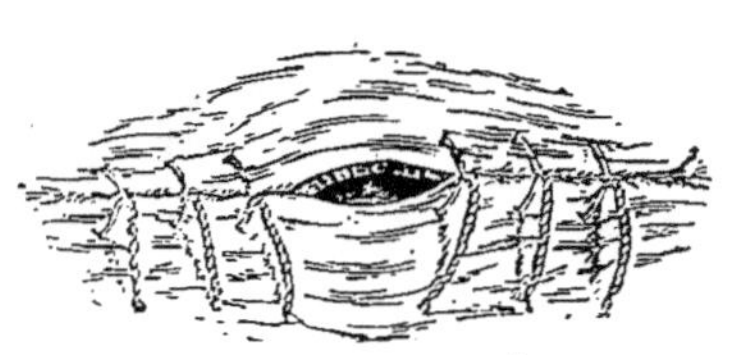

Fig. 155. — Lambeaux réunis par des sutures.

difficulté sur le moignon comme le sont les parties molles dans l'amputation circulaire du bras ou de la jambe. Lorsque le col a été enlevé par une section nette, soit avec les ciseaux, et que le moignon a été recouvert, il ne peut se produire de rétraction exagérée du canal utérin dans l'avenir, étant donné que les tissus ne peuvent se cicatriser qu'au niveau et tout autour du bord, laissant ainsi au canal le même diamètre qu'avant l'opération.

Depuis la précédente édition de ce livre, j'ai un peu modifié mes idées au sujet de l'amputation du col de l'utérus et j'ai limité la convenance de l'opération à l'enlèvement dans les cas d'affection maligne. Ainsi que je l'ai établi, je suis toujours d'avis qu'on ne doit jamais avoir recours à l'amputation du col dans les cas d'hypertrophie et de prétendu allongement des lèvres après la déchirure du col.

Afin de faire disparaître les symptômes réflexes, j'ai pratiqué sur une très grande étendue l'enlèvement du tissu cicatriciel des angles du col déchiré. J'ai trouvé un certain nombre de cas où ce changement de tissu était si étendu, où une portion si considérable des lambeaux avait subi la dégénérescence kystique, ou bien était devenue si indurée, que l'amputation était le seul mode de traitement auquel on pût avoir confiance. Bien que le col puisse

sembler augmenté de volume, par suite de la dégénérescence kystique,
l'atrophie est la règle. Quand j'ai opéré dans ces cas, après avoir enlevé le
tissu induré aussi loin que possible, il m'est arrivé de trouver que j'avais
empiété beaucoup trop sur le canal utérin, ou que j'avais laissé une portion
de tissu cervical trop épaisse pour qu'elle pût être nourrie convenablement,
et de juger utile de faire l'amputation complète.

Mes idées ont mûri en observant l'état ultérieur dans ces cas où je
m'étais efforcé de conserver le plus possible du col. Je me suis aperçu parfois,
au bout d'une année ou plus, que l'opération n'avait donné que peu de bénéfices,
le volume de l'utérus était resté ce qu'il était ; la circulation se trouvant
encore obstruée, l'écoulement catarrhal avait augmenté, et la nature semblait
incapable d'améliorer le tissu induré. J'ai alors amputé en employant la
méthode de Sims que j'ai déjà décrite, et la guérison a été prompte et très
satisfaisante. Heureusement que les femmes qui appartiennent à cette classe
sont, je crois, sans exception des femmes âgées, chez lesquelles la ménopause
semble même parfois devoir être retardée par suite de l'état morbide. Il est
un certain nombre de circonstances qui peuvent conduire à faire l'amputation après qu'on a consacré un temps raisonnable à remettre les parties en
bon état ; ainsi, dans les cas où la malade n'est plus en âge d'avoir des
enfants ; ou bien lorsqu'on craint, en présence du caractère présenté par ce
tissu, de voir apparaître l'épithélioma ; ou bien lorsqu'on voit que la résolution ne se fera pas.

Il est un cas qu'on rencontre parfois et qui est assez commun depuis
quelques années, dans lequel on trouve le col augmenté de volume, dont
tous les follicules muqueux sont détruits et dont les tissus sont blancs et
durs comme une bille de billard en ivoire, ce qui est dû au long usage du
nitrate d'argent ou du cautère actuel. Ces cas semblent légitimer l'amputation, et cependant même alors l'opération est inutile. Dans les cas de ce
genre, j'ai invariablement obtenu tout avantage, sans avoir les désavan-
tages de l'amputation, à enlever simplement très superficiellement, avec des
ciseaux, les tissus muqueux et sous-muqueux, et à recouvrir ensuite la surface
dénudée avec le tissu vaginal comme le pratiquait le Dr Sims. Enlevant ainsi
la source d'irritation qui était le tissu cicatriciel dense, nous obtenons un
effet révulsif aussi complet que si le col entier avait été amputé. Nous trans-
plantons ainsi, en outre, une nouvelle couche de follicules muqueux, de
vaisseaux sanguins et absorbants, qui amènera, avec le temps, un changement
remarquable dans le tissu plus profond et en fera un tissu sain.

La tension latérale exercée par suite de la torsion des sutures sera généralement suffisante pour arrêter tout écoulement de sang. Si cependant le
suintement persistait, il suffirait de faire une légère compression dans le
vagin pendant quelques heures pour l'arrêter, les tissus qui sont en contact
avec la surface avivée adhérant très rapidement. Le traitement consécutif
est en tous points semblable à celui que nous avons conseillé de faire après
l'opération destinée à réunir la portion déchirée du col de l'utérus.

Le Dr Isaac E. Taylor, de New-York, a employé la suture du savetier au
lieu de la suture interrompue, pour réunir les lambeaux après l'amputation

du col, suture qui fut un moment connue sous le nom de *suture de Taylor*, au lieu de l'expression usuelle.

CHAPITRE XXX

AFFECTIONS MALIGNES DE L'UTÉRUS, DU VAGIN, DU RECTUM ET DES ORGANES GÉNITAUX EXTERNES

Définition. — Variétés. — Étiologie. — Ces affections sont rares chez les négresses. — Elles sont plus communes dans la classe riche que dans la classe pauvre. — Tableaux XXXVIII et XXXIX. — Cancer des organes génitaux externes et du rectum.

Les affections malignes des organes sexuels de la femme ne diffèrent des affections malignes des autres parties du corps que par certains caractères qu'elles doivent à la nature particulière des tissus dans lesquels elles sont localisées.

En nous servant de l'expression maligne, nous entendons non seulement exprimer le caractère fatal de ces affections, mais encore indiquer sa tendance à récidiver après l'extirpation, à se propager aux organes voisins et même à se généraliser. Ce qui les caractérise toutes, c'est la destruction considérable de tissu qu'elles produisent.

Il n'est guère douteux aujourd'hui que ces affections ont une origine locale, et que leur apparition est due à un trouble quelconque de la nutrition. Fréquemment, pour l'épithélioma du moins, l'affection apparaît à la suite de l'effort fait par la nature pour réparer une lésion qui s'est produite pendant l'accouchement ou pour en faire disparaître les conséquences. Il est absolument certain que pendant un temps plus ou moins long après leur apparition, ces affections restent purement locales. Si on les reconnaît à cette période et qu'elles siègent en un point où la chirurgie ait accès, on peut espérer les détruire radicalement. Malheureusement, elles tendent rapidement à envahir les parties contiguës et à se généraliser par l'intermédiaire des vaisseaux sanguins et lymphatiques. Les éléments cancéreux s'arrêtent dans les ganglions lymphatiques, au delà desquels ils pourraient être éliminés et rejetés hors de l'organisme, s'ils pouvaient passer. En s'arrêtant ainsi dans les ganglions, ils mettent obstacle à la circulation de la lymphe et les empêchent de fonctionner. Ce poison peut sommeiller pendant un temps indéfini dans ces glandes, et former ainsi un grand nombre de foyers d'infection, longtemps avant qu'on ait pu découvrir un signe certain de leur existence. L'infection se propageant à travers le corps, la maladie devient constitutionnelle. On reconnaît cette période à la *cachexie cancéreuse*, dont les principaux symptômes sont : l'écoulement sanguin, la septicémie, les traits pincés, et une coloration blème ou jaune paille de la peau. Ces symptômes n'apparaissent cependant pas toujours, et on rencontre parfois des cas où ils ne se montrent pas même à la dernière période de la maladie.

Les classifications des affections malignes données par les gynécologistes, de même que par ceux qui ont écrit sur les autres branches de la médecine, sont extrêmement confuses. Cliniquement on peut à la rigueur les ranger toutes dans la même classe, mais les différentes affections malignes sont caractérisées par des différences histologiques, et il est préférable de les envisager sous ce point de vue.

Le tableau suivant comprend les différentes formes d'affections malignes qu'on rencontre dans la pratique gynécologique :

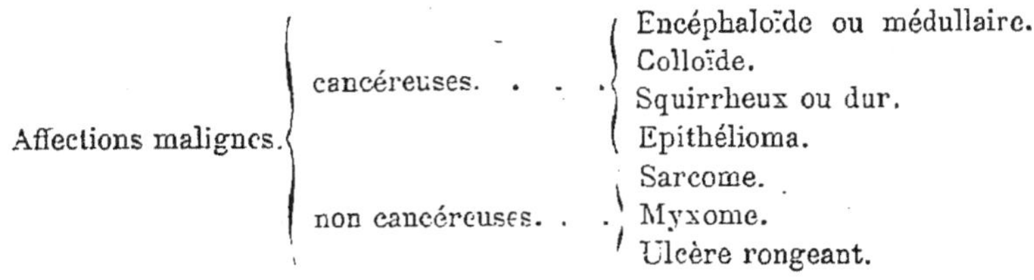

Les cancers encéphaloïde, colloïde et squirrheux sont rares, surtout le cancer squirrheux ; et je crois que la plupart des prétendus cas de squirrhe ne sont que des cas d'induration du col produite par inflammation, et par l'application trop fréquente de caustiques ou du cautère.

Épithélioma. — L'épithélioma est beaucoup plus commun. Il commence généralement par la membrane muqueuse du col, par le canal cervical, ou par les glandes. L'épithélioma est encore connu sous le nom de papillome ou d'excroissances en chou-fleur. Certaines formes de papillome ne sont pas malignes. Les papilles et les villosités de la surface épithéliale de la membrane muqueuse sont formées par l'expansion des rameaux ultimes et les anses des vaisseaux et des nerfs. C'est par ces papilles que commence la maladie. Elles augmentent de volume par suite de l'accroissement rapide des dimensions des vaisseaux sanguins qui s'enroulent sur eux mêmes. Ces excroissances continuent à être recouvertes par la membrane muqueuse épaissie jusqu'au moment où elles commencent à se détruire par ulcération. Elles sont en forme de massue, et comme elles se développent dans toutes les directions, elles présentent l'aspect d'un chou-fleur. Dans les mailles de ce tissu villeux, on peut alors trouver de nouvelles cellules de toutes dimensions et de toutes formes, qui indiquent d'une façon très nette leur développement rapide.

Sarcome. — Bien que le sarcome diffère histologiquement des cancers proprement dits, ce n'en est pas moins une affection maligne, et cliniquement il est difficile de le distinguer de quelques-unes de ces formes. Il prend naissance dans le tissu connectif de l'utérus, et siège généralement près du fond ; on le trouve rarement au-dessous de l'orifice interne, si même on l'y trouve quelquefois.

Myxome. — Le myxome n'est probablement jamais malin, excepté lorsqu'il accompagne quelque autre affection ayant un caractère malin, comme le myxo-sarcome. On trouve une variété de myxome dans la dégénérescence hydatiforme du chorion, mais nous avons rarement affaire à elle.

Ulcère rongeant. — L'ulcère rongeant débute, d'après ce que j'ai vu, sur la face vaginale du col, et en même temps qu'il peut atteindre l'utérus, il s'étend principalement sur les parois vaginales et sur les organes génitaux externes.

L'épithélioma et d'autres affections malignes, même le sarcome, peuvent coexister, et parcourir leur carrière séparément, mais cela est excessivement rare. En effet, bien que l'affection puisse sembler se limiter au col, les tissus placés au-dessus se seront déjà infiltrés et se détruiront à leur tour, en sorte qu'aucune ligne ne peut être tracée, et il n'en existe aucune, entre les surfaces qui s'ulcèrent. Ces dépôts cancéreux commencent toujours à se ramollir et à se détruire à leur centre. A mesure qu'ils augmentent de volume, il se produit de l'inflammation dans le tissu connectif environnant, qui se termine par la formation d'abcès qui entourent ces dépôts. Un certain nombre de ces abcès se réunissent par destruction du tissu interposé, puis s'ouvrent, laissent écouler leur contenu, et il reste une surface gangreneuse. De nouveaux tissus s'infiltrant constamment, la gangrène s'étend, en même temps que de sa surface de nouvelles productions naissent et sont à leur tour rapidement détruites.

Nous renvoyons aux ouvrages de pathologie ceux qui veulent avoir de plus amples détails sur les différentes formes d'affection maligne.

Étiologie de l'affection maligne de l'utérus.

Il est bien connu des observateurs que la négresse est moins exposée au cancer de l'utérus que la femme blanche. Cela n'est pas douteux, et mon expérience personnelle vient corroborer ce fait, puisque je n'ai connu qu'une seule négresse, et c'était une mulâtresse, ayant un cancer de l'utérus. Je crois qu'on doit trouver plus fréquemment le cancer de l'utérus dans les classes riches que dans les classes pauvres, et que les femmes blanches de ce pays sont beaucoup moins souvent atteintes de cette affection que celles des pays plus anciens.

Deux mille cent cinquante-trois femmes ont été admises au *Woman's Hospital* [1] présentant des affections diverses ; sur ce nombre, soixante étaient atteintes d'affection maligne de l'utérus, ce qui fait 2,78 pour 100. Deux mille quatre cent quarante femmes dans ma pratique privée ont souffert de

___
[1] *Twenty-second Annual Report of the Woman's Hospital of the state of New York*, containing D' John Beekman's Report.

différents désordres sexuels ; sur ce nombre, cinquante-trois femmes, soit 2.19 pour 100 étaient atteintes de cancer de l'utérus.

Dans les huit ou neuf dernières années, on a mis quelque restriction à l'admission indistincte de ces cas au *Woman's Hospital*, et cela, par suite de l'insuffisance des logements ; si cette restriction a pu faire quelque différence, celle-ci n'a pu être que légère. En effet toutes les malades ont été reçues régulièrement lorsqu'elles pouvaient être placées dans la salle générale sans gêner les autres, pourvu qu'il y eût un espoir raisonnable de les guérir par une opération. Dans ma pratique privée, il n'existait rien de semblable, et je pouvais être aussi bien consulté pour un cancer de l'utérus que pour n'importe quel autre désordre spécial aux femmes. Nous pouvons donc accepter cette moyenne, prise dans une classe de femmes qui se trouvaient dans de bonnes conditions et qui étaient nées dans le pays, comme juste, car les exceptions en ce qui touche la naissance sont trop peu nombreuses pour altérer la moyenne.

Il nous faut reconnaître que nous savons bien peu de choses positives sur les causes de l'affection maligne de l'utérus. Mais il n'est pas douteux que le cancer épithélial reconnaisse souvent pour cause une altération de la nutrition due elle-même à l'effort fait par la nature pour réparer un traumatisme. Les femmes qui ont été atteintes de cette forme de cancer vers l'époque de la ménopause appartenaient, sans exception, à une classe de femmes qui avaient joui d'une santé meilleure que la moyenne des femmes. Ces femmes se sont aussi distinguées, ce qui est fort important, par le nombre des enfants auquel elles ont donné naissance, nombre qui toujours a dépassé de beaucoup la moyenne. A ce propos, je dois dire que je n'ai jamais rencontré une forme quelconque de cancer épithélial de l'utérus chez une femme qui n'avait pas eu d'enfant. Je crois, de plus, que dans presque tous les cas d'épithélioma, ou d'excroissances en chou-fleur, sinon dans tous les cas, on peut faire remonter la cause efficiente à une déchirure du col. Il se développe par suite de l'effort fait par la nature pour réparer le traumatisme local, comme je l'ai dit plus haut, et il peut apparaître soit à la suite d'une déchirure récente soit après la ménopause. On voit parfois se développer, à la surface d'une déchirure récente, une masse de granulations, comme cela se produit à la surface d'une plaie quelconque qui est dans de mauvaises conditions, soit par suite de l'état de la santé générale, soit par suite de tout autre cause. Sur cette base, l'épithélioma peut se développer en raison de l'altération de la nutrition après la naissance du premier enfant ou plus tôt dans la vie. Il est facile d'expliquer par des raisons physiologiques pourquoi cette affection a plus de chances d'apparaître à une période plus avancée de la vie. La nature cherche par une transformation totale du tissu utérin à préparer l'organe à l'état de repos dans lequel il doit rester pendant la période de la vie qui suit la ménopause. Pour cela, les follicules muqueux s'atrophient, et l'alimentation sanguine diminue graduellement. L'existence d'une masse cicatricielle ancienne, comme celles qui se produisent dans la jeunesse entre deux surfaces déchirées pour les empêcher de se dérouler, retardera la marche du processus. On verra fréquemment disparaître ces sortes de masses, ainsi que je l'ai

noté avec grand intérêt, et la nature est même capable d'entreprendre la mêm
tâche dans le vagin. Mais le changement naturel qui est en train de se fair
dans l'utérus est quelquefois retardé par ce devoir supplémentaire, qui ag
alors comme source d'irritation, en amenant une exagération de la quantit
de sang apportée aux parties, qui ne sont plus alors en état de le recevoir.]
en résulte que de nouvelles excroissances se produisent sur cette surfac
épithéliale, dont le caractère a déjà subi des changements notables. Ce
excroissances peuvent être d'abord bénignes, puis devenir malignes e
s'étendre davantage en enfonçant ses racines profondément dans le tiss
utérin, en quête des aliments dont elles ont besoin et que la membrane n
peut plus alors leur donner.

Cinquante et une femmes de ma pratique ont chacune donné naissance à u
certain nombre d'enfants; les deux autres ont été l'objet de manœuvre
abortives dans leur jeunesse et sont restées stériles depuis lors. Sur le
soixante malades traitées pour affection maligne au *Woman's Hospital*
quatre étaient atteintes de sarcome; sur le nombre total, six n'étaient pa
mariées (on ne leur a pas demandé si elles avaient eu des enfants), et neu
avaient été portées comme stériles, mais la plupart avaient été imprégnées
Nous exclurons donc les femmes stériles, car il y a beaucoup de chance
pour qu'elles aient fait une fausse couche ou un avortement criminel. Je sui
arrivé à connaître l'histoire privée de deux de ces femmes non mariées e
je les ai envoyées à l'hôpital. Elles étaient âgées d'environ quarante ans, e
elles m'avaient avoué toutes deux qu'elles avaient été enceintes, et qu'elle
avaient été l'objet d'un avortement criminel dans leur jeunesse, dont elle
ne s'étaient jamais remises. Les autres n'étaient pas dans mon service, e
pouvaient être atteintes de sarcome.

Étant donné le peu de connaissances que nous avons sur ce sujet, je n'en
tends pas établir comme règle que le cancer épithélial de l'utérus soit un
preuve non douteuse d'une grossesse antérieure. Il n'y a pas de règle san
exception, mais lorsqu'il n'y a pas eu grossesse, ce ne peut être qu'un
exception. Cependant nous pouvons admettre d'une façon générale, qu
l'apparition de cette forme d'affection maligne chez une femme qui n'
jamais été imprégnée est excessivement rare.

Ce fait, joint au grand nombre des enfants mis au monde par ces femme
peut être invoqué en faveur de la supposition que nous avons faite sur le
conséquences des déchirures du col.

OBSERVATION XLIII. — En décembre 1869, le Dr Noeggerath m'envoya a
Woman's Hospital une femme atteinte d'une excroissance en chou-fleur. Étar
fort pressé, en faisant un examen rapide, je déterminai une hémorragie très abor
dante. Après avoir essayé différents moyens pour l'arrêter, je mis la malade dans l
position génupectorale de façon à bien voir la tumeur et j'appliquai à sa surfac
du sous-sulfate de fer ou sel de Monsel, puis un tampon par-dessus. J'ordonnai a
chirurgien résident d'enlever le pansement le lendemain, mais la malade ne revint qu
plusieurs jours plus tard. Le chirurgien assistant, le Dr Harrisson, apprenant la natu
de la maladie, ne l'examina pas de peur de renouveler l'hémorragie. Lorsqu'elle revi
me voir, je fus fort étonné en enlevant le pansement de ne plus trouver la masse d
granulations et de reconnaître une déchirure double du col très marquée. Je la sou

mis au traitement pendant deux ou trois mois afin de réduire le volume de l'utérus
et de cicatriser les surfaces déchirées, puis je les réunis. Dix-huit années plus tard,
elle revint à l'hôpital, elle était en parfaite santé. Nous aurions pu obtenir un semblable résultat, même si c'eût été un véritable épithélioma ; mais je tenais à insister
ici sur l'existence antérieure de la déchirure.

Ce cas attira mon attention sur le rapport qui devait exister entre la
déchirure et l'épithélioma, et depuis lors j'ai vérifié à maintes reprises
l'existence du traumatisme. En fait, j'ai toujours pu trouver la déchirure
avec le doigt, excepté quand la maladie avait déjà atteint la surface du
vagin.

On trouve parfois se développant sur les surfaces déchirées du col, et
ressemblant à une masse de granulations, une sorte de papillome non malin,
ou d'épithélioma, qu'on appelle quelquefois cancroïde. A la vue, il ressemble
beaucoup à l'excroissance en chou-fleur à la première période de son développement. Mais la masse est plus molle et moins friable au toucher que le
véritable épithélioma, dans l'état où nous les voyons généralement pour la première fois. Ainsi que je l'ai déjà dit, ce qui nous permet d'établir la malignité, c'est l'étendue de ses attaches lorsqu'il commence à envahir les tissus
plus profonds. Ce changement peut se produire à tout moment et la courte
période de temps qui en précède l'apparition est la seule où on puisse dire
que le cancer, quelle qu'en soit la forme, est local.

TABLEAU XXXVIII — AGE DES MALADES ATTEINTES D'AFFECTION
MALIGNE AU MOMENT DE LEUR ADMISSION

HÔPITAL PRIVÉ	NOMBRE POUR CHAQUE PÉRIODE	WOMAN'S HOSPITAL	NOMBRE POUR CHAQUE PÉRIODE
AGE AU MOMENT DE L'ADMISSION		AGE AU MOMENT DE L'ADMISSION	
27 à 30	3	23 à 30	6
30 40	18	30 40	12
40 50	21	40 50	21
50 60	5	50 60	16
60 64	6	60 67	4
TOTAL	53	TOTAL	59

Le tableau XXXVIII donne l'âge, au moment de l'admission, des femmes
qui étaient atteintes de cancer de l'utérus ; elles sont groupées par périodes
de dix ans. Pour les malades privées, l'âge moyen au moment de l'admission
a été 43 ans 01 ; pour celles du *Woman's Hospital*, il a été impossible de
l'obtenir avec exactitude. Pour les malades privées, l'âge moyen au moment
de la puberté a été 14 ans 43 ; ce qui est un peu plus tard dans la vie
que la moyenne générale; l'âge au moment du mariage a été 19 ans 41.

Sur le registre du *Womans' Hospital*, le nombre des enfants n'est pas donné et le tableau XXXIX a été fait sur les registres de mon hôpital privé. Le nombre des enfants est indiqué de un à dix, et il y a eu un certain nombre de fausses couchés. Ainsi 9 femmes ont eu chacune un enfant, et 7 de ces femmes ont fait aussi une fausse couche ; 4 ont eu 2 enfants et ont fait chacune une fausse couche ; 10 ont eu 3 enfants et ont fait 12 fausses couches en tout ; 2 femmes ont fait une fausse couche et n'ont pas eu d'enfants ; 11 femmes qui n'avaient eu qu'un enfant chacune, avaient été enceintes 18 fois, etc. Au total, 51 femmes ont eu 228 enfants et fait 44 fausses couches, ce qui donne une moyenne de 4 enfants 47, et 2 fausses couches 58 par femme. Enfin le nombre moyen des imprégnations pour les 53 femmes a été de 5,16 par femme, ce qui est presque le double de la moyenne générale.

TABLEAU XXXIX — DONNANT LE NOMBRE DES GROSSESSES DE 53 FEMMES ATTEINTES D'AFFECTION MALIGNE DE L'UTÉRUS

— D'APRÈS LE REGISTRE DE L'HOPITAL PRIVÉ —

	NOMBRE DES ENFANTS PAR MÈRE										TOTAL	MOYENNE
	1	2	3	4	5	6	7	8	9	10		
Nombre des mères . . .	9	4	10	6	5	3	5	5	1	3	51	
— des enfants.	9	8	30	24	23	18	35	40	9	30	228	4 47
— des fausses couches.	7	4	12	8	. . .	6	7	. . .	. . .	. . .	44	2.58
Nombre des femmes. . . .	2	. . .	. . .	. . .	. . .	. . .	. . .	. . .	. . .	. . .	2	
— des fausses couches.	2	. . .	. . .	. . .	. . .	. . .	. . .	. . .	. . .	. . .	2	1.00
Résumé : Nombre des femmes. . . .	11	4	10	6	5	3	5	5	9	3	53	
— des grossesses. . . .	18	12	42	32	23	24	42	40	9	30	274	5.16

Chez ces femmes, il s'est écoulé en moyenne 13 ans 87 depuis leur dernière grossesse. 19, soit 85.84 pour 100, avaient déjà dépassé la ménopause, qui s'était produite à 44 ans 95 ; les âges extrêmes ont été de 39 ans et 52 ans. La longueur moyenne du temps qui s'est écoulé depuis l'apparition du premier symptôme de la maladie a été d'un peu plus de 11 mois, depuis 2 mois jusqu'à 8 ans. Ainsi chez une femme, il s'est écoulé 8 ans, chez une autre, 6 ans, chez une troisième, 5 ans ; chez 3 femmes, il s'est écoulé 3 ans ; chez 6, 2 ans ; chez 11, 1 an ; chez toutes les autres, il s'est écoulé moins de 1 an. Chez 32 femmes, l'affection était limitée au col, dans 3 cas, à la lèvre antérieure, et dans 3 autres cas, à la lèvre postérieure ; dans 26 cas, les deux lèvres étaient atteintes. Chez 21 femmes, le corps de l'utérus était le siège de la maladie. Dans 13 cas, la maladie était limitée à la cavité utérine, et dans 8 cas, elle s'étendait aussi au col. La cavité de l'utérus, le col et le vagin étaient atteints sur une grande étendue dans 5 de ces cas ; la vessie était perforée dans un cas et le rectum dans un autre.

Au *Woman's Hospital*, où les cas de sarcome ont été compris, on a trouvé que la maladie siégeait sur le corps de l'utérus dans 10 cas, qu'elle était limitée au col dans 27 cas, et dans 23 cas le corps et le col étaient atteints.

Pronostic.

Nous ne pouvons malheureusement qu'arrêter temporairement les progrès de la maladie, qui conduit inévitablement à la mort. On a publié un petit nombre de cas, où l'utérus et les tissus malades environnants se sont escarrifiés, par suite des efforts de la nature, ce qui a été suivi de guérison. Cela s'est quelquefois produit au cours du traitement et avec le même résultat heureux. On a aussi rapporté des cas de guérison à la suite de l'intervention chirurgicale, où il n'y a pas eu de récidive. Mais comme toutes les chances sont contre la probabilité de la guérison, nous devons soutenir que dans quelques cas il y a eu erreur dans le diagnostic. Dans deux de mes cas, il s'est écoulé plus de cinq ans après l'opération jusqu'au moment où j'ai perdu de vue les malades, et il n'y avait pas eu de récidive. Je suis absolument certain que j'avais commis une erreur de diagnostic. Ce qui me fait penser ainsi c'est que dans tous les cas où, au moment de l'opération, il n'y a pas eu de doute quant à la nature de la maladie, il y a eu récidive.

La force de résistance vitale qu'on observe parfois dans cette maladie est remarquable. Le Dr Barker[1] a soigné une dame qui vécut en bonne santé pendant près de douze ans après qu'il eut découvert l'existence du cancer de l'utérus. Je viens de signaler des cas que j'ai soignés, où la maladie a duré 8, 6, 5, 3, 2 et 1 an, d'après les dires des malades. Si toutefois on peut se fier aux renseignements fournis par ces malades sur le début de l'hémorragie et de l'écoulement irritant, la maladie aurait récidivé en moyenne, deux ans après l'opération. Il semble y avoir de grandes divergences d'opinion entre les auteurs, quant à la durée de la maladie. Il m'est impossible de fournir des chiffres dignes de confiance sur ce point, mais je pense que la maladie récidive en moyenne deux ans après l'enlèvement et qu'elle parcourt ses différentes périodes en trois ans.

Diagnostic et traitement de l'affection maligne de l'utérus.

Le premier symptôme qui généralement conduit le médecin à pratiquer un examen est un écoulement de sang subit, causé par la première rupture du tissu qui amène la déchirure d'un vaisseau sanguin. Ce symptôme s'accompagne rapidement d'un écoulement aqueux, qui devient excessivement irritant,

---

[1] Fordyce Barker, *Some clinical observations on the malignant diseases of the uterus (Americ. Journ. of obst.*, Nov. 1870).

et qui plus tard prend une consistance plus grande, lorsque les tissus se désagrègent et lorsque la matière cancéreuse s'échappe.

On doit faire l'examen vaginal avec tout le soin habituel lorsqu'on soupçonne qu'une femme est atteinte d'affection maligne. Si on n'observe pas cette règle, une hémorragie abondante se produit toujours, et, puisqu'un examen très soigneux peut être fait dans presque tous les cas sans perte de sang, il ne faut pas que cela arrive. Il suffit de glisser le dos du doigt le long de la paroi postérieure du vagin, pendant qu'en même temps on refoule le périnée en arrière, dans le but d'introduire de l'air dans le vagin, et de pénétrer au-delà du col de l'utérus sans le toucher. Si le passage est occupé par un col augmenté de volume, ou si l'on sent qu'une masse fait saillie à la surface du col, on peut appliquer le doigt dessus doucement sans traumatisme. Lorsqu'on a fait pénétrer le doigt aussi profondément dans le vagin, on peut examiner toutes les parties en les touchant simplement. L'examen est trop souvent fait en poussant sans aucun soin le doigt dans le vagin, où la moindre violence peut briser la lame qui recouvre les vaisseaux sanguins et déterminer un écoulement de sang.

S'il existe un épithélioma, on découvrira une masse irrégulière, friable, qui au toucher ne ressemblera à quoi que ce soit d'autre. Certaines affections y ressemblent en apparence, comme je l'ai fait remarquer, mais les tissus sont mous et dans aucune de ces affections on n'a la sensation qu'on pourrait aisément rompre des portions de la masse.

Si la maladie est déjà assez avancée, on trouvera l'organe plus ou moins immobilisé dans le bassin, par suite de l'inflammation déterminée dans le tissu cellulaire par l'infiltration cancéreuse. Si l'ulcération existe, le doigt pourra pénétrer directement dans une grande cavité située au-dessous de l'orifice interne, creusée aux dépens du col. Règle générale, la maladie qui occupe le canal utérin se limite au col. On trouvera la partie inférieure du vagin remplie par un liquide épais, graisseux, ressemblant à du gruau et contenant des portions de tissu sphacélé, dont l'odeur est si marquée qu'on ne s'y trompe jamais quand une fois on l'a sentie. Lorsqu'on a reconnu le caractère de la maladie, le point le plus important à établir ensuite, est l'étendue de la maladie, car c'est de là que dépend le traitement à employer. Si la maladie n'a pas encore atteint la muqueuse vaginale et qu'elle est limitée au col, c'est un beau cas pour l'amputation. Si le vagin est atteint, si la cavité utérine est un peu excavée, si l'organe est fixé par de la cellulite avec augmentation de volume des ganglions lymphatiques, qu'on trouvera en général derrière l'utérus ou de chaque côté du bassin, nous ne pouvons qu'employer les palliatifs.

Après avoir complété l'examen, le médecin désire ardemment faire disparaître l'odeur de ses mains. Je ne connais que le temps et une solution de thymol pour y arriver. La formule est de 1 gramme de thymol, 10 grammes d'alcool, et 15 grammes de glycérine, pour un litre d'eau. On fait dissoudre le thymol dans l'alcool qu'on chauffe; puis on ajoute la glycérine et l'eau. C'est de cette solution qu'on se sert au *Woman's Hospital*, mais je crois qu'une solution plus forte serait préférable et il est bon d'en avoir de prête pour ces circonstances. Une solution d'acide phénique neutralisera l'odeur du cancer, mais à mon-avis, l'odeur de l'acide phénique est presque aussi désagréable que celle du cancer.

Dans cette maladie, il ne faut jamais retarder l'opération, la malade doit toujours avoir le bénéfice du doute et il faut opérer toute tumeur suspecte. Lorsque la maladie est suffisamment limitée au col pour qu'on puisse faire l'amputation, on doit se servir soit des ciseaux, soit du couteau. Il ne faut employer dans ce but ni l'écraseur ni l'anse galvanique. Si l'on peut pénétrer dans le tissu sain en enlevant le col au niveau de la jonction du vagin, il faut s'efforcer de laisser les parties dans le meilleur état possible. On n'y arrivera pas en laissant la surface se cicatriser par granulation. J'ai déjà indiqué que la masse cicatricielle qui se forme dans le tissu érectile détermine souvent une irritation réflexe. Cette sorte de tissu occupe un rang si bas dans l'échelle de la vitalité qu'il est susceptible d'offrir un meilleur point de départ pour la récidive de la maladie que les tissus dont l'organisation serait plus avancée. Il est donc d'une bonne pratique de faire une amputation bien nette quand on le peut, et de recouvrir le moignon en attirant le tissu vaginal au-dessus de lui, et en réunissant les bords des lambeaux au moyen de sutures. Nous avons décrit la manière de faire au chapitre de l'amputation du col; on y trouvera aussi tout ce qui concerne le traitement consécutif.

Si l'on juge que la maladie est déjà trop avancée pour que la femme ait quelque avenir devant elle, ce qu'il y a de mieux à faire alors c'est de détruire le plus complètement possible les tissus malades au moyen du cautère, car c'est là le meilleur moyen de prolonger la vie.

La malade doit être placée sur le côté gauche, comme pour l'examen, puis on applique le spéculum de Sims le plus volumineux. J'enlève d'abord le plus possible de l'excroissance avec des ciseaux, puis je me sers soit du grattoir métallique de Thomas, soit de la curette de Simon, soit de la grande cuiller. Le grattoir de Thomas a un bord coupant trop tranchant et donne lieu à un écoulement de sang abondant. Avec l'un quelconque de ces instruments, il faut racler tout le tissu malade jusqu'à ce qu'on semble être arrivé au tissu sain. La perte de sang est souvent très grande, mais un assistant l'arrête facilement en exerçant une pression sur les vaisseaux qui saignent au moyen d'une éponge montée. On peut encore se servir de plusieurs longues pinces à artère pour fermer temporairement l'orifice des vaisseaux les plus volumineux. Malgré cet écoulement de sang considérable, il faut que ce travail soit fait à fond, car tout enlèvement partiel ne fait que donner un coup de fouet aux excroissances. En fait, si l'opération n'est pas complète nous n'avons fait que raccourcir la vie de la malade. Après avoir enlevé toute la partie malade, nous devons appliquer le cautère sur toute la surface mise à nu. Le cautère actuel n'est pas efficace, parce que nous ne pouvons pas le maintenir au rouge blanc, et je crois que les tissus se rétractent davantage et deviennent plus denses par son emploi que par tout autre application. Le cautère galvanique est préférable ; mais on peut, jusqu'à un certain point, lui faire le même reproche qu'au cautère actuel.

Le meilleur de tous les thermocautères est celui du Dr Paquelin que fabrique Charrière. Dans ce thermocautère, l'extrémité en platine est facile à maintenir au rouge blanc en envoyant dans son intérieur un mélange d'air et d'essence minérale, et on peut le maintenir au rouge blanc sans que la température s'abaisse sensiblement, même au milieu d'un écoulement sanguin abondant.

Après cette opération, toute la surface doit être couverte d'un tampon bien saturé de glycérine, et on placera par dessus un second tampon de dimensions modérées, même s'il n'y a pas menace d'hémorragie. Tout le monde apprendra par expérience qu'il est nécessaire d'agir ainsi, et j'insiste sur son importance dans tous les cas. La malade doit être placée dans son lit, et il faut la laisser tranquille jusqu'au second jour, où on enlèvera le tampon superficiel, mais on laissera celui qui est en contact avec la surface mise à nu. On doit le laisser jusqu'à ce qu'il soit détaché par la suppuration, car, si on l'enlevait de force, il en résulterait une violente hémorragie. En versant une trentaine de grammes de glycérine au moyen d'une seringue de verre le long des côtés du vagin, lorsque le coton adhère au bord de la surface dénudée, on en facilitera le détachement. Cinq ou six heures après avoir appliqué la glycérine, il suffira généralement de faire une injection vaginale d'eau chaude pour détacher cette masse de coton, et permettre de la retirer sans difficulté. Aussitôt que la suppuration commencera, ce qui indiquera l'augmentation de l'écoulement purulent, on fera plusieurs injections par jour jusqu'à ce qu'elle cesse. L'emploi judicieux de ces injections aura plus d'action que n'importe quelle autre chose. Si on peut arrêter l'écoulement fétide en maintenant le vagin propre, et si le moignon se couvre de granulations de bonne nature, on verra l'appétit de la malade et son aspect s'améliorer considérablement. En somme, après une semblable opération, il est parfois difficile de se défaire de l'impression que la malade n'est pas entièrement revenue à la santé.

Ce qu'il y a de remarquable, c'est l'étendue de tissu qu'on peut parfois enlever dans ces cas, et le degré de tolérance que manifeste l'économie pour un semblable procédé.

OBSERVATION XLIV. — Il y a quelques années, je vis en consultation avec le Dr W. Van Buren une dame âgée de soixante ans, qui avait eu plusieurs hémorragies par le vagin. En pratiquant le toucher vaginal, j'arrivai rapidement sur une tumeur en chou-fleur qui comprenait le col jusqu'à la jonction du vagin, où le vagin se terminait en l'absence de cul-de-sac postérieur. Par le rectum, on sentait un corps qui ressemblait à l'utérus en rétroversion, mais je commis la faute de ne pas compléter mon examen en employant la méthode bi-manuelle. Dans la masse qui recouvrait le col, je découvris une petite ouverture qui me parut être l'orifice, mais je n'y introduisis pas de sonde de crainte d'hémorragie ; j'étais suffisamment édifié sur la nature de la maladie.

Mon intention était de faire un traitement palliatif et je ne m'attendais pas à des difficultés. Aussitôt que j'eus coupé dans ce que je croyais être le col, je m'aperçus que j'avais fait une erreur de diagnostic. L'écoulement sanguin fut excessif dès le début ; je n'avais d'autre alternative que de continuer à enlever la tumeur, jusqu'à ce que je fusse arrivé au tissu sain. Mais avant d'y arriver, je tombai dans une vaste cavité dans laquelle s'ouvraient le vagin et l'utérus. Je ne pus reconnaître le col, mais je me mis en devoir d'enlever l'excroissance que j'avais prise par erreur pour l'utérus, et qui adhérait aux parois vaginales et remplissait le cul-de-sac postérieur.

Je la poursuivis jusque dans l'utérus jusqu'à ce qu'il ne restât plus de l'organe qu'une mince coque. Je me servis des ciseaux, de la curette, d'une lame de longs ciseaux. La perte de sang était effrayante, un assistant épongeait aussi vite que possible, mais malgré cela, le sang coulait jusque sur le plancher. La vie de la malade étant en danger, et n'ayant pas de confiance au tampon, je rapprochai les parois opposées du vagin à une courte distance de l'entrée, et je les réunis par des sutures s'irradiant comme les lames d'un éventail. J'attirai les tissus en avant vers la vessie et je tordis les sutures. L'hémorragie s'arrêta définitivement et, chose curieuse, il se fit une réunion par première intention. La malde vécut encore deux ans et mourut de récidive. Elle serait morte d'hémorragie si on avait essayé de l'arrêter au moyen d'un tampon, car l'écoulement sanguin aurait reparu chaque fois qu'on l'aurait enlevé.

L'emploi fréquent des injections vaginales diminue considérablement l'odeur, mais ne la fait pas disparaître entièrement. L'odeur de l'acide phénique est presque aussi désagréable que celle du cancer, cependant il a de la valeur comme désinfectant et il faut en ajouter dans chaque injection. Je ne me suis pas beaucoup servi de la solution de thymol en injection dans le cancer, et je ne connais personne qui l'ait employé dans ce but. Je suis absolument convaincu que c'est un excellent agent pour corriger l'odeur du cancer, en même temps que c'est un remède parfaitement sûr et non irritant. On n'a pas encore établi à quel titre il fallait en employer la solution, mais il ne me paraît pas nécessaire de se servir d'une solution plus concentrée que celle qui sert pour le spray. Je n'en ai injecté qu'une centaine de grammes, à ce titre, dans le vagin après chaque injection, et l'effet a été notable. Une solution de permanganate de potasse est un bon désinfectant, mais il est susceptible de subir un changement chimique; il faut, de plus, que la solution soit fraîchement faite, sans quoi elle est très irritante. L'iodoforme, en onguent, a été recommandé pour corriger la fétidité de l'écoulement et diminuer la douleur.

Afin de pouvoir arrêter une hémorragie qui se produirait à l'improviste, j'ordonne à la malade d'avoir toujours, prête à être injectée, une solution saturée d'alun. Il sera très bon d'en injecter 40 à 50 grammes dans le vagin, la femme étant dans la position génupectorale. Lorsque la femme est assez forte pour rester quelques instants dans cette position, cela vaut mieux, parce que l'alun se trouve ainsi maintenu plus longtemps en contact avec la surface qui saigne. Il faut ensuite qu'elle reste tranquille sur le côté pendant un certain temps.

Lorsqu'on administre une injection à une malade alors qu'elle est couchée sur le dos, il faut introduire la canule avec autant de soin qu'on en met quand on pratique un examen avec le doigt. Tant que le vagin n'aura pas été distendu par l'eau, il faudra faire l'injection sans force, de crainte de causer une hémorragie. On se trouvera bien parfois d'ajuster sur la canule un bout de tube de caoutchouc qui fera saillie de 2 à 3 centimètres et qui sera percé de trous sur les côtés. Il faudra toujours que la température de l'eau employée soit élevée, à moins qu'il n'existe quelque raison de faire autrement, car la haute température agit tout particulièrement pour arrêter l'hémorragie, et diminuer la quantité de sang qui circule dans les parties.

L'application étendue de teinture d'iode de Churchill sur toute la surface de la masse cancéreuse est fréquemment très utile en arrêtant l'hémorragie et elle semble avoir pour effet d'enrayer temporairement la marche de la maladie.

Quelquefois le premier symptôme du cancer sera une douleur occupant le bassin, mais règle générale, ce n'est que lorsque la maladie est avancée que la malade commence à souffrir. C'est affaire au médecin à juger s'il doit donner des calmants dans une maladie comme celle-là, et il ne faut pas laisser souffrir la malade par crainte qu'elle n'en devienne esclave. On peut faire beaucoup, si on choisit bien l'agent, et si on règle la dose de façon à obtenir l'effet cherché, sans troubler l'estomac ou l'appétit. Ce qui prouvera l'habileté de l'opérateur, ce sera qu'il arrive à obtenir des remèdes les plus doux tout l'effet désiré, en les alternant au moment voulu.

Un grand nombre de personnes seront satisfaites du chloral, qui répond au but mieux que n'importe quel autre remède, et c'est à peu près la seule maladie où je l'aie employé sans crainte de conséquences sérieuses. Vers la fin de la maladie on pourra se servir largement de la morphine, soit en injections hypodermiques, soit en suppositoires dans le rectum.

J'ai fréquemment employé l'iodoforme avec un excellent effet, mais dans quelques cas je n'en ai pas obtenu le plus léger bénéfice, en sorte que je regarde depuis longtemps ce remède comme incertain. Dans le Mémoire dont nous avons parlé, le Dr Barker recommande chaudement l'emploi du chloral et de l'iodoforme. Il emploie ce dernier sous forme de suppositoires vaginaux qui en contiennent 60 centigrammes. Au cours de la discussion de ce Mémoire à l'*Academy of medicine*, le Dr Peaslee recommanda l'emploi de l'iodoforme pour trente grammes d'axonge. Il l'appliquait sur les surfaces ulcérées, « et cela avait pour effet de faire disparaître la douleur, de corriger la fétidité et de diminuer notablement la masse malade ».

Comme traitement constitutionnel, je ne connais pas de moyen digne de confiance qui exerce un effet local direct. Le Dr Barker conseille l'emploi de l'arsenic, sous forme de petites doses de liqueur de Fowler, pour son effet constitutionnel. Cet agent a souvent un effet tonique en améliorant la nutrition générale, mais je n'ai jamais vu d'effet local qu'on pût attribuer à son emploi.

Le Dr Barker, dans le même Mémoire, donne en détail l'histoire d'un cas où, après avoir appliqué du nitrate acide de mercure sur la cavité utérine, qui avait été profondément excavée par le cancer, une salivation prolongée s'était produite, ainsi qu'une escarre étendue. Le résultat fut que la malade guérit complètement, après que l'utérus et les tissus malades qui l'avoisinaient eussent été détruits. Dans une note du même article [1], il donne l'histoire d'un cas soigné par le Dr Mettauer [2], de Virginie, où l'emploi du nitrate acide de mercure fut suivi du même résultat. La malade du Dr Mettauer était une négresse mariée, mais qui n'avait pas eu d'enfant.

---

[1] Barker, *Obstetrical Journal.*
[2] Mettauer, *Boston medical and surgical Journal* du 10 mars 1870.

Le Dr Routh [1],en 1866,et le Dr Williams [2] un peu plus tard, ont publié des observations de cas de cancer, dans lesquels ils ont obtenu de bons résultats de l'emploi d'une solution alcoolique de brome. Le Dr Routh s'est servi d'une solution d'une partie de brome pour dix d'alcool, et le Dr Williams d'une solution d'une partie pour cinq. Il faut appliquer sur le point où l'on veut produire une escarre, un tampon de laine saturé de solution, qu'on recouvre de coton imbibé d'une solution saturée de bicarbonate de soude. Si le nitrate acide de mercure peut détruire l'utérus, et sauver parfois la vie en *dévorant* toute la masse cancéreuse, le brome, qui est aussi un agent actif, doit être préféré pour le but qu'on se propose d'atteindre. Il ne faudrait pas songer à appliquer le brome sur l'utérus relativement sain, ou dans d'autres affections que le cancer. En dehors de la destruction du tissu, il y a grand danger de cellulite et de péritonite. Mais dans le cancer, ce danger doit être léger puisqu'à une période antérieure de la marche de la maladie la nature s'efforce de se protéger en organisant à l'avance les produits de l'inflammation. Si donc on juge utile de se servir d'un agent pour détruire l'utérus et les tissus malades environnants, c'est le brome qu'il faut préférer, puisque ce qui caractérise son action c'est d'agir plus énergiquement sur les tissus malades que sur les tissus sains.

Le Dr Thaddeus A. Reamy [3], de Cincinnati, excise le col au lieu de l'amputer, et il l'extirpe d'une seule pièce jusqu'à l'orifice interne. Il a publié le cas d'une malade, qui était encore vivante, et chez laquelle il n'y avait pas de récidive douze ans après l'opération.

Le Dr Sims [4] recommandait l'enlèvement total du tissu malade et de toutes les portions indurées placées plus loin dans le tissu sain, et il se servait du couteau, de la grande cuiller et de la curette. Il remplissait alors la cavité de petites bandelettes de coton saturées d'une solution de 15 grammes de chlorure de zinc pour 30 grammes d'eau distillée, puis exprimées à fond. Il les y laissait quatre à cinq jours, jusqu'à ce qu'elles se détachassent ou jusqu'à ce que quelque symptôme d'empoisonnement se produisît. Il faisait faire des injections d'eau phéniquée chaude plusieurs fois par jour, jusqu'à la cicatrisation des parties. Le Dr Sims conseillait de pratiquer dans la suite de fréquents examens et d'attaquer vigoureusement la plus légère récidive de la maladie.

Le Dr Van de Warker [5], de Syracuse, se sert de la solution de chlorure de zinc à parties égales, si les parois utérines ne sont pas trop minces. Après avoir enlevé le plus possible de tissu malade, il remplit la cavité de

---

[1] *A new mode of treating epithelial cancer of the cervix uteri and its cavity*, by C. H. Routh, M. D., etc. *(Transactions of the obstetrical Society of London*, vol. VIII).

[2] *Cases of cancer of the womb, successfully treated by Bromine*, by Wynn Williams, M. D., etc. *(Transactions of the obstetrical Society of London*, vol. XII).

[3] *Cancer of the uterus (Transact. of the Ohio med. Society*, 1876).

[4] *The treatment of epithelioma of the cervix uteri (Amer. Journ. of obst. N. Y.*, July 1870).

[5] *A new method of partial extirpation of the cancerous uterus (Amer. Journ. of obst.*, March 1884).

coton absorbant, imbibé d'une solution de trois parties de persulfate de fer pour une d'eau, et exprimé presque à sec. Il l'enlève le lendemain, puis il y applique le caustique de la manière recommandée par le Dr Sims. Lorsqu'on se sert de cette façon du brome, du sulfate et du chlorure de zinc, ou de tout autre caustique, il est nécessaire de le neutraliser et de protéger le vagin contre tout écoulement de caustique, au moyen d'une solution forte de bicarbonate de soude. Cette manière d'appliquer le caustique est excessivement douloureuse, et nécessite l'emploi de nombreuses injections de morphine, car il n'est pas d'autre méthode aussi active.

Sarcome de l'utérus.

Cette maladie peut apparaître à tout moment de la vie menstruelle. Elle prend naissance dans le tissu connectif de l'utérus, généralement près du fond, et elle se développe lentement. C'est une affection rare, et qu'on prend fréquemment pour un épithélioma à une période avancée. Je n'ai vu que sept cas où il m'a été possible d'affirmer le diagnostic, et toutes les femmes, à l'exception d'une seule, n'avaient jamais eu d'enfant ; chez cinq, la maladie s'était développée en même temps que de prétendues tumeurs fibreuses. Toutes ces femmes ont été soignées par moi, et j'avais découvert l'existence de tumeurs fibreuses longtemps avant l'apparition du sarcome. Schroeder[1] a décrit une forme particulière de sarcome pédiculé ayant un étroit pédicule. C'est à peine si dans mes cas la tumeur faisait saillie à la surface de l'utérus, et la base en était large. Je ne crois pas que ce soit là une forme particulière, mais, pour moi, c'est une preuve de plus que le sarcome se développe aux dépens des tumeurs fibreuses. Schroeder explique ces cas, en disant qu'il est très probable que le sarcome s'est développé dans le polype, après que la tumeur s'est pédiculisée. L'utérus détache fréquemment et rejette la tumeur lorsque celle-ci a acquis un volume suffisant pour l'exciter à se contracter, et on prend cela généralement par erreur pour une fausse couche. Mais c'est à peine s'il est possible qu'une tumeur ayant la consistance du sarcome puisse se pédiculiser sous l'influence de l'action de l'utérus et avoir un pédicule aussi grêle que le décrit Schroeder.

Le sarcome de l'utérus se développe beaucoup plus lentement que les autres formes d'affection maligne, mais il est aussi mortel. Ce que nous savons de cette maladie est encore trop incomplet, et le nombre des cas qui ont été publiés est encore trop petit, pour nous fournir des données exactes sur la manière dont il se développe au début et sur son développement ultérieur.

Diagnostic. — Les premiers symptômes du sarcome sont un écoulement d'eau, qui se montre fréquemment en dehors de la période menstruelle, et une menstruation abondante. On a comparé l'écoulement à l'eau qu'on obtient par le lavage de la viande, et il n'est pas toujours irritant comme dans les

[1] Von Ziemssen's *Cyclopœdia*, American edition, vol. X.

autres formes de cancer arrivé à une période aussi avancée. Généralement il y a peu de douleur, si ce n'est parfois dans les reins ; elle ressemble alors à celle qui pourrait accompagner une affection utérine quelconque. La cachexie cancéreuse et les symptômes d'empoisonnement du sang n'apparaissent que dans les dernières périodes de la maladie. Le toucher vaginal permettra seulement de reconnaître une augmentation de volume de l'utérus, et on ne trouvera aucune trace de maladie au niveau du col. Jusqu'à ce que nous ayons suffisamment dilaté le col pour pouvoir introduire le doigt, il nous est impossible de faire un diagnostic, car les symptômes peuvent être dus à un polype en voie de désagrégation.

Lorsque le doigt peut atteindre le fond de l'utérus, il ne peut découvrir qu'une petite masse molle de granulations, qui ne ressemble pas à l'épithélioma dans ses premières périodes et présente une densité différente. Au début du développement de la maladie, cette excroissance peut être prise par erreur pour les granulations qu'on trouve fréquemment chez les femmes qui ont eu un certain nombre d'enfants. Si l'on découvre au microscope la présence de ce qu'on a appelé les cellules fusiformes du sarcome, qui contiennent chacune un ou plusieurs volumineux noyaux ovales, le diagnostic est fait. Les mêmes règles générales que nous avons déjà données tout au long pour les autres formes d'affection maligne sont applicables au traitement du sarcome.

Il est un certain nombre de points du diagnostic et de l'histoire générale de la maladie que nous n'avons pas encore traités, parce que nous nous étions réservé d'en parler à propos des cas suivants.

OBSERVATION XLV. — Mme H. B. S..., âgée de vingt-neuf ans, stérile, fut admise dans mon hôpital privé le 28 juillet 1863. Réglée à seize ans, ses règles furent toujours irrégulières. Peu de temps après son mariage, elle commença à souffrir d'hémorragies à intervalles irréguliers. Je trouvai l'utérus augmenté de volume par un fibroïde occupant la paroi antérieure, mais comme cette tumeur n'avait pas un volume en rapport avec les dimensions de l'utérus, je dilatai le col avec une tente-éponge et je trouvai un polype à pédicule court attaché au fond de l'utérus ayant 4 centimètres de diamètre ; je l'enlevai sans difficulté. Pendant deux ans, la menstruation fut régulière, puis les hémorragies reparurent et le Dr Stewart, de Beaufort, enleva une seconde tumeur. Le 21 décembre 1867, je trouvai de nouveau la cavité utérine et le col remplis par une volumineuse tumeur molle que j'enlevai avec les ciseaux et la grande cuiller. Je fis une application d'iode de Churchill et la malade guérit.

J'appris plus tard que la maladie avait récidivé, et que la malade était morte le 13 octobre 1868.

Il n'est pas possible d'être jamais plus certain de l'existence d'un fibroïde dans les parois utérines que je l'étais pour cette tumeur, que je découvrais trois ou quatre ans avant l'opération du Dr Stewart pour l'enlèvement du sarcome développé au point même où siégeait le fibroïde.

OBSERVATION XLVI. — Mme E. D..., âgée de tente-cinq ans, fut admise au *Woman's Hospital* le 15 octobre 1867. Réglée à quinze ans, ses règles furent régulières et d'abondance moyenne jusqu'au début de l'affection qui l'amène. Mariée à vingt-trois ans, elle a eu un enfant et fait cinq fausses couches. Depuis quatre ans, ses règles sont très douloureuses et très abondantes. Le 25 septembre 1866, quelque chose sembla se détacher et elle perdit par le vagin une masse volumineuse qu'on regarda comme un fibroïde dur qui se serait énucléé spontanément. Elle alla bien pendant trois mois; puis, nouvelles hémorragies.

Le 19 juillet 1867, le Dʳ Peaslee et le Dʳ Sabine enlevèrent de la cavité utérine une autre tumeur qu'ils regardèrent comme un polype fibreux ordinaire ; pas d'amélioration le 21 octobre. Je dilatai le col et je trouvai une masse molle développée sur le fond de l'utérus. J'endormis la malade, et j'enlevai toute l'excroissance.

La tumeur fut examinée par le Dʳ François Delafield qui déclara que c'était un sarcome médullaire. Le 8 novembre, l'état de la malade s'était suffisamment amélioré pour qu'elle pût retourner chez elle. Elle n'est plus revenue à l'hôpital, en sorte que je ne sais pas la suite de l'histoire, mais je crois qu'elle a dû mourir peu de temps après son retour chez elle.

OBSERVATION XLVII. — En juin 1874, je fus prié d'enlever une tumeur utérine chez une dame habitant Stockholm, N. J. Je croyais trouver l'utérus dilaté pour l'opération, mais on avait négligé de le faire. Ne pouvant remettre l'opération à cause de la distance et de l'abondance de l'hémorragie, je me mis en devoir, après avoir endormi la malade, de faire la dilatation rapide avec l'index, pendant que de l'autre main je maintenais le fond de l'utérus à travers la paroi abdominale. Je réussis bientôt à faire pénétrer mon doigt jusqu'au fond de l'utérus. Je sentis alors une masse de granulations sessile, grosse comme l'extrémité du doigt. Je pus facilement l'enlever avec l'ongle et ma pince spéciale. Pendant l'été, l'hémorragie reparut et elle entra au *Woman's Hospital* le 15 octobre 1874.

Elle était âgée de quarante-deux ans. Réglée à dix-huit ans, ses règles avaient été régulières ; elle s'était mariée et n'avait pas eu d'enfant. Depuis quatre ans, sa santé s'était altérée; elle avait des pertes qui duraient depuis vingt-trois semaines. Elle avait beaucoup changé depuis le mois de juin ; son teint était cachectique et elle était si faible qu'elle ne pouvait rester levée tout le jour.

Je dilatai l'utérus; je la vis en consultation avec le Dʳ Sims et nous décidâmes l'opération. On donna de l'éther ; j'enlevai avec les pinces, puis la curette, du fond de l'utérus une masse molle, grosse comme une noix anglaise. L'hémorragie fut abondante; je l'arrêtai par une injection d'eau chaude dans l'utérus et une application d'iode. Pendant quinze jours, on lui lava l'utérus avec de l'eau phéniquée faible. Je fis le 30 octobre une nouvelle application d'iode. Douze heures après, frisson violent, mort.

A l'autopsie, on trouva un début de péritonite locale. Le fond de l'utérus en un point avait commencé à s'escarrifier. J'enlevai cette portion, qui laissa dans la paroi un trou de 3 centimètres de diamètre. C'était la zone sur laquelle s'implantait la tumeur que j'avais enlevée. L'opération avait déterminé en ce point de l'inflammation, qui avait atteint le reste de l'épaisseur de la paroi utérine, et en peu de jours il se serait fait une ouverture.

Ulcère rongeant.

On donne le nom d'ulcère rongeant à un processus ulcératif accompagné de destruction considérable de tissu, qu'on suppose prendre naissance sur le col. Il peut s'étendre dans la cavité, mais habituellement il se limite aux parois du vagin, à travers lesquelles il pénètre soit dans la vessie, soit dans le rectum. Il peut même parfois s'ouvrir dans les deux cavités à la fois, on en a rapporté des cas, mais je n'en ai jamais vu. Il est presque aussi rare de rencontrer cette forme d'affection maligne que le sarcome vrai. Nous ne connaissons rien de ses premières périodes, car la maladie est toujours très avancée quand on soupçonne son existence, mais j'ai souvent supposé qu'il n'était qu'une phase avancée de l'épithélioma. La maladie semble attaquer de préférence les femmes qui ont eu beaucoup d'enfants, et se montre vers le moment où la menstruation va cesser définitivement.

L'hémorragie est un des premiers symptômes, et pendant un certain temps on peut méconnaître sa signification en l'attribuant à la ménopause. Assez fréquemment il n'y a pas de douleur, aussi peut il arriver que la malade ne demande pas avis au médecin avant qu'apparaisse l'écoulement épais et irritant qui accompagne toujours l'ulcération cancéreuse, quelle qu'en soit la forme. A mesure que la maladie avance, les effets sont les mêmes que ceux du cancer arrivé à la période cachectique ; il y a une augmentation de la douleur, de la perte de l'appétit, accompagnée de dyspepsie et de constipation, et la mort survient par épuisement ou à la suite du choc produit par une attaque subite de péritonite. Cependant parmi les malades atteintes d'ulcère rongeant, il y a plus d'exceptions à la règle que parmi les femmes qui sont atteintes de n'importe quelle autre forme d'affection maligne de l'utérus. J'ai vu deux ou trois cas où la malade n'a jamais souffert et où elle est morte d'une attaque subite d'inflammation déterminée par l'extension de la maladie, alors qu'elle semblait être en parfaite santé. Lorsque ces femmes eurent appris à se maintenir propres, et à arrêter toute hémorragie subite, elles purent se donner toutes les jouissances de la vie, absolument comme les femmes en bonne santé. Je pense que, règle générale, les femmes souffrent moins et que les progrès de la maladie sont plus lents dans l'ulcère rongeant que dans le cancer proprement dit.

OBSERVATION XLVIII. — Je fus consulté, il y a quelques années, par une dame de soixante et onze ans dont la santé était bonne pour son âge et qui cependant était malade depuis vingt ans au moins. Ce qui me fait dire cela, c'est que depuis neuf ans déjà, les lèvres étaient détruites par suite des progrès de la maladie qui avait commencé par le vagin. Pendant de longues années, elle n'avait pas eu de perte de sang. En faisant l'examen vaginal, il me sembla que tout était détruit sauf la vessie et l'urètre, et cependant elle se soignait si bien, que personne ne se doutait de son état. Je la connaissais assez pour être sûr qu'elle me disait la vérité. Elle mourut dix-huit mois après mon examen, mais je n'ai jamais pu savoir quelle avait été la cause immédiate de sa mort.

Diagnostic et traitement. — D'après les renseignements fournis par la malade, il n'est pas difficile de reconnaître qu'il existe une affection maligne, mais l'examen seul permet de faire le diagnostic de la forme. Nous trouvons le même écoulement séro-purulent irritant. Il est facile, avec le doigt, de fixer nettement les contours de l'ulcération, absolument comme dans les ulcérations cancéreuses ; la surface tombe en détritus et est toujours placée au-dessous du niveau du tissu sain environnant. Si on introduit le spéculum, on aperçoit une ulcération dont la surface est gangrenée et a une coloration d'un gris brun sale, entourée par une ligne de démarcation très nette. Les surfaces ulcérées se terminent par une ligne rouge étroite, mais bien marquée, qui est directement en contact avec le tissu sain. Dans cette maladie, on ne trouve jamais de cellules cancéreuses ou d'infiltration dans les tissus environnants ; l'utérus a généralement ses dimensions normales, et il est parfaitement mobile, excepté dans les dernières périodes, lorsqu'il est immo· bilisé par une attaque récente d'inflammation.

Je n'ai rien à ajouter à la méthode générale de traitement que j'ai déjà donnée ; ici aussi la propreté est une chose indispensable ; il faut maintenir la santé générale, et, si c'est nécessaire, soulager les souffrances de la malade par l'emploi judicieux des calmants. Si on voit la malade alors que la maladie n'en est encore qu'à une période peu avancée, je recommanderai de faire une application très profonde du cautère. Il y a peu d'espoir de guérir radicalement la malade, mais nous pouvons par ce moyen retarder la marche de la maladie.

Si l'opération que je vais décrire dans le prochain chapitre, pour l'enlèvement de l'utérus par le vagin, vient jamais à être acceptée, et si l'on y a recours dans d'autres circonstances que dans les cas désespérés, il faudra s'en servir exclusivement pour l'enlèvement du sarcome. La portion malade est souvent très limitée comme étendue, et pendant longtemps c'est une maladie essentiellement locale. La mobilité des parties persiste, et les lymphatiques ne sont pas atteints. Dans ces conditions, l'opération est certainement rationnelle, et donne des résultats meilleurs que ceux qu'on pourrait espérer dans n'importe quel autre cas.

Affection maligne des organes génitaux externes.

Je n'ai que peu de choses à ajouter sur le cancer des organes génitaux externes. Il est parfois limité au clitoris, mais règle générale, la maladie affecte la forme de l'ulcère rougeant qui s'étend du vagin vers ces parties. On a donné à cette forme de cancer le nom d'ulcère rongeur, et quelques auteurs l'appellent lupus à cause de sa ressemblance avec le lupus des autres parties du corps. Mais je regarde toutes les formes d'affection maligne qu'on trouve à l'entrée du vagin comme étant un ulcère rongeant ou un épithélioma modifié par le fait de la différence du tissu.

Toute excroissance suspecte des lèvres doit être enlevée sans retard, alors que les parties sont encore mobiles. Les bords de la plaie doivent être réunis et fixés par des sutures d'argent. Cela suffira pour arrêter toute hémorragie qui ne serait pas excessive, et il ne restera, quand la plaie sera cicatrisée, qu'une simple ligne cicatricielle. Mais si l'écoulement sanguin reparaissait, il faudrait l'arrêter promptement en plaçant de chaque côté de la suture une compresse roulée, large comme le doigt, qu'on fixerait au moyen d'un bandage en T.

Cancer du rectum.

Mon intention n'est pas de traiter ici du cancer du rectum, car il n'entre pas strictement dans le cadre de cet ouvrage, mais je désire donner la des·

cription ainsi que les suites d'une opération qui a rapport à ce sujet et offre
de l'intérêt.

OBSERVATION XLIX. — Mme D…, âgée de trente-cinq ans, fut admise au *Woman's
Hospital* le 1er avril 1871. Elle avait eu sept enfants et fait une fausse couche. Cette
dernière s'était accompagnée d'une hémorragie très abondante qui avait forcé la
malade à garder le lit six semaines. Depuis lors, elle a toujours été souffrante et
depuis un an elle ressent de la douleur dans la région anale et dans la cuisse droite ;
il y a, de plus, du prolapsus de l'anus. Au moment de son entrée, elle se plaignait
de douleur avec des besoins fréquents d'aller à la selle. Depuis plusieurs mois, la douleur avait pris le caractère lancinant et était continue. Elle ne pouvait dormir sans
l'aide de l'opium. Sa santé générale était profondément atteinte.

Elle avait consulté le Dr Sims qui avait trouvé une masse dure du volume d'un œuf
de poule occupant la paroi postérieure du rectum, un peu au-dessus du sphincter et
qui était très douloureuse au toucher. Cette masse ne donnait lieu à aucun écoulement.
Le Dr Sims en enleva une portion, qui permit de reconnaître au microscope que c'était
un cancer épithétial ; il lui conseilla d'entrer au *Woman's Hospital*.

Je trouvai la tumeur décrite par le Dr Sims et je pus la délimiter ; elle empiétait sur
le sphincter et s'étendait jusque sur la cloison recto-vaginale. Le muscle lui-même était
plus rigide qu'il ne l'est d'habitude et il était très douloureux au toucher. La tumeur
remplissait l'intestin au point d'obstruer sérieusement le canal. Je ne pus découvrir
d'engorgement ganglionnaire et je me décidai à enlever la masse.

Opération. — Le 17 avril, en présence des Drs Sims, Van Buren, etc., la malade
étant éthérisée, je fis la dilatation du sphincter ânal de façon à pouvoir arriver facilement sur la masse. Je l'attirai alors en bas au moyen de deux ténaculums que je
confiai à un aide. J'enfonçai ensuite un conducteur cannelé en acier à travers la peau
en avant du coccyx et immédiatement en arrière du bord externe du sphincter, dans
le tissu cellulaire pelvien, et je fis la ponction du rectum dans le tissu sain immédiatement au-dessus du bord supérieur de la tumeur. J'introduisis alors un second
conducteur de la partie externe du muscle d'un côté, à travers le tissu cellulaire
dans le rectum, vers l'autre côté où je traversai de nouveau le tissu cellulaire et la
peau de l'autre côté du muscle, en sorte que je pus amener à travers l'anus, la masse
ainsi qu'une portion du rectum située au-dessus d'elle, fixée par les deux conducteurs,
qui traversaient la tumeur à angle droit. J'appliquai l'écraseur en arrière des conducteurs et je sectionnai peu à peu les tissus le long d'eux. J'enlevai ainsi tout le
sphincter, 7 centimètres environ de la paroi postérieure du rectum et 4 centimètres de la surface rectale de la paroi recto-vaginale. J'avais fait un énorme trou
conique de 7 centimètres de diamètre. Je fis le pansement et on mit la malade dans
son lit. Pendant plusieurs jours, il y eut de la fièvre, des douleurs dans la région
anale et il se produisit bientôt un écoulement brun sans odeur. On fit alors des lavages
avec de l'eau phéniquée faible plusieurs fois par jour. Le 15 mai, la place était cicatrisée et la malade pouvait assez bien garder ses matières. Elle quitta l'hôpital le
5 juin. Dix-huit mois plus tard, elle était encore bien portante ; mais six mois après,
il y avait récidive et il y avait des signes d'empoisonnement par accumulation des
matières dans le côlon. Je proposai la colotomie pour la soulager, mais elle refusa et
mourut quelques semaines plus tard.

CHAPITRE XXXI

EXTIRPATION PARTIELLE ET EXTIRPATION TOTALE DE L'UTÉRUS DANS LES CAS D'AFFECTION MALIGNE MÉTHODE VAGINALE, MÉTHODE ABDOMINALE

J. Mikulicz, dans un article sur l'hystérectomie[1], commence par dire quelques mots d'historique sur l'opération. Il établit que c'est Soranus qui le premier a montré qu'elle était possible, et que le premier qui la pratiqua fut Andreas a Cruce, en 1850. Konrad Martin Langenbeck inventa, en 1825, une méthode qui ressemble beaucoup à celle de Freund, et plus tard Blundell, Delpech, etc., en inventèrent d'autres. En 1822, Sauter fit l'opération vaginale. C'est à Freund qui revient le mérite d'avoir perfectionné l'opération de l'enlèvement de l'utérus par la section abdominale. Czerny eut un succès en 1879, Mikulicz, Billroth et Schroeder ont aidé plus tard au développement des différentes méthodes opératoires.

Nous allons étudier tout d'abord l'opération qui a pour but l'extirpation totale du col, puis nous étudierons l'extirpation de l'utérus par le vagin et enfin la méthode qui consiste à ouvrir la cavité abdominale.

On a affirmé que dans nombre de cas, l'enlèvement d'une portion du col plus considérable que celle qu'on enlève par les méthodes que nous avons déjà décrites donnerait une immunité plus grande contre la récidive de la maladie.

Le nom de Schroeder a été plus particulièrement associé à l'opération qui a pour but l'extirpation totale du col, mais il a également perfectionné la technique des autres procédés, comme nous le verrons[2]. Il a décrit une *méthode d'excision supra-vaginale du col*. Après avoir passé de fortes ligatures à travers le tissu utérin, il attire l'utérus en bas, si c'est possible, de façon que l'orifice externe arrive à la vulve. Il fait alors une incision s'étendant dans le tissu connectif, en avant, sur toute la largeur de la lèvre antérieure à une distance d'environ 2 centimètres du tissu malade. Il est alors facile de séparer la vessie du col sans faire courir de danger aux uretères, à la condition de bien maintenir la traction. Il est absolument exceptionnel que le tissu soit assez dense pour qu'on soit obligé de se servir des ciseaux. Après avoir libéré le col en avant, il attire la lèvre postérieure en avant, de façon à pouvoir atteindre la voûte postérieure du vagin, puis il sectionne les tissus de la même façon qu'en avant, et les deux incisions se rejoignent

---

[1] *Wien med. Woch.*, Nov. 20, 27; Dec. 25, 1880; Jan. 1, 8, 22; Feb., 5, 12, 19, 26, 1881.
[2] Schroeder, *Zeitschr. f. Geburtsh. u. Gyn.*, VI, 2.

latéralement. Il n'y a aucun mal à couper dans le cul-de-sac de Douglas,
et, lorsqu'on fait l'amputation très haut, il est préférable de l'ouvrir de propos délibéré, et d'enlever cette portion de la membrane séreuse qui appartient à la portion du col qu'on enlève. La libération du col est plus difficile
sur les côtés, car le tissu cellulaire est là plus dense, et c'est en ce point que
pénètrent dans le col des branches volumineuses de l'artère utérine. Il faut
donc souvent ici avoir recours aux ciseaux, et arrêter l'écoulement sanguin
en appliquant une pince sur les artères et en les liant. Règle générale, cet
écoulement est modéré. Lorsque le col a été libéré tout autour, on le coupe
en travers au point désiré, d'avant en arrière, jusqu'à ce qu'on ait ouvert
le canal. Alors, avant de compléter la section, on réunit la paroi antérieure
du vagin à la partie antérieure du moignon du col, au moyen de sutures
profondes. La traction sur ces sutures donne une prise sur le moignon,
même après que la paroi postérieure du col a été divisée. On suture alors
facilement la surface postérieure de la paroi utérine qui a été coupée à la paroi
postérieure du vagin. On passe une, et si c'est possible, deux sutures profondes latéralement dans le tissu utérin afin d'arrêter l'hémorragie; il n'y a
pas de danger de comprendre les uretères dans les sutures tant qu'on maintient la traction sur l'utérus. Tout à fait sur les côtés, les bords de la paroi
vaginale qui ont été coupés doivent être suturés ensemble et maintenus
fortement contre les côtés de l'utérus au moyen de sutures profondes.

Le Dr W. H. Barker[1], de Boston, fait une excision plus étendue encore.
Il procède essentiellement comme Schroeder, mais il évite d'ouvrir la cavité
péritonéale en arrière, lorsque cela est possible. Les deux procédés diffèrent
principalement en ce que Schroeder coupe le col en carré au niveau de la
ligne d'excision, tandis que Barker commence sur une ligne placée au niveau
de l'orifice interne, en enlève un morceau en forme de cône, dont le sommet
s'étend en haut dans le canal aussi près du fond que possible.

Voici la description de *la méthode d'excision totale de l'utérus par le
vagin* de Schroeder. Après avoir entraîné de force l'organe en bas au moyen
de deux pinces de Museux appliquées sur les lèvres, il incise la voûte antérieure du vagin, de la manière déjà décrite, et sépare soigneusement la vessie
du col. Cela fait, il sectionne la voûte postérieure du vagin, de façon à libérer
le col de tous côtés, puis il ouvre le cul-de-sac de Douglas. Coupant avec des
ciseaux, il étend l'ouverture aux ligaments utéro-rectaux, et introduit deux
doigts de la main gauche dans la cavité abdominale, au-dessus de l'utérus et
dans le cul-de-sac utéro-vésical. Il coupe sur ces deux doigts et divise le
péritoine. Au moyen de manipulations combinées, il place l'utérus en rétroversion et essaie d'amener le fond à travers la plaie faite à la voûte postérieure du vagin. Cela n'est pas chose facile et la difficulté s'accroît avec le
volume de l'utérus. Il est préférable de faire la traction avec une pince
appliquée sur l'organe aussi près que possible du fond. Lorsque le corps de
l'utérus recouvert du péritoine a été amené à la vulve, il faut faire la liga-

---

[1] W. H. Barker, *The treatment of cancer of the uterus (Am. Journ. of obst.*,
Apr. 1882).

ture du ligament large, de façon à permettre d'extirper l'utérus sans que les ligatures glissent. Cela est extrêmement difficile lorsqu'on a entrepris l'enlèvement total des trompes et des ovaires, car alors les ligatures doivent être appliquées sur le ligament infundibulo-pelvien qui est tendu, et d'où elles peuvent glisser lorsque le ligament se rétracte après qu'on a fait la section, et donner naissance à une hémorragie abondante difficile à arrêter, en raison de son siège. Cela est plus facile lorsqu'on ne doit enlever que l'utérus. On lie habituellement en masse de chaque côté, et on applique ensuite deux ligatures supplémentaires tout près de la première, une pour la partie supérieure du ligament large et une pour la partie inférieure. On peut encore employer le procédé d'Hofmeier qui consiste à appliquer une double ligature sur chaque vaisseau et à couper entre elles. Lorsqu'on juge nécessaire d'enlever les ovaires, il est préférable dé diviser le ligament large tout contre l'utérus et d'enlever séparément les ovaires. La division d'un ligament large facilite beaucoup la ligature de l'autre. Quand il y a hémorragie par le moignon et que les parties se sont rétractées de telle façon qu'il n'est pas facile d'atteindre le point qui saigne, il faut essayer de comprendre les vaisseaux dans des sutures latérales profondes.

On place au centre de la plaie un tube à drainage muni d'ailes, et on rapproche les parties latérales sans essayer de faire une coaptation parfaite du péritoine. On bourre le vagin d'ouate salicylée sans la tasser, et on recouvre l'extrémité du tube à drainage avec cette même ouate. Si la température monte ou s'il se fait un écoulement irritant, il faut faire des injections par ce tube. On laissera le tube et les sutures en place pendant deux ou trois semaines.

Le Dr Christian Fenger [1], de Chicago, a publié la première opération heureuse, pratiquée dans ce pays, d'enlèvement par le vagin d'un utérus cancéreux, et il a écrit un Mémoire étendu sur ce sujet où il préconise l'opération vaginale.

Extirpation totale de l'utérus par la section abdominale. Opération de Freund.

Le D^r Wm. H. Freund, de Strasbourg, a donné en 1876 une description de cette opération. Presque au même moment, le Dr Kocks, de Bonn, mettait en pratique une méthode analogue. Il n'est guère de procédé chirurgical qui ait donné naissance à plus d'espérances et qui ait ouvert une perspective plus brillante pour l'avenir.

Voici en quelques mots en quoi elle consiste : on lie soigneusement de chaque côté la trompe de Fallope, l'ovaire, les lames du ligament large et l'artère utérine. On sépare ensuite l'utérus de ses attaches au niveau de la jonction du vagin, puis on fait passer les extrémités des ligatures à travers

---

[1] Ch. Fenger, *The total extirpation of the uterus through the (vagina Amer. Journ. of the med. sciences,* Jan. 1882).

l'ouverture faite au vagin. Enfin, on réunit soigneusement les surfaces péritonéales au-dessus de l'ouverture par une ligne de sutures de soie et on ferme la plaie abdominale. Cette opération peut être comptée parmi les choses du passé. Son exécution est très difficile, et on n'est pas sûr d'avoir enlevé tous les tissus malades; on observe très fréquemment la mort par choc; finalement très peu de femmes survivent à l'opération, et il est douteux qu'aucune des femmes opérées ait vécu plus longtemps que si elle avait été soumise à n'importe quel autre traitement. Cependant nous devons une grande reconnaissance au Dr Freund, pour avoir dirigé le courant des idées suivant une voie qui doit, un jour ou l'autre, conduire à un grand résultat pour le plus grand bien de l'humanité souffrante.

Le journal que nous avons déjà cité donne, en termes généraux, la description suivante du procédé de Schroeder pour l'amputation supravaginale de l'utérus. Il s'exprime ainsi : « Après avoir fait l'incision de l'abdomen, on attire fortement l'utérus en avant et en haut, de façon à tendre le vagin et toutes ses connexions. On lie alors les vaisseaux spermatiques de chaque côté. En faisant une traction sur la trompe et l'ovaire, on tend fortement le ligament infundibulo-pelvien; lorsqu'on le tient à la lumière, on aperçoit courant sur son bord libre un faisceau de vaisseaux, et si on relâche un peu la traction, on peut sentir très nettement l'artère battre. Il est alors facile de comprendre tout le paquet de vaisseaux dans une ligature. Les artères utérines ne sont pas aisées à lier, et le procédé n'est pas aussi sûr. Lorsqu'on éprouve de la difficulté à attirer le col et qu'il n'est pas très épais, ce qu'il y a de mieux à faire c'est d'enfoncer une forte aiguille, armée d'une double ligature solide à travers le milieu du col, d'arrière en avant, de façon à la faire sortir au fond du cul-de-sac vésico-utérin, celui-ci ayant été un peu refoulé en bas ; on sépare ensuite les fils et on se porte à 1 centimètre du bord latéral du col où on enfonce une aiguille armée d'un des fils d'avant en arrière à travers la base du ligament large ; si le col n'est pas trop épais et si on serre fortement le nœud, la ligature enfermera l'artère utérine.

Il est préférable de lier l'artère indépendamment de chaque côté en enfonçant l'aiguille en avant en partant du cul-de-sac de Douglas, de manière à la faire passer tout contre le côté du col. On la passe alors en arrière, comme je l'ai décrit plus haut. Cette manière de lier l'artère est plus sûre que celle dans laquelle on comprend dans la ligature la moitié du col. Lorsque les ligaments larges sont absolument normaux, minces et transparents, il est préférable de les sectionner tout près du col immédiatement après avoir lié les vaisseaux spermatiques ; cela permet de tirer davantage sur l'utérus et facilite beaucoup la ligature des artères utérines. Après la ligature de ces quatre artères, il sera facile d'arrêter tout écoulement de sang, soit avec des pinces, soit avec des ligatures, soit enfin au moyen de sutures profondes.

Après nous être assuré que tout le tissu malade a été enlevé, il nous faut retrancher du moignon du col un morceau en forme de coin, et il est préférable d'appliquer ensuite les sutures de la façon suivante : on réunit en premier lieu d'avant en arrière, au moyen de sutures profondes, le tissu cervical, sans comprendre le péritoine. Ces sutures arrêtent entièrement l'hémorragie. On réunit ensuite délicatement les bords du péritoine qui ont été coupés, au moyen de fines sutures, de manière que le moignon devienne presque sous-péritonéal. Les bords des ligaments larges sont minces, et ne bâillent pas, à moins que les deux lames aient été divisées inégalement; dans ce cas, il faudrait les réunir au moyen de fines sutures.

Après avoir étudié le but particulier des différentes méthodes, Schroeder écrit en substance ce qui suit. L'extirpation totale ayant été résolue, que ce soit pour un carcinome du corps de l'utérus qui s'est propagé au col, ou pour un carcinome du col qui a envahi la membrane muqueuse du corps, la question se pose entre la laparotomie et l'opération vaginale. Pour la résoudre, il faut se baser sur deux points : la certitude de l'enlèvement de tout le tissu malade et le danger que fait courir l'opération à la malade. Dans le carcinome du corps, il ne faut jamais opérer lorsque le néoplasme s'est étendu aux autres organes; mais, dans le carcinome du col, on est plus sûr d'enlever toute la membrane muqueuse vaginale malade en opérant par le vagin. De plus, le pronostic est meilleur lorsqu'on fait cette dernière opération ; la laparotomie est beaucoup plus dangereuse. Après l'opération de Freund, il est facile de voir, chez toutes les malades sans exception, qu'elles ont subi une opération très grave ayant atteint profondément l'économie, et il en est un grand nombre qui meurent de collapsus ou de choc. Il n'en est nullement de même des femmes qui ont été soumises à l'hystérectomie vaginale. Elles ont l'apparence de femmes qui se portent bien, et, même alors qu'elles ont perdu une grande quantité de sang dans l'opération (plusieurs de ces malades n'avaient presque plus de pouls après l'opération), leur aspect ne diffère en aucune façon de celui d'une femme qui, bien portante d'ailleurs, aurait eu plusieurs hémorragies ; elles paraissent, en un mot, simplement anémiques, elles ne sont pas dans le collapsus, et le pouls remonte bientôt. La méthode vaginale doit donc être préférée, excepté quand elle présente des difficultés inhabituelles, dues particulièrement à l'augmentation considérable de volume de l'utérus, ou à un état d'étroitesse du vagin.

Nous avons donné en substance les idées de Schroeder sur les différentes méthodes d'enlèvement de l'utérus, parce qu'il les connaît mieux que tout autre ; et, comme mon expérience sous ce rapport est assez limitée, j'ai pensé qu'il était préférable de donner ainsi ses idées tout au long, au lieu d'en faire une compilation.

Une des difficultés dans l'enlèvement de l'utérus par le vagin, c'est le passage des ligatures autour des vaisseaux du ligament large. Pour surmonter cette difficulté, le Dr Mueller[1], de Berne, a proposé de diviser l'utérus en deux moitiés, après l'avoir séparé de ses attaches vaginales. On peut alors tour à tour entraîner à l'orifice vaginal chaque moitié, et lier le ligament sans grande difficulté. Il pense que l'écoulement sanguin provenant de l'utérus serait facile à arrêter. Cecherelli[2] décrit la méthode employée

---

[1] Mueller, *Centralblatt für Gynækologie*, 25 fev. 1882.
[2] Cecherelli, *Sperimentale*, aug., sept., 1881.

par Corradi pour l'extirpation totale de l'utérus; il pense qu'elle soulève moins d'objections que celle de Freund ou que l'opération vaginale habituelle. La méthode est essentiellement celle qu'a proposée Mueller; la seule différence, c'est que l'utérus est coupé en deux sur la ligne médiane au moyen d'une anse galvanique passée autour de lui.

A la réunion de la *New York obstetrical Society* du 7 février 1882, j'ai lu l'observation d'un cas d'enlèvement de l'utérus pour une affection maligne. En voici le récit :

Le Dr Emmet dit que le vendredi précédent, 3 février, il a enlevé l'utérus dans les circonstances suivantes :

OBSERVATION L. — Une femme, célibataire, âgée de cinquante ans environ et qui avait dépassé la ménopause depuis douze ans, avait un jour perdu du sang, puis en avait perdu de nouveau le mois suivant, si bien que les premiers indices de la maladie ne se montrèrent que deux mois avant l'opération. Il trouva l'utérus augmenté de volume, le col ouvert, un peu gros, et contenant quelques granulations qui saignaient facilement. Il sentit près du fond de l'utérus une masse, dont il ne put définir la nature, mais qui·évidemment n'avait pas atteint le tissu connectif, puisqu'elle était attachée à l'utérus et qu'elle se mouvait parfaitement avec lui. Etant donné que c'était un cas d'affection maligne et que la santé de la malade était bonne, c'était le cas ou jamais d'opérer. La malade ayant été mise au courant de la situation et des chances de survie que lui donnait l'opération, accepta qu'on lui enlevât l'utérus. Le Dr Emmet n'entreprit cette opération qu'avec une certaine crainte, n'ayant opéré que sur le sujet mort. L'opération lui semblait difficile à pratiquer en raison du manque d'instruments convenables et de la grande obésité de la malade. L'incision s'étendit du pubis jusqu'à 5 à 6 centimètres de l'ombilic, à travers une couche de graisse de 5 centimètres. La vessie entièrement cachée par de la graisse fut ouverte, bien qu'on y eût mis un cathéter; on sutura la plaie avec de la soie, et un aide écarta l'organe pendant le reste de l'opération.

On essaya alors de faire une ouverture dans le cul-de-sac postérieur afin de pouvoir y introduire les doigts et de faciliter ainsi le passage des sutures; mais cela fut impossible. Il réussit avec de grandes difficultés, par le toucher, à passer une anse de soie, au moyen d'une aiguille de Peaslee, par le vagin, un peu en avant et contre le col, dans le cul-de-sac antérieur, à l'angle formé par le ligament large, l'utérus et la vessie ; puis il la fit passer au-dessus du milieu du ligament large, puis en bas au delà du ligament utéro-sacré dans le vagin. Il appliqua aussi une ligature de chaque côté, puis il substitua à l'anse de soie une anse de fil d'argent. Les ligatures étant plus écartées en arrière de l'utérus, tous les vaisseaux se rendant à l'utérus devaient être enserrés. On tordit les sutures dans le vagin de chaque côté, puis on enleva l'utérus sans aucune perte de sang.

Le Dr Emmet avait l'intention pour fermer l'ouverture vaginale d'appliquer des sutures par en haut et de les tordre dans le vagin, mais cela dut être abandonné. On fit la ligature des trompes de Fallope près de l'utérus avec de la soie, et on en passa les extrémités dans le vagin. On exerça alors une traction, les surfaces cruentées vinrent faire saillie dans le vagin ; les surfaces péritonéales se mirent en contact et l'ouverture se trouva fermée. On voulut y mettre des sutures, mais on ne put y arriver. On ferma enfin la plaie abdominale au moyen de sutures d'argent et on fit le pansement de Lister. La malade alla fort bien jusqu'au quatrième jour ; alors apparurent les symptômes de l'empoisonnement du sang. On ouvrit la plaie abdominale, on rompit les adhérences qui fermaient déjà l'ouverture vaginale, et on fit passer un courant d'eau phéniquée tiède pour laver la cavité abdominale. Elle mourut le lendemain matin.

La mort fut causée par l'accumulation d'une centaine de grammes de liquide putréfié dans la concavité du sacrum, dans une poche qui avait été faite en divisant les atta-

chès du vagin et qui se trouvait au-dessous de l'ouverture vaginale. Ce liquide avait
déterminé de la péritonite locale ; c'est la seule trace d'inflammation qu'on ait trouvée.

L'examen de la pièce a été fait par le Dr W. H. Welch : l'utérus mesurait 8 cen-
timères de long dont 4 pour le col. A gauche, près du fond, une tumeur fibreuse du
volume d'un œuf de poule faisait saillie. Les parois du col étaient augmentées de
volume, principalement à la partie inférieure. La lèvre postérieure surtout était prise
dans sa portion vaginale. La muqueuse de la partie inférieure du col présentait des
saillies papillaires. Le corps de l'utérus semblait être normal. Au microscope, on
reconnut que la production était un épithélioma type. Il y avait de nombreuses
alvéoles remplies de cellules épithéliales ; le stroma était formé de tissu connectif très
riche en cellules fusiformes et rondes.

Le Dr Emmet fait remarquer que le Dr Welch n'a pas fait mention d'un point
important ; il y avait une déchirure du col. La femme avait eu un enfant trente-deux
ans auparavant et avait été stérile depuis. Lorsque le Dr Emmet l'avait vue pour la
première fois, des granulations s'étaient développées sur la muqueuse et s'étendaient
le long de la ligne cicatricielle sur le col. Il avait pensé que c'était là un cas favorable pour l'opération, car la femme avait dépassé la ménopause, l'utérus était mobile,
et l'état général était excellent.

Le Dr Garrigues dit que l'enlèvement de l'utérus par la paroi abdominale a plutôt
donné, suivant les statistiques, de mauvais résultats ; ceux qu'on obtient par l'opération vaginale sont beaucoup meilleurs. Les statistiques d'Olshausen et la sienne le
démontrent formellement. Quant à ce qui est de la déchirure du col dans le cas
d'Emmet, c'est là un fait très important, car il est certain qu'une fois sur quatre, la
déchirure est le point de départ d'une affection maligne. Une monographie spéciale
que viennent de publier Ruge et Veit, tend à montrer que le carcinome est susceptible de se développer sur un col qui est le siège d'érosions.

Il est absolument inutile d'entrer dans des détails sur les statistiques
d'extirpation de l'utérus pour affection maligne. Tous les témoignages concordent, et sont, comme l'a dit le Dr Garrigues, en faveur de l'opération
vaginale. Cependant dans les circonstances les plus favorables, la mortalité
ultérieure est effrayante. Aussi peut-on soulever la question de savoir si
l'opération de l'extirpation de l'utérus est justifiable et il en sera ainsi,
aussi longtemps qu'on pourra montrer que la maladie récidive dans un
nombre de cas si grand, qu'on peut se demander s'il n'y a pas eu erreur
de diagnostic lorsqu'il y a eu exception à la règle.

Qu'on se serve de l'excision, avec ou sans emploi de caustiques, ou de
l'extirpation de l'utérus, cela ne semble guère avoir d'importance quant au
résultat final. La maladie récidive et cause la mort dans le même espace de
temps à peu près ; elle est indubitablement locale pendant une période
assez courte, mais les lymphatiques commencent leur travail d'absorption
si rapidement après qu'un dépôt s'est fait, qu'il est remarquable que des
exceptions à la règle puissent se produire.

Nous reparlerons de l'extirpation de l'utérus lorsque nous traiterons des
tumeurs fibreuses.

CHAPITRE XXXII

DESCRIPTION, ÉTIOLOGIE ET DIAGNOSTIC DES TUMEURS FIBREUSES DE L'UTÉRUS

Mode de formation. — Étiologie. — Tableaux XL à LII inclusivement. — Diagnostic.

Les tumeurs fibreuses prennent naissance dans le tissu musculaire de l'utérus, et sont généralement constituées par un tissu dense, mais non toujours, et elles peuvent ou non subir la dégénérescence kystique.

Lorsque la tumeur fibreuse est d'un volume peu considérable, elle peut rester isolée dans le tissu utérin; mais elle peut aussi comprendre peu à peu la plus grande partie de l'organe, et atteindre un volume extrêmement considérable.

Virchow a donné aux tumeurs fibreuses le nom de *fibro-myôme;* Rokitansky, celui de *fibroïdes*, et Klebs, celui d'*hyperplasie partielle du parenchyme utérin.*

Lorsque la tumeur est petite, on peut lui donner le nom de fibroïde; mais lorqu'elle est plus volumineuse, qu'elle sort du bassin, on peut lui donner le nom de tumeur fibreuse, ou de production fibreuse de l'utérus, si on ne tient pas compte du degré de développement.

Dans des cas exceptionnels, il se fait dans certaines portions de ces tumeurs une accumulation de liquide ; on dit alors qu'elles ont subi la dégénérescence kystique. Mais si ce processus s'accentue au point de comprendre la masse tout entière, et s'il ne reste plus qu'une petite quantité d'éléments fibreux, ou donne alors à la tumeur le nom de tumeur fibro-kystique.

Structure des tumeurs fibreuses.

Suivant Klebs [1], « les recherches microscopiques ont montré que la masse principale de la tumeur est constituée par des fibres musculaires lisses dont le volume est beaucoup plus considérable que celui des fibres de l'utérus à l'état de vacuité ». « Les fibres musculaires sont disposées par bandes, qui s'unissent de différentes façons à angles aigus de manière à former des groupes plus volumineux, qui renferment de gros capillaires sanguins. Les parois de ces vaisseaux consistent en une simple couche de cellules endothéliales, à gros noyau, supportée par une mince lame de tissu connectif fibreux,

[1] E. Klebs, *Handbuch der pathologischen Anatomie*, vierte Lieferung.

dont les extrémités pénètrent entre les groupes de bandes musculaires, et réunissent par des cloisons grossières les différents districts vasculaires. Entre les bandes musculaires, de même qu'entre ces bandes et les gaines de tissu connectif des vaisseaux, on peut observer, sur une préparation bien faite, des lacunes sous forme de fentes étroites qui contiennent des corpuscules blancs du sang, et sont entourées par une zone peu épaisse, dans laquelle on trouve çà et là des noyaux. C'est ainsi que prend naissance un tissu caverneux, qu'on ne trouve pas dans le tissu utérin normal, et il est très probable que ces cavités ne sont autre chose que des espaces lymphatiques dans lesquels sont suspendus les vaisseaux et les faisceaux musculaires, par de fines bandes de tissu connectif. »

« Il est rare que l'augmentation ultérieure de volume de ces tumeurs soit due à la réunion de plusieurs d'entre elles ; le plus souvent, elles augmentent par suite de la répétition du processus qui a donné naissance aux fibro-myômes plus petits et plus simples. Chaque vaisseau, avec les masses de tissu musculaire et de tissu connectif qui lui appartiennent, prolifère de nouveau et forme une seconde génération de nodules, qui sont encastrés dans la tumeur primitive et en augmentent le volume. »

« Il est assez fréquent que la tumeur présente une disposition particulière : elle est constituée par des lobes en forme de coin, dont le sommet répond au centre de la tumeur, d'où partent de gros troncs vasculaires, et dont la base forme la surface de la tumeur. Dans d'autres cas, il ne se forme de nodules secondaires qu'en des points particuliers de la tumeur, ce qui lui donne une forme mamelonnée absolument irrégulière. Ces développements internes particuliers de la tumeur conduisent à des déplacements, qui tous sont sous la dépendance du tissu musculaire de l'utérus. Si ce sont les parties adjacentes à la muqueuse ou à la séreuse qui se développent, surtout lorsque les nodules sont placés superficiellement, ceux-ci s'élèvent au dessus de la surface, et finalement par suite de l'augmentation de leur poids font entièrement saillie au dehors de la surface. C'est de cette façon que prennent naissance les fibro-myômes, qui sont suspendus à la paroi utérine par un étroit pédicule, ou qui sont encore en relation avec cette paroi sur une étendue plus grande par l'intermédiaire d'une lame plus lâche de tissu traversée par de larges sinus veineux. Dans ce dernier cas, on peut fréquemment suivre dans toute l'épaisseur de la paroi utérine les veines dilatées. On a noté des différences dans la structure de ces tumeurs dues au développement prépondérant d'un de leurs éléments constituants, et à des processus dégénératifs. En ce qui regarde les tumeurs de la première série. chaque tissu participant à la formation du fibro-myôme peut se substituer aux autres. Le plus souvent, c'est le tissu connectif qui se substitue ainsi aux autres, et alors la tumeur tout entière devient plus dense, plus ferme, plus fibreuse ; les espaces lymphatiques et les vaisseaux sanguins de la tumeur deviennent plus étroits et s'oblitèrent en partie ; les faisceaux musculaires lisses persistent, mais on ne peut plus reconnaître les fibres isolées ; à leur place, on trouve des noyaux étroits, longs, analogues à des bâtonnets, enfouis dans une substance striée qui forme la base du tissu. Aussi, même à cette période de développement, ne peut-on dire que la tumeur est un fibrome pur. Son activité biologique se trouve en conséquence limitée, et c'est précisément dans ces formes qu'on voit apparaître les processus dégénératifs. Quelquefois c'est le tissu musculaire qui se développe d'une façon prépondérante, et la tumeur constitue alors un myôme pur, mais cela est rare ; en général, la formation du tissu musculaire marche de pair avec le développement musculaire, et il en résulte une alimentation nutritive plus riche ; cependant on observe quelquefois des tumeurs presque entièrement composées de fibres musculaires lisses, ayant une couleur d'un rouge grisâtre, à l'aspect obscurément transparent du tissu musculaire utérin normal, et qui sont nettement contractiles. »

« Les vaisseaux des fibro-myômes peuvent se développer d'une façon en quelque sorte hyperplasique ; les espaces lymphatiques se dilatent en kystes à parois lisses, dépourvues de membrane spéciale, et remplis d'un liquide limpide et clair. Ce travail commence au centre de la tumeur, au voisinage immédiat des plus gros vaisseaux, et les kystes se montrent fréquemment sous forme de prolongements étroits qui s'étendent dans les parois connectives qui séparent les nodules isolés, ou bien sous forme de chapelets disposés en colonnes. Les fibro-myômes kystiques de l'utérus peuvent atteindre des dimensions très considérables, surtout quand, comme cela arrive fréquemment, de nouvelles productions hétérologues, et principalement myxomateuses et sarcomateuses, viennent s'y associer. On trouve aussi des kystes simples d'un volume considérable entourés de tous côtés par de la substance musculaire. Habituellement le liquide qu'ils contiennent présente une coloration d'un rouge brun sombre due à du sang altéré, les parois sont villeuses, la cavité est traversée par des trabécules musculaires. Dans ces cas, un ramollissement des parois semble avoir été la cause de l'augmentation de volume des espaces lymphatiques kystiques. »

« On trouve fréquemment des vaisseaux sanguins ectasiés ayant le caractère veineux, ainsi que je l'ai déjà indiqué plus haut, au voisinage des myômes, vaisseaux qui contribuent considérablement dans les formes où le fibro-myôme se détache de la paroi utérine, au relâchement des connexions qui existent entre la tumeur et le tissu utérin. C'est dans ces cas qu'on voit le plus fréquemment les saignements qui caractérisent les formes sousmuqueuses ; il s'ensuit une séparation partielle de la surface amincie par la traction de la tumeur qui détermine l'ouverture des vaisseaux. Dans ce dernier cas, la dilatation des vaisseaux sanguins se produit en partie d'une façon passive, en même temps que les ectasies des vaisseaux sanguins qui occupent le tissu de la tumeur se font d'une manière active, ces vaisseaux y étant probablement prédisposés dès l'origine de la tumeur. Virchow distingue cette forme avec juste raison sous le nom de myôme télangiectasique (myôme télangiectode ou caverneux). Leur structure correspond complètement à celle des fibro-myômes complexes, mais la substance musculaire est prépondérante, tandis que le tissu connectif a diminué. Les volumineuses cellules musculaires, disposées en faisceaux, sont en contact immédiat avec les parois vasculaires qui consistent en une seule couche de cellules endothéliales de grandes dimensions, et qui se détachent facilement sous forme de fuseaux. Dans les points où ce développement est beaucoup plus avancé, le tissu ressemble absolument au tissu érectile des corps caverneux, où de minces parois séparent les larges sinus les uns des autres ; aussi voyons-nous, sur une coupe longitudinale, des vaisseaux dilatés à parois lisses qui conduisent à de larges sinus vasculaires à la périphérie des nodules des tumeurs. Je pourrais donner aux espaces caverneux qui occupent les nodules, en raison de leur structure, le nom de capillaires ectasiés. Les fibres musculaires lisses de ces tumeurs sont extrêmement contractiles ; sur les préparations récemment durcies, on peut voir des flexions régulières des faisceaux dans le sens transversal, dues au travail de durcissement, absolument comme cela se produit sur le tissu musculaire lisse traité de la même façon. Cela explique les changements de réplétion souvent très rapides des vaisseaux sanguins et l'augmentation de volume qu'on observe souvent dans ces tumeurs, qui peuvent arriver, suivant Kiwisch, à être le double du volume de l'utérus. C'est pour cela qu'il faut en distinguer l'augmentation ou la diminution lente de volume de l'organe, qui dépendent de l'état de réplétion des espaces lymphatiques en forme de fente, particulièrement au voisinage des myômes télangiectasiques. »

Je viens de citer textuellement l'auteur, parce qu'il donne ce qu'il y a de plus nouveau sur ce sujet et que je n'ai rien de personnel à dire sur le développement de ces tumeurs au début.

Les tumeurs fibreuses de l'utérus ne sont pas nuisibles par elles-mêmes, mais en général elles donnent naissance à un grand trouble mécanique par leur volume et leur poids. L'hémorragie accompagnée de troubles menstruels due à la gêne de la circulation sera donc un des premiers symptômes. A mesure que la tumeur augmentera de volume, on verra apparaître certains déplacements de l'utérus, dus principalement à la rétroversion et au prolapsus. De bonne heure, les fonctions vésicales et rectales ne se font plus bien, par suite de la pression, et l'irritation de la vessie, la constipation et la formation des hémorroïdes donnent lieu à de grandes souffrances. De plus, si la tumeur reste enclavée dans le bassin, la pression continue exercée sur les nerfs et les vaisseaux sanguins qui se rendent aux extrémités inférieures donne souvent naissance à des douleurs vives et à de sérieuses conséquences par suite de l'obstruction de la circulation. Si la tumeur continue à se développer et occupe la cavité abdominale, on peut voir la mort survenir par épuisement. On voit l'anémie se produire de bonne heure par suite des pertes de sang continuelles, et l'état d'épuisement est, à la longue, complété par les troubles fonctionnels dus à la pression continue exercée sur l'estomac, les poumons, le cœur et les reins.

1° Une tumeur ou une série de tumeurs peut, par augmentation de volume, comprendre l'utérus tout entier et donner naissance aux conséquences que je viens de décrire.

2° La tumeur peut se développer vers la surface externe de l'organe, ou vers le canal utérin. Si elle se porte vers la surface externe, on lui donne le nom de fibroïde sous-péritonéal. Ce fibroïde peut rester en partie engagé dans la paroi utérine, ou au contraire en être complétement dégagé et ne plus y être relié que par le revêtement péritonéal et un peu de tissu connectif. On a alors affaire au fibroïde sous péritonéal pédiculé, dont la vitalité est minime, puisqu'il n'est plus que fort peu nourri. Ce fibroïde peut rester en cet état et subir peu à peu quelque dégénérescence. Le poids d'une tumeur comme celle qui est représentée par la figure 156, près du fond, peut amener la formation d'un pédicule si mince que la masse peut à un moment donné se séparer de l'utérus, par suite d'une violence. La présence de la tumeur détachée peut causer une irritation à la manière d'un corps étranger et donner naissance à de la péritonite et à ses conséquences. La masse peut s'enkyster dans le bassin et parfois se détruire par formation de cellulite et d'abcès ; ou bien elle peut former de nouvelles attaches et recevoir une quantité de sang suffisante pour pouvoir continuer à se développer.

Un fibroïde sous-muqueux peut être graduellement refoulé du tissu utérin

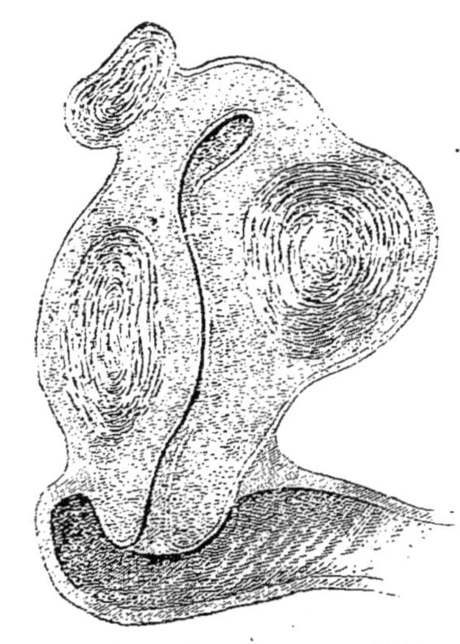

Fig. 156. — Fibroïdes interstitiels sous-péritonéaux.

dans le canal, comme cela se fait sous le péritoine. Ce phénomène se produit sous l'influence des contractions du tissu utérin qui chassent la tumeur du côté qui offre le moins de résistance. A mesure que la tumeur avance dans le canal, elle est recouverte par la membrane muqueuse. Lorsqu'elle est favorablement située, la tumeur se pédiculise, et on lui donne alors le nom de polype.

On enseigne généralement que chaque tumeur est entourée d'une capsule distincte. Cela est un point très important, qui demande à être établi d'une façon définitive. Bien que je ne veuille pas mettre en question l'opinion des pathologistes, ne pouvant appuyer mes impressions sur une étude minutieuse des tissus, je dois dire cependant que ce que j'ai observé dans un grand nombre de cas ne me permet pas d'admettre l'existence d'un semblable revêtement. Lorsque la tumeur s'accroît rapidement, elle ne peut certainement être entourée ou isolée par une capsule. On ne peut concevoir une disposition de ce genre qu'après que la tumeur a cessé de grossir. A mesure que la tumeur se développe, elle semble incorporer le tissu utérin en avant de la limite réelle de la tumeur, sans produire tout d'abord un changement marqué dans la structure, comme une goutte d'eau le ferait sur un morceau de sucre, traversant toute la masse avant d'effectuer la solution de chaque portion successive. L'expérience m'a appris qu'une tumeur fibreuse, pendant qu'elle augmente de volume, ne peut être énucléée comme s'il y avait une capsule. On peut l'arracher de force du tissu utérin, mais on le fera aux dépens de son intégrité, puisqu'on laissera adhérentes à l'utérus des portions de la tumeur, et qu'on trouvera du tissu utérin sain sur la surface déchirée de la tumeur. Lorsqu'un fibroïde a cessé de croître, et qu'il a été longtemps soumis à la compression par les contractions utérines, on peut avec la plus grande facilité l'extraire de son lit, et sa surface sera lisse comme si elle était recouverte par une capsule. Mais en réalité la tumeur n'a pas acquis un revêtement membraneux distinct, et ce qui favorise l'énucléation c'est simplement une différence dans le degré de densité du tissu entre le fibroïde dur et le tissu utérin. Après avoir fait macérer un fibroïde dur, j'ai réussi à séparer des portions de quatre à cinq couches de revêtements, ressemblant aux couches concentriques d'un oignon, chaque couche étant plus mince à mesure que j'avançais vers le centre de la tumeur; la couche la plus interne se fondait avec le tissu fibreux vrai. Au *Woman's Hospital*, il m'est arrivé une fois d'énucléer accidentellement un fibroïde de son revêtement externe. Je séparai plus tard ce dernier, sans difficulté, du tissu utérin, et je supposai à ce moment que c'était la paroi épaisse d'un kyste.

3° Si la tumeur reste interstitielle, elle recevra une quantité de sang beaucoup plus faible que si elle était située immédiatement sous la membrane muqueuse. Elle reste souvent alors passive, et, se trouvant soumise à la pression continue de la contraction utérine, elle devient à la longue extrêmement dense, et il est assez fréquent qu'elle subisse la dégénérescence calcaire. On a comparé ce changement de structure à une formation de corail présentant de petits interstices, comme dans la portion spongieuse de l'os. C'est une dégénérescence du tissu propre, n'amenant pas de changement dans le nombre des vaisseaux et dans leur trajet à travers la portion poreuse. Ces masses sont parfois expulsées de l'utérus et ont été mentionnées par quelques écrivains, qui ne connaissaient pas leur mode de formation. J'ai trouvé cette dégénérescence au centre d'une seconde tumeur, ce qui prouvait que la première avait cessé de se développer et avait subi cette dégénérescence, et que plus tard elle avait été comprise et enveloppée dans une seconde tumeur qui s'était développée et qui avait une origine absolument différente.

L'utérus se désagrège parfois en un certain nombre de tumeurs distinctes, comme j'ai eu l'occasion de l'observer.

OBSERVATION LI. — Il y a quelques années, on m'amenait au *Woman's Hospital* une femme présentant une énorme tumeur fibreuse et absolument épuisée. Pendant plusieurs années, elle n'avait pas eu d'hémorragie et pendant cette période la tumeur n'avait semblé grossir que fort peu. Mais par suite de la pression exercée par la tumeur et de son grand poids, la malade avait continuellement souffert. On ne pouvait rien faire pour la guérir, car elle était trop épuisée pour qu'on pût tenter l'enlèvement de l'utérus, si on l'avait jugé utile. Elle était extrêmement émaciée. Elle mourut d'épuisement quelques jours après son admission.

Lorsqu'on ouvrit l'abdomen, on trouva une tumeur constituée par une masse de nodules conglomérés semblant réunis par une mince capsule qui permettait d'en voir et d'en sentir les inégalités. On ne maintenait ouvert l'utérus qu'avec grande difficulté et sur des coupes on avait l'aspect représenté sur la figure 157. Le tissu utérin était converti en centaines de fibroïdes de tout volume, mais n'ayant entre eux que de faibles connexions de tissu. Ces tumeurs s'étaient développées jusqu'à ce que les vaisseaux utérins se fussent oblitérés, et seules les masses externes pouvaient recevoir des éléments nutritifs de la circulation. En somme, c'étaient des corps étrangers. Dans la masse, on trouva plusieurs tumeurs qui avaient subi la dégénérescence calcaire comme on le voit sur la figure.

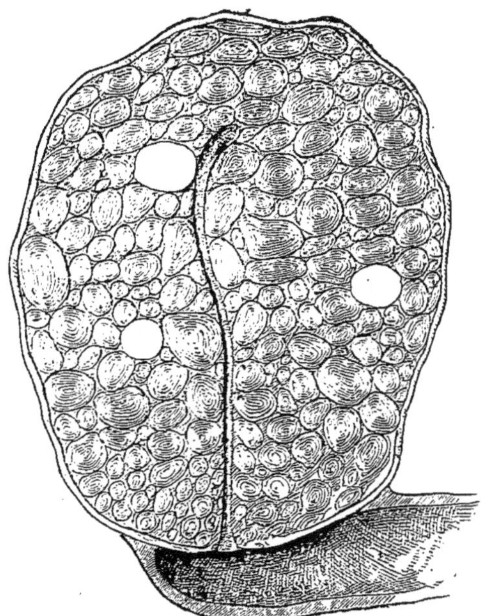

Fig. 157. — Fibroïdes multiples.

4° Quelquefois les tumeurs fibreuses se désagrègent et sont résorbées. Sous l'influence d'un traumatisme direct, ou pendant l'état puerpéral, la masse peut, après s'être escarrifiée, subir la désagrégation purulente, et ce travail se complique presque toujours de symptômes d'empoisonnement du sang. Quelquefois ces tumeurs sont résorbées et disparaissent rapidement après avoir atteint un degré de développement où leur alimentation sanguine semble être interceptée.

Observation LII. — J'ai observé pendant plusieurs années une dame qui était lingère chez moi. Elle avait un fibroïde bien net de la paroi antérieure de l'utérus, du volume d'un œuf de poule, qui déterminait une grande irritation de la vessie, et elle souffrait en outre d'hémorragies constantes. Je la traitai pendant six mois sans résultats ; la tumeur continuait à grossir. Dix-huit mois plus tard, elle m'apprit qu'elle avait passé plusieurs semaines sans perdre. En l'examinant, je fus surpris de trouver que la tumeur avait considérablement diminué de volume, et deux mois plus tard l'utérus avait son volume normal, on ne trouvait plus le moindre vestige du fibroïde. La tumeur sous l'influence d'une cause quelconque avait probablement subi la dégénérescence et avait été résorbée.

J'ai observé trois femmes, atteintes de fibrome de la paroi antérieure qui disparut au cours d'une grossesse. L'une de ces dames accupait une grande position et habitait Brooklyn ; ma réputation souffrit beaucoup, dans l'entourage de la famille, de la résorption du fibroïde.

OBSERVATION LIII. — Cette dame était mariée depuis un certain nombre d'années et n'avait pas d'enfant. Je fus appelé à la voir parce qu'elle souffrait beaucoup d'une compression exercée sur le rectum, qui augmentait et se compliquait de rétention d'urine. Je trouvai l'utérus en rétroversion, le col placé derrière la symphyse, et l'organe contenait un fœtus de trois mois environ. Au-dessous du pubis, je trouvai un fibroïde sous-péritonéal de la paroi antérieure de l'utérus, placé immédiatement au-dessous de la jonction du vagin. On le sentait facilement à travers la paroi abdominale. Après avoir vidé la vessie, je plaçai la malade dans la position génupectorale, les vêtements lâches afin que les parois abdominales fussent bien libres. Je pus alors, au moyen d'une pression exercée par le rectum aidée de la force de la gravité, faire sortir l'utérus du bassin, de telle sorte que le col occupait alors la place qu'occupait le corps avant l'opération. La guérison était complète, mais une question se posait : Pouvait-on laisser aller la grossesse à terme sans danger ? Ne me considérant pas comme compétent, j'appelai le Dr George Elliot en consultation. Il l'examina plusieurs fois, mesura le bassin et conclut qu'elle pouvait aller à terme. Je la lui confiai, et à ma demande elle vint habiter près de chez lui. Le Dr Elliot la vit plusieurs fois pendant sa grossesse, mais ne crut pas devoir faire d'examen après le cinquième mois. Comme cela arrive souvent au moment de l'accouchement, le Dr Elliot était absent et le mari affolé fit appeler le Dr Budd. Le travail fut très facile, et le Dr Budd ne connaissant rien de l'histoire de la malade, et ne trouvant pas de tumeur, exprima le doute qu'elle eût jamais existé. Le Dr Elliot et moi pouvions seuls vérifier l'assertion du Dr Budd qu'il n'y avait pas de tumeur à ce moment, mais nous fûmes dénoncés pour notre ignorance et pour l'anxiété que nous avions causée.

Le second cas est celui d'une malade du *Woman's Hospital* que soignait le Dr R. C. Page alors qu'il était chirurgien résident de cet hôpital. J'examinai plusieurs fois la malade pendant son séjour à l'hôpital. Elle devint plus tard enceinte, et après son accouchement je m'aperçus que la tumeur avait disparu. J'ai vérifié le fait par un examen, et la femme est restée plusieurs années sous l'observation du Dr Page sans que la tumeur ait reparu.

L'autre cas appartient à ma clientèle privée, et il n'y a que moi qui l'ait vu. La tumeur était plus petite que dans les autres cas, mais je me souviens bien qu'elle a disparu pendant la grossesse.

On voit quelquefois les fibroïdes donner naissance à du sarcome ou à du carcinome. J'ai observé plusieurs cas où le tissu d'un fibroïde simple se transforma rapidement en un sarcome. A propos de ces tumeurs, Klebs dit ce qui suit : « Des productions hétéroplastiques s'associent aux nouvelles productions hyperplastiques, et on voit se produire dans les fibro-myômes de l'utérus des développements myxomateux et sarcomateux. Les formations épithéliales manquent complètement, et il n'y a que dans les cas où le fibro-myôme s'étend à la surface de la membrane muqueuse qu'on peut voir se développer le carcinome vrai. »

Le développement du carcinome se fait dans le myôme de la même manière que dans le tissu musculaire utérin normal, d'une façon continue ou intermittente. Le développement du tissu myxomateux ou sarcomateux tire son origine du voisinage des vaisseaux, et se limite généralement à certaines parties de la tumeur qui, dans quelques cas, subissent un ramollissement gélatineux, et dans d'autres se transforment en un tissu fibreux, gris blanchâtre. Ce dernier prolifère considérablement et donne lieu à une augmentation de volume considérable de la tumeur, qui siège le plus souvent d'un côté. Nous avons déjà parlé de ce sujet à propos des différentes formes d'affection maligne.

Il n'est pas impossible qu'un anévrisme puisse se développer dans l'épaisseur ou à la surface d'une tumeur fibreuse de l'utérus, par dilatation d'un ou plusieurs de ses principaux vaisseaux. Son existence serait indiquée par le murmure anévrismal ou thrill, qu'on peut percevoir au niveau de la tumeur. Le diagnostic doit être souvent très obscur, et le traitement, lorsque la tumeur est placée de façon à rendre son enlèvement ou l'application d'une ligature impossible, consiste nécessairement dans l'ablation de l'utérus et des annexes. On ne doit pas espérer obtenir la guérison par la pression continue. Un cas très intéressant d'anévrisme supposé, compliquant une tumeur fibreuse, s'est présenté dans la pratique du D\r E. Forée, de Louisville (Kentucky), pour lequel on avait émis différentes opinions. Le D\r W. Atlee fut consulté et recommanda de pratiquer une opération parce qu'il croyait à l'existence d'un anévrisme. Il essaya d'enlever la tumeur avec l'utérus mais la malade mourut avant l'achèvement de l'opération. Malheureusement, la terminaison de l'opération fut si précipitée par suite de l'état de la malade que le sac fut rompu, s'il existait un anévrisme. Une dissection de la tumeur faite ultérieurement ne permit pas de reconnaître s'il y avait un véritable sac anévrismal, ou seulement un kyste auquel les vaisseaux environnants communiquaient la pulsation et le murmure.

Le D\r C. Wing[1], de Boston, a publié un cas à la suite duquel le D\r Albert Blodgett a ajouté la description de ce qu'on avait trouvé à l'autopsie. Un anévrisme vrai existait à la surface de la tumeur, et il y avait un anévrisme vrai volumineux dans la substance de la tumeur elle-même. On vit aussi qu'en plusieurs points les tissus de la tumeur avaient subi la dégénérescence sarcomateuse. Le D\r Wing fait une remarque importante, en montrant le le danger qu'il y a parfois de blesser ou de comprendre l'uretère dans la ligature, lorsqu'on essaie d'enlever une volumineuse tumeur fibreuse et l'utérus, juste au-dessus de la jonction du vagin.

Étiologie des tumeurs fibreuses de l'utérus.

Les statistiques et les chiffres qu'on obtient par l'étude générale de la menstruation n'indiquent pas qu'on ait quelquefois trouvé des tumeurs fibreuses au moment de la puberté. Ces tumeurs apparaissent rarement avant l'âge de vingt-cinq ans chez les femmes non mariées, elles se montrent à un âge plus avancé chez les femmes stériles, et à un âge beaucoup plus avancé encore chez les femmes fécondes. Il est impossible d'établir avec exactitude l'âge auquel ces tumeurs apparaissent le plus habituellement, parce que leur développement se fait en général lentement au début, et qu'elles peuvent exister pendant un temps très long avant qu'on reconnaisse leur présence. On ne peut le donner qu'approximativement, d'après l'âge moyen auquel les malades

---

[1] Wing, *Medical Record* du 3 janvier 1880.

sont venues demander avis au médecin, et il est rare que ce soit avant que la tumeur ait atteint un volume suffisant pour donner lieu à des hémorragies ou à d'autres troubles. Nous pouvons aussi nous renseigner sur la rapidité du développement, d'après le temps qui s'est écoulé depuis la naissance du dernier enfant, car on sait que le fibroïde est une cause de stérilité. Le tableau XL donne l'âge auquel deux cent vingt-cinq femmes atteintes de tumeurs fibreuses furent examinées pour la première fois. La femme la moins âgée avait 18 ans; elle n'était pas mariée; ensuite vient une femme stérile, âgée de 22 ans; une de 23; 10 avaient entre 24 et 25 ans, et il y en avait une âgée de 58 ans.

TABLEAU XL — AGES AUXQUELS 225 FEMMES ATTEINTES DE TUMEURS FIBREUSES ONT ÉTÉ EXAMINÉES POUR LA PREMIÈRE FOIS

	AGE AU MOMENT DE LA PREMIÈRE CONSULTATION	15 à 20	20 à 25	25 à 30	30 à 35	35 à 40	40 à 45	45 à 50	50 à 55	55 à 60	Total
FIBROÏDES	F. non mariées	. . .	2	2	4	6	4	. . .	2	. . .	20
	stériles	. . .	3	9	11	7	3	3	1	. . .	37
	fécondes	. . .	2	4	19	18	12	7	. . .	. . .	62
	TOTAL	. . .	7	15	34	31	19	10	3	. . .	119
TUMEURS FIBREUSES	F. non mariées	1	2	2	7	4	3	5	1	. . .	25
	stériles	. . .	1	3	7	2	11	. . .	2	. . .	26
	fécondes	. . .	. . .	3	10	5	7	8	1	3	37
	TOTAL	1	3	8	24	11	21	13	4	3	88
TUMEURS FIBRO-KYSTIQUES	F. non mariées	. . .	. . .	. . .	. . .	1	1	. . .	. . .	. . .	2
	stériles	. . .	1	. . .	1	. . .	. . .	. . .	. . .	. . .	2
	fécondes	. . .	1	2	. . .	5	1	2	1	2	14
	TOTAL	. . .	2	2	1	6	2	2	1	2	18
RÉSUMÉ	F. non mariées	1	4	4	11	11	8	5	3	. . .	47
	stériles	. . .	5	12	19	9	14	3	3	. . .	65
	fécondes	. . .	3	9	29	28	20	17	2	5	113
	TOTAL	1	12	25	50	48	42	25	8	5	225
	TANT POUR CENT POUR CHAQUE PÉRIODE	0.44	5.33	11.11	26.17	21.33	18.62	11.11	3.55	2.22	

C'est entre trente et trente-cinq ans qu'on rencontre le plus souvent les productions fibreuses. Mais si nous ne tenons compte que des femmes atteintes de fibroïdes et de tumeurs fibreuses, nous trouvons comme âge moyen pour les fibroïdes 35 ans 26, et pour les tumeurs fibreuses 38 ans 04 (voir tableau XLI). Il est naturel de supposer que la femme stérile demande avis à un âge plus précoce, en vue de faire disparaître son état de stérilité, et que cela nous donne l'occasion de reconnaître plus tôt la tumeur. Mais d'un autre côté l'augmentation de volume de l'abdomen par le fait d'une tumeur fibreuse doit être prise par erreur au début, par la femme stérile aussi bien que par la femme féconde, pour une grossesse, ce qui doit retarder l'examen ; il n'en doit pas être ainsi cependant pour les femmes non mariées, car elles doivent naturellement chercher plus tôt une explication.

TABLEAU XLI. — AGES MOYENS AU MOMENT DE LA PREMIÈRE
CONSULTATION DES FEMMES
ATTEINTES DE FIBROIDES ET DE TUMEURS FIBREUSES

FIBROIDES	AGE MOYEN	TUMEURS FIBREUSES	AGE MOYEN
F. non mariées.	37 55	F. non mariées.	35.75
stériles.	33.43	stériles.	37.51
fécondes.	35.64	fécondes.	40.28
Sur toutes les femmes.	35.26	Sur toutes les femmes. . . .	38.45

Le développement de ces tumeurs est retardé par la grossesse et même par le mariage, car les femmes stériles sont moins exposées que les vieilles filles, mais à leur tour elle y sont plus exposées que les femmes qui ont eu des enfants. Si nous acceptons comme exacte la proportion relative des femmes non mariées, stériles et fécondes donnée dans le tableau III, au chapitre de la menstruation, on voit que les femmes non mariées sont les moins susceptibles d'être atteintes de fibroïdes, que les femmes stériles le sont beaucoup plus (remarquez l'effet des fibroïdes qui causent la stérilité), tandis qu'il n'y a qu'un très petit nombre de femmes fécondes qui en soient atteintes.

Le tableau XLII montre que sur le total des femmes atteintes de fibroïdes, 13,37 pour 100 étaient célibataires et 50,30 pour 100 étaient fécondes. On voit donc que ces deux classes de femmes sont de 4 pour 100 moins exposées à ces tumeurs que la moyenne des femmes observées. Mais le tableau montre que les femmes stériles y sont environ 10 pour 100 plus exposées.

J'ai déjà établi que la distinction qu'on a faite entre le fibroïde et la tumeur fibreuse est une distinction conventionnelle. Pour la commodité clinique, j'ai admis que les fibroïdes deviennent des tumeurs fibreuses quand ils augmentent de volume, mais je ne puis indiquer le moment exact ou il est convenable de se servir d'un des termes plutôt que de l'autre. Mais lorsque ces tumeurs deviennent si volumineuses qu'elles sont forcées de sortir du bassin, on peut leur donner le nom de tumeurs.

Le tableau XLIII ne comprend que des cas de tumeurs fibreuses de cette espèce. Le point capital qui ressort de ce tableau, c'est l'influence que le mariage et la grossesse semblent avoir sur ces tumeurs. On voit que les femmes non mariées sont deux fois plus exposées à cette forme de maladie que la moyenne générale des femmes, tandis que les femmes stériles et fécondes y sont un peu moins exposées que la moyenne générale ; les femmes fécondes sont de 13 pour 100 au-dessous de cette moyenne.

Nous pouvons soutenir sans craindre de nous tromper que toutes les femmes, au début de la nubilité, sont aussi exposées au développement des fibroïdes. La marche du développement de la tumeur est cependant non seulement maintenue en échec par le mariage et la grossesse, mais encore nous avons vu que ces tumeurs disparaissent parfois pendant ou après la grossesse.

Entre trente et quarante ans, la femme non mariée est deux fois plus sujette aux tumeurs fibreuses que la femme stérile et la femme féconde. J'ai déjà touché à ce sujet, lorsque j'ai parlé des causes de la maladie et j'ai fait remarquer que c'était là un des tributs que paient les femmes non mariées pour leur célibat. Il semble qu'il soit dans les desseins de la nature que l'utérus subisse les modifications qui dépendent de la grossesse et de la lactation environ tous les trois ans pendant la période où la femme peut devenir enceinte, et que si l'utérus n'est pas physiologiquement occupé au travail de l'enfantement, un fibroïde se transformera d'autant plus rapidement en tumeur fibreuse que la femme avancera en âge. Il en sera de même pour les femmes mariées qui auront cherché à empêcher la conception, aussi bien que pour celles qui auront été stériles pour une cause quelconque involontaire, mais à un moindre degré. Enfin, la femme qui peut avoir été féconde dans son jeune âge, mais qui est restée stérile pendant de longues années, par suite d'une cause accidentelle, peut voir se développer une tumeur, mais elle y est moins exposée parce qu'elle a mis au monde une fois un enfant.

Nous avons condensé dans le tableau XLIV tous les faits qui concernent les fibroïdes et les tumeurs fibreuses et que nous avons indiqués dans les deux tableaux précédents ; on voit que la susceptibilité des femmes non mariées et stériles pour ces tumeurs est plus grande que celle de la moyenne prise sur toutes les femmes observées, tandis qu'elle est moindre pour les femmes qui ont été imprégnées.

Nous trouverons dans le tableau XLII l'âge moyen au moment de la puberté et au moment du mariage pour chaque condition, et nous y donnons aussi le siège du fibroïde en regard de chaque condition, mais il nous est impossible d'en tirer des déductions définitives.

On trouvera le même renseignement dans les tableaux XLIII et XLIV pour les tumeurs fibreuses et pour toutes les productions fibreuses. Dans le tableau XLIV, on peut voir que l'âge moyen au moment du mariage pour les femmes stériles a été 23 ans 15 ; pour les femmes fécondes, 21 ans 20 ; et la moyenne pour les deux classes, 22 ans 04. Il ressort de ces chiffres que le mariage présente un avantage, c'est qu'il limite la susceptibilité aux tumeurs fibreuses. Pour cent quatre-vingt-dix femmes observées, atteintes de différentes maladies, l'âge moyen au moment du mariage a été 22 ans 31 ; la moyenne pour toutes les femmes qui ont été imprégnées a été 20 ans 76, tandis que pour les femmes stériles elle a été de 22 ans 39. On voit donc que

TABLEAU XLII — SIÈGE DES TUMEURS FIBROIDES ET AGE AU MOMENT DE LA PUBERTÉ, ETC.

AGE AU MOMENT DE LA PREMIÈRE MENSTRUATION	10	11	12	13	14	15	16	17	18	19	RÉSUMÉ — EN AVANT	EN ARRIÈRE	A DROITE	A GAUCHE	TOTAL	TANT POUR CENT	AGE MOYEN AU MOMENT DE LA PUBERTÉ	AGE MOYEN AU MOMENT DU MARIAGE
Situation du fibroïde chez les femmes non mariées — En avant de l'utérus		1	1	1	2		2				7						13.71	
En arrière				1	5	2	1	2				11					14.81	
A droite				1		1							2				14.00	
A gauche							1							1			16.00	
Total		1	1	3	7	3	4	2							21		14.42	
Tant pour cent		4.76	4.76	14.28	33.33	14.28	19.04	9.52			33.33	52.38	9.52	4.76		13.37		
Situation du fibroïde chez les femmes stériles — En avant		1	1	5	2	3	2	4		2	20						14.95	22.70
En arrière	2	1	4	9	2	6	3		1			28					13.57	23.53
A droite			1		1		1						3				14.00	22.00
A gauche			1	1	1	1	1	1						6			14.50	22.33
Total	2	2	7	15	6	10	7	5	1	2					57		14.17	23.03
Tant pour cent	3.50	3.50	12.28	26.31	10.52	17.54	12.28	8.72	1.75	3.50	35.08	49.12	5.26	10.52		30.30		
Situation du fibroïde chez les femmes fécondes qui ont été à terme et n'ont jamais fait de fausse couche — En avant				2	4	1	4	1			12						14.83	19.58
En arrière			2	2	7	6	5	2	1			25					14.80	20.08
A droite				1	1								2				13.50	22.50
A gauche			1	2	2		2			1				8			14.61	18.37
Total			3	7	14	7	11	3	1	1					47		14.72	20.08
Tant pour cent			6.38	14.89	29.78	14.89	23.40	6.38	2.12	2.12	25.53	53.19	4.25	17.02				
Situation du fibroïde chez les femmes qui ont été à terme et ont fait aussi des fausses couches — En avant			1	1	1		2				5						14.20	17.60
En arrière		1	2	4	5	2	2	1				17					13.88	19.23
A droite					1								1				14.00	21.00
A gauche					1	1								2			14.50	17.00
Total		1	3	5	8	3	4	1							25		14.00	18.80
Tant pour cent		4.00	12.00	20.00	32.00	12.00	16.00	4.00			20.00	68.00	4.00	8.00				
Situation du fibroïde chez les femmes qui n'ont jamais été à terme et ont fait des fausses couches — En avant						1		2			3						16.05	19.33
En arrière				1	1		1					3					14.66	21.00
A droite																		
A gauche						1								1			15.00	18.00
Total				1	1	2	1	2							7		15.28	19.85
Tant pour cent				14.28	14.28	28.57	14.28	28.57			42.85	42.85		14.28				
N. total des femmes réglées à chaque age.		1	6	13	23	12	16	6	1	1	20	45	3	11	79		14.54	19.63
Tant pour cent		1.26	7.59	16.45	29.11	15.19	20.25	7.59	1.26	1.26	25.31	56.90	3.79	13.92		50.30		
Nombre total.	2	4	14	31	36	25	27	13	2	3	47	84	8	18	157		14.39	18.02
Tant pour cent	1.27	2.54	8.91	19.74	22.93	15.92	17.19	8.28	1.27	1.90	29.93	53.50	5.09	11.46				

TABLEAU XLIII — TUMEURS FIBREUSES CHEZ LES FEMMES NON MARIÉES, STÉRILES ET FÉCONDES.

TUMEURS FIBREUSES TROUVÉES CHEZ LES	10	11	12	13	14	15	16	17	18	19	INCONNU	RÉSUMÉ	TANT POUR CENT	AGE MOYEN A LA PUBERTÉ	AGE MOYEN AU MOMENT DU MARIAGE
femmes non mariées	1	1	3	4	6	3	3	1	....	2	2	26	31.70	14.19	
stériles	1	1	3	4	2	3	2	4	....	....	1	21	25.60	14.09	23.47
fécondes	....	1	6	4	8	5	4	2	1	....	4	35	42.68	14.14	24.68
TOTAL	2	3	12	12	16	11	9	7	1	2	7	82	....	14.14	24.23
TANT POUR CENT	2.43	3.65	14.63	14.63	28.04	13.41	10.98	8.53	1.21	2.43					

l'âge moyen au moment du mariage pour les femmes stériles et pour les femmes fécondes qui ont été atteintes de tumeurs fibreuses a été plus élevé que la moyenne générale.

La localisation des fibroïdes dans les parois utérines est déterminée par une loi inconnue mais qui existe évidemment, car on trouve environ la moitié de ces tumeurs sur la paroi postérieure. Par ordre de fréquence, on les trouve ensuite en avant, puis à gauche, puis enfin sur le côté droit. Lorsqu'un fibroïde augmente de volume et devient une tumeur fibreuse, règle générale on en voit apparaître d'autres, et à la longue elles font tellement corps avec l'utérus qu'il est absolument impossible de leur fixer un siège spécial.

TABLEAU XLIV — RÉSUMÉ DES TABLEAUX XLII ET XLIII RÉUNIS

FIBROÏDES ET TUMEUR FIBREUSES CHEZ LES	TUMEURS FIBREUSES	FIBROÏDES SITUÉS EN AVANT	FIBROÏDES SITUÉS EN ARRIÈRE	FIBROÏDES SITUÉS A DROITE	FIBROÏDES SITUÉS A GAUCHE	RÉSUMÉ	TANT POUR CENT	AGE MOYEN AU MOMENT DE LA PUBERTÉ	AGE MOYEN AU MOMENT DU MARIAGE
femmes non mariées	26	7	11	2	1	47	19.66	14.29	
stériles	21	20	28	3	6	78	32.63	14.15	23.15
fécondes	35	20	45	3	11	114	47.69	14.42	21.20
TOTAL	82	47	84	8	18	239	...	14.30	22.04
TANT POUR CENT	34 30	19.66	35.14	3.34	7.53				

Nous donnons dans le tableau XLV le nombre des femmes atteintes de fibroïdes et de tumeurs fibreuses qui, sous le rapport de la menstruation, ont été régulièrement réglées dès le début, ne l'ont été qu'au bout d'un certain temps, et qui ne furent jamais régulièrement réglées. Nous donnons aussi en résumé la proportion des femmes non mariées, stériles et fécondes qui ont été atteintes soit de fibroïdes soit de tumeurs fibreuses. Ce tableau confirme sous une autre forme les idées que nous avons déjà exprimées à propos des tumeurs fibreuses sur la susceptibilité relative des femmes non mariées, stériles et fécondes.

En comparant ce tableau avec le tableau III, qui indique la régularité de la menstruation pour toutes les femmes observées, il devient évident que celles qui furent atteintes plus tard de tumeurs fibreuses étaient en excellente santé au moment de la puberté, autant qu'on peut en inférer d'après l'état de l'écoulement menstruel. La proportion de ces femmes qui furent régulièrement réglées dès le début est essentiellement la même que la moyenne générale. Un nombre plus considérable de femmes furent régulièrement réglées dans la suite. et la proportion des femmes qui ne le furent jamais est plus petite que la moyenne générale.

Il faut comparer le tableau XLVI et le tableau V, au sujet de l'existence ou de l'absence de douleur lors de la première apparition de l'écoulement menstruel à la puberté.

TABLEAU XLV — DES TUMEURS FIBREUSES DANS LEUR RAPPORT AVEC LA RÉGULARITÉ DANS LA MENSTRUATION

	ÉTAT DE LA MENSTRUATION AU MOMENT DE LA PUBERTÉ	F. NON MARIÉES	F. STÉRILES	F. FÉCONDES	TOTAL ET T.NT POUR CENT
FIBROÏDES	Régulièrement réglées dès le début..	17	33	50	100
	Tant pour cent..	80.95	62.26	75 75	71.14
	Régulièrement réglées dans la suite.	4	12	14	30
	Tant pour cent.	19.04	22.64	21.21	21.42
	Toujours irrégulièrement réglées.	. . . . .	8	2	10
	Tant pour cent.	. . . . .	15.09	3.c3	7.14
	TOTAL.	21	53	66	140
	TANT POUR CENT.	15.00	37.85	47.14	64.81
TUMEURS FIBREUSES	Régulièrement réglées dès le début.	18	14	22	54
	Tant pour cent.	72.00	75.c0	70.96	71.c5
	Régulièrement réglées dans la suite.	4	5	8	17
	Tant pour cent.	16.00	25.00	25.80	22.36
	Toujours irrégulièrement réglées.	3	1	1	5
	Tant pour cent.	12.00	5.00	3 .22	6.67
	TOTAL.	25	20	31	76
	TANT POUR CENT.	32.83	26.31	40.78	35.18
RÉSUMÉ	Régulièrement réglées dès le début.	35	47	72	154
	Tant pour cent.	76.08	64.38	74.24	71.29
	Régulièrement réglées dans la suite.	8	17	22	47
	Tant pour cent.	17.37	23.28	22 67	21.75
	Toujours irrégulièrement réglées.	3	9	3	15
	Tant pour cent..	6.52	12.32	3.09	6.01
	TOTAL.	46	73	97	216
	TANT POUR CENT.	21.30	33.79	44.92	

Le premier point à noter dans cette comparaison c'est que les femmes chez lesquelles des tumeurs se développèrent dans la suite, n'ont que peu souffert au début de l'écoulement. Mais la proportion des femmes qui ont souffert au début de l'écoulement a été plus grande que celle des femmes qui ont souffert pendant l'écoulement, tandis qu'environ le même nombre de femmes furent exemptes de douleur. Si cependant nous prenons chaque condition séparément, la différence est un peu plus marquée. Il semble que le nombre des femmes qui ont souffert au commencement de l'écoulement est un peu plus grand que celui qu'on trouve sur le tableau V ; les autres différences n'ont pas d'importance. D'un autre côté, un nombre plus petit de femmes stériles souffrirent au commencement de l'écoulement. La proportion est à peu près la même pour les femmes qui ont souffert pendant l'écoulement, tandis qu'un nombre plus grand furent exemptes de douleurs ; cela prouve que les femmes qui dans la suite furent rendues stériles par des tumeurs fibreuses étaient dans un état meilleur au moment de la puberté, que les autres femmes stériles, chez lesquelles des tumeurs fibreuses ne se développèrent pas. On peut dire, en terme général, la même chose des femmes fécondes, bien que la proportion des femmes qui furent exemptes de douleurs au moment de la puberté fût plus grande que celle de toutes les femmes fécondes qui furent observées. La proportion des femmes fécondes qui souffrirent pendant l'écoulement fut aussi moindre que celle des femmes stériles. La même loi est vraie pour les femmes qui ont souffert pendant l'écoulement, puisque la proportion des femmes stériles qui ont souffert ainsi est toujours la plus grande. Il est vrai que le nombre des femmes fécondes donné dans le tableau XLVI est très petit, et n'aurait que peu de signification si les faits mis au jour ne confirmaient pas ceux qui sont fournis par le nombre plus grand des femmes observées.

TABLEAU XLVI — DES TUMEURS FIBREUSES DANS LEUR RAPPORT AVEC LA DOULEUR ÉPROUVÉE PENDANT LA MENSTRUATION

	F. NON MARIÉES	F. STÉRILES	F. FÉCONDES	TOTAL
Ayant souffert au commencement de l'écoulement.	5	5	6	16
Tant pour cent.	31.25	31.25	37 50	7.40
Ayant souffert pendant l'écoulement.	13	23	7	43
Tant pour cent.	30.23	53.48	16.27	19.50
N'ayant pas souffert.	28	45	84	157
Tant pour cent.	17.77	28.66	53.50	72.68
Total.	46	73	97	216

Le tableau XLVI donne la relation qui a existé entre la régularité ou l'irrégularité de l'écoulement menstruel au moment de la puberté, et la présence ou l'absence de douleur à ce moment, chez les femmes qui, plus tard, ont été atteintes de tumeurs fibreuses de l'utérus. Ainsi 16 femmes ont souffert au commencement de l'écoulement, sur lesquelles 68,37 pour 100 furent régulièrement réglées dès le début, 12,50 pour 100 au bout d'un certain temps et 12,75 pour 100 ne le furent jamais. Sur ces femmes, 11, ou 7,14 pour 100 des femmes qui furent régulièrement réglées dès le début, 2, ou 4,27 pour 100 de celles qui furent régulièrement réglées dans la suite, et 3, ou 20 pour 100 de celles qui ne le furent jamais ont souffert au commencement de l'écoulement. On voit ici que 73,33 pour 100 du total des femmes chez lesquelles des tumeurs fibreuses se sont développées, ont commencé leur vie menstruelle en étant régulièrement réglées et exemptes de douleurs. L'absence de douleur a été évidemment la règle, mais le plus grand nombre des femmes qui ont souffert, ont souffert pendant l'écoulement et ne furent jamais régulièrement réglées. Le nombre serait ici également trop petit pour avoir une signification, s'il ne concordait avec la règle générale.

TABLEAU XLVII — DONNANT LE RAPPORT ENTRE LA RÉGULARITÉ DE LA MENSTRUATION ET LE DEGRÉ DE LA DOULEUR

		F. RÉGULIÈREMENT RÉGLÉES DÈS LE DÉBUT		F. RÉGULIÈREMENT RÉGLÉES DANS LA SUITE		F. TOUJOURS IRRÉGULIÈREMENT RÉGLÉES		NOMBRE TOTAL ET TANT POUR CENT
		NOMBRE DES CAS	TANT POUR CENT	NOMBRE DES CAS	TANT POUR CENT	NOMBRE DES CAS	TANT POUR CENT	
Ayant souffert au commencement de l'écoulement...	Nombre des cas...	11	68.37	2	12.50	3	18.75	16
	Tant pour cent.	7.14	. . .	4.27	. . .	25.00	. . .	7.40
Ayant souffert pendant l'écoulement...	Nombre des cas...	28	64.97	10	23.25	5	11.62	43
	Tant pour cent...	18.18	. . .	21.27	. . .	33.33	. . .	19.91
N'ayant pas souffert...	Nombre des cas...	115	73.25	35	22.29	7	4.45	157
	Tant pour cent.	72.33	. . .	74.45	. . .	46.66	. . .	72.68
NOMBRE TOTAL ET TANT POUR CENT		154	71.29	47	21.75	15	6.91	216

Il y a une tendance à l'hémorragie pendant le développement des tumeurs fibreuses, ce qui tient à ce que le plus grand nombre de ces tumeurs se développent très près de la surface interne du canal utérin. Le premier symptôme dans la plupart des cas est un écoulement de sang qui se fait par le canal utérin, et on peut ajouter que la réapparition de l'hémorragie sous la plus légère provocation est la règle. Il y a un grand nombre d'exceptions où, bien que l'hémorragie ait été la règle alors que la femme était jeune, la quantité diminua à mesure que la tumeur se développa. Ce fait est dû à ce que la tumeur s'est développée dans une direction où la circulation était notablement obstruée, ou bien à l'oblitération graduelle par la tumeur, à mesure qu'elle grossissait, des vaisseaux qui sont dans son voisinage. Enfin dans un certain nombre de cas la ménopause s'est produite, et la tumeur a diminué de volume et n'a plus donné lieu à des troubles, ou bien est restée inerte et n'a fait que gêner par ses dimensions. Le tableau XLVIII donne la durée moyenne du premier écoulement menstruel de toutes les femmes qui ont été atteintes dans la suite d'une ou plusieurs tumeurs fibreuses. On remarquera que les moyennes, excepté pour les femmes non mariées, sont un peu supérieures à celle qui a été donnée dans le tableau XI, et qui a été prise sur toutes les femmes qui ont été observées. Cela semble indiquer qu'il existe chez certaines femmes au moment de la puberté un état de vascularité plus grand que celui qui existe normalement, et que pour cette raison elles sont plus exposées au développement de ces tumeurs dans la suite. On juge habituellement de l'état de la menstruation d'après la durée de l'écoulement; mais nous ne pouvons employer exclusivement cette méthode dans l'étude de l'histoire des tumeurs fibreuses, car elle pourrait nous tromper. J'ai vu des cas où la longueur de l'écoulement a diminué sous l'influence d'un fibroïde; mais une femme peut perdre plus de sang qu'elle n'en perdrait s'il y avait une tumeur fibreuse, et dans ce dernier cas, la durée de l'écoulement peut s'être prolongée au delà de la moyenne.

TABLEAU XLVIII — LONGUEUR DE L'ÉCOULEMENT MENSTRUEL
AU MOMENT DE LA PUBERTÉ,
DANS LES CAS DE FIBROIDES ET DE TUMEURS FIBREUSES

FIBROIDES	LONGUEUR MOYENNE DE L'ÉCOULEMENT A LA PUBERTÉ	TUMEURS FIBREUSES	LONGUEUR MOYENNE DE L'ÉCOULEMENT A LA PUBERTÉ
Femmes non mariées	4.66	Femmes non mariées.	4.27
— stériles.	5.29	— stériles.	5.00
— fécondes.	5.11	— fécondes.	5.27
MOYENNE POUR TOUTES LES FEMMES.	5.14	MOYENNE POUR TOUTES LES FEMMES..	5.62

Nous étudierons tout d'abord ces modifications, plus particulièrement dans leurs rapports avec la durée qu'avec la quantité. Ensuite, nous envisagerons les modifications de la quantité; et celles-ci, somme toute, doivent être regardées comme ayant une importance pratique plus grande.

Le tableau XLIX indique la durée de l'écoulement après la puberté chez les femmes qui furent atteintes de tumeurs fibreuses, et il indique en même temps si ces femmes ont été régulièrement réglées ou non, et si elles ont souffert au moment de la puberté. La disposition de ce tableau est la même que celle du tableau XLVII, mais nous avons substitué la longueur moyenne de l'écoulement au tant pour cent sur le nombre des cas, et ces deux tableaux doivent être étudiés ensemble. Deux faits ressortent de ce tableau. Ce sont les femmes qui antérieurement avaient souffert pendant l'écoulement qui ont eu les règles les plus longues, et ce sont les femmes qui n'ont jamais été régulièrement réglées après la puberté qui ont été réglées plus longtemps à chaque période que la moyenne.

TABLEAU XLIX — DONNANT LA DURÉE DE L'ÉCOULEMENT DANS SES RAPPORTS AVEC LA RÉGULARITÉ ET LA DOULEUR

		F. RÉGULIÈREMENT RÉGLÉES DÈS LE DÉBUT		F. RÉGULIÈREMENT RÉGLÉES DANS LA SUITE		F. TOUJOURS IRRÉGULIÈREMENT RÉGLÉES		TOTAL	
		NOMBRE DES CAS	DURÉE DE L'ÉCOULEMENT	NOMBRE DES CAS	DURÉE DE L'ÉCOULEMENT	NOMBRE DES CAS	DURÉE DE L'ÉCOULEMENT	NOMBRE DES CAS	DURÉE DE L'ÉCOULEMENT
Ayant souffert au commencement de l'écoulement.	Nombre des cas. . . .	11	. . .	2	. . .	3	. . .	16	. . .
	Durée de l'écoulement	. . .	4.90	. . .	5.05	. . .	5.66	. . .	5.66
Ayant souffert pendant l'écoulement.	Nombre des cas. . . .	28	. . .	10	. . .	5	. . .	43	. . .
	Durée de l'écoulement.	. . .	6.37	. . .	5.00	. . .	6.00	. . .	6.02
N'ayant jamais souffert.	Nombre des cas. . .	115	. . .	35	. . .	7	. . .	157	. . .
	Durée de l'écoulement.	. . .	5.68	. . .	5.40	. . .	5.85	. . .	5.63
NOMBRE TOTAL ET DURÉE MOYENNE DE L'ÉCOULEMENT.	Nombre des cas.	154	. . .	47	. . .	15	. . .	216	. . .
	Durée de l'écoulement.	. . .	4.75	. . .	5.29	. . .	5.86	. . .	5.66

Si nous nous portons au tableau L, nous pouvons étudier ces modifications chez les femmes non mariées, stériles et fécondes.

Ce tableau a été construit sur le même plan général que le tableau XII, qui peut être pris comme type dans l'étude de la menstruation.

Les malades atteintes de fibroïdes et de tumeurs fibreuses ont été divisées en deux classes dont la première se compose des femmes chez lesquelles la longueur de l'écoulement est restée ce qu'elle était à la puberté, bien que, chez un certain nombre de ces femmes, la quantité puisse avoir été plus ou moins modifiée. La seconde division comprend toutes les femmes chez lesquelles la durée et la quantité ont été modifiées après la puberté ; chaque division se subdivise en deux sections.

La première section de la première subdivision comprend les femmes chez lesquelles l'écoulement est resté après la puberté ce qu'il était à ce moment, qu'il ait été normal, trop abondant, ou peu abondant.

La seconde section de cette même division comprend les femmes chez lesquelles la longueur de l'écoulement ne s'est pas modifiée, mais chez lesquelles la quantité augmenta, diminua, ou devint irrégulière sous l'influence des tumeurs fibreuses.

Nous avons alors donné le nombre des cas, la durée moyenne, et les tant pour cent pour tous ces cas, qui forment la division spéciale, dans lesquels l'écoulement resta normal ou trop abondant, ou devint peu abondant, augmenta, diminua ou devint irrégulier; puis le nombre total des femmes non mariées, stériles et fécondes, avec le tant pour cent sur ce nombre pour chaque état de la menstruation.

Nous donnons les mêmes renseignements pour les femmes de la seconde division, dans la première section de laquelle sont comprises les femmes chez lesquelles la durée de l'écoulement avait augmenté, en même temps que la quantité augmentait, diminuait, ou devenait irrégulière. La seconde section comprend les femmes chez lesquelles la durée diminua et la quantité diminua, augmenta, ou devint irrégulière.

Puis viennent les totaux pour toutes les femmes atteintes de fibroïdes, et pour celles qui étaient atteintes de tumeurs fibreuses; on trouvera enfin un résumé de tous les cas de productions fibreuses. Nous y donnons tout d'abord le nombre total pour chaque état de la menstruation, la durée moyenne de l'écoulement, et enfin le tant pour cent pour chaque état, calculé sur le nombre total.

Il y a eu 84 femmes, soit 60 pour 100 atteintes de fibroïdes, dont la durée de l'écoulement a été en moyenne de 5 jours 28, ce qu'elle était à la puberté. Par contre 56 femmes, soit près de 40 pour 100 seulement du nombre total des femmes atteintes de fibroïdes, ont présenté une modification dans la durée et la quantité de l'écoulement menstruel, et chez ces femmes, la durée moyenne a été de 5 jours 85.

La seconde partie du tableau L, contenant l'histoire des tumeurs fibreuses, présente un si grand nombre de points communs avec celle des fibroïdes qu'il ne me parait pas nécessaire de la commenter et de l'expliquer davantage; j'appellerai seulement l'attention sur l'augmentation générale des moyennes, en ce qui regarde la longueur de l'écoulement.

Ce tableau peut être résumé et condensé dans le suivant, tableau LI. Nous avons ici les résultats sur le nombre total disposés de façon que d'un coup d'œil on puisse voir la longueur moyenne de l'écoulement et la proportion pour chaque état.

Il n'est pas probable que les tant pour cent pour les femmes dont la menstruation resta normale, trop abondante ou peu abondante, varient matériellement si les nombres étaient plus grands; mais lorsque la longueur de l'écoulement se modifie après la puberté, il nous faut considérer en même temps la quantité de l'écoulement, et pour rendre les conclusions dignes de confiance il faudrait un nombre de cas plus grand. En comparant les résultats basés sur la durée de l'écoulement, tels qu'ils sont donnés dans le tableau LI avec ceux du tableau LII, basés sur la quantité, nous pouvons arriver à une certaine exactitude en ce qui touche aux nombres dans lesquels l'écoulement serait augmenté ou diminué à la fois en durée et en quantité. Il doit exister nécessairement une différence plus grande entre les femmes irrégulièrement réglées comme temps et les femmes irrégulièrement réglées comme quantité, puisque les deux classes sont influencées par des conditions très différentes.

TUMEURS FIBROÏDES	Normale — cas et %	Normale — jours menstr.	Trop abondante — cas et %	Trop abondante — jours menstr.	Peu abondante — cas et %	Peu abondante — jours menstr.	À augmenté — cas et %	À augmenté — jours menstr.	A diminué — cas et %	A diminué — jours menstr.	Est devenue irrégul. — cas et %	Est devenue irrégul. — jours menstr.	Total — nombre des cas	Total — durée moyenne de l'écoulement
F. NON MARIÉES														
Écoulement normal	6	29											6	4.83
— trop abondant			4	30									4	7.50
— peu abondant					2	12							2	6.00
— augmenté							10	58					10	5.80
— diminué									1	3			1	3.00
— irrégulier											3	4	3	4.00
Total													26	5.61
Tant pour cent	13.33		8.83		4.41		22.22		2.22		6.67			
F. STÉRILES														
Écoulement normal	8	26											8	4.50
— trop abondant			6	44									6	7.33
— peu abondant					2	8							2	4.00
— augmenté							18	98					18	5.41
— diminué									5	26			5	5.20
— irrégulier											2	10	2	5.00
Total													41	5.41
Tant pour cent	13.11		9.84		3.28		29.51		8.20		3.28			
F. FÉCONDES														
Écoulement normal	4	14											4	3.50
— trop abondant			3	14									3	4.66
— peu abondant														
— augmenté							4	23					4	5.75
— diminué									4	16			4	4.00
— irrégulier											2	9	2	2.25
Total													17	4.47
Tant pour cent	11.76		8.82				11.76		11.76		5.88			
NOMBRE TOTAL DES FIBROÏDES	18		13		4		32		10		7		84	
Durée moyenne de l'écoulement		4.38		6.77		5.00		5.59		4.50		4.71		5.28
Tant pour cent	12.86		9.29		2.86		22.85		7.14		5.00			

TUMEURS FIBREUSES

TUMEURS FIBREUSES	Normale — cas et %	Normale — jours menstr.	Trop abondante — cas et %	Trop abondante — jours menstr.	Peu abondante — cas et %	Peu abondante — jours menstr.	À augmenté — cas et %	À augmenté — jours menstr.	A diminué — cas et %	A diminué — jours menstr.	Est devenue irrégul. — cas et %	Est devenue irrégul. — jours menstr.	Total — nombre des cas	Total — durée moyenne de l'écoulement
F. NON MARIÉES														
Écoulement normal	3	12											3	4.00
— trop abondant			1	6									1	6.00
— peu abondant					1	4							1	4.00
— augmenté							9	53					9	5.88
— diminué									1	6			1	6.00
— irrégulier											4	20	4	5.00
Total													19	5.31
Tant pour cent	12.00		4.00		4.00		36.00		4.00		16.00			
F. STÉRILES														
Écoulement normal														
— trop abondant														
— peu abondant														
— augmenté							7	45					7	6.41
— diminué														
— irrégulier														
Total													7	6.41
Tant pour cent							35.00							
F. FÉCONDES														
Écoulement normal	2	9											2	4.50
— trop abondant			2	16									2	8.00
— peu abondant														
— augmenté							15	83					15	5.53
— diminué									1	3			1	3.00
— irrégulier											4	18	4	4.50
Total													24	5.87
Tant pour cent	6.45		6.45				48.29		3.23		12.90			
NOMBRE TOTAL DES TUMEURS FIBR.	5		3		1		31		2		8		50	
Durée moyenne de l'écoulement		4.20		7.33		4.00		5.83		4.50		4.75		5.50
Tant pour cent	6.58		3.95		1.31		40.79		2.63		10.53			
N. TOTAL DES PRODUCTIONS FIBR.	23		16		5		63		12		15		134	
Durée moyenne de l'écoulement		4.34		6.87		4.80		5.71		4.50		4.73		5.38
Tant pour cent	10.65		7.41		2.31		29.17		5.56		6.91			

QUI CONCERNE LA DURÉE ET LA QUANTITÉ CHEZ LES FEMMES DE TUMEURS FIBREUSES

Durée de l'écoulement a augmenté et la quantité						La durée de l'écoulement a diminué et la quantité						Total — la durée et la quantité de l'écoulement ont changé			Résumé		
Augmenté		A diminué		Est devenue irrégulière		A diminué		A augmenté		Est devenue irrégulière							
Tant pour cent	Nombre des jours menstruels	Nombre des cas et tant pour cent	Nombre des jours menstruels	Nombre des cas et tant pour cent	Nombre des jours menstruels	Nombre des cas et tant pour cent	Nombre des jours menstruels	Nombre des cas et tant pour cent	Nombre des jours menstruels	Nombre des cas et tant pour cent	Nombre des jours menstruels	Nombre des cas	Durée moyenne de l'écoulement	Tant pour cent pour chaque état	Nombre des cas	Durée moyenne de l'écoulement	Tant pour cent pour chaque état
...	59	...	...	2	13	7	19	1	3	...	...	10	6.20	52.63	6	4.83	13.33
...	...	...	...	...	...	...	...	...	...	...	...	7	2.71	36.84	4	7.50	8.89
...	...	...	...	...	...	...	...	...	...	...	...	2	6.50	10.53	2	6.00	4.41
...	...	...	...	...	...	...	...	...	...	...	...	...	...	...	20	6.00	44.41
...	...	...	...	...	...	...	...	...	...	...	...	...	...	...	8	2.75	17.78
...	...	...	...	...	...	...	...	...	...	...	...	...	...	...	5	5.40	11.11
...	...	...	...	4.44	...	15.56	...	2.22	...	...	...	19	4.94	33.92	45	5.33	...
...	79	...	...	3	14	7	22	1	2	...	...	10	8.10	50.00	8	4.50	13.11
...	...	...	...	...	...	...	...	...	...	...	...	7	3.14	35.00	6	7.33	9.84
...	...	...	...	...	...	...	...	...	...	...	...	3	4.66	15.00	2	4.00	3.28
...	...	...	...	...	...	...	...	...	...	...	...	...	...	...	28	6.39	45.90
...	...	...	...	...	...	...	...	...	...	...	...	...	...	...	12	4.00	19.67
...	...	...	...	...	...	...	...	...	...	...	...	...	...	...	5	4.80	8.20
...	...	...	...	4.92	...	11.47	...	1.64	...	...	...	20	5.85	35.71	61	5.55	...
...	70	1	5	4	27	3	12	1	3	...	...	9	8.11	52.94	4	3.50	11.76
...	...	...	...	...	...	...	...	...	...	...	...	4	4.25	23.53	3	4.66	8.82
...	...	...	...	...	...	...	...	...	...	...	...	4	6.75	23.53	13	7.38	38.24
...	...	...	...	...	...	...	...	...	...	...	...	...	...	...	8	4.12	23.53
...	...	...	...	...	...	...	...	...	...	...	...	...	...	...	6	6.00	17.65
...	...	2.04	...	11.76	...	8.82	...	2.91	...	...	...	17	6.88	35.35	34	5.67	...
8.60	...	1	5.00	9	6.00	17	3.11	3	2.66	...	...	56	5.85	...	140	5.51	...
...	...	.71	...	6.43	...	12.14	...	2.14	...	...	...	...	...	40.00	...	...	64.81
...	38	...	...	...	...	...	...	...	...	...	...	6	6.33	100.	3	4.00	12.00
...	...	...	...	...	...	...	...	...	...	...	...	...	...	...	1	6.00	4.00
...	...	...	...	...	...	...	...	...	...	...	...	...	...	...	1	4.00	4.00
...	...	...	...	...	...	...	...	...	...	...	...	...	...	...	15	6.66	60.00
...	...	...	...	...	...	...	...	...	...	...	...	...	...	...	1	6.00	4.00
...	...	...	...	...	...	...	...	...	...	...	...	...	...	...	4	5.00	16.00
...	...	...	...	...	...	...	...	...	...	...	...	6	6.33	23.07	25	5.56	...
...	51	...	...	3	18	4	16	...	...	...	...	6	8.50	46.15	13	7.38	65.00
...	...	...	...	...	...	...	...	...	...	...	...	4	4.00	30.77	4	4.00	20.00
...	...	...	...	...	...	...	...	...	...	...	...	3	6.00	23.08	3	6.00	15.00
...	...	...	...	15.00	...	20.00	...	...	...	...	...	13	6.53	50.00	20	6.50	...
...	43	...	...	1	7	1	4	...	...	...	...	5	8.60	71.43	2	4.50	6.45
...	...	...	...	...	...	...	...	...	...	...	...	1	4.00	14.29	2	8.00	6.45
...	...	...	...	...	...	...	...	...	...	...	...	1	7.00	14.28	20	6.30	64.52
...	...	...	...	...	...	...	...	...	...	...	...	...	...	...	2	3.50	6.45
...	...	...	...	...	...	...	...	...	...	...	...	...	...	...	5	5.00	16.13
...	...	...	...	3.23	...	3.22	...	...	...	...	...	7	7.71	26.92	31	5.90	...
7.76	...	...	...	4	...	5	4.00	...	...	...	...	26	6.80	...	76	5.94	...
...	...	...	...	6.58	...	...	...	...	...	...	...	...	...	34.01	...	...	35.18
7.90	...	1	5.00	13	6.07	22	3.31	3	2.66	...	...	82	5.15	...	216	5.66	...
...	...	.40	...	6.02	...	10.18	...	1.39	...	...	...	...	...	37.03	...	...	...

Nous allons étudier maintenant la quantité de l'écoulement menstruel en ce qui touche aux changements qu'elle a subis depuis la puberté jusqu'à la date du premier examen. Il faut bien savoir que le tableau LII est basé sur les changements en quantité, sans tenir compte de la durée de l'écoulement. Cela constitue une différence importante, puisque, comme je l'ai déjà dit, la durée de l'écoulement n'indique pas nécessairement la quantité. Cependant, dans

TABLEAU LI — RÉSUMÉ DU TABLEAU L

		NOMBRE DES CAS	NOMBRE TOTAL DES JOURS MENSTRUELS	DURÉE MOYENNE DE L'ÉCOULEMENT	TANT POUR CENT POUR CHAQUE ÉTAT
La menstruation est restée ce qu'elle était à la puberté.	Normale	23	100	4.34	10.65
	Trop abondante	16	110	6.87	7.41
	Peu abondante	5	24	4.80	2.31
	Total	54	234	4.37	. . . . . .
La menstruation s'est modifiée après la puberté.	Elle a augmenté	109	708	6.43	50.46
	Elle a diminué	35	132	3.77	16.29
	Elle est devenue irrégulière	28	150	5.33	12.95
	Total	172	990	5.73	99.99
Nombre total dans les cas de tumeurs fibreuses.		213	12,141	5.65	. . . . .

l'étude de ces tumeurs il est essentiel de connaitre l'état de l'écoulement en ce qui concerne la quantité, la durée n'ayant qu'une importance secondaire. Le tableau LII donne la longueur moyenne de l'écoulement pour les fibroïdes et les tumeurs fibreuses séparément. On remarquera que les nombres ne concordent pas avec ceux des autres tableaux. La différence est due au fait, ainsi qu'on peut le voir sur le tableau L, que chez un certain nombre de femmes la présence de la tumeur ne l'a pas fait changer dans la suite. Chez 50 à 55 pour 100 des malades, il y a eu une augmentation de la quantité de l'écoulement et beaucoup plus souvent chez les femmes atteintes de fibroïdes que chez celles qui étaient atteintes de tumeurs fibreuses. Chez 70 pour 100 des femmes, la quantité moyenne qui existait au moment de la puberté avait diminué et le changement a été plus grand encore pour les tumeurs fibreuses. Un nombre plus grand de femmes ont été irrégulières dans la quantité de l'écoulement, mais sous ce rapport il n'y a guère de différence entre les deux variétés de tumeurs.

Enfin on voit que 15 femmes avaient déjà dépassé la ménopause. Moins de 2 pour 100 des femmes atteintes de fibroïdes avaient dépassé la ménopause, tandis que plus de 15 pour 100 des femmes atteintes de tumeurs fibreuses l'avaient dépassée. A première vue la différence peut paraître grande, et cependant elle n'est pas étonnante, puisqu'on doit rencontrer une proportion plus grande de tumeurs fibreuses à cette dernière période de la vie.

TABLEAU LII — DURÉE MOYENNE DE L'ÉCOULEMENT POUR LES FIBROIDES ET LES TUMEURS FIBREUSES SÉPARÉMENT

NOMBRE DES CAS	CARACTÈRES DE LA TUMEUR	DURÉE MOYENNE DE L'ÉCOULEMENT A LA PUBERTÉ	MODIFICATION ULTÉRIEURE DANS L'ÉCOULEMENT	DURÉE DE L'ÉCOULEMENT DANS LA SUITE	TANT POUR CENT POUR CHAQUE ÉTAT
52	Fibroïdes.	5.02	Il a augmenté	7.23	50.98
35	Tumeurs fibreuses.	4.71		6.88	41.17
19	Fibroïdes.	5 10	Il a diminué.	3.21	18.62
14	Tumeurs fibreuses.	5.38		2.81	16.47
29	Fibroïdes.	. . . . .	Il est devenu irrégulier. . .	5.73	28.43
23	Tumeurs fibreuses..	. . . . .		5.54	27.05
2	Fibroïdes.	. . . . .	Il a cessé parce que la ménopause s'est produite. .	. . . . .	1.96
13	Tumeurs fibreuses	. . . . .		. . . . .	15.29

Ce serait là une chose importante si l'observation future d'un nombre plus grand de cas établissait le fait que la ménopause se produit aussi souvent malgré les efforts de la nature. Cela serait nécessairement d'un certain poids lorsqu'il s'agirait de décider un recours à des moyens chirurgicaux graves à cette période de la vie. J'ai mis de côté toutes les femmes qui avaient vu une fois dans le courant de l'année qui avait précédé mon examen. L'écoulement a cessé aux âges suivants : chez une femme stérile et une femme féconde, ayant chacune un fibroïde, à 46 ans ; en ce qui regarde les femmes atteintes de tumeurs fibreuses, il cessa chez 3 femmes non mariées à 48 ans, 50 et 51 ans ; chez 3 femmes stériles à 39, 40 et 48 ans ; 7 femmes fécondes ont subi le même changement à 46, 30, 47, 54, 50, 46 et 53 ans, ce qui donne un âge moyen de 45 ans 53 pour la cessation de la menstruation chez les femmes atteintes de tumeurs fibreuses.

Ces tumeurs ne semblent pas avoir eu grande influence sur la fécondité des femmes qui n'a guère diminué. En atteignant un certain degré de développement la tumeur a indubitablement causé un certain nombre de fausses couches, et finalement un état de stérilité permanente. Mais avant le développement des tumeurs fibreuses, ou alors qu'elles étaient à leur début, ces femmes ont été très prolifiques. Ce qui le prouve c'est que le nombre moyen des imprégnations pour ces femmes est aussi grand que celui qu'on obtient pour la moyenne générale. Ainsi 1249 femmes fécondes que nous avons observées ont donné naissance à 3550 enfants à terme et en outre ont fait 1009 fausses couches, ce qui fait 4559 imprégnations ou une moyenne de 3 grossesses 57 par femme.

Quatre-vingt-trois femmes fécondes atteintes de fibroïdes ont eu en moyenne 2 enfants 34 à terme, ou, en comprenant les fausses couches, exactement 3 enfants par femmes, et la proportion est de 78,31 pour 100 d'enfants pour 21,69 pour 100 de fausses couches. La dernière grossesse s'est produite à l'âge de 27 ans 63, et l'état de stérilité datait d'en moyenne 8 ans au moment du premier examen.

Trente-quatre femmes fécondes, qui furent atteintes dans la suite de tumeurs fibreuses, ont donné naissance, à terme, à 111 enfants, soit une moyenne de 3 enfants 26 par femme et en comprenant les fausses couches le taux serait de 4 imprégnations 20 par femme. La proportion serait donc de 77.62 pour 100 d'enfants pour 22,07 pour 100 de fausses couches.

Pour les femmes atteintes de tumeurs fibreuses, l'âge moyen, au moment de la première consultation a été, ainsi que je l'ai déjà dit, 40 ans 28. La naissance du dernier enfant remontait en moyenne à 11 ans 40, ce qui donnerait comme âge moyen, 28 ans 87 pour ces cas, et l'âge le plus avancé où une fausse couche ait été faite a été 31 ans 06.

En se reportant au tableau XLII, on verra que l'âge moyen au moment du mariage a été 18 ans 02 pour les femmes atteintes de fibroïdes. Le tableau XLIII donne 24 ans 68 comme âge moyen pour les femmes atteintes de tumeurs fibreuses et le tableau XLIV, 21 ans 26 comme âge moyen pour toutes les femmes atteintes de productions fibreuses.

Si ces statistiques venaient à être confirmées par l'observation ultérieure sur un plus grand nombre de femmes, on pourrait en inférer qu'un nombre d'imprégnations qui dépasse la moyenne dans un temps limité conduit aussi souvent à la production de tumeurs fibreuses que l'état de désœuvrement et de repos absolu de l'utérus.

Diagnostic des tumeurs fibreuses.

Pendant les premières périodes du développement de la tumeur fibreuse, la femme présente des symptômes fort analogues à ceux du déplacement utérin, tels que l'irritation de la vessie, la pression sur le rectum, ou une sensation générale de plénitude dans le bassin, et les règles sont irrégulières ou trop abondantes. Pour examiner une malade, il faut la faire coucher sur le dos, puis introduire l'index gauche dans le vagin, et se servir de la main droite pour déprimer la paroi abdominale au-dessus des pubis. On reconnaîtra ainsi généralement que l'utérus est plus enfoncé dans le bassin qu'à l'état normal, et la première impression sera que l'organe est fortement dévié soit en arrière, soit en avant, soit latéralement. Mais si on continue l'examen en s'aidant de la main appliquée sur la paroi abdominale, on trouvera que, bien que l'utérus soit augmenté de volume, il est plus aplati comme forme qu'à l'état normal. Il semblera plus large ou plus épais

transversalement qu'il ne devrait l'être, proportionnellement à sa longueur
apparente, telle qu'on la sent entre les deux mains, ou bien l'utérus peut
sembler trop long pour son épaisseur. On peut trouver la surface de l'utérus
augmentée de volume, irrégulière, ou bien on peut sentir un sillon allant
d'un côté à l'autre et donnant une sensation analogue à celle qu'on aurait si
on palpait un corps rond volumineux faisant saillie sur la paroi utérine.
L'examinateur songera bientôt à l'existence d'une tumeur fibreuse, ou bien
se demandera s'il y a flexion du corps de l'utérus ou un fibroïde dans
la paroi utérine. Ce point ne peut être établi sans avoir recours à la sonde
utérine qui fera connaître la direction du canal. On a l'habitude de dire qu'on
peut confondre une tumeur fibreuse avec une grossesse, une cellulite, une
hématocèle, une grossesse extra-utérine, ou une tumeur de l'ovaire. Il ne
faut pas prendre une chose pour une autre, et pour y arriver il suffit généralement d'un examen ; mais on ne conclura que lorsqu'on aura fait un
examen complet. Même lorsque les renseignements fournis par la malade
vous font écarter tout soupçon de grossesse, si vous trouvez un utérus augmenté de volume, mobile, ne le prenez pas par erreur pour l'une quelconque
de ces affections. Il est fréquent que le développement d'un fibroïde détermine
de l'inflammation dans son voisinage, en sorte que l'affection se complique
de cellulite ; dans ces circonstances, la présence d'un fibroïde peut rester
douteuse pendant quelque temps, mais je prétends qu'il faudrait être d'une
incurie incroyable pour ne pas découvrir une hématocèle ou une cellulite
si elle existait. Le lecteur ne saurait être trop convaincu de l'importance
d'affirmer l'existence d'une cellulite dans tous les cas, jusqu'à preuve du
contraire, et dans ce cas il doit, dans la suite, surveiller de très près la
malade à ce point de vue. Je puis ajouter que c'est là une excellente règle
à adopter en pratique, quelle que puisse être la maladie. La grossesse extra-
utérine s'accompagne généralement de pertes de sang légères de temps en
temps, et l'utérus est souvent augmenté de volume ; mais par un examen
soigneux, on reconnaîtra aisément que l'utérus est en rapport avec une
tumeur volumineuse qui occupe l'une des trompes de Fallope, ou avec une
grossesse abdominale occupant le cul-de-sac postérieur. On ne peut considérer un examen comme complet que si on a pratiqué le toucher rectal. On
peut ainsi découvrir l'existence de la cellulite et on peut mieux se rendre
compte de son étendue que par le toucher vaginal. Ce mode d'examen est le
seul sur lequel on puisse baser une opinion sérieuse sur la grossesse extra-
utérine, et on peut ainsi distinguer aisément le sac contenant du liquide,
des parois résistantes de l'utérus. Un petit kyste de l'ovaire occupe quelquefois le cul-de-sac de Douglas, et, sans l'examen rectal, il pourrait être pris
par erreur pour un fibroïde.

S'il semblait prudent, en l'absence de cellulite, d'introduire quelque chose
dans le canal utérin, on pourrait se servir de l'élévateur de Sims dans le but
de faire un diagnostic. Nous avons déjà décrit cet instrument (voir fig. 25),
et étant donné le but qu'on se propose il est préférable à la sonde. On peut
l'introduire dans le canal, et fixer la tige extra-utérine à un angle quelconque
en faisant glisser le stylet. Grâce à cet instrument l'opérateur est entière-

ment maître de l'utérus. En plaçant une main sur l'abdomen et l'index dans le rectum, l'utérus peut être fixé dans le bassin, ou mobilisé dans n'importe quelle direction au moyen de l'instrument, de façon qu'on peut se faire une idée exacte de ses rapports avec une tumeur de l'ovaire ou avec une tumeur fibreuse pédiculée qu'on soupçonnerait exister.

En cas de doute sur la position du fibroïde, s'il parait utile d'introduire la sonde, il faut le faire la femme étant couchée sur le côté, et avec l'aide du spéculum. Nous ne devons nous servir de l'instrument que comme d'une sonde, en l'introduisant avec le même soin. Lorsqu'on le fait, on peut arriver à une connaissance exacte de la position et de la profondeur du canal utérin. Je tiens à répéter ici en quelques mots ce que j'ai déjà dit à propos de l'emploi de la sonde : elle détermine fréquemment de l'inflammation ; elle donne naissance à plus ou moins de douleur ; et elle trompe en conformant l'utérus à sa propre courbure. Une fois introduite, elle n'exige pas beaucoup d'art dans sa manipulation ; on presse la sonde contre les côtés du canal, ou en se servant du doigt, on peut lui donner une courbure convenable, et on peut le faire sans causer de douleur ni d'écoulement de sang. Si l'on peut introduire la sonde sans difficulté, cela prouve que le fibroïde ne fait pas saillie dans le canal, mais siège profondément dans le tissu utérin. Pour introduire le doigt dans la cavité utérine, il faut dilater le canal utérin. On le fera au moyen des tentes-éponges, et on aura soin d'observer les règles que nous avons données. Au moyen du doigt introduit dans le canal utérin, l'organe étant refoulé en bas dans le bassin et fixé par la main placée sur l'abdomen, il est facile de faire le diagnostic et de décider quel est le traite-- ment qu'il faut suivre. Après s'être assuré des dimensions et de la situation générale de la tumeur, il sera nécessaire d'établir d'une façon exacte dans quelle proportion elle fait saillie dans le canal, si toutefois elle fait saillie, ou si la masse s'est déjà pédiculisée. On éprouvera peu de difficultés à obtenir tous ces renseignements nécessaires, à moins que la tumeur ne siège directement sur le fond. Quand elle occupe cette position, l'homme le plus habile peut ne pas être capable d'en atteindre la base. Pour y arriver, j'introduis dans le canal le long de mon doigt un fort ténaculum, et je le fais plonger profondément dans le tissu au niveau de l'orifice. Alors, le fond étant refoulé en bas par la main d'un aide et le col attiré à l'orifice vaginal au moyen d'un ténaculum, on peut y faire pénétrer le doigt en lui imprimant un mouvement de rotation. On peut attirer sans danger le col de l'utérus à l'orifice vaginal, si on le fait lentement et en tirant d'une façon soutenue, sans secousse. De cette façon, l'opérateur pourra atteindre le fond de l'organe par l'orifice vaginal, à moins que la tumeur ne soit très volumineuse. Il sera alors nécessaire de donner un anesthésique et d'introduire la main tout entière dans le vagin ; on pourra ainsi atteindre le fond. Avant d'essayer d'introduire la main, il faudra la ramollir complètement dans l'eau chaude et le bien graisser. Généralement je commence par refouler le périnée aussi loin que possible pendant quelques moments, avec deux ou trois doigts, en pressant doucement mais fermement. Si on graisse alors soigneusement les parties molles, on peut introduire la main en réunissant les extrémités des doigts en forme de cône. Il ne faut pas l'enfoncer directement dans le vagin, mais avancer en la faisant tourner peu à peu à mesure qu'on refoule le périnée en arrière. A moins que quelque condition particulière ne vienne compliquer les choses, si on pratique cet examen avec le soin nécessaire, il n'offre pas de danger et il n'y aura pas la plus légère déchirure.

L'utérus doit toujours être remis à sa place lorsqu'on l'a ainsi attiré en bas, car si on ne le fait pas, on peut voir apparaître de l'inflammation comme si on avait mis de la force pour le déplacer. On fera bien après l'examen de donner une abondante injection d'eau chaude qui, en arrêtant tout écoulement de sang, réduira le danger de suites fâcheuses, et en excitant la contraction fera revenir rapidement le vagin à ses dimensions normales.

Lorsque, dans les derniers mois de la grossesse l'utérus a augmenté de volume, on peut faire une erreur de diagnostic si on ne pratique pas un examen soigneux, entre la grossesse, la tumeur fibreuse et la tumeur de l'ovaire. Il serait impardonnable de ne pas reconnaître la grossesse, connaissant les antécédents, et pouvant entendre les bruits du cœur du fœtus. Il faut suivre vis-à-vis de la grossesse la même règle que pour la cellulite. La grossesse se produit si fréquemment alors qu'on y pense le moins, et souvent dans des circonstances singulières, qu'il est très important d'être sur ses gardes dans tous les cas. A moins que la tumeur soit encore petite, l'aspect bleuâtre du vagin ne peut être regardé comme un signe de grossesse, puisqu'il indique simplement que la circulation veineuse est gênée, et cela peut être produit par une tumeur fibreuse si elle est suffisamment volumineuse. Lorsque l'utérus a beaucoup augmenté de volume du fait d'une tumeur fibreuse, sa surface est rarement lisse, et avec un peu de soin on peut découvrir un certain nombre de saillies et d'inégalités qui résultent de la présence de plusieurs tumeurs.

Nous donnerons, lorsque nous étudierons les tumeurs de l'ovaire, les règles qu'il faut suivre pour faire le diagnostic différentiel entre la tumeur fibrokystique de l'utérus et les tumeurs de l'ovaire, ainsi que le traitement.

CHAPITRE XXXIII

TRAITEMENT LOCAL ET GÉNÉRAL DES TUMEURS FIBREUSES DE L'UTÉRUS

Action de l'ergot, de l'opium, de l'alun, de l'acide gallique, de la cannelle. — Incision de la tumeur. — Énucléation. — Extirpation partielle. — Désagrégation. — Ponction des tumeurs fibro-kystiques.

Dans le traitement des tumeurs fibreuses, le but que nos efforts doivent poursuivre c'est de les enlever, lorsqu'on peut le faire sans trop de danger, ou d'enrayer leur développement si c'est possible ; il faut chercher en même temps à conserver leur force aux malades en arrêtant les hémorragies qui ont une grande tendance à se produire.

Afin de rendre ce sujet plus intelligible pour le lecteur, avant de parler du mode d'enlévement nous étudierons les moyens à employer dans le traitement général. On a préconisé différents agents, qui, disait-on, amenaient la résorption de ces tumeurs, mais personne ne l'a encore démontré. Nous ne connaissons aujourd'hui aucun moyen en dehors de l'extirpation, qui permette de faire disparaître du tissu utérin un fibroïde dur ; ils disparaissent parfois par les seuls efforts de la nature, mais nous ne savons pas exactement de quelle manière.

Nous avons déjà indiqué qu'il existait une différence marquée dans la densité et le caractère du tissu qui forme ces tumeurs. Par suite de son alimentation sanguine limitée, le fibroïde dense et arrondi possède une vitalité si minime que la résorption n'est pas possible. Mais nous avons vu qu'il existe d'autres formes de ces tumeurs dont le tissu se rapproche davantage du tissu musculaire de l'utérus, qui se développent plus rapidement, et sont plus vasculaires. Klebs a décrit ainsi que nous l'avons indiqué, la manière suivant laquelle ces tissus se creusent de cavités dans lesquelles de grandes quantités de liquide s'accumulent parfois. L'expérience m'a appris que dans ces cas on peut parfois arriver à en diminuer considérablement le volume en cherchant par le traitement à favoriser l'absorption du liquide et à diminuer la quantité de sang qui leur arrive; mais on ne peut exercer une influence permanente sur les tumeurs elles-mêmes. Le traitement général peut aussi rendre service, car il n'est pas de fait qui ait été mieux établi par l'observation, que toute amélioration de la santé retarde le développement de la tumeur, tandis qu'il est toujours accéléré lorsque l'état général s'altère.

Le Dr Churchill et le Dr Savage ont recommandé l'emploi de l'iode pour favoriser l'absorption des fibroïdes; Simpson et Wells, le bi-chlorure de mercure; Simpson, le bromure de potassium, Rigby et Mc Clintock, le chlorure de calcium. On a pensé que les eaux minérales contenant des bromures pourraient être efficaces. On a employé l'ergot sur une grande échelle et suivant différentes méthodes, mais jusque tout récemment d'une façon empi · rique. On a préconisé l'électrolyse en faisant passer le courant au moyen de longues aiguilles introduites profondément dans les tumeurs. Il est possible qu'on ait employé l'électrolyse avec succès dans quelques cas, mais règle générale, les résultats ont été négatifs et son emploi n'est pas exempt de danger. On est en effet exposé à déterminer de la péritonite, ou une inflammation du tissu de la tumeur, et je connais plusieurs cas où la mort est survenue de cette manière. J'ai obtenu de bons résultats de l'emploi longtemps prolongé de faibles doses de bi-chlorure de mercure, données dans une infusion de toniques végétaux amers, mais ils étaient uniquement dus à l'amélioration de l'état général. Sir James Simpson a prétendu que pour obtenir tous les effets du bromure de potassium il était nécessaire d'employer le médicament pendant plusieurs mois d'une façon continue, et même pendant une année et plus. Je ne l'ai pas essayé de cette manière, mais en le donnant pendant un temps limité les seuls bons effets obtenus ont porté sur le système nerveux. Si son emploi longtemps continué avait pour effet d'amener l'absorption d'une portion de la tumeur, le bénéfice ne serait probablement que temporaire. C'est là une déduction naturelle, car il y a toujours danger à produire l'anémie par le long usage des bromures. Je n'ai jamais employé le chlorure de calcium, mais il est possible que son emploi systématique ait donné de bons résultats, dus probablement à la dégénérescence calcaire des tissus de la tumeur; mais malheureusement on a remarqué que les tuniques artérielles peuvent aussi subir la même dégénérescence.

Il est une règle cardinale qu'il faut observer dans le traitement de ces tumeurs fibreuses : il ne faut rien faire pour détruire la vitalité de la tumeur tant qu'elle est *in situ*, parce qu'on fait courir à la malade de grands risques d'empoisonnement du sang. On peut employer tous les moyens qui réduisent la circulation et la maintiennent ainsi réduite, mais ils doivent être insuffisants pour l'arrêter complètement; on obtiendra de bons résultats des injections d'eau chaude, de l'iode et de l'ergot.

Il peut résulter beaucoup de mal du mauvais emploi de l'ergot donné à hautes doses, mais on n'a pas toujours reconnu que le mal fût dû à l'ergot. Règle générale, il donne de bons résultats lorsqu'on l'administre à petites doses d'une façon continue, en vue d'agir sur les tuniques des vaisseaux et de provoquer une contraction modérée du tissu utérin. *Il ne faut jamais le donner à des doses élevées avant que le canal utérin ait été dilaté, et avant qu'on ait constaté que la tumeur fait suffisamment saillie pour permettre de croire qu'elle se pédiculisera quand l'utérus se contrac- tera.* Sous ce rapport je me suis moi-même quelquefois trompé, et j'en connais beaucoup qui ont fait comme moi. Si on trouvait une tumeur enfouie dans les parois utérines, ou située de telle façon qu'elle ne puisse se pédicu- liser sous l'influence de la gravité et de la contraction utérine déterminée par l'ergot, de fortes doses ne produiraient certainement rien de bon. Au contraire, si l'utérus était violemment excité et si les contractions n'agissaient pas, la quantité de sang qui se porte vers l'organe augmenterait considérablement et on verrait apparaître, ce qui n'est pas rare, de la cellulite et même de la péritonite. On peut ainsi créer, en l'employant mal, une nouvelle source d'irritation et établir un état très favorable au développement de la tumeur.

On a administré l'ergot par l'estomac, par le rectum, par le vagin, et on l'a même injecté directement dans la tumeur; mais il est probable que la méthode par injection sous-cutanée se généralisera.

Le Dr Hildebrandt, de Kœnigsberg, a publié [1] un relevé de neuf cas traités de cette façon. Il s'est servi d'une solution aqueuse d'extrait d'ergot, dans la proportion de 3 parties pour un peu plus de 7 parties d'eau distillée, à laquelle on ajoute la même quantité de glycérine. Il a trouvé que la solution alcoolique de Langenbeck déterminait de la douleur, èt il prétend que sa solution n'est pas passible de la même objection, et a moins de chances de déterminer une irritation locale. Il recommande la seringue de Pravaz, mais la seringue hypodermique ordinaire remplit parfaitement le même but. Il choisit le point où il fait son injection au voisinage de l'ombilic, ayant remarqué que cette région est moins sensible à la piqûre que la partie inférieure de l'abdomen. Dans le premier cas, la tumeur avait le volume de l'utérus au septième mois de la grossesse; il fit des injections tous les jours pendant quinze semaines, excepté pendant la période menstruelle, et au bout de ce temps, la tumeur avait disparu. Dans les huit autres cas, il y eut une grande amélioration; mais les résultats n'ont pas été aussi nets.

A ma demande, le Dr Bache Emmet employa ce mode de traitement dans un certain nombre de cas; quelques-uns d'entre eux restèrent en observation pendant plusieurs années, afin de bien se rendre compte de sa valeur. Dans aucun des cas la tumeur ne disparut, mais dans un certain nombre elle diminua notablement; dans tous les autres, on ne remarqua aucun changement. Il est évident que ce n'est qu'exceptionnellement qu'on observe une diminution permanente de volume, et il faut continuer indéfiniment l'usage de l'ergot. Néanmoins il arréte l'écoulement du sang, ajoute au bien-être de la malade, et on peut l'employer aussi longtemps qu'il produit de l'effet. Dans certains cas, par suite d'une cause qu'on ne peut expliquer, l'ergot semble agir comme un irritant, et lorsqu'on le continue longtemps, il augmente la tendance à l'hémorragie. On a affirmé qu'on pouvait obtenir de grands résultats dans le traitement des fibroïdes par une diète soigneusement réglée consistant principalement en une nourriture animale. Le Dr Ephraïm Cutter, de Cambridge, Mass., a publié [2] sept cas dans lesquels il y eut un changement notable. Il dit : « C'est au Dr J. M. Salisbury, de Cleveland, Ohio, que j'en dois l'idée. Il regarde ces tumeurs comme étant dues surtout à l'excès des hydro-carbures, de l'amidon, du sucre et des aliments fermentescibles; il croit qu'elles sont le fait de troubles de la nutrition, et qu'en imposant aux

---

[1] Hildebrandt, *Treatment of uterine fibroids by subcutaneous use of ergot (Amer. Journ. of obst.,* Nov. 1872. From the *Berlin klin. Woch.,* June 17 1872).

[2] Ephraïm Cutter, *Food as a medicine in cases of uterine fibroids (Am. Journ. of obst.,* Oct. 1877).

malades une alimentation composée de matières animales, on fait disparaître
l'état qui amène la maladie, et on permet à l'économie de se redresser d'elle-
même. » Le Dr Cutter donne une liste d'aliments soigneusement choisis qui
pourraient rendre aussi des services dans les autres formes de la maladie. A
ma demande, le Dr Bache Emmet a également essayé ce mode de traitement,
et m'a dit que dans plusieurs cas, il y avait eu une diminution notable de
volume de la tumeur; mais que, règle générale, il n'avait pu découvrir
aucun changement.

Il est absolument essentiel que le traitement général soit dirigé de façon à
comprendre tous les moyens propres à améliorer la santé. La malade devra
rester dans la position couchée pendant la durée de la menstruation, ou lorsqu'il se produira un écoulement accidentel. Mais, aux autres moments, elle
devra se tenir au grand air autant que possible; c'est là un des principaux
moyens qui lui permettra de conserver sa force. Si la malade ne peut le faire,
elle devra avoir recours aux bains de soleil, afin de maintenir les globules
rouges du sang dans la proportion convenable.

Fréquemment, les préparations de fer semblent augmenter la tendance aux
pertes de sang, mais si l'on peut faire agir la lumière solaire sur la peau,
il y aura moins de chances pour que le médicament détermine des troubles.
Récemment, dans le traitement de deux cas, j'ai été particulièrement heureux
d'obtenir une amélioration notable par l'emploi de la préparation de fer
dialysé de Wyeth. Dans les deux cas, d'autres préparations de fer avaient
déterminé du mal de tête, de la constipation et une perte de sang subite. Il
faut faire constamment attention à l'état de l'intestin, car la tendance à la
constipation habituelle augmente le développement de la tumeur, et il y a
une perte de ton du côlon par surdistention. Il est, de plus, de toute importance d'éviter d'augmenter la pression sur les organes abdominaux, parce
que cela peut avoir de sérieuses conséquences, en mettant obstacle au retour
du sang du bassin vers le système porte. Si la circulation est gênée, la malade
sera sujette aux pertes fréquentes de sang, ce qui ne peut qu'activer le développement de la tumeur. A mesure que la tumeur augmentera de volume, il
deviendra plus difficile de maintenir la liberté du ventre, et de faire disparaitre la tendance constante à l'accumulation des gaz qui ajoute beaucoup à
l'état de malaise de la malade. Dans ces cas, on obtiendrait du bénéfice à ne
faire prendre à la malade que peu de viande, même si cela n'avait aucun effet
direct sur la tumeur, car elle fournit un minimum de matières excrémenti-
tielles et donne naissance à moins de gaz. Si l'on ne peut faire disparaitre
la constipation en réglant l'alimentation, il sera nécessaire de combiner du
fiel de bœuf épaissi avec un autre médicament quelconque qui serait indiqué.
On obtiendra un grand soulagement en employant de temps en temps le calomel et le soda, si la force de la malade permet d'agir rapidement sur l'intestin. Il ne faut pas nous laisser tromper par l'état d'épuisement apparent de
la malade, car l'épuisement peut provenir de l'empoisonnement du sang dû
à l'état de l'intestin, et dans ces circonstances, il n'y a pas de meilleur remède
qu'un purgatif mercuriel, et il n'en est pas qui arrête plus rapidement une
hémorragie dans la plupart des cas. Il faut combattre la tendance à l'accumu-

lation dans l'intestin en injectant dans le rectum de l'eau tiède ou chaude et du fiel de bœuf, pendant que la patiente est placée dans la position génu-pectorale. Souvent l'injection ne sera pas rejetée par l'action seule de l'intestin, une grande partie pourra en être retenue pendant quelques heures dans le côlon, et les scybales se dissolveront sous l'influence du fiel de bœuf.

Dans les premières périodes du développement des tumeurs fibreuses, s'il existe une rétroversion ou une tendance au prolapsus de l'utérus due à l'augmentation de poids, il est de toute importance de les corriger. A mesure que la tumeur se développe, il est nécessaire également de la refouler du bassin dans la cavité abdominale, et il ne faut pas retarder la tentative jusqu'à ce que la masse ait commencé à déterminer des troubles par suite de la pression.

C'est lorsque le fibroïde occupe la paroi postérieure de l'utérus qu'on voit se produire la rétroversion, ou encore, comme l'a indiqué le Dr Sims, lorsqu'il siège sur la paroi antérieure, assez bas pour fournir un point d'appui qui permette au fond d'être refoulé en arrière sous l'influence de la pression de la vessie. Ces déplacements doivent être corrigés au moyen d'un pessaire bien appliqué, car si on laisse l'utérus dans une position où la circulation est constamment obstruée, le fibroïde augmentera rapidement de volume. Lorsque la tumeur s'est développée au point de devenir ce que nous avons appelé une tumeur fibreuse, le fond de l'utérus est quelquefois enclavé dans la concavité du sacrum, et le col s'applique derrière les pubis. A la longue l'augmentation de volume nous forcera à corriger la position, mais on éprouvera souvent de grandes difficultés à le faire même en se servant d'un anesthésique. Cependant habituellement, grâce à quelques manipulations, on y arrivera avec l'aide de la gravité, qui est mise en jeu lorsqu'on place la malade dans la position génupectorale. Il faut accrocher ùn ténaculum sur le col, qui est appliqué derrière la symphyse, afin de l'attirer en haut vers l'orifice vaginal, en même temps qu'on exerce une pression modérée dans une direction opposée au moyen d'une éponge montée, à travers le cul-de-sac contre la paroi postérieure de l'utérus. Nous devons, cependant, avoir présent à l'esprit le fait que quelquefois ces tissus subissent la dégénérescence graisseuse par suite de la longue pression qu'ils ont supportée, et peuvent alors être facilement rompus.

Observation LIV. — Le 7 avril 1868 entrait au *Wom_in's Hospital* une femme non mariée atteinte d'une volumineuse tumeur fibreuse. Chez cette malade l'utérus, du fait de la tumeur placée en avant, était en rétroversion très marquée et l'organe lui-même avait déjà atteint un volume qui gênait sérieusement les fonctions du rectum et de la vessie. Je la plaçai dans la position génupectorale, j'appliquai un spéculum de Sims, puis je fixai le col au moyen d'un ténaculum ; je faisais ensuite une pression avec une grosse éponge montée sur l'utérus à travers le cul-de-sac postérieur sans y mettre trop de force, lorsque tout à coup le vagin se déchira en travers. L'air pénétra à travers la plaie entraînant l'éponge que je tenais à la main, qui disparut presque dans la cavité abdominale ; je réussis à la retirer au moyen d'une pince, mais non sans difficultés. La pression atmosphérique remit l'utérus en place et la malade n'accusa qu'une sensation de soulagement. Je plaçai une éponge dans la plaie afin de recueillir le sang et d'empêcher l'échappement de l'intestin, après avoir donné de l'éther à la malade qui ne se doutait de rien. Je fermai la déchirure au moyen de six à huit sutures d'argent interrompues. La femme fut placée dans son lit et je m'attendais à une attaque de péritonite, mais heureusement elle ne se produisit pas. Elle m'exprima toute sa gratitude pour l'opération que j'avais pratiquée, mais le bénéfice acquis ne fut pas de longue durée, car la tumeur continua à grossir, et elle mourut d'épuisement quelques années plus tard. Je réussis pendant longtemps à diminuer la perte de sang, en faisant une incision superficielle le long de la face de la tumeur qui regardait le canal utérin, incision qui remonta aussi loin que possible.

Différents moyens qu'on peut employer pour arrêter l'hémorragie.

Il nous faut maintenant étudier d'une façon particulière, et en détail, les différents moyens qu'on peut employer pour arrêter l'hémorragie.

La position est de première importance comme effet sur les hémorragies utérines. Une femme atteinte de tumeur fibreuse de l'utérus doit prendre la position horizontale aussitôt que les premières gouttes de sang apparaissent. Cette règle doit être strictement observée même si l'écoulement coïncide avec la période menstruelle. Il est indispensable d'opposer dès le début un obstacle au courant du sang vers le bassin, cela est très important parce que cela rompt l'habitude de l'écoulement. Lorsque la femme est couchée, il est également utile de la placer sur un plan incliné, les pieds élevés, parce que par ce moyen la circulation pelvienne sera facilitée. Il faut maintenir la chambre fraîche et la malade au repos.

Médicaments à donner à l'intérieur.

Il n'y a qu'un petit nombre de remèdes à donner à l'intérieur à l'action desquels on puisse avoir confiance, et il est douteux qu'il y en ait un seul qui ait de l'effet s'il n'est aidé par le repos et la position.

L'ergot, l'opium, l'acide gallique, la cannelle, et parfois la teinture de *Cannabis Indica*, sont les agents généralement employés pour arrêter l'hémorragie. On en a recommandé un certain nombre d'autres, mais l'expérience a montré qu'ils n'avaient guère de valeur. Ainsi que je l'ai déjà dit, on ne peut compter sur l'ergot pour arrêter une hémorragie, et j'ai souvent remarqué que pendant l'écoulement il en augmentait plutôt l'abondance. A moins qu'on ne désire exciter la contraction utérine, on ne doit le donner qu'à doses modérées, quand il n'y a pas d'écoulement, car il a alors pour action de diminuer le calibre des vaisseaux et d'aider ainsi indirectement à diminuer l'apport du sang.

L'opium est un médicament de grande valeur, puisqu'en calmant l'irritation locale, il modère la circulation par l'intermédiaire du système sympathique, assure la contraction des capillaires et diminue la perte de sang. Il est préférable de l'administrer par le rectum, parce qu'il permet à la malade de supporter un tampon, et laisse l'estomac libre pour recevoir d'autres médicaments qu'on pourrait juger utile de donner.

Je donne réunis l'acide gallique et la cannelle ; je mets 4 à 6 grammes

d'acide gallique dans 30 grammes de sirop simple et j'y ajoute 120 grammes
d'eau de cannelle et 90 grammes d'eau pure. On administre une cuillerée à
soupe de cette mixture toutes les deux ou trois heures. Si cette dose venait
à donner des nausées, on pourrait encore la diluer, ou diminuer la quantité,
ou l'administrer à de plus longs intervalles, à mesure que l'écoulement
diminue. Ces deux remèdes sont plus efficaces quand on les donne réunis
que lorsqu'on les donne séparément ; mais leur emploi est quelque peu
empirique, en raison de ce fait que nous n'avons aucune idée de leur mode
d'action. L'acide gallique n'est pas simplement un astringent, on croit qu'il
se transforme dans l'organisme en acide tannique, et détermine ainsi la contraction des plus petites fibres. Il est possible qu'il en soit ainsi, mais l'administration de l'acide tannique, en raison de ses effets sur le canal alimentaire,
ne produit pas les mêmes résultats ultimes que son congénère, bien qu'il
soit excrété sous forme d'acide gallique. Des doses élevées de cannelle ont
pour effet de diminuer l'action du cœur, et le médicament peut avoir quelques propriétés communes avec l'ergot.

Le Dr Churchill et le D^r Mc Clintock ont tous deux fortement recommandé
a teinture de *Cannabis Indica*, à la dose de 10 gouttes, trois fois par
jour, pour arrêter l'hémorragie utérine. L'efficacité de ce remède doit être
due à des propriétés analogues à celles de l'opium. Le D^r Mc Clintock a
trouvé quelques cas d'hémorragie utérine dans lesquels 4 centigrammes de
bi-chlorure de mercure toutes les six heures enraya l'écoulement; dans
d'autres cas, il l'arrêta en donnant du calomel jusqu'à produire presque la
salivation.

**Applications locales. — Injections d'eau chaude.
Applications de teinture d'iode.**

L'opium, l'acide gallique et la cannelle peuvent être utiles et doivent toujours être essayés, mais les seuls moyens sur lesquels nous puissions compter
consistent dans les applications locales. On emploiera les injections d'eau
chaude, la teinture d'iode après dilatation du canal utérin si c'est nécessaire, et par-dessus tout, un tampon de coton ou d'étoupe saturé d'une
solution d'alun. Quelle que puisse être l'abondance de l'hémorragie, je n'hésite pas à placer la malade sur le côté, à appliquer un spéculum et à m'assurer de la direction et de la courbure du canal utérin au moyen de la sonde,
mais en y allant très doucement. L'applicateur ayant été courbé convenablement, j'enroule un peu de coton à son extrémité, et j'applique au fond
de l'utérus un peu de teinture d'iode. Lorsque le canal est suffisamment
ouvert pour que l'applicateur puisse passer facilement, j'abandonne le coton
de la façon que j'ai décrite dans la première partie de cet ouvrage, et je
le laisse dans la cavité afin qu'il soit chassé par l'utérus. En laissant ce
long rouleau de coton qui occupe toute la longueur du canal utérin, j'atteins
un double but ; il forme le centre d'un caillot qui arrête l'écoulement du
sang ; et en second lieu, lorsque le caillot devient trop volumineux, et

exerce un degré de pression suffisant, l'utérus se contracte, expulse le coton et le caillot du canal, et l'hémorragie s'arrête par compression des vaisseaux du fait de la contraction utérine. Parfois, le coton n'excite pas assez les efforts expulsifs pour être rejeté, il faut alors l'enlever le lendemain de crainte qu'il ne détermine un nouvel écoulement de sang par irritation continue de la membrane muqueuse. Quand on laisse ainsi un morceau de coton dans le canal, il faut toujours prendre la précaution d'en faire saillir l'extrémité hors de l'orifice pour les raisons que j'ai déjà données.

Lorsqu'on traite régulièrement une malade et qu'on doit injecter de l'iode, il est nécessaire dans ce but de donner à la canule en caoutchouc durci de la seringue une courbure convenable. Il faut se procurer un instrument contenant environ 30 grammes de liquide et dont la canule ait de 15 à 20 centimètres de long. En recouvrant la canule d'un peu de graisse, il est facile, au moyen d'une lampe à alcool, de lui donner la courbure convenable. On remplit alors la seringue d'iode, puis on introduit la canule jusqu'au voisinage du fond de l'utérus, comme on le ferait avec une sonde, après avoir fixé le col avec un ténaculum. En prenant des précautions, on peut l'introduire sans augmenter l'hémorragie et sans causer d'irritation. L'iode doit être injectée très lentement, la malade étant couchée sur le côté gauche, et il faut placer une éponge ou du coton au niveau de l'orifice, de façon à empêcher l'iode de se répandre sur la paroi vaginale. Si l'on ne prend pas cette précaution, l'écoulement de l'iode sur une large surface du vagin peut causer un grand malaise à la malade et rendre difficile l'application du tampon. Lorsque les forces de la patiente le lui permettent, il est préférable de faire l'injection de l'iode dans la position génupectorale, l'orifice ayant été mis sous les yeux au moyen du spéculum, et elle doit rester dans cette position pendant quelques moments. De cette façon, toutes les parties du canal seront atteintes par l'iode, ce qui aura pour effet d'amener la contraction de l'utérus de haut en bas. Pendant quelque temps, il s'écoule un liquide aqueux, coloré et abondant ; mais lorsque le médicament est appliqué de cette manière, il a presque toujours pour effet d'arrêter promptement l'hémorragie, pourun certain temps du moins. La quantité d'iode à injecter dépend un peu des dimensions et de la longueur du canal ; mais il n'est jamais nécessaire d'en injecter plus de 4 grammes. Quand on ne peut se procurer facilement la seringue à longue canule, on peut lui substituer une sonde flexible d'homme qu'on fixe sur la canule courte d'une seringue en verre urétrale ordinaire. On éprouve quelque difficulté à introduire la sonde pliante, mais on peut y parvenir en se servant du spéculum, et tenant la seringue d'une main, on peut introduire le cathéter, portion par portion, dans le canal, au moyen d'une longue pince à pansements. L'introduction subite et forcée d'une seule goutte de liquide dans le canal utérin, dans les circonstances ordinaires, peut être suivie des conséquences les plus désastreuses ; mais ici le danger est léger, puisque l'utérus est rendu plus tolérant, et que le canal est plus ou moins dilaté, par suite de la saillie partielle de la tumeur. Nous pouvons cependant, si nous y mettons de la violence, produire l'inflammation de la tumeur, ce qui a souvent pour conséquence une attaque de cellulite ou de péritonite.

Afin d'augmenter l'action de l'iode, on injectera dans le vagin un plein bassin d'eau chaude, la femme étant couchée sur le dos et les jambes élevées. On trouvera que l'eau chaude est un excellent agent si l'on a placé la malade dans la position convenable, si l'eau dont on s'est servi était à une haute température, et si la quantité en était grande. Si on injecte de l'eau chaude dans le vagin sous une certaine pression on détermine une contraction, et si l'on prolonge l'injection pendant une demi-heure, on arrête presque complètement l'hémorragie pour un certain temps.

Emploi du dilatateur à eau pour arrêter l'hémorragie.

La perte de sang résulte de la rupture d'un certain nombre de petits vaisseaux de la membrane qui tapisse le canal, au niveau du point où la tumeur fait saillie. On obtient souvent de bons effets de la compression parce qu'on réduit les dimensions et le nombre des vaisseaux. On peut l'exercer en introduisant au fond de l'utérus sur l'extrémité de la sonde un petit sac qu'on distend en y injectant de l'eau. Nous avons décrit ces sacs lorsque nous avons parlé des tentes-éponges et des moyens de dilater le canal utérin. Ils ont été construits sur le même principe que les dilatateurs de Barnes, mais ils sont de différentes longueurs, ils ont la forme de doigt de gant, et ils ne peuvent acquérir qu'une dilatation qui ne dépasse guère le diamètre de l'utérus. C'est moi qui leur ai donné la particularité qui les distingue ; elle consiste dans ce fait que la sonde traverse le centre du dilatateur dans un tube qui va jusqu'à son extrémité. Par ce moyen, l'extrémité supérieure peut être maintenue contre le fond de l'utérus en même temps qu'elle se dilate de telle sorte que le sac ne peut s'échapper et qu'on ne perd aucune force dans le vagin comme avec les autres dilatateurs. J'ai conseillé d'en faire l'application aux dilatateurs de Barnes, afin de les rendre plus utiles et plus maniables. Lorsqu'il est possible d'introduire ce sac au fond de l'utérus, on ne peut avoir de meilleur moyen pour arrêter l'hémorragie. Quand on l'emploie, il est inutile de distendre outre mesure le vagin avec un tampon ; cependant il est nécessaire d'introduire de l'étoupe de façon à l'empêcher d'être refoulé de la cavité par la contraction utérine. Il faut d'abord bien lubrifier le dilatateur avec du savon. Son introduction est parfois grandement facilitée par l'emploi d'une sonde en baleine qui se conformera facilement au trajet irrégulier du canal. A moins qu'on désire dilater l'utérus, le sac de caoutchouc ne doit pas être distendu au delà de ce qui est nécessaire pour remplir la cavité ; la pression sera généralement suffisante pour arrêter l'écoulement sanguin. Je désire que le lecteur ne croie pas que cette manière d'arrêter l'hémorragie soit applicable à tous les cas. En théorie la méthode est parfaite, mais malheureusement l'application en est quelquefois excessivement difficile. La cavité doit être un peu béante, l'état de la malade peut exiger des soins, et il est nécessaire que l'essai soit fait sur une table et avec l'aide du spéculum. Il faut se servir d'un robinet d'arrêt ou d'un clamp pour comprimer le tube afin d'empêcher l'eau de s'écouler, et il faut le placer à 15 ou 20 centimètres du vagin de façon à pouvoir l'écarter de la vulve et le placer sous la serviette. On ne maintiendra pas la pression continue pendant plus de vingt-quatre heures. On laissera alors s'écouler l'eau et on retirera doucement le sac. Il serait préférable de distendre ce sac avec de l'air au lieu d'eau, mais je n'ai pas encore trouvé le moyen de le faire.

Lorsque le canal a été dilaté, il est d'une bonne pratique de placer la malade sur un bassin, et en se servant du doigt comme guide, d'introduire la longue canule de la seringue de Davidson, convenablement courbée, profondément dans le canal utérin afin d'y faire une injection d'eau chaude. Je prétends, et cela résulte d'une longue expérience portant sur quatorze ou quinze ans, qu'il n'y a pas de meilleur moyen d'arrêter l'écoulement du sang en excitant la contraction des vaisseaux et du tissu utérin, que les injections d'eau chaude dans la cavité utérine. Il n'est quelquefois pas facile de faire pénétrer de l'eau dans la cavité utérine alors qu'il y a des inconvénients à la dilater complètement, mais quand on réussit, on est toujours satisfait de l'avoir fait. Les remarques que nous avons faites à propos des injections d'iode dans le canal utérin dans les cas où il renferme une tumeur fibreuse sont également applicables aux injections d'eau : on peut les faire en toute sûreté si l'orifice est légèrement béant et si on injecte l'eau lentement et sans y mettre de force.

Après avoir fait une injection utérine ou une injection vaginale, il est toujours bon de réappliquer un tampon, à moins qu'on ne soit absolument certain que l'hémorragie est arrêtée. L'eau chaude amènera la contraction des vaisseaux, mais la pression du tampon, si on l'a appliqué avant de faire l'injection, peut encore rendre service, et il faut le laisser en place assez longtemps pour leur permettre de recouvrer leur tonicité. Je me dirige un peu selon l'état du système nerveux de la malade, et je continue à appliquer le tampon un jour ou deux après la cessation de l'écoulement si son état m'a donné de l'inquiétude. Après avoir fait l'injection, et avant de replacer le tampon, on augmentera beaucoup le bien-être de la malade en lavant toute la surface du vagin avec une éponge montée saturée de glycérine.

Je ne vois aucun inconvénient à ce que la malade aille à la garde-robe tous les jours, mais il n'est pas probable que cela se produise tant qu'on laissera le tampon en place, et le lavement qu'on pourrait administer ne donnerait pas de résultat si le vagin était complètement distendu. Il sera donc nécessaire ou bien que le médecin fasse deux visites par jour, ou bien qu'il apprenne à la garde à retirer une portion suffisante du tampon, en se servant de la tige de baleine à nœuds, glissée sur l'index préalablement introduit dans le vagin pour servir de guide. On enlève donc de la sorte une partie du tampon, et on fait une injection rectale immédiatement avant la visite du médecin. Le médecin doit se trouver près de sa malade à l'heure qu'il indique, car il y a de grandes chances pour que l'hémorragie se reproduise par suite des efforts faits pour aller à la selle, efforts qui sont inévitables.

Emploi de l'électricité.

[En présence de la haute mortalité donnée par l'intervention chirurgicale, malgré les progrès énormes réalisés depuis l'emploi de la méthode antiseptique, et de l'impuissance presque constante de la thérapeutique, impuissance que démontre suffisamment le nombre considérable des médicaments employés dans le traitement des tumeurs fibreuses, on s'est demandé si ces tumeurs ne pourraient être favorablement influencées par les courants continus. L'étude faite par Legros et Onimus [1] de l'action des courants continus sur la nutrition, et les communications de Ciniselli [2] à la Société de chirurgie attirèrent l'attention de ce côté.

C'est un Américain, Cutler [3], qui publia les premières observations ayant trait à des tumeurs fibreuses de l'utérus ; il signala les avantages qu'on peut retirer de l'électrolyse dans le traitement de ces tumeurs. Après lui Brown [4], Kimbal [5], Gaillard Thomas [6], l'employèrent avec succès.

En 1879, M. Aimé Martin [7] et M. le Dr Chéron [8] publièrent simultanément un Mémoire sur le traitement des fibromes utérins par l'électricité. La même année le Dr Leblond faisait au Congrès d'Amsterdam une communication très intéressante sur le même sujet. Nous citerons enfin la thèse du Dr Pegoud [9], élève du Dr Gallard, et l'important Mémoire du Dr Carlet [10] sur le traitement électrique des tumeurs fibreuses de l'utérus d'après la méthode du Dr Apostoli.

Ces différents auteurs ne se sont pas servis des courants continus de la même façon. Les uns avec Cutler, Kimbal, Gaillard Thomas, M. Apostoli, recherchent l'action électrolytique du courant. Voici comment s'exprime M. Apostoli dans son Mémoire à l'Académie de médecine [11] : « J'entre toujours et quand même dans l'utérus, pour que l'action électrique, partie de ce centre, rayonne à la périphérie. Je veux ainsi intéresser directement la muqueuse utérine, souvent en cause dans le fibrome et souvent aussi directement malade. J'entre dans l'utérus pour produire une *escarre*, entraîner la chute de sa muqueuse, et par suite, une exfoliation salutaire et réparatrice. C'est en agissant sur la muqueuse que la dénutrition ultérieure

[1] Legros et Onimus, *Action des courants continus sur la nutrition (Gazette médicale*, 1868).

[2] Ciniselli, *De la résolution des tumeurs par l'action électro-chimique des courants continus (Bull. de la Soc. de chir.*, 1869).

[3] Cutler, *Association médicale américaine (Congrès de Chicago*, 1871).

[4] Brown, *Medical and surgical Report.* Philadelphie, 1873

[5] Kimbal, *Boston med. and surg. Journal*, 1874, n° 15.

[6] Gaillard Thomas, *Société de gynécologie de New-York*, 1876.

[7] Aimé Martin, *Annales de gynécologie*, 1879.

[8] Chéron, *Gazette des hôpitaux*, 1879.

[9] Pégoud, *Thèse de Paris*, 1881.

[10] Carlet, *Du traitement électrique des tumeurs fibreuses de l'utérus, d'après la méthode du Dr Apostoli*, 1884.

[11] Apostoli, *Sur un nouveau traitement électrique des fibromes de l'utérus (Acad. de médecine*, séance du 29 juillet 1884).

s'opérera le mieux, et que la régression cicatricielle sera favorable à la suppression des métrorragies. »

Lorsque le canal utérin est perméable, M. Apostoli introduit un hystéromètre ; mais lorsque ce dernier instrument ne peut entrer, il pénètre dans
l'utérus par effraction en enfonçant en plein tissu un trocart acéré. L'auteur
nous dit avoir fait plus de mille séances de galvanocaustique sans accident
qui lui soit imputable. Nous voulons bien le croire, mais malgré les excellents résultats qu'il a obtenus, nous ne pourrons jamais nous résoudre à
ponctionner l'utérus comme on perce une barrique de vin. Nous considérons
son procédé comme dangereux et nous préférons de beaucoup le procédé
employé par M. Aimé Martin, qui donne des résultats moins rapides, c'est
vrai, mais tout aussi bons ; et il possède ce grand avantage, de ne faire courir aucun danger à la malade.

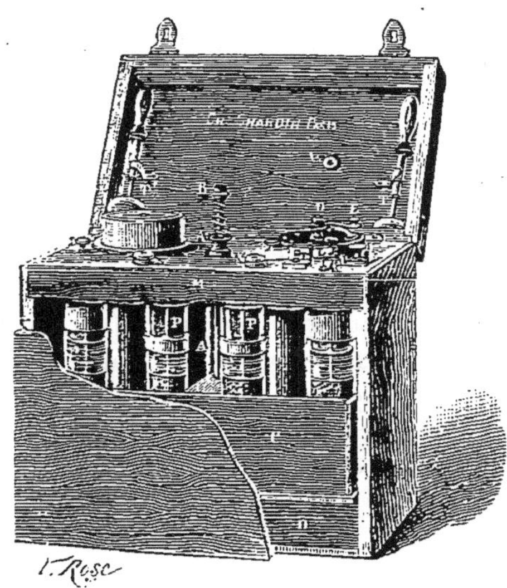

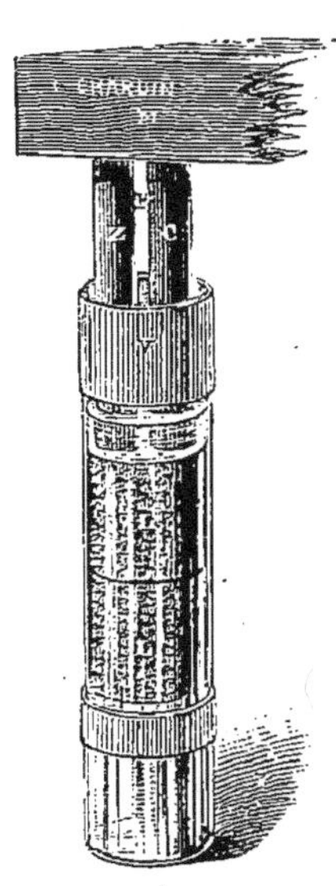

Fig. 158. — Pile de Chardin au bisulfate de mercure
et à flotteurs.

Fig. 159. — Élément de la pile
de Chardin.

M. Aimé Martin conseille d'employer la pile de MM. Chardin et Prayer,
pile au sulfate de cuivre disposée d'une façon particulière. Il la préfère à
la pile au sulfate de mercure de la même maison, parce que, dit-il, celle-ci
agit d'une manière moins active que la précédente au point de vue de la
dénutrition des produits morbides et produit des escarres plus facilement
que l'autre. Nous ne partageons pas l'avis de M. Martin sur ce point, nous
verrons plus loin comment on peut éviter la production des escarres ; pour
ce qui est de l'action sur la nutrition, elle nous paraît tout aussi active
sinon plus active. La pile au sulfate de cuivre a un grand inconvénient, elle
marche constamment, s'use vite par conséquent, et lorsqu'elle est usée il
faut tout remplacer, ce qui peut être fort coûteux et gênant lorsqu'on
n'habite pas Paris. La pile au bisulfate de mercure et à flotteurs de Chardin

représentée sur la figure 158 a le grand avantage d'être toujours au repos et cependant d'être prête à fonctionner par une manœuvre insignifiante. Cette pile est très simple et peut être facilement remise en état par le médecin lui-même lorsqu'elle est usée. Il suffit de jeter un coup d'œil sur la figure 159 pour se rendre compte du principe qui a présidé à sa fabrication. Chaque élément se compose d'une éprouvette en verre dans laquelle glissent sans frottements deux flotteurs en liège. L'éprouvette contient le liquide, à la partie supérieure duquel flottent les lièges. Dans l'ouverture de l'éprouvette pénètrent deux bâtons, zinc et charbon, qui sont vissés sur une plaque de bois. Lorsqu'on enfonce ces bâtons, ils pressent sur les flotteurs ; ceux-ci s'enfoncent dans le liquide qui vient alors baigner zinc et charbon et produire le courant.

Dans la figure 158 représentant un appareil de vingt-quatre éléments, zincs et charbons sont vissés sur une planchette fine M ; un bouton à vis A permet de faire monter les éprouvettes contenues dans un casier C ; les bâtons de charbon et zinc D font enfoncer les flotteurs que le liquide vient remplacer et l'appareil fonctionne. Il suffit de détourner la vis pour le remettre au repos.

Voyons maintenant comment procède M. Martin [1] : « J'introduis, dit-il, dans la cavité du col de l'utérus si cela est possible, dans le cas contraire je place sur la muqueuse du col, une petite olive métallique qui constitue l'électrode positive. Cette olive, que depuis quelque temps j'ai fait fabriquer en platine, car tous les autres métaux étaient rapidement oxydés et détruits, forme l'extrémité d'une sonde métallique ayant environ 20 centimètres de longueur, recouverte, sauf à ses deux bouts, par un manchon isolant en gutta-percha. A l'extrémité opposée à celle qui se termine par l'olive peut se fixer le fil positif de l'appareil ; l'électrode négative, formée par une plaque métallique de 5 centimètres environ de diamètre, recouverte de peau ou de linge mouillé, est placée sur la partie de la paroi abdominale qui correspond au fond de la tumeur. De cette façon, le courant traverse toute la tumeur. »

M. Martin conseille de ne pas employer plus de cinq à dix éléments pendant les premières séances, et il ne dépasse jamais vingt. Il se sert ordinairement de dix éléments, dont l'intensité peut représenter en moyenne dix milliampères. Comme les éléments peuvent s'user, il vaut mieux se guider sur le galvanomètre d'intensité que sur le nombre des éléments et on se tiendra en général aux environs de dix milliampères. Néanmoins il faut bien savoir qu'il est des cas où il sera bon de dépasser ce chiffre tout en n'allant pas au delà de vingt-cinq milliampères au maximum et qu'il en est d'autres où cinq à six milliampères suffiront. Lorsqu'on dépassera dix milliampères il faudra surveiller attentivement les tissus. M. Martin pense qu'il n'est pas possible d'éviter les escarres au niveau de l'électrode négative ; M. Apostoli croit au contraire que rien n'est plus facile à la condition de se servir de la terre glaise.

Il est un moyen bien plus simple et qui n'a pas les inconvénients de la

____
[1] A. Martin, *Annales de gynécologie*, 1879, p. 280.

terre glaise, il suffit de renverser le courant toutes les deux ou trois minutes. Cette manière de faire a, à notre avis, le double avantage d'éviter la production de l'escarre et de donner naissance à une secousse, qu'on peut du reste rendre aussi faible que l'on veut grâce à l'ingénieux commutateur de Chardin. Ces secousses font contracter la paroi utérine et aident d'une façon incontestable à la dénutrition de la tumeur.

La durée de chaque séance ne doit pas dépasser dix minutes, et les premières fois cinq à six minutes suffisent. Les séances peuvent être répétées tout les deux jours sans inconvénient. Pendant la durée de l'électrisation les malades éprouvent généralement une certaine douleur dans le bas-ventre, douleur qui s'accentue au moment du renversement du courant, mais qu'on peut diminuer sensiblement en opérant ce renversement lentement. Du reste la vivacité de cette douleur varie beaucoup avec les femmes, et il en est qui ne ressentent qu'une légère démangeaison.

Comment agissent donc les courants continus appliqués par le procédé de Martin ? Il est fort difficile de répondre à cette question. Pour M. Martin il se produirait une action *électro-atrophique*; l'électricité amènerait la dénutrition des tumeurs et leur atrophie.

Quel que soit le mode d'action des courants, leurs effets ne tardent pas à se montrer. Les hémorragies diminuent rapidement et cessent souvent complétement, et au bout d'un certain nombre de séances, variables selon les cas, on voit la tumeur diminuer de volume. La régression se fait d'abord rapidement, puis au bout d'un certain temps lentement, enfin il arrive un moment où la tumeur reste stationnaire et ne diminue plus. Il faut alors cesser les courants continus, ils sont inutiles. Il faut en effet bien savoir, ainsi que l'a fort bien indiqué M. Apostoli[1], que « la cure absolue, la restitution *ad integrum* du fibrome est et restera sans doute au-dessus de nos ressources thérapeutiques médicales ; le diminuer, voilà quelle doit être notre seule ambition ; le réduire de la moitié ou du tiers à un stroma plus dense, plus ferme, moins offensif, voilà mon but ».]

Incision de la tumeur.

Simpson est, je crois, le premier qui ait divisé la membrane qui recouvre la tumeur, en faisant une incision superficielle le long du canal utérin, dans le but d'arrêter la tendance aux hémorragies. L'opération est fréquemment suivie de bons résultats, qui sont dus à la section de quelques-uns des vaisseaux qui alimentent la tumeur. On peut avoir recours de temps en temps à cette méthode pendant le cours du développement de la tumeur, elle a toujours pour effet d'amener une contraction plus forte de l'utérus sur la tumeur.

Nélaton, et plus tard Baker-Brown divisaient le col latéralement dans le but d'arrêter l'hémorragie, et le succès était dû à l'augmentation de la con-

[1] Carlet, *loc. cit.*, page 47.

traction utérine. Fréquemment cette opération permettait à la tumeur de descendre à un point où l'utérus était excité à se contracter suffisamment pour amener la pédiculisation de la tumeur.

On a eu recours à des méthodes variées pour extirper ou détruire la tumeur. Velpeau et Amussat furent les premiers à énucléer ces tumeurs. Le Dr Sims a récemment préconisé cette pratique ; le premier, il sépara la tumeur tout autour, au moyen d'un solide instrument d'acier, fabriqué dans ce but, et enleva ensuite la masse par petites portions à travers une ouverture relativement petite.

Le Dr Atlee, de Philadelphie, a conseillé de retrancher une portion de la tumeur de façon à détruire sa vitalité, et à amener plus tard sa désagrégation et sa disparition. Simpson avait l'habitude d'introduire dans le même but à l'intérieur de la tumeur un caustique quelconque.

On a parfois divisé les attaches de la membrane qui recouvre la tumeur de sa partie inférieure à sa partie supérieure, aussi loin qu'on pouvait atteindre. Puis on administrait de l'ergot à hautes doses afin de faire contracter l'utérus de façon que la tumeur soit chassée de son lit à travers cette ouverture.

D'autres auteurs n'hésitent pas à enlever toute la portion de la tumeur qui fait saillie et qu'ils peuvent atteindre, avec l'espoir qu'il se présentera une autre occasion d'enlever le reste, ou que la tumeur se désagrégera.

Ces différentes méthodes font courir à la malade de grands dangers d'empoisonnement du sang. On n'y aura donc recours que dans des circonstances exceptionnelles et lorsqu'elles offriront moins de danger que d'autres procédés.

Je regarde l'enlèvement d'une portion de la tumeur comme un procédé injustifiable parce que, comme on le verra plus loin, on peut enlever la tumeur entière aussi facilement et avec moins de danger.

OBSERVATION LV. — Au printemps de 1863, on admettait au *Woman's Hospital* une femme atteinte d'hémorragies utérines dont elle souffrait depuis nombre d'années. Elle était anémique, elle avait les extrémités inférieures œdématiées, et elle avait un teint jaune-paille, qui était le résultat de la perte de sang continue. Avec l'aide du Dr Winston nous dilatâmes l'utérus afin d'établir le diagnostic.

Je trouvai un polype fibreux volumineux se présentant à l'orifice ; on pouvait sentir qu'il était attaché au fond de l'utérus par une large base.

Il me fut assez facile d'appliquer la chaîne de l'écraseur et de la serrer autour de la tumeur ; je pus la maintenir en place au moyen de la tige de baleine dont j'ai parlé plus haut.

J'enlevai sans difficulté ni hémorragie une masse grosse comme le poing. Je pratiquai le toucher ensuite, et il me sembla que l'opération avait été complète, toute la surface étant lisse et se continuant avec les côtés du canal. Comme la base, bien que large, l'était beaucoup moins que la masse elle-même, je crus avoir enlevé la tumeur tout entière, et bien que j'eusse remarqué que le fond de l'utérus était hors de proportion avec le reste de l'organe, je pensai que cela était dû aux fibroïdes sous-péritonéaux qu'on pouvait sentir nettement. Un écoulement abondant se produisit le second jour ; il prit bientôt un caractère irritant et on vit apparaître des symptômes d'empoisonnement du sang. On fit de fréquentes injections vaginales d'eau chaude, mais sans grand bénéfice, et la malade mourut le sixième jour d'empoisonnement du sang.

A l'autopsie, on trouva dans le canal utérin une masse gangrénée attachée au fond de l'utérus par un pédicule si mince qu'il eût suffi d'une très légère traction pour l'arracher. C'est ce qu'on peut voir sur la figure 160. Il est évident que j'avais coupé la tumeur en deux, et que la portion qui restait occupait le tissu utérin. L'opération avait déterminé des contractions utérines qui avaient déplacé la portion qui restait. La tumeur s'était pédiculisée de plus en plus, à mesure qu'elle était refoulée vers l'orifice utérin, à la longue son point d'implantation s'était réduit au point de sup-

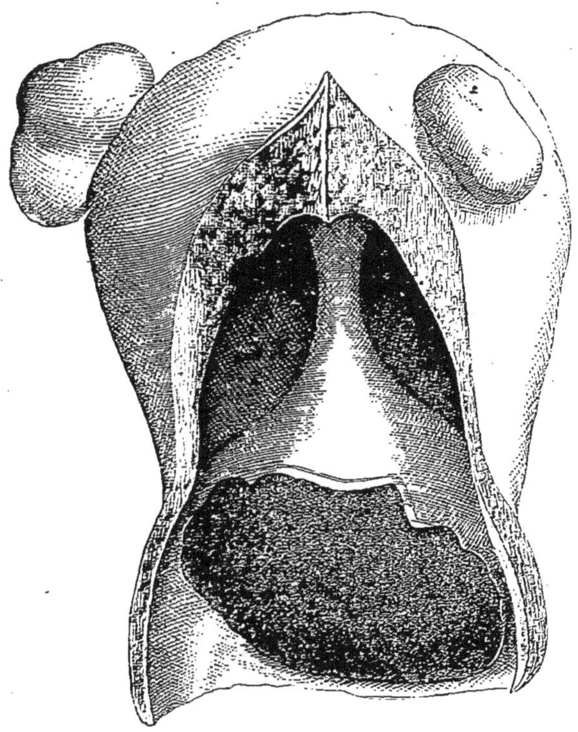

Fig. 160. — Fibroïde pédiculé, partiellement enlevé avec l'écraseur.

primer l'arrivée du sang, et la masse s'était gangrenée. L'action de l'utérus aurait té suffisante pour chasser la tumeur dans le vagin, mais les fibroïdes externes qu'on trouva dans le tissu utérin avaient diminué la puissance de l'organe qui ne se contractait qu'irrégulièrement. Son état d'anémie l'exposait davantage à l'empoisonnement du sang et la mettait dans de mauvaises conditions pour résister à ses effets. Ayant supposé que j'avais enlevé la totalité de la tumeur et attribuant l'écoulement abondant à la large surface en voie de cicatrisation, je ne pouvais localement que faire donner des injections fréquentes, mais elles ne pouvaient pénétrer dans la cavité utérine. Aujourd'hui nous traiterions ce cas par des lavages du canal utérin, et nous ne laisserions pas passer une masse comme celle-là.

L'étude de ce cas a été pour moi une leçon instructive, et m'a conduit à la méthode de traitement que je décrirai plus tard.

Il est très hasardeux de couper dans une masse qui fait saillie, car les tissus se gangrènent alors nécessairement et le danger d'empoisonnement du sang est aussi grand que si l'on en enlevait une portion. On peut faire la même objection à la méthode qui a pour but de déterminer dé l'inflammation dans le tissu de la tumeur au moyen du cautère, des caustiques, ou d'autres agents, afin d'en amener la désagrégation. Personne ne possède le moyen de limiter à la tumeur le processus inflammatoire qu'on peut déterminer par ce mode de traitement. On a publié un certain nombre de cas heureux ; mais, si les chirurgiens étaient aussi empressés à publier les résultats mortels qu'ils le sont à faire connaître leurs succès, on abandonnerait bien vite tout essai de détruire les tumeurs utérines par désagrégation.

Le cas suivant montre le danger de la simple section dans une masse qui fait saillie sans connaître à quelle profondeur elle s'attache dans le tissu utérin.

OBSERVATION LVI. — Au mois de juin 1871, je dilatai l'utérus d'une femme du *Woman's Hospital*, et je découvris près du fond une tumeur molle, ayant environ 3 centimètres de diamètre, en partie pédiculée, et que je supposai avoir été la cause de l'hémorragie. En palpant l'abdomen, on sentait sur la paroi antérieure, à droite, près du fond, un petit fibroïde sous-péritonéal. Cette tumeur semblait occuper le côté droit et ne paraissait être que par hasard en rapport avec la tumeur intra-utérine. Le Dr G. Thomas l'examina à ma demande. En raison de sa forme et de sa position, il était impossible d'appliquer la chaîne de l'écraseur autour de la tumeur, et elle était trop molle pour qu'on pût l'entraîner suffisamment avec un ténaculum afin que le doigt pût l'atteindre et servir de guide dans son enlèvement. Je me décidai donc à la détruire en sectionnant la portion qui faisait saillie avec des ciseaux, manière de faire qui fut approuvée, je crois, par le Dr Thomas. L'opération fut facile à exécuter, et l'injection d'iode arrêta promptement le léger écoulement de sang qui s'était produit. A partir du troisième jour, l'écoulement purulent fut très abondant. Afin d'éviter l'empoisonnement du sang, j'enseignai à la garde à introduire la canule de la seringue dans l'orifice béant, et à laver doucement la cavité utérine. C'est ce qu'on fit pendant huit ou dix jours, et la malade semblait aller bien. Un matin, pendant l'administration de l'injection, elle se plaignit subitement d'une grande douleur. En retirant le bassin presque vide, la garde pensa qu'il était survenu un accident sérieux, et m'appela. La malade mourut de péritonite en quelques jours. L'autopsie permit de reconnaître que le fibroïde sous-péritonéal s'était détaché, laissant une ouverture qui faisait communiquer le canal utérin et la cavité péritonéale. On retrouva la tumeur en arrière de l'utérus entourée de lymphe. A ce moment, je supposai qu'il y avait eu deux tumeurs distinctes, et que le tissu utérin qui les séparait avait été résorbé par suite de leur développement, de sorte qu'elles se trouvaient en contact. Je pensai aussi que, lorsque la tumeur utérine s'était désagrégée, la tumeur externe avait été détachée, et que l'injection l'avait fait tomber dans le péritoine. Je suis aujourd'hui convaincu qu'il n'y avait qu'une seule tumeur.

Traitement des tumeurs fibro-kystiques.

La question du traitement à appliquer dans les cas de fibro-kystes se posera quelquefois. La tumeur fibreuse primitive de l'utérus peut ne plus avoir à la longue qu'une importance secondaire comparativement à la formation kystique qui se produit, et souvent la seconde tumeur semble flétrir la première. Heureusement ces kystes se développent si lentement qu'il peut s'écouler de longues années avant qu'il devienne nécessaire d'intervenir. Lorsque enfin la distension devient si grande qu'il faut soulager la malade, on doit vider les kystes par ponction.

Règle générale, cette opération fait courir plus de risques à la patiente que l'évacuation d'un kyste ovarien. L'écoulement du liquide a plus de chance de déterminer de la péritonite, et le sac est plus susceptible de s'enflammer après la ponction, par suite de son haut degré de vascularité. Habituellement, la quantité de liquide accumulé dans un kyste quelconque est plus faible que dans les tumeurs de l'ovaire. Il est donc plus difficile d'obtenir le même soulagement. On retirera le liquide autant que possible au moyen de l'aspirateur, et avec une canule de petit volume. L'opérateur en fixera les dimensions selon les cas, car si la fluctuation est nette, il suffira selon toutes probabilités, d'une petite canule. Si l'on réussit par la ponction à extraire une grande partie du liquide, on pourra obtenir des renseignements importants qui rendront service dans le cas où une opération pourrait devenir utile. L'avenir montrera que les moyens chirurgicaux peuvent guérir la plupart de ces cas. Si, après la ponction, on constatait que les liquides étaient en grande partie contenus dans un seul sac, une opération exploratrice serait justifiable s'il se reproduisait. En ouvrant l'abdomen, on pourra trouver que le sac s'est développé sur un point qui permet d'appliquer une ligature et de l'enlever. J'assistai le Dr Peaslee, il y a quelques années, dans une opération qu'il pratiqua à Astoria pour l'enlèvement d'une tumeur qui avait été ponctionnée auparavant, et qu'on supposait être ovarienne. Dans ce cas, le kyste s'était développé sur le fond de l'utérus. Il appliqua une double ligature de soie tout contre le fond de l'utérus, de façon à oblitérer le fond du sac en le serrant. Le sac fut ensuite sectionné tout près des ligatures, et l'abdomen fut fermé comme après l'ovariotomie. Cette femme guérit sans accident, et il ne se développa plus d'autre tumeur.

Extirpation de l'utérus.

On est souvent tenté de pratiquer cette opération sur la demande pressante d'une femme qui souffre depuis longtemps, qui a atteint une période de la maladie où la vie elle-même n'a plus que peu de valeur, et chez laquelle le moindre espoir de guérison justifie le risque qu'elle peut courir.

Enlever l'utérus, lorsqu'il est énormément augmenté de volume par une tumeur fibreuse est indubitablement une des opérations les plus formidables qu'un chirurgien puisse être appelé à pratiquer. Le nombre des succès qui ont suivi l'opération n'est guère encourageant. M. Péan a publié en 1873 sept cas de guérison sur neuf où il avait enlevé l'utérus pour des tumeurs fibreuses. Comme aucun autre opérateur n'a eu un succès de ce genre, nous devons supposer qu'il a été accidentel, et que dans la suite, il n'a pas été lui-même aussi heureux, car il s'est déjà écoulé un certain nombre d'années depuis sa dernière publication. Il est vrai que les difficultés d'exécution ne sont plus aussi formidables que dans les premiers temps où on pratiquait l'ovariotomie, et nous jouissons aujourd'hui de l'expérience acquise, car il y a nécessairement beaucoup de commun entre les deux opérations. Mais l'enlèvement simultané de l'utérus et des ovaires s'acccompagne d'un choc qui n'est égalé que par traumatisme le plus étendu auquel le corps puisse être soumis. En considérant les résultats de l'opération à New-York, un chirurgien n'a le droit d'essayer d'enlever l'utérus pour cause de tumeur fibreuse qu'en désespoir de cause. Cependant la difficulté du diagnostic entre une tumeur de l'ovaire et une tumeur fibro-kystique est parfois si grande qu'une opération entreprise pour l'enlèvement de la première peut être si avancée avant qu'on s'aperçoive du caractère véritable de la tumeur, qu'il y a moins de danger à enlever l'utérus qu'à abandonner l'opération. On a enlevé l'utérus dans des cas comme ceux-là et souvent, par suite d'une erreur de diagnostic, on ne s'est aperçu de la véritable maladie qu'après l'achèvement de l'opération.

Dans le cas de tumeur solide volumineuse, les difficultés sont beaucoup plus grandes qu'elles ne le seraient si on enlevait un utérus augmenté de volume en rapport avec une tumeur fibro-kystique. La dernière opération se rapproche davantage de l'ovariotomie, et le choc est rarement aussi grand que dans le cas de tumeur fibreuse volumineuse. Si l'on veut se mettre en garde contre une hémorragie mortelle, lorsque la tumeur est volumineuse et solide, il est toujours nécessaire d'appliquer une forte ligature aussi bas que possible, ou d'appliquer le clamp de Storer avant de sectionner la masse. Tant que cela n'est pas fait, on ne peut savoir quelle est la meilleure manière de traiter le moignon. Dans le cas de tumeur fibro-kystique, la portion inférieure de l'utérus est souvent si allongée par suite de la traction qu'elle forme un pédicule qui souvent n'est pas plus épais que celui d'une tumeur de l'ovaire. Il faut le fixer au moyen d'une double ligature passée aussi près que possible de la jonction du vagin sans léser la vessie. Sous tous les rapports, le traitement consécutif est essentiellement le même que celui qu'on emploie après l'enlèvement d'une tumeur de l'ovaire.

OBSERVATION LVII. — En 1874, une femme m'était amenée au *Woman's Hospital* pour l'opérer d'une tumeur de l'ovaire. Après l'avoir soigneusement examinée et avoir fait pénétrer de 18 centimètres la sonde dans l'utérus, je déclarai que c'était un cas de tumeur fibro-kystique et je refusai de l'opérer. Comme elle quittait l'hôpital, le Dr Sims la rencontra et la fit coucher pour l'examiner par simple curiosité. Il fut d'avis que c'était une tumeur de l'ovaire. Je fis un nouvel examen et je me ralliai à son opinion. Ce qui m'y amena, c'est que je ne pus plus faire pénétrer la sonde à plus de 5 centimètres. Par le toucher, rien ne faisait supposer que l'utérus était augmenté de volume, il semblait au contraire petit. Le Dr Peaslee et le Dr Thomas partagèrent cette opinion. Après avoir ouvert l'abdomen, il y avait tellement d'adhérences que je ne pus me faire une idée de la nature de la tumeur. Je la ponctionnai afin de pouvoir mieux l'examiner. Je la trouvai adhérente à la vessie et à un fascia pelvien le long du détroit supérieur du bassin. Je détachai les adhérences et je reconnus que la tumeur était utérine. J'appliquai une double ligature et je liai la base. En examinant la pièce, je vis que mon premier diagnostic était exact et que j'avais enlevé l'utérus au niveau de la jonction du vagin. La femme mourut quelques heures après l'opération.

CHAPITRE XXXIV

TRAITEMENT CHIRURGICAL DES TUMEURS FIBREUSES

Fibroïdes pédiculés.— Polypes. — Écraseurs. — Enlèvement par traction; — au moyen de la curette
dentelée de Thomas. — Enlèvement des ovaires dans les cas d'hémorragies très abondantes
causées par d's tumeurs fibreuses.

Fibroïdes pédiculés.

Dans certains cas, il peut être d'une bonne pratique d'ouvrir l'abdomen dans
le but d'enlever de l'utérus des tumeurs fibreuses pédiculées, surtout aujour-
d'hui que l'introduction de la méthode antiseptique a considérablement réduit
le danger de ces sortes d'opérations.

Toutes les fois que j'ai pu me convaincre de l'existence d'un pédicule
suffisamment long, je n'ai pas hésité à pratiquer l'opération, si la pression
de la tumeur déterminait une grande irritation. Je passais à travers le
pédicule une double ligature à une courte distance de l'utérus, et je la serrais
comme il faut. J'excisais alors la tumeur et je refermais ensuite l'abdomen
comme après l'ovariotomie.

Une tumeur qui a un pédicule suffisamment long pour pouvoir se mouvoir
à une certaine distance peut, en pressant sur la vessie ou le rectum ou en
déplaçant l'utérus, déterminer plus d'irritation que ne le ferait une tumeur,
mêmeplus volumineuse, étroitement attachée à l'utérus. Elle peut par traction
amener de la cellulite, ou même de la péritonite et être la cause d'un épan-
chement dans la cavité péritonéale.

Polypes fibreux.

Nous avons maintenant à étudier la partie la plus importante de ce sujet.
La nature tente souvent la cure radicale des tumeurs fibreuses en leur donnant la forme polypoïde, et l'expérience a démontré que l'art ne peut offrir
aucune méthode plus sûre et d'un meilleur effet que celle que suggère la
nature.

Nous avons déjà expliqué comment une tumeur siégeant au-dessous de la
membrane qui revêt la cavité utérine peut être à la fin chassée de son
lit dans cette cavité. La figure 160 montre l'aspect d'une tumeur attachée à
l'utérus par un pédicule. Ce pédicule, qui relie la tumeur à l'utérus, ne contient
guère que quelques petits vaisseaux et un peu de tissu connectif, recouvert
par la muqueuse utérine, que la tumeur entraîne avec elle. En raison de
certaines particularités de structure, un polype peut avoir un pédicule si

court qu'il reste en contact étroit avec la surface d'où il a été chassé. Dans d'autres cas, le pédicule peut arriver à être si long que le polype peut rester dans le canal utérin, ou être expulsé de l'utérus dans le vagin sans se séparer de son point d'attache. J'ai vu dans un cas un polype fibreux du volume d'une noix, sortant de la vulve, et relié à la paroi utérine par un pédicule très mince. Mais règle générale, la petite artériole qui nourrit le polype arrive à s'allonger tellement que le cours du sang s'arrête, et alors la tumeur commence à s'escarrifier dans le vagin. Cela se produit fréquemment dans les cas de guérison spontanée, et la masse peut être expulsée soit tout d'un coup, soit peu à peu par désagrégation. On a vu parfois des cas où le polype faisait saillie hors de l'orifice utérin et dans lesquels il ne s'était jamais produit d'hémorragie, ni souvent même de leucorrhée. Dans d'autres cas, l'hémorragie cesse graduellement à mesure que la tumeur est chassée du canal utérin dans le vagin, où elle peut rester sans causer d'irritation. Dans ces conditions, on peut voir la membrane qui recouvre le polype, s'il est suffisamment nourri, prendre les caractères de la muqueuse vaginale.

On ne peut confondre un polype qui fait saillie hors de l'orifice utérin qu'avec une inversion utérine, et à ce propos le lecteur fera bien de consulter le chapitre qui traite de cette lésion.

Aussi longtemps que la tumeur reste dans la cavité utérine, on ne peut faire un diagnostic exact tant qu'on n'a pas dilaté suffisamment l'orifice pour y introduire le doigt. Nous avons suffisamment décrit la manière de procéder pour n'avoir pas besoin d'y revenir.

Ce qu'il faut tout d'abord établir c'est la position du polype et le volume du pédicule. Lorsqu'il est fixé sur les parois de l'utérus, généralement on peut au moins sentir sa partie inférieure, et alors, en recherchant au moyen de la sonde la profondeur du canal au delà de ce point, on peut établir avec exactitude les dimensions de la base. En d'autres termes, *la longueur du pédicule est toujours mesurée par la distance qui sépare le fond de l'utérus de la partie la plus inférieure atteinte par le doigt.* On complétera le diagnostic en faisant mouvoir la sonde dans toutes les directions. En plaçant une main sur l'abdomen, et en enfonçant l'index de l'autre main dans l'utérus, le long de la partie inférieure de la base, nous pouvons nous renseigner sur le volume de la tumeur. Lorsque le polype est implanté au fond de l'utérus, il peut être très difficile d'atteindre le point d'implantation, et il est impossible de se rendre compte exactement de son volume, avant le moment de l'opération où on entraîne le polype en bas pour l'enlever. L'étendue plus ou moins grande du mouvement de rotation qu'on peut imprimer à la tumeur avec le doigt fournit une assez bonne indication des dimensions du pédicule; naturellement, plus le diamètre du polype est petit, plus il est libre.

Il n'est besoin d'aucun traitement préparatoire en dehors de l'évacuation de la vessie et du rectum. Autrefois on avait pour habitude de passer une ligature autour de la base du polype, et on la serrait tous les jours un peu plus, généralement en la tordant, jusqu'à ce qu'à la longue, la corde eût sectionné la masse escarrifiée. Dupuytren, le premier, enleva les tumeurs

utérines en divisant le pédicule avec les ciseaux, mais la crainte de l'hémorragie a empêché cette méthode de se généraliser.

Enlèvement des polypes fibreux au moyen de l'écraseur.

L'enlèvement au moyen de la ligature ou de la torsion continua à être
pratiqué jusqu'à ce que Chassaignac eût inventé l'écraseur, pour l'enlèvement
des hémorroïdes.

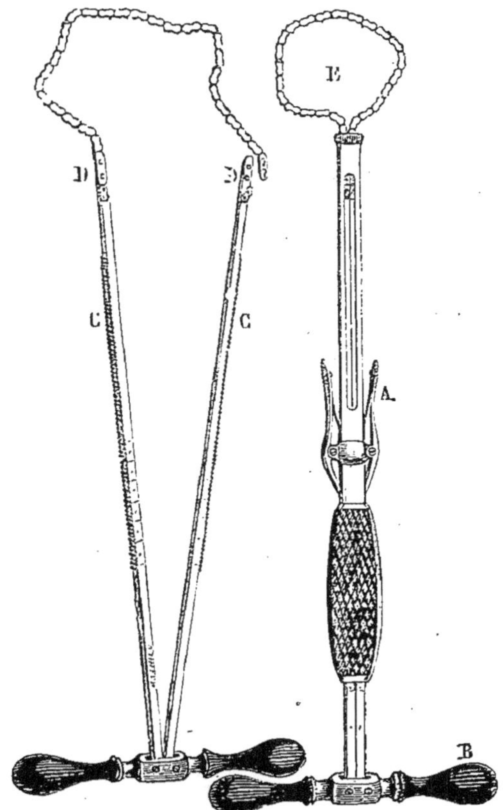

Fig. 161. — Écraseur de Chassaignac.

[Cet écraseur (fig. 161) se compose d'une chaîne métallique articulée,
semblable à la scie d'Atitken vulgairement appelée scie à chaînette, à la différence que les chaînons sont plus épais et plus forts, et que les dents de la
scie sont supprimées. Les deux extrémités de cette chaîne sont engagées dans
une longue gaine plate, renfermant un mécanisme à double crémaillère,
articulée en bas avec le manche de l'instrument. Deux cliquets latéraux s'en-
grènent dans les dentelures des crémaillères et en règlent la marche. Par
suite de cette disposition, il suffit d'appuyer sur le manche de l'écraseur pour

attirer alternativement chacune des deux extrémités de la chaîne, en diminuant chaque fois de 2 millimètres la longueur de l'anse. Ces mouvements
alternatifs, et c'est là un point important à signaler, permettent à la chaîne
d'exécuter sur les parties qu'elle embrasse un petit mouvement de va-et-
vient dont le résultat est non seulement d'écraser, mais encore de scier les
tissus.]

En entoure la masse d'une chaîne qui forme anse et écrase tous les tissus
à mesure qu'on en diminue l'étendue ; cette chaîne dilacère les tissus mais
ne les coupe pas, aussi y a-t-il moins de danger d'hémorragie. On a construit
plus tard d'autres instruments sur le même principe, dans lesquels on a
substitué à la chaîne un fil métallique, parce qu'il était difficile d'appliquer

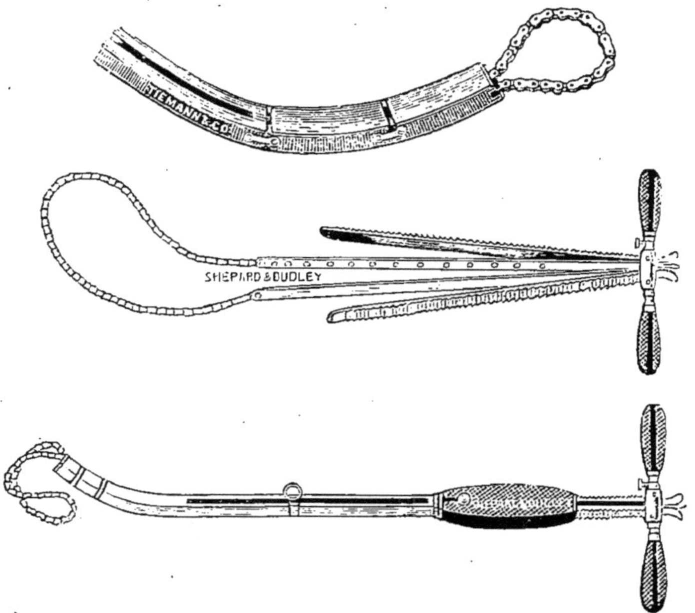

FIG. 162. — Écraseur d'Emmet.

la chaîne et qu'il était plus facile de passer autour d'une tumeur intra-
utérine une anse de fil métallique. Il est vrai que parfois il est plus facile de
mettre en place une anse métallique, mais en dehors de cela elle ne possède
aucun avantage sur une chaîne bien faite ; j'ai trouvé de plus qu'elle est plus
susceptible de se briser quand on la soumet au même degré de tension.
Afin de mieux adapter l'écraseur à cette branche de la chirurgie, on lui a
parfois donné une courbure se rapprochant de celle que fait l'utérus avec
l'axe du vagin. Mais fréquemment la tumeur utérine est située de telle façon
que lorsqu'on serre la chaîne elle agit presque à angle droit par rapport à
l'instrument, ce qui a pour effet de rendre la tension plus grande à mesure que
l'anse se raccourcit, et c'est de cette façon qu'on a souvent brisé l'instrument.

Afin d'obvier à cet inconvénient, j'ai fait construire en 1866 un instrument qui a ceci de particulier et de très important, c'est qu'il possède deux ou trois articulations placées à l'extrémité de la gaine, ce qui permet de se servir de l'instrument droit ou plus ou moins fortement courbé. L'écraseur dont on se sert généralement, dans les cas où il ne peut s'ajuster, coupe la masse obliquement, ce qui ne peut jamais arriver lorsqu'on se sert de l'écraseur à articulations. La chaîne n'est pas fixée à la crémaillère comme dans l'instrument primitif ; cette portion de l'instrument se compose de quatre tiges dont les deux externes sont les crémaillères entre lesquelles se trouvent deux tiges plates auxquelles sont attachées les extrémités de la chaîne ; ces quatre tiges sont réunies et introduites dans le manche où elles sont fixées par un crampon à ressort. Le but que j'ai poursuivi en fixant les extrémités de la chaîne aux tiges qui peuvent être séparées a été de faciliter le passage du passe chaîne autour de la tumeur lorsque cette dernière ne peut être atteinte avec le doigt (voir fig. 162).

La figure 163 représente un passe chaîne en cuivre destiné à porter la chaîne autour de la tumeur ; il possède un petit œil circulaire à son extrémité. Au lieu de ce passe-chaîne, on peut se servir d'une tige de baleine présentant un œil à une de ses extrémités ; il faut la plonger dans l'eau chaude pour l'empêcher de se fendre quand on veut faire le trou, et il faut avoir soin d'arrondir et de lisser les bords au moyen d'un morceau de verre récemment brisé. C'est là un bon instrument qu'on peut substituer au passe-chaîne de cuivre, et le premier instrument dont je me suis servi était ainsi fait. On introduit la chaîne dans une anse de catgut de petit volume dont on fait pénétrer les extrémités dans l'œil du porte-chaîne, ainsi qu'on peut le voir sur la figure 163 ; l'anse de catgut doit être assez longue pour que ses extrémités atteignent le manche de l'instrument lorsqu'elle est tendue. Si le polype est fixé sur la paroi antérieure de l'utérus, il faut d'abord donner au porte chaîne la courbure voulue, puis l'introduire au fond de l'utérus, derrière la tumeur, la femme étant couchée sur le dos, les jambes fléchies. Si on tend bien les extrémités de

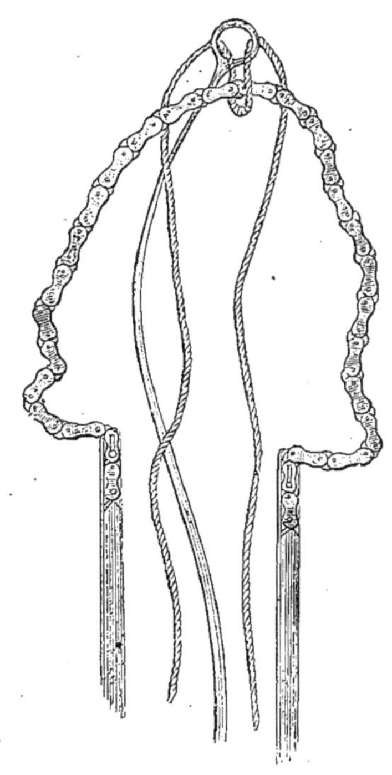

Fig. 163. — Manière d'appliquer la chaîne d'écraseur.

l'anse de catgut, la chaîne sera naturellement entraînée dans la même position, ou peut y être entraînée plus tard en faisant une traction sur l'anse. On confie alors l'instrument à un aide qui le tient, ainsi que les extrémités de l'anse, hors du passage en exerçant une pression en arrière contre le périnée. L'opérateur prend ensuite dans chaque main une des tiges, à l'extrémité desquelles la chaîne se trouve attachée, il en fait glisser une à droite et une à gauche de la tumeur, et il les réunit en avant. Lorsque cela a été fait, il fixe les deux tiges ensemble de façon qu'elles ne fassent plus qu'une seule pièce, au moyen d'une goupille placée à leur extrémité près du manche. Lorsqu'elles ont été convenablement réunies, on les introduit dans la gaine de l'écraseur. Sur la gaine glisse un crampon à ressort, surmonté d'un anneau destiné à pénétrer dans un certain nombre de trous placés sur la face supérieure des tiges porte chaîne, ce qui permet de les entraîner en bas jusqu'à ce qu'elles aient été fixées par un crampon placé dans le manche. Lorsqu'on a bien maintenu la chaîne en place et qu'on l'a serrée, elle entoure la base de la tumeur tout près de son point d'implantation. On enlève alors le passe chaîne, et si l'anse de catgut ne suit pas en faisant une traction modérée sur une de ses extrémités, on la laisse en place. On pourrait se servir d'un petit cordon quelconque, mais le catgut est préférable parce qu'il est moins susceptible de s'accrocher dans les articulations de la chaîne. Je me suis peu servi de l'écraseur, par suite de ce fait, que je lui avais déjà plusieurs années avant son invention substitué l'emploi des ciseaux d'une forme particulière pour presque toutes les opérations de cette branche de la chirurgie ; l'écraseur est un bon instrument pour l'enlèvement des polypes, mais ce n'est pas un instrument essentiel.

Après m'être convaincu que je ne suis pas en présence d'un cas d'inversion de l'utérus, j'introduis le long de mon index un fort ténaculum, et je l'accroche profondément dans le corps du polype. Cela me permet d'entraîner la tumeur avec une main, tout en laissant le doigt de l'autre main dans l'utérus. A un moment donné, le doigt atteint le point d'attache de la tumeur que les contractions utérines déterminées par la traction qu'on exerce chassent bientôt plus bas. L'aide doit alors tenir le ténaculum pendant que l'opérateur introduit le long de son doigt jusqu'à la base de la tumeur des ciseaux ayant une courbure convenable, dans le but de diviser le pédicule.

La figure 164 représente l'énucléateur, instrument en acier, se terminant par un bord dentelé, destiné à être fixé sur l'extrémité de l'index et à remplacer l'ongle pour séparer les tissus. Un petit capuchon placé derrière la scie dans lequel l'ongle s'accroche empêche le doigt de glisser en avant. L'extrémité du doigt n'est pas recouverte, en sorte que l'on peut très bien sentir et diriger l'extrémité dentelée avec autant de sûreté que si on se servait de l'ongle. Je n'ai jamais essayé l'instrument dans lequel on a remplacé l'extrémité dentelée par un bord coupant, mais je ne doute pas qu'il puisse rendre des services. Lorsque l'espace est si limité qu'on ne peut se servir du doigt comme guide pour diriger les ciseaux, on peut se servir avec avantage de cet énucléateur. Il divisera les tissus aussi rapidement que n'importe quel autre instrument, pourvu que les dentelures soient bien faites et que les parties soient maintenues tendues ; mais il ne peut guère servir

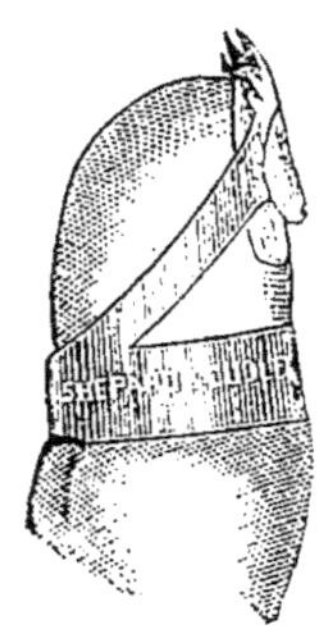

Fig. 164.
Énucléateur d'Emmet.

que pour diviser le pédicule, parce que le doigt se fatigue bientôt et est pris
de crampe, par suite de la compression exercée par la bande autour du doigt,
compression qui est nécessaire pour empêcher l'instrument de s'échapper.
Il est une règle qu'il faut observer lorsqu'on sectionne le pédicule, c'est que
s'il est mince, on peut le sectionner tout contre l'utérus, tandis que s'il est
court et épais, il faut le sectionner tout près de la tumeur, de crainte que la
traction ne détermine une inversion partielle. J'ai vu deux cas dans la pratique de mes collègues où la paroi utérine a été perforée parce qu'on avait
divisé le pédicule trop près de l'organe. Dans les circonstances ordinaires,
il n'est pas nécessaire d'enlever le pédicule tout entier, car, si on en laisse
une portion, elle diminue bientôt et disparaît. Nous parlerons plus loin du
traitement consécutif.

Extirpation des tumeurs fibreuses de l'utérus par traction. Traitement consécutif.

Ce que j'ai vu m'a conduit à cette conclusion que les tumeurs fibreuses
ne se pédiculisent que lorsqu'elles sont situées en un point où la force de la
gravité entre en jeu. Cette force tend constamment à exciter la contraction
des fibres musculaires de l'utérus.

J'ai remarqué que les fibres musculaires ne se contractent pas également
dans toutes les parties de l'organe. Par suite de certains changements dans
la structure, dus selon toute probabilité à la pression longtemps continuée de
la tumeur, les fibres externes de la paroi de l'utérus, dans le point où elles
couvrent ces tumeurs, perdent à un haut degré leur pouvoir contractile. Ce
qui vient corroborer cette supposition, c'est que, lorsqu'une contraction
marquée de l'utérus a lieu, on voit fréquemment se produire un enfoncement
très net d'une portion de la surface sous-péritonéale au niveau du siège de la
tumeur interstitielle placée au-dessous et sur une étendue égale à la sienne.
Si la contraction se prolonge, la zone de dépression diminue proportionnellement au refoulement de la tumeur dans le canal utérin. Tout autour de ce
segment inactif du tissu utérin, l'action musculaire est plus marquée qu'en
n'importe quel autre point ; et il est tout naturel de supposer que l'action la
plus grande doit exister tout près du siège de l'irritation. Cette région inactive, lorsqu'elle est ainsi entourée par une bande qui se contracte, est progressivement refoulée en dedans et diminue d'étendue à mesure que la
tumeur avance dans le canal utérin. J'ai nettement senti cette dépression
lorsque l'utérus était en état de contraction active ; mais je me suis demandé
s'il se produisait un déplacement réel du tissu utérin avant que la plus grande
portion de la tumeur eût été refoulée dans le vagin. Je crois plutôt qu'il se
fait une saillie circulaire, par suite de l'arrêt de la contraction du tissu musculaire en ce point et autour de ce point.

Lorsqu'une tumeur est située au niveau ou près du fond de l'utérus, on
peut activer la terminaison de la maladie en déterminant la contraction des
fibres musculaires au moyen de l'ergot, comme cela est admis, ou bien on

peut encore aider la gravité qui agit en déterminant cette contraction utérine, en dilatant l'orifice utérin ou en incisant le col. Mais il y a un grand nombre de cas où la tumeur n'est pas aussi favorablement située, dans lesquels l'action de la gravité ne peut être mise en jeu, et où la contraction utérine serait perdue ou incapable de déplacer la tumeur de son lit.

Afin d'arriver à guérir un grand nombre de ces cas, j'ai excité la contraction utérine en exerçant une traction sur la tumeur dans la direction de l'orifice, jusqu'à ce qu'elle se fût pédiculisée, après avoir été chassée de son lit par la contraction musculaire des fibres placées autour et en arrière de la masse.

Il est facile de montrer comment cela se produit en enlevant un corps d'une masse de caoutchouc. Si le caoutchouc est au repos et si l'on fait avec un ténaculum une traction suffisante sur le corps enfoui dans la masse, il se passera là ce qui se passe lorsqu'une tumeur se pédiculise. Nous avons substitué la force à l'action de la gravité, et l'élasticité naturelle du caoutchouc peut être comparée à l'action musculaire de l'utérus. Lors donc qu'on entraîne le corps hors de la masse, il entraîne avec lui une portion du caoutchouc sous forme de pédicule, et il ne restera aucune cavité, puisque l'élasticité du caoutchouc est suffisante pour le forcer à s'appliquer étroitement derrière lui à mesure qu'il avance. Il en est ainsi lorsqu'on exerce une traction sur une tumeur et qu'elle détermine une action musculaire suffisante ; l'espace qui était rempli par la tumeur s'oblitérera immédiatement ; ou, du moins, il n'en restera jamais qu'une petite cavité sans importance. J'ai étudié ce sujet pendant un certain nombre d'années, et je ne suis arrivé que graduellement aux idées que je me suis formées et à la pratique que j'ai adoptée.

Le cas suivant est intéressant, parce que c'est un des premiers où l'on ait mis ce procédé à exécution.

Observation LVIII. — En 1863, on admettait au *Woman's Hospital* une femme atteinte d'une tumeur fibreuse qui distendait l'utérus au point de le faire ressembler à un utérus à terme ; une portion de la tumeur remplissait le vagin et avait déjà commencé à se gangrener. Il me fut impossible de me rendre compte par le toucher vaginal de son point d'implantation. Je saisis alors la tumeur avec une pince afin de l'attirer de façon à pouvoir atteindre sa base autour de laquelle j'avais l'intention de passer une chaîne d'écraseur. Nos efforts furent infructueux, la tumeur étant trop volumineuse supérieurement pour pouvoir pénétrer dans le bassin. Craignant de laisser la malade dans cet état, je passai, à l'aide de la canule de Gouch, une forte ficelle autour de la masse, aussi haut que je pus, dans la cavité utérine. A l'extrémité de la ficelle je fis un nœud coulant et j'étranglai la masse afin d'arrêter l'hémorragie que je prévoyais. On tira fortement sur la ficelle, de crainte que l'hémorragie ne se produisît si le nœud venait à se relâcher. Je procédai alors morceau par morceau à l'enlèvement de la masse au moyen d'un grand ténaculum et de ciseaux. Après en avoir enlevé une grande partie je fus surpris de voir que la masse n'avait pas diminué, je m'étais tellement absorbé dans ce que je faisais que je ne m'aperçus pas de la diminution du volume de l'utérus avant la fin de l'opération. En avançant je coupai accidentellement la ficelle. Comme il n'y avait pas d'hémorragie, je continuai à tirer sur le pédicule et à couper jusqu'à ce qu'enfin j'eusse enlevé toute la tumeur sans avoir perdu plus de 30 grammes de sang. Le pédicule n'était pas plus gros que l'index. L'opération terminée, le canal utérin avait 13 centimètres de profondeur. La tumeur qui contenait quelques kystes pesait un peu plus de 6 livres. La malade guérit sans accident.

Différents opérateurs français et allemands ont employé les ciseaux pour diviser le pédicule des polypes, mais on s'est surtout servi de l'écraseur à chaine ou à fil métallique en Europe aussi bien qu'en Amérique. On s'est aussi servi de l'écraseur pour enlever une portion de la tumeur aussi grande que le permettait l'étendue de la chaine de l'instrument, mais on n'a pas publié, que je sache, un cas analogue au précédent. Ce cas me semble avoir été le premier où la tumeur ait été entrainée en bas et enlevée, morceau par morceau, avec des ciseaux comme je l'ai décrit. Pendant quelques années, je fus le seul à procéder de la sorte, bien que différents médecins eussent assisté de temps en temps à mes opérations. Le professeur W. Howard et le Dr Wilson, de Baltimore, furent les premiers après moi à employer ce procédé, et d'autres l'ont mis en pratique depuis. Le succès de l'opération dans ce cas fit que les ciseaux devinrent d'un emploi général dans cette branche de la chirurgie.

OBSÉRVATION LIX. — En février 1867, une femme était admise au *Woman's Hospital*; elle était atteinte de tumeur fibreuse volumineuse qui occupait la paroi antérieure de l'utérus. La tumeur faisait saillie dans la 'cavité utérine, mais c'est à peine si elle faisait décrire une courbe marquée au canal, car elle était presque interstitielle. La malade était soignée par le Dr John Perry, auquel je conseillai de continuer pendant plusieurs mois l'emploi des tentes-éponges. Au bout de quelques semaines, elle revint à l'hôpital parce qu'elle avait des contractions utérines douloureuses continues. Le col était largement dilaté et la tumeur avait le volume d'une tête d'enfant. On pouvait sentir qu'elle s'attachait immédiatement au-dessous de l'orifice interne du col et que sa base était large. Le 3 juin, j'introduisis un fort ténaculum dans l'utérus, j'accrochai la tumeur et je l'attirai dans le vagin. J'en enlevai une forte portion en forme de coin avec des ciseaux, et comme la traction avait déterminé la contraction de l'utérus, j'extirpai la tumeur, morceau par morceau, jusqu'à ce que j'eusse vidé l'utérus. Le pédicule n'avait pas plus de 2 centimètres de diamètre et il était formé par la capsule qui recouvrait la portion de la base de la tumeur qui était la plus rapprochée de l'orifice utérin au début de l'opération. J'ai remarqué que le pédicule siège toujours au point le plus inférieur. Je n'ai pas noté la profondeur de l'utérus, mais elle était au moins de 20 centimètres avant l'opération; or comme la base de la tumeur occupait toute la hauteur de la paroi antérieure, on peut dire qu'elle avait de 15 à 18 centimètres. Je commençai la traction aussi haut que possible et loin de la portion inférieure de la base. A mesure que je tirais sur la tumeur elle se séparait de la paroi utérine du fond vers sa partie inférieure, l'utérus se contractant au fur et à mesure que le volume de son contenu diminuait. La tumeur pesait quatre livres.

OBSERVATION LX. — Un cas analogue au premier fut admis à l'hôpital en 1869 dans le service du Dr George T. Harrison. Le vagin était rempli par une portion de la tumeur, qui avait commencé à se gangrener, et la malade présentait déjà des symptômes d'empoisonnement du sang. Je me servis tout d'abord d'une ficelle pour faire la traction, puis je me servis du ténaculum et j'enlevai la tumeur morceau par morceau. Le pédicule avait le volume du doigt, et cependant je suis certain qu'avant l'opération un tiers au moins de la tumeur était interstitiel. Ce qui me le fait penser, c'est la profondeur du canal utérin que je mesurai avec la sonde. Cette tumeur était également remplie de kystes et leur contenu s'était écoulé; ce qu'il en restait pesait 5 livres environ.

OBSERVATION LXI. — En mars 1874, je recevais dans mon hôpital privé, une malade qui m'était envoyée par le Dr D. Kissam de Brooklyn, et qui avait des hémorragies très abondantes. Elle était si anémique qu'avant de penser à faire une opération je crus devoir chercher à arrêter les hémorragies et à améliorer l'état général. L'utérus était en antéversion très marquée et avait la forme d'une poire. La sonde pénétrait à 12 centimètres en arrière de la tumeur et à 7 centimètres en avant. Aussitôt que l'état de la malade le permit. je dilatai complètement le canal utérin, et j'atteignis la portion inférieure de la tumeur qui avait une base de 7 centimètres de large. Les jours suivants, je dilatai l'utérus et j'introduisis dans la cavité utérine un suppositoire contenant de l'ergot. J'en introduisis aussi dans le rectum. Ces suppositoires déterminèrent des contractions utérines, mais l'effet était plus marqué quand on les plaçait dans le canal utérin.

Le fond de l'utérus devint plus large d'avant en arrière, et changea de forme au point qu'une saillie se forma sur la paroi postérieure comme si la tumeur était refoulée dans cette direction. La tumeur n'avançait pas vers l'orifice et la base ne diminuait pas de volume. Au bout de dix jours, je fus convaincu que je ne gagnerais rien à attendre. Bien que l'orifice fût largement dilaté, la contraction utérine restait sans effet, comme dans la présentation de l'épaule. J'endormis la malade et je résolus d'enlever la tumeur, avec les ciseaux ; mais au bout d'une heure je fus forcé d'abandonner ma tentative. Je pouvais atteindre la partie la plus inférieure de la tumeur, mais il m'était impossible de jeter une anse autour d'elle.

Le 3 mars, une semaine plus tard, je fis une nouvelle tentative. Je plaçai d'abord l'utérus en rétroversion et je l'attirai ensuite peu à peu à l'orifice vaginal. Lorsqu'il n'y a pas de cellulite et qu'on agit doucement, sans secousses, il n'y a aucun inconvénient à amener ainsi l'utérus à la vulve. Un assistant l'y maintint au moyen d'un fort ténaculum. J'introduisis alors l'index dans la cavité utérine, et j'accrochai la tumeur en arrière aussi haut que possible avec un ténaculum double. En tirant fort pendant une demi-heure, je réussis à entraîner une portion de la tumeur hors de l'orifice, et pour la première fois je pus passer mon doigt autour de la base. La tumeur avait la forme d'une demi-sphère, située sur la paroi antérieure près du fond. son diamètre à la base était de 7 centimètres et demi et son tissu était très dense! Pour me donner plus d'espace, j'enlevai avec des ciseaux la portion que j'avais entraînée hors de l'orifice. J'introduisis alors la main dans le vagin et deux doigts dans l'utérus, et je fis une traction avec un ténaculum tenu dans l'autre main. Je priai le Dr Kissam d'appuyer fortement sur le fond de l'organe et de le refouler dans le bassin. L'utérus se contractait alors avec une grande force, et mes doigts qui cherchaient à aider à la pédiculisation purent sentir la contraction utérine qui se faisai; en spirale autour des parois utérines. La contraction était plus forte autour de la base de la tumeur. Tout à coup le Dr Kissam me dit que l'utérus s'inversait, et je remarquai en même temps que la base de la tumeur diminuait de volume. J'appliquai la main sur l'abdomen, et quand l'utérus se contracta, je pus sentir une dépression très nette en forme de cupule. Cette perspective d'inversion ne m'effraya pas parce que j'étais convaincu que je pourrais aisément la réduire après avoir énucléé la tumeur. Je redoublai d'efforts et je remarquai que l'étendue de la dépression diminuait à mesure que la base de la tumeur devenait plus petite. Je remarquai aussi que le pédicule diminuait progressivement d'épaisseur. J'appelai l'attention des médecins qui m'entouraient sur l'aspect de la tumeur qui sortait de la vulve ; quand en tirant je déterminais une contraction utérine, la masse devenait blanche et gardait cette teinte tant que durait la contraction ; quand la tumeur eut été chassée de son lit, cette teinte devint permanente. Dans ce cas encore le pédicule se forma à la partie la plus inférieure de la base, près de l'orifice utérin. Il était fort petit, comme un crayon, et cependant au début la base avait un diamètre de 7 centimètres. L'opération dura une heure et demie, et lorsqu'elle fut terminée la profondeur de l'utérus était de 9 centimètres. Après l'opération, je remis l'utérus en place. La malade guérit parfaitement.

Ce cas doit tenir une place importante dans l'histoire de l'opération, parce qu'il m'a permis de résoudre le problème que j'étudiais depuis dix ans. Il a placé l'opération sur une base scientifique et il a montré qu'elle n'était que l'imitation de ce que fait la nature dans la pédiculisation spontanée.

OBSERVATION LXII. — Le 8 décembre 1874, au moment où j'allais commencer ma clinique au *Woman's Hospital*, le Dr Whitwell, le chirurgien adjoint, m'informa qu'il avait été obligé de substituer à la malade que je devais opérer une malade qu'on venait de recevoir et que je n'avais pas examinée. Pendant qu'on l'endormait, j'appris que lors de son dernier accouchement trois ans auparavant, son médecin avait été forcé d'enlever une tumeur fibreuse utérine qui mettait obstacle à l'accouchement. Sa menstruation était abondante et durait une semaine ; elle avait de la leucorrhée et souffrait constamment dans les reins et dans le bas-ventre. Au spéculum, on voyait une tumeur musculaire grosse comme une noix et qui était implantée sur la lèvre postérieure. Il y avait une déchirure bilatérale du col, et bien que la tumeur fût hors de la cavité utérine, elle naissait en réalité d'un point qui faisait partie du canal cervical avant l'accident. L'utérus était très gros d'avant en arrière, et par le rectum on découvrait une dépression profonde près du fond comme s'il y avait une inversion. La sonde s'enfonçant à 13 centimètres de profondeur, cela indiquait qu'il y avait une tumeur fibreuse dans la paroi postérieure, mais ne faisant pas saillie dans le canal utérin. La tumeur était molle et saignait abondamment dès qu'on tirait dessus avec un ténaculum. Je recourus à mon moyen favori, la ficelle à nœud coulant. Le tissu du pédicule qui avait été entraîné était dense, et je découvris bientôt qu'il était enveloppé d'une gaîne qui naissait profondément dans la paroi utérine. Je divisai la gaîne tout autour du pédicule, tout près de la surface utérine, et je tirai en même temps que je séparais les tissus avec l'index. Je me convainquis bientôt qu'une partie de la tumeur occupait la paroi postérieure de l'utérus, mais je n'avais plus d'autre alternative que d'énucléer toute la tumeur. En une demi heure, je réussis à entraîner 10 centimètres de long de tumeur. Au début de mes tractions, je me limitai à séparer la tumeur des tissus à mesure qu'elle se présentait à l'orifice ; l'hémorragie était abondante et elle s'accrut tellement lorsque j'eus entraîné la moitié de la tumeur que je me hâtai d'introduire la main dans l'utérus pour rompre le pédicule. Lorsque la masse fut extirpée, la cavité avait 7 centimètres de profondeur et la paroi postérieure était si mince que je fus surpris qu'elle ne se fût pas rompue. La traction avait déterminé la contraction de l'utérus qui avait sensiblement diminué de volume. On plaça la malade sur le dos avec un bassin sous elle, et on lava la cavité à l'eau chaude au moyen de la seringue de Davidson. On la plaça ensuite sur le côté gauche, on appliqua un spéculum de Sims, et on badigeonna la cavité avec de la teinture d'iode de Churchill au moyen d'une éponge montée. L'eau chaude fit revenir sur elle-même la cavité utérine et diminua l'écoulement du sang, mais l'iode agit mieux encore et arrêta l'hémorragie. On introduisit quelques tampons de coton saturés de glycérine dans la cavité utérine, et le vagin fut modérément tamponné avec du coton imbibé d'une solution d'alun. Le lendemain, on enleva le pansement et on fit une abondante injection d'eau chaude additionnée d'acide phénique. On continua les jours suivants. Le 19 décembre, la température monta à 39°,5, et des symptômes d'empoisonnement du sang apparurent. J'examinai la malade au spéculum et j'aperçus une sorte de kyste contenant environ 60 grammes de liquide gélatineux épais. Je le ponctionnai et j'enlevai ses parois avec des ciseaux. J'introduisis alors le doigt et je sentis un petit fibrome gros comme un œuf de pigeon. Je fis ensuite une injection d'iode, l'utérus se contracta et tout écoulement de sang cessa. A partir de ce moment, l'état de la malade s'améliora, et le 12 janvier elle sortit, guérie, de l'hôpital.

Les pathologistes nous enseignent que le tissu fibreux dense qui forme ces tumeurs a une origine et une évolution très différentes de celles du tissu des tumeurs molles et vasculaires qu'on trouve faisant saillie dans le vagin, tumeurs qui, disent-ils, ne se développent qu'aux dépens d'une surface muqueuse. Mais j'ai rencontré un autre cas analogue au précédent où une tumeur évidemment muqueuse se perdait si graduellement dans le tissu dense d'une tumeur fibreuse vraie que c'est à peine si on pouvait tracer une ligne de démarcation. Je pense que je puis encore en citer un troisième cas, celui que j'ai déjà donné (obs. LVI), et qui montre le danger qu'il y a à couper dans une tumeur alors qu'on ne connaît pas ses rapports. C'est ce cas dans lequel le fibroïde sous-péritonéal se détacha, laissant une ouverture entre la cavité péritonéale et la cavité utérine. Mais dans ce cas il y a un point qui est douteux ; on ne sait au juste ce qui s'est passé, car il est possible que l'inflammation déterminée dans la tumeur en la coupant, se soit propagée à un autre fibroïde qui se trouvait en contact avec elle.

Il n'est cependant pas douteux que, dans les autres cas, ce tissu mou fût continu au tissu fibreux et même en soit né. Dans les deux cas, les pièces ont malheureusement été perdues, en sorte qu'on ne fit aucun examen microscopique pour s'assurer du caractère véritable du tissu.

Ces cas semblent indiquer que ce tissu fibreux subit parfois des changements de structure, qui dépendent de sa situation et des circonstances environnantes. Il est donc probable que ce tissu dense qui a été longtemps soumis à une pression du fait de la contraction utérine peut, avec le temps, s'il est pourvu de nombreux vaisseaux, changer complètement de caractère lorsque la pression n'existe plus. Si cela n'est pas vrai, nous devons admettre que la tumeur était un sarcome, et cependant, dans le premier il s'est écoulé sept ans depuis l'opération et dans le second près de quatre ans, sans que la maladie ait récidivé.

La masse qui faisait saillie dans le vagin avait naturellement un revêtement capsulaire formé par la muqueuse utérine doublée d'une petite lame de tissu connectif. Mais la portion de capsule qu'on suppose être restée dans la cavité était simplement une lame externe de la tumeur elle-même. En fait, ce fut l'aspect du tissu dans ce cas qui pour la première fois fit douter que ces tumeurs eussent un revêtement capsulaire. Mon avis aujourd'hui est que le tissu qui à un moment donné semble être une capsule, peut ultérieurement faire partie de la tumeur proprement dite et être recouvert par de nouveaux accroissements, si la masse continue à se développer.

Dans le cas LXII, la pression d'un petit fibroïde interstitiel a indubitablement mis obstacle et limité l'étendue de la contraction utérine, en sorte qu'après l'opération il est resté une large cavité. Ces tumeurs uniques exercent une influence très importante, que l'accoucheur aussi bien que le chirurgien doivent bien apprécier. Je suis convaincu qu'un grand nombre de cas d'inertie utérine ou de contraction irrégulière, comme l'*hour-glass contraction*, sont dus à la présence de fibroïdes isolés, situés de telle façon qu'ils empêchent le tissu utérin de se contracter comme il devrait le faire.

Voici à ce propos un cas intéressant et qui montre combien on sait peu à quelle profondeur ces tumeurs s'enfoncent dans le tissu utérin.

OBSERVATION LXIII. — Il y a quelques années, j'aidai le Dr Cutter, de Newark à enlever une volumineuse tumeur de l'utérus. Une portion de la tumeur se présentait à travers l'orifice utérin bien dilaté, et on pouvait arriver sur la portion inférieure du point d'attache sur la paroi antérieure, à environ 5 centimètres dans le canal utérin.

Je passai une chaîne autour de la tumeur ; mais comme elle était attachée à l'instrument, elle glissa des doigts, et il fallut la réappliquer. La chaîne de l'écraseur fut finalement ajustée et fixée avec beaucoup de difficulté par ce médecin et il sembla qu'elle comprenait une portion beaucoup plus grande de la masse qu'auparavant. L'hémorragie fut excessive dès le début et augmenta tellement qu'il devint nécessaire d'enlever la masse le plus vite possible. Pour arrêter l'écoulement de sang, on injecta de l'eau glacée dans la cavité utérine afin d'exciter la contraction de l'organe. Celui-ci se contracta rapidement, mais l'hémorragie ne s'arrêtait pas et l'état de la malade devenait critique. Aussitôt qu'on eut retiré l'écraseur, je passai la main dans l'utérus et j'en trouvai la cavité remplie pas deux tumeurs se recouvrant l'une et l'autre. Lorsque j'avais appliqué la chaîne, j'étais passé entre elles deux et j'avais entouré la plus inférieure ; tandis que la seconde fois on avait entouré une partie des deux tumeurs. En appliquant la main sur l'abdomen, je sentis un fibroïde sous-péritonéal gros comme un œuf de poule sur la paroi antérieure près du fond et à gauche. Je fus convaincu que l'utérus ne pouvait pas se contracter suffisamment pour arrêter l'hémorragie, par suite de la présence d'une masse aussi considérable dans sa cavité. J'essayai donc d'arracher avec mes doigts les restes des tumeurs. Cela amena une violente contraction utérine, mais irrégulière, ce qui fit que l'utérus prit la forme d'un sablier. Je sentis le canal subitement envahi, et en plaçant la main sur l'abdomen je m'aperçus que la tumeur externe avait disparu. J'essayai d'énucléer la masse qui se présentait en ouvrant le tissu avec l'ongle du pouce ; lorsqu'il fut fendu, la tumeur s'échappa si subitement de son lit que ma première impression fut que la paroi utérine s'était rompue. L'utérus se contracta alors uniformément, les masses qui restaient furent bientôt enlevées et l'hémorragie s'arrêta. Cette malade, par suite de la perte de sang, eut une longue convalescence, mais guérit finalement.

Je suis convaincu que ce prétendu fibroïde sous-péritonéal était enfoui dans le tissu utérin sous la muqueuse utérine. Heureusement, les contractions utérines mises en jeu agirent sur la tumeur en la refoulant du côté du canal utérin, et bien qu'il ne restât qu'une très mince couche de tissu utérin sous le péritoine, l'espace fut bientôt fermé par suite de la diminution rapide du volume de l'utérus. Si l'utérus ne s'était que partiellement contracté et si cette tumeur s'était déplacée, il serait resté une ouverture entre le canal utérin et la cavité péritonéale. En outre, si la portion de cette tumeur qui avoisinait le canal utérin s'était enflammée, la masse entière se serait détachée et le même résultat que dans le cas déjà cité se serait produit.

J'ai extirpé par ce procédé onze ou douze tumeurs volumineuses et un certain nombre de fibroïdes isolés, sans mort, jusqu'au jour où j'opérai le cas suivant. Je vais le rapporter tout au long afin de familiariser le lecteur avec les détails de l'opération, et afin de montrer nettement les difficultés qu'on peut rencontrer.

OBSERVATION LXIV. — Miss W..., âgée de vingt-huit ans, de Bridgewater, était admise le 21 mai 1876 au *Woman's Hospital*. Voici quelle était son histoire :

Réglée à treize ans, ses règles duraient quatre jours et elle souffrait le premier. Elle avait été bien portante jusqu'à vingt-six ans et demi ; la douleur augmenta alors progressivement et dura pendant toute la période menstruelle. L'abondance de l'écoulement avait augmenté, mais la durée était restée la même.

Onze mois avant son entrée, elle avait commencé à ressentir une sensation de poids dans l'abdomen lorsqu'elle changeait brusquement de position dans son lit. Pendant l'automne de 1875, elle avait remarqué qu'elle grossissait, et en janvier dernier elle avait découvert pour la première fois une masse distincte immédiatement au-dessus des pubis. Cette augmentation de volume s'était accrue rapidement jusqu'au mois d'avril dernier où elle avait consulté le Dr Rodiman, son médecin, qui découvrit une tumeur fibreuse. Après l'examen, elle eut une hémorragie qui dura une semaine : *ce fut la première et la seule perte anormale de sang.* Les règles étaient restées régulières comme temps, et *jamais elles ne durèrent* plus de quatre jours. Elle ne se serait pas aperçue qu'elle perdait davantage si sa mère ne lui avait dit qu'elle salissait plus de serviettes qu'elle n'en salissait elle-même à son âge. Son médecin lui avait administré l'extrait fluide d'ergot, à la dose de 2 grammes, trois fois par jour, ce qui avait enrayé l'hémorragie.

Lors de mon premier examen, je trouvai l'abdomen rempli par une tumeur montant au-dessus de l'ombilic, et dont le diamètre transverse était le plus grand. L'orifice vaginal, de même que le vagin, était petit. Il fallait remonter haut dans le bassin pour atteindre l'utérus; le col n'existait plus, l'orifice était dilaté, ses bords étaient minces, et la tumeur se présentait. Il était facile d'introduire le doigt dans la cavité utérine, et on trouvait le point d'attache inférieur de la tumeur sur la lèvre postérieure, un peu à gauche ; la base était large et augmentait progressivement d'épaisseur de bas en haut. On pouvait faire pénétrer la sonde de près de 20 centimètres, mais par suite de la grande courbure du canal qui se portait en arrière et à gauche, il n'est pas bien sûr qu'on ait pu atteindre le fond.

Le 25 mai, à midi, on lui donna 1 gramme d'extrait fluide d'ergot, ce qui fit contracter l'utérus pendant vingt minutes. On répéta la dose le soir et trois fois le 26, sans amener de troubles de l'estomac ; il y eut des contractions utérines fréquentes Le 27 mai, à 9 heures du matin, au lieu d'ergot on donna de la morphine afin de diminuer les douleurs utérines : on en redonna à 3 heures et à 9 heures du soir. Le 28, elle resta au lit, la tumeur s'avançant dans le vagin, et on administra de nouveau de l'ergot à doses suffisantes pour maintenir un degré modéré de contraction utérine. Le 28, à 9 heures du matin, je l'examinai parce que le Dr Anway, chirurgien résident, pensait avoir découvert de l'odeur. Je trouvai le vagin rempli par la tumeur et l'orifice bien dilaté. Il n'y avait aucun signe de décomposition. Je fis cesser l'ergot. Le 29 mai, elle resta tranquille dans son lit, un peu sous l'influence de la morphine, car les contractions utérines la fatiguaient beaucoup. Le 30 mai dans l'après-midi, on sentit de l'odeur pour la première fois, et à 2 heures je commençai l'enlèvement de la tumeur après avoir endormi la malade avec de l'éther.

Je trouvai la tumeur remplissant tout le canal pelvien et en voie de destruction dans sa portion vaginale. Sa forme ressemblait assez au bouchon d'une bouteille de champagne, la portion comprimée occupant le bassin (voir fig. 165). J'essayai, mais en vain, de passer une ficelle autour de la masse au moyen de la canule de Gouch. Je voulais porter un nœud coulant sur la tumeur, et m'en servir pour tirer et maintenir la tumeur pendant que je l'enlèverais.

Je procédai à l'enlèvement de la masse par le vagin, morceau par morceau, avec les ciseaux. J'avais introduit mon index aussi haut que possible en arrière de la tumeur, et tout en protégeant les parties molles j'attirai en bas avec un double crochet la portion de tumeur que j'apercevais. Bien que l'utérus se fût contracté dès le début de l'opération et comprimât énergiquement la tumeur, celle-ci n'avançait pas comme d'habitude. Lorsque j'eus atteint le plan du détroit supérieur, sans avoir aperçu le col, je me demandai ce qu'il fallait faire. J'avais assez d'expérience pour savoir qu'il y avait moins de danger pour la femme à terminer l'opération qu'à laisser une portion de la tumeur qui se gangrènerait rapidement et donnerait naissance à de l'empoisonnement du sang. Je continuai à avancer vers le centre de la tumeur jusqu'à ce que j'eusse de la peine à atteindre les tissus avec mes instruments. Je n'avançais plus alors que lentement parce que la tumeur ne formait plus que des lambeaux dont le ténaculum ou la pince ne pouvait saisir que de petites parties à la fois. L'état de la malade commençait à indiquer qu'elle était épuisée, et je lui donnai des injections hypodermiques de brandy. L'utérus continuait à se contracter : sa profondeur avait notablement diminué, mais le diamètre latéral avait augmenté, ainsi qu'on peut le voir sur la figure 166. Je m'expliquai alors pourquoi l'utérus avait perdu son pouvoir expulsif et pourquoi la tumeur n'avait pas continué à s'avancer dans le bassin. Avant l'opération, l'orifice était dilaté jusqu'à toucher le pourtour du canal pelvien, et lorsque la tumeur s'était abaissée, comme elle était plus volumineuse en haut, le col avait été refoulé latéralement sur le détroit supérieur du bassin. La difficulté s'était accrue à mesure que je

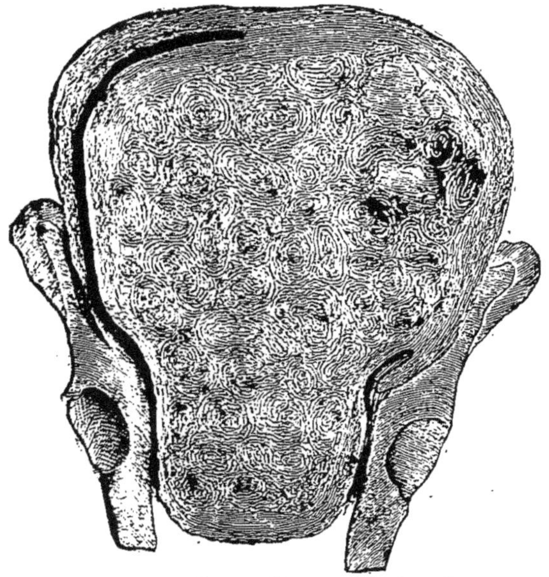

Fig. 165 — Tumeur fibreuse faisant saillie dans le vagin.

m'étais avancé vers le centre de la tumeur, car le pouvoir expulsif de l'utérus se perdant sur le détroit du bassin ne pouvait que faire accroître le diamètre latéral.

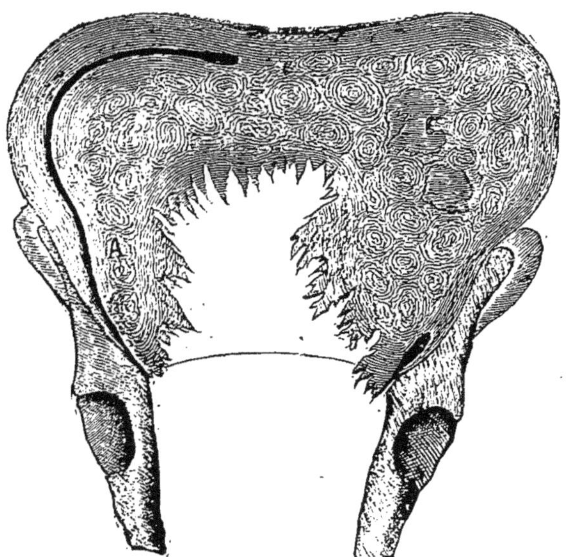

Fig. 166 — Tumeur fibreuse extirpée en partie (l'utérus ayant un grand volume transversalement).

Je plaçai la malade sur le côté gauche et j'introduisis le spéculum de Sims le plus volumineux ; l'excavation que j'aperçus alors et que j'avais faite dans la tumeur était vraiment formidable. Au moyen d'un volumineux crochet, j'attirai en avant le bord inférieur de la tumeur ; puis à droite, en A (fig. 166), jusqu'à ce que j'eusse sous les yeux une portion de la surface qui faisait saillie dans le canal utérin. Je la saisis avec un autre crochet, et comme elle constituait la partie externe de la tumeur et qu'elle était recouverte par la muqueuse utérine, elle était plus ferme. Il me fut bientôt possible de pénétrer de plusieurs pouces au delà, et pendant que le professeur Howard, de Baltimore, exerçait une forte traction, je pus enlever avec les ciseaux une masse volumineuse qui était logée sur le détroit du bassin. L'utérus commença alors à changer de forme, et j'aperçus toute la circonférence de l'orifice. L'organe se contractant, le reste de la tumeur fut refoulé dans le vagin aussi vite que la masse qu'on atteignait put être enlevée. A la fin, on atteignit le point d'implantation et on trouva qu'il s'était réduit à un pédicule qui n'était pas plus gros que l'index. Je divisai ce pédicule au niveau des lèvres, et je réduisis l'utérus qui s'était retourné. Cela prouve qu'il n'y avait pas eu énucléation de la tumeur, et que toute la muqueuse de la cavité utérine était intacte, sauf dans le point où le pédicule avait été divisé. La tumeur avait été déplacée par la contraction utérine, et au fur et à mesure que la tumeur avançait, le pédicule se rétrécissait et n'était bientôt plus formé que par le revêtement externe de la tumeur.

Je trouvai le col décoloré et qui avait déjà commencé à se gangrener, par suite de la pression continue de la tumeur sur le détroit du bassin. On plaça la malade sur le dos, un bassin sous elle, puis au moyen de deux seringues de Davidson on injecta une grande quantité d'eau chaude dans la cavité utérine, qui détermina la contraction de l'organe. On appliqua alors de l'iode de Churchill dans la cavité, puis on coucha la malade dans son lit. On lui fit de temps en temps des injections hypodermiques de brandy.

L'opération dura deux heures et la tumeur extraite pesait 7 livres et demi, sans compter le contenu de plusieurs kystes rompus.

Une heure après l'opération, le pouls devint faible et monta à 175 par minute. Elle s'affaissa rapidement et mourut neuf heures après l'opération.

Je vais revenir sur les principaux traits de l'histoire de ce cas qu'on rencontre rarement, mais qu'il est important de reconnaitre quand il se montre. Il est un fait qui n'est pas habituel, c'est qu'il n'y a eu qu'une faible augmentation de l'écoulement menstruel pendant le développement d'une semblable tumeur. Par suite de ce fait et de ce que la malade était en parfaite santé, le choc de l'opération fut plus grand qu'il n'aurait été dans les circonstances ordinaires. Il est probable que la tumeur en était arrivée au point où l'utérus l'aurait, sous peu de jours, refoulée dans le vagin. Il est probable que sa marche aurait été aussi rapide sans l'aide de l'ergot, et il aurait fallu passer par les mêmes temps de l'opération. Dans un cas analogue, la santé générale étant bonne et la tumeur ayant le même volume que plus haut, à l'avenir je ferai une dilatation plus *graduelle*, si je puis enrayer l'action de l'utérus. De cette façon, j'espère obtenir une certaine tolérance et diminuer le choc de l'opération. Il faut diminuer l'alimentation sanguine de la tumeur proportionnellement à l'action de l'utérus, et à la tumeur à enlever, qui augmente le danger d'empoisonnement du sang en amenant la gangrène des parties ainsi soumises à la pression. Par suite de la forme inhabituelle de cette tumeur, le col était refoulé en arrière par le détroit du bassin, et par le fait de la pression continue il avait déjà commencé à s'escarrifier quelques heures avant que la portion de la tumeur qui se présentait dans le vagin eût donné des signes de destruction. Dans la matinée du jour de l'opération, on avait découvert des symptômes d'empoisonnement du sang, qui altérèrent la puissance de résistance de la malade au choc d'une opération qui avait duré très longtemps par suite des difficultés de son exécution. Cependant, en raison de l'expérience passée, la marche de la maladie fut soigneusement suivie, et le moment de l'opération fut bien choisi. Dans les circonstances ordinaires, il est bon de *dilater rapidement, et de retarder l'opération jusqu'à ce que la tumeur commence à se détruire*. On est sûr d'obtenir ainsi le plus haut degré possible de dilatation et d'avoir l'avantage de trouver une grande partie de la tumeur dans le vagin avant de commencer l'opération.

Je vais donner un cas analogue au précédent, mais où l'on a attendu trop longtemps. J'avais vu la malade, antérieurement, en consultation avec le D⁰ S. Whitall, et trouvant le vagin déjà occupé par une portion de la tumeur j'avais conseillé d'opérer sans retard. La malade perdait continuellement depuis des semaines, et dans sa répugnance à quitter sa maison, elle retarda son arrivée au *Woman's Hospital*, espérant que l'écoulement s'arrêterait de lui-même quand sa santé serait meilleure. Après son admission, on retarda encore l'opération de quinze jours et elle était dans un tel état de prostration qu'on ne pouvait pas l'examiner. Dans cet intervalle, l'écoulement fut arrêté et on employa tous les moyens pour améliorer sa santé générale.

Voici son histoire d'après le registre de l'hôpital :

OBSERVATION LXV. — Madame L..., âgée de vingt-huit ans, fut admise dans le service du D⁰ Emmet le 26 mars 1875. Elle avait déjà été soignée à l'hôpital par le D⁰ Sims, du 28 septembre au 21 décembre 1874. A ce moment on avait divisé le col, incisé le revêtement de la tumeur, et on avait donné de l'ergot à la malade. Il n'y eut pas d'amélioration, l'utérus avait une profondeur de 28 centimètres ; au moment de son admission, la période menstruelle durait sept jours et la perte de sang était excessive. Il y avait alors cinq ans que cet état durait.

Depuis sa sortie de l'hôpital en 1874, elle avait continué à perdre beaucoup au moment de ses règles, et on avait dû très souvent appliquer le tampon, bien qu'elle eût continué à prendre de l'ergot. Elle avait l'aspect profondément anémié, sa peau était jaune paille, elle était très émaciée et elle paraissait avoir dix ans de plus qu'elle n'avait en réalité.

A l'examen physique, on trouva que l'utérus atteignait presque l'ombilic, tant l'organe était développé par une tumeur fibreuse, dont une portion faisait saillie dans le vagin et semblait commencer à se gangrener.

Comme elle perdait au moment de son admission, on ordonna de lui faire prendre de l'acide gallique et de l'eau de cannelle, ce qui fit bon effet. Le 7 avril, on donna 30 gouttes d'extrait fluide d'ergot en injection hypodermique.

9 avril. L'ergot n'a que peu ou pas d'effet. Les contractions utérines apparaissent une demi heure après l'administration du médicament, durent cinq minutes et cessent.

A 2 heures après midi on éthérise la malade, puis on introduit la sonde qui pénètre de 20 centimètres le long de la paroi antérieure, ce qui prouve que la tumeur est implantée sur la paroi postérieure. L'orifice était suffisamment dilaté pour permettre la sortie d'une portion de la tumeur ayant environ 10 centimètres de diamètre.

Le D⁰ Emmet commença l'opération en tirant fortement sur la portion qui se présentait, pendant qu'un aide pressait sur le fond. Lorsqu'une notable portion de la tumeur eut été entraînée dans le vagin, on la sectionna avec des ciseaux ; on en saisit une autre portion qu'on abaissa, et ainsi de suite jusqu'à ce que toute la tumeur eût été enlevée après trois heures de travail. Pendant l'opération, le Dr Emmet eut soin de ne tirer que sur la portion qui faisait saillie dans le vagin. Il se tint aussi loin que possible du point d'implantation, si bien que quand l'utérus expulsa la tumeur, il la suivit étroitement, ce qui empêcha toute hémorragie.

Plusieurs fois pendant l'opération, la contraction utérine fit défaut et il y eut hémorragie. On injecta de l'eau chaude à plusieurs reprises dans la cavité utérine, ce qui détermina instantanément sa contraction et arrêta temporairement l'hémorragie. Lorsqu'on crut avoir enlevé toute la tumeur, on lava la cavité à l'eau chaude. De nouvelles contractions se produisirent qui amenèrent le refoulement à l'orifice d'un morceau de la tumeur gros comme une orange. On l'enleva et l'organe revint sur lui-même. Il n'avait plus que 12 centimètres de profondeur. On plaça alors la femme sur le côté, on appliqua un spéculum de Sims et on badigeonna la cavité utérine avec de la teinture d'iode de Churchill ; enfin on introduisit un tampon de coton saturé de glycérine dans le vagin et on reporta la malade dans son lit. Comme elle était très prostrée, on lui fit une injection hypodermique de Brandy.

Le 10, sa température monta progressivement, son pouls s'accéléra, elle s'affaissa de plus en plus, et mourut dans la nuit.

A l'autopsie, on enleva l'utérus qui mesurait 20 centimètres de longueur sur 10 de large. On ouvrit le canal utérin dont les tissus étaient pâles; la muqueuse était recouverte d'une sécrétion sanguine foncée ; l'utérus avait l'aspect qu'il a après l'accouchement. Partout l'organe avait plus de 3 centimètres d'épaisseur. On trouva dans la corne gauche une petite portion de tumeur; il y en avait aussi quelques petits fragments près de l'orifice interne. D'après l'état de flaccidité de l'utérus il était évident qu'il s'était relâché et qu'il avait augmenté un peu de volume après l'opération.

En l'absence de tout autre signe, l'aspect de l'utérus dans ce cas serait suffisant pour démontrer qu'on peut extirper des tissus de l'utérus une tumeur de ce genre, par la méthode décrite, sans blesser l'organe. Bien que cette pauvre femme soit morte, il n'y avait pas lieu de désespérer de la guérir par l'opération après une si grande perte de temps. Le résultat aurait été tout différent si ses forces avaient été un peu plus grandes et lui avaient permis de réagir. L'opération en elle-même a été un succès complet en ce qu'elle montre que le principe peut en être appliqué à d'autres cas.

J'ai enlevé par traction au moins cinq ou six tumeurs plus volumineuses que celle de cette malade, et un certain nombre de plus petites, et je n'ai eu que deux morts. Comme les insuccès sont aussi instructifs que les succès, j'ai rapporté tout au long l'observation de ces cas où il y a eu mort.

L'observation suivante [1] montre les difficultés qu'on a parfois à surmonter pour faire le diagnostic.

OBSERVATION LXVI. — La malade, âgée de trente-un ans, fut admise au *Woman's Hospital*, le 3 novembre 1880. Elle était mariée et n'avait pas eu d'enfant. Depuis dix ans sa santé n'était pas bonne, mais ce n'était que depuis quelques mois qu'elle avait remarqué le développement rapide de la tumeur. Lorsqu'on examina la malade pour la première fois, la tumeur, qui avait le volume de deux poings, faisait saillie dans le vagin à travers l'orifice utérin et le remplissait complètement. Elle ne perdait de sang que pendant la menstruation, qui n'était abondante que depuis quelques mois. Depuis ce même temps, la tumeur ne s'était pas modifiée. Le Dr Thomas qui la vit en consultation fut d'avis qu'il fallait l'opérer, parce que la tumeur commençait déjà à se gan-

grener. Le 23 novembre, le Dr Emmet commença l'enlèvement de la tumeur en coupant
avec des ciseaux la portion qui occupait le vagin, et il ne pénétra pas dans la cavité
utérine avant d'avoir divisé le pédicule qu'il avait formé par traction. Ce cas ne ressemblait en aucune façon à ceux qu'il avait déjà vus, parce que le tissu de la tumeur
utérine avait un tout autre caractère que celui de la partie vaginale ; il était plus mou,
il ressemblait plus à du tissu musculaire et il saignait facilement. Il ne put se servir
de la grande cuiller, en raison du caractère de la tumeur. L'opération dura deux
heures trois quarts, et quand elle fut terminée la malade était très épuisée. Il fit un
lavage de l'utérus et appliqua de l'iode. Il se fit bientôt une inversion de l'utérus qu'il
réduisit ; mais comme l'utérus ne se contractait que partiellement, la cavité utérine
conserva un diamètre de plus de 5 centimètres. La masse enlevée pesait 3 livres.
On plaça un tampon saturé de glycérine phéniquée dans le vagin et on remit la
malade dans son lit. Elle alla bien tout d'abord, mais le septième jour elle mourut
sans cause apparente, sans qu'il y ait eu de symptômes d'empoisonnement du sang.

L'autopsie ne révéla pas la cause de la mort ; le foie et les reins étaient graisseux.
Ce qu'il y eut de remarquable dans ce cas c'est que, bien que la tumeur s'étendît
jusqu'à l'ombilic et remplît l'abdomen comme un utérus à six mois de grossesse, elle
était tout entière au-dessous de l'orifice interne, elle s'était développée sur le col et
s'était élevée entre la vessie et l'utérus. On voyait l'utérus en arrière de la tumeur
dont il semblait être une partie antérieure. La cavité n'était que très légèrement
allongée. Le Dr Emmet pensa que ce qui mit la vie de la malade en danger ce fut la
perte de sang due à ce que l'utérus ne pouvait se contracter convenablement. Le Dr Garrigues fut d'avis que l'hémorragie abondante fut due à ce fait que la tumeur occupait
le col et non le corps de l'utérus. Si elle avait occupé le corps, il est probable que la
contraction l'aurait arrêtée.

Le professeur Breisky, de Prague, a publié[1] un Mémoire intitulé :
*Observations cliniques sur les myômes interstitiels volumineux du col
de l'utérus.* C'est le seul écrivain qui ait étudié d'une manière spéciale le développement des tumeurs fibreuses du col. Il appelle l'attention sur la rareté
des myômes du col, et sur la difficulté de les distinguer de ceux qui naissent
du corps de l'organe. Outre la valeur clinique de ce Mémoire en ce qui
touche aux tumeurs fibreuses, il traite d'une façon admirable de tout ce qui a
rapport à la laparotomie.

Lorsque nous exerçons une traction, il importe peu que nous connaissions
quelle est l'épaisseur de la paroi externe de l'utérus, et le tout est que nous
puissions l'amener à se contracter, car alors l'espace sera fermé au fur et à
mesure qu'on entraînera la tumeur. Les choses se passeront certainement
ainsi lorsque nous aurons affaire à une tumeur unique, surtout lorsqu'elle
sera située près du fond, ou même sur la paroi latérale, et qu'elle ne sera pas
assez volumineuse pour avoir remplacé la plus grande partie du tissu utérin
vrai. Il y a certainement une limite à cette manière de faire, mais, si tant
est que mon expérience personnelle me permet d'exprimer une opinion, elle
est plus sûre que l'énucléation et elle est applicable à tous les cas où un
opérateur prudent se jugerait en droit de faire l'énucléation. Je conseille de
ne pas essayer d'énucléer une tumeur de ce genre, parce qu'on ne sait pas
sur quelle étendue le tissu utérin est atteint. Si la paroi utérine est trop
amincie pour pouvoir se contracter convenablement, on verra la mort par
hémorragie se produire avant la fin de l'opération. Lorsque la contraction

---

[1] Breisky, *Zeitschrift für Heilkunde.*

utérine est insuffisante, ou assez peu intense pour laisser une grande cavité, comme dans le cas que nous venons de rapporter, et comme cela arrive souvent lorsqu'une tumeur a été énucléée, la malade est aussi très exposée à l'empoisonnement du sang. Nous ne parlons pas ici de l'énucléation dans les cas de petit fibroïde, les circonstances étant absolument différentes.

Je recommande comme règle de conduite de retarder toute opération chirurgicale aussi longtemps que possible. Mais aussitôt que la tumeur se présente à l'orifice et que celui-ci commence à se dilater, cela prouve qu'il reste une certaine quantité de tissu utérin pour nous aider si la tumeur ne s'est pas développée sur le col. Il y a lieu de discuter alors le moment où il faut donner l'ergot et la manière de le donner. Aussitôt qu'une portion de la tumeur occupe le vagin, on ne peut retarder plus longtemps l'opération, car, règle générale, ce n'est qu'une question d'heures pour que l'empoisonnement du sang se produise.

Lorsqu'une fois on a commencé l'opération, il ne faut poursuivre qu'un but, enlever la tumeur entière, c'est ce qui fait courir le moins de danger à la malade. Lorsque la tumeur se trouve chassée par la contraction utérine aussi rapidement qu'on l'extirpe au niveau de l'orifice vaginal, c'est alors qu'il y a le moins de danger pour la vie de la malade. D'après ce que j'ai vu, ce procédé ne fatigue pas plus la malade que ne le fait un accouchement où il faut se servir des instruments, pourvu que la tumeur ait été entraînée en bas de façon qu'il se forme un pédicule qu'on puisse diviser. Il faut tout d'abord chercher à exciter la contraction utérine en tirant sur la tumeur, et on maintient la contraction pendant qu'on enlève la tumeur, morceau par morceau, par le vagin ; en sorte que depuis le commencement de l'opération jusqu'à ce que la tumeur se soit pédiculisée, la marche du travail qui s'opère simule absolument ce qui se fait spontanément, et nous ne faisons qu'imiter la nature. Comme il n'y a aucune crainte d'hémorragie, puisque l'utérus aussitôt qu'il se contracte supprime tout apport de sang, le meilleur moyen que nous puissions employer pour enlever la tumeur, c'est de nous servir de ciseaux à pointes mousses, un peu courbés sur le plat. J'ai trouvé que l'écraseur ne remplit pas bien le but, parce qu'il n'excite pas l'utérus à se contracter au degré convenable, et parce qu'avec lui on n'enlève pas la masse aussi rapidement qu'avec les ciseaux. Il est préférable de commencer l'opération en passant aussi haut que possible autour de la masse un nœud coulant, qui doit être tenu par un aide, afin de fixer l'utérus, et de pouvoir faire la traction. Après avoir enlevé la portion qui remplit le vagin, le mieux est de suivre aussi loin que possible le trajet du canal utérin. L'avantage est double : tout d'abord, la portion qui fait saillie dans le canal, avec son revêtement capsulaire, est plus ferme, et en second lieu, en enlevant la tumeur aussi loin que possible du point où le pédicule doit se former, le point d'attache se rétrécit à mesure que la cavité utérine diminue de volume.

Traitement consécutif.

J'ai peu de choses à dire du traitement consécutif. Lorsque la tumeur a été enlevée, ainsi que tous les lambeaux qu'on peut atteindre, il est important de laver soigneusement la cavité utérine. Ce qu'il est préférable d'employer c'est l'eau très chaude, car elle amène rapidement la contraction de l'utérus, et en prolongeant l'injection nous pouvons vider complètement les capillaires qu'elle peut atteindre. Après l'injection, nous ne possédons rien de meilleur pour augmenter et maintenir la contraction qu'une large application de teinture d'iode forte de Churchill. S'il reste quelque suintement sanguin après l'injection, on est sûr de l'arrêter avec l'iode, à moins qu'il n'existe quelque empêchement à ce que l'utérus se contracte convenablement. Il a une grande valeur comme antiseptique, et je suis convaincu que nous ne possédons pas de meilleur prophylactique contre l'empoisonnement du sang, quand on s'en sert comme je l'ai employé.

Dans aucun cas, il n'est bon d'introduire du persulfate de fer dans la cavité utérine pour arrêter une hémorragie. Il ne possède par lui-même aucune propriété astringente, il ne fait que coaguler une certaine quantité de sang, qui agit alors mécaniquement. Le contact du persulfate change tellement le caractère du sang, qu'il se décompose en quelques heures. C'est là pour la malade une cause d'empoisonnement qui agit avant qu'aucun élément septique se soit développé ailleurs. Il agit comme irritant local, et il est impossible de s'en débarrasser avant que la suppuration le fasse disparaître. Après avoir injecté l'iode, j'applique parfois un peu de coton saturé de glycérine. S'il faut faire davantage, il est préférable de se servir de coton humide qui a été saturé avec une forte solution d'alun et de tamponner le vagin avec ce même coton. Le second jour, j'enlève soigneusement le coton, et si après avoir lavé la cavité il n'y a pas d'écoulement de sang, je me dispense de tout pansement. Il faut veiller avec le plus grand soin à la propreté et faire faire de fréquentes injections d'eau chaude. On peut additionner l'eau d'un peu de levure de bière comme stimulant et désinfectant ou d'acide phénique si quelque tissu vient à se décomposer, et je maintiens la malade au lit jusqu'à ce que tout écoulement purulent par le canal utérin ait cessé.

Le Dr T. G. Thomas [1] est le chirurgien qui le plus récemment ait préconisé l'enlèvement des tumeurs fibreuses par l'énucléation, et il ne limite pas sa pratique aux fibroïdes isolés : il a aussi énucléé des parois utérines des tumeurs de grand volume à l'aide de la traction et d'un instrument qu'il a inventé dans ce but ; il sépare la tumeur de son point d'implantation de la façon suivante :

« Le but de ce Mémoire est d'indiquer un procédé que l'expérience m'a conduit à regarder comme supérieur à tous les autres, et qui, je crois, les

---

[1] T. G Thomas, *A new method of removing interstitial and submucous fibroids of the uterus (Archives of medicine*, N. Y. Febr. 1879).

remplacera tous pour ceux qui voudront bien en faire un essai loyal. Ce procédé consiste à saisir la tumeur à sa partie la plus inférieure et au point le plus accessible avec une forte pince de Museux, à passer le long de ses côtés la cuiller-scie ou grande cuiller dentelée représentée figure 167, à scier, par un petit mouvement de pendule d'un côté à l'autre, les attaches de la tumeur et à la libérer entièrement de ses connexions avec l'utérus.

« *La cuiller-scie ou grande cuiller dentelée* est une cuiller d'acier montée sur un manche solide ayant de 28 à 30 centimètres. La cuiller est légèrement convexe en dehors et concave sur sa face interne ; ses bords présentent des dents de scie. Celles-ci sont mousses et perpendiculaires. La surface externe convexe protège complètement la paroi utérine, tandis que la paroi interne et concave force l'instrument à raser la tumeur et à courir le long de sa surface lorsqu'elle trace sa voie latéralement et supérieurement.

« Voici, d'après l'expérience, les avantages de cet instrument : 1° La scie sépare les attaches de la tumeur sans grande hémorragie ; 2° la forme de la cuiller, convexe en dehors, concave en dedans, la force à suivre le contour de la tumeur à moins qu'elle ne soit très lobulée, et protège contre toute atteinte le tissu utérin qui enveloppe la tumeur ; 3° il est possible d'atteindre les points d'attache les plus élevés comme les plus inférieurs, la tumeur libérée descendant par le fait de la traction à mesure que la scie sépare les adhérences en décrivant des courbes successives autour d'elle ; 4° avec la scie, la séparation marche rapidement et sûrement, que la tumeur soit interstitielle ou sous-muqueuse, sessile ou pédiculée ; 5° et ce n'est pas là le moindre de ses mérites, la cuiller-scie assure la séparation d'une tumeur dans ses points d'attache les plus élevés, sans laisser de pédicule pouvant se gangrener. »

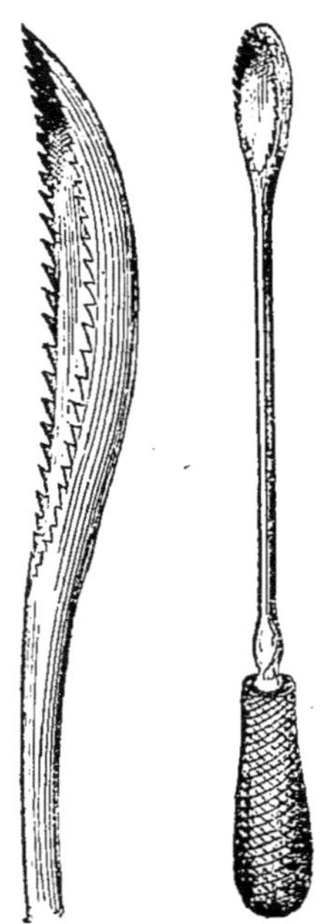

Fig. 167 — Cuiller-scie ou cuiller dentelée de Thomas.

Le Dr Thomas a montré la valeur de cet instrument entre ses mains. Ses résultats ont été remarquables, et cependant, bien que mes préventions contre la méthode de l'énucléation soient implacables, j'apprécie les grands avantages qu'on peut obtenir avec cette grande cuiller dans certaines conditions. Je crois que cet instrument sera jugé très utile pour enlever de petites tumeurs ; il rendra encore service dans des formes de tumeurs plus graves, lorsque la tumeur sera restée stationnaire pendant un certain temps et qu'il se sera fait une ligne de démarcation entre la tumeur et le tissu utérin. D'un autre côté, lorsque la tumeur se sera développée rapidement, et que son tissu différera peu de celui de l'utérus, son emploi n'offrira aucun avantage sur les ciseaux, quand on s'en servira dans les limites où le doigt peut atteindre.

Lorsque les parois utérines sont minces, je le regarde comme dangereux même entre les mains d'un chirurgien expert. Il ne suffit pas d'avoir de l'expérience et du jugement pour être en sûreté, car rien qu'à New-York trois morts se sont produites par perforation, et entre les mains de trois opérateurs différents dont l'habileté ne peut être mise en question.

Dans les cas où l'on peut s'en servir sans danger, il possède l'avantage de laisser après l'opération une surface nette, et son emploi diminue par conséquent le danger d'empoisonnement du sang, qui est une suite fréquente de l'énucléation par la méthode ordinaire. Le traitement consécutif doit être essentiellement le même que celui que j'ai déjà indiqué, surtout en ce qui touche à l'emploi fréquent des injections vaginales, additionnées d'une certaine quantité d'acide phénique.

CHAPITRE XXXV

TRAITEMENT CHIRURGICAL DES TUMEURS FIBREUSES DE L'UTÉRUS (SUITE)

Par section abdominale. — Enlèvement des tumeurs pédiculées et autres de la paroi utérine. — Amputation supra-vaginale de l'utérus. — Enlèvement des ovaires seuls, ou des ovaires et des trompes, pour arrêter les pertes de sang et le développement de la tumeur.

Schroeder a le premier imaginé une méthode d'enlèvement des fibroïdes sous-péritonéaux et de portions de l'utérus en faisant une section en forme de coin de façon à pouvoir rapprocher ensuite au moyen de sutures les bords de la plaie. Cette méthode, cependant, ne donne de bons résultats que si on unit les bords du péritoine au-dessus de la paroi utérine divisée, comme Spencer Wells [1] le pratiqua le premier. La méthode de Schroeder est considérablement facilitée dans son emploi par l'application d'un morceau de tube de caoutchouc autour de l'utérus à la manière d'un tourniquet ; et par l'usage des volumineuses pinces droites et angulaires de Thornton, dont les mors sont assez longs pour saisir 3 centimètres et plus de tissu. Kœberlé, Péan, Wells, Thornton et Tait ont inventé des pinces plus petites pour saisir un simple vaisseau, mais on ne peut s'en servir que dans un espace limité. Les pinces de Wells sont, pour moi, les plus utiles. Les pinces plus larges permettent de saisir une plus large surface à un moment de l'opération où on ne peut s'arrêter pour pincer les vaisseaux isolés, qu'on peut ensuite saisir et lier à loisir. Il faut suivre pour la ligature des vaisseaux de

[1] Spencer Wells, *British med. Journ.* July 27 1878 and June 11 1881.

chaque côté de l'utérus, les mêmes règles générales que j'ai déjà données, lorsque j'ai parlé de l'extirpation de l'utérus dans les cas d'affection maligne.

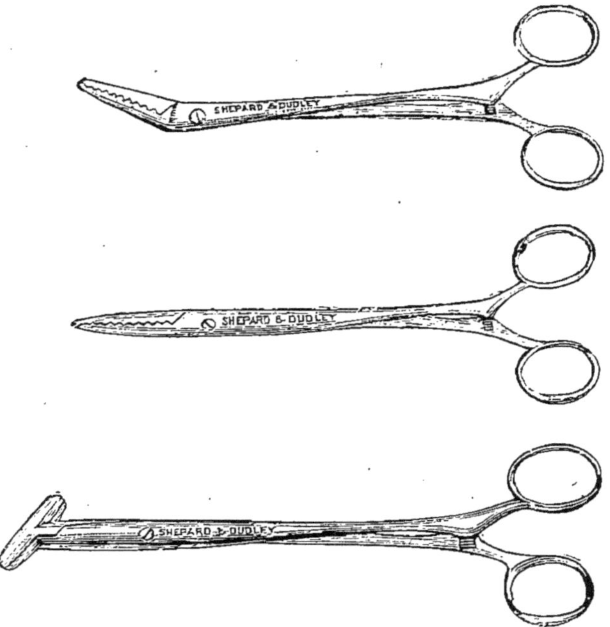

Fig. 168 — Pinces de Thornton.

Lorsqu'on ouvre la cavité utérine ou le canal cervical, il peut paraitre d'une bonne précaution de cautériser la muqueuse, ou de l'enlever entière-ment, dans le but de détruire les germes infectieux qu'on suppose toujours exister. Il faut alors fermer la plaie au moyen de sutures de soie, et on com-mencera par unir l'ouverture du canal utérin. Ces sutures sont ensuite

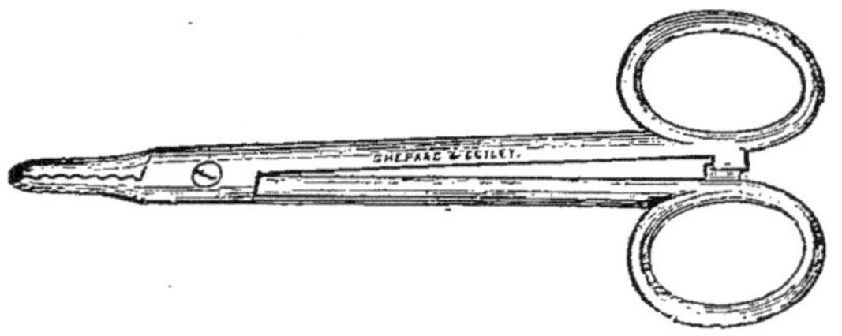

Fig. 169 — Pinces de Wells.

recouvertes par d'autres sutures en nombre suffisant pour réunir les côtés et les bords de la plaie. Enfin, on entraine le péritoine sur le tout et on en réunit les bords au moyen d'une ligne de sutures très rapprochées les unes des autres qui peuvent être faites, soit avec de la fine soie, soit avec du catgut convenablement préparé.

Dans un Mémoire récent sur « la myomotomie », le professeur Schroeder a décrit [1] d'une façon très détaillée le traitement chirurgical des tumeurs fibreuses qu'on avait regardées jusqu'alors comme étant au-dessus des limites de notre art. Il dit : « Désormais il sera possible d'enlever par énucléation, en se servant de la ligature de caoutchouc, n'importe quel fibroïde, à la condition qu'une indication urgente justifie l'opération. »

A la réunion de la *British medical Association*, M. J. Knowsley Thornton ouvrit la discussion par un discours sur le *Traitement opératoire des fibro-myômes utérins*, discours qui fut publié dans le même journal avec le mémoire du Dr Schroeder. Le sujet traité dans ces Mémoires est trop étendu pour que je puisse en donner un extrait ; mais M. Thornton a exprimé d'une façon très complète mes propres idées en disant : « Je n'essayerai jamais plus dans aucun cas de faire l'hystérectomie partielle, car je suis convaincu qu'il est beaucoup plus sûr et plus facile d'enlever l'organe entier et d'avoir affaire au col qu'à la paroi utérine. »

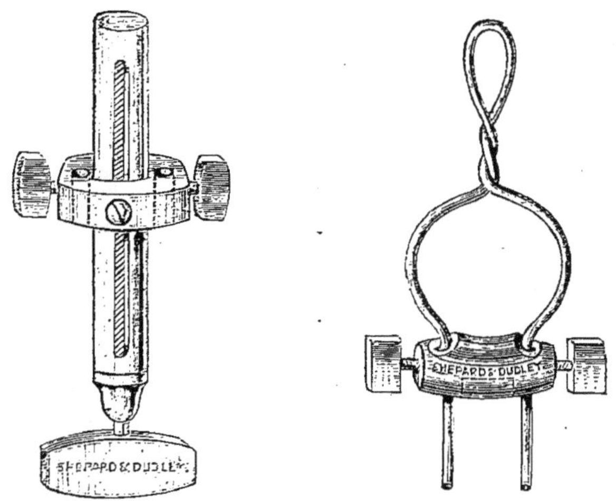

Fig. 170 — Serre-nœud de Tait.

Nous verrons plus tard, lorsque nous étudierons le mode de traitement du pédicule après l'ovariotomie, qu'on obtient les meilleurs résultats en le liant et en le laissant rentrer dans la cavité abdominale. Le mode de traitement du moignon après l'enlèvement d'une tumeur fibreuse n'est pas encore bien fixé. Mais, quant à présent, les meilleurs résultats ont été obtenus en fixant le moignon dans la plaie abdominale. M. Tait, de Birmingham, est un des grands partisans du traitement externe du moignon, et il a inventé un instrument qui, d'après lui, posséderait des avantages supérieurs. Les extrémités du fil métallique que l'on voit sur la figure de droite sont introduites dans des trous de la pièce de gauche, et y sont fixées au moyen de deux vis. On peut serrer alors l'anse métallique en tournant la grande

---

[1] Schroeder, *British med. Journ.*, Oct. 13 1883.

vis. *Le serre-nœud de Koeberlé*, figure 171, est le premier instrument qui ait été employé dans ce but, et c'est encore celui qu'on emploie le plus généralement. On peut aussi se servir du *serre-nœud de Maisonneuve* (fig. 172). Le but de ces serre-nœuds est d'étreindre le moignon dans l'anse de fil qu'on serre de temps en temps jusqu'à ce qu'il soit coupé. A mesure que les bords de la plaie abdominale se cicatrisent, ils recouvrent le moignon, et peu à peu les adhérences s'atténuent jusqu'à libérer le moignon, ce qui lui permet, avec le temps, de reprendre son ancienne position. Le grand

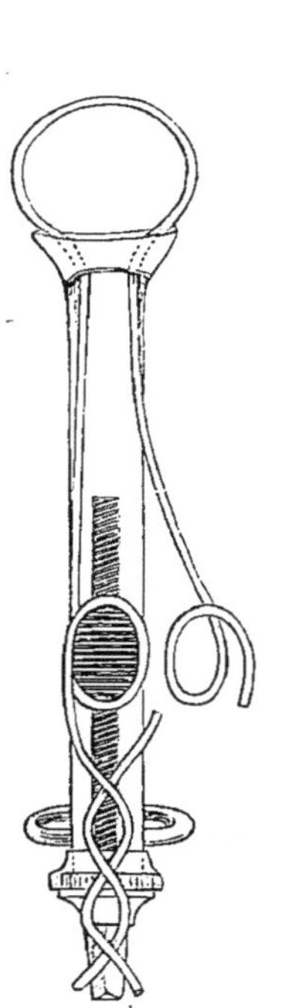

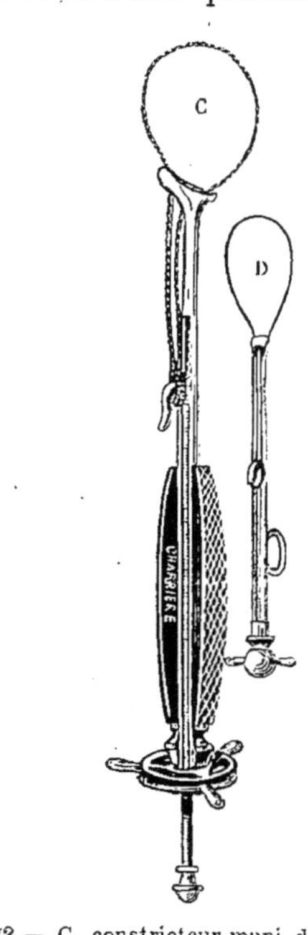

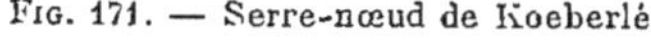

FIG. 171. — Serre-nœud de Koeberlé.

FIG. 172 — C, constricteur muni de sa corde en fils de fer ou d'une simple ficelle de chanvre. — D, petit constricteur ou serre-nœud muni d'un simple fil métallique.

danger, c'est l'empoisonnement du sang, et il est nécessaire de fermer la plaie abdominale autour du moignon avec le plus grand soin. On se servira du cautère, du persulfate de fer, de l'acide phénique, ou de n'importe quel autre bon moyen, pour momifier le moignon aussi loin que possible et maintenir propres les parties.

J'ai enlevé cinq fois l'utérus en totalité ou en partie, et malgré les plus grands soins pour assurer un résultat favorable, toutes les malades sont mortes tôt ou tard d'empoisonnement du sang engendré autour du moignon. La simple anse métallique est ce qu'il y a de meilleur ; elle est sous tous les rapports préférable au clamp qu'on ne peut maintenir propre. Je suis disposé à croire, d'après mon expérience, qu'on n'arrivera pas à approcher du succès qu'on obtient dans l'enlèvement des tumeurs de l'ovaire, tant qu'on ne pourra traiter le moignon avec sûreté et en le faisant rentrer dans la cavité abdominale.

Tous les opérateurs reconnaissent aujourd'hui la nécessité de recouvrir le moignon avec le péritoine ; si on le rentre, le but qu'il faut poursuivre est de placer la surface mise à nu et la ligature en dehors de la cavité périto - néale, lorsque cela est possible.

Le cas suivant est intéressant par la manière dont j'ai recouvert le moignon, et que je suppose être nouvelle.

OBSERVATION LXXVII. — Miss B…, âgée de quarante-huit ans, me fut envoyée par le Dʳ Love, de Winchester. Elle fut admise au *Womans' Hospital* le 8 avril 1884. Elle fut réglée pour la première fois à l'âge de seize ans. Depuis, les règles duraient huit jours ; elles étaient très douloureuses et trop abondantes. Après la puberté, lorsqu'elle faisait un exercice trop fatigant, ses règles apparaissaient parfois en dehors des époques menstruelles. Quatre ans avant son admission, elle avait consulté le Dʳ Love qui lui avait dit qu'elle avait une tumeur fibreuse du côté droit de l'utérus. Ce diagnostic fut confirmé trois ans plus tard par le Dʳ Wilson, de Baltimore. Sept mois après, et six mois avant mon premier examen, l'abdomen avait commencé à se développer du côté gauche. Depuis lors, elle avait beaucoup souffert, et on supposa qu'elle avait eu deux attaques de péritonite. Elle avait maigri rapidement et avait pris l'apparence générale de la femme atteinte de tumeur de l'ovaire très développée. L'abdomen était très distendu, en sorte qu'elle ne pouvait se coucher sans être gênée pour respirer. Sa digestion était pénible. La circonférence de l'abdomen au niveau de l'ombilic avait 1ᵐ,10 ; il était plus saillant du côté gauche, et on ne pouvait découvrir de fluctuation en aucun point. Le doigt pouvait atteindre le col, mais très difficilement, parce qu'il était refoulé derrière le pubis et à droite. On sentait à droite une volumineuse masse dure, et à gauche un kyste dont la fluctuation était obscure. On pouvait porter le doigt entre le kyste et l'utérus augmenté de volume, jusqu'à un point rétréci qu'on supposa être le point où les deux tumeurs se trouvaient en rap - port. En découvrant ce point rétréci, je résolus d'essayer d'enlever ce que je sup- posais être, d'après les renseignements de la malade, une tumeur fibro-kystique. Les Dʳˢ Bache Emmet, Lee et Hunter l'examinèrent, et inclinèrent à penser que c'était une tumeur de l'ovaire et qu'il fallait essayer de l'enlever.

Opération. — 8 avril. Après être arrivé sur la tumeur au moyen de l'incision abdo- minale, la malade fut mise sur le côté, et on ponctionna la tumeur avec un trocart d'un volume ordinaire. Il ne s'écoula que quelques cuillerées de liquide, et il devint nécessaire de sectionner le sac afin d'introduire la main pour en retirer le contenu gélatineux qui était trop dense pour couler. La tumeur transformée en un kyste plus volumineux laissa alors s'écouler librement un liquide graisseux analogue à de la purée de pois qui caractérise le contenu des kystes dermoïdes. On retira un certain nombre de masses sébacées ressemblant à du beurre, à mesure qu'elles se présentaient à l'orifice. Leur volume variait de celui d'une noix à celui du poing fermé. On sépara et on lia une adhérence étendue de l'épiploon ainsi qu'une autre sur la paroi antérieure du côté gauche ; après quoi on fit la ligature du pédicule de la manière habituelle, et la tumeur fut enlevée. On trouva alors que l'utérus était considérablement hypertrophié et contenait une tumeur fibreuse et un kyste du volume d'une tête fœtale, situé en avant et à gauche, mais très bas.

. On décida, sur l'avis du Dʳ Lee et du Dʳ Hunter, que la malade avait plus de chances de guérir si on extirpait l'utérus au niveau de la jonction du vagin. L'ovaire droit était considérablement augmenté de volume et rempli de kystes ; la trompe de Fallope de ce côté était dilatée. J'appliquai une ligature autour de la trompe et des vaisseaux spermatiques, près de la corne droite de l'utérus, et une autre ligature qui comprenait le ligament rond et les vaisseaux avoisinants. J'enlevai ensuite l'ovaire droit et la trompe par la méthode de Tait. Il ne fut pas facile de libérer l'utérus de chaque côté au niveau de la jonction du vagin. Lorsque l'utérus fut attiré en haut, je l'entourai d'une forte ligature aussi bas que possible, et je sectionnai la partie supérieure.

Ayant, en deux occasions, coupé accidentellement la vessie, j'avais ordonné à la malade de ne pas uriner pendant quelque temps avant l'opération, afin que sa distension partielle m'indiquât clairement ses limites. Cela me rendit certainement un grand service, et lorsqu'on entraîna le moignon avec un ténaculum, je séparai facilement la vessie et les tissus de chaque côté avec des ciseaux. L'écoulement sanguin fut insignifiant, et je n'eus à saisir qu'un seul vaisseau avec la pince à forcipressure.

La double ligature que j'avais appliquée sur le kyste dermoïde n'avait pas encore été coupée; je pris les deux extrémités avec lesquelles j'avais lié la portion la plus éloignée, et je les amenai autour du moignon du col. Lorsque cela fut fait, je liai le tout ensemble aussi bas que possible en avant, entre la vessie et le col. La ligature se trouvait sur le même plan que le fond du cul-de-sac de Douglas. Les extrémités des ligatures furent alors sectionnées, en même temps qu'une grande portion du moignon, ne laissant que juste ce qu'il fallait de tissu cervical pour empêcher les ligatures de glisser. Le moignon cervical fut fermé en amenant les deux surfaces mises à nu en contact, et tout fut alors placé en dehors de la cavité péritonéale. Comme le moignon semblait se porter vers le vagin, et les tissus se rétracter, la moitié seulement de sa circonférence resta ouverte. Cette ligne ayant environ 3 centimètres de long fut fermée au moyen de plusieurs sutures de fine soie, le long du cul-de-sac de Douglas, en sorte que les côtés du pli ainsi formé et qui se trouvaient en contact étaient des surfaces péritonéales.

Si le moignon du col avait été lié au moyen de ligatures séparées, son isolement eût été parfait, mais la ligne fut brisée, à angle droit, en amenant les deux moignons en contact au moyen d'une ligature commune et cela fut une erreur de jugement sérieuse. Les parties furent cependant cachées et recouvertes, et il semblait qu'une légère inflammation serait suffisante pour tout enfermer par adhérence des surfaces péritonéales mises en étroit contact immédiatement au-dessus.

L'opération dura une heure et fut bien supportée par la malade.

L'anatomo-pathologiste me fit savoir que sur la face interne de la paroi kystique, il y avait des plaques légèrement saillantes et que de ces nombreuses plaques naissaient des cheveux courts. Ces plaques contenaient des masses de cellules épithéliales plates, comme on en trouve dans les kystes dermoïdes. La plus grande partie du kyste était tapissée par un épithélium cylindrique graisseux. Les parois étaient minces et pouvaient être séparées en deux lames, une externe fibreuse et une interne muqueuse. Dans la paroi, on trouva un certain nombre de dents et des portions de deux os plats. La tumeur était donc un kystome ovarien et dermoïde.

Outre la tumeur fibro-kystique, l'utérus contenait un certain nombre de fibro-myômes durs enfoncés dans le fond et un polype fibreux qui occupait le canal utérin et qui avait été sans doute la cause de la grande perte de sang; si on avait pu le soupçonner, il aurait été facile de l'enlever au moment où on pouvait atteindre l'utérus.

Quarante-huit heures après, la température monta subitement à 39°, et le pouls à 105; respiration, 30. Glace sur le ventre, champagne. La température tomba à 38°. Pendant huit jours, la température ne dépassa pas ce chiffre.

Le huitième jour, comme c'est l'habitude, on la transporta du pavillon d'isolement dans la salle commune, et au lieu d'être transportée couchée elle voulut l'être dans la position demi-couchée. Au bout de quelques heures, des symptômes évidents d'empoisonnement du sang apparaissaient. La température s'éleva rapidement ainsi que le pouls; la respiration s'accéléra. Elle s'affaissa malgré les stimulants qu'on lui donna, tomba dans le collapsus et mourut à minuit le quatorzième jour après l'opération.

La cause indirecte de la mort fut une péritonite septique limitée au bassin, et la cause directe la rupture d'un abcès dans la cavité péritonéale.

Le point intéressant dans ce cas, c'est la manière dont on a recouvert le moignon, manière qui place les ligatures et le moignon en dehors de la cavité péritonéale. Ayant

déjà appliqué une ligature de chaque côté sur les vaisseaux qui forment l'artère circulaire, je crois que la ligature placée autour du col était inutile, dans ce cas du moins,
car elle étranglait suffisamment le moignon pour empêcher l'union rapide qui se serait
faite entre les deux surfaces cruentées mises en contact. Il ne s'écoulait pas de sang
par le moignon au moment de l'application de la ligature, et s'il s'en était écoulé, il
eût été préférable de lier le vaisseau qui donnait du sang, comme on le fit sur le lambeau vésical. Sans cette ligature, il se serait établi une circulation suffisante, et les
surfaces se seraient réunies en quelques heures, ce qui aurait empêché tout saignement
de se produire. La strangulation doit se produire, à moins que le moignon ne soit
nourri par les adhérences qui se forment rapidement sur une certaine surface.

Il est probable que les lambeaux se sont séparés parce que la malade a fait des
mouvements inconsidérés. Il est une précaution qu'on prit, c'est d'empêcher l'urine de
s'accumuler dans la vessie, et on vida la vessie à de courts intervalles, bien que je fusse
convaincu qu'une distension exagérée ne pouvait exercer une traction sur les sutures.

En dehors de Keith, c'est Hégar qui a été l'opérateur le plus heureux,
et il préconise un procédé spécial. Comme son procédé de traitement est
extra-péritonéal, il doit être étudié à la suite de la méthode intra-péritonéale de Schroeder. Jusqu'au mo-
ment où on aura inventé le procédé
qui doit placer cette opération sur la
même base que l'ovariotomie, c'est
entre ces deux méthodes qu'il faudra
choisir. L'emploi du clamp ou du serre-
nœud ne sera que temporaire, malgré
les succès de Thomas avec le premier,
et ceux de Péan avec le second : les
malades sont trop exposées à l'empoisonnement du sang.

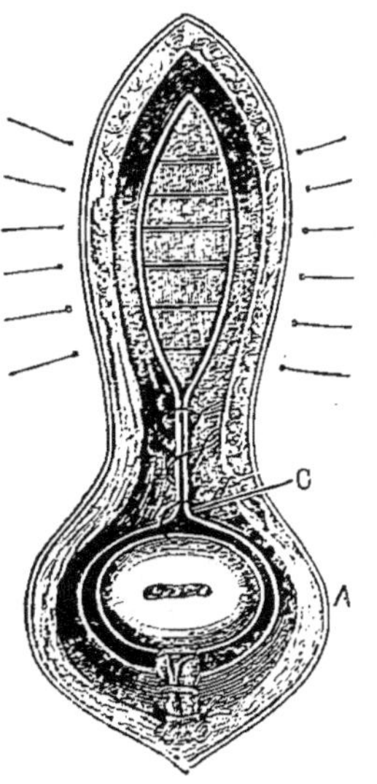

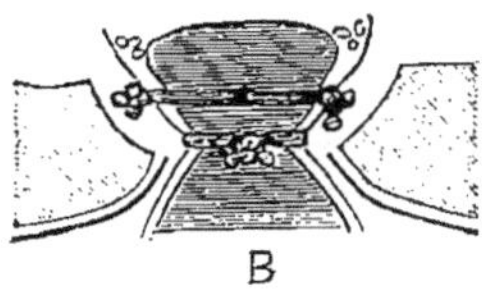

Fig. 173. — Traitement des tumeurs fibreuses par la ligature élastique (Hégar et Kaltenbach).
A, incision abdominale avec le moignon à son angle inférieur ; les lèvres du péritoine ne sont
réunies que par les sutures inférieures, les sutures supérieures comprennent toute l'épaisseur
de la paroi abdominale ; B, les mêmes parties vues sur une coupe, afin de montrer le creux
que fait le péritoine autour du moignon et la disposition de la ligature élastique.

Hégar applique autour de la tumeur et aussi bas que possible une ligature
élastique, qui fut d'abord employée par Kleeburg, et il la serre en la tendant
aussi fort que possible. Il applique une double ligature au-dessus de celle-ci, et
les parties sont étreintes en deux sections, puis on retranche la masse utérine
et la tumeur. On entraîne alors le moignon dans l'angle inférieur de la plaie
et on fixe soigneusement au moyen de sutures de soie interrompues le péritoine qui a été divisé par la section abdominale à la surface péritonéale qui
recouvre le moignon immédiatement au-dessous de la ligature élastique. La

dernière ligature, ou la première qui se trouve au-dessus du moignon, doit être passée à travers le bord du péritoine, puis sous la ligature élastique (comme en C) et au-dessus du côté opposé, de façon à comprendre le bord correspondant du péritoine. Lorsque cette ligature est liée, elle complète le revêtement péritonéal du moignon. Au delà de ce point, on fait encore deux sutures supplémentaires afin d'unir simplement le péritoine, et on ferme le reste de la plaie abdominale au moyen de sutures interrompues comme après l'ovariotomie. Dans le *Manuel de gynécologie*[1] de Hart et Barbour, il y a une description de la méthode d'Hégar que je viens d'esquisser dont je citerai les lignes suivantes : « Il se produit ainsi un espace qui entoure le pédicule et qui est fermé par le péritoine ; le point capital dans le traitement consécutif, c'est de maintenir cet espace sec et aseptique. Il faut cautériser toute la surface du moignon ; badigeonner les surfaces mises à nu qui l'entourent avec une solution (3-10 pour 100) de chlorure de zinc, puis appliquer autour du moignon de la ouate, qui a été trempée dans une solution à 2 pour 100 de chlorure et ensuite complètement séchée. Enfin on touche l'extrémité du moignon avec une solution à parties égales. On recouvre le tout de protective et de laine phéniquée et on dispose le pansement antiseptique de manière à pouvoir l'enlever facilement. Il faut maintenir l'espace qui entoure le moignon absolument sec au moyen de pansements répétés (trois ou quatre fois par jour selon l'écoulement avec la laine au chlorure de zinc ; on ébarbe le pédicule avec des ciseaux au fur et à mesure qu'il diminue de volume, de façon à permettre au chlorure de zinc d'agir plus complètement, et d'empêcher le pus de séjourner. On peut retirer la ligature élastique le dixième jour. »

Nous devons beaucoup à l'activité du Dr Horatio Bigelow[2], de Washington, qui nous a fait connaître tout ce qui a été fait jusqu'à ce jour sur ce point de chirurgie.

Ce Mémoire contient un relevé de tous les cas qui ont été publiés, plus, un certain nombre de cas inédits. Le tableau ci-contre dressé d'après l'article du Dr Bigelow, contient toutes les opérations qui furent achevées avec leurs résultats :

Ce tableau donne environ 63 pour 100 de guérisons : Keith en a sauvé 92 pour 100 ; Hégar 91 ; Bantock 90 pour 100, lorsque l'opération a été achevée, et Schroeder n'a eu que 5 morts sur ses 25 derniers cas.

Si les chirurgiens qui font toutes espèces d'opérations arrivaient à s'approcher de ces résultats, nous pourrions espérer un avenir plein de promesses pour l'opération. Mais nous en sommes loin, et nous ne pouvons même faire de comparaison avec les résultats que la moyenne des opérateurs obtiennent dans l'ovariotomie. Non seulement la meilleure manière d'opérer n'est pas encore fixée, mais on n'a même pas encore établi la nécessité de l'opération. Si nous mettons de côté les malades atteintes de polypes fibreux, qui peuvent avoir présenté des hémorragies, je crois qu'il serait difficile de citer

---

[1] Hart et Barbour, Edinburgh, 1882. D'après Hégar et Kaltenbach, *Die operative Gynækologie*, 1881.

[2] Horatio Bigelow, *A review of the operation of gastrotomy for myo-fibromata of the uterus* (*Amer. Journ. of obs*., Nov. 1883. March 1884).

un seul cas authentique de mort par hémorragie due à une tumeur fibreuse. Nous pouvons donc éliminer la perte de sang de la liste des causes qui peuvent justifier l'opération, car on peut toujours l'arrêter d'une façon ou d'une autre. Il nous faut aussi exclure la crainte des conséquences d'un accroissement ultérieur de la tumeur, car il est un fait bien connu, c'est que les tumeurs se limitent souvent d'elles-mêmes et qu'elles disparaissent fréquemment. D'après ce que nous savons actuellement et l'expérience acquise, il ne nous est pas permis d'entreprendre l'enlèvement partiel ou complet de l'utérus dans aucun cas, sauf pour sauver la vie de la malade, mise en danger par une complication urgente et due directement à la présence de la tumeur.

NOM	DATE	NOMBRE DES OPÉRATIONS	NOMBRE DES GUÉRISONS	NOMBRE DES MORTS
Bantock.	7 mars 1883.	22	20	2
Tait.	Septembre 1882.	30	20	10
Wells.	Depuis la fin de 1881.	40	19	21
Thornton.	1882.	25	16	9
Koeberlé.	1882.	19	9	10
Billroth.	1882.	25	10	15
Schroeder.	Juillet 1882.	50	35	15
Hegar et Kaltenbach.	Septembre 1881.	12	11	1
Savage.	1882.	9	6	3
Thomas.	Septembre 1882.	13	7	6
Burnham.	1884.	10	2	8
Kimball.	Octobre 1883.	11	6	5
Péan.	1er juillet 1881.	51	33	18
Krassowsky.	Mai 1876.	5	2	3
Olshausen.	1883	12	8	4
		334	204	130
Keith.	British med. Journ., 8 déc. 1883.	25	23	2
		359	227	132

Au total, on obtiendrait indubitablement de meilleurs résultats en opérant de bonne heure, comme on le fait pour les tumeurs de l'ovaire. Mais on ne peut ici établir une comparaison, par suite de ce fait qu'une tumeur de l'ovaire amène la mort en trois ans, en moyenne, tandis que rien n'est plus incertain que le développement d'une tumeur fibreuse de l'utérus.

La nécessité semble nettement indiquer qu'il faut faire cesser l'ovulation par l'extirpation des ovaires et des trompes, lorsque l'utérus a été extirpé en totalité ou en partie.

Enlèvement des annexes de l'utérus dans le but d'arrêter les hémorragies et d'enrayer le développement des tumeurs fibreuses.

On sait depuis longtemps qu'un grand nombre de femmes, qui, pendant leur vie sexuelle avaient souffert de tumeur fibreuse, avaient recouvré une santé parfaite après la ménopause, et que la tumeur avait en grande partie disparu. La connaissance de ces faits a conduit à l'enlèvement des ovaires, dans le but tout d'abord d'arrêter l'hémorragie et plus tard de mettre obstacle à l'ovulation et en même temps d'enrayer le développement de la tumeur.

M. Lawson Tait[1] dit : « J'ai enlevé les ovaires trois fois pour arrêter l'hémorragie dans des cas de myôme; dans les trois cas il y eut mort. Les dates sont 1er août 1872; 24 décembre 1873; et 14 mars 1874. » « Je me souviens très bien d'avoir discuté les détails et la théorie de l'opération avec le Dr James Chadwick, de Boston, le 22 mai 1873. » M. Tait n'est pas le premier qui ait enlevé les ovaires, comme nous le verrons plus loin, en traitant spécialement de l'opération. Mais cela prouve qu'il a été le premier à le faire dans le but d'arrêter l'hémorragie due à une tumeur fibreuse. Il n'a cependant pas publié le récit de son opération et n'en a retiré aucun honneur.

On suppose que le Dr Trenholm, de Montréal, est le premier qui ait opéré, en 1876, dans ce but, par la section abdominale; après lui le professeur Hégar, de Fribourg, a opéré deux cas; puis vient le professeur Nussbaum, de Munich, qui a opéré un cas; enfin le Dr Goodell, de Philadelphie, un cas. Le Dr Goodell[2] a préconisé l'enlèvement des ovaires par le vagin, quand c'est possible; dans le cas contraire, par la section abdominale, lorsqu'on ne peut pas améliorer la situation en employant le traitement ordinaire. Dans les cinq cas on obtint un succès, les symptômes pour lesquels on avait fait l'opération disparurent, et les fibroïdes eux-mêmes diminuèrent, comme ils le font parfois spontanément après la ménopause. L'idée qui préside à cette opération, c'est que les congestions périodiques et sexuelles entretenant les fibroïdes, les rendant douloureux et augmentant les hémorragies, ces hémorragies et les fibroïdes eux-mêmes doivent disparaître, quand on détruit l'influence ovarienne qui détermine la congestion.

Le professeur Hégar, de Fribourg, lut en septembre 1879 à la Société allemande de gynécologie à Baden-Baden, un Mémoire sur la *Castration des femmes*[3], qui contient les résultats de quarante-deux castrations classées sous plusieurs titres.

En ce qui touche à l'opération destinée à arrêter le développement de ces

[1] Lawson Tait, *Brit. med. Journ.*, May 31 1879.

[2] Goodell, *A case of spaying for fibroïd tumor of the womb (Amer. Journ. of the med. sc., July 1878).

[3] Un extrait de ce Mémoire a été donné dans l'*Amer. journ. of obstetrics* du mois de janvier 1880.

. tumeurs, nous trouvons ce qui suit : « Le second groupe comprend les fibroïdes pour lesquels la castration a été pratiquée douze fois. Les tumeurs n'étaient pas volumineuses et ne se sont jamais étendues au delà de l'ombilic. Je n'ai opéré qu'une fois dans un cas de tumeur interligamenteuse volumineuse où tout autre opération que l'extirpation ne semblait pas faisable ; on pouvait très bien sentir les ovaires sous la paroi antérieure de l'abdomen, et l'état désespéré de la malade indiquait toute opération ayant chance de la guérir. Régle générale, je regarde la castration comme une opération qui n'est pas sûre de donner le résultat cherché dans les très gros fibroïdes. Cependant l'expérience est nécessaire pour fixer la question définitivement. »

« Trois fois la mort survint, et dans tous les cas par péritonite septique. Six fois la ménopause complète se produisit et la tumeur diminua, ainsi qu'on put s'en assurer par une observation prolongée. »

« Dans deux cas de fibroïdes, je n'ai pratiqué l'opération qu'il y a trois ou quatre mois, et la ménopause continue, au moins jusqu'à présent. Dans le cas de la tumeur colossale dont nous avons parlé plus haut, les hémorragies cessèrent complètement au bout de six mois ; la malade, qui était très affaiblie, se remontait, et la tumeur semblait diminuer. Ultérieurement, cependant, de nouvelles hémorragies se produisirent ; la malade vivait dans la plus grande pauvreté et en travaillant beaucoup. La tumeur grossit rapidement, devint plus molle, fluctuante, et la mort survint enfin onze mois après l'opération. A l'autopsie, on trouva une énorme tumeur fibro-kystique dans laquelle des espaces lymphatiques extrêmement dilatés contenaient du sérum en partie purulent. » M. Tait a soutenu que l'enlèvement des ovaires seuls n'était pas toujours suffisant pour arrêter l'écoulement menstruel dans ces cas, et qu'il était très essentiel d'enlever les trompes de Fallope. Il a donné le résultat de cette pratique dans 31 cas : guérison complète 21 ; grande amélioration 3 ; morts 5. L'une de ces 5 femmes est morte de cancer assez longtemps après l'opération et la cause n'est pas donnée pour les autres cas. M. Tait termine son article en disant : « De ces cas, je me crois en droit de tirer les conclusions suivantes :

« 1° En ce qui concerne les résultats immédiats, l'enlèvement des annexes de l'utérus pour arrêter l'hémorragie utérine intarissable est une opération aussi justifiable que n'importe quelle grande opération chirurgicale.

« 2° En ce qui concerne les résultats secondaires, c'est une opération qui encourage beaucoup à faire de nouvelles tentatives.

« Les conclusions que je viens d'indiquer, bien que n'étant pas absolument démontrées, me permettent de dire que l'enlèvement des ovaires seul ne suffit pas pour arrêter la menstruation, mais que l'enlèvement simultané des trompes et des ovaires l'arrête. D'après ce qui s'est passé dans quelques-uns de ces cas, l'arrêt semblerait être définitif. Cette conclusion est tout à fait en harmonie avec ce qu'on sait de l'enlèvement des ovaires dans les cas de kystomes volumineux, car alors, les trompes sont presque toujours comprises dans le clamp ou la ligature, et la menstruation est arrêtée.

J'ai remarqué que dans trois cas au moins, et probablement dans deux autres cas, l'arrêt de la menstruation par ce moyen a conduit à l'atrophie de la tumeur. Enfin, il est un rapport étroit, mis en lumière ici pour la première fois je crois et digne d'être étudié, entre le myôme utérin accompagné de ses hémorragies et la maladie kystique des ovaires. Dans deux des cas, la maladie kystique semblait être la cause de l'hémorragie, sans qu'il y eût de myôme. »

On a publié un grand nombre de cas où l'écoulement menstruel a persisté pendant un temps indéfini après l'enlèvement des deux ovaires, et la règle n'est pas sans exception, après l'extirpation des trompes.

OBSERVATION LXVIII. — Le 20 février 1882, j'opérai au *Woman's Hospital* une femme chez laquelle les deux ovaires furent enlevés; les deux tumeurs étaient confondues ensemble. J'appliquai une ligature autour du pédicule de chaque côté, aussi près que je pus de la corne de l'utérus, et, avant de diviser ses attaches, je passai mon doigt entre le fond de l'utérus et la tumeur, afin de m'assurer des véritables rapports des parties. L'écoulement menstruel avait été plutôt abondant pendant les années précédentes, et ce fait joint au rapport de la tumeur avec l'utérus avait rendu le diagnostic douteux et avait fait craindre une tumeur fibro-kystique. Elle fut réglée naturellement à l'époque qui suivit immédiatement l'opération, et elle continuait à l'être lorsqu'elle vint me voir en avril 1882, parce qu'elle perdait et qu'on lui avait dit que les ovaires avaient été enlevés. Je ne trouvai rien d'extraordinaire dans son état, et il ne me sembla s'être fait aucun changement dans son utérus. Elle avait alors été régulièrement réglée quatorze fois après l'opération. Je ne sais rien de son état depuis sa visite, et j'ignore où elle habite actuellement.

Le Dr Bantock, de Londres, a été, comme nous l'avons vu, un des opérateurs les plus heureux dans la pratique de l'enlèvement de l'utérus dans les cas de tumeurs fibreuses. Il y a donc lieu d'examiner ses opinions. Dans un Mémoire intitulé : *Remarques cliniques sur un cas d'hystérectomie*[1], voici ce qu'il dit : « L'opération qui consiste à enlever les ovaires ainsi que les trompes, appelez-la du nom que vous voudrez, est basée sur l'argument que vous arrêtez la fonction menstruelle et que vous enrayez du même coup la nutrition de la tumeur. M. Lawson Tait prétend que la fonction menstruelle est sous la dépendance des trompes, et non des ovaires. C'est une proposition que je ne puis accepter, et j'attends avec une certaine curiosité les preuves et les arguments qu'il invoque à l'appui de son opinion. Pour le moment, je me contenterai de faire remarquer que la menstruation se produit, alors que les trompes sont complètement fermées, par le fait d'une maladie aiguë ou chronique, et que les troubles qui ont lieu peuvent s'expliquer beaucoup plus rationnellement par l'état du corps de l'utérus. On a attaché une grande importance à la suppression de l'alimentation sanguine dans les artères de l'ovaire, comme moyen de réduire par la famine la tumeur, et on a prétendu que comme cela pouvait se faire par l'oophorectomie, nous devions la préférer à l'hystérectomie qui est plus radicale. On peut faire à cet argument différentes objections importantes. Nous devons nous rappeler que l'utérus reçoit son sang de deux sources : les artères utérines et les artères ovariennes, dont les premières sont les plus volumineuses, et que, suivant une loi bien connue et dont se sont servis fréquemment les chirurgiens avec avantage,

---

[1] Bantock, *Lancet*, 1883.

lorsque de deux sources d'alimentation sanguine, on en retranche une, la nature y supplée et rétablit la balance, de façon à maintenir intacte la·nutrition des parties. » « Mais, qu'il y ait certains cas dans lesquels l'oophorectomie puisse remplacer l'hystérectomie, je veux bien l'admettre. Il en est ainsi lorsqu'il y a un petit fibroïde interstitiel. Dans un cas de ce genre, l'oophorectomie, je crois, nous rendra grand service et doit être préférée parce qu'elle fait courir moins de risques. Mais lorsque la tumeur est volumineuse, je crois que l'oophorectomie est aussi dangereuse et même, dans certains cas, plus dangereuse que l'hystérectomie, surtout depuis qu'on a amélioré la manière de pratiquer l'opération. »

CHAPITRE XXXVI

MALADIES DES ORGANES EXTERNES DE LA GÉNÉRATION, DU COL, ET DU CANAL UTÉRIN

Éléphantiasis et hypertrophie des lèvres et du clitoris. — Tumeurs fibreuses et graisseuses. — Tumeur suintante. — Kystes des lèvres. — Vaginisme. — Vaginite. — Maladie du col et du canal utérin.

Les maladies des organes externes de la génération sont principalement des productions cancéreuses de la muqueuse et des tissus plus profonds, des tumeurs interstitielles et des maladies de la muqueuse. Comme nous avons déjà parlé des productions cancéreuses, il est inutile que nous y revenions ici.

Nous parlerons d'abord de l'éléphantiasis et du développement simple des grandes lèvres, des petites lèvres et du clitoris, des tumeurs fibreuses et graisseuses, des tumeurs kystiques et de la tumeur suintante.

Éléphantiasis des lèvres.

L'éléphantiasis des lèvres est rare aux États-Unis. Dans l'Est, où il est très commun, on ne connaît pas bien encore sa cause déterminante. La surface est rude, dure et sèche, et ressemble peu à celle de la peau saine. Virchow croit que la maladie prend naissance dans les ganglions lymphatiques. que le tissu connectif s'hypertrophie, et que des papilles s'élèvent à la surface de la peau. La rapidité du développement ne se fait pas d'une façon uniforme sur toutes les parties de la masse, et la partie qui se développe la première fait saillie et donne un aspect irrégulier à la surface.

Je n'ai vu qu'un cas de cette maladie, ou plutôt, je devrais dire que je n'en ai vu qu'un qui s'approchât de cette condition autant que j'ai pu en juger.

OBSERVATION LXIX. — Une femme de la partie ouest de New-York vint me consulter en avril 1866 pour une tumeur de la vulve. Elle était âgée de vingt-cinq ans, mariée depuis deux ans, et n'avait pas eu d'enfant. Elle me dit qu'il y a six ou sept ans elle avait remarqué pour la première fois un gonflement de la lèvre gauche qui

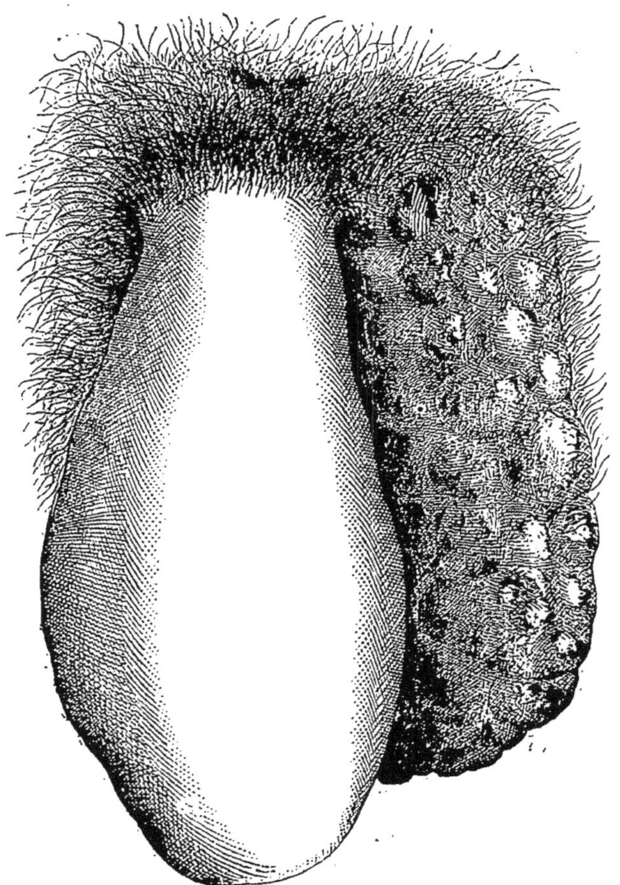

FIG. 174 — Éléphantiasis de la grande lèvre et hypertrophie du clitoris.

avait peu à peu augmenté de volume. De temps en temps cette partie était sensible, mais elle n'avait jamais été réellement douloureuse. Au début de son mariage, elle souffrit beaucoup au moment des rapports sexuels, mais elle s'était bientôt aperçue que lorsqu'elle relevait la tumeur vers l'abdomen les rapports n'étaient pas doulou-reux.

La grande lèvre gauche et le clitoris s'étaient développés au point d'atteindre le volume représenté sur la figure 174, qui est une esquisse grossière faite par moi sur le moment. La grande lèvre et la petite lèvre droites étaient normales, mais la petite lèvre gauche avait disparu. La grande lèvre malade était rugueuse, dure, et res-semblait à une semelle de cuir, tandis que le clitoris était lisse et ressemblait comme densité à un polype fibro-kystique. L'utérus était augmenté de volume, en rétroversion et immobilisé par suite d'une ancienne inflammation cellulaire. Le col arrivait juste à la vulve, et on avait obtenu un vagin d'une profondeur suffisante en distendant le cul-de-sac postérieur. La position de l'utérus était sans doute la cause de sa stérilité. La malade était devenue extrêmement nerveuse. Depuis son mariage, elle avait perdu sa fraîcheur, et elle toussait; on ne pouvait cependant découvrir aucune affection pulmonaire, il n'y avait qu'un peu de pharyngite chronique.

Je fus d'avis de l'opérer, et elle retourna chez elle pour consulter son mari; il ne voulut pas qu'elle quittât sa maison, et on ne fit rien. Au moment où je rédigeais ce chapitre, il y a onze ans, j'écrivis à son médecin pour savoir ce qui s'était passé depuis, et j'appris directement de la femme elle-même que la tumeur ne s'était que peu développée, et que son état général était resté bon.

La cause la plus commune de l'hypertrophie générale des grandes et des petites lèvres, c'est l'inflammation. J'ai vu dans plusieurs cas les petites lèvres énormément augmentées de volume, et parfois au point de déterminer une irritation de la vessie par suite de la traction exercée sur l'urètre. Il est facile d'enlever les petites lèvres avec les ciseaux, et si un écoulement de sang très abondant se produisait, on pourrait l'arrêter au moyen d'une compresse de coton humide appliquée sur la surface qui saigne, maintenue en place au moyen d'un tampon vaginal en verre d'un volume suffisant. Lorsqu'on se sert de cet instrument, les compresses n'ont pas besoin d'être touchées jusqu'à ce qu'elles soient détachées par la suppuration. On peut facilement introduire le cathéter pendant que le tampon est en place, celui-ci continuera à exercer une pression sous la symphyse sur la branche de l'artère honteuse interne qui alimente les petites lèvres. Je n'ai vu qu'un seul cas d'hypertrophie simple des lèvres qui ait atteint un volume exigeant l'intervention chirurgicale.

OBSERVATION LXX. — La femme était âgée de quarante-sept ans et avait donné naissance à plusieurs enfants. Je fis l'opération; j'enlevai les deux grandes lèvres, dont l'une pesait trois livres et l'autre deux. Les bords furent réunis au moyen de sutures d'argent interrompues, et la réunion se fit par première intention. Il ne semblait y avoir aucune cause locale apparente à la tumeur, et je ne la regardai que comme un cas d'excès de nutrition. Il n'y eut pas de récidive.

Des tumeurs fibreuses et graisseuses se développent parfois dans les grandes lèvres; elles peuvent acquérir un très grand volume, et en tirant sur les parties molles elles se pédiculisent, ou plutôt les tissus qui forment l'implantation s'allongent et constituent une base large mais mince.

OBSERVATION LXXI. — Au printemps de 1870, je fus consulté par une dame d'un âge moyen et assez forte, qui présentait une tumeur sur la grande lèvre gauche qu'elle portait dans un sac attaché à sa ceinture. La tumeur datait de plusieurs années, mais elle ne pouvait dire exactement quand elle avait commencé à se développer. C'était un lipome pur, une tumeur graisseuse, ayant de 12 à 15 centimètres de long, de forme ovale et ayant une épaisseur d'environ 10 centimètres. La base était large, mais très mince, et elle avait été si allongée que la tumeur atteignait presque le genou. Lorsqu'elle était couchée sur le dos, les jambes et les cuisses fléchies, la tumeur reposait entre ses pieds. J'examinais le point d'implantation avec le plus grand intérêt, avec l'idée de l'opérer et de l'enlever, lorsque la malade me demanda : « Est-ce un cancer, Docteur ? — Oh ! non, vous pouvez être sûre que non, répondis-je. — Je vous

suis bien obligée, Docteur; c'est tout ce que je désirais savoir », et elle rassembla ses
jupes sans autre retard. J'essayai de lui faire comprendre que j'avais parlé un peu trop
vite, et qu'après tout le cancer pouvait apparaître à un moment donné, mais je n'eus
pas de succès, et elle ne voulut même pas me permettre de prendre une esquisse de la
tumeur.

Tumeur suintante des lèvres.

C'est une tumeur papillaire irrégulière, tumeur qui ressemble à un chou-
fleur, qui se développe sur l'une ou les deux lèvres, et qui est caractérisée

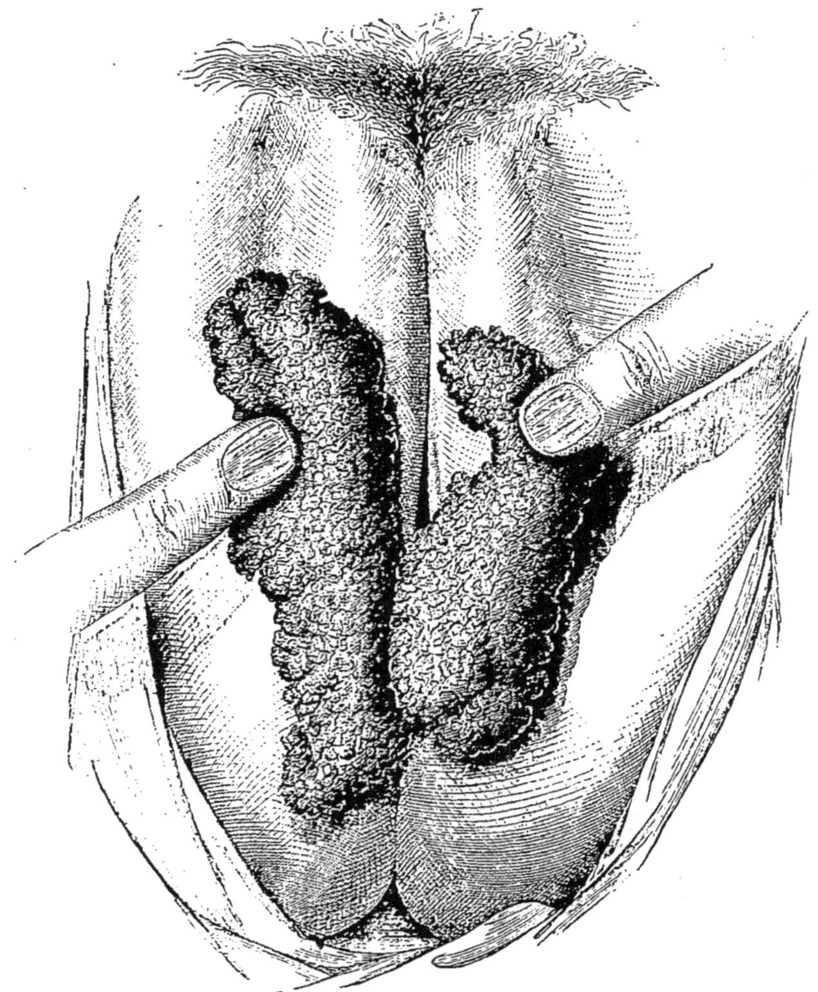

Fig. 175. — Tumeur suintante des lèvres.

par un écoulement abondant âcre et aqueux, qui est excessivement irritant.
On suppose qu'elle est due à un manque de propreté et qu'elle peut survenir

à tout âge. Cependant, ceux qui ont décrit cette maladie prétendent qu'on l'observe vers le milieu de la vie chez les femmes grasses habituellement, et chez celles qui ont eu des enfants. Je n'en ai observé que deux cas. Dans l'un de ces cas, il s'agissait d'une jeune fille dont je donnerai l'histoire en détail, et dans l'autre, il s'agissait d'une jeune femme âgée de vingt-trois ans qui n'avait jamais eu d'enfant. Dans les deux cas, j'amputai les lèvres.

OBSERVATION LXXII. — Miss E. S..., âgée de seize ans, fut admise au *Woman's Hospital* le 18 janvier 1876. Elle a été réglée pour la première fois à douze ans ; ses règles ont toujours été régulières et duraient quatre jours ; mais sa santé générale n'a jamais été très bonne. Trois mois avant son admission, elle remarqua que quelque chose se développait sur la vulve. Cette tumeur augmentait rapidement et s'accompagnait d'un écoulement très désagréable ; elle saignait facilement, mais elle n'était pas douloureuse. Je trouvai les grandes lèvres recouvertes par une tumeur, à l'exception d'une petite portion à la partie supérieure qui était très enflée. Cette tumeur ressemblait à une excroissance en chou-fleur et s'étendait un peu au delà de l'anus. Dans sa partie la plus large, elle avait environ 4 centimètres, et 2 centimètres et demi à 3 centimètres de profondeur. (Voir fig. 175.) En déroulant les parties, on voyait qu'elle s'étendait en dedans, mais sur une petite partie seulement de la muqueuse. Sous les bords découpés de la masse, on trouvait plusieurs petites tumeurs détachées, s'élevant de la peau. On pouvait séparer la tumeur avec les doigts en lobes distincts, et chacun de ces lobes présentait un pédicule séparé, mais se ramifiant de façon à présenter à la surface une tumeur continue analogue aux cimes les plus élevées de certaines plantes ombellifères, et qui remplissait tout l'espace compris entre les cuisses. On pouvait distinguer en examinant la tumeur de près, des papilles séparées ayant 1 centimètre et demi de longueur environ, et étroitement collées les unes contre les autres. Nous avons essayé de représenter sur la figure 176 la structure de cette tumeur après son enlèvement. L'état général de la malade était médiocre ; elle était extrêmement anémique ; l'odeur était très fétide ; elle incommodait toutes les malades de la salle qu'elle occupait. Après son admission, on dépensa beaucoup de temps à maintenir les parties aussi propres que possible par de fréquents lavages avec une solution d'acide phénique.

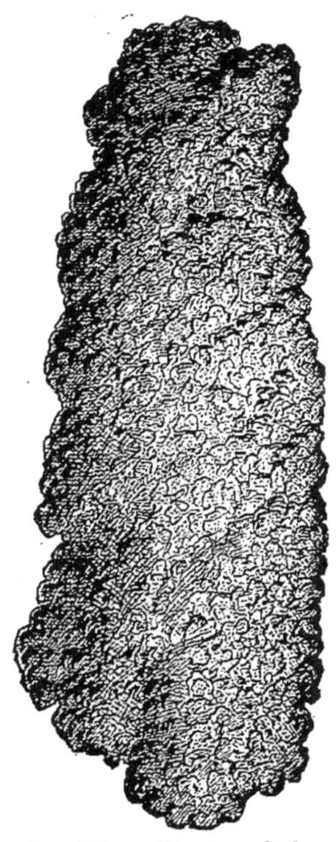

Fig. 176. — Structure de la tumeur suintante.

Le 25 janvier, elle fut éthérisée, et je me mis en devoir de l'opérer. Craignant une hémorragie excessive, je pris un bout de fil d'argent, et je fixai une aiguille droite à chaque extrémité du fil. Cela fait, on écarta la tumeur des parties, en la tirant en avant. Je passai les aiguilles suivant des directions opposées, côté par côté, en suivant le même trait, et je fis un point de suture de cordonnier. Je fis la même chose à des intervalles de 3 centimètres. Je sectionnai alors la grande lèvre gauche rapidement dans le tissu sain, avec des ciseaux. Les sutures modérèrent considérablement l'écoulement de sang ; mais il fut nécessaire de lier plusieurs artères, et comme il fallut enlever plusieurs sutures, afin de pouvoir lier les ligatures, il se fit une légère hémorragie. Ceci me détermina à enlever l'autre grande lèvre d'une manière différente. Commençant par en haut, je sectionnai avec un couteau environ un tiers de la tumeur ; j'appliquai alors rapidement les sutures, de façon à ne comprendre que la peau. Ces sutures furent ensuite croisées par un aide, et maintenues en bas assez serrées pour amener les côtés en contact. Je suivis cette méthode jusqu'à ce que j'eus enlevé toute la tumeur. Malgré cette précaution, et la rapidité avec laquelle l'opération fut faite, la perte de sang fut très grande. On plaça onze sutures à gauche, et seize à droite. On appliqua ensuite une compresse entre les lèvres ; puis un pansement sur la plaie, et par-dessus tout un bandage en T. On enleva les sutures le 1er février ; la plaie s'était cicatrisée par première intention, mais il y avait un peu d'inflammation au niveau d'un certain nombre de points de sutures. On fit des lavages et on pansa la plaie au baume du Pérou. Le 1er mars, il restait encore deux points de sutures à guérir ; ils se fermèrent au bout de quelques jours. On donna à la malade de la teinture de chlorure de fer, et sa santé générale s'améliora considérablement. Le 12 mai, l'écoulement avait complètement cessé, et toute trace de l'opération avait disparu.

Kystes des lèvres.

On rencontre quelquefois dans les lèvres des glandes muqueuses en état de dégénérescence kystique et des kystes dermoïdes. Les kystes dermoïdes sont excessivement rares. Ceux des glandes labiales sont formés par dégénérescence des glandes de Bartholin (appelées aussi glandes de Duverney) qui sont situées de chaque côté du vagin. Ces kystes peuvent se former soit dans les glandes, soit dans leurs conduits excréteurs, et on les trouve plus fréquemment du côté gauche. J'en ai observé six cas dans ma pratique privée. et trois cas au *Woman's Hospital.* Sur ces neuf cas, huit fois le kyste était à gauche, et une fois à droite. Toutes les femmes avaient moins de trente ans, et on a trouvé ces kystes chez les femmes célibataires aussi bien que chez les femmes stériles et fécondes. Ils se développent très lentement, ne sont pas douloureux et ne présentent aucun inconvénient en dehors de la saillie qu'ils font. Je n'ai jamais rencontré de kystes plus gros qu'un œuf de poule, bien qu'ils puissent parfois atteindre un volume beaucoup plus grand.

Diagnostic. — A mesure que les kystes augmentent de volume, ils se portent en dehors et exposent à l'air la membrane muqueuse très délicate qui recouvre la face interne de la vulve de ce côté, et il est facile de définir leur forme lorsqu'ils sont distendus par du liquide. Ces kystes sont parfois ovales, et il peut arriver, lorsqu'on fait un examen rapide, de prendre un sac peu rempli pour une hernie inguinale. Pour savoir si c'est l'intestin qui a pénétré dans la grande lèvre, il suffit de faire tousser la malade pendant qu'on tient la masse dans la main ; si c'est l'intestin, la main ressentira une impulsion ; si c'est une hernie, on peut la réduire facilement, et la masse disparaitra, ce qui ne peut naturellement pas arriver, si c'est un kyste. Si l'on avait affaire à une hernie irréductible, mais non étranglée, l'intestin serait toujours suffisamment distendu par des gaz pour donner un son clair à la percussion. En somme, il est impossible de confondre un kyste de ce genre avec quoi que ce soit, si on fait un examen soigneux.

Traitement. — Dans le traitement de ces kystes, deux procédés ont des chances d'amener la guérison : ou bien on cherchera à déterminer une inflammation adhésive des parois du sac, de façon à l'empêcher de se remplir, ou bien on extirpera le kyste en totalité. Les applications locales ou l'évacuation simple du contenu du kyste ne donneront pas de bénéfice permanent. Après avoir évacué le kyste, il faut l'ouvrir largement, et faire sur ses parois une application d'iode ; puis on remplira la cavité d'ouate qui y restera jusqu'à ce que la suppuration s'établisse. Afin d'assurer la cicatrisation du fond vers la surface, il faut fréquemment faire des injections dans la cavité, et insérer au fond de la plaie un tampon d'ouate afin d'assurer le drainage. Cette méthode réussira quelquefois, mais comme le tissu qui recouvre la paroi externe du kyste est très mince, cette portion de la lèvre peut se gangrener, et dans ce cas, la rétraction ultérieure serait très considérable.

Lorsqu'on veut ponctionner ou extirper le kyste, il faut commencer par dérouler les parties aussi fort que possible, de façon à rendre la tumeur plus superficielle. En agissant ainsi, on évite un volumineux plexus de vaisseaux qui siège dans la grande lèvre, qui autrement serait placé directement en avant de la tumeur, et on reporte la cicatrice qui va se former si près de l'orifice vaginal, qu'elle n'est que fort peu exposée à l'irritation.

Quand on veut enlever un kyste de cette nature, il faut éthériser la malade, et la placer sur le dos, les cuisses fléchies sur l'abdomen. Cela fait, un aide attire la grande lèvre en dehors, et le chirurgien saisit le kyste entre le pouce et l'index de façon à tendre les parties qui le recouvrent. Il fait alors une incision de 5 centimètres de long parallèle à l'axe de la grande lèvre, de haut en bas sur le kyste. Il déchire ensuite les tissus avec le manche du scalpel et les libère avec des ciseaux, puis exerçant une traction convenable, il essaye d'enlever le kyste entier. Il est rare qu'il puisse y arriver, car le plus souvent le kyste se rompt et son contenu s'écoule. Mais on y mettra beaucoup de soin et d'adresse jusqu'à ce qu'on en ait disséqué une portion suffisante pour servir de guide pour l'enlèvement de la totalité du kyste. Certains de ces kystes peuvent être enlevés de la sorte sans difficulté, tandis que d'autres s'étendent si loin dans le bassin qu'ont peut se demander s'ils ont quelque rapport avec les glandes labiales. Le point d'attache du dernier kyste de cette espèce que j'ai enlevé s'étendait au périoste de la face interne de la branche ischio-pubienne gauche, et lorsque je l'eus enlevé, il restait une ouverture formidable.

Il faut à tout prix obtenir la réunion par première intention. Dans ce but, j'introduis de haut en bas des sutures d'argent profondes, de manière à amener l'une contre l'autre les parties molles, s'il est possible d'y arriver. Lorsque cela n'est pas possible, je m'efforce d'obtenir ce que je peux, mais alors je laisse toujours à l'angle inférieur de la plaie un peu de ouate, qui doit s'étendre jusqu'à la partie la plus profonde de la plaie, de façon à assurer le drainage et à empêcher toute accumulation de pus. Le plus souvent toute la portion ou presque toute la portion réunie se cicatrisera par première intention, et le sinus se fermera bientôt après.

Vaginisme.

Nous allons maintenant parler du vaginisme, quoique ce sujet n'ait pas grand rapport avec ce qui précède, mais cette maladie appartient à la même région, et je ne puis la classer ailleurs.

Cette affection ne doit être regardée que comme un symptôme, dénotant une irritation réflexe caractérisée principalement par une sensibilité exagérée de la région de l'hymen et de l'orifice vaginal. Cette irritation se transmet par l'intermédiaire des nerfs sympathiques, et elle se fait sentir au niveau de leurs branches terminales dans le tissu érectile qui occupe l'entrée du vagin.

C'est un symptôme fréquent de la cellulite pelvienne, mais on l'observe surtout chez les femmes anémiques et excessivement nerveuses, et chez celles qui ont surmené d'une façon quelconque leur système nerveux. Leur état général les expose tout particulièrement aux névralgies, et le vaginisme est une maladie de même nature. Le siège en est déterminé soit accidentellement, soit par une loi que nous ne connaissons pas. Il est exceptionnel de trouver une cause déterminante locale, en dehors d'une forme quelconque de cellulite ; parfois on peut trouver du tissu cicatriciel au niveau du périnée ou du col de l'utérus qui détermine une irritation réflexe ; ou bien encore, une inflammation locale ou une maladie du vagin, de la vulve, du méat urinaire ou du col de la vessie, peuvent être la cause déterminante.

Cette affection, à laquelle on a donné le nom de vaginisme, bien que ce soit un nom inexact, fut reconnue pour la première fois par Sims en 1857, et dans son ouvrage il le décrit comme une lésion locale distincte. C'est là une opinion que je ne puis accepter, car je n'ai jamais pu trouver une affection quelconque, comme un déplacement, une cellulite limitée, une fissure du rectum ou du col de la vessie comme cause déterminante. Même lorsque le vaginisme paraît dû à une inflammation locale, comme par exemple à un écoulement du canal utérin, le traitement dirigé uniquement contre cet écoulement ne fera que rarement disparaître le vaginisme. En faisant un examen très soigneux, on trouvera le plus souvent quelques restes de cellulite, dans l'un ou l'autre des ligaments larges, qui mettent obstacle à la circulation à un degré plus ou moins marqué et sont la cause de l'écoulement. S'il existe une cellulite, un déplacement ou une fissure, il faut traiter ces affections. Fréquemment ces trois affections existent simultanément ; il faut les guérir toutes trois et améliorer l'état général, moralement et physiquement, avant de pouvoir guérir le vaginisme d'une façon définitive.

Le Dr Sims recommande d'enlever l'hymen tout entier avec des ciseaux et d'introduire dans le vagin un de ses tampons vaginaux en verre jusqu'à ce que les parties soient cicatrisées. Il conseille d'enlever le tampon de temps en temps et de faire des injections, comme après l'opération qui a pour but d'ouvrir le vagin. Lorsque les parties sont cicatrisées, il divise largement en plusieurs points la cicatrice circulaire, qui résulte de l'opération antérieure. Il fait ensuite deux incisions en travers du muscle, de façon à ce qu'elles se réunissent à la manière de la portion supérieure de la lettre Y, puis alors il continue l'incision à travers le périnée, incision unique, jusqu'à ce qu'il ait ouvert complètement l'orifice vaginal. Il applique enfin de nouveau le tampon jusqu'à ce que les parties soient cicatrisées.

Cette opération soulage parfois considérablement la malade, et les symptômes nerveux s'amendent notablement, mais habituellement la maladie récidive. En somme, je n'ai jamais vu la maladie guérir d'une façon définitive, à moins qu'on ait trouvé la cause déterminante et qu'on l'ait fait disparaître. Lorsque l'entrée du vagin est plus petite que d'habitude, et que la femme ne veut pas vivre dans la continence, je suis parfois obligé de pratiquer l'opération, mais je ne la pratique jamais dans d'autres cas.

Je donne généralement de l'éther afin de m'assurer de la cause de la maladie. Si elle est due à un déplacement, j'essaye de le corriger; si je trouve une fissure à l'anus, je l'opère immédiatement en faisant une dilatation modérée, en amenant les parties bien en vue et en complétant l'opération par une section de l'ulcération avec le couteau. Si je trouve les restes d'une cellulite, et qu'il n'y a rien d'urgent, je me contente de terminer l'examen en distendant complètement l'orifice du vagin. J'ordonne de faire des injections vaginales d'eau chaude le matin et le soir, à titre de traitement local seulement. Il faut avoir soin de faire aller la malade à la selle régulièrement, et porter toute son attention sur l'amélioration de l'état général. On donnera des bains de soleil, et on cherchera à avoir de l'air frais; on engagera aussi la malade à s'occuper dans son intérieur, mais sans trop se fatiguer. Une des premières choses à faire dans la cure de la maladie, c'est de faire disparaître, temporairement au moins, la cause efficiente de l'irritation de son systéme nerveux : cette cause, c'est fréquemment le mari.

Il est un état qui presque toujours s'accompagne d'une cellulite modérée dans un des ligaments larges et qui ôte à la femme tout désir sensuel. Pendant un certain temps, la femme se soumet aux approches conjugales par sentiment du devoir, mais au bout de quelque temps, peu à peu, il suffit qu'elle y pense pour éprouver un sentiment de dégoût. Si elle continue à se soumettre à ce qu'elle suppose être un devoir pour elle, on voit finalement se développer l'hyperesthésie et le spasme. Si on la traite d'une façon régulière et progressive, on verra disparaître cet état sans opération, et la femme retournera à ses devoirs d'épouse avec des sentiments très différents.

Lorsque je suis forcé d'opérer, je pratique l'opération d'une autre manière que le Dr Sims. Je fais placer la malade sur le dos, les cuisses relevées; après l'avoir éthérisée, j'introduis un spéculum sous l'arcade des pubis, de façon à bien voir la paroi postérieure du vagin. Je fais pénétrer l'index dans l'anus, et je refoule en haut le sphincter contre la paroi postérieure du vagin. Il est alors facile de diviser avec des ciseaux les fibres qui entourent le vagin de chaque côté, depuis la fourchette jusqu'à 2 centimètres en dehors. Ces incisions ne sont pas suivies de prolapsus de la paroi vaginale, mais elles permettent de donner à l'orifice vaginal un même degré de dilatation au moyen d'un tampon de verre que s'il y avait prolapsus.

[Pour M. Tillaux, le vaginisme n'est pas une contracture des sphincters du vagin; c'est une hyperesthésie de la muqueuse vulvaire, dont la cause, il faut l'avouer, est encore inconnue. Une opération seule peut guérir la malade; voici celle qu'il conseille et pratique [1] : « La malade endormie, le doigt est introduit dans l'anneau vulvaire et le distend ; l'hymen est sectionné et enlevé autant que possible ; puis l'on pratique de chaque côté de l'orifice vulvaire une incision parallèle au bord de cet orifice, venant aboutir en arrière à la commissure postérieure ; il en résulte une incision en V à sommet dirigé en arrière. On a ainsi sectionné les filets nerveux qui entourent la vulve. On peut ensuite pratiquer la dilatation forcée.

« Quelques tampons d'iodoforme sont alors introduits dans le vagin; ce pansement suffit et la cicatrisation de la plaie se fait rapidement. »]

Prurit de la vulve.

Le Dr Alfred Wiltshire [2] pense, avec Friedreich [3], que cette affection est habituellement due à la formation d'organismes à développement rapide, et il prétend que ce qui démontre l'exactitude de cette opinion, c'est que presque toutes les applications qui la guérissent sont en réalité parasiticides. Il passe rapidement en revue le traitement local, et il prétend que les formes nerveuses sont favorablement influencées par l'emploi de l'électricité, et principalement par la faradisation. Dans les cas d'insomnies, chez les diabétiques, on obtient de bons résultats de l'administration de doses de 5 centigrammes de codéine. Dans la variété aphteuse, l'application la plus efficace est l'acide sulfureux : 15 grammes de la solution de la pharmacopée délayée dans 250 grammes d'eau chaude, ou dans une infusion adoucissante.

Lorsque le prurit est principalement localisé à la région pubienne, on peut soupçonner la présence des pédiculi. Il est facile de les détruire eux et leurs œufs par une application locale de teinture de delphinium, de soufre ou d'onguent mercuriel. Les jeunes filles et les femmes qui ont été mal nourries souffrent souvent de la présence d'ascarides dans le vagin et en dedans des grandes lèvres qui se sont échappés du rectum. On peut les faire disparaître temporairement du rectum et du vagin, au moyen d'injections d'aloès ou d'acide phénique dissous dans l'eau tiède, et en appliquant fréquemment sur les parties un onguent composé de cold-cream et d'acide phénique impur dans la proportion de 10 pour 100. Les femmes d'un certain âge sont parfois ennuyées par des démangeaisons, absolument comme dans les autres parties du corps, et elles se trouvent très bien d'un traitement général constitué par l'usage de faibles doses d'arsenic continuées pendant un certain temps, combinées à l'emploi local d'un onguent à l'iodoforme. Chez les femmes sédentaires et grasses, il faut principalement surveiller le régime, en ce

---

[1] Tillaux, *Leçon sur un cas de vaginisme (Annales de gynécologie*, avril 1886).

[2] A Wiltshire, *British med. Journ.*, March 5 1881.

[3] Friedreich, *Virchow's Archiv*, Band XXX, S. 476.

qui touche la quantité et la qualité, et il faut aussi améliorer l'état de
l'urine. Mais par-dessus tout, ce qu'il faut surveiller de très près, c'est la
propreté qui doit être parfaite, et qui exige l'emploi fréquent de savon au
goudron.

Il est relativement rare que la muqueuse des lèvres soit seule atteinte;
habituellement elle ne l'est que par le fait d'écoulements utérins, ou par
suite de l'extension de l'inflammation le long du vagin. Dans ce cas, on traite
simultanément les deux affections.

Vaginite.

Nous ne parlerons pas ici de l'inflammation de la membrane muqueuse
due aux maladies vénériennes, ni des affections cancéreuses; nous nous
bornerons à l'étude des effets du froid ou du traumatisme et des productions
bénignes du vagin et du canal utérin.

L'inflammation de la membrane muqueuse qui recouvre le col, le vagin et
la vulve, est très fréquemment le résultat du refroidissement et du traumatisme local. L'exposition au froid détermine une inflammation des follicules
muqueux du col qui peut disparaître avec le temps ou laisser la femme exposée à une rechute. Il arrive souvent qu'il se produit en même temps une
attaque de cellulite circonscrite qu'on ne soupçonne pas. On peut voir
plus tard certains changements se produire dans la circulation du tissu cellulaire, qui amène une réaction d'un état sur l'autre, surtout si l'exposition
au froid ou le surmenage a été excessif. Un état de ce genre du canal utérin
peut déterminer des attaques répétées d'inflammation de la membrane qui
recouvre le vagin et les grandes lèvres, attaques qui peuvent disparaître
entièrement, mais dont les produits restent dans le col, tout prêts à se développer de nouveau. On donne communément à cet état du col le nom d'inflammation chronique. J'ai dit dans un chapitre antérieur tout ce que j'en
pensais. Je ne crois pas qu'un état pathologique de ce genre puisse exister.
Après une attaque d'inflammation, il est facile de reconnaître ses produits,
et surtout de constater un changement dans l'état des vaisseaux sanguins
qui amène une augmentation de la sécrétion. La rétention d'une portion de
cette sécrétion, dans un espace si limité, peut à son tour réagir sur les
follicules muqueux, et maintenir ainsi un état maladif qui pourrait parfois disparaître, dans le vagin notamment, par résolution, si la maladie et le
voisinage étaient différents.

Il peut en être de même de la membrane qui tapisse la trompe de Fallope.
Lorsqu'une fois l'inflammation s'y est établie par suite du froid ou de la
gonorrhée, elle ne disparaît jamais pendant toute la vie active des ovaires,
et elle amène la stérilité et d'autres troubles. On a donné à cet état d'inflammation le nom de salpingite, et fréquemment les trompes sont distendues
considérablement par un liquide séreux ou par du pus. L'écoulement de ce
liquide dans le péritoine est une source constante de péritonite pelvienne, ou
d'écoulements irritants par le canal utérin, s'il passe par cette voie. Il est

possible que la guérison se produise lorsque la trompe a été distendue par un liquide peu irritant ; mais lorsqu'elle l'a été par du pus, il n'y a qu'un remède qui a été indiqué par M. Lawson Tait, c'est l'enlèvement des trompes et des ovaires ; nous en parlerons dans un chapitre séparé.

On a formulé beaucoup d'opinions sur la cause de l'inflammation de la membrane muqueuse du vagin.

Elle survient dans le cas de gonorrhée, sujet que nous laissons de côté dans cet ouvrage. Elle est sans doute aussi causée par le refroidissement, le manque de propreté et la présence des pédiculi, et on dit que certains états de l'urine, comme le diabète, maintiennent l'irritation.

Mais pour nous, nous regardons cet état comme le résultat direct de l'empoisonnement par un écoulement utérin quelconque. Il est assez fréquent que cet écoulement ne devienne irritant que quand il atteint l'orifice vaginal et qu'il est exposé à l'action de l'air. L'inflammation se produit alors en premier lieu au niveau de la vulve d'où elle s'étend aux organes externes et dans le vagin.

Certaines femmes sont atteintes d'inflammation après un exercice inhabituel, après les rapports sexuels, et après chaque période menstruelle, mais elle disparaît souvent rapidement sans laisser de traces.

Lorsque l'attaque est grave, elle est précédée d'un frisson et de fièvre, d'une sensation de chaleur et de plénitude dans le vagin, de douleurs dans les reins, d'irritation de la vessie et de démangeaisons ; dès que l'écoulement commence à s'établir, les symptômes les plus sérieux s'amendent. La maladie s'apaise alors graduellement, ou bien, ainsi que je l'ai vu dans plusieurs cas, la vaginite alors à son apogée disparaît subitement, comme par métastase, et une attaque de cellulite ou de péritonite se produit.

Mais les cas que nous rencontrons le plus souvent dans la pratique ne présentent pas un caractère si sérieux. Cependant il est peu de maladies, parmi celles auxquelles les femmes sont sujettes, qui s'accompagnent de souffrances plus persistantes et de plus d'ennuis que celle-là.

Le prurit est souvent intolérable, et augmente aussitôt que la femme se réchauffe dans son lit, et elle est incapable de résister au désir qu'elle a de se soulager momentanément en se grattant et en se déchirant.

J'ai observé plusieurs cas qui m'ont beaucoup inquiété, par suite de l'état nerveux critique dans lequel se trouvait la malade et qui était dû à la perte de sommeil et à l'épuisement produit par le manque de nourriture.

On trouvera rarement par l'examen vaginal un état suffisant pour expliquer les souffrances. On reconnaîtra un écoulement cervical plus abondant que d'habitude, la membrane muqueuse du vagin aura une couleur normale dans le passage mais sera rouge et sèche à partir. du point où elle se continue avec celle qui recouvre l'orifice, qui sera toujours la plus enflammée. Mais il arrivera quelquefois que toute l'étendue de la membrane qui tapisse le passage et les organes externes sera enflammée. Les parties formeront des plis, et les papilles seront saillantes, en sorte qu'ils donneront à la membrane muqueuse un aspect rouge sombre et raboteux. Il y aura tout d'abord une absence de sécrétion, et les parties seront chaudes et gonflées mais à une période plus avancée, la sécrétion du pus peut être abondante. Le cas peut encore se compliquer de la formation d'un abcès dans les tissus profonds des grandes lèvres. Mais entre les deux extrêmes on trouvera tous les degrés de l'inflammation.

Traitement. — Il faut commencer par donner une abondante injection d'eau chaude, introduire ensuite un spéculum et sécher les parties. Si elles sont très excoriées, la meilleure manière de les sécher c'est d'y appliquer un morceau de toile douce.

Dans les circonstances ordinaires, on pourra se servir d'une éponge douce, mais on ne s'en servira jamais dans d'autres cas. Il faudra que les personnes et les instruments soient d'une propreté parfaite, car il ne s'agit pas de communiquer le poison d'une femme à une autre au moyen de l'écoulement. Le fait s'est déjà produit, malgré les précautions prises par le médecin ou la garde.

Lorsque la malade est couchée sur le côté, et le vagin bien mis sous les yeux au moyen du spéculum, il faut appliquer une solution de nitrate d'argent dans le canal cervical et sur la muqueuse du vagin et de son orifice. On se servira ordinairement d'une solution de $2^{gr},50$ pour 30 grammes d'eau. On emploiera l'applicateur pour le canal utérin, mais pour le vagin et pour son orifice on se servira d'une éponge montée ou bien d'un tampon de coton fixé à l'extrémité d'une tige de bois. Ce qu'il y a de mieux c'est de verser dans un petit vase peu profond une petite quantité de la solution, dans laquelle on trempe de temps en temps l'éponge montée, et on applique la solution jusqu'à ce que la surface devienne blanche. Lorsque cela est fait on retire le spéculum, on replace la malade sur le dos, et on tasse un peu de coton sur le périnée et au-devant de l'anus pour protéger les vêtements. Ensuite un aide écarte les grandes lèvres en appuyant de chaque côté et on badigeonne la vulve de la même façon. Quand l'inflammation s'est étendue aux parties recouvertes de poils, il peut être nécessaire de les raser.

Aussitôt que les parties seront sèches, on les recouvrira d'une pommade au zinc ou de vaseline, et on appliquera entre les lèvres un morceau de toile épaisse de 8 centimètres carrés, qu'en enfoncera suffisamment dans le vagin pour qu'il tienne en place. Cela fait, on replacera la malade dans son lit. Au bout de quelques minutes, l'application de nitrate d'argent ne sera plus guère douloureuse ; en somme, si elle déterminait de la douleur, elle n'augmenterait pas le malaise de la malade, car elle fait disparaître les démangeaisons. Avant de se coucher, la malade prendra une injection d'eau chaude contenant une cuillerée à thé de chlorure d'ammonium par 500 grammes d'eau. On peut aussi employer le borax, le bicarbonate de soude et le chlorate de potasse, mais ils ne sont pas aussi efficaces. Après l'injection, il faut réappliquer de l'onguent. Ces injections doivent être données deux ou trois fois par jour, et il faut que la malade ait les cuisses relevées. Le lendemain matin, lorsque l'injection aura été donnée, il faudra placer dans le vagin, un tampon d'ouate saturé de glycérine. On ajoutera à la glycérine quelques gouttes d'acide phénique impur, et on appliquera dans le vagin un pansement qui empêchera les parois de s'appliquer l'une contre l'autre. Il faut placer un nouveau pansement dans le vagin après chaque injection. Si les parties sont chaudes et gonflées, il sera bon d'ajouter à l'injection quelques cuillerées d'alcool, qui, avec le chlorure d'ammonium, hâtera l'évaporation et abaissera la température. Si on a affaire à un cas de moyenne intensité, l'application d'acide phénique impur suffira. La glycérine est inappréciable comme désinfectant et pour faire disparaître la congestion capillaire, en raison de son avidité pour les liquides.

Il faut augmenter la force de la solution de nitrate d'argent suivant l'intensité du cas, et il peut quelquefois devenir nécessaire de se servir du nitrate d'argent solide. Le plus souvent ces applications doivent être répétées tous les quatre ou cinq jours, si on n'a pas obtenu d'amélioration notable.

Dans certains cas très graves, on arrive à la guérison en remplissant le vagin et en recouvrant les parties externes de terre à foulon recouverte d'un linge mince pour protéger les parties. On ajoute un peu de glycérine à l'eau qu'on mêle à la terre, afin de l'empêcher de se sécher rapidement. Lorsqu'elle commence à devenir sèche et irritante, il faut l'enlever du vagin au moyen d'une injection, détacher celle que recouvre la vulve au moyen du jet de la seringue, et ne pas l'enlever au moyen du linge. Je suppose qu'un cataplasme de boue, fait avec de la terre qui a été réduite en une poudre impalpable, rendra le même service. Je suis arrivé à me servir de la terre à foulon, la *Cimolia purpurescens*, parce que je savais que c'était un remède de bonne femme pour abaisser la température du sein ou du mamelon enflammés.

Les propriétés désinfectantes et désodorantes de la terre commune, et son pouvoir d'abaisser la température lorsqu'elle est humide, sont connus depuis longtemps des chirurgiens.

Le Dr H. Martin[1] a obtenu, avec l'iodoforme en pommade, de bons résultats dans les cas d'eczéma chronique et de vaginite.

Tant que la malade n'ira pas beaucoup mieux, elle devra garder la position couchée, les cuisses relevées.

Une des premières choses à faire dans le traitement de cette affection, c'est de faire aller la malade à la garde-robe en lui donnant un cathartique salin. Si l'intestin est paresseux, une dose de calomel et de soude sera utile, parce qu'elle soulagera la circulation porte, et diminuera l'engorgement des vaisseaux pelviens. Si c'est nécessaire, on donnera à la malade un calmant pour soulager ses souffrances et la faire dormir.

Comme application locale, on pourra se servir d'un peu de chloroforme dans une émulsion, ou mélangé avec du cold-cream, étendu sur un linge qu'on appliquera entre les grandes lèvres. Comme calmant, on donnera de préférence la poudre de Dower, et la nuit on pourra y ajouter 1^gr,50 à 2 grammes de quinine.

Si l'inflammation donne naissance à un abcès, on appliquera des cataplasmes, et on l'ouvrira aussitôt qu'on pourra découvrir de la fluctuation, afin d'empêcher le pus de former des clapiers. Il faudra faire la ponction

---

[1] Martin, *Centralblatt für Gynæk.*, July 3 1880.

en dedans de l'orifice vaginal pour les raisons que nous avons données lorsque nous avons parlé de l'enlèvement des kystes des grandes lèvres. Il sera nécessaire aussi de s'occuper de l'état général, non seulement parce que les forces de la malade sont toujours diminuées, mais parce que toute amélioration hâtera la cicatrisation de l'abcès.

Quelques affections de la muqueuse qui recouvre le col et de la membrane qui tapisse le canal utérin.

Le tissu du col est dense et ne contient qu'un petit nombre de vaisseaux et de nerfs comparativement aux autres parties de l'utérus. Mais sa surface est recouverte par un tissu érectile qui se continue avec celui des parois vaginales, et cette partie est abondamment fournie de vaisseaux et de filets nerveux du grand sympathique. C'est par l'intermédiaire de ces nerfs que les processus morbides du col peuvent, par action réflexe, déterminer une altération sérieuse de la santé et même donner naissance à des maladies dans des parties éloignées du corps. Il a été déjà établi que le sympathique préside à la nutrition, et a une action toute spéciale sur les organes de la génération pendant la période de leur activité.

Comme conséquence de cette relation, il est évident que la nutrition générale doit se ressentir de toute affection de longue durée des organes de la génération, affection qui peut donner naissance à des irritations réflexes morbides. La présence dans le col d'un tissu dense et cicatriciel y donne naissance tôt ou tard. Quand les follicules muqueux s'enflamment, subissent la dégénérescence kystique et se détruisent à la longue, on voit si souvent apparaître la phtisie, que la relation de cause à effet ne peut être douteuse. Lorsque le caractère de la membrane qui recouvre le col a été détruit, soit par inflammation, soit par application continue de remèdes destinés à cicatriser l'érosion, les tissus plus profonds deviennent denses et s'atrophient.

C'est à la destruction et au changement de caractère de la muqueuse qui recouvre le col que sont dues le plus souvent l'anémie et les névralgies des femmes.

Je n'affirme pas que dans tous les cas où il y aura une cicatrice sur le col, l'état général de la femme souffrira, ni qu'elle donnera lieu à de la névralgie. Mais il est absolument certain pour moi qu'il existe une relation de cause à effet dans les circonstances suivantes. Si la femme est l'objet d'un traumatisme pendant l'accouchement, comme par exemple une déchirure du col, et que sa santé est si parfaite qu'elle est capable de résister à l'irritation, elle peut rester pendant un temps indéfini sans en éprouver la moindre conséquence mauvaise. Mais si elle devient jamais anémique, atteinte comme elle l'est de déchirure du col, ou bien elle sera victime de la névralgie, ou bien elle ne recouvrera pas la santé jusqu'à ce que le chirurgien ait fait disparaître la source de l'irritation, ou jusqu'à ce que la nature la guérisse en établissant la ménopause.

Il y a vingt-cinq ans, on avait l'habitude d'appliquer du nitrate d'argent sur le col pour toutes espèces de maladies, réelles ou imaginaires. Il était rare alors de trouver une femme qui n'avait pas été traitée de la sorte et dont le col n'était pas durci à un degré extrême.

Ces femmes étaient, règle générale, martyrisées par la névralgie, et étaient habituellement anémiques. La plupart d'entre elles s'adonnaient à l'usage de l'opium et on n'arrivait à les guérir qu'en leur amputant le col, ou bien elles vivaient ainsi jusqu'à ce qu'un changement se soit produit chez elles par suite de l'établissement de la ménopause.

Maintenant qu'il s'est écoulé un certain nombre d'années depuis que cette pratique est tombée en désuétude, il est aussi rare de trouver une femme qui souffre au même degré qu'il l'était autrefois de rencontrer une femme qui ne souffrait pas. Mon registre démontre ce fait que pour une femme que je suis appelé aujourd'hui à traiter pour des névralgies, j'en avais cinq il y a quinze ou seize ans, au moment où je commençais à étudier cette maladie.

Je me suis déjà appesanti si souvent sur ce sujet dans différentes parties de cet ouvrage que je ne veux pas en dire davantage. Nous avons parlé longuement ailleurs des différentes lésions du col qui peuvent se produire pendant l'accouchement et devenir des sources de maladie, par suite de l'action du système réflexe. Mon but en y revenant de nouveau est de rappeler certaines affections des follicules muqueux du canal. Lorsque ces glandes fonctionnent d'une façon exagérée et sont atteintes d'inflammation, ce qui est fréquent, cela dépend si souvent d'un état maladif du tissu connectif du bassin, qu'il faut y songer dans tous les cas. Nous avons aussi suffisamment parlé du traitement des érosions qui suivent cette augmentation de sécrétions pour que n'ayons pas à en parler davantage ici.

L'inflammation se limite parfois aux glandes de Naboth, qui atteignent un grand volume; dans ce cas, il est facile de les sentir en introduisant une sonde dans le canal. Ces excroissances déterminent toujours beaucoup d'irritation et amènent une augmentation de sécrétion. La meilleure manière de les faire disparaître, c'est de les couper avec des ciseaux après avoir embroché la masse avec un ténaculum qui peut aussi servir de guide. S'il est nécessaire de faciliter leur enlèvement, il faut dilater le canal et faire ensuite une large application d'iode sur la surface dénudée.

Lorsque les follicules ont subi la dégénérescence kystique, il faut les ponctionner, de façon à faire disparaître la pression qu'ils exercent sur les autres follicules qui les avoisinent. La formation de ces kystes donne lieu fréquemment à des troubles nerveux, ce qui prouve clairement qu'il y a pression sur les fibres du sympathique. J'ai presque constamment à soigner des femmes atteintes de cette affection, et elles reviennent souvent me voir à de longs intervalles, reconnaissant aux sensations qu'elles éprouvent que les kystes qu'elles portent ont besoin d'être ponctionnés. Je soigne une dame qui est si sensible qu'aussitôt qu'il se développe un kyste, elle vient me trouver pour être soulagée. Je l'ai vue environ une fois tous les six mois pendant les cinq dernières années, et elle ne s'est jamais trompée sur la cause de ses souffrances.

Quand on ne peut facilement les atteindre dans le canal ni les découvrir, à cause de la surface rugueuse qu'ils présentent, il est préférable de les rompre au moyen de la curette à dents d'acier de Thomas qu'on glisse sur leur surface en exerçant une certaine pression.

OBSERVATION LXXIII. — En mai 1852, un cas me fut amené par le Dr F. Ripley, de New-York. Il avait peu de temps auparavant fermé une déchirure double profonde du col et le résultat avait été excellent. Plusieurs mois après, il fut conduit à l'examiner afin de s'assurer de son état. Remarquant plusieurs petits kystes sur la surface du col, il les ponctionna, et à sa grande surprise un bruit se fit entendre et il s'échappa du gaz comme s'il avait existé une communication avec l'intestin. J'étais consulté à ce sujet. Les kystes à air de la surface du vagin ne sont pas communs, mais je n'avais jamais entendu parler de leur formation sur le col. J'en trouvai une douzaine et plus sur le col, variant comme volume depuis celui d'un pois jusqu'à celui d'une petite cerise, et ces kystes faisaient naturellement paraître le col hypertrophié. Lorsque je piquai le plus volumineux, il éclata avec un bruit analogue à celui que produit un sac de papier rempli d'air et qu'on fait éclater subitement. Comme je n'ai pas revu la malade depuis lors, je suppose que ces kystes ne se remplissent pas lorsqu'ils ont été vidés.

Le Dr Lebedeff[1] a étudié l'anatomie pathologique de la dégénérescence kystique de la muqueuse du vagin, ce qu'on a appelé la colpohyperplasie kystique de Winckel. Il est disposé à admettre avec Zweifel que les gaz se forment dans les kystes, qu'ils consistent en outre en tryméthylamine ou non, et que ce n'est pas de l'air atmosphérique qui s'est engagé entre les crêtes de la muqueuse. L'examen de spécimens provenant d'un cas qui s'était produit chez une femme non enceinte, l'a conduit aux conclusions suivantes : On trouve des veinules distendues, remplies d'éléments du sang, ou de détritus raccornis, dans la lame de tissu connectif de la muqueuse ; les papilles sont augmentées de volume, leurs capillaires sont distendus et leur stroma est infiltré ; les papilles contiennent aussi des effusions sanguines récentes, avec un réseau fibrineux dont les mailles sont remplies de corpuscules du sang rouges et blancs ; le réseau disparaît, les corpuscules rouges se décolorent et se transforment finalement en une masse finement granuleuse pressée contre une des parois de la cavité par les gaz contenus dans la portion qui reste ; la paroi du kyste est le plus souvent formée sur trois côtés par l'épithélium vaginal altéré, et par une partie du tissu connectif de la muqueuse (le stroma des papilles détruites), sur le quatrième côté.

Ces excroissances folliculaires du canal utérin se transforment parfois en polypes muqueux ordinaires qui donnent lieu habituellement à une perte de sang excessive. On les trouve parfois chez les jeunes femmes, mais règle générale, c'est vers le milieu de la vie qu'ils se développent, ou lorsque la femme approche de la ménopause. Quand la ménopause s'est établie et que le col a disparu, on trouve ces productions pendant librement dans le vagin. Aussi longtemps qu'elles restent dans le canal utérin, elles sont une source d'irritation qui conduit aux hémorragies ; mais lorsqu'elles pendent librement dans le vagin, la tendance aux hémorragies cesse, et elles ne causent plus d'irritation. A un moment donné cependant, le polype fait juste assez saillie pour

[1] Lebedeff, *Archiv für Gynæk.*, XVIII.

fermer l'orifice utérin et amener la rétention des sécrétions dans l'utérus. Quand cet écoulement, déjà partiellement décomposé, s'échappe peu à peu dans le vagin, sa présence y donne naissance à des démangeaisons et parfois à de la vaginite. Si on fait l'examen immédiatement après la menstruation, on voit le polype se présentant à l'orifice. S'il se produit un écoulement de sang de l'utérus et qu'on ne peut découvrir aucune cause particulière, ce qu'il faut faire tout d'abord, c'est de dilater le canal.

Lorsqu'on l'a sous les yeux, il ressemble beaucoup à une masse de mucus collant saturé de sang, qui saigne au moindre attouchement. Si on le saisit avec une pince lisse et qu'on l'attire, on peut suivre avec une sonde son pédicule jusqu'à une certaine distance dans le canal. L'impulsion naturelle est d'arracher la tumeur ; cela est facile à faire, mais si on emploie la force, on peut voir apparaître de la cellulite plus facilement qu'après l'enlèvement d'un gros polype pédiculé. Il m'est arrivé plusieurs fois de déterminer de la cellulite en tordant une tumeur de ce genre.

Il existe certainement une relation plus étroite entre la muqueuse du vagin, le canal utérin, le péritoine et le tissu connectif du bassin qu'on ne le suppose généralement. Aujourd'hui je divise toujours le pédicule tout près de son point d'attache avec des ciseaux pendant qu'on tend la masse avec une pince. Après son enlèvement, il faut faire une application d'iode, mais on ne se servira pas d'une tente-éponge tant qu'on n'aura pas nettoyé le canal en y seringuant de l'eau chaude. Bien qu'il n'y ait pas d'écoulement de sang, il sera toujours d'une bonne précaution d'appliquer un tampon et de maintenir la femme au repos, couchée sur le dos, pendant quelques heures après l'opération.

OBSERVATION LXXIV. — A l'automne de 1867, une jeune dame de vingt-deux ans, qui semblait fort bien portante, vint me consulter pour savoir si elle pouvait se marier, parce qu'elle avait des règles extrêmement douloureuses. Elle souffrait ainsi depuis dix-huit mois et elle désirait mon avis parce qu'une amie lui avait dit que si elle se mariait ayant des règles aussi douloureuses elle n'aurait pas d'enfants. Je l'examinai pour la première fois immédiatement avant les règles. Je trouvai une antéflexion de l'utérus et je fus d'avis de lui fendre le col en arrière, comme je le faisais alors habituellement. Je me rappelle aujourd'hui parfaitement qu'il y avait en outre un épaississement mal défini du côté gauche de l'utérus, dont je ne pus alors apprécier le véritable caractère, et je regardai la lésion comme sans importance en raison de son peu d'étendue. Je sais bien aujourd'hui qu'elle souffrait d'une ancienne cellulite qui en mettant obstacle à la circulation avait amené l'antéflexion et la dysménorrhée. Huit jours après la disparition des règles, qui avaient été plus douloureuses que d'habitude, elle entra dans mon hôpital privé pour être opérée. En l'examinant je sentis un petit polype muqueux, pas plus gros qu'un pois, faisant saillie hors de l'orifice. Sans autre préparation et sans songer aux conséquences possibles, je la couchai sur le côté, j'appliquai le spéculum de Sims, et avec une pince je l'arrachai. Elle ne souffrit pas et ne perdit pas de sang. Le lendemain je comptais fendre le col, mais dans la nuit elle était prise de frissons violents, et elle mourait cinq ou six jours plus tard de péritonite généralisée.

Ce cas m'est toujours resté dans la mémoire, car la malade était fort connue dans le voisinage, et pendant des années ma réputation en souffrit.

Maladie de la membrane qui tapisse l'utérus.

Nous allons maintenant étudier une affection de la membrane qui tapisse l'utérus, affection très commune, mais qui n'est guère comprise. Chez les femmes qui ont eu un certain nombre d'enfants ou qui ont fait de fréquentes fausses couches, il se produit certains changements qui les exposent non seulement à être réglées d'une façon excessive, mais encore à perdre dans l'intervalle des règles. L'utérus est toujours plus volumineux qu'à l'état normal, mais cette augmentation de volume est insuffisante pour indiquer la présence d'un fibroïde, ou d'une tumeur interne quelconque. La malade fait remonter sa maladie à la naissance d'un enfant, ou à une fausse couche, et dans ce dernier cas la maladie peut être due à ce qu'une petite portion de placenta s'est organisée au point de ressembler à une production qui s'est développée à la surface de l'utérus.

Les micrographes ne se sont pas encore, que je sache, occupés sérieusement de ce sujet, et je ne puis parler avec autorité, mais il est évident que plusieurs affections distinctes peuvent donner naissance au même symptôme. Pratiquement, ce fait est de peu d'importance, puisque, quelle que soit l'affection, qu'il en existe simultanément deux ou plusieurs, le traitement est exactement le même.

Il est une autre affection qu'on rencontre fréquemment et qu'un écrivain a comparée aux granulations de la conjonctivite. De volumineuses granulations mollasses, ou fongosités, qui saignent au plus léger attouchement, peuvent exister en plusieurs points de la masse. Le siège favori de ces fongosités est l'une ou les deux cornes de l'utérus, ce qui fait qu'il arrive fréquemment qu'on ne s'aperçoit pas de leur présence.

Il est une forme commune d'excroissance, qu'on trouve à la partie supérieure du canal, qui ressemble beaucoup à un morceau de velours, et lorsqu'on la fait flotter dans l'eau, elle semble être constituée par des prolongements des vaisseaux du tissu musculaire.

J'ai aussi noté un état d'épaississement de la membrane qui tapisse l'utérus; on peut la détacher facilement en longues bandes, comme la peau qui a été brûlée, et elle semble pâlie. On dirait qu'elle a trempé dans l'eau ou qu'elle a été macérée par suite de l'écoulement constant de sérum qui accompagne généralement l'affection lorsqu'il n'y a pas d'hémorragie.

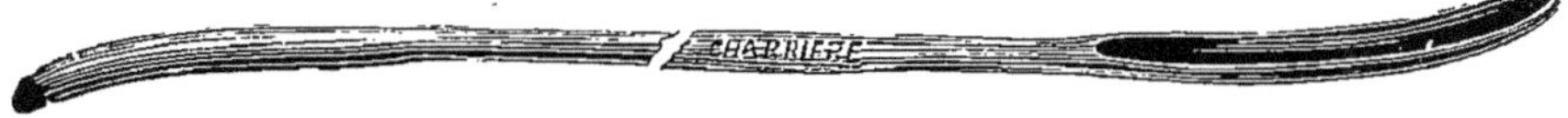

Fig 177. — Curette de Récamier.

Il n'est qu'un seul traitement qui puisse amener la guérison, l'enlèvement de l'excroissance entière en laissant à nu la surface saine. Il est important de le faire convenablement et en faisant courir le moins de danger à la malade. Récamier a inventé la curette pour enlever ces excroissances; c'est

un instrument auquel on a fait de nombreux reproches. Ce même instrument
a été modifié par Simon, Simpson et Sims, sans lui enlever ce qu'il avait
de critiquable. En ce qui touche à l'instrument de Sims, je crois honnêtement
que l'ingéniosité de l'homme n'a jamais inventé un instrument capable de
faire plus de mal.

Les femmes qui sont atteintes de ces excroissances sont toutes excessivement anémiques par suite de la grande quantité de sang qu'elles perdent
pendant la menstruation, et de l'écoulement de sérum qui persiste pendant l'intervalle. Une femme anémiée est toujours très exposée à l'empoisonnement
du sang après une opération faite pour guérir cette affection, et la péritonite
en est une suite fréquente. J'ai vu survenir la péritonite, la cellulite, des
abcès pelviens et même la mort, à la suite de l'enlèvement de ces excroissances avec la curette, et dans tous les cas l'opérateur était habile et savait
se servir de l'instrument. Mes opinions sont basées sur une expérience chè-
rement achetée, et je crois qu'il n'est pas un homme qui soit en droit d'exposer la vie de sa malade par l'emploi de l'un ou l'autre de ces instruments
dans le traitement de cette affection. Leur emploi doit être limité à l'enlèvement des productions malignes dans certains cas, et dans ces cas il faut
s'en servir en prenant de grandes précautions, car on a quelquefois perforé
les parois de l'utérus.

Ces excroissances sont difficiles à trouver, et il est rare qu'on puisse les
découvrir en se servant de la sonde ; d'autre part, si on dilate le canal à un
certain degré au moyen d'une tente-éponge, elles sont si aplaties que le
doigt ne peut reconnaître leur présence : il en résulte que le médecin est
souvent trompé. L'emploi de la curette peut rendre grand service pour
établir le diagnostic, mais malheureusement, elle enlève en même temps et
le tissu sain, et le tissu malade. L'anse de fil de cuivre inventée par le
Dr T. G. Thomas est un moyen sûr et généralement efficace pour enlever
ces excroissances. C'est un excellent instrument à employer dans les cas où
la membrane est épaissie, et lorsqu'il n'y a rien à ramener. En entraînant
l'anse, en exerçant sur cette surface une certaine pression, il produit sur la
nutrition des parties un si grand effet modificateur qu'il est rare qu'on n'arrête pas la tendance à l'hémorragie. Il agit aussi en rompant les productions
villeuses molles, mais il n'est pas aussi bon pour les granulations de consistance ferme. Si l'on veut être plus amplement édifié sur l'emploi de la
curette métallique émoussée, et sur les cas dans lesquels on peut l'appliquer
lorsqu'il y a une maladie du canal utérin, qu'on se reporte aux Mémoires
de Mundé [1].

J'ai, depuis de longues années, reconnu le danger de l'emploi de la curette
de Sims, et en 1863 j'ai inventé un instrument qui s'est montré efficace, et
dont l'emploi ne peut donner lieu à aucun accident. Je me suis servi au
début d'une pince destinée à d'autres buts, et je lui ai donné la forme actuelle
qui n'a pas été modifiée depuis plus de dix ans. J'ai fait construire les cuillers suivant le modèle des cuillers de Simpson qui se réunissent de façon

____

[1] Mundé, *Edinburgh medical Journal*, mars et avril 1878.

que le profil des deux cuillers, lorsque l'instrument est fermé, soit celui qu'on voit sur la figure 8 (voir fig. 178). Le grand avantage de cet instrument, c'est qu'il ne peut enlever que ce qui fait saillie au-dessus du niveau commun. Il écrase ces excroissances suffisamment près, sans tirer sur les tissus environnants et sans les léser.

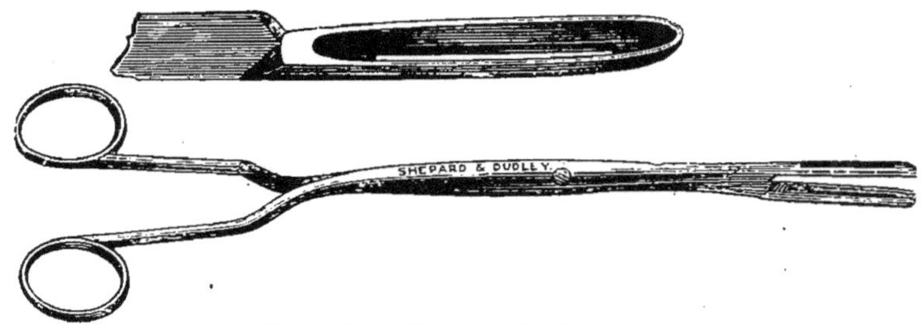

FIG. 178. — Pince-curette d'Emmet.

Pour s'en servir, il faut placer la malade sur le côté gauche et appliquer le spéculum. Le procédé donne lieu à si peu de douleur que c'est à peine s'il est nécessaire de donner un anesthésique; mais j'ai pour règle de l'administrer, car j'ai obtenu de la sorte de meilleurs résultats, et je crois qu'il est très utile en ce qu'il rassure la malade. C'est aussi un avantage pour l'opérateur, parce que les parties se laissent relâcher plus facilement, et parce qu'il lui donne plus de temps pour enlever complètement les excroissances qu'il n'en aurait s'il était anxieux de terminer l'opération en raison des émotions de la malade.

Règle générale, dans ces cas, le canal est suffisamment ouvert pour permettre le passage de la pince-curette; mais, s'il est besoin d'une ouverture plus grande, on pourra souvent l'obtenir en se servant d'une façon judicieuse de la pince elle-même. Si l'on fait usage d'une tente-éponge, il n'est pas nécessaire qu'elle soit volumineuse, ni assez longue pour atteindre le fond. Il suffit de dilater l'utérus jusqu'au niveau de l'orifice interne, et il ne faut pas se servir d'une tente trop longue. Parfois, une tente volumineuse est un moyen très efficace pour détruire ces excroissances ainsi que le montre l'histoire détaillée d'un cas publié dans un des premiers chapitres de cet ouvrage; mais, comme la pression doit être maintenue pendant plusieurs jours, on fait courir à la malade un danger considérable d'empoisonnement du sang.

Avant d'introduire la pince dans l'utérus, il faut attirer doucement cet organe jusque près de l'orifice, au moyen d'un ténaculum accroché sur la lèvre antérieure. Lorsqu'on l'aura ainsi amené à portée, de façon que le fond se place dans la direction du promontoire sacré, il sera facile d'introduire la pince sans employer de force. Il faut la plonger dans l'eau chaude, et l'enduire légèrement de glycérine, avant de l'introduire dans l'une ou l'autre corne où on trouvera ces excroissances, s'il n'y en a pas dans les autres parties du canal. Lorsque l'extrémité de l'instrument a atteint le point désiré, on en sépare doucement les branches, puis on les réunit et on retire l'instrument. En secouant l'extrémité de l'instrument dans un bassin plein d'eau, tout ce qui aura été entraîné se détachera. L'opérateur peut ainsi passer systématiquement sur toute la surface, sans exercer la plus légère violence. Lorsqu'on est convaincu qu'il ne reste plus rien à enlever, il faut laver doucement le canal au moyen d'une seringue à longue canule en caoutchouc durci. C'est là le meilleur moyen de se mettre en garde contre l'apparition de l'empoisonnement du sang, parce qu'on enlève tous les débris. Il faut faire ensuite une large application d'iode sur le fond de l'organe de façon à exciter la contraction utérine et à diminuer ainsi la quantité de sang qui circule dans l'utérus. On introduira un petit tampon de coton saturé de glycérine, et dans tous les cas, la malade devra être maintenue au lit pendant plusieurs jours par précaution. Il faudra faire d'abondantes injections vaginales d'eau chaude soir et matin, pendant une semaine, même s'il n'y avait aucun écoulement.

La malade doit être maintenue au lit vingt-quatre heures avant que les règles se montrent et elle doit rester couchée sur le dos pendant toute leur durée. Si l'écoulement est encore trop abondant, l'opération doit être répétée quelques jours après qu'il a cessé, et on est presque certain de trouver dans une corne ou dans l'autre quelque excroissance qu'on a laissée de côté dans l'opération précédente. Après avoir fait disparaître la source d'irritation, la santé générale s'améliorera rapidement, et si on fait de temps en temps une application d'iode dans le canal utérin, l'utérus reviendra graduellement à son volume normal.

Le Dr C. G. Rothe[1], d'Altenburg, relate un cas dans lequel on se servit avec succès du galvanisme, non pas du cautère galvanique, pour faire disparaître des métrorragies qui étaient dues probablement à des fongosités intra-utérines. La malade rejetait aussi des membranes dysménorrhéiques, mais l'élément important dans ce cas était l'hémorragie. On avait employé sans succès la curette et différentes applications styptiques intra-utérine. On se servit d'abord d'une batterie de vingt éléments, zinc et charbon, mais la malade souffrit tellement qu'on jugea nécessaire de réduire le nombre des éléments à quinze et même à dix. On introduisait l'électrode négative sur le fond, et l'électrode positive était maintenue sur l'hypogastre et sur le sacrum. La première application arrêta l'hémorragie en trois minutes, et il suffit de trois ou quatre autres séances pour guérir complètement la malade.

[1] Rothe, *Memorabilien*, XXIV, 11, 1879.

CHAPITRE XXXVII

MALADIES DES TROMPES DE FALLOPE

Inflammation de la membrane de revêtement. — Distention des trompes par du sérum, du pus, et du sang. — Opération de Tait.

L'inflammation de la membrane qui revêt la face interne des trompes, ou salpingite, comme on l'appelle, est une affection dont nous avons parlé brièvement à la fin du second chapitre comme cause reconnue de stérilité. Nous avons dit alors que le Dr Noeggerath, de New-York, avait attiré l'attention des médecins sur cette affection et montré qu'elle reconnaissait fréquemment pour cause la gonorrhée, maladie dans laquelle les écoulements urétraux de l'homme prennent un caractère suffisamment irritant pour déterminer une inflammation des voies génitales de la femme, mais qui atteint surtout les trompes de Fallope. D'autres causes peuvent amener le même résultat, notamment le refroidissement. L'inflammation peut gagner les trompes soit de l'utérus, soit de l'extrémité frangée, comme conséquence d'une attaque aiguë de péritonite. Il peut arriver que les trompes se ferment à leurs deux extrémités par suite d'inflammation, et soient distendues par du liquide. La distension peut être aisément reconnue, mais dans un grand nombre de cas où la trompe est enflammée, on ne la reconnaît pas parce que la maladie passe inaperçue au milieu de l'inflammation pelvienne générale.

La description suivante due au Dr Clinton Cushing[1], de San Francisco, nous donne une idée si nette de la maladie, que je vais la transcrire tout au long : « Tous ceux qui se sont beaucoup occupés des maladies des femmes ont rencontré un nombre considérable de cas qui ont mis leur savoir à l'épreuve, et qu'ils ont classés sous le titre général d'inflammation pelvienne chronique. Ils commencent comme un cas d'inflammation pelvienne, de cellulite, ou d'hématocèle pelvienne et se terminent par une guérison partielle, parfois par la formation d'abcès pelviens. La guérison n'est jamais parfaite, et de temps en temps, tantôt au bout de quelques semaines, tantôt au bout de quelques mois, on voit réapparaître l'inflammation et la douleur jusqu'à ce que la santé soit détruite, et la femme n'est plus qu'une invalide pour le reste de sa vie. Le traitement général et le traitement local amènent un peu de soulagement, mais on n'arrive pas à guérir complétement la malade ; et la femme continue à vivre à charge à elle-même et à son entourage, n'ayant aucun espoir de guérir. C'est pour ces cas que M. Tait propose

---

[1] Clinton Cushing, *What are the conditions that justify oöphorectomy* (*Western Lancet*. San Francisco, March 1883).

l'enlèvement des annexes de l'utérus, afin d'amener la guérison, et il a aujourd'hui opéré trente-cinq cas avec une seule mort. »

Pendant une très intéressante et très profitable visite que je fis à M. Tait, au cours de l'été de 1882, je le priai instamment de m'indiquer les symptômes particuliers qui lui permettaient de distinguer cette affection de la cellulite ancienne. Il me répondit qu'il se croyait en droit d'ouvrir l'abdomen dans le but d'enlever les ovaires et les trompes, dans tous les cas où la femme avait été atteinte d'attaques successives d'inflammation sans cause appréciable, attaques qui en avaient fait une invalide. Il explique les choses de la façon suivante : les extrémités des trompes se trouvent obturées momentanément, ce qui permet la rétention des sécrétions, et les attaques d'inflammation sont dues à ce que le liquide s'écoule de temps en temps dans la cavité péritonéale. J'ai pu vérifier l'exactitude de cette explication, et j'ai ouvert l'abdomen dans des cas où il était impossible de faire le diagnostic d'une autre manière.

Le Dr Thomas Savage, de Birmingham, dit [1] : « Dans certains cas, je suis sûr qu'on ne peut rien sentir dans le bassin avant l'opération, et nous n'avons pour nous guider que la douleur plus ou moins constante, et les attaques répétées d'inflammation ; chaque attaque rend les adhérences plus fortes et plus étendues, et augmente les difficultés de l'enlèvement ultérieur des ovaires qui devient par conséquent plus dangereux. »

Aussi longtemps que les trompes ne sont pas considérablement distendues, le diagnostic est obscur, mais il le devient moins à mesure que le volume augmente. Lorsque le liquide est séreux, on donne à l'accumulation le nom d'hydrosalpingite, et si c'est du pus, de pyosalpingite. Quelques auteurs ont décrit une troisième variété dans laquelle il y a accumulation de sang, et qu'on appelle hématosalpingite. Je n'ai jamais vu d'accumulation de sang dans les trompes de Fallope si ce n'est secondairement à la rétention du sang menstruel dans l'utérus, et dans ce cas on ne doit pas en faire une affection à part. Lorsque la trompe se distend elle se porte vers le fond du cul-de-sac de Douglas, et si l'on ne faisait qu'un examen superficiel, on pourrait confondre la maladie réelle avec un kyste ovarien ou parovarien. Les contours, cependant, tels qu'on les sent par le rectum, ne ressemblent pas à l'accumulation d'un liquide quelconque qu'on peut trouver dans le bassin, car la trompe, lorsqu'elle est remplie, se double sur elle-même, comme l'intestin distendu. Quelquefois le liquide contenu dans la trompe présente un caractère si bénin, que dans le cas de rupture et d'écoulement dans la cavité péritonéale, il ne survient que peu d'accidents. C'est ainsi qu'on peut expliquer la disparition subite de prétendus kystes de l'ovaire, car il est rare que la trompe se remplisse de nouveau. Si la collection est constituée par du pus, il y aura une élévation de la température, en même temps qu'on pourra constater tous les symptômes d'une semblable accumulation, et il sera impossible qu'un examinateur soigneux se trompe sur la nature réelle de la maladie. La rupture

---

[1] Thomas Savage, *Diseases of the Fallopian tubes.* Reprinted from the *Birmingham med. Review,* 1883.

de la trompe de Fallope distendue par du pus et l'écoulement de son contenu dans la cavité péritonéale, sont toujours suivis d'un choc profond et de conséquences sérieuses. Dans le cas de pyosalpingite, chaque heure de retard met de plus en plus en danger la vie de la femme, et nous n'avons d'autre moyen de la lui sauver que l'enlèvement de la trompe et de l'ovaire, et cette manière de faire est connue sous le nom d'*opération de Tait*.

Voici comment on procède : On fait tout d'abord une petite ouverture sur la ligne médiane, à mi-chemin entre les pubis et l'ombilic. Les parois abdominales sont ordinairement très épaisses, il y a 2 centimètres et demi et plus de graisse, et résistantes, en sorte qu'il est difficile d'accomplir convenablement ce premier temps. Si on sectionne un vaisseau, un assistant doit le saisir immédiatement avec une pince faite exprès, et tout suintement de sang doit être arrêté avant d'ouvrir la cavité péritonéale. La division du péritoine est également un temps qui exige de l'adresse ; il faut le saisir avec un fin ténaculum ou une pince, et l'ouvrir avec soin de façon à ne pas blesser les intestins, qui sont placés immédiatement au-dessous, et dont il n'est séparé que par l'épiploon. On introduit ensuite l'index et le médius de la main gauche dans le bassin et on va à la recherche du fond de l'utérus, qui doit servir de guide, et de ce point les doigts se portent à droite et à gauche le long de la trompe jusqu'à l'ovaire. Si l'ovaire peut être entraîné dans la plaie, il est préférable de le faire, mais il faut juger jusqu'à quel point on peut le tirer sans danger. C'est surtout lorsque la trompe est considérablement distendue qu'il faut prendre des précautions, parce que la rupture se produirait facilement, ce qui permettrait l'écoulement du contenu dans la cavité péritonéale. Lorsque cet état existe, il est préférable d'agrandir suffisamment l'ouverture et de placer ensuite une éponge de façon qu'elle s'imbibe du liquide qui pourrait s'échapper pendant qu'on se servira de l'aspirateur pour retirer le contenu de la trompe. Lorsque cela a été fait, il faut appliquer la ligature. On peut entraîner l'ovaire dans la plaie abdominale, entre deux doigts, de manière qu'il puisse être transfixé au moyen d'un grand ténaculum ou saisi avec une forte pince pouvant être arrêtée. Quand on a ainsi attiré l'ovaire avec l'instrument et que les bords de la plaie sont bien déprimés par un assistant, on a sous les yeux la trompe, ainsi qu'une portion de l'utérus. L'opérateur doit se placer en face de la lumière, de façon à bien voir comment il doit passer l'anse, destinée à former une double ligature, à travers le centre du ligament large pour ne pas blesser les vaisseaux. On coupe l'anse de fil en deux et on passe chaque brin l'un dans l'autre de manière qu'ils forment deux anneaux lorsqu'ils seront liés, car sans cela les tissus se déchireraient entre les deux. On lie alors chaque ligature tout contre la corne de l'utérus, de façon à comprendre la trompe de Fallope et les vaisseaux qui sont au-dessous ; la ligature externe doit être passée autour de l'ovaire et liée au-dessous, pendant qu'on fixe l'ovaire en haut. On coupe enfin du même coup l'ovaire et la trompe, aussi près que possible de la ligature, mais en laissant suffisamment de tissu pour qu'elle ne glisse pas. On enlève ensuite les annexes de l'autre côté de la même façon. M. Tait emploie ce qu'il appelle le *nœud du Staffordshire* (fig. 179), qui fixe également les parties dans deux anses, qui s'entrecroisent comme deux anneaux. Il passe une anse à travers le centre du ligament large, puis il ramène l'anse d'arrière en avant par-dessus l'ovaire et la trompe de façon à les comprendre dans son intérieur. Il ne reste plus alors qu'à passer une des extrémités de la ligature dans l'anse, de manière que celle-ci soit placée entre les deux bouts, à tirer sur ceux-ci aussi fort que possible, à faire un double nœud, et à couper les extrémités de façon à permettre au moignon de retomber dans la cavité.

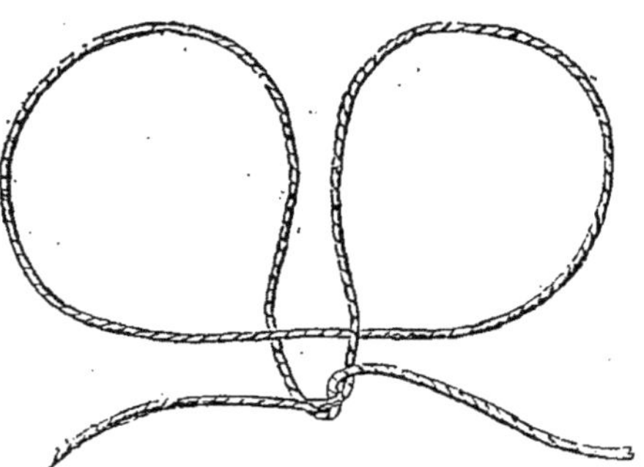

Fig. 179. — Nœud du Staffordshire.

Que le lecteur place une anse de ficelle entre l'index et le médius, qu'il porte l'anse d'arrière en avant par-dessus l'extrémité des doigts, qu'il passe une des extrémités sous l'anse, qu'il tire les deux bouts et les lie, et il aura fait le *nœud du Staffordshire*.

On se servira pour faire la ligature de soie convenablement préparée en la faisant bouillir, puis en la phéniquant; on la conservera dans un liquide antiseptique jusqu'à ce qu'on en ait besoin, et seul l'opérateur doit y toucher.

Il faut faire alors la toilette du péritoine, retirer tous les liquides qui auraient pu s'échapper des trompes et tout le sang. Comme les liquides obéissent à la gravité, on les trouvera principalement au fond du cul-de-sac de Douglas. Afin de tout bien enlever, il faut introduire la main gauche, les articulations tournées vers les intestins, et lorsqu'elle est arrivée profondément, on peut passer le long de la paume de la main une éponge au fond de la cavité.

J'ai déjà cité une partie de l'article du Dr Savage, de Birmingham, qui est rempli de conseils pratiques; je ne puis mieux le montrer que par ce qui suit : « Si du sérum ou du pus s'écoule dans le péritoine, surtout ce dernier, il est de la dernière importance de faire une toilette du péritoine très complète; la vie de la patiente en dépend peut-être plus que de tous les autres détails de l'opération réunis. Je ne pense pas qu'il soit nécessaire de laver le bassin comme je l'ai fait à un moment donné; je pense que si on l'éponge bien jusqu'à ce qu'il soit sec on empêchera tout accident de se produire. Il ne faut pas craindre de trop éponger, mais craindre d'éponger trop peu. S'il ne s'est pas écoulé de pus, et si je suis également sûr qu'il n'y a pas de sang, j'ai pour règle, de fermer la plaie complètement; dans le cas contraire, j'insère un tube à drainage en verre, et les résultats ont justifié ma pratique. »

Il est si rare de trouver une exception à la règle, qu'on peut admettre qu'il est d'une bonne pratique d'enlever les deux ovaires et les trompes lorsqu'on entreprend l'opération. Il est extrêmement rare qu'une trompe puisse être malade au point de réclamer l'opération sans que l'autre le soit aussi. Il est également fréquent de trouver un ovaire malade, mais il est rare que la maladie d'un seul ovaire nécessite l'opération, à moins qu'on n'ait affaire à une tumeur de l'ovaire. L'objet principal de l'opération, dans les circons- est d'arrêter la menstruation, et d'amener dans le bassin la modification qui se produit dans la circulation à la ménopause. Enlever un ovaire ne serait pas suffisant, il faut absolument les enlever tous les deux, et le danger n'en est pas augmenté.

M. Tait[1] parle des objections qu'on a faites à l'opération de la façon suivante : « On a opposé à l'opération différents arguments *a priori*. Le premier de ces arguments, c'est qu'elle enlève son sexe à la femme. C'est là un argument absurde, parce que la maladie pour laquelle on pratique l'opération le lui a déjà enlevé, car elle l'a rendue stérile, et lui fait des rapports sexuels un véritable fardeau. On a dit que l'enlèvement des annexes de l'utérus détruit tout désir sexuel; le témoignage unanime des malades est que l'opération n'a point cet effet. Mais supposons qu'il en soit ainsi, quel est l'homme qui oserait refuser la guérison à sa femme parce qu'elle pourrait mettre obstacle à la satisfaction de sa luxure? Je suis surpris qu'on ait discuté sérieusement un pareil argument. »

La principale et la seule objection tangible qu'on puisse faire à cette opération est basée sur le résultat de l'enlèvement des ovaires qui donne une mortalité aussi grande qu'après l'ovariotomie. M. Tait[2] donne le résultat de cent vingt-et-une opérations pratiquées par quarante opérateurs avec une mortalité de 19 pour 100. Ce résultat est plus favorable que celui qu'on a obtenu aux États-Unis. L'opérateur le plus expérimenté de ce pays est incapable d'approcher du succès de M. Tait, et le taux de la mortalité serait effrayant si on pouvait obtenir des chiffres exacts. Il est impossible qu'il en soit autrement, car il y a aujourd'hui par jour plus d'hommes en ce pays qui saisissent la première occasion qui se présente d'opérer une tumeur de l'ovaire, ou un ovaire, qu'il n'y en avait il y a trente ans, qui désirassent enlever une amygdale.

Dans le Mémoire que je viens de citer, M. Tait ajoute: « Sur mes derniers soixante-et-un cas, il n'y a eu que trois morts, soit 5 pour 100, et, en ce qui touche aux cas d'ovarite chronique, sur trente-cinq cas il n'y a eu qu'une mort, soit 2,85 pour 100. C'est donc là une opération qui ne se justifie par ses succès immédiats qu'entre les mains d'un chirurgien qui a une grande pratique de la chirurgie abdominale; et lorsqu'elle est pratiquée par un grand nombre d'opérateurs, à deux ou à trois, elle mérite une condamnation énergique. »

[1] Lawson Tait, *The diagnosis and treatment of chronic inflammation of the Ovary (Amer. Journ. of obstetrics*, July 1882).
[2] Lawson Tait, *Agnew's Surgery*, vol. II.

CHAPITRE XXXVIII

MALADIES DES OVAIRES

Ovarite. — Augmentation de volume. — Traitement. — Opération de Battey.

L'inflammation interstitielle primitive, ou (suivant Kiwisch[1]) l'inflammation du stroma ovarien, survient très rarement en dehors de l'état puerpéral, surtout si on élimine les œdèmes légers et les hyperémies, qui se développent fréquemment dans les organes pelviens pendant les congestions menstruelles et autres afflux sanguins.

Schroeder[1] dit : « Il faut distinguer deux formes d'ovarite : l'ovarite parenchymateuse ou folliculaire, dans laquelle les éléments propres de la glande, les follicules de Graaf, sont enflammés, et l'ovarite interstitielle, dans laquelle le tissu connectif ou stroma est enflammé. L'inflammation de la partie glandulaire des follicules de Graaf, suivant les recherches de Slavjansky, est très fréquente. » Scanzoni et d'autres indiquent une troisième forme due à l'inflammation du revêtement péritonéal de l'ovaire, mais comme de récents observateurs ont démontré le fait que l'ovaire n'est pas recouvert par le péritoine, cette forme ne peut être acceptée sans autre explication. La surface de l'ovaire peut indubitablement s'enflammer, mais cela est dû à son étroite relation avec le péritoine qui fait que toute inflammation du péritoine au voisinage de l'ovaire atteint nécessairement cet organe. Cela est si commun que je suis convaincu que les ovaires souffrent beaucoup plus du fait de péritonites ou de cellulites survenues dans leur voisinage que de maladies prenant naissance dans leur propre tissu ou limitées à ce tissu.

Scanzoni[2] n'a rencontré qu'un seul cas d'ovarite aiguë non puerpérale dans lequel, par suite de la mort qui s'est produite par pneumonie, il put étudier les modifications pathologiques qui s'étaient produites. Après avoir décrit l'état *post mortem*, il ajoute : « Les altérations pathologiques que nous avons trouvées dans cet ovaire correspondent parfaitement à la description que quelques auteurs ont donnée de l'ovarite aiguë; il y avait une augmentation de volume considérable de l'organe, une hyperémie notable, des traces d'effusion dans les vésicules, des foyers purulents dans le parenchyme, et des exsudations fibrineuses sous l'enveloppe péritonéale de l'organe. D'après ce qui précède, on peut voir que dans ce cas nous avons une combinaison des trois formes d'ovarite, ce qui confirme notre assertion au sujet de la rareté de son existence sous une forme isolée. »

---

[1] Schroeder, *Diseases of the ovaries*, translated by John Clay, London, 1860, p. 65.
[2] Scanzoni, Von Ziemssen's *Cyclopædia of the practice of medicine*, vol. X, N. Y., 1875, p. 351.

Plus rare est l'ovarite dans l'état non puerpéral, moins on a d'occasion d'en étudier les signes à l'autopsie. Lorsque l'ovaire tout entier se trouve enveloppé par une masse de lymphe, comme dans ce cas, les vésicules elles-mêmes doivent s'enflammer, puisqu'elles ne peuvent plus mettre leur contenu en liberté. Nous avons là, sans doute, l'explication d'un grand nombre de cas de stérilité, parce qu'un état de ce genre doit empêcher les ovules de s'échapper des vésicules de Graaf, et amener l'atrophie de l'ovaire. Les douleurs si vives qu'éprouvent si inopinément les malades peuvent être dues à la pression, comme dans le cas d'hématocèle où l'espace limité qui a été complètement fermé par le fait du processus inflammatoire se trouve distendu par l'effusion de sang qui continue à se faire.

Les nerfs des ovaires proviennent du plexus rénal, mais ils sont si peu nombreux, qu'en l'absence d'inflammation on peut se demander si la douleur qu'éprouvent si fréquemment les malades dans leur voisinage sont dues à l'*irritation ovarienne*, ou si même elle a un rapport direct quelconque avec les ovaires. Une femme souffre rarement de *névralgie ovarienne* sans présenter en même temps des signes de maladie utérine; mais il n'est pas toujours facile d'établir quel est le rapport de cause à effet qui existe entre ces deux phénomènes. Il nous est souvent possible d'attribuer l'état maladif des deux organes à une cause commune extrinsèque à l'un et à l'autre. Toute obstruction apportée à la circulation dans le tissu connectif pelvien, si elle n'est due qu'à un manque général de ton, tend à accroître la circulation veineuse dans les ovaires et dans l'utérus. Les restes d'une vieille cellulite ont le même effet et peuvent mettre obstacle à la circulation au point de déterminer l'apparition d'une érosion sur le col, qui est le résultat des efforts faits par la nature pour diminuer la congestion par une augmentation de la sécrétion.

L'inflammation due à l'accouchement peut parfois donner lieu à des accidents sérieux, parce que la rétraction ultérieure et la pression produisent des troubles du système nerveux et de la menstruation, et même la stérilité. Mais nous ne possédons aucun moyen positif de reconnaitre ces changements pathologiques pendant la vie, ou, si nous les reconnaissons, d'y remédier. Il n'est pas d'une bonne pratique d'établir une distinction et d'admettre une forme particulière d'ovarite, et nous pouvons rappeler ici le fait déjà établi que l'ovaire lui-même est rarement le siège de l'inflammation, excepté à la suite de l'accouchement.

L'inflammation de l'ovaire, de même que celle de la glande parotide, se produit parfois après les opérations chirurgicales pratiquées sur l'utérus, ou après une suppression subite de l'écoulement menstruel ; mais l'inflammation de l'ovaire coïncide habituellement avec la cellulite et la péritonite, et ne donne naissance à aucun symptôme distinct qui indique son existence. Règle générale, les symptômes d'une péritonite grave masqueront tout autre affection, au point que l'étendue de la lésion de l'ovaire ne peut être estimée que plus tard, après la disparition de la péritonite. Il peut n'avoir que *roussi* au milieu de la conflagration générale, et ses fonctions peuvent être plus tard restaurées par suite d'un processus réparateur, en ce qui concerne du moins le bon accomplissement de l'ovulation ; mais, s'il se forme des adhérences, la stérilité résultera, selon toute probabilité, de ce que l'ovule ne peut se rendre dans la cavité utérine.

Quelle que puisse être la cause efficiente de l'ovarite, sa marche ne varie guère. Si l'inflammation s'est étendue aux tissus profonds, et si la guérison ne se fait pas par résolution, les follicules se prennent l'un après l'autre et d'une façon si lente, qu'on peut donner à cet état, faute d'une meilleure expression, le nom d'inflammation chronique, et les attaques récurrentes de péritonite locale sont fréquentes. A la longue, l'inflammation amène la rétraction des follicules ; des bandes se forment à la surface, et un état d'atrophie se trouve produit que différents écrivains ont comparé à la cirrhose du foie.

Des abcès se forment parfois dans l'ovaire ; mais en somme, habituellement l'affection locale est une cellulite pelvienne ou une péritonite, en ce qui concerne du moins les symptômes, la marche et la terminaison. Le pus s'écoule dans le tissu cellulaire pelvien et le péritoine, très fréquemment dans la cavité péritonéale ou dans les intestins ; mais il peut passer dans le rectum, le vagin ou la vessie, ou le long du trajet des muscles psoas. Un abcès de l'ovaire présentera les mêmes symptômes généraux qu'un abcès pelvien ; mais, par le toucher rectal, on pourra reconnaître l'altération de la forme de l'ovaire, et une mobilité de la masse plus grande que celle qui existerait dans le cas de cellulite. Lorsqu'il y a un abcès de l'ovaire, la vie de la femme court un danger certainement plus grand que dans le cas d'inflammation du tissu cellulaire du bassin, puisqu'il y a beaucoup plus de chances pour que la rupture se produise dans la cavité péritonéale avant que les adhérences se soient formées.

Kiwisch, dit [1] : « Ainsi, nous avons vu des malades qui ont porté pendant des années dans le bassin des abcès très volumineux, et qui ont vaqué à leurs devoirs domestiques, tout en jouissant d'une assez bonne santé. » J'ai vu la même chose se produire dans un cas d'abcès de l'ovaire.

Observation LXXV. — Le 13 février 1872, Mme D..., âgée de quarante-huit ans vint se mettre entre mes mains après une consultation avec le Dr Noyes qui la traitait pour une affection des yeux, qu'il soupçonnait pouvoir être due à une irritation réflexe produite par une affection utérine. Elle me donna les renseignements suivants : elle avait été réglée à quinze ans ; ses règles étaient devenues régulières ; l'écoulement durait une semaine sans douleur, et elle jouissait d'une excellente santé lorsqu'elle s'était mariée, à vingt ans. Elle avait eu six enfants à terme, et fait deux fausses couches. Son plus jeune enfant avait alors huit ans, et sa dernière grossesse s'était terminée par une fausse couche à quatre mois, environ cinq ans avant de venir me consulter. Elle me dit qu'il avait été nécessaire d'employer les instruments pour extraire le fœtus, et qu'elle avait eu une hémorragie. Sa convalescence avait été longue, et depuis lors elle n'avait jamais recouvré sa bonne santé antérieure. La menstruation après cette fausse couche devint plus abondante ; elle durait de dix à douze jours, et fréquemment elle se transformait en hémorragie ; souvent, elle reparaissait dans l'intervalle de deux périodes. La malade s'était affaiblie graduellement, et était devenue incapable de prendre de l'exercice et de se tenir debout pendant un temps

[1] Page 94.

assez long, sans aggraver une douleur qu'elle ressentait dans le côté gauche et qui la quittait rarement.

L'utérus avait une profondeur de 10 centimètres et était en antéversion. On pouvait sentir avec la sonde un certain nombre de granulations dans le canal utérin, et en retirant l'instrument l'écoulement de sang était très abondant. Il existait sur la lèvre postérieure une fissure très profonde qui s'était étendue en partie au fond du cul-de-sac de Douglas et qui s'était cicatrisée, mais qui était encore assez béante pour permettre d'y introduire le doigt jusque près de l'orifice interne. On sentait du côté gauche une masse ayant environ le volume d'un œuf de poule. On ne pouvait pas bien la délimiter par le vagin ; mais par le rectum, on reconnaissait qu'elle avait une forme régulière, et on suppose que c'étaient les restes d'une vieille cellulite englobant l'ovaire. La malade était très anémique, et on entendait un souffle dans la région du cœur et dans les vaisseaux du cou.

Elle entra le 16 février dans mon hôpital privé, perdant très abondamment. On la maintint au lit, et on fit tous les jours, au moyen de l'applicateur, une application d'acide phénique impur ; puis on introduisait un tampon vaginal. Le 21, l'hémorragie était arrêtée.

Le 23, on appliqua une tente-éponge qui dilata complètement le canal, et après avoir enlevé une grande quantité de granulations avec la pince convenable, je fis sur le canal une application d'un mélange à parties égales d'acide phénique et de glycérine. L'hémorragie s'arrêta pendant un mois. Au bout de ce temps, un écoulement aqueux se produisit qu'on jugea à propos d'arrêter, s'il était possible, en raison de l'état d'anémie extrême de la malade.

Le 25 mars, on dilata de nouveau partiellement le canal afin de faciliter l'application de l'acide phénique. On ne fit pas d'autre traitement local ; il y avait une amélioration très nette dans son aspect et dans sa force.

Le 30, la température était douce ; mais dans sa chambre, elle était, pendant la nuit, trop élevée, aussi ne pouvait-elle reposer. En se tournant brusquement dans son lit, elle sentit quelque chose qui se mouvait au dedans d'elle. Elle fut prise de nausées et de vomissements, et la prostration fut telle qu'on me fit appeler, et je la trouvai dans le collapsus. Quelques heures plus tard, la réaction se produisit ; elle fut saisie d'un violent frisson, suivi de fièvre, et son pouls monta à 130. Le soir, on diminua la douleur abdominale au moyen de l'opium et d'applications chaudes.

Le 1er avril, dans la matinée, nouveau frisson. A 3 heures de l'après-midi, le pouls était à 120, la peau était moite, et on voyait apparaître d'autres symptômes d'empoisonnement du sang. A 9 heures du soir, à minuit et à 3 heures du matin, on lui donna 60 centigrammes de quinine.

Le 2 avril, on cessa la quinine parce que l'estomac ne la supportait plus. Le pouls était tombé à 106, mais il était mou ; on ordonna du champagne glacé. Le Dr T. G. Thomas la vit avec moi en consultation ; la peau avait pris une teinte jaune ; l'estomac étant moins susceptible, on décida de revenir à la quinine, à la dose de 15 centigrammes toutes les six heures. Elle devait prendre 5 gouttes d'acide nitro-muriatique et du punch au lait. Le toucher vaginal ne permit de reconnaître que l'existence d'une cellulite étendue du côté gauche. Le pouls diminua graduellement de fréquence ; la peau était dans un état de moiteur modéré ; au toucher, sa température ne semblait pas élevée, et sans le thermomètre, on ne se serait pas rendu compte de son état critique.

Le 3 avril, l'état général s'était amélioré ; la température était tombée à 39°,5, le pouls à 90 ; il n'y avait plus de nausées. Le lendemain, il ne semblait pas y avoir de changement ; cependant, sa force n'était évidemment pas aussi bonne et elle paraissait délirer par moment. Dans la nuit, elle tomba dans le collapsus, et mourut le 5, à 6 heures du matin.

A l'autopsie, on trouva une péritonite généralisée, et dans le bassin du côté droit et autour des intestins, une certaine quantité de pus libre. L'ovaire avait été pendant longtemps le siège d'un abcès, qui avait complètement détruit la glande, dont il ne restait qu'un sac. La nature avait essayé de limiter le mal en enkystant le sac, et il est probable que l'abcès se serait ouvert dans le rectum, si la rupture dans le péritoine ne s'était produite pendant l'effort qu'elle avait fait pour se tourner dans son lit. Elle aurait encore pu guérir, si une nouvelle rupture ne s'était produite dans le péritoine suivie de choc dont la malade n'avait pu se relever.

Augmentation de volume de l'ovaire.

Dans la prétendue inflammation chronique de l'ovaire, l'organe est généralement augmenté de volume, et lorsqu'il est libre d'adhérences il fait plus ou moins prolapsus, par suite de l'augmentation de son poids. Il peut occuper un point quelconque entre sa position normale et le fond du cul-de-sac de Douglas, tant qu'il n'a pas dépassé un volume double de son volume normal. Lorsqu'il s'est hypertrophié à un plus haut degré, ce qui est très rare, il ne peut occuper une position aussi inférieure dans le bassin, et il est plus exposé à contracter des adhérences. Lorsque le testicule est enflammé, le plus léger attouchement suffit à produire de la douleur et fréquemment des nausées ; il en est de même pour l'ovaire. L'utérus est également augmenté de volume, le col est le siège d'une érosion, et l'organe est généralement en rétroversion lorsque l'ovaire est prolabé.

, Lorsque la malade va à la garde-robe, la douleur en est augmentée pendant un certain temps, par suite des rapports du rectum et de l'ovaire gauche, cet ovaire étant celui qui est le plus souvent atteint. La malade est incapable de prendre de l'exercice ou de se tenir debout pendant un certain temps sans augmenter la sensation de malaise.

Il y a de la dysménorrhée, et l'écoulement menstruel est irrégulier comme durée et comme quantité. La surface de l'ovaire est habituellement unie, et son tissu est mou et imbibé de liquide, lorsque la maladie n'a pas été de longue durée. Cet état se produit fréquemment de bonne heure dans la vie menstruelle, et si on ne le guérit pas, avec le temps, il se complique d'attaques de péritonite locale ou de cellulite. Finalement, les dimensions de l'ovaire se réduisent considérablement, et sa surface devient irrégulière et comme ridée. La menstruation, qui antérieurement pouvait avoir été trop abondante, devient alors peu abondante et irrégulière. La femme atteinte de cette maladie est rarement entièrement exempte de douleur, si même elle l'est quelquefois, dans l'une et l'autre période, et au moment de l'écoulement menstruel tous les symptômes s'aggravent considérablement. Pour ce qui est de l'existence d'une inflammation active, elle est indiquée par l'apparition d'un frisson, l'accélération du pouls, la douleur et la fièvre.

Dans d'autres cas, il n'y a pas de prolapsus de l'ovaire, ni même d'augmentation de volume appréciable, et l'organe ne peut être atteint par le doigt. Cependant le même trouble du système nerveux existe ; la menstruation est aussi irrégulière, et en même temps la douleur constante au voisinage des ovaires ; tous les autres symptômes indiquent que le même état de maladie ou d'irritation s'est établi dans les deux conditions.

Dans toutes ces affections différentes, l'état général est grandement altéré, et il existe d'habitude un profond degré d'anémie.

Le Dr Barnes[1] dit : « C'est à peine si nous pouvons concevoir une inflammation de l'ovaire qui reparait tous les mois pendant trente ans, et qui est néanmoins compatible avec la continuation de la fonction ovarienne. Ces symptômes qui, en dehors de l'époque menstruelle, seraient considérés comme indiquant l'inflammation de l'ovaire, peuvent être produits par une hyperémie temporaire et une hyperesthésie de l'organe. »

Ces idées expriment parfaitement mes propres convictions. Souvent, alors que tous les symptômes indiquent une maladie locale, il n'y a aucune affection des ovaires, ou si, par hasard, on découvre quelque changement morbide, celui-ci n'est que l'effet d'une maladie siégeant dans un autre point de l'organisme. Les différents symptômes des désordres de l'ovaire sont la preuve que les lois de la nature ont été mises au défi et que le système nerveux a été surmené.

Quelles sont les femmes qui souffrent de l'affection à laquelle on a donné le nom d'ovaire irritable ? La jeune fille dont on a développé d'une façon exagérée l'intelligence ; la femme désappointée et trompée dans son amour par un homme indigne d'elle ; celles qui ont été mal mariées, et souvent les femmes non mariées qui ont vendu leur personne en guise de mariage pour de l'argent ou pour une position ; la prostituée ; enfin celle qui se dégrade elle-même et qui sacrifie sa jeunesse en recourant aux moyens destinés à empêcher la conception. Chez toutes ces femmes, il y a eu tout d'abord abus du système nerveux, dont a souffert ensuite la nutrition ; ce n'est qu'accidentellement que les effets s'en sont localisés dans l'ovaire.

Il nous est impossible d'expliquer le fait que l'étendue de la maladie puisse se limiter à ce que l'on pourrait appeler un développement congestif dû à l'obstruction de la circulation veineuse. Ce développement n'est évidemment pas dû à une congestion artérielle, car il y aurait alors tendance à l'inflammation qui, si elle persistait, conduirait à la gangrène du tissu et à la formation d'abcès. Cette congestion veineuse peut durer pendant des années, et, par suite d'une cause inconnue, l'ovaire peut faire prolapsus ; mais c'est absolument exceptionnel, car un ovaire aussi volumineux et aussi libre d'adhérences restera le plus souvent en place. Sous cette influence congestive, l'organe subit la dégénérescence kystique et reste stationnaire comme volume pendant nombre d'années. Il est encore plus rare de voir l'atrophie se produire de bonne heure, atrophie qui présente l'aspect de la cirrhose ; mais nous en avons déjà parlé.

Dans les affections que nous venons d'étudier, l'ovulation est généralement imparfaite et s'accompagne de dysménorrhée et d'autres désordres menstruels.

Traitement. — Il est difficile d'obtenir un soulagement marqué pendant la vie menstruelle de la femme. De tous les désordres auxquels les femmes sont exposées, il n'en est pas qui désespère davantage et la malade et le médecin.

Dans tous ces cas, il existe un état sérieux d'anémie, et il y a déjà long-

---

[1] Barnes, *Diseases of women*. American edition, p. 262.

temps que la maladie a atteint une période où il est de peu d'importance d'établir quelle est celle qui a été la cause et quelle est celle qui est l'effet. Nous avons déjà parlé des relations étroites qui existent par l'intermédiaire du système sympathique entre les fonctions génératrices et la nutrition générale. Pendant la vie menstruelle, l'influence dominante est celle qui est émise par les ovaires, et lorsqu'elle est normalement dirigée, elle est le stimulus le plus puissant de la nutrition. Il est donc aisé de comprendre qu'il doit être difficile de corriger cet état extrême d'anémie, alors que l'ovulation elle-même est aussi imparfaite. Après la ménopause, les nerfs sympathiques sommeillent de nouveau en ce qui touche aux fonctions sexuelles, comme avant la puberté, et leur rôle principal est de corriger et de réparer les défauts de la nutrition.

Il y a un grand nombre de cas où il est possible de rétablir la santé par un traitement judicieux exécuté à une période peu avancée de la maladie. Dans d'autres cas, j'ai vu les pouvoirs réparateurs de la nature l'emporter alors qu'on avait eu recours à tous les moyens artificiels, et qu'on les avait regardés comme sans espoir. Ils ne nous faut donc jamais désespérer. Le pronostic dépend souvent de la manière dont la malade a été soignée par son médecin au début de la maladie. Un grand nombre de femmes sont devenues incurables par suite de l'habitude de l'opium, qu'elles ont pris à l'instigation d'un médecin ignorant et sans soin. De toutes les drogues, il n'en est pas de plus puissante que la morphine pour produire l'anémie, et pour causer de la névralgie par suite de l'action longtemps prolongée de ses effets d'empoisonnement. J'ai vu plusieurs cas de prétendue ovarite, dans lesquels on avait employé largement la morphine pendant des années, pour faire disparaître une douleur siégeant dans la région des ovaires, et dans lesquels, sous l'influence d'un traitement plus judicieux, une amélioration de l'état général se produisit, et toute douleur disparut dans les deux ou trois mois qui suivirent la cessation de l'emploi habituel de l'opium. Je suis convaincu qu'il y a des cas de névrose locale due à la pression exercée par la contraction du tissu ovarien. Dans ces cas, la douleur non seulement continue, mais encore devient plus intense, si on cesse l'emploi des calmants.

Mais au début, il est certain que lorsqu'on donne de l'opium d'une façon inconsidérée on détermine de l'anémie, ce qui autrement ne se serait pas produit. Il peut même amener l'inflammation du tissu ovarien, par suite de son influence délétère sur la nutrition. Il est peu de malades qui, lorsqu'elles ont abusé de la morphine pendant un certain temps, aient le courage de faire un effort réel pour se débarrasser de cette maladie. En somme, on a beaucoup moins de chance de faire disparaître l'habitude de l'opium que de guérir complètement du ruisseau l'ivrogne le plus invétéré. Il n'en faut pas moins commencer par tenter cette guérison, et il faut faire disparaître cette habitude, si c'est possible : car tant qu'elle existera, on ne pourra se faire une idée exacte de l'état local.

Il est impossible de donner un mode particulier de traitement, puisque toutes les fonctions sont altérées à un degré plus ou moins marqué. Le point capital c'est de diminuer l'anémie, si c'est possible. Les médicaments rendront peu de services au début, mais nous pourrons tirer grand avantage de la lumière solaire et de l'air frais. Lorsque les circonstances le permettront, il faudra que la malade s'expose toute nue aux rayons du soleil, de façon qu'ils puissent agir d'une manière active sur le sang des capillaires, et plus longtemps cela durera, mieux cela vaudra. Si elle est trop faible pour se lever, il faudra la porter en plein air, lorsque la température sera favorable et on l'y laissera du matin au soir. On donnera matin et soir une injection vaginale d'eau chaude, et on instituera les mesures appropriées dont nous avons parlé en détail au chapitre des principes généraux. Le changement de climat pendant l'hiver pour une température plus douce aidera considérablement à la disparition de l'anémie. Malgré tout, nous trouverons un certain nombre de cas où tous ces moyens échoueront, et l'irritation se concentrera tout entière pour amener un trouble dans l'action bienfaisante de certains centres nerveux. C'est dans ces cas qu'on peut voir survenir l'épilepsie, et même la folie. Nous ne pouvons alors tracer une ligne de conduite.

Opération de Battey.

Le Dr Battey, de Georgia, a publié [1] en 1872 un cas d'extirpation des ovaires, et recommandé l'opération pour la guérison des cas d'ovulation imparfaite, marquée par un *molimen menstruel* excessif. Il donne à cette opération le nom d'*ovariotomie normale*, opération à laquelle on ne doit avoir recours que lorsque tous les autres moyens ont échoué ; son but est de faire disparaître la source d'irritation par la cessation de l'ovulation qui résulte de l'extirpation.

Dans un Mémoire récent [2], le Dr Battey s'exprime de la façon suivante : « En pratiquant ces opérations, mon but est de guérir différentes maladies, dont les femmes se plaignent, tantôt par l'enlèvemen t d'un ovaire qui remplit ses fonctions d'une manière vicieuse et anormale, tantôt, et plus fréquemment, en extirpant les deux ovaires, de façon à supprimer entièrement l'ovulation et à déterminer ainsi la ménopause. J'espère par là, grâce à l'intervention de la grande révolution nerveuse qui accompagne ordinairement la ménopause, déraciner et faire disparaître des désordres sexuels sérieux et rétablir la santé générale. » — « Un grand nombre de médecins ont supposé que l'opération avait été également recommandée pour guérir la nymphomanie. J'ai nettement établi qu'il n'y avait pas à la corriger, puisqu'il n'y avait aucune raison de supposer qu'on la guérirait en arrêtant l'ovulation. »

Le Dr J. H. Aveling [3] a montré que l'opération qui consiste à extirper des ovaires chez la femme était une opération très ancienne, et qu'elle avait été longtemps pratiquée dans différents buts par les nations orientales. Il prétend

[1] Battey, *Atlanta medical and surgical Journal.*
[2] Battey, *Transactions of the American gynæcological Society,* 1876, p. 102.
[3] Aveling, *The spaying of women, etc. (Obstetrical Journal of Great Britain and Ireland,* vol. VI, p. 617).

aussi que le Dr Jas. Blundell a lu un Mémoire à la *Royal Medical and Chirurgical Society*, en juin 1823, dans lequel il fait remarquer que les ovaires sains peuvent être enlevés sans danger. Deux ans plus tard, le Dr Blundel publiait ses *Recherches* dans un petit volume dont le Dr Aveling cite ce qui suit :

« EXTIRPATION DES OVAIRES SAINS. — Cette opération, en supposant qu'elle soit sans danger, ne doit être que rarement nécessaire, bien que le cas puisse se présenter, et il est probable qu'on trouvera que c'est un remède efficace dans les cas de dysménorrhée les plus sérieux et dans les hémorragies produites mensuellement dans les cas d'inversion de l'utérus où on se refuse à faire l'extirpation de l'organe. »

Le Dr Aveling ajoute : « A titre de fait, le professeur Hegar, de Fribourg, a été le premier à pratiquer la castration comme opération médicale; mais c'est au Dr Battey que revient l'honneur d'avoir popularisé l'opération et de l'avoir imposée à l'attention du monde médical. C'est à lui aussi que revient la priorité de la publication [1]. »

Le nom du Dr Battey sera toujours associé à cette opération; car, en toute justice, il nous faut accorder plus de mérite à celui qui l'a popularisée avec succès et qui s'est efforcé d'en faire bénéficier l'humanité souffrante qu'à celui qui l'a inventée, et dont les prétentions seraient autrement restées inconnues.

L'opération fut pratiquée par le Dr Battey dans la plupart des cas, la malade étant couchée sur le côté gauche, et avec l'aide du spéculum de Sims; le col était entraîné en bas jusqu'aux pubis, au moyen d'un fort crochet, où on le maintenait pendant qu'on ouvrait le cul-de-sac de Douglas par le vagin, au moyen des ciseaux. On allait alors à la recherche de l'ovaire en se servant du doigt; on le saisissait avec une pince ou un ténaculum et on l'entraînait dans le vagin. On le séparait alors au moyen de l'écraseur; ou bien, après avoir appliqué une ligature de soie, on le sectionnait et on rentrait le moignon dans la cavité péritonéale, et on laissait l'ouverture se fermer graduellement de façon à permettre le drainage.

La position de la malade fait que les intestins se portent hors de la voie opératoire. Le cul-de-sac est généralement vide, dans les circonstances ordinaires, et après l'opération la présence du moignon et les adhérences qui se forment rapidement empêchent l'intestin de faire prolapsus dans le vagin. L'opération est facile à pratiquer dans cette position, tant que l'ovaire est libre d'adhérences. Lorsqu'il existe des adhérences, l'ovaire doit être enlevé en l'arrachant par morceaux avec l'ongle. Dans ces cas, il y a

---

[1] Le 11 février 1872, Lawson Tait, de Birmingham, enlevait de propos délibéré, de concert avec M. Hawllrigth et M. Bennet May, un ovaire atteint d'abcès chronique. Le 1er août suivant, il enlevait les deux ovaires chez une femme qui présentait des hémorragies violentes dues à un myôme. Enfin, le 27 juillet, le professeur Hegar pratiquait la même opération pour des troubles nerveux réflexes. Le Dr Battey ne peut donc en aucune façon prétendre à la priorité de l'opération, puisqu'il ne pratiqua sa première opération que le 17 août. Nous devons ajouter toutefois que c'est le Dr Battey qui publia le premier l'observation de son opération. (Note du traducteur.)

danger d'hémorragie, et on pourrait ne pas pouvoir l'arrêter ; de plus, on ne sait si l'enlèvement de l'ovaire est complet. Le Dr Battey a publié le relevé de dix opérations pratiquées par le vagin et de deux opérations pratiquées par section abdominale.

Le Dr Sims a publié [1] les résultats qu'il avait obtenus, et après avoir rappelé les cas opérés par les autres, s'est décidé en faveur de l'opération qu'il désigne sous le nom d'*opération de Battey.*

Il dit : « Les déductions que j'ai tirées de l'analyse des opérations de Battey et des miennes sont les suivantes :

« 1° Il faut enlever les deux ovaires dans tous les cas ;

« 2° Règle générale, il faut opérer par section abdominale, parce que, si les ovaires sont fixés par des adhérences, il est possible de les extirper entièrement, tandis que par l'incision vaginale, cela serait impossible ;

« 3° Si l'on est sûr qu'il n'y a eu ni inflammation pelvienne, ni cellulite, ni hématocèle, ni adhérences des ovaires aux parties voisines, on peut alors faire l'opération par le vagin, mais non autrement. »

Le Dr Goodell préfère la méthode vaginale, et s'il se trouve dans l'impossibilité d'enlever les ovaires par cette voie en raison des adhérences, ou pour tout autre cause, il a recours à la section abdominale, et il ne ferme pas l'incision vaginale par où se fait le drainage.

Il préconise l'emploi de l'expression : *castration*, qui aurait été suggérée par Trenholme, de Montréal, pour désigner cette opération.

Le Dr Engelmann, de Saint-Louis, Miss., a publié [2] plusieurs cas, en même temps qu'une analyse complète des observations de tous les cas d'*opération de Battey*, qui avaient été publiés jusqu'à ce moment. Il a fait paraître un autre Mémoire, sur le même sujet [3].

Dans ce Mémoire le Dr Engelmann donne son opinion sur le danger de l'opération, comme il suit :

« Les dangers de l'opération, autant que nous pouvons en juger aujourd'hui d'après les quarante-trois cas qui ont été publiés en détail, sont plus grands qu'on ne l'avait supposé, et le tant pour cent des cas de mort dans l'opération de Battey, comparé aux résultats de l'ovariotomie ordinaire, vient appuyer mon assertion que la première opération est la plus difficile et la plus dangereuse des deux. »

Il y a eu 14 cas de mort sur 43 opérations, soit 32,55 pour 100 ; 29 femmes ont guéri, soit 67,44 pour 100. Sur les 27 cas où on a pratiqué l'opération pour des douleurs siégeant au niveau de l'ovaire, 9 femmes sont mortes, soit 33,33 pour 100, et 18 seulement ont guéri, soit 66,66 pour 100.

Le Dr Engelmann montre d'une façon décisive les avantages de la section abdominale et indique sa préférence pour cette méthode.

[1] J. Marion Sims, *Battey's operation (Brit. med. Journ.,* Dec. 1877).

[2] Engelmann, *Battey's operation : three fatal cases, with some remarks upon the indications for the operation (Transactions of the American medical Association,* 1878).

[3] Engelmann, *The Difficulties and Dangers of Battey's operation (American Journal of obstetrics,* juillet 1878).

A la fin du chapitre sur le traitement des tumeurs fibreuses de l'utérus, il parle du Mémoire récent du professeur Hegar, sur cette opération[1]. Il montre là qu'il a employé l'opération dans un plus grand nombre de cas différents que chez nous. Mais il ajoute qu'avant d'avoir recours à l'opération nous devons épuiser tous les autres moyens thérapeutiques. Il insiste en outre sur l'altération anatomo-pathologique des ovaires eux-mêmes, ou de l'utérus et de ses annexes, comme base de l'indication. Il ne lui semble pas justifiable de considérer les simples troubles fonctionnels comme des indications, ainsi que le font parfois les Américains.

Depuis qu'on a appliqué d'une façon plus sévère la méthode antiseptique dans cette opération, le taux de la mortalité a beaucoup diminué. Le professeur Hegar dit : « La mortalité dans mes opérations (42 cas) s'élève à 16,6 pour 100. Sur 47 castrations pratiquées par les autres, et dont j'ai eu connaissance, je trouve 15 morts, soit 32 pour 100. »

Le Dr Mundé, rédacteur en chef de l'*American Journal of obstetrics*, résume tout ce qui a paru sur ce sujet dans une note[2] ajoutée à l'article du professeur Hegar; la voici : « En ajoutant aux 51 cas publiés antérieurement, avec 16 morts, ces 42 cas de Hegar avec 7 morts ; 16 de Freund, Schroeder, Langenbeck, Martin, Müller et Czerny, avec deux morts seulement ; 10 de Noeggerath (non publiés) avec 2 morts ; 1 de Goodell, mort ; 1 de Battey, guérison (non publié); nous avons 120 cas d'opération de Battey, avec 28 morts; mortalité 22,6 pour 100. Si les bénéfices positifs de l'opération étaient aussi assurés que son taux de guérison, l'opposition cesserait bientôt. »

Mon expérience de l'opération se limite à un très petit nombre de cas, car je n'ai que rarement rencontré des cas dans lesquels il m'a paru nécessaire, en conscience, de la pratiquer, et où les bénéfices à obtenir compensaient pleinement les risques de l'opération. Sans parler des cas où on n'obtiendrait aucun bénéfice, il faut prendre en considération la possibilité de complications inattendues. Le Dr T. G. Thomas et d'autres auteurs ont publié des cas de folie et de manie subite qui se sont produits, et je connais deux cas de mélancolie persistante qui se sont développés après l'opération. Je suis de l'avis du Dr Sims en ce qui concerne l'enlèvement des deux ovaires, si on doit faire l'opération, puisqu'il ressort de ce qui a déjà été publié, qu'on ne peut espérer un bon résultat que s'il y a cessation de l'ovulation. Jusqu'au moment où la mortalité sera beaucoup plus faible, et où on obtiendra de plus grands bénéfices, le nombre des cas, où le recours à l'opération sera justifiable, doit être limité.

Étant donné ce que je sais des résultats peu satisfaisants qui ont été obtenus, je ne puis consentir à l'opération qu'à la condition qu'elle sera limitée à l'extirpation des deux ovaires, pour arrêter l'hémorragie dans les cas de tumeur fibreuse ; lorsqu'il y aura menace de folie ou d'épilepsie, ou pour faire disparaître une cause efficiente de phtisie ; lorsque la nutrition d'un individu

---

[1] Hegar, *American Journal of obstetrics*, janvier 1880.

[2] Mundé, *Amer. Journ. of Obstetrics*, janvier 1880.

semblera s'altérer par suite du trouble constant du système nerveux ; aux cas d'absence congénitale du vagin et de l'utérus ; et au cas où on ne peut maintenir le vagin ouvert pour l'écoulement du sang menstruel, après une opération chirurgicale, ou lorsqu'il se sera produit une gangrène étendue après l'accouchement.

Il ne faut jamais songer à l'opération pour des troubles nerveux qui dépassent l'élément hystérique. Dans un grand nombre de cas en apparence désespérés, j'ai vu obtenir beaucoup par la persuasion lorsqu'on parlait avec fermeté, et quand on aide la nature, elle amène un changement favorable dans la nutrition, alors qu'on s'y attendait le moins. L'opération peut être plus fréquemment nécessaire dans la génération actuelle qu'elle ne le sera dans l'avenir, puisqu'un grand nombre des cas où elle est nécessaire sont des cas qui ont été rendus incurables par un mauvais emploi des autres moyens. Je soutiens que dans l'avenir il ne doit pas en être ainsi, parce que, ayant plus d'occasions d'acquérir de l'habileté dans le traitement des maladies utérines et ovariennes, nous pourrons placer nos malades au-dessus de la nécessité d'une épreuve aussi terrible.

Je suis absolument convaincu que si les principes que nous avons développés dans le premier chapitre de cet ouvrage étaient plus généralement adoptés, un grand nombre de désordres nerveux communs aujourd'hui, et pour la guérison desquels on pratique cette opération, disparaîtraient dans les générations futures. Le professeur Hegar, dans l'article dont nous avons parlé, apprécie évidemment les conséquences de l'éducation défectueuse donnée dans un grand nombre de ces cas, car il dit : « On peut ici faire beaucoup par la prophylaxie. En améliorant l'éducation et en soignant de plus près le développement de la jeune fille, en reconnaissant et en traitant l'affection à son début, on diminuera le nombre de ces malheureuses, sans pouvoir toutefois le faire disparaître complètement. »

CHAPITRE XXXIX

TUMEURS DE L'OVAIRE

Tumeurs solides (fibreuses). — Tumeurs kystiques : kystes folliculaires; kystomes composés; kystomes myxoïdes et dermoïdes ; kystomes papillaires prolifères ; kystomes à petites loges; kystomes sarcomateux (cysto-sarcomes); kystomes myxomateux; métamorphoses rétrogrades de kystomes : graisseuse, scléreuse, atrophique, hémorragique, purulente, perforation spontanée. — Développement des kystomes.

Ces tumeurs peuvent être divisées en tumeurs solides et tumeurs liquides. Les tumeurs solides peuvent aussi être divisées en tumeurs fibreuses, can-céreuses et sarcomateuses; et les tumeurs kystiques en kystes folliculaires, kystes dermoïdes et kystes composés.

Tumeurs solides.

Ces tumeurs sont excessivement rares, se développent lentement et attei-gnent rarement un grand volume.

Les tumeurs fibreuses de l'ovaire, contrairement à celles du tissu utérin, comprennent l'organe tout entier ; elles subissent fréquemment la dégénéres-cence partielle en tissu osseux et parfois en tissu cartilagineux. Il est sou-vent difficile de faire le diagnostic entre une tumeur fibreuse ovarienne et une tumeur fibreuse pédiculée de l'utérus, et la première ne peut être dis-tinguée d'une tumeur kystique de l'ovaire que par la différence de densité.

Une femme atteinte de tumeur fibreuse de l'ovaire peut ressentir certains troubles dus à la pression; mais, comme le développement se fait lentement et que la tumeur atteint rarement un volume assez considérable, on ne sera que rarement appelé à intervenir. Parfois, cependant, il peut être nécessaire de l'enlever, parce-qu'il pourrait survenir de la péritonite locale ainsi que de l'ascite, et la tumeur peut atteindre un volume et un poids tels qu'on soit forcé de l'enlever.

L'opération qui a pour but d'enlever une tumeur fibreuse de l'ovaire doit être nécessairement la même en principe et comme détails que celle que nous décrirons plus tard sous le titre d'ovariotomie.

J'ai rencontré plusieurs tumeurs de l'ovaire qu'on supposa fibreuses, mais elles étaient toutes trop petites pour qu'il y ait lieu d'intervenir. Il n'y a eu à New-York que deux cas qui aient été publiés, dans lesquels les tumeurs fibreuses atteignaient un volume qui rendait leur enlèvement nécessaire; le D^r Wm. H. Van Buren, de New-York, les opéra, l'une en 1849, et l'autre en 1850. Le Dr Peaslee [1] accorde au Dr T. G. Thomas l'honneur d'avoir également enlevé une tumeur de ce genre, mais le Dr Thomas [2] regarde le cas comme étant un *cysto-fibrome vrai*. J'ai enlevé une tumeur solide ayant le volume d'une tête d'adulte en mai 1876, sur une malade de Brooklyn, soignée par le Dr Joseph Hutchison que le Dr Peaslee et moi supposâmes être une tumeur fibreuse de l'ovaire ; nous l'avions surveillée ensemble pendant cinq ou six ans. Mais, quand on l'examina au microscope, on vit que c'était un myo-adéno-kystome, ou tumeur kystique granulaire de l'ovaire contenant des fibres musculaires. Je parle de ce cas afin de montrer la difficulté du diagnostic, et je puis ajouter, de faire voir combien est douteux le diag-nostic de toutes les tumeurs fibreuses de l'ovaire qui ont atteint un grand volume.

Schroeder [3] dit qu' « il n'est nullement certain que le fibrome vrai se développe dans l'ovaire, de même que le myo-fibrome, puisqu'il est extrêmement difficile de décider, même sur le cadavre, si le fibroïde a pris naissance dans l'utérus ou dans l'ovaire. » Il dit aussi : « Il n'est donc pas encore certain que le myo-fibrome vrai ne naisse pas toujours de l'utérus, le fibrome vrai ayant seul une origine ovarienne. Virchow considère que le myo-fibrome se produit dans l'ovaire, et qu'on ne trouve de fibres musculaires lisses que çà et là dans leur épaisseur. »

Quelques écrivains regardent ces tumeurs de l'ovaire comme ayant un caractère malin, surtout lorsqu'elles s'accompagnent d'ascite, mais je mets le fait en doute, car j'en ai observé un cas, il y a nombre d'années, et il ne s'est pas encore montré un seul signe de malignité.

Il peut être très difficile de différencier un fibroïde ovarien du cancer, surtout s'il n'y a aucun liquide dans la cavité abdominale. Nous pouvons supposer cependant que le fibroïde est plus mobile que l'ovaire qui a subit l'infiltration cancéreuse, puisque ce dernier processus, en déterminant de l'irritation, donne naissance à des adhérences. Les observateurs ont également établi que le fibroïde conserve plus la forme de l'organe, tandis que dans le cancer de l'ovaire les tissus environnants sont tellement pris à un moment donné que la masse est bientôt plus mince et plus large que dans le cas de fibroïde. De plus, il est rare que le cancer soit limité à un ovaire, si même cela se présente jamais. On a rencontré des cas de squirrhe et de sarcome de l'ovaire, d'un grand intérêt pour le pathologiste sans doute, mais n'ayant que peu d'importance pratique, puisque, si grande que soit la nécessité, nous ne possédons pas le moyen de faire le diagnostic pendant la vie entre les différentes formes d'affections malignes. Je n'ai jamais rencontré un seul cas d'une forme quelconque d'affection maligne qui fût limitée à un ovaire. En somme, lorsque les ovaires sont atteints, ils constituent la dernière période de la maladie qui a commencé ailleurs dans les tissus pelviens.

---

[1] Peaslee, *Ovarian tumors.*
[2] T. G. Thomas, *On diseases of women*, p. 655, 4e édition.
[3] Schroeder *in* Vron Ziemssen's *Cyclopædia*, vol. X, p. 437, N. Y. édition.

Tumeurs kystiques de l'ovaire.

KYSTES FOLLICULAIRES

Les kystes folliculaires sont les plus communes et en même temps les moins importantes des tumeurs kystiques de l'ovaire. Il est rare qu'elles atteignent un volume qui donne lieu à des accidents, ou qui permette de les reconnaître pendant la vie. Suivant Schroeder [1], « l'hydropisie du follicule de Graaf représente un prétendu kyste par rétention, et il faut l'étudier dans le même groupe que l'hydropisie tubaire, l'hématomètre, etc. » « Ils surviennent isolément, ou bien l'ovaire tout entier, par suite de la répétition du même processus dans de nombreux follicules de Graaf, se convertit en une tumeur assez volumineuse qui présente sur une coupe l'aspect d'un kyste multiloculaire. » (Waldeyer.) « Ces kystes ont une paroi lisse, sans cloison, et leur contenu consiste en un sérum clair et transparent. La production des kystes est sans doute partiellement due aux causes qui s'opposent à la rupture du follicule. Parfois, lorsqu'un follicule est physiologiquement mûr, la rupture ne se fait pas, soit parce que l'ovule ne s'est pas porté vers la surface libre de l'ovaire, soit parce que la surface de l'ovaire est recouverte d'une exsudation, produit de quelque processus inflammatoire qui empêche la rupture de se faire. Dans nombre de cas, sans doute, le follicule est oblitéré, mais la sécrétion peut persister et donner ainsi naissance à la production d'un kyste. » « Il est en outre possible, comme Rokitansky [2] l'a le premier démontré, qu'un kyste se forme aux dépens d'un follicule de Graaf rompu, en d'autres termes, d'un corps jaune, et cela probablement de la façon suivante : Après la fermeture de l'ouverture du point où la rupture s'était faite et après la formation du corps jaune, ce dernier se transforme en kyste. J'ai vu moi-même un cas de ce genre où il y avait un kyste du corps jaune dans l'ovaire d'une malade qui était morte d'hémorragie pendant une fausse couche. Tout près de la paroi du kyste, on trouvait la couche jaune du corps jaune, puis le revêtement blanc de l'ovaire.

KYSTES COMPOSÉS

On ne connaît pas exactement la cause et l'origine de ces tumeurs. Aucun auteur n'a encore jusqu'ici décrit leur état d'après sa propre observation, avec plus de clarté que Waldeyer [3].

Schroeder a brièvement donné ses idées, mais elles ne sont arrivées au lecteur anglais sous aucune autre forme, à ma connaissance. Je regarde ce sujet, tel que l'a présenté Waldeyer, comme ayant une importance suffisante pour reproduire ses idées un peu plus longuement qu'on ne l'a fait jusqu'ici ;

---

[1] Schroeder *in* von Ziemssen's *Cyclopædia*, vol. X, p. 362. N. Y. edition.
[2] Rokitansky, *Allg. Wiener med. Z.*, 1859, no 34; *Lehrb.*, 3e Aufl., p. 48.
[3] Waldeyer, *Archiv f. Gynæc.*, Band I, zweite Heft, S. 242.

et, bien que je ne puisse les citer littéralement, nous allons consacrer le reste du chapitre à les rapporter en substance.

Waldeyer, qui a désigné les tumeurs kystiques composées de l'ovaire sous le nom de *kystomes*, les a subdivisées en deux groupes essentiellement différents, à savoir :

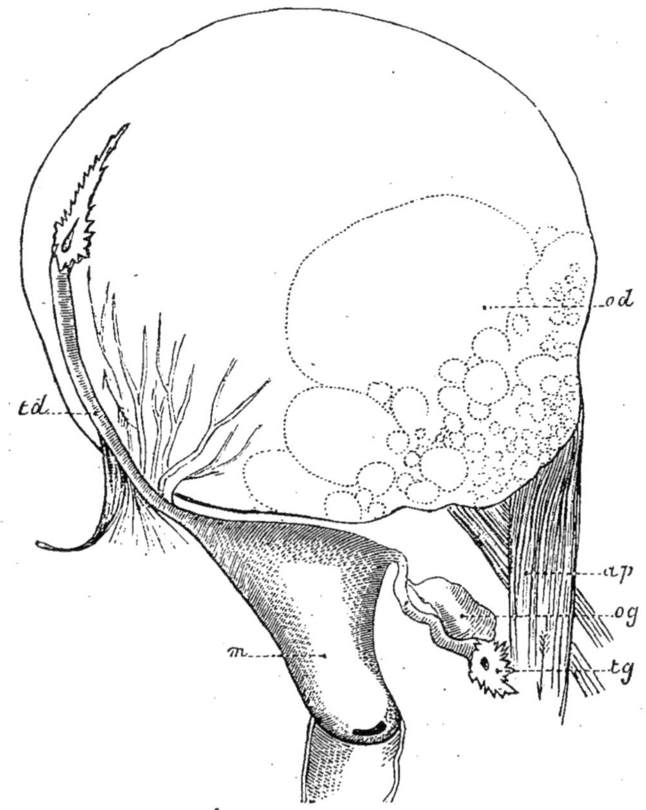

Fig. 180. — Kyste multiloculaire de l'ovaire droit.

od, kyste multiloculaire de l'ovaire droit retenu vers l'excavation pelvienne, à gauche par des adhérences pelviennes *ap*, la trompe droite très allongée *td*, et la matrice *m* ont été entraînées à droite, consécutivement, par le développement progressif de la grande loge qui occupe le côté droit de la tumeur, et dans l'intérieur de laquelle proéminent les kystes prolifiés d'un volume variable indiqués par des lignes pointillées du côté gauche ; *og*, ovaire gauche ; *tg*, trompe gauche (Koeberlé, *Nouv. Dict. de méd. et de chir. prat.*, art. OVAIRES, t. XXV).

(a) *Kystome myxoïde*, dont la surface interne présente absolument l'aspect d'une membrane muqueuse ordinaire abondamment fournie de glandes et de vaisseaux ; et

(b) *Kystome dermoïde*, dont la surface interne présente le caractère de la peau revêtue d'épiderme.

Le kystome myxoïde forme habituellement des sacs volumineux uniloculaires ou multiloculaires du volume d'une tête d'homme et plus, en sorte qu'ils peuvent contenir de 50 à 100 litres de liquide. Ils peuvent apparaître d'un côté ou des deux côtés ; le pédicule de ces tumeurs est formé par le ligament de l'ovaire, la trompe et le ligament large, ce dernier contenant de nombreux vaisseaux, souvent très volumineux. Plus le pédicule est long et mince, plus il a de chance d'être solide, et il contient principalement du tissu connectif fibrillaire et quelques fibres musculaires lisses. Dans des cas rares, le pédicule manque entièrement, et la tumeur de l'ovaire repose immédiatement sur l'utérus par une large base. Ce qui compose le kystome, ce sont les parois kystiques principales, les kystes secondaires, les proliférations des surfaces interne et externe, et le contenu kystique qui est généralement liquide.

La paroi kystique principale qui entoure tous les autres tissus forme la limite externe de la tumeur, et renferme habituellement aussi un espace kystique principal qui est probablement toujours formé par la réunion de plusieurs kystes primaires plus petits. Dans ce kyste principal font saillie presque tous les kystes secondaires, et de sa paroi s'élèvent la plupart des végétations glandulaires et capillaires ; elle recèle aussi la masse principale du contenu. Plus le kystome est vieux, plus l'espace kystique principal devient grand en général ; et finalement le kyste devient uniloculaire, tous les kystes secondaires s'étant réunis au kyste principal. Dans les kystomes plus petits et plus jeunes, il est vrai, on ne peut trouver un espace kystique principal, et ils sont plutôt constitués par des parois solides ; si on en fait une coupe, on trouve de nombreux petits kystes à contenu gélatineux. La manière dont les kystes secondaires se réunissent pour former le kyste principal est la suivante : Il se fait tout d'abord un amincissement des parois des kystes secondaires, dû à leur développement. Une perforation se produit alors dans le kyste principal, ou dans un kyste secondaire avoisinant, et après cela le kyste perforé cesse de se développer et s'atrophie. L'ouverture qui s'est produite devient de plus en plus grande, et la surface du kyste ouvert devient de plus en plus plate, jusqu'à ce qu'à la fin il ne reste plus qu'une dépression aplatie en forme de disque sur la paroi du kyste principal. Les formations qui apparaissent par développement ultérieur sur la surface interne du kyste principal sont, dans une certaine série de cas, principalement de nature glandulaire, et sur les coupes de la paroi kystique on voit de petits nids épithéliaux tubulaires isolés, et c'est de cette façon que se produit le *kystome glandulaire prolifère*. Les ouvertures de ces petits tubes sont bientôt oblitérées par une sécrétion tenace, et c'est ainsi que naissent les dilatations qui se transforment en autant de petits kystes analogues aux kystes par rétention. De nouvelles formations glandulaires prolifèrent bientôt de la surface interne des petits kystes, et ce processus fait continuellement des progrès, en sorte que ces petits kystes sont rangés, couche par couche, et forment des générations qui ressemblent étonnamment à un rayon de miel.

Dans d'autres cas, de nombreuses végétations villeuses et dendritiques, variant comme volume, s'élèvent de la surface interne de la paroi kystique principale. Dans certains cas, ces productions sont limitées à un petit espace, ne prolifèrant que de places en places, mais dans d'autres elles se multiplient à un degré incroyable, remplissant entièrement le sac kystique, et constituant alors le *kystome papillaire prolifère*. Elles sont généralement très vasculaires, et leur base est constituée par le tissu connectif de la lame interne de la paroi kystique abondamment pourvu de cellules. Comme forme elles ressemblent parfois à des filaments minces, ou courts, ou à des masses larges et hautes se ramifiant sous forme de papilles composées. Avec le temps, ces végétations perforent la paroi kystique principale et prolifèrent dans la cavité abdominale. Waldeyer explique ce fait, que les adhérences de ces kystomes aux parties voisines sont si rares, par la nature particulière de l'épithélium. Celui-ci consiste en des cellules cylindriques, qui donnent à la surface du kystome le caractère d'une membrane muqueuse, et, par conséquent, empêchent les adhérences de se former aussi longtemps que la surface entière de la tumeur reste intacte. Mais lorsque l'épithélium a disparu, ce qui se produit généralement dans les grands kystomes par suite du frottement contre les parois abdominales, il se fait de l'inflammation, et des adhérences se produisent généralement à la paroi abdominale, à l'épiploon, et à l'utérus, mais rarement à l'intestin qui est constamment en mouvement.

Les parois kystiques principales et les parois des kystes secondaires assez grands comprennent deux couches, une couche de tissu connectif externe, plutôt dense, à fibres parallèles, et une couche interne beaucoup plus mince, très bien pourvue de vaisseaux et de cellules, sur laquelle l'épithélium repose immédiatement. Les kystes plus petits ne sont pourvus que de la dernière couche. Waldeyer soutient que l'épithélium est toujours cylindrique, et couvre la surface interne du kyste en ne formant qu'une seule couche. Eichwald prétend qu'il a trouvé un épithélium pavimenteux, et d'autres disent avoir trouvé un épithélium cilié dans quelques cas rares. Dans le kystome glandulaire, l'épithélium s'enfonce de point en point dans l'épaisseur des parois kystiques sous forme de saillie glandulaire possédant une lumière centrale, et constitue ainsi des glandes en forme de bouteille et cylindriques, qui sont généralement très courtes.

Le contenu des kystes de l'ovaire consiste généralement en une masse filandreuse d'un brun rouge opaque ou d'un gris jaune sale, dont le poids spécifique est de 1018 à 1024. La composition chimique de la substance contenue dans ces kystes sera donnée plus loin tout au long, lorsque, la comparant aux autres liquides abdominaux, nous étudierons ce sujet dans ses rapports avec le diagnostic.

Waldeyer considère le contenu de ces kystes comme étant dû dans une large mesure à une métamorphose du protoplasma des cellules. Cette métamorphose se produit très souvent par destruction des cellules épithéliales, car si on examine des masses gélatineuses fraîches, siégeant immédiatement sur la surface interne des kystes, on trouve toujours une certaine quantité de cellules claires distendues sous forme de sortes de vésicules arrondies, en même temps qu'une certaine quantité de détritus cellulaires, variant comme dimensions et comme forme. On pense, en outre, que chacune de ces cellules épithéliales en forme de gobelet, qui existent fréquemment, peut pendant un temps remplir les fonctions d'une glande unicellulaire, jusqu'au moment où elle subit la destruction. En même temps, il est à peine nécessaire de dire qu'il ne faut pas exclure l'adjonction d'une simple transsudation. '

Comme variétés du kystome, Waldeyer mentionne :

1° Le kystome à petites loges, qui est composé d'un grand nombre de petits kystes, et constitue plutôt des masses compactes, qui, sur une coupe, ressemblent à un rayon d'abeille, a une existence indépendante, ou forme l'annexe d'un espace kystique principal volumineux ;

2° Le kystome sarcomateux (cystosarcome des anciens écrivains) dans lequel on peut reconnaitre une texture sarcomateuse des parois, surtout sur les kystes jeunes secondaires, etc. ;

3° Le kystome sarcomateux, dans lequel nous trouvons un état myxomateux des couches internes des parois des kystes principaux et des kystes secondaires, et les proliférations papillaires qui s'en échappent.

Comme processus de métamorphoses rétrogrades du kystome ovarien, Waldeyer décrit :

1° La dégénérescence graisseuse des cellules épithéliales et des cellules de la couche pariétale de tissu connectif, qui se produit rarement à un haut degré.

2° Les condensations scléreuses du tissu connectif dans les parois kystiques principales.

3° L'altération des kystes, due à la destruction de tous les kystes secondaires, et à l'atrophie des formations glandulaires de la paroi kystique interne et de son épithélium, qui amène la cessation de tout pouvoir de prolifération et de toute sécrétion du kystome, de telle sorte que celui-ci reste stationnaire. Ce processus qu'on n'observe que dans les kystomes glandulaires, est la conséquence de la pression que le contenu kystique qui augmente constamment exerce sur les parois lorsque celles-ci manquent de souplesse.

4° Les hémorragies à l'intérieur des kystes se produisent surtout dans les kystomes papillaires par le fait de proliférations papillaires très vasculaires.

5° Les inflammations purulentes aiguës ont pour point de départ la couche pariétale interne du kystome qui est bien pourvue de cellules. L'abondance des cellules est alors si augmentée que tous les éléments fibreux avoisinants disparaissent, les vaisseaux sont dilatés et contiennent en grand nombre des corpuscules blancs du sang. Çà et là, l'épithélium est détaché de la paroi kystique en larges traînées par le pus, les cellules sont écartées, et le pus traverse l'épithélium et s'accumule sur l'autre côté, en sorte qu'il est baigné des deux côtés par le pus. Au point où l'épithélium est détaché de son substratum, des anses vasculaires se développent bientôt.

6° Les perforations spontanées des parois kystiques se produisent soit par suite de l'extension de la métamorphose graisseuse, soit par suite de l'extension des proliférations papillaires ou de la suppuration ou encore par désintégration gangreneuse.

Le kystome ovarien se développe par suite de la formation hyperplasique des tubes de Pflüger, et on peut par conséquent le faire remonter à l'épithé-

lium contenu dans les ovaires ; *ce sont des néoplasmes épithéliaux vrais.*
Au début de son développement, l'ovaire se trouve constitué par deux éléments histologiques, le stroma vasculaire et l'épithélium ovarien. La masse
de l'ovaire prend alors naissance par suite du développement simultané du
stroma vasculaire et de l'épithélium, mais celui-ci, au début, ne siège que
sur sa surface. Ce processus dure peut-être jusqu'à la naissance. De la sorte
un organe arrondi, l'ovaire, grandit au niveau du siège de l'épithélium germinatif, qui au début était absolument plat, et dans cet organe, par suite du
développement simultané, pénètrent une certaine quantité d'éléments épithéliaux. Ces éléments sont distribués au début d'une façon tout à fait irrégulière, et sont tassés dans les mailles du stroma, de telle sorte que sur une coupe
l'ovaire de l'embryon présente une structure absolument caverneuse. Plus
tard, le stroma vasculaire augmente davantage, tandis que les masses épithéliales enfouies dans le stroma restent à peu près ce qu'elles étaient
comme quantité. Un grand nombre de ces masses s'isolent et constituent des
follicules arrondis, d'autres pelotons épithéliaux restent encore pendant longtemps réunis sous forme de chaine ou de rosaire (tubes de Pflüger) jusqu'au
moment où par suite des progrès continus du développement du stroma
vasculaire, la séparation en follicules séparés se produit d'une façon générale autour d'une cellule ovulaire.

Le kystome, dans son développement, affecte avec l'ovaire adulte des rapports absolument semblables, seulement il n'y a pas de follicules régulièrement construits possédant des cellules épithéliales et contenant un ovule. Au
contraire, nous trouvons dans le stroma des dépôts épithéliaux très irrégulièrement formés ; ce stroma est également un peu augmenté, mais aucun de
ces dépôts ne renferme d'ovule.

Si l'on demandait comment ces formations embryonnaires se produisent
dans l'ovaire d'un adulte, il faudrait répondre soit que le début du développement du kystome ovarien doit remonter à une période très jeune, ou bien
qu'il se produit aussi plus tard un développement de formes embryonnaires,
qui sont les tubes décrits par Pflüger. Les deux choses sont possibles, car
d'une part on a observé des kystes chez le nouveau-né, et on peut rapporter
à une période relativement jeune de la vie la plupart des kystomes ovariens,
même les plus volumineux. Cependant, on ne peut nier qu'un développement embryonnaire ancien de rudiments folliculaires puisse se faire à titre
de processus pathologique. On peut citer à l'appui de cette idée l'apparition,
qu'on observe parfois chez les femmes plutôt vieilles, de petits kystes, clairs
comme de l'eau, situés immédiatement au-dessous de la surface de l'ovaire.
Ces kystes ont absolument la même structure que le kystome ovarien ordinaire, ils ne contiennent jamais d'ovules, et avec le temps ils se mettent en
contact direct avec l'épithélium superficiel, en sorte qu'on ne peut douter
de la transformation de l'épithélium superficiel en épithélium kystique. Ils
sont en conséquence produits par une implantation pathologique additionnelle d'épithélium dans le stroma. De plus, quelque temps après la naissance,
on trouve dans l'ovaire les restes des tubes de Pflüger, qui ne se sont pas
constitués en follicules isolés, et ces tubes peuvent très bien donner nais-

sance à des transformations pathologiques. Finalement, il ne faut pas oublier qu'un nouveau développement de cellules épithéliales se produit dans la formation des corps jaunes, après l'évacuation de l'ovule, et ces cellules sont pénétrées d'une façon irrégulière par des prolongements de tissu connectif du stroma contenant des vaisseaux. Il est vrai que normalement les cellules épithéliales périssent plus tard par dégénérescence graisseuse, et que le tissu connectif seul se rétrécissant pour former une cicatrice, reste sous forme de corps blanc, mais dans certains cas pathologiques des cellules épithéliales peuvent aussi continuer à exister et à se développer en masses glandulaires.

Si l'on admettait, comme Waldeyer croit que cela est démontré depuis longtemps, que l'épithélium superficiel de l'ovaire n'est pas un épithélium séreux, analogue à celui du péritoine, mais bien un véritable épithélium muqueux, analogue à celui de la trompe de Fallope, avec lequel il se continue souvent, les cellules cylindriques n'étant que dépourvues de cils; et si, en outre, il était prouvé que l'épithélium des tubes de Pflüger et des follicules de Graaf dérivent de l'épithélium superficiel qui enverrait des prolongements dans l'épaisseur du stroma ; et si l'on admettait aussi que le kystome prolifère naît des tubes de Pflüger, le caractère épithélial de ces tumeurs se trouverait démontré.

La production et le développement ultérieur des petits kystes primitifs en tumeurs compliquées volumineuses, sont le fait de la paroi kystique elle-même. Dans la plupart des formations épithéliales primitives qui constituent à peine des kystes, aussi bien dans les tumeurs volumineuses que dans les plus petits kystes secondaires, nous voyons çà et là des enfoncements en forme de tubes. Dans ce dernier cas, de petits sacs épithéliaux pénètrent en un grand nombre de points de la paroi dans les couches internes du tissu connectif de la paroi kystique, et on peut souvent découvrir dans ces couches le début de la formation kystique dans les dilatations en forme de sac des extrémités fermées des tubes. Ces tubes s'ouvrent par des ouvertures arrondies sur la surface interne des parois du kyste, et ces ouvertures sont souvent obturées par un bouchon gélatineux tenace. Cette disposition est encore plus évidente lorsque le contenu du kyste est d'un caractère très tenace.

Les kystes secondaires du kystome ovarien ressemblent, en ce qui touche à leur origine, aux kystes par rétention des autres organes. Suivant Boettcher[1], les espaces kystiques peuvent aussi se produire de la façon suivante : A mesure que le processus de prolifération gagne les tubes glandulaires avoisinants, les parois du stroma qui les séparent se perforent, un grand nombre de proliférations glandulaires qui se trouvaient former un tout se détachent, et un plus large espace épithélial se trouve constitué. Le développement total d'un kystome proliférant se fait aux dépens des masses d'épithélium arrondies ou tubulaires qui sont les précurseurs des follicules de Graaf. La transformation de ces masses épithéliales ou bien commence de bonne heure dans l'enfance, alors que ces tubes existent encore en grande

---

[1] Boettcher, *Virchow's Archir*, XIX, 3 Heft, S. 307.

quantité, ou bien se fait de toutes pièces par suite d'un processus pathologique. Dans un ou plusieurs de ces groupes épithéliaux, l'épithélium commence à proliférer; ils se développent de tous côtés dans le stroma ovarien, se combinent les uns avec les autres de différentes façons, forment des espaces extrêmement irréguliers et on n'y trouve jamais d'ovules. Une sécrétion se fait bientôt dans ces espaces qui se transforment ainsi en kystes, mais en même temps de nombreuses proliférations glandulaires et papillaires s'élèvent de l'épithélium de leur surface interne, qui les divisent en kystes secondaires, ou remplissent plus ou moins l'espace du premier kyste. Dans les kystes secondaires les mêmes phénomènes se produisent, et ainsi de suite d'une façon continue. Un grand nombre de kystes secondaires se fondent dans le kyste principal, qui augmente ainsi de volume autant que par l'accroissement continu de son contenu. Finalement, les processus régressifs et pathologiques apparaissent qui arrêtent le développement du kystome ou amènent la mort de celle qui les porte.

Le Dr Noeggerath a montré que dans un grand nombre de kystes ovariens la première période de développement est due à une dégénérescence des tuniques des vaisseaux de l'ovaire. Il est évident qu'il n'est arrivé à cette conclusion qu'après des recherches très étendues. La description des premiers changements qui se produisent dans le tissu est trop longue pour que nous puissions la citer en entier, et en citer une partie serait insuffisant. Il termine ainsi : « J'arrive maintenant au dernier chapitre du développement des kystes de l'ovaire, celui où nous pouvons décrire leur premier développement aux dépens des tubes épithéliaux répandus dans le tissu ovarien. Plusieurs auteurs, Spiegelberg, Mayweg, Malassez, De Sinéty, Waldeyer, ont trouvé ces productions tubulaires primordiales dans les ovaires, en rapport ou non avec des kystes ovariens bien formés. Pour me résumer, je dirai que quant à présent, bien que cela ne soit pas absolument démontré, ces productions semblent associées à la formation des conduits de Pflüger. » « Il n'est pas douteux qu'il existe une certaine analogie entre les conduits de Pflüger et quelques-uns de ces tubes épithéliaux, mais la plupart d'entre eux diffèrent considérablement dans leurs caractères de ces tissus physiologiques. » « Je conclus donc que, dans un certain nombre de cas, les tubes épithéliaux trouvés dans les ovaires et qu'on a regardés comme les précurseurs des kystes de l'ovaire, ne dérivent pas de l'épithélium germinatif, mais des tissus constituants des vaisseaux capillaires. »

KYSTES DERMOÏDES

En ce qui concerne le développement des kystes dermoïdes, Waldeyer pense qu'ils peuvent se produire comme il suit, bien qu'il admette que ses idées ne sont pas basées sur un examen de spécimens récents. Chaque cellule épithéliale ovarienne, pense-t-il, peut devenir une cellule ovulaire, et chaque cellule ovulaire peut produire tous les caractères cellulaires possibles, par division, et de plus, la lame cornée est le premier produit de la segmentation. On peut très bien admettre que les cellules épithéliales de l'ovaire, en raison de ce qu'elles sont des cellules ovulaires non développées, fournissent, par leur multiplication et leur division, et par bourgeonnements, d'autres produits qui sont en somme plus avancés, en tant que développement embryonnaire incomplet, qu'elles ne le sont elles-mêmes. Il ne regarde pas, en conséquence, les kystomes dermoïdes de l'ovaire comme de véritables restes fœtaux, mais comme des inclusions fœtales, et il ne les considère pas comme les restes d'une grossesse ovarienne anormale. Il admet

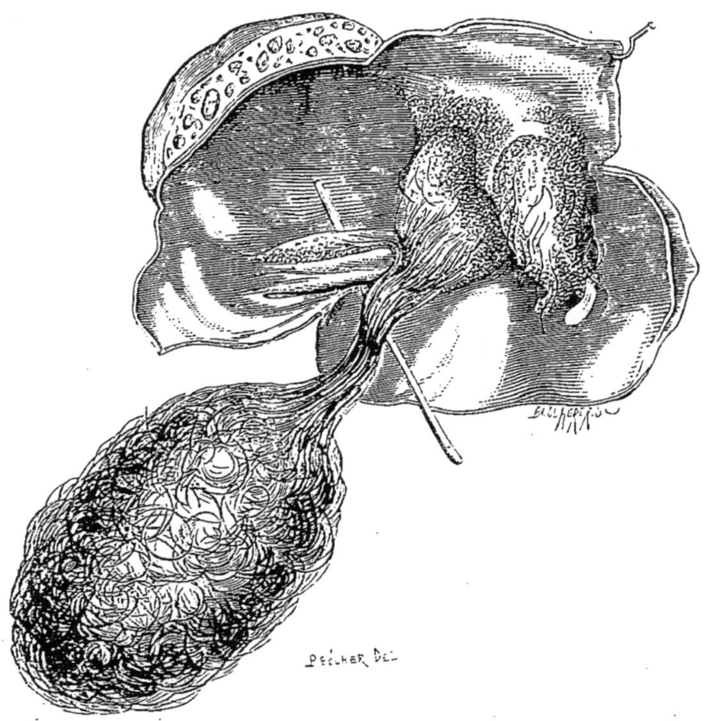

Fig. 181. — Kyste pileux contenant des cheveux, de la matière grasse, du tissu adipeux, des glandes sébacées, des follicules pileux, etc. (d'après Cruveilhier, *Anatomie pathologique du corps humain*).

que le développement se fait absolument comme celui du kystome myxoïde, avec cette seule différence que les cellules épithéliales nouvellement formées affectent un caractère différent ; en somme, ces kystomes ont la structure de l'épiderme.

Nous avons donné en résumé les idées de Waldeyer sur le développement de ces tumeurs de l'ovaire. Mais en même temps qu'on les trouve dans l'ovaire, règle générale, elles se développent aussi parfois dans d'autres organes, ce que je ne puis expliquer. Ces tumeurs, lorsqu'elles occupent l'ovaire, se développent très lentement et atteignent très rarement le volume qu'acquièrent les kystomes. Elles sont revêtues par une membrane sécrétante, dont proviennent principalement, sinon entièrement, les liquides qu'elles

contiennent, et c'est à l'accumulation de la sécrétion qu'est due l'augmentation de volume. Cette membrane de revêtement qui caractérise la tumeur
a les propriétés du tissu cutané, avec ses follicules sébacés et ses poils, et
suivant certains observateurs, on y trouverait des glandes sudorifères. Les
liquides contenus dans ces kystes ont la consistance de la graisse, ils ressemblent à la purée de pois ou au gruau, suivant leur degré de densité,
et on peut y apercevoir un grand nombre de points brillants dus à des
cristaux de cholestérine qui souvent existent en grande quantité. Le contenu
solide se compose de dents, de quantités de cheveux, et de grands morceaux
de tissu osseux, dans lesquels on trouve fréquemment des dents en voie de
développement ; on trouve aussi dans les parois kystiques des incrustations
osseuses.

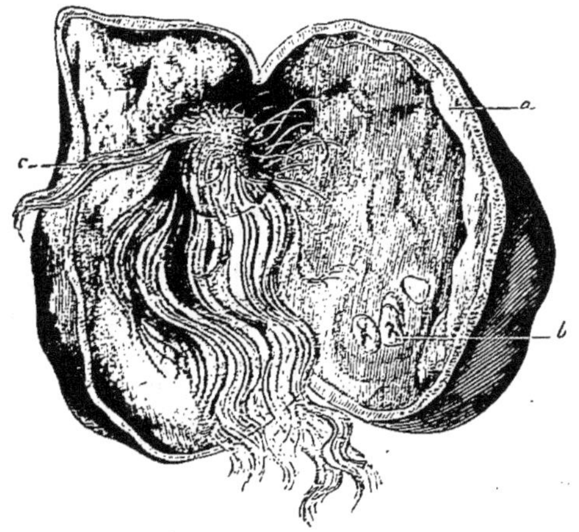

Fig. 182. — Kyste dermoïde dont la paroi interne
a contient trois dents b, et une touffe de cheveux
c, implantés sur un tubercule cutané criblé d'orifices de glandes sébacées (Follin).

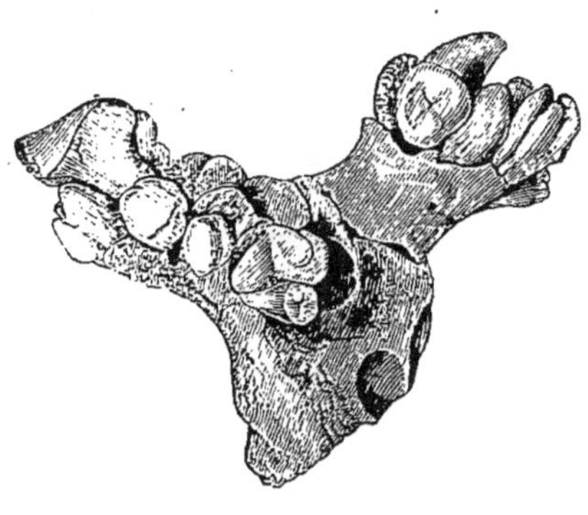

Fig. 183. — Pièce osseuse pourvue de
quatorze dents, trouvée dans un kyste
dermoïde de l'ovaire droit d'une personne âgée de soixante-douze ans (Heur-
taux).

Lescheveux sont généralement d'une couleur rouge, ils sortent de follicules de la membrane de revêtement ; on leur trouve fréquemment une
grande longueur et ils s'enroulent en pelotons.

Les kystes dermoïdes se développent souvent pendant la plus tendre
enfance, et on les reconnait en général avant la période de la vie où les
kystomes sont plus communs. Il est évident que ces kystes sont beaucoup
plus susceptibles de s'enflammer que les autres tumeurs qui sont en rapport
avec l'ovaire. Aussi sont-ils souvent le siège d'abcès et s'enkystent-ils par
cellulite ; le pus se porte généralement vers le rectum et moins fréquemment
dans le vagin, et c'est ainsi qu'un canal se forme par lequel les matériaux
solides sont également évacués. On n'a publié qu'un petit nombre de cas où
des kystes dermoïdes se sont vidés dans la vessie ; c'est là un accident qui
ajouterait à la difficulté ; cependant, si on les reconnaissait, ils pourraient
être avantageusement traités comme lorsqu'ils siègent en d'autres points, par

enlèvement de leur contenu à travers une incision faite à la base de la vessie.

Nous renvoyons le lecteur au chapitre XXXV, sur le traitement chirurgical des tumeurs fibreuses de l'utérus, et à l'observation LXVIII qui montre le développement de cette forme de kystes à une période très tardive de la vie, et donne des détails sur certains traits caractéristiques du développement qui offrent de l'intérêt avec ce qui précède.

CHAPITRE XL

TUMEURS KYSTIQUES DE L'OVAIRE

Kystes uniloculaires (tumeurs monokystiques, oligokystiques). — Kystes multiloculaires (proligères composés, polykystiques). — Phases du développement. — Rapidité du développement. — Symptômes. — Diagnostic.

Nous avons vu dans le chapitre précédent que ces tumeurs peuvent se développer en apparence sous forme de kyste simple, bien qu'en réalité cela ne se produise jamais ; et que, par suite du nombre des kystes de tout volume contenus dans un sac commun, elles ont parfois l'apparence d'une masse solide. Lorsque le tout est contenu dans ce qu'on considère pratiquement comme un kyste simple, différents écrivains donnent à la tumeur le nom de kyste uniloculaire, ou bien de tumeur monokystique ou oligokystique. Lorsqu'elle est formée d'un grand nombre de kystes, on donne à la tumeur le nom de kyste multiloculaire ou composé, kyste proligère ou tumeur polykystique. Je me servirai de l'expression uniloculaire pour indiquer le kyste simple et essentiellement unique, et de l'expression multiloculaire pour les kystes composés ou tumeurs formées d'un grand nombre de kystes.

Le Dr Peaslee[1] a fort bien divisé le développement d'une tumeur de l'ovaire de la façon suivante :

« Première période. Le kyste est encore dans le bassin.

« Deuxième période. L'extrémité supérieure de la tumeur a dépassé le niveau du bassin et se porte vers l'ombilic.

« Troisième période. La tumeur a dépassé l'ombilic et se porte vers l'épigastre.

« Quatrième et dernière période. La tumeur a acquis un développement tel qu'elle ne peut plus se développer qu'en avant et sur les côtés, parce qu'elle a atteint dans la période précédente son maximum de développement en hauteur.

---

[1] Randolph Peaslee, M. D., LL. D, *Ovarian Tumors, their Pathology, Diagnosis, and Treatment*, etc.

« Il est bon de dire aussi qu'au milieu de la seconde période, la tumeur atteint la moitié de la distance qui sépare la symphyse pubienne de l'ombilic, et qu'au milieu de la troisième période, elle atteint la moitié de la distance qui sépare l'ombilic du cartilage ensiforme. »

L'intervalle qui doit s'écouler entre le moment où la tumeur vient d'atteindre le volume qui la fait découvrir par la malade et celui où le développement acquis par la tumeur exigera l'intervention chirurgicale doit varier suivant l'âge et le tempérament de l'individu et le caractère de la tumeur.

Ces tumeurs se développent très rapidement vers le milieu de la vie et vers le moment où l'écoulement menstruel cesse d'une façon définitive. La rapidité est généralement proportionnelle au nombre des kystes qui composent la masse. Le temps moyen que met à se développer une tumeur multiloculaire est d'environ un an ; quant au prétendu kyste uniloculaire, il met à se développer une année et demie à deux ans après qu'il a atteint un volume suffisant pour s'élever au-dessus du bassin et pour que la malade ait conscience de son existence.

Dans les deux dernières années, le Dr Thomas et moi nous avons eu chacun un cas de développement remarquablement lent. Le Dr Thomas enleva une tumeur de l'ovaire chez une femme qui était domestique à l'hôpital depuis près de vingt et un an. Le Dr Sims avait reconnu l'existence de la tumeur, et à ce moment avait proposé de l'enlever. Quelques semaines plus tard, j'opérai une autre malade chez laquelle le caractère de la tumeur avait été établi vingt-quatre ans auparavant, et la malade était restée en observation pendant la plus grande partie de ce temps. La tumeur avait un grand volume, mais il n'y avait rien de particulier dans ce cas. Les deux femmes guérirent sans complication. Il nous faut donner quelques chiffres sur la longueur moyenne du temps de la première période de développement; elle est toujours longue. Dans plusieurs cas que j'ai observés, on avait reconnu la nature de la tumeur de deux à cinq ans avant que la malade elle-même eût été instruite de sa présence, ou ait souffert d'un inconvénient quelconque en dehors de ce qu'elle attribuait à une affection utérine supposée. Il y a des différences individuelles très considérables dans la facilité qu'ont les femmes de supporter la douleur et la gêne causées par une tumeur. C'est pour cela que le moment où il devient nécessaire d'intervenir varie aussi. Il y a des cas où la présence d'une tumeur de ce genre dans le bassin donnera naissance à une telle irritation locale et mentale qu'on sera forcé d'avoir recours aux moyens chirurgicaux longtemps avant l'achèvement de la première période, tandis que d'autres supportent une distension énorme sans grand inconvénient.

Règle générale, à moins qu'il ne se fasse de la cellulite, la malade n'éprouve que peu de douleur à la première période de développement. Il existe parfois des symptômes de grossesse, tels que nausées, augmentation de volume de l'abdomen et douleur dans les seins. L'écoulement menstruel est rarement absent, et, s'il éprouve des changements, il devient plus douloureux et plus abondant. La constipation, telle qu'elle existe habituellement chez la femme, est presque toujours augmentée, mais elle peut être remplacée par une tendance à la diarrhée. Beaucoup ressentent une sensation plus ou moins grande de pression, ou de distension, lorsqu'elles sont debout, quelque chose de semblable à ce qu'on ressent dans la rétroversion.

Par le toucher vaginal, on peut découvrir sur un côté de l'utérus une masse fluctuante, qui quelquefois remplit le cul-de-sac postérieur ; en général l'utérus est placé en avant de la tumeur et en antéversion. Cette masse peut être prise par erreur pour un kyste du ligament large, pour une hydrosalpingite, pour une grossesse extra-utérine tubaire, et même pour une hématocèle. Mais il est inexcusable de la confondre avec une rétroversion, un fibroïde de la paroi postérieure de l'utérus, ou une cellulite. Il faut quelquefois un certain temps pour établir la nature exacte de la tumeur, si elle est située dans le ligament large, la trompe ou l'ovaire. Aussi longtemps qu'elle reste dans le bassin, il est souvent impossible de faire un diagnostic, à moins de pouvoir obtenir une certaine quantité de liquide à examiner, par aspiration à travers le vagin ; et on peut le faire s'il y a des raisons urgentes. Dans la grossesse extra-utérine, on trouve toujours l'utérus augmenté de volume, et le col ramolli, et il existera souvent des symptômes de grossesse et un écoulement de sang utérin plus ou moins constant. Dans ces cas l'utérus est généralement un peu déplacé latéralement, et la masse occupe une position inférieure sur le côté du vagin, et se trouve en relation plus étroite avec l'utérus que ne le serait un kyste de l'ovaire, une hydropisie de la trompe ou un kyste du ligament large, à une période de développement si peu avancée. De plus, il existe une différence dans la forme de la plupart de ces tumeurs, qu'on peut reconnaître au moyen du toucher rectal. Le kyste de l'ovaire a presque toujours une forme arrondie et régulière ; le kyste de la trompe est irrégulier, comme s'il était plié sur lui-même, et il est généralement plus volumineux à son extrémité ovarienne ; dans la grossesse tubaire le sac peut être senti s'étendant latéralement à partir de l'utérus, et on peut fréquemment percevoir le ballottement entre le second et le troisième mois. Ou bien en laissant le doigt reposer tranquillement sous le sac, dans le rectum, on peut sentir une impulsion transmise par la palpation sur la paroi abdominale, donnant l'impression qu'un corps étranger solide frappe le doigt, et nage librement dans le liquide. On ne doit pas confondre un kyste de l'ovaire avec une hématocèle, car, si les renseignements fournis ne mettaient pas sur la voie du diagnostic, le doigt reconnaîtrait aisément que le cul-de-sac est rempli par un liquide qui y est fixé. Mais on ressent une impression toute différente dans les cas de kyste distendu par du liquide, qui garde sa configuration particulière, tout en étant bien limité à cette région.

Lorsque la tumeur s'est développée suffisamment pour sortir du bassin, la seconde période commence, on peut découvrir la fluctuation et on peut aisément faire mouvoir la masse dans toutes les directions, parce que par suite de la traction exercée, il se forme un pédicule qui n'existait pas à la première période. Le fond de l'utérus est tout d'abord refoulé du côté opposé, et il se déplace alors graduellement d'avant en arrière, jusqu'à ce qu'à la longue l'organe se place en rétroversion complète et siège derrière la tumeur. Ce changement de position de l'utérus se produit presque toujours à cette période, à moins qu'il ne se soit formé des adhérences pelviennes. Au moyen de la sonde ou de l'élévateur de Sims, plié à angle convenable, il est facile de juger, d'après le degré de mobilité, des connexions qui existent entre l'utérus et la tumeur ovarienne. Par suite de la traction en haut de la tumeur, il y a plus d'irritation de la vessie, et, à mesure qu'elle s'accroît en volume, la vessie se trouve graduellement refoulée au-dessous et en arrière de la tumeur. Une tumeur de l'ovaire peut être prise par erreur pour une grossesse, à cette période et aux périodes suivantes, si on ne fait pas un examen soigneux.

Lorsque la tumeur a atteint l'ombilic, la troisième période est commencée. L'intestin grêle est refoulé derrière la tumeur, en sorte que sur toute la face antérieure de l'abdomen, on trouve à la percussion un son mat, excepté le long du trajet du côlon, et la fluctuation de la tumeur est plus distincte.

La quatrième période est marquée par un progrès dans le développement, et ce n'est en réalité qu'une exagération de l'état qui existait déjà ; il y a plus de malaise et habituellement on voit apparaître les premiers signes de dérangement fonctionnel. Le premier trouble fonctionnel qui se manifeste et résulte de la pression est généralement une altération dans le fonctionnement des reins. La digestion souffre ensuite, il y a perte de l'appétit, irritabilité de l'estomac et diarrhée ou constipation. La nutrition commence à se faire mal, la femme maigrit au niveau du cou et de la poitrine, la figure s'amincit, et les pommettes deviennent saillantes. En un mot la femme prend un aspect caractéristique, auquel Spencer Wells a donné le nom de *facies ovarien*. Le fonctionnement des poumons et du cœur ne tarde pas à s'altérer ; à mesure que la circulation s'obstrue, les veines superficielles de l'abdomen se développent ; on voit apparaître de l'œdème aux membres inférieurs, et parfois au niveau de la région suspubienne, et l'action des capillaires arrive à être si faible que la peau en devient sèche et inactive.

C'est alors le moment de soulager la malade et de diminuer ou de faire disparaître la pression exercée par la tumeur, sans quoi la malade s'épuisera et mourra finalement d'hecticité.

On a quelquefois pris par erreur, au commencement de la quatrième période, une grossesse pour une tumeur de l'ovaire. Mais il est inutile de discuter les signes différentiels, puisque l'erreur ne peut plus se produire aujourd'hui. Les deux états peuvent coexister aux différentes périodes de développement, et cela peut nous rendre difficile un diagnostic positif sans avoir recours aux moyens qui pourraient exposer la malade à faire une fausse couche. Cependant, en faisant des examens répétés et soigneux, nous pouvons ne pas faire d'erreur sérieuse. Lorsque la cavité abdominale vient à être distendue par du liquide ascitique après que des adhérences ont fixé en bas les intestins, il n'est pas toujours facile de dire s'il y a grossesse ou tumeur de l'ovaire. Car, contrairement à ce qui se passe dans les ascites ordinaires, dans les cas de grossesse et de tumeur de l'ovaire la matité à la percussion ne change pas de place lorsque la malade change de position, puisque les intestins ne peuvent remonter à la surface du liquide.

Lorsqu'un kyste parovarien a atteint un grand volume, on peut le con-

fondre facilement avec un kyste uniloculaire de l'ovaire, mais si on examine
le liquide, de même que si on examine le liquide d'une hydropisie péritonéale, on voit qu'il est très différent du liquide qu'on trouve dans les tumeurs
de l'ovaire. On peut admettre qu'il en est de même pour les kystes der-

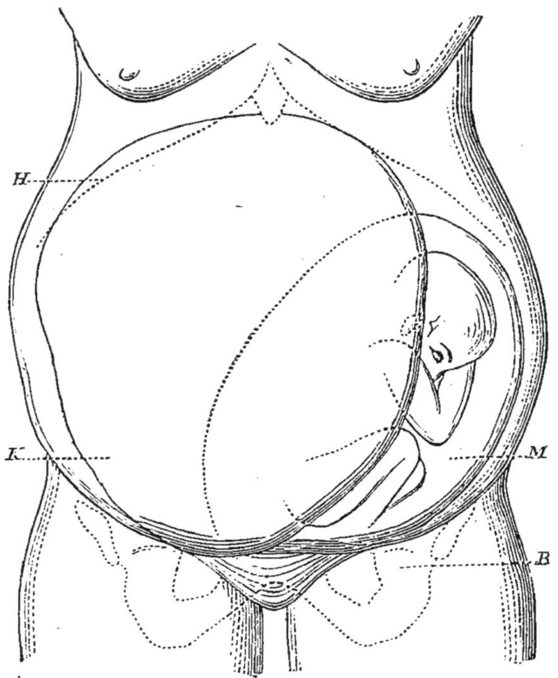

Fig. 184. — Kyste ovarique et grossesse.

K, kyste de l'ovaire droit; M, matrice en gestation ; B, bassin ; H, ligne des hypochondres.
Figure demi-schématique indiquant les relations d'une grossesse à terme avec un kyste ovarique
relativement volumineux (Koeberlé, *Nouv. Dict. de méd. et de chir. prat.*, art. OVAIRES, t. XXV).

moïdes, car leur contenu ne ressemble en aucune façon à celui d'une tumeur
de l'ovaire ; en outre, les tumeurs de cette espèce atteignent très rarement
un volume égal à celui qu'atteignent les tumeurs de l'ovaire à leurs dernières périodes de développement.

Il y a beaucoup d'autres affections qu'on peut confondre avec une tumeur
de l'ovaire, mais le sujet est trop étendu pour que nous puissions le traiter ici
tout au long, surtout depuis que j'estime que de semblables erreurs ne
peuvent plus être commises par ceux qui ont acquis une expérience suffisante pour se croire autorisés à pratiquer l'ovariotomie. Ceux qui étudient
retireront grand profit de la lecture de l'ouvrage du Dr Peaslee, dans lequel
le diagnostic différentiel est traité d'une façon très complète. Il contient aussi
une description des kystes rénaux, des tumeurs kystiques du foie et de
l'épiploon, et des autres affections rares qui sont parfois prises par erreur

pour des tumeurs de l'ovaire, mais qu'on rencontre si rarement, qu'on peut les laisser de côté pour s'occuper de choses plus pratiques.

La tumeur fibro-kystique de l'utérus est la seule tumeur qu'on ne puisse confondre, après un examen complet, avec une tumeur de l'ovaire, et on admet même qu'on peut faire le diagnostic d'après le liquide qu'elle contient. Cela est vrai dans un grand nombre de cas, mais il y a des exceptions où il est impossible de faire un diagnostic positif avant d'avoir ouvert l'abdomen. En outre, j'ai moi-même observé plusieurs cas où il existait simultanément une tumeur de l'ovaire et une tumeur fibro-kystique de l'utérus. Nous en reparlerons quand nous traiterons du diagnostic différentiel de ces deux affections.

Il ne faut jamais terminer un examen sans pratiquer le toucher rectal. L'observation suivante montre toute l'importance de cette manière de faire, car dans ce cas, sans l'examen rectal, il eût été impossible d'établir qu'il n'y avait pas de tumeur de l'ovaire.

OBSERVATION LXXVI. — Le 17 novembre 1870, une dame non mariée, âgée de trente-six ans, était admise au *Woman's Hospital;* on la supposait atteinte de tumeur de l'ovaire. Elle raconta que dix ans auparavant elle avait découvert un gonflement du volume d'un œuf d'oie, dans la région iliaque droite, et que son attention avait été attirée sur ce point par des douleurs lancinantes qui se portaient de là dans tout l'abdomen. Elle était très constipée, mais elle n'avait pas éprouvé d'autres ennuis. La tumeur s'était développée très lentement. Un jour, alors que la tumeur distendait considérablement l'abdomen, elle eut de la rétention d'urine pendant quelques heures, et il fallut la cathétériser. Elle avait souffert pendant quelque temps dans les reins et dans la région sacrée; la marche augmentait les douleurs. Au moment de son entrée, la malade avait le teint cachectique et était très émaciée.

On trouvait l'abdomen uniformément distendu et donnant à la percussion un son tympanique sur toute sa surface. On ne pouvait sentir de tumeur par le palper; il y avait seulement une petite saillie dans la région iliaque droite, qu'on pensa être le fond de l'utérus. Par le toucher vaginal, c'est à peine si on pouvait atteindre le col, qui était situé au-dessus des pubis, en même temps qu'on sentait une masse en arrière dans le cul-de-sac, qui s'étendait à droite et qui semblait être une tumeur de l'ovaire. Mais par le toucher rectal, on reconnaissait que le rectum était refoulé en avant par une tumeur volumineuse, molle, fluctuante placée derrière lui, qui remplissait la concavité du sacrum à une courte distance de l'anus. Elle était très adhérente au promontoire sacré.

Le 2 décembre, on endormit la malade et on ponctionna la tumeur avec un fin trocart, à 7 ou 8 centimètres de l'anus, et on retira avec l'aspirateur de Dieulafoy, 30 et quelques grammes de liquide. Ce liquide était séreux, clair et limpide et ressemblait à de l'urine d'hystérique. Il ne contenait pas d'albumine, et au microscope on ne vit que quelques globules huileux qui provenaient du trocart. Elle ne se remit jamais des effets de l'éther et elle eut un frisson vingt-quatre heures après la ponction; c'est à peine si elle urina; elle resta plusieurs jours dans une sorte de stupeur, et mourut d'empoisonnement urémique.

Autopsie. — Neuf heures et demi après la mort. A l'ouverture de l'abdomen, on trouva le côlon si distendu qu'il remplissait toute la cavité et remontait jusqu'à la quatrième côte; il était plein de gaz et de matières fécales. Le bord inférieur de l'utérus, arrivait jusqu'à 5 centimètres de l'ombilic, et se portait à droite. La vessie, placée en avant de l'utérus, le recouvrait à l'exception d'une petite partie du fond. On trouva un kyste qui contenait 3 litres environ de liquide, en arrière et à droite du rectum, remplissant complètement la cavité pelvienne, et s'étendant jusqu'à la seconde vertèbre lombaire. L'ovaire gauche et le ligament large étaient déployés à la surface antérieure du rectum, les deux uretères étaient en avant de la tumeur, et l'uretère gauche était plus dilaté. Le rectum était considérablement rétréci à sa partie supérieure; le foie était recouvert par le côlon. Il y avait de la cystite chronique. On trouva les reins malades, mais malheureusement, mes notes ne disent pas à quel degré. En essayant de découvrir les attaches du kyste à la concavité sacrée, il se rompit. Le sacrum fut enlevé et on trouva un spina bifida; les trois dernières vertèbres sacrées manquaient à droite. Une ouverture en forme d'entonnoir communiquait directement avec le canal spinal, et par cette ouverture la queue de cheval sortait sur une longueur de 4 à 5 centimètres. Après avoir soigneusement examiné cette ouverture, je fus convaincu que le kyste avait été arraché de ses bords. Bien que les portions postérieures des os manquassent, aucun prolongement externe du sac n'avait pu se faire par suite de la densité des tissus ligamenteux qui le recouvraient. A la surface postérieure du sac et à droite, un plexus nerveux provenant du canal spinal s'étendait à une certaine distance et se perdait peu à peu.

Le sacrum fut séché et préparé en enlevant les tissus ligamenteux qui étaient tendus à travers la paroi postérieure où le tissu osseux manquait, mais la surface antérieure fut laissée entière. En examinant la pièce à la lumière transmise, on pouvait voir un plexus de filaments nerveux volumineux, semblables à ceux qui étaient sur le sac, se portant en bas du canal et se répandant sur toute la surface. Ces nerfs étaient recouverts d'une fine membrane, qui était sans doute la continuation de celle qui formait la paroi postérieure du canal spinal. Dans les points où le sac avait été enlevé, on pouvait voir ces nerfs, mais diminués de volume, et ils occupaient le côté droit. Le contour du canal au point où le sac avait été enlevé, ce qu'on reconnaissait au bord rugueux, avait une forme ovale. Il s'étendait du bord du second trou sacré droit au coccyx, et des bords des trous des troisième et quatrième vertèbres gauches à ce qui aurait été le sacrum s'il s'était complètement développé. Les bords du canal sacré avaient la forme d'un entonnoir. On ne peut guère appeler cela un spina bifida vrai. Il est probable que l'os entre le deuxième et le troisième trou sacré ne s'est pas développé, et qu'il est resté une ouverture assez large pour laisser sortir un sac et que ce qui manqua en plus ultérieurement a été le résultat de l'absorption, à mesure que le sac augmentait de volume. Ce qu'il y a de remarquable dans ce cas; c'est que la malade ait pu vivre jusqu'à trente-cinq ans, tout en portant une affection congénitale.

Diagnostic différentiel entre certaines tumeurs fibreuses, les tumeurs fibro-kystiques de l'utérus et les tumeurs de l'ovaire.

Lorsque l'utérus a acquis un très grand volume du fait du développement d'une tumeur fibreuse, on peut souvent découvrir une certaine consistance gélatineuse qui est très trompeuse, car elle donne l'impression de la fluctuation. Mais, règle générale, on ne trouve pas l'utérus uniformément développé, et on découvre certaines portions dures qui donne la sensation de nodules fibreux. Ce sont les renseignements qui fourniront souvent les meilleurs éléments du diagnostic. On aura reconnu la tumeur depuis plusieurs années. On peut observer une tendance à l'hémorragie, soit pendant la période menstruelle, soit dans l'intervalle des règles. On ne peut cependant se fier à ce symptôme seul, car on voit parfois des écoulements de sang survenir dans les cas de tumeur de l'ovaire, et il n'y en a pas toujours lorsqu'il existe une tumeur fibreuse, à moins que la muqueuse du canal ne la recouvre. On trouve généralement le canal utérin plus profond qu'à l'état normal, et cela doit faire songer à la tumeur fibreuse. Le fonctionnement des reins n'est jamais entravé par les tumeurs fibreuses, comme cela arrive toujours dans les cas de tumeurs ovariennes, à marche rapide, dans leurs dernières périodes. On ne trouve jamais, lorsqu'on a affaire à une tumeur fibreuse, ce facies tout spécial, caractéristique des tumeurs de l'ovaire; on ne trouve pas non plus cet amaigrissement, cette émaciation qui accompagnent leurs dernières périodes.

Lorque la tumeur fibreuse se pédiculise, comme cela se produit quelquefois, il est souvent difficile au premier abord de la distinguer d'une tumeur de l'ovaire peu développée. Le temps éclaircira les choses longtemps avant que la tumeur ait atteint un volume qui exige l'intervention chirurgicale.

Ce sont surtout les *tumeurs fibro-kystiques de l'utérus* qu'il est important de distinguer des tumeurs de l'ovaire. On ne reconnaît ces tumeurs que depuis quelques années et depuis que Cruveilhier les a décrites. En 1871, ainsi que l'a montré le Dr Charles C. Lee [1], actuellement chirurgien au *Woman's Hospital*, on n'en avait publié que dix-neuf cas, dans lesquels on avait essayé d'extirper la tumeur, en les prenant par erreur pour des tumeurs de l'ovaire; neuf se sont produites aux États-Unis et dix à l'étranger. On n'a, je crois, publié qu'un petit nombre de ces erreurs. Jusqu'à ce jour nous ne possédons aucun moyen absolument digne de confiance de reconnaitre l'affection dans tous les cas, et ce à quoi nous pouvons nous fier le plus c'est au toucher bien exercé et à l'observation attentive. J'ai vu il y a quelques années un grand nombre de tumeurs fibro-kystiques de l'utérus, parce que j'ai été longtemps chargé du *Woman's Hospital*, où les médecins envoient souvent ces cas à cause de la difficulté d'en établir le diagnostic. Mais aujourd'hui que ces tumeurs sont plus connues, j'en vois relativement peu de cas; cependant je ne doute pas qu'elles soient beaucoup plus communes dans ce pays qu'à l'étranger. L'observation LVII montre bien les erreurs qu'on peut faire parfois dans le diagnostic différentiel d'une tumeur de l'ovaire et d'une tumeur fibro-kystique de l'utérus.

Le Dr Peaslee a aussi publié une observation où nous fîmes tous deux le diagnostic de tumeur de l'ovaire et où à l'opération on trouva une tumeur fibro-kystique développée du fond de l'utérus. On l'enleva sans difficulté et la malade guérit. Mes erreurs de diagnostic sur ce point se résument dans ces deux cas.

Il est bon de passer en revue tous les symptômes qu'on a cités comme appartenant aux tumeurs fibreuses, parce que parfois ils existent avant que ces tumeurs prennent le caractère kystique. Dans les cas douteux, ce qu'il y a de mieux à faire, c'est de pratiquer une incision exploratrice afin de déterminer la nature de la tumeur. Lorsqu'on trouve les parties suffisamment libres d'adhérences, et qu'on peut mettre la paroi kystique à nu, il est généralement facile de reconnaitre d'un coup d'œil la nature de la tumeur. Rien n'est plus caractéristique que l'aspect sombre et congestionné de la tumeur fibro-kystique de l'utérus, qui contraste si fortement avec l'apparence claire, lumineuse, d'un blanc de perle, de la plupart des kystes ovariens. Cet aspect

---

[1] Ch. Lee, *New York medic. Journal*, nov. 1871.

peut tromper, cependant, car dans certains kystes multiloculaires de l'ovaire, lorsque les kystes sont petits et le liquide dense, la tumeur est essentiellement solide, et lorsque sa circulation se trouve gênée elle peut ressembler comme couleur à une tumeur fibro-kystique de l'utérus. Avec ce que nous savons actuellement, il n'y a pas de meilleur moyen de diagnostic, dans les cas obscurs, que l'examen du contenu liquide des tumeurs, bien que souvent ce témoignage lui-même ne soit pas décisif.

CHAPITRE XLI

TUMEURS ABDOMINALES

Du contenu des tumeurs abdominales et du liquide ascitique considérés dans leur rapport avec le diagnostic.

Suivant Waldeyer [1], Eichwald a trouvé que le contenu des kystes de l'ovaire est principalement constitué par deux séries de substances organiques, qui pour lui appartiennent aux séries mucine et albumine. Il classe dans la série mucine, la matière colloïde et la mucine-peptone; dans la série albumine, l'albumine, la paralbumine, la métalbumine et l'albumine-peptone.

L'existence de la paralbumine et de la métalbumine a une importance particulière en ce qu'elle permet de distinguer le liquide ovarien du liquide ascitique. La paralbumine existe toujours dans le liquide ovarien, d'après les recherches de Waldeyer; et le contenu des follicules de Graaf serait une solution presque pure de paralbumine. Le sédiment du contenu kystique consiste, suivant lui, en des détritus de cellules de différents volumes et de différentes formes, grandes cellules graisseuses, cellules distendues, en état de dégénérescence paralbumineuse, muqueuse et colloïde, et en cellules cylindriques bien conservées, en grand nombre. En outre, on trouve fréquemment des cristaux de cholestérine, des corpuscules du sang, des squames pigmentaires et des granules de pigment.

M. Kœberlé [2] a soutenu, à la réunion de la Société médicale de Strasbourg, le 15 novembre 1875, que le liquide des kystes ovariens contenait de l'albumine, et surtout de la paralbumine dont le précipité obtenu par l'acide nitrique était soluble dans l'acide acétique; que le liquide des kystes de la trompe de Fallope ne contenant pas de paralbumine, mais de l'albumine, le précipité formé par l'acide nitrique augmentait par addition d'acide acétique; que le contenu des kystes du ligament large contenait des sels et rarement de l'albumine, et que lorsqu'il y avait de l'albumine le précipité formé par l'acide nitrique devenait soluble dans un excès du même acide.

---

[1] Waldeyer, *Archiv für Gynækol.*

[2] Kœberlé, *Nouv. Diction. de méd. et de chir. pratiques* de Jaccoud, art. OVAIRES, t. XXV, Paris, 1879.

M. J. K. Thornton, de Londres, lut le 20 avril 1876 à l'*Harveian
Society* [1], un Mémoire sur l'emploi du microscope dans le diagnostic des tumeurs de l'ovaire, et à propos de ce sujet fit allusion à l'examen chimique.
Il dit avoir la plus grande confiance dans la présence de la paralbumine,
qui est soluble dans l'acide acétique fort bouillant. Lorsque le liquide appartient à un kyste ovarien, il se forme un coagulum en chauffant, et ce coagulum se dissout entièrement ou se transforme en une gelée transparente
si on ajoute de l'acide nitrique fort en parties égales, tout en continuant à
chauffer. Si le coagulum ne se dissout ou ne se transforme en gélatine qu'en
partie, lorsqu'on l'aura fait bouillir avec un excès d'acide acétique fort, le
liquide est selon toutes probabilités un mélange de liquide ovarien et ascitique. Mais, dans les cas douteux, comme indication de liquide ovarien, il
accorde beaucoup de valeur à la présence des granules ovariens de Drysdale,
dont nous parlerons plus tard.

Le Dr Atlee attachait une grande importance diagnostique à l'examen
des liquides retirés des tumeurs abdominales. Pour plus amples détails, je
renvoie le lecteur à son ouvrage [2]. En ce qui touche au diagnostic de l'affection que les autres auteurs trouvent généralement très difficile, son expérience
lui permet d'exprimer des idées très positives, que voici : « En passant en
revue les cas de tumeurs fibro-kystiques qui précèdent, il doit ressortir que
je regarde la paracenthèse comme le seul moyen digne de confiance à adopter
dans certains cas, si l'on veut arriver à établir un diagnostic positif entre
ces tumeurs et les kystes de l'ovaire. Je considère le liquide retiré des tumeurs
fibro-kystiques de l'utérus comme du sang, moins les corpuscules, comme
du véritable liquide sanguin qui se coagule rapidement lorsqu'on l'expose à
l'air et qui, au bout d'un certain temps, se sépare en fibrine et sérum. Je n'ai
jamais rencontré un autre liquide extrait de la cavité abdominale qui subit
des changements de ce genre, et je n'ai jamais trouvé une autre forme de
tumeur qui fournît un semblable liquide. On peut donc dire que c'est là non
seulement un caractère diagnostique, mais encore un caractère pathognomo-
nique. Il est vrai qu'on retire de la cavité abdominale ou de kystes locaux
ayant une origine inflammatoire des liquides contenant des subtances fibrinoïdes. Mais toute la masse de ces liquides ne se coagule pas lorsqu'on
l'expose à l'air, les substances fibrinoïdes demandent habituellement plusieurs
heures pour se produire, et elles ressemblent à des filaments suspendus dans
une grande quantité de liquide, ce qui est tout à fait différent du caillot et
du sérum dont nous avons parlé plus haut. J'ai aussi remarqué que lorsqu'on retire par ponction l'un quelconque des liquides dont nous venons de
parler, il nous faut exclure l'idée qu'il provient d'un kyste de l'ovaire. » Le
Dr T. Drysdale, de Philadelphie, ayant l'habitude depuis nombre d'années
d'examiner le contenu des tumeurs abdominales, de la pratique du Dr W. Atlee,
a été le premier à décrire exactement une cellule qu'il appelle la *cellule*

---

[1] Thornton, *Medical Times and Gazette.*
[2] *General and differential Diagnosis of Ovarian Tumors*, etc., by Washington
L. Atlee, M. D. Philad., 1873.

granuleuse de l'ovaire. Il prétend qu'on peut toujours la trouver à l'aide du microscope, dans le liquide des kystes ovariens. Les idées du Dr Drysdale sont données tout au long par le Dr Atlee, et on trouvera le Mémoire qu'il a écrit sur ce sujet dans les *Transactions of the American medical Association.* Plus récemment, il a exprimé ces idées de la façon suivante[1] : « Ce n'est pas une cellule graisseuse dégénérée, comme le Dr Engelmann vient de le dire, mais une cellule caractéristique du liquide ovarien, que j'ai appelée corpuscule ou cellule ovarienne. C'est un corps albuminoïde contenant quelques particules graisseuses qui lui donnent une apparence granuleuse. Elle ressemble, par certaines particularités, à beaucoup d'autres cellules granuleuses; mais on peut la distinguer des autres cellules qu'on trouve dans la cavité abdominale. J'ai examiné plus de quinze cents liquides abdominaux, et je puis parler en connaissance de cause. Je me sers surtout pour la reconnaître de l'acide acétique. Si la cellule est ovarienne, l'acide ne la change guère; peut être la rend-elle un peu plus transparente, mais, si c'est un corpuscule blanc du sang, un corpuscule lymphatique, ou une de ces cellules qui lui ressemblent, elle prend presque toujours une apparence différente, la cellule disparait presque, et on voit apparaitre des noyaux multiples (de deux à cinq), comme dans la cellule de pus. Alors si on suppose que la cellule est une cellule graisseuse dégénérée ou cellule de Gluge, on peut ajouter de l'éther, qui fera dissoudre et disparaître les matières graisseuses. S'il n'existe pas de dégénérescence graisseuse, il suffit d'ajouter de l'acide acétique.

A la réunion de l'*American ginœcological Society* de 1881, le Dr Henry Garrigues, de New-York, lut un Mémoire sur la *ponction* exploratrice de l'abdomen, dans lequel il soutint qu'il y avait une cellule caractéristique des tumeurs de l'ovaire.

Après avoir étudié, sur une plus grande échelle, et comparé les liquides extraits des tumeurs de nature kystique des différentes parties du corps, le Dr Garrigues publia le résultat de ses recherches[2].

Voici en résumé une partie de ses conclusions : « En étudiant les caractères physiques, chimiques et microscopiques, il est presque toujours possible de diagnostiquer les kystes de l'ovaire, même sans avoir le moindre renseignement sur la malade, et naturellement à plus forte raison, lorsqu'on réunit le résultat obtenu aux autres signes fournis par la malade. » Tout ceci est basé sur le caractère physique du liquide, la viscosité, le poids spécifique plus élevé et la coagulation par la chaleur. Il considère que l'examen microscopique est beaucoup plus important que l'examen physique ou chimique. Il trouve qu'en ce qui concerne le diagnostic, les éléments les plus importants sont les cellules épithéliales cylindriques vues obliquement. Leur présence exclut toutes les tumeurs autres que celles de l'ovaire, de la trompe de Fallope et du ligament large. » Il prétend que « le petit corpuscule de Bennett et la cellule ovarienne granuleuse de Drysdale » ne sont pas une

---

[1] Atlee, *Trans. of the Am. Gynæc. Society,* vol. I, 1877, p. 195.
[2] Garrigues, *American Journal of Obstetrics,* de janvier, avril et juillet 1882.

cellule, mais le noyau d'une cellule épithéliale en état de dégénérescence graisseuse, et que « les corpuscules de Bennett, les corpuscules de Drysdale, les noyaux contenant des granules sombres, et la cholestérine n'ont aucune valeur diagnostique ».

En ce qui touche aux liquides des tumeurs fibro-kystiques, voici ce que dit le Dr Garrigues : « Dans tous les cas où on a retiré une quantité suffisamment considérable de liquide, et où il s'est coagulé spontanément, promptement et complètement, il a été démontré qu'il provenait de tumeurs fibro-kystiques de l'utérus, mais la coagulation ne se produit dans le liquide que dans un petit nombre de tumeurs fibro-kystiques de l'utérus. » « On ne trouve pas toujours la cellule d'Atlee dans les tumeurs fibro-kystiques de l'utérus, et elle peut exister dans les kystes de l'ovaire ; enfin on ne trouve jamais de cellules épithéliales cylindriques dans les kystes de l'utérus. »

Le Dr Drysdale lut à la réunion de l'*American Gynœcological Society*, à Boston, en 1882, un Mémoire sur la *Cellule ovarienne*. C'était une réponse au Dr Garrigues, démontrant que ce qu'il avait dit de la valeur de la cellule ovarienne granuleuse de Drysdale était inexact, en sorte que nous sommes dans le même état d'incertitude qu'auparavant. Nous n'avons certainement pas encore atteint le moment où il est permis à l'opérateur de mettre de côté son propre jugement s'il est basé sur une expérience compétente des examens physiques. Dans deux cas douteux, il m'est arrivé d'opérer et d'enlever des tumeurs de l'ovaire, après que des hommes experts eurent été incapables de me donner, d'après l'examen du liquide, le moindre renseignement sur la nature de la tumeur.

On a rarement pris par erreur une accumulation de liquide dans la cavité abdominale pour une tumeur de l'ovaire ; mais une tumeur de l'ovaire peut coexister avec une ascite, et être masquée par elle ; celle-ci peut être le fait d'un caractère particulier de la tumeur, ou peut-être de quelque autre condition accidentelle. Les causes accidentelles d'ascite peuvent être une affection du cœur, des reins ou du foie n'ayant aucun rapport avec la tumeur de l'ovaire ; et la tumeur elle-même peut, par suite de son volume, mettre obstacle à la circulation et produire le même résultat que s'il y avait une obstruction du système porte.

Un point très important dans le diagnostic différentiel est de s'assurer par l'examen des liquides s'il existe des excroissances papillaires dont nous avons déjà parlé. Ces excroissances s'élèvent à la surface de la membrane qui tapisse les petits kystes ovariens, et, ainsi que le montre la figure 185, elles commencent par des papilles isolées qui se réunissent ensuite. Ces papilles se développent rapidement, jusqu'à ce qu'enfin la paroi du kyste se rompe et se rétracte, laissant une masse qui se développe en faisant saillie dans la cavité péritonéale, ainsi que le montre la figure 186.

Ces figures ont été dessinées d'après une tumeur que j'ai enlevée en 1871, par le Dr James Hunter qui était alors un de mes assistants, et qui est aujourd'hui chirurgien au *Woman's Hospital*.

Soit comme conséquence de la présence de la masse elle même, soit par suite de l'irritation déterminée par l'écoulement du liquide contenu dans ces kystes, il se produit un certain degré de péritonite. Ce développement a été regardé comme une forme d'affection maligne, et pour cela, ainsi que pour d'autres raisons que nous donnerons plus tard, on conseille d'enlever les tumeurs de ce genre aussitôt qu'on s'est assuré de ce caractère par un

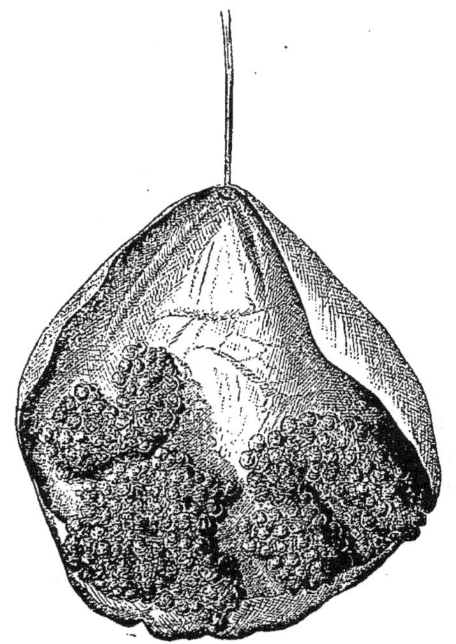

Fig. 185. — Excroissances papillaires dans un kyste.

examen du liquide ascitique. Les quelques malades que j'ai eu à soigner ont presque toutes guéri, comme après l'enlèvement de n'importe quelle autre forme de tumeur ovarienne. Le diagnostic dans tous les cas fut obscur, jusqu'au moment où on eut retiré le liquide ascitique, et où il fut possible de reconnaitre le caractère de la masse. Je n'étais pas à ce moment familiarisé avec les caractères microscopiques ; mais j'ai toujours reconnu l'affection à la présence du sang qui augmentait en quantité à mesure qu'on diminuait la pression par l'enlèvement du liquide accumulé dans la cavité abdominale. Dans tous les cas où on a soupçonné cet état, on s'est préparé à opérer aussitôt que possible. Je n'ai jamais regardé cette affection comme ayant un caractère malin ; c'est une affection bénigne qui survient accidentellement dans les tumeurs de l'ovaire et qui s'accompagne d'ascite. J'ai remarqué parfois que dans les cas où cette prétendue affection maligne existait les malades supportaient mal le choc de l'opération, et mouraient de causes banales. Mais j'ai toujours attribué cela à l'altération additionnelle de l'économie produite par l'accumulation dans la cavité abdominale.

Deux Mémoires de grande valeur, sur le *Diagnostic des tumeurs malignes de l'ovaire et de la péritonite maligne*, ont paru [1] inspirés par certaines remarques de Spencer Wells. Ces remarques ont été faites dans sa seconde leçon sur le *Diagnostic et le traitement des tumeurs de l'abdomen*, faite le 12 juin 1878 au *Royal College of Surgeons of England*, où il s'exprime ainsi qu'il suit : « M. Knowsley Thornton a augmenté con-

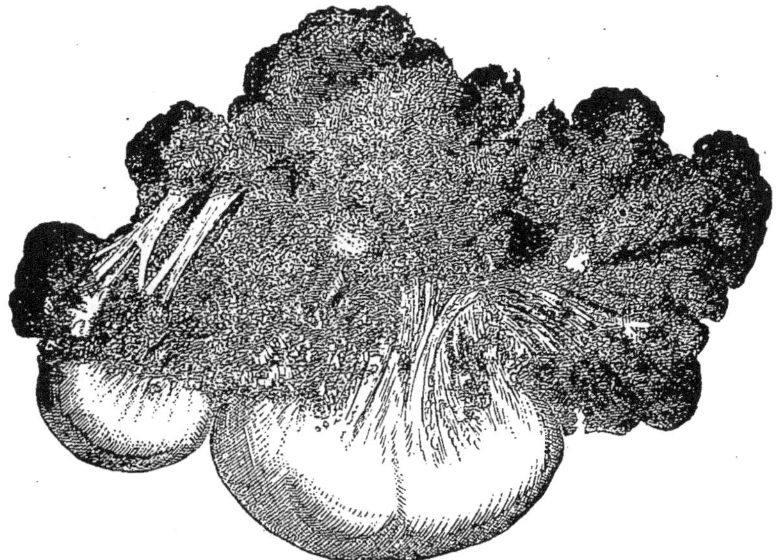

Fig. 186. — Projections papillaires après la rupture d'un kyste.

sidérablement nos connaissances en faisant remarquer qu'on trouve dans es tumeurs malignes, outre les cellules de Drysdale, qui ne sont communes que dans les tumeurs de l'ovaire simples et peu dangereuses, des groupes très caractéristiques de cellules de différents volumes. Il les décrit comme ormant un grand nombre de groupes caractéristiques de cellules volumineuses en forme de poire, arrondies ou ovales, contenant une matière granuleuse et un ou plusieurs gros noyaux clairs, avec des nucléoles, et un certain nombre de globules transparents ou vacuoles. Les cellules qui composent les groupes sont pour la plupart très grandes, mais ce qui caractérise le groupe c'est la grande variété comme volume et comme forme. Si vous fixez dans votre esprit ces différentes formes et ces différentes cellules, je crois que vous trouverez qu'elles sont caractéristiques et d'une grande valeur dans l'examen de ces liquides, et qu'elles nous feront mettre sur nos gardes lorsque nous aurons affaire à ces tumeurs indubitablement malignes. Si on voit ces grands groupes de cellules, on peut être presque certain que la tumeur est maligne ; si on les trouve dans le liquide retiré de la cavité

<hr>

[1] *The British med. Journ.*, July 20 1878, by James Foulis, M. D., Edinburg; and September 7 1878, by J. Knowsley Thornton, M. B., C. M.

abdominale il y a des chances pour que le péritoine soit le siège d'un processus infectant; par suite de la rupture d'un kyste de l'ovaire d'un caractère malin, ces cellules peuvent s'implanter sur une partie quelconque du
péritoine, et se multiplier. »

Le Dr Foulis s'est élevé contre l'honneur fait à M. Thornton et a réclamé
la priorité. M. Thornton à son tour a appuyé les paroles de Sir-Spencer
Wells, en disant que ce dernier avait été mis au courant de ses idées avant

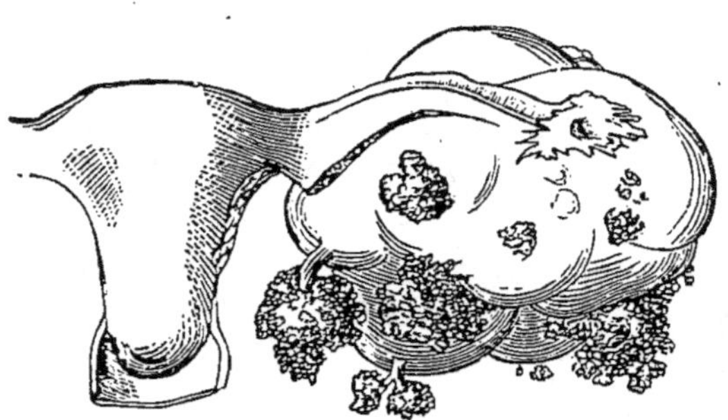

Fig. 187. — Kyste de l'ovaire avec végétations extérieures. (Kœberlé, *Nouv. Dict. de méd.
et de chir. prat*, art. OVAIRES, t. XXV.)

que le Dr Foulis ait publié son Mémoire. Il ressort cependant de ces affir-
mations que ces deux messieurs ont un mérite égal, puisque chacun d'eux
a commencé ses recherches à quelques jours de l'autre, et sans le savoir.
Le Dr Foulis dit : « Si l'examen microscopique du dépôt d'un liquide
ascitique permet de découvrir de nombreuses masses d'épithélium végétant,
on peut diagnostiquer avec certitude une péritonite maligne. Les formes
de ces masses végétantes de cellules sont extrêmement variées. On peut
découvrir à l'œil nu la plupart des grandes masses, le microscope est cependant nécessaire pour les mettre sous les yeux. Mais quelle que soit leur
forme, il reste ce fait qu'on les trouve en grand nombre dans le liquide
ascitique qui entoure les tumeurs malignes de l'ovaire, et si on les trouve
en grand nombre dans du *liquide ascitique sanguinolent* on peut conclure
avec certitude qu'il existe sur le péritoine une ou plusieurs excroissances
papillomateuses. » « Si on trouve des cellules granuleuses ovariennes ou
quelques spécimens de petites masses de cellules végétantes dans le liquide
ascitique, il n'en faut pas moins essayer d'enlever la tumeur de l'ovaire,
parce que, d'après l'expérience, les malades chez lesquelles on a enlevé
des tumeurs dans ces conditions sont restées parfaitement bien portantes;
mais si vous trouvez dans le liquide ascitique un grand nombre de grosses
masses végétantes de cellules, dont un grand nombre sont visibles à l'œil
nu, on peut conclure avec sûreté que le péritoine est sérieusement infecté,
et qu'il est probable que la tumeur a formé des adhérences avec les parties environnantes qui empêcheront l'extirpation totale. » « Si on trouve
des masses végétantes d'épithélium dans les kystes de l'ovaire, cela n'a

pas de valeur pratique, parce que ces tumeurs sont souvent enlevées sans que la malade soit exposée, dans l'avenir, à l'affection péritonéale. »

M. Thornton écrit : « Je crois que ces groupes sont de deux espèces : les uns sont constitués par des masses d'endothélium germinatif, les autres par des masses de cellules germinatives ou proliférantes, dérivées non de l'endothélium, mais de la substance fondamentale du péritoine. On peut en voir différentes formes : les unes ressemblent à de simples grappes de corpuscules lymphatiques, les autres ressemblent plus ou moins à des plaques endothéliales, aplaties, disposées en couches ; d'autres enfin présentent une grande variété de volume et de forme et sont arrivées aux différentes périodes de développement. C'est à ces dernières que j'attache le plus d'importance comme indiquant une affection maligne, et par cette expression, je comprends le sarcome à marche rapide, le carcinome et certains papillomes particuliers de l'ovaire. J'ai bon espoir qu'une étude attentive nous permettra de diagnostiquer, grâce aux groupes, non seulement l'existence d'une tumeur maligne que nous distinguerons des tumeurs simples, mais aussi les formes particulières de tumeurs. Je tiens à dire ici que je crois que la présence d'une volumineuse collection de liquide ascitique autour d'une tumeur de l'abdomen doit toujours faire penser à la malignité ; mais que sa présence soit simplement due à l'irritation du péritoine par suite du développement rapide de la tumeur, ou à quelque infection directe, nous n'en savons rien quant à présent. » « Ces masses se développent lentement, et aussi longtemps qu'elles sont confinées dans la cavité kystique, elles semblent n'offrir aucun danger, mais les kystes qui les contiennent sont très sujets à se rompre, et le premier résultat de cette rupture sera de déterminer une ascite qui pourra donner lieu à des accidents par suite de l'effusion constante du liquide ovarien dans le péritoine, avec toutes les conséquences que nous avons mentionnées ; et lorsque ces masses se développent rapidement dans le péritoine, elles prennent un aspect cliniquement malin, en partie en raison de la facilité avec laquelle elles contractent des adhérences, qui rendent l'enlèvement de la tumeur difficile ou impossible, mais surtout parce que ces productions se répandent rapidement sur le péritoine, les cellules proliférantes étant entraînées dans les mouvements de la malade ou bien prenant de nouvelles racines, ou encore, ainsi que l'observation me conduit à le penser, déterminant la production de nouvelles excroissances dans les points où elles se fixent par un processus d'auto-inoculation. » « Je n'examine pas souvent aujourd'hui la membrane de revêtement des kystes, j'en ai examiné suffisamment pour me convaincre que la forme de papillome qui donne naissance à l'infection est relativement rare, et lorsqu'on la trouve, elle existe ordinairement dans tous les kystes de la tumeur, et souvent ils font saillie d'un kyste dans un autre, ou à la surface externe. » « Je soutiens encore que lorsqu'on trouve des groupes de cellules dans le liquide kystique, cela est très important, parce que, par une prompte opération pratiquée avec soin, nous pouvons espérer empêcher l'infection, les adhérences ou la péritonite. J'ai vu plus d'un cas donner la preuve absolument convaincante de la valeur pratique de la reconnaissance de ces groupes de cellules, alors

qu'elles étaient encore limitées au kyste, et du danger qu'il y a à négliger
d'agir d'après l'avertissement donné par leur découverte. Le D' Foulis
attache aussi de l'importance à la couleur sanguinolente et lie de vin du
liquide ascitique. Je n'y attache plus d'importance parce que, dans certains
cas où j'ai fait des ponctions successives, j'ai trouvé le liquide ascitique
couleur lie de vin, puis d'une couleur jaune clair ; ce dernier contenait juste
autant de groupes de cellules en voie de formation que le premier. » « La

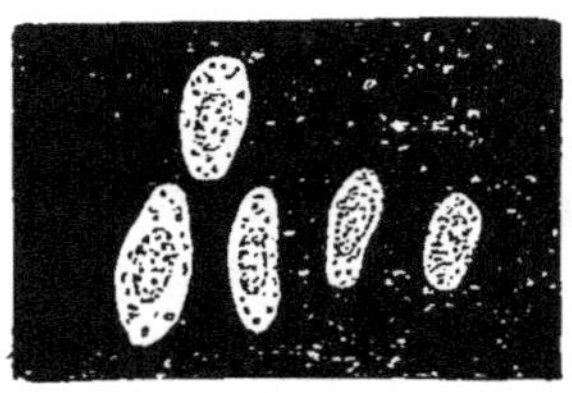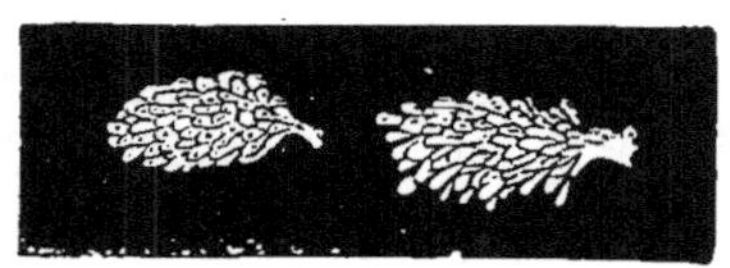

Fig. 188. — Produits en suspension dans le liquide d'un kyste ovarien.

lecture des cas opérés par M. Wells, le D' Keith, et le D' Atlee, ne me
conduirait pas à admettre avec le D' Foulis que *le prétendu cancer de
l'ovaire est commun*, pas plus, du reste, que mon expérience personnelle
qui porte aujourd'hui sur six ou sept cents cas de tumeur de l'ovaire. Je
pense, étant donné le nombre des ovariotomies pratiquées et publiées par les
grands opérateurs, que les tumeurs cancéreuses et malignes de l'ovaire sont
remarquablement rares, et les cas de récidive après l'opération le sont encore
plus. Qu'on compare l'ovaire et les reins sous ce rapport. »

Je prie mes lecteurs de m'excuser d'avoir donné les idées de ces observateurs tout au long. Le sujet est suffisamment important pour justifier l'attention que je lui ai accordée, et il n'est pas une autre source qui puisse
donner des renseignements qui aient plus de valeur pratique.

Sous ce rapport, les idées du D' Keith, qu'il a exposées récemment [1],
sont d'un grand intérêt. « La satisfaction qu'on éprouve à pratiquer cette opération est cependant considérablement diminuée par la fréquence avec laquelle
on trouve une affection maligne lors de l'opération, ou avec laquelle elle
récidive. Dans un quart de mes morts la tumeur était maligne, et à très peu
d'exceptions près, chez les femmes qui sont mortes après leur retour chez elles
à la suite de l'ovariotomie, la cause de la mort a été une affection cancéreuse.
Parmi ces malades, il me faut citer cinq jeunes femmes qui m'ont quitté
bien portantes, après des opérations graves, et qui sont mortes rapidement
de cancer du péritoine. »

Cela confirme ce que nous avons déjà dit que les affections cancéreuses
sont beaucoup plus communes dans les anciens pays que dans le nôtre. Aux
États-Unis, le cancer de l'ovaire est extrêmement rare. Pendant les dix-huit
ou vingt dernières années, j'ai opéré au moins cent tumeurs de l'ovaire et je

[1] *Results of ovariotomy before and after antiseptics*, by T. Keith, Edinburgh *(Brit.
med. Journ.*; Oct. 19 1878).

n'ai jamais vu un cas de cancer coïncidant avec une de ces tumeurs ; je
n'ai vu que cinq cas de papillome. En outre, je n'ai jamais vu un cas où le
cancer soit apparu quelque temps après l'opération ; les femmes, au contraire,
ont fait un nouveau bail avec la vie.

Si on voulait obtenir le liquide d'une tumeur de l'abdomen, liquide
destiné à être examiné, au moyen d'un trocart assez large pour lui permettre
de couler, à la pression atmosphérique ordinaire, il pourrait en résulter

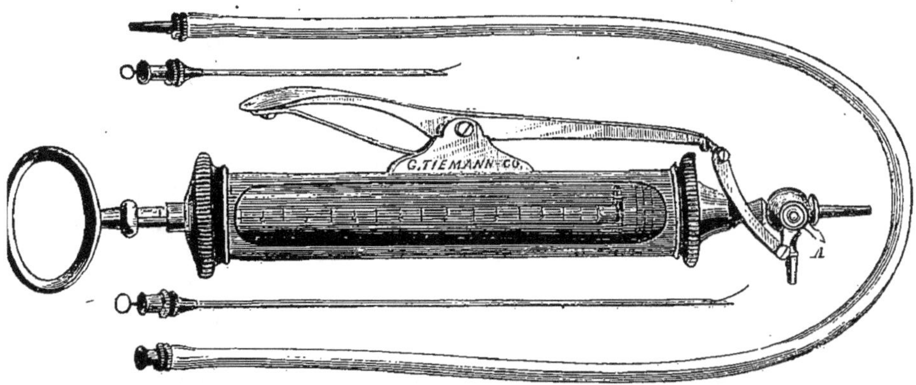

Fig. 189. — Aspirateur d'Emmet.

dés conséquences sérieuses. On a publié plusieurs cas de mort, où celle-ci
a été le résultat de l'emploi du trocart explorateur ordinaire. Le D[r] H.
Walker, de New-York, a émis l'idée qu'il a mise en pratique le premier,
en 1870, de se servir dans ce but de la seringue à injections hypodermiques. Il y a encore un danger à cette petite ponction, car le sac peut
s'enflammer après l'emploi de cet instrument ; cependant ce fut là une excellente idée. Le petit volume de la seringue à injections hypodermiques ne
nous permet que d'obtenir une petite quantité de liquide à la fois, et nous
force à la détacher un certain nombre de fois, ce qui est un inconvénient
et peut déterminer de l'inflammation. J'ai appliqué le principe de l'appareil
de Dieulafoy à une seringue fabriquée par M. Stohlmann, à laquelle se
trouve fixé le robinet d'arrêt de la pompe stomacale (fig. 189). Ainsi disposée, la seringue peut être vidée quand cela est nécessaire, et on peut
faire le vide de nouveau sans l'enlever. Sur l'avis du Dr Walker on a
donné à la canule le diamètre de la seringue hypodermique, et cela fait un
admirable instrument. Cependant, malgré l'avantage évident de la réduction
de volume de la canule, on a déjà publié quatre cas de mort à la suite de
l'emploi de l'aspirateur pour ponctionner les kystes de l'ovaire[1]. On a dit
six, mais les malades des Drs Goodel et Wing ont guéri plus tard.

[1] *Report of the Progress of gynæcology during the year 1875*, by P. Mundé
(*Amer. Journ. of obst.*, April 1876, p. 146), and *Vaginal Ovariotomy*, by D[r] Wm. Goodell (*Trans. of the Amer. Gyn. Soc.*, vol. II, p. 277).

CHAPITRE XLII

TRAITEMENT DES TUMEURS KYSTIQUES DE L'OVAIRE

Remèdes internes. — Traitement chirurgical : ponction ; injection d'iode ; drainage ;
ovariotomie vaginale ; ovariotomie abdominale.

Nous n'étudierons que brièvement le traitement des tumeurs de l'ovaire
par les remèdes internes. Autrefois on citait un certain nombre de médicaments pour leur efficacité supposée, mais on a montré qu'ils n'avaient pas de
valeur. Il faut en déduire, que dans les cas où on supposait qu'ils avaient
rendu service il y avait eu erreur de diagnostic, et comme on soutenait que
leurs vertus étaient dues à leur action sur les reins, il est très probable qu'on
avait pris par erreur l'ascite pour une tumeur de l'ovaire. En augmentant l'action de la peau, des reins et de l'intestin, certaines malades peuvent peut-être
diminuer momentanément leur malaise, mais il est bien établi qu'aucun médicament administré à l'intérieur ne peut produire le plus léger changement
dans le contenu d'une tumeur de l'ovaire.

On peut classer de la façon suivante les différents moyens chirurgicaux :
Ponction,
Injection d'iode,
Drainage,
Enlèvement de la tumeur par le vagin ou par incision abdominale.

Ponction.

On ne doit regarder la ponction que comme palliative, et on ne doit y avoir
recours que pour établir un diagnostic, ou pour gagner du temps lorsque l'état
de la malade ne permet pas de l'opérer. Elle n'est applicable qu'aux kystes uniques, et on ne doit jamais l'employer dans les kystes multiloculaires. Dans les
circonstances les plus favorables, suivant le Dr Peaslee, une mort sur vingt-cinq
à trente cas se produit à la suite de la première ponction. Les principaux dangers sont la péritonite, qui peut être déterminée par l'écoulement d'une partie
du contenu du kyste dans la cavité péritonéale, et l'empoisonnement du sang,
par suite de l'inflammation de la membrane qui tapisse le sac. La malade est
aussi exposée si on blesse l'épiploon, qui adhère souvent à la partie antérieure
de la tumeur et plus bas que d'habitude ; il est même possible que l'estomac ou
le côlon, comme nous le montrerons plus tard, puissent être déplacés par de
fait d'adhérences de manière à être exposés à l'atteinte du trocart. Plus le kyste
est grand, plus il est uniloculaire et moins le liquide sera irritant pour le

péritoine. Plus on ponctionne, moins il y a de danger relativement de donner lieu à de la péritonite, car si on ne voit pas survenir d'accidents après la première ponction, il y a plus de chances pour que la tumeur soit adhérente aux parois abdominales. Bien qu'il y ait toujours danger d'inflammation du sac, il y a moins de chances pour qu'elle se produise après les ponctions ultérieures. Le caractère du liquide diffère habituellement de celui qu'on a obtenu par la première ponction, il perd son ancienne transparence et devient plus dense. Dans un grand nombre de cas, on peut avoir recours pendant plusieurs années à la ponction avant que les forces de la malade succombent à l'écoulement continu. Il arrive parfois que des kystes uniloculaires ne se remplissent pas après avoir été ponctionnés, mais habituellement, quand cela se produit, il est très probable que la tumeur était un kyste du ligament large dont le liquide n'est pas irritant pour le péritoine. Lorsque le contenu d'une tumeur de ce genre s'écoule dans le péritoine à travers la ponction faite à la paroi kystique, il est résorbé. Comme le kyste ainsi vidé se rétracte rapidement, et forme à la longue des adhérences, la membrane qui le tapisse change de caractère, la sécrétion cesse et la tumeur disparaît. Dans des cas rares cela se produit aussi lorsque le kyste est ovarien, soit à la suite de la ponction, soit lorsqu'il s'est rompu accidentellement.

L'opération de la ponction est simple ; on se sert de l'aspirateur, ou d'un trocart plus long que ceux qu'on emploie ordinairement pour l'ascite. Il faut toujours la pratiquer sous le spray phéniqué ou après avoir fait une application d'une solution de bi-chlorure de mercure, et il faut prendre soin d'empêcher l'air de pénétrer dans le sac. Ordinairement, je préfère placer la malade sur une couche étroite, et la ponctionner pendant qu'elle est couchée sur le côté. Toutes choses étant égales, le point qu'il faut choisir pour la ponction est situé sur la ligne médiane à égale distance de l'ombilic et des pubis. Cependant si l'on était sûr que le kyste principal se présentât soit d'un côté de la ligne médiane, soit de l'autre, je ponctionnerais au point le plus avantageux, hors d'atteinte de la vessie, du côlon et de l'estomac. Quel que soit le point choisi, il doit occuper un siège où il y ait de la matité à la percussion, matité s'étendant à une certaine distance autour de lui.

A moins qu'on ne se serve d'un très gros trocart, il ne sera pas nécessaire de faire une incision à la peau, comme on le fait habituellement lorsqu'on vide la cavité abdominale, et il n'y aura pas besoin de bandage.

Le soutien nécessaire et la pression doivent être fournis par les mains d'un aide, placées à quelque distance et au-dessous du trocart. L'aide doit se mettre derrière la malade et soutenir son corps à mesure qu'on le penche pour vider le kyste. L'opérateur doit saisir les tissus relâchés autour du trocart entre le pouce et l'index, à 3 ou 4 centimètres du point où on a fait la ponction. On agit ainsi afin d'empêcher le contenu du kyste de s'écouler dans le péritoine. On place la malade sur le dos et on enlève le trocart pendant que les tissus sont encore serrés. On peut aider la sortie du trocart, en plaçant l'ongle de l'index, qu'on libère, contre la peau au bord de la ponction. On place ensuite un petit morceau d'emplâtre adhésif sur la ponction, et pendant qu'on maintient réunies les parois relâchées, au moyen d'une pression faite de chaque côté avec le plat de la main, on applique obliquement en travers de l'abdomen deux larges bandes d'emplâtre qui partent de la partie postérieure des flancs et vont jusqu'au voisinage des fausses côtes du côté opposé. A moins qu'on ne soit résolu à injecter le kyste, il est préférable de se servir de l'aspirateur de Dieulafoy pour faire la première évacuation. L'avantage de cet instrument, c'est qu'il donne une plus grande immunité contre les conséquences fâcheuses si l'on blesse un grand viscère ou un vaisseau sanguin; il expose moins aussi à la péritonite et à l'inflammation du sac. Lorsque le contenu d'une tumeur de l'ovaire est trop dense pour passer à travers la canule la plus large de l'aspirateur, et cela est rare, ce sera exceptionnellement un bon cas à ponctionner. Il ne faut pas supposer que la tumeur est solide parce qu'il ne s'écoule pas de liquide, car ce qui démontre immédiatement que ce n'est pas une tumeur solide, c'est qu'on peut faire mouvoir librement la canule dans toutes les directions.

On a conseillé de ponctionner par le vagin à travers le cul-de-sac postérieur la tumeur lorsqu'elle est encore très petite et qu'elle n'est formée probablement que par un kyste uniloculaire qui siège dans le cul-de-sac de Douglas.

Le Dr Noeggerath a traité un certain nombre de cas, dans lesquels les kystes étaient petits, en les ponctionnant par le vagin avec la seringue hypodermique comme trocart, et il a été si satisfait de cette manière de faire qu'il dit n'avoir jamais trouvé nécessaire d'enlever ces kystes par l'ovariotomie vaginale, opération qui sera décrite plus loin. Il soutient que, lorsque ces kystes sont si petits, le liquide qu'ils contiennent est très peu irritant pour le péritoine, et que s'il continue à couler dans le péritoine à travers la ponction, le succès est très probable, parce que, comme on l'a dit, le kyste reste ratatiné sur lui-même. Dans d'autres cas, aussitôt qu'on peut reconnaître le kyste alors qu'il en est encore à sa première période de développement, alors que ses parois sont minces et que le liquide n'est pas irritant, le Dr Noeggerath [1] rompt le kyste en le pressant entre l'index placé dans le vagin et la main qui déprime la paroi abdominale, dans l'espoir qu'il ne se remplira pas.

Je n'ai jamais rompu un kyste de ce genre; cependant, si le diagnostic peut être fait d'assez bonne heure, je ne crois pas qu'il puisse en advenir de sérieuses conséquences. Mais j'ai ponctionné plusieurs kystes un peu plus volumineux par le vagin avec un trocart, et il en est toujours résulté plus ou moins de cellulite. Cette cellulite peut avoir détruit les kystes, mais je n'en suis pas sûr pour tous les cas que j'ai observés. Cependant si un de ces kystes se remplissait de nouveau et se développait, il serait très probable qu'on trouverait des adhérences, résultant de la tentative faite pour guérir le kyste par rupture, si on essayait d'enlever la tumeur.

---

[1] Noeggerath, *Transactions of the Am. Gynœc. Soc.*, vol. III, p. 275.

Injections d'iode dans les kystes de l'ovaire.

Le Dr Alison, d'Indiana, suivant le Dr Peaslee, serait le premier qui aurait publié (1846) l'observation d'un cas guéri par des injections d'iode ; mais c'est à Boinet que revient l'honneur d'avoir montré que c'était là une bonne pratique dans certaines circonstances.

Elle n'est applicable que dans les cas que nous avons signalés comme favorables pour la ponction. Lorsque le kyste est volumineux et que la tumeur est pratiquement uniloculaire et libre d'adhérences, une injection d'iode bien faite est parfois suivie de bons résultats. On n'injecte pas l'iode dans le but de produire l'inflammation adhésive des parois kystiques, car cela amènerait la suppuration et l'empoisonnement du sang. Son effet est en quelque sorte d'arrêter la sécrétion du liquide kystique, et de changer le caractère de la membrane de revêtement, après quoi le kyste se ride parce qu'il n'est plus distendu. Lorsqu'on injecte de l'iode dans un sac qui sécrète du pus, après qu'on a évacué le pus, il agit d'une façon bienfaisante en changeant le caractère de la membrane de revêtement.

Avant d'injecter l'iode, le kyste doit être ponctionné avec un trocart assez gros, d'une longueur suffisante pour ne pas permettre à l'instrument de glisser hors du sac lorsqu'il se vide. Le trocart qu'a inventé le Dr T. G. Thomas atteint admirablement ce but, car on peut le fixer dans le sac, en faisant saillir un certain nombre de petits bras ou éperons analogues à la monture d'un parapluie et qui sont placés près de l'extrémité de la canule (fig. 190).

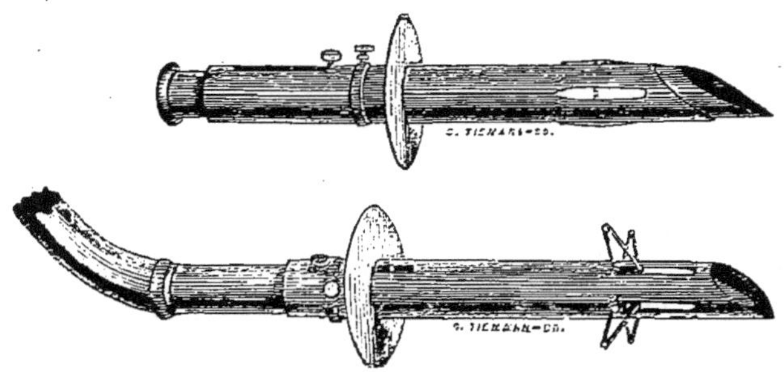

FIG. 190. — Trocart de Thomas.

Le grand avantage de cet instrument, c'est de permettre de maintenir les parois du kyste après la ponction en étroit contact avec la paroi abdominale, de telle sorte qu'il ne peut s'écouler le moindre liquide dans la cavité péritonéale. Lorsque le kyste a été vidé, il faut injecter une certaine quantité d'eau chaude, de façon à entraîner tout le liquide ovarien qui pourrait adhérer à la membrane de revêtement. On le fait en fixant à la canule un petit bout de tube de caoutchouc qui la réunit à une seringue de Davidson. On retire l'eau, en faisant l'aspiration avec la seringue. Il est de la plus haute importance d'empêcher l'air de pénétrer dans le kyste, car il suffit d'une faible quantité pour déterminer l'inflammation de la membrane de revêtement du sac avec toutes ses conséquences. On ne doit donc pratiquer l'opération que sous le spray phéniqué, ou sous tout autre spray antiseptique. Avant que la méthode antiseptique fût en vogue, on avait l'habitude d'appliquer un clamp sur le tube de caoutchouc pour empêcher l'entrée de l'air.

La seringue doit être remplie de teinture d'iode non diluée, qu'on refoulera dans la cavité du kyste. Après qu'on a détaché la seringue, la malade doit être penchée lentement d'un côté, puis de l'autre, et placée ensuite dans la position verticale pendant quelques minutes, de façon que l'iode puisse entrer en contact avec la plus large surface possible du sac, et plus on y arrivera, plus le succès obtenu sera grand.

Comme s'il s'échappe une petite quantité d'iode dans la cavité abdominale, elle devient une source d'irritation et détermine même de la péritonite, il faut retirer l'iode avec le plus grand soin. On ne peut le faire facilement qu'en tournant la malade un peu sur la figure, en même temps qu'elle repose sur le bord du lit, de façon à faire du point ponctionné la partie la plus inférieure du corps.

Si la canule n'a pas d'ouverture ou de gouttière près de son extrémité pour donner issue aux dernières gouttes de liquide, il sera nécessaire d'enfoncer par une manipulation adroite, son extrémité interne jusqu'à ce qu'elle arrive au contact de la paroi kystique; alors, si cette manœuvre a été bien faite, non seulement tout l'iode sort, mais aussi les quelques bulles d'air qui auraient pu pénétrer accidentellement, et les parois du kyste revenu sur lui-même s'appliquent l'une contre l'autre.

Dans la méthode ordinaire de ponction, lorsqu'il est nécessaire d'injecter le kyste, il faut se servir d'une longue canule d'un diamètre suffisant pour pouvoir y passer un cathéter d'homme flexible et d'un grand volume, et lorsqu'on retire la canule, on laisse le cathéter dont l'extrémité se trouve en contact avec le fond du sac. On lave le kyste à travers le cathéter et on injecte l'iode au moyen d'une seringue de verre dont la canule remplit exactement l'orifice du cathéter. C'est là un procédé très imparfait, si on le compare au trocart de Thomas.

Lorsqu'il existe des adhérences, les parois du kyste ne se mettent pas en contact, et les dimensions de la cavité ne peuvent pas diminuer. On ne peut établir d'avance s'il y a des adhérences, mais s'il en existe, l'injection d'iode ne sera probablement pas suivie de conséquences fâcheuses, car elle produit généralement moins de trouble qu'une simple ponction.

Sir Spencer Wells a récemment préconisé la pratique suivante [1] : « Je pense que nous pouvons formuler comme règle presque absolue que, lorsqu'on peut être sûr que le kyste est uniloculaire, et qu'il est impossible de découvrir des productions secondaires dans la paroi kystique par l'examen abdominal ou vaginal, on doit considérer comme un devoir de se rendre compte de ce que peut faire la ponction pour une malade, avant d'adopter des mesures plus sérieuses. Je pense en avoir assez vu aujourd'hui pour

---

[1] Spencer Wells, *Brit. med. Journ.*, June 29, 1878.

être autorisé à m'efforcer de faire comprendre aux chirurgiens que si le kyste est uniloculaire, ils doivent voir avant de faire quoi que ce soit d'autre, ce qu'on peut obtenir par une ponction. Si on fait la ponction avec précaution, le danger est très minime ; la malade n'y perd rien et peut être guérie. » Cela est contraire à ce que nous avons admis précédemment, mais, comme cela est préconisé par un observateur soigneux, dont l'expérience est plus grande que celle de n'importe quel autre opérateur, on ne peut guère mettre en question l'utilité de cette manière de faire.

Je recommanderai, cependant, lorsqu'on ponctionnera un kyste de ce genre, de le laver et d'y injecter de l'iode, afin de diminuer les chances qu'il y a qu'il se remplisse.

Toutes les autorités sont d'accord pour dire que l'injection d'iode n'est d'aucun bénéfice, et est même nuisible, lorsqu'elle est faite dans un kyste multiloculaire. Mon expérience vient confirmer ce point, et cependant dans le cas suivant le résultat remarquable obtenu peut, sous ce rapport, comme sous beaucoup d'autres, être cité comme une exception à la règle.

OBSERVATION LXXVII. — Miss Kate D..., âgée de vingt-huit ans, fut admise au *Woman's Hospital* le 1er décembre 1874. Elle a eu deux enfants et fait plusieurs fausses couches. Environ dix-huit mois avant son admission, elle a remarqué pour la première fois une masse mobile du côté droit. Elle devint enceinte peu de temps après, et au troisième mois elle consulta un médecin qui proposa de l'opérer malgré la grossesse. On me demanda mon avis et je conseillai de la laisser aller à terme et de l'opérer plus tard si c'était nécessaire. Mon avis fut suivi, et à mesure que la grossesse avança la tumeur fut refoulée en haut et à gauche, mais elle ne sembla pas augmenter. En fait, elle parut avoir diminué après une attaque de vomissement qui se produisit peu de temps avant l'accouchement, et pendant laquelle elle rejeta une grande quantité de liquide couleur de café foncé. A ma demande, elle fut assistée par le Dr George T. Harrison ; le travail fut naturel et la tumeur reprit sa place du côté droit. Son état général était bon et elle put nourrir son enfant ; mais la tumeur grossit si rapidement et il se produisit une telle irritation de l'estomac que le Dr Harrison fut obligé de la ponctionner. Cela la soulagea beaucoup et eut pour effet de réduire le volume de la masse.

Au moment de son admission, elle souffrait surtout de dyspepsie et d'irritabilité d'estomac. A l'examen, on trouvait une tumeur globulaire que recouvrait la paroi abdominale distendue. La fluctuation était très obscure et la percussion donnait de la matité sur tout l'abdomen, excepté juste au-dessus et à gauche de l'ombilic. On supposa que cette partie résonnante répondait au côlon transverse, qu'on croyait même reconnaître à travers les parois abdominales extraordinairement minces. Par le vagin, on ne pouvait sentir aucune partie de la tumeur et on trouvait l'utérus de dimensions normales, en rétroversion mais mobile. Le 3 décembre je commençai l'opération devant le Dr Peaslee, le Dr Harrison, etc. Je fis une première incision de 13 centimètres jusque sous la tumeur ; une partie se présenta, on supposa que c'était l'intestin adhérent. J'introduisis deux doigts à l'angle supérieur entre les parois et la tumeur, et à partir de ce point j'ouvris l'abdomen avec des ciseaux jusque près du cartilage ensiforme, en protégeant les tissus avec mes doigts. J'étendis aussi l'incision jusqu'au pubis. Il n'existait pas d'adhérences à la paroi abdominale, mais lorsque j'écartai les lambeaux j'aperçus une disposition unique, et je puis ajouter, effrayante, en raison des difficultés qu'elle présentait. L'estomac, le côlon et l'épiploon étaient adhérents à la tumeur au-dessous de la ligne de l'ombilic, en même temps que toute la portion supérieure de la tumeur était recouverte par le péritoine distendu par les organes déplacés. La tumeur était enfermée par les viscères de tous côtés, excepté au-dessus de la vessie jusque près de laquelle s'étendait l'épiploon.

L'estomac vide et le côlon reposaient sur la surface de la tumeur et y adhéraient. Bien qu'on me donnât l'idée d'enlever la tumeur par en haut, je fermai l'incision aussitôt que possible.

La femme fut replacée dans son lit et se mit à vomir violemment, sous l'influence de l'éther probablement. Une rupture se produisit entre l'estomac et la tumeur et en quelques heures la tumeur se vida entièrement de son contenu.

Les substances liquides et semi-liquides étaient presque suffisantes pour remplir deux seaux, et étaient de différentes couleurs, ce qui montrait que les parois kystiques s'étaient rompues les unes dans les autres, jusqu'à ce qu'à la longue le kyste en fût arrivé à n'être pour ainsi dire plus qu'un kyste uniloculaire, et se fût affaissé. Pendant plus d'une semaine son état fut critique, et pendant ce temps on la nourrit par le rectum. On pouvait craindre, si on introduisait des aliments dans l'estomac, qu'ils ne passassent dans le sac ovarien et ne déterminassent de l'inflammation et l'empoisonnement du sang.

Au bout d'un mois elle retourna chez elle, la tumeur commençait déjà à se remplir. Un mois plus tard je conseillai à M. Harrison de la ponctionner, et de choisir un point fluctuant au-dessus de l'ombilic où il trouverait de la matité, et où devrait se trouver l'estomac dans les circonstances ordinaires. J'avais appelé son attention sur cette particularité lors de l'opération et j'avais noté l'endroit comme étant le seul où on pût ponctionner sans danger. Le kyste fut ponctionné en ce point avec le trocart de Thomas et vidé, puis on le lava soigneusement avant de faire l'injection d'iode. Au moment où le docteur retirait la canule, un jet de sang de plus de 50 centimètres de hauteur se précipita par l'instrument. Le Dr Whitwell, alors chirurgien résident au *Woman's Hospital*, qui l'assistait, saisit la paroi abdominale relâchée et la canule dans la main, et fit une pression de tous côtés. Tant qu'on fit la pression, il ne s'écoula pas de sang. On la maintint avec des compresses, lorsqu'on eut enlevé la canule et on appliqua un bandage abdominal.

La femme fut très malade pendant deux mois; le sac s'enflamma, et il y eut plus ou moins d'empoisonnement du sang, ainsi que de la cellulite pelvienne et de la phlegmatia alba dolens de la jambe droite. Elle revint graduellement à la santé, fit une autre fausse couche, et mena une grossesse à terme. Le Dr Harrison l'assista et m'informa qu'il n'avait pu découvrir trace d'épaississement ou d'adhérences, et qu'il était convaincu qu'elles s'étaient résorbées, et que l'estomac et le côlon avaient repris leur position normale.

Au moment ou j'écris ces lignes, quatre ans se sont écoulés et la malade jouit d'une excellente santé.

Je ne cite pas ce cas uniquement comme preuve de la valeur des injections d'iode, car la disparition du kyste peut très bien être due à l'occlusion, au moment de l'injection, du vaisseau principal qui la nourrissait. Il est certain que la femme fut beaucoup plus malade et que sa vie fut plus en danger que dans les cas ordinaires d'enlèvement d'une tumeur de l'ovaire.

Traitement des tumeurs de l'ovaire par le drainage.

Bien avant que l'enlèvement des tumeurs de l'ovaire fût une opération acceptée, on savait que ce mode de traitement réussissait parfois. Le but du drainage est d'établir une ouverture permanente à travers laquelle le liquide peut s'écouler, ce qui permet au sac de rester vide jusqu'à ce qu'il disparaisse. On avait coutume d'établir une ouverture soit à travers la paroi abdominale, soit à travers le cul-de-sac postérieur du vagin, soit à travers le rectum. Aujourd'hui on ne fait plus que rarement une fistule abdominale pour drainer, il faut qu'il y ait quelque raison particulière ; car on ne peut obtenir de bénéfice qu'à la condition que l'ouverture soit placée à la partie la plus inférieure du kyste. On peut aussi faire des objections à l'ouverture faite dans le rectum par suite du passage possible du gaz et des fèces dans le kyste. Lorsqu'on peut atteindre le kyste, le mieux est d'établir le drainage à travers le cul-de-sac postérieur du vagin.

Le Dr Noeggerath [1] a publié plusieurs cas traités avec succès par le drainage par le vagin, et il recommande de ne ponctionner qu'un seul kyste à la fois au moment où il se présente, à la suite de la rétraction du précédent. Il a rendu ce procédé beaucoup plus efficace en fixant, au moyen de sutures interrompues, les bords de l'ouverture du sac à l'incision faite à la paroi du cul-de-sac postérieur.

Avec ce que nous savons actuellement et la facilité avec laquelle nous enlevons les tumeurs de l'ovaire, il ne faut jamais avoir recours à cette opération à moins que la tumeur ne soit si fortement adhérente au bassin qu'il soit très dangereux d'essayer de la séparer des tissus qui l'environnent. Dans ces cas le drainage est admissible. Le lavage soigneux du sac est important, si l'on veut se précautionner contre l'empoisonnement du sang, et diminuer la quantité de la sécrétion de la membrane de revêtement ; on empêchera ainsi la malade de perdre ses forces. On ajoutera de temps en temps à l'eau chaude dont on se servira de la teinture d'iode ou de l'acide phénique.

Ovariotomie, ou extirpation des tumeurs de l'ovaire soit par le vagin, soit par incision abdominale.

Par suite de troubles locaux, de quelque irritation réflexe, ou de l'état mental de la malade, il peut devenir utile d'enlever une tumeur de l'ovaire à une période très jeune de son développement.

Lorsqu'elle est encore petite, ainsi que je l'ai fait remarquer, la tumeur siège presque toujours dans le cul-de-sac de Douglas. Pour l'enlever, on peut faire une incision dans la cloison, entraîner la tumeur dans le vagin et la séparer de ses attaches.

Le Dr T. G. Thomas, le premier, en 1870, entreprit cette opération avec un but bien net, et le résultat fut heureux. Il a publié les détails de ce cas et les différents temps de l'opération [2].

Le Dr J. T. Gilmore, de Mobile, et le Dr Clifton Wing, de Boston, autrefois attachés en *Woman's Hospital*, ont eu chacun un succès après cette opération. Le Dr W. Goodell, de Philadelphie, en a publié un semblable [3], qu'il pratiqua lui-même, et cite un cas du Dr A. Davis de Wilkesbarre et un autre du Dr Robert Battey, de Georgia, ce qui fait six cas de maladie

<hr>

[1] Noeggerath, *On ovariocentesis vaginalis (Amer. Journ. of Obst.*, May 1869).

[2] **T. G. Thomas**, *Amer. Journ of the med. sciences* d'avril 1870, et dernière édition des *Maladies des femmes.*

[3] W. Goodell, *A case of vaginal ovariotomy (Trans, of the Amer. Gynœc. Soc.*, vol. II, 1877).

kystique opérés par ovariotomie vaginale en Amérique, et qui tous se sont terminés favorablement.

Le Dr Goodell a publié aussi le fait que le Dr W. Atlee, en février 1857, ouvrit une accumulation de liquide puriforme qui remplissait le cul-de-sac de Douglas, mais on n'avait pas fait de diagnostic net.

Le 13 mars suivant, l'incision fut élargie et la masse fut détachée de ses adhérences aussi loin que put atteindre le doigt. On laissa alors l'opération à ce point avec l'espoir que la nature compléterait l'enlèvement de la tumeur. Enfin, le 25 mars, le caractère de la tumeur étant bien établi, la masse fut attirée dans le vagin et enlevée en même temps qu'on rompait les adhérences. L'opération n'avait pas été basée sur une méthode fixe dès le début, et se termina plutôt accidentellement ; elle ne saurait donc vicier la réclamation de priorité du Dr Thomas.

Dans ce Mémoire intéressant, le Dr Goodell rapporte [1] un cas remarquable, et comme il le pense, unique, dans lequel une tumeur de l'ovaire fut enlevée avec succès par le rectum par le Dr W. Shocks. La tumeur faisait saillie à travers l'anus, après avoir entraîné la paroi antérieure du rectum en avant d'elle. Le diagnostic fut éclairci par la reconnaissance de la trompe de Fallope, qu'on pouvait sentir par le vagin et qui roulait entre le doigt et la tumeur. La tumeur fut enlevée en faisant une incision longitudinale à travers la paroi rectale qui la recouvrait.

L'histoire du cas rapporté par le Dr Goodell, et celle du cas opéré par le Dr Wing, montrent clairement qu'il est nécessaire de laisser la plaie ouverte pour le drainage, et de laver la cavité, à titre de précaution contre l'empoisonnement du sang. Le Dr Thomas fixa le pédicule au moyen d'une ligature, puis le sectionna et le rentra, et il ferma la plaie au moyen de sutures interrompues. La femme fut atteinte de cellulite, qu'il attribua à un manque de soin de sa part.

Cette opération ne doit être pratiquée que dans des cas rares et principalement dans les cas dont nous avons déjà parlé.

OVARIOTOMIE PAR INCISION ABDOMINALE

Ce serait une entreprise par trop étendue, étant donné le but d'un ouvrage dont le caractère est aussi général que celui-ci, que de vouloir tracer l'histoire de cette opération depuis sa conception jusqu'à ce jour. Rien que de passer en revue la littérature serait une tâche immense, car il n'est pas de sujet qui ait autant attiré l'attention dans ces dernières années. Le Dr Peaslee en a parlé très complètement dans son ouvrage classique sur les *Tumeurs de l'ovaire*, mais depuis que son livre a été publié, on a beaucoup plus écrit sur ce sujet qu'on ne l'avait fait auparavant.

M. Lawson Tait [2] a montré que le Dr Robert Houstoun, de Glasgow, avait

---

[1] Goodell, *Boston med and surg. Journ.* du 16 octobre 1875.
[2] Lawson Tait, *The pathology and treatment of the diseases of the ovaries.* Fourth edition, 1883, p. 238. Édition française du D[r] Ad. Olivier, p. 309.

fait en 1701 le diagnostic d'une tumeur de l'ovaire, l'avait enlevée, avait
publié son observation, et que la femme avait vécu encore pendant treize ans.
Cependant l'observation ne donne pas la description des temps de l'opération, et ce n'est que par l'ensemble des faits qu'on peut suppléer aux anneaux
de la chaîne qui manquent. Il est évident qu'il n'a commencé son opération
qu'avec l'intention de faire une ponction, et que ce n'est que parce qu'il
ne s'écoulait pas de liquide par l'ouverture élargie, et qu'il s'aperçut de la
viscosité du liquide, qu'il s'avisa de le retirer au moyen d'une brosse.

Il doit avoir enlevé le sac, comme il le décrit, et avoir atteint le pédicule, puisqu'il affirme que c'était l'ovaire gauche qui était malade, mais il
n'indique pas quelle était sa disposition. M. Tait suppose qu'il le tordit
ce qu'on a dû faire tout naturellement jusqu'à ce que l'expérience eût
appris que la ligature était nécessaire, et il est possible que dans son cas il
n'y eut pas d'hémorragie. M. Tait montre qu'il est probable que William
et John Hunter connaissaient le cas de Houstoun, étant donné qu'ils soutin-
rent la possibilité de l'opération.

Le Dr Ephraïm McDowell, de Danville, qu'on a appelé *le Père de l'ovariotomie*, était l'élève de John Bell d'Edimbourg, l'ami des Hunter. On
peut en tirer cette conclusion que ce n'est pas McDowell qui conçut l'opération.

Il n'en est pas moins vrai que c'est au D^r McDowell que revient l'honneur d'avoir le premier, en décembre 1809, publié le récit d'une opération
qu'il entreprit dans un but délibéré et défini. L'humanité ne doit rien à
Houstoun, qui a été oublié, et qui n'a jamais eu le courage de recommencer
ce qu'il avait fait d'une façon accidentelle. C'est à McDowell, le Père de
l'ovariotomie, que le monde doit de la gratitude.

Le Dr Gross, de Philadelphie, a été le premier à réclamer pour le
D^r McDowell l'honneur qui lui était dû, et ce sont les travaux du Dr Peaslee
qui l'ont établi.

Nous devons beaucoup aux chirurgiens des États-Unis et de l'étranger
qui ont largement contribué à ce que nous savons sur l'ovariotomie ; mais
c'est surtout à Sir Spencer Wells que nous avons des obligations pour avoir
popularisé l'opération et nous avoir familiarisés avec ses détails. Le monde
lui doit beaucoup pour son enseignement, et son nom sera toujours honoré
partout où l'ovariotomie sera connue.

C'est aux remarquables succès du Dr John Clay, de Manchester, après 1842,
que nous pouvons attribuer l'acceptation de l'opération non seulement par
les médecins anglais, mais par ceux des États-Unis. C'est à lui qu'est certainement due l'impulsion donnée chez nous au développement de l'opération
par les frères Atlee, impulsion si favorable, que suivant le Dr Peaslee, dix-
huit chirurgiens américains avaient pratiqué l'opération avant 1850. On
connut mieux l'opération après la publication, en 1855, des trente premiers
cas du Dr Atlee, et l'année suivante le Dr G. Lyman, de Boston, publiait un
Mémoire sur l'ovariotomie qui est le traité le plus complet qui ait paru
jusqu'à cette date. Après 1860, le nombre des opérateurs augmenta si
rapidement que je ne puis que renvoyer aux principaux Mémoires qui ont

été publiés sur ce sujet. Avant d'arriver à la description de l'opération, je vais consacrer un chapitre aux affections qui peuvent la compliquer.

CHAPITRE XLIII

AFFECTIONS QUI PEUVENT COMPLIQUER L'OVARIOTOMIE

Inflammation du sac. — Péritonite et ascite. — Adhérences. — Volume et longue existence de la tumeur. — Grossesse. — Cancer. — Affection rénale. — Tumeurs fibreuses extérieures. — Maladie de l'autre ovaire.

Les affections qui peuvent compliquer l'ovariotomie sont :
L'inflammation du sac ;
La péritonite et l'ascite ;
Les adhérences ;
Le grand volume et la longue existence de la tumeur ;
La grossesse ;
Le cancer ; — la phtisie ; — les maladies des reins ;
Les tumeurs fibreuses de l'utérus ;
La maladie de l'autre ovaire.

Inflammation du sac.

L'inflammation du sac, bien qu'elle ait une grande importance, n'est pas toujours reconnue. Les symptômes de l'empoisonnement du sang existent généralement, et l'aspect de la malade indique un *état typhoïde*. L'inflammation peut ou non être annoncée par un frisson ; le pouls augmente de fréquence, et il se produit au début une grande élévation de la température du corps. La langue est rouge, pointue et sèche ; les dents sont recouvertes de fuliginosités ; il y a plus ou moins d'irritabilité de l'estomac, et la peau est par moments moite et couverte de sueur, malgré l'élévation de la température. L'abdomen est parfois tendu et quelquefois entièrement exempt de douleur. A mesure que la complication s'accentue, l'intelligence est plus ou moins atteinte, et il peut y avoir même du délire. A la longue, les reins étant surmenés, le poison n'est plus éliminé du sang, et la mort commence par les centres nerveux du fait de l'altération de leur nutrition.

L'*état typhoïde* était autrefois généralement considéré comme un présage de mort. On pensait qu'il indiquait que la force vitale était absolument perdue, et que cela était dû à l'irritation persistante exercée par la pression de la tumeur. Peu de chirurgiens étaient assez hardis pour opérer une femme qui était dans cet état, et on la laissait mourir sans l'opérer. Grâce aux progrès de la gynécologie moderne, nous reconnaissons aujourd'hui que cet état, qu'on regardait autrefois comme présageant la mort, est une indication d'opération immédiate. On ne pouvait y arriver que par l'expérience, car il est certain qu'à priori nous devions supposer qu'une femme opérée dans ces conditions devait succomber au choc avant qu'on ait pu terminer l'opération.

Il est vrai que quel que soit son état, la malade peut mourir des effets immédiats de l'opération, mais elle mourra certainement, et très rapidement, si on ne fait promptement disparaître la cause de l'empoisonnement du sang.

Cet état de la malade n'est parfois qu'un état d'épuisement apparent ; il indique plutôt que les centres nerveux sont écrasés par la présence du poison dans le sang, et non qu'il existe une perte réelle de puissance qui ne peut être regagnée. J'ai vu plusieurs cas remarquables où les femmes semblaient être saisies subitement par les griffes de la mort par suite de l'enlèvement du sac enflammé.

L'observation suivante est non seulement un bon exemple de l'accident dont nous parlons, mais encore montre les difficultés qu'on rencontre parfois à faire le diagnostic.

OBSERVATION LXXVIII. — Miss W..., âgée de quarante-deux ans, vint me consulter le 13 novembre 1877. Elle avait deux enfants dont le plus jeune était âgé de vingt-deux ans, et elle avait fait une fausse couche de trois mois, dix ans après la naissance de son dernier enfant. Après avoir été réglée très abondamment pendant nombre d'années, elle était devenue irrégulièrement réglée un an auparavant et elle supposait qu'elle approchait de la ménopause.

En avril 1877, elle remarqua pour la première fois une grosseur du côté droit. Un médecin fit le diagnostic de tumeur fibreuse, et lui fit prendre des doses très élevées d'ergot. Après avoir beaucoup souffert, elle fut atteinte au bout d'un mois de péritonite, qui lui fit garder le lit trois mois, et pendant ce temps son ventre augmenta rapidement de volume. La menstruation continuait à être abondante, mais durait rarement plus de cinq jours. On la mit au régime de Cutter, et au bout d'un mois elle commença à maigrir rapidement.

Son médecin l'avait prévenue un mois avant qu'elle vînt me voir qu'elle avait une tumeur fibreuse et qu'elle était incurable. Pendant un mois, elle avait perdu d'une façon continue.

Je l'examinai sans connaître le diagnostic de son médecin, j'exprimai l'opinion, que j'écrivis, que c'était une tumeur de l'ovaire, dont une portion presque solide était placée juste au-dessous du sternum, et qu'entre cette masse et les pubis il y avait au moins deux kystes volumineux dont les parois étaient extrêmement minces. L'utérus avait 12 à 13 centimètres de profondeur et il était entraîné haut dans le bassin. On ne pouvait découvrir aucun signe de tumeur par le vagin, mais on pouvait sentir les restes d'une ancienne cellulite du côté gauche qui siégeait probablement dans le ligament large.

Apprenant alors pour la première fois l'opinion de son médecin, qui est un homme très intelligent et très habile, je l'engageai à consulter le Dr Peaslee, sans lui donner mes conclusions. Il fut d'avis que c'était une tumeur de l'ovaire. Le Dr T. G. Thomas, également consulté, confirma le diagnostic.

La malade me fut confiée pour que je l'opérasse aussitôt que son état le permettrait. Le 19 novembre, je retirai au moyen d'une seringue hypodermique une petite quantité de liquide d'un kyste situé à droite où la fluctuation était distincte et la matité marquée ; ce liquide devint solide en quelques moments. J'en avais déjà retiré du côté opposé qui était resté liquide et que j'avais examiné au microscope. On prétendit alors que ce n'était pas un liquide ovarien, mais ses caractères ne purent être définis. La ponction fut suivie d'une attaque de péritonite, qui fut marquée par une élévation du pouls et de la température, de la sensibilité à la pression le long des côtés de l'abdomen et par une irritabilité de l'estomac. Au bout de huit jours, l'inflammation tomba, mais l'état général ne s'améliora pas et le volume de la tumeur augmenta rapidement.

Le 8 décembre, je regardai son état comme si critique que j'appelai le Dr Peaslee en consultation et qu'on décida de la ponctionner immédiatement. C'est ce qu'on fit, après avoir couché la malade sur le côté, et on retira 13 litres de liquide; on vida les deux kystes, en enfonçant la canule à travers la cloison qui les séparait après avoir vidé le premier. En faisant cette ponction, je m'assurai que j'avais bien reconnu la position relative des kystes; je reconnus aussi une masse dure qui se portait en arrière et en bas dans le bassin. Le Dr Peaslee examina le liquide et déclara qu'il avait l'aspect du liquide ovarien. Cet examen cependant ne concordait pas avec les caractères de la tumeur après la ponction. Ce liquide fut examiné par plusieurs personnes, et les avis furent différents.

La ponction soulagea la malade, mais le sac s'enflamma et on vit bientôt apparaître des symptômes de septicémie. Le Dr Peaslee, appelé en consultation, conseilla de l'opérer le plus tôt possible, et de tâcher d'enlever la tumeur. Je me mis en devoir de l'opérer le lendemain, en présence et avec l'aide du Dr Peaslee, des Dr Bache Emmet, Harrison, etc.

En faisant la section, je trouvai de vieilles adhérences solides entre la tumeur et la paroi abdominale, et je fus obligé de ponctionner immédiatement. Je retirai deux bassins de pus fétide. La tumeur adhérait à la paroi abdominale, depuis l'estomac jusqu'aux pubis, et en haut à l'épiploon. L'intestin grêle était fortement congestionné, du fait de la péritonite, et le péritoine pariétal avait la même couleur.

Au bout d'une heure et demie, je réussis à enlever la tumeur dont la partie supérieure était formée par plusieurs petits kystes qui donnaient la sensation d'une masse solide. Le pédicule fut lié et rentré dans la cavité abdominale, et l'incision externe fut fermée; elle fut confiée aux soins du Dr Bache Emmet, et bien que son état général fût mauvais, elle guérit.

Il m'a semblé important d'entrer dans quelques détails, afin de montrer qu'on rencontre parfois dans la pratique des cas où il est impossible, malgré une grande expérience, de décider d'après l'examen physique quel est le véritable caractère de la tumeur, et de plus, que même entre les mains de praticiens experts, le microscope ne peut nous permettre de faire le diagnostic.

Les adhérences furent séparées sur une étendue beaucoup plus grande que d'habitude, et le spray a semblé arrêter le suintement sanguin. Tous ceux qui étaient présents ont remarqué que le spray phéniqué amenait une contraction rapide des capillaires, ce qui rendait le suintement insignifiant. Les parties reprirent graduellement leur couleur naturelle, et à la fin de l'opération, toute apparence de péritonite avait disparu. Mais ce qu'il y a de plus intéressant à propos du spray, c'est la disparition de la septicémie. Au début de l'opération, la malade présentait les symptômes d'un empoisonnement profond du sang, et particulièrement l'irritabilité de l'estomac. Elle s'éveilla du sommeil anesthésique comme d'un sommeil naturel sans présenter de nausées, ni aucun autre signe d'empoisonnement du sang.

Lorsque j'ai traité des tumeurs fibreuses, j'ai dit que des doses élevées d'ergot pouvaient avoir pour effet de produire la péritonite. L'histoire du cas que je viens de donner ressemble à celle de plusieurs autres que j'ai eu l'occasion d'observer, dans lesquels, par suite d'une erreur de diagnostic, on donna des doses élevées d'ergot, ce qui fut suivi de péritonite, dont le médicament est certainement la cause. Si cela est vrai, on ne peut expliquer cet effet qu'en supposant que l'ergot agit comme un irritant local, en produisant une congestion intense des vaisseaux pelviens, et, comme il n'y a aucun organe, ni aucune affection sur lesquels il puisse exercer un effet salutaire, il en résulte de l'inflammation. Je suis convaincu, d'après l'observation, qu'on fait un tort immense aux malades en employant l'ergot d'une façon peu judicieuse, même lorsque le médicament est indiqué, et surtout en l'administrant à des doses inutilement élevées.

Péritonite et ascite.

L'existence de la péritonite ne contre-indique pas nécessairement l'enlèvement de la tumeur ; au contraire, comme la présence de la tumeur est souvent la cause de l'irritation, la péritonite peut être une indication d'opération immédiate. Dans la péritonite chronique où le péritoine a été longtemps soumis à la pression de la tumeur, ces caractères sont si notablement altérés, et il est si peu susceptible de s'irriter qu'à moins qu'il n'existe une adhérence étendue, les malades ont beaucoup plus de chances de guérir après l'enlèvement de la tumeur que si le péritoine était parfaitement sain.

Après la rupture d'un kyste d'une tumeur multiloculaire, il ne faut pas retarder l'opération plus de temps qu'il est nécessaire pour permettre à la malade de se remettre du choc. Il est d'une bonne pratique dans ces cas d'ouvrir l'abdomen avant que l'inflammation se produise, et d'enlever la tumeur, ainsi que le contenu du kyste qui s'est rompu et qui s'est écoulé dans la cavité abdominale. C'est là un accident qui se termine presque toujours par la mort par péritonite, si on laisse le contenu du kyste dans la cavité abdominale. Ce contenu est essentiellement un corps étranger qui ne peut être résorbé, et comme tel détermine de la péritonite et de l'ascite.

Le Dr Peaslee dans son ouvrage (p. 175) prétend qu'il a vu cinq cas de rupture spontanée de kystes multiloculaires, et que quatre des malades sont mortes de péritonite dans les cinq jours qui ont suivi l'accident. « Celle qui reste guérit, et la tumeur fut enlevée avec succès par l'ovariotomie un an plus tard, par le Dr T. A. Emmet. » Ce cas remarquable fut publié par le médecin de la malade, le Dr S. Raborg [1], sur la recommandation duquel elle était venue au *Woman's Hospital*. En voici l'histoire résumée.

OBSERVATION LXXIX. — Madame L..., âgée de trente-trois ans, me fut envoyée par le Dr Raborg le 14 janvier 1868 ; elle était enceinte pour la troisième fois. Plusieurs mois plus tard, elle remarqua une grosseur que le docteur reconnut pour une tumeur de l'ovaire, dure, arrondie et située à gauche, diagnostic qui fut confirmé par le Dr Peaslee. Le 11 octobre suivant, je fus appelé en toute hâte pour voir la malade qui s'était promenée en voiture et qui était tombée dans le collapsus. Cet état devait être dû à la rupture du kyste. Les reins furent très actifs pendant plusieurs jours, mais le péritoine commença à se remplir et quatre mois plus tard elle fut ponctionnée par le Dr Finnell. Elle fut admise à l'hôpital le 28 septembre 1869.

Le 25 octobre, je fis une incision s'étendant de l'ombilic à la symphyse pubienne. Les parois abdominales étaient très minces, et une quantité considérable de liquide s'échappa de la cavité péritonéale, où il s'était accumulé à la suite de la rupture du

[1] Raborg, *New York med. Journ.*, April 1876.

11 octobre, plus d'une année auparavant. Il y avait de la péritonite chronique, mais comme adhérence à la paroi abdominale, il. n'y en avait qu'une à l'épiploon. Un trocart de Wells fut plongé dans la tumeur, mais il ne s'écoula aucun liquide avant qu'on eût malaxé le contenu colloïde et analogue à de la gelée ; un liquide sombre, grumeleux fut alors évacué, changeant de couleur et de densité à mesure qu'on ponctionnait un kyste après l'autre. Le pédicule fut fixé au moyen d'une suture de soie, passée comme un point de savetier, et le moignon fut replacé dans la cavité abdominale. Il n'y eut rien à noter de particulier pendant la convalescence. Elle a depuis donné naissance à deux enfants. Le D\u1d63 Raborg résume ainsi les points intéressants de ce cas : Ce qu'il y eût tout d'abord d'intéressant dans ce cas, c'est qu'une tumeur multiloculaire se soit rompue et ait vidé le contenu d'une de ses cellules dans la cavité péritonéale, et que la malade ait survécu au choc et à l'inflammation consécutive ; en second lieu, que d'après l'histoire de ce cas, il n'est guère douteux que cette rupture ne s'est jamais cicatrisée, et que la sécrétion du sac a continué à couler dans la cavité péritonéale jusqu'au moment de l'opération. La tumeur primitive, facile à reconnaître, non entourée d'effusion hydropique ; la tumeur bien nette reconnue de nouveau après que la nature eut fait disparaître par diurèse et par d'autres moyens, une grande quantité du liquide, six semaines plus tard, montrant ainsi qu'il n'était pas ascitique ; puis la description donnée par le D\u1d63 Finnell de l'aspect de l'abdomen lorsqu'il la ponctionna, et finalement le fait que le D\u1d63 Emmet a trouvé une grande quantité de liquide lorsqu'il a pratiqué l'ovariotomie, tout cela tend à prouver que cette assertion est exacte. »

Sir Spencer Wells[1] rapporte un cas de rupture où il enleva en même temps que la tumeur 19 livres d'une matière analogue à de la gelée de pied de veau, qui s'était écoulée dans la cavité péritonéale, à la suite d'une rupture d'une tumeur multiloculaire. La malade fut atteinte quelques jours après l'accident d'une forme lente de péritonite, et mourut quarante-huit heures après l'opération. Mais il a depuis lors sauvé la vie de plusieurs malades dans des cas analogues, en les opérant rapidement.

La présence du liquide ascitique et d'une péritonite qui existe depuis longtemps est chose fréquente et il n'y a aucune raison spéciale de retarder l'enlèvement d'une tumeur de l'ovaire qui coexiste, bien que l'une et l'autre condition, qu'elle existe seule ou qu'elles soient réunies, puissent avoir de l'influence sur le pronostic. On a pensé que la présence du liquide dans l'abdomen en même temps qu'une tumeur indiquait une affection maligne. L'observation ne confirme pas cette opinion, bien que les productions malignes de la cavité abdominale soient généralement accompagnées d'une effusion plus ou moins considérable.

L'accumulation péritonéale se produit occasionnellement comme un simple effet mécanique de la pression de la tumeur. Le pronostic peut être influencé par différentes circonstances, comme une maladie du cœur, du foie ou des reins, surtout par cette dernière, la sécrétion des reins étant souvent diminuée par suite de la pression de la tumeur. A moins que la tumeur n'ait un caractère malin, les chances de guérison après son enlèvement sont favorables ; la péritonite cédera, et l'accumulation ne se reproduira pas. Lorsque les tumeurs de l'ovaire sont devenues le siège de productions papillaires, la péritonite et l'ascite sont parfois déterminées par la rupture des kystes

---

[1] Spencer Wells, *Maladies des ovaires.*

et l'écoulement du liquide contenu dans la cavité. J'ai établi, lorsque j'ai décrit l'aspect microscopique du liquide ascitique, qu'un pareil état de l'ovaire n'était pas nécessairement malin. Cette opinion est basée sur le fait qu'on a vu des femmes rester en bonne santé pendant plusieurs années et la péritonite disparaître, bien que le péritoine ait pu avoir été baigné par le liquide qui remplissait les kystes rompus. Le pronostic, cependant, n'est pas aussi bon dans ces cas, car ces malades ne supportent pas la ponction ou l'enlèvement de la tumeur aussi bien que celles qui sont atteintes de tumeurs simples de l'ovaire. La dépression des forces vitales qui accompagne cet état est dû au drainage continu qui prive le sang de ses éléments les plus importants.

La présence du liquide ascitique protège sérieusement la malade contre les adhérences étendues. Lors donc qu'on ponctionne une malade dans le but de faire le diagnostic, comme cela est souvent nécessaire, il ne faut jamais retirer tout le liquide de la cavité abdominale, à moins qu'on ne doive pratiquer l'opération immédiatement.

C'est entre l'ombilic et les pubis qu'il faut ponctionner. On a, cependant, souvent conseillé de ponctionner à travers le cul-de-sac postérieur du vagin dans certains cas, parce que c'est là le point le plus déclive, mais cette méthode n'est pas bonne. La remarque suivante faite par le Dr Chadwick, de Boston, dans une discussion sur l'ovariotomie vaginale, à la réunion de la *Gynæcological Society* [1], confirme complètement ce que j'ai observé : « Je ne crois pas que le liquide sécrété par le péritoine enflammé doive être extrait ; car je le regarde comme un moyen employé par la nature pour faire flotter l'intestin hors du bassin, et empêcher ainsi ce viscère d'adhérer aux organes pelviens, ce qui pourrait donner ultérieurement naissance aux complications les plus malheureuses. Si cette effusion était drainée par une ouverture faite au vagin, l'utérus, la vessie, l'intestin, etc., pourraient contracter des adhérences entre eux, dont ils ne pourraient se débarrasser de longtemps, si même ils pouvaient jamais le faire. Ces remarques ne s'appliquent pas aux effusions qui, pour une raison ou pour une autre, peuvent subir la décomposition ou la suppuration et peuvent par conséquent empoisonner l'économie de la malade, si elles sont résorbées. »

Adhérences.

Dans les circonstances ordinaires, nous ne pouvons nous former une idée sur l'existence ou l'étendue des adhérences, avant l'opération. Lorsqu'on sent par le vagin une tumeur de l'ovaire située très profondément et remplissant le bassin, on peut supposer qu'il existe des adhérences dans le voisinage. Cette supposition peut être confirmée par l'état d'immobilité de la tumeur, et cependant on ne peut baser une opinion sur des signes physiques aussi peu dignes de confiance. Il est rare aujourd'hui qu'on doive

[1] Chadwick, *Gynæcological Trans.*, vol. II, p. 276.

abandonner une opération par le fait des adhérences, parce qu'il est bien établi que la vie de la femme sera mise en grand danger si on laisse l'opération incomplète. Il n'y pas à tenir grand compte de l'étendue des adhérences à la paroi abdominale et à l'épiploon. Elles ne deviennent sérieuses que quand elles existent entre la tumeur et le foie, la vessie, l'utérus et le rectum. On a généralement prétendu qu'il ne se produisait pas d'adhérences étendues avec les viscères qui sont constamment en mouvement. Cela est vrai, règle générale, car il est rare que l'intestin grêle soit atteint, et le cas que j'ai cité, dans lequel le côlon et l'estomac présentaient des adhérences si étendues, est fort probablement unique. Les adhérences à la vessie doivent être regardées comme les plus sérieuses. Ce dire est basé sur ce fait qu'un certain degré de choc, qu'on rencontre rarement dans d'autres circonstances, surtout lorsque la lésion est limitée comme étendue, suit presque toujours la rupture de ces adhérences. Les adhérences aux parois abdominales doivent toujours être arrachées de la surface de la tumeur, mais on ne doit jamais suivre cette méthode lorsqu'elles sont situées ailleurs. Si on trouve la tumeur attachée au foie, à l'intestin ou à la vessie, il faut laisser sans y toucher la portion adhérente du sac, comme je le décrirai plus tard. Les parois d'un kyste de l'ovaire adhèrent parfois sur une étendue plus ou moins considérable au cul-de-sac de Douglas le long de la surface postérieure de l'utérus, et il serait hasardeux de vouloir les séparer soit du rectum, soit de l'utérus, car l'hémorragie serait considérable, et occuperait un siège où on ne pourrait l'arrêter. Nous n'avons d'autre ressource dans un cas de ce genre que d'enlever la plus grande partie du kyste qu'il est possible, et d'attacher ensuite le reste à l'angle inférieur de la plaie, et cette méthode est la seule qu'il faille adopter dans certaines formes de tumeurs fibro-kystiques. Cela complique, naturellement, sérieusement le cas, par suite du danger d'inflammation et d'empoisonnement du sang.

Il faut placer un tube à drainage dans une poche de ce genre, et lorsque le kyste est adhérent en face du cul-de-sac, il faut établir dans le vagin une ouverture permanente, pour faciliter le drainage. Dans les circonstances les plus favorables, la membrane de revêtement de cette poche reste pendant quelque temps une surface qui sécrète du pus. S'il existe une ouverture à travers la paroi abdominale et une ouverture dans le vagin, l'injection d'iode produira de bons résultats, ainsi que le lavage fréquent de la cavité. J'ai perdu, il y a quelques mois, un cas de ce genre de tétanos, bien que la malade eût été bien pendant les quelques jours qui précédèrent l'apparition des symptômes du tétanos, et j'ai regretté qu'une contre ouverture n'ait pas été faite dans le vagin.

Le Dr Sims [1] a préconisé, afin de se mettre en garde contre l'empoisonnement du sang, la pratique d'établir une ouverture artificielle à travers le cul-de-sac de Douglas dans le vagin, dans le but de drainer la cavité péritonéale de l'effusion séreuse sanguinolente qui se produit toujours après

---

[1] Sims, *New York medical Journal*, 1872.

qu'on a rompu des adhérences. La pratique, cependant, ne s'est pas montrée
avantageuse, par suite de ce fait que l'admission de l'air et la présence du
corps étranger nécessaire pour maintenir le passage ouvert déterminent la production d'une abondante sécrétion, qui ne se produirait pas autrement. Mais

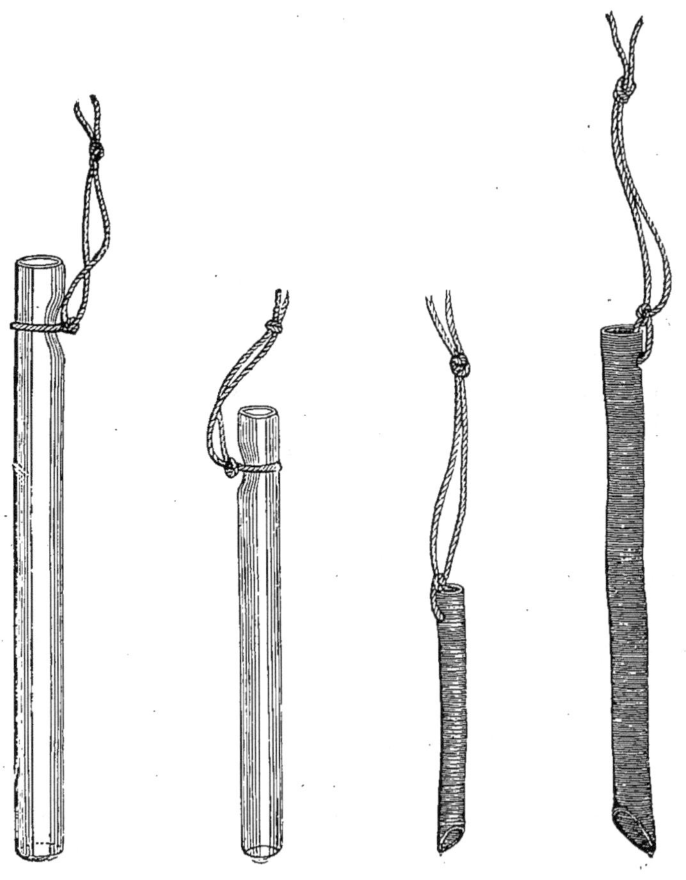

FIG. 191. — Tubes à drainage de Kœberlé.

la plus grande objection qu'on puisse lui faire, c'est que les surfaces cruentées de l'ouverture sont continuellement baignées par le liquide drainé, ce
qui expose la malade au danger d'absorption qui est plus sérieux ici que
dans les circonstances ordinaires.

Lorsqu'on a séparé des adhérences étendues et que le suintement sur les
surfaces mises à nu qui restent est relativement grand, il est essentiel de lui
donner une issue. M. Kœberlé le premier se servit d'un tube de verre percé
d'un certain nombre de petits trous; il l'introduisait au fond du cul-de-sac
de Douglas par l'angle inférieur de la plaie abdominale. Le liquide pouvait
s'écouler par ce tube et on pouvait aussi laver la cavité. Ce fut ensuite Keith
qui s'en servit le plus; il augmenta les dimensions du tube et y ajouta un

rebord afin de l'empêcher de tomber dans la cavité. Le Dr T. G. Thomas modifia la forme de l'instrument de Keith en le courbant un peu dans sa partie centrale.

Le Dr Peaslee [1] avait pratiqué antérieurement le lavage de la cavité avec un sérum artificiel, à travers une ouverture laissée, à l'angle inférieur de l'incision, qu'on maintenait fermée au moyen d'une tente de toile. L'expérience m'a démontré qu'on ne pourrait employer cette méthode que dans des limites restreintes. J'ai trouvé à l'autopsie que les exsudations dues à la péritonite s'enkystaient, ou s'altéraient et s'enkystaient ensuite à l'état de pus, au niveau du cul-de-sac de Douglas, où les injections ne pouvaient rompre les adhérences, ou si elles les rompaient, déterminaient une hémorragie mo rtelle.

Grand volume et longue existence de la tumeur.

Le volume de la tumeur ne complique pas l'opération, à moins qu'on ne l'ait retardée jusqu'à ce que les reins ou d'autres organes aient été sérieusement atteints par suite de la pression prolongée. La puissance de résistance à la géne et à la pression varie, ainsi que nous l'avons déjà dit, avec les individus.

L'observation suivante montre que cette puissance peut exister à un degré remarquable et en même temps présente plusieurs points importants d'intérêt pratique général.

OBSERVATION LXXX. — Madame S..., âgée de vingt-huit ans, fut admise le 25 novembre 1869 au *Woman's Hospital*. La tumeur s'était développée en onze mois, et en venant demander secours, elle avait voyagé sur le dos d'une mule pendant plus de quatre cents lieues pour atteindre le chemin de fer le plus rapproché. Pendant son voyage elle souffrit beaucoup de pression contre le pommeau de la selle, et le volume de la tumeur avait augmenté rapidement. Sa taille était au-dessous de la moyenne; elle était très émaciée, mais la circonférence de son ventre au niveau de l'ombilic avait 1^m,30. Les parois abdominales au-dessous de l'ombilic étaient infiltrées et conservaient l'empreinte du doigt. L'abdomen était énormément distendu par une tumeur multiloculaire qui s'enfonçait tellement sous les fausses côtes qu'elle les refoulait au dehors. L'urine fut examinée, et indiqua que les reins étaient en bon état.

L'opération fut pratiquée le 1er décembre en présence de M. J. Taylor, Dr Post, etc. Il fallut faire une incision de 35 centimètres avant de pouvoir séparer la tumeur de ses adhérences qui comprenaient littéralement toute la paroi antérieure de l'abdomen. Le pédicule qui était large, épais et court fut fixé au moyen d'un fil d'argent en faisant le point de savetier. L'opération fut laborieuse à cause de l'étendue des adhérences, et on fut retardé parce qu'on essaya d'arrêter, au moyen du persulfate de fer et de la pression, le suintement qui se faisait sur une grande partie de la paroi abdominale en haut et à gauche. On réussit à l'arrêter enfin en saisissant la surface à pleines mains et en faisant un gros pli à la paroi. On réunit les deux surfaces mises à nu avec du fil d'argent et on fit quatre sutures de savetier. Cette méthode fut employée depuis avec succès par le Dr Kimball et sir Spencer Wells.

L'incision abdominale fut fermée au moyen de sutures d'argent interrompues, sans difficulté. Bien que le sérum eût continuellement coulé des tissus œdémateux, leurs bords étaient encore épais, et on craignit que les parois ne fussent bien ajustées lorsque le suintement cesserait. Afin d'empêcher les sutures de couper on les introduisit à plus de 5 centimètres des bords de la plaie.

L'opération dura deux heures et quart. La malade fut pesée avant et après l'opération, et on trouva que la tumeur pesait 79 livres et la malade n'en pesait que 90.

Elle reprit bien le dessus, mais plusieurs abcès se formèrent le long de la plaie et lorsqu'on enleva les sutures il sembla qu'il n'y avait pas de réunion, par suite de l'état œdémateux des tissus, et les bords bâillaient. Sur presque toute la longueur de la ligne le péritoine était tendu, et en un point l'écart entre les bords était de 20 centimètres. Heureusement les surfaces péritonéales étaient réunies, ce qui empêcha les liquides de pénétrer dans la cavité péritonéale. Les bords furent maintenus en contact aussi étroit que possible et on diminua la tension du péritoine au moyen de bandelettes adhésives. Les parties se cicatrisèrent par granulation, la convalescence fut longue, mais finalement la malade guérit.

Les sutures qui avaient été placées sur le pli de la paroi abdominale pour arrêter le suintement, furent enlevées le troisième jour. A ce moment le pli n'existait plus, car par suite de la rétraction des tissus surdistendus il avait disparu, et par conséquent les tissus n'étant plus allongés, s'écartèrent lorsqu'on enleva les sutures.

C'est là une guérison remarquable, si on considère le volume de cette femme, la fatigue qu'elle eut à supporter dans la situation où elle était, son état d'esprit, la durée de l'opération et les difficultés de la convalescence.

Cette tumeur est la tumeur de l'ovaire la plus volumineuse que j'aie jamais enlevée. Le poids moyen (Peaslee) dans les cent premiers cas du Dr Keith a été 30 livres, mais il a enlevé une tumeur qui pesait 120 livres ; c'est la tumeur la plus volumineuse qui ait jamais été enlevé avec succès chez une femme.

Longue existence de la tumeur.

Je n'ai que peu de choses à ajouter à ce que j'ai déjà dit sur la durée de la tumeur. Si on ne peut enlever une tumeur de l'ovaire à une période jeune de son développement, avant que des adhérences se soient formées, plus la tumeur de l'ovaire aura mis de temps à se développer, mieux la malade supportera l'opération ; il y aura moins de troubles constitutionnels lorsqu'elle se sera accoutumée à la vie d'impotente.

Grossesse.

Règle générale, il ne faut pas enlever une tumeur de l'ovaire s'il y a en même temps grossesse au début, et cela parce que dans un certain nombre de cas on voit la fausse couche se produire et la malade mourir. Mais on aurait également tort de laisser aller une femme à terme sans la soulager, si elle était exposée par suite du volume de sa tumeur à souffrir des effets de l'augmentation de pression qui pourrait amener la mort de l'enfant et de la mère. Il nous faut toujours reconnaître le danger occasionné par la formation d'adhérences en des points inusités, comme conséquence du déplacement de la tumeur, résultant du développement de l'utérus. Ces adhérences peuvent être telles qu'elles rendent plus tard impossible l'enlèvement de la tumeur, comme dans le cas de la malade chez laquelle l'estomac et le côlon devinrent adhérents à la tumeur. En outre, la vie de l'enfant et celle de la mère seront mises en danger si on laisse persister un haut degré de distension, alors qu'il existe des symptômes de dérangement fonctionnel des reins ou d'altération de la nutrition dans d'autres organes. Il faut toujours tenir compte, lorsque la grossesse est avancée, du danger de la rupture de la tumeur et des conséquences qui en résulteraient pour la mère et pour l'enfant ; enfin il faut se souvenir de l'effet désastreux que peut avoir un accouchement laborieux sur l'enfant, en admettant même que la mère y échappe.

Si la tumeur est uniloculaire, il faut avoir recours à la ponction pour soulager temporairement la malade ; mais si elle est multiloculaire, et dans le cas que nous avons décrit plus haut il y avait urgence, la tumeur doit être enlevée sans retard dans l'intérêt de la mère. Heureusement, lorsque l'opération est pratiquée avant que les symptômes urémiques soient marqués, la guérison de la mère n'est pas nécessairement compliquée par suite de l'existence de la grossesse, et il y a des chances pour que la gestation se termine favorablement.

Sir Spencer Wells a opéré dix malades qui étaient enceintes et qui étaient atteintes de tumeur de l'ovaire ; il les a laissées aller à terme et il n'a eu qu'une seule mort. Il a été également assez heureux pour enlever une tumeur, sans déterminer la fausse couche, dans un cas où il y avait déjà de la péritonite qui s'était produite à la suite de la rupture du kyste et de l'écoulement de son contenu gélatineux dans la cavité péritonéale.

Le Dr Sims, en 1860, a enlevé un très volumineux kyste uniloculaire, sans adhérences, chez une malade de sa clientèle, entre le troisième et le quatrième mois de grossesse. J'en fus chargé après l'opération ; le pouls ne s'éleva jamais au-dessus de 90 par minute ; elle guérit sans le moindre mauvais symptôme, et elle eut plus tard trois enfants.

Le Dr W. Atlee a également opéré une malade dans les mêmes circonstances et avec le même succès. Le Dr Playfair a collationné (Peaslee) cinquante-sept cas de tumeur avec grossesse, sur lesquels treize fois la mère mourut. Dans sept cas, le kyste fut ponctionné ; les malades allèrent toutes bien et la gestation ne fut pas interrompue. Le Dr Braxton Hicks cite huit cas de tumeurs ovariennes compliquées de grossesse, dans lesquels les femmes allèrent à terme et accouchèrent d'enfants vivants.

Cancer, phtisie, maladies des reins, etc.

Il nous est possible de reconnaître l'existence du cancer par l'examen microscopique ; mais nous ne pouvons estimer l'étendue des adhérences sur la connaissance desquelles doit reposer l'opportunité d'essayer l'enlèvement de la masse. Dans tous les cas donc, après avoir retiré le liquide ascitique, il faut élargir suffisamment l'incision abdominale afin de se renseigner sur ce point. La malade doit toujours avoir le bénéfice du doute, puisque son avenir est très limité, si on laisse intacte une tumeur de cette nature, alors qu'il est un fait bien admis, c'est qu'elle peut obtenir un nouveau bail avec la vie, pour un temps indéfini, si certaines tumeurs sont enlevées avec soin, tumeurs qui pourraient, avec le temps, prendre un caractère malin. Si l'aspect de la malade indique la cachexie si caractéristique des périodes avancées d'une affection maligne dans les autres parties du corps, il ne faut pas tenter l'enlèvement de la tumeur. Nous pouvons prolonger la vie en ponctionnant, mais nous ne devons pas en tenter plus, parce que les centres nerveux sont déjà empoisonnés par l'état du sang, et la malade est, par conséquent, incapable de réagir contre le choc le plus léger.

La *phtisie* est heureusement une complication rare, bien qu'elle puisse exister dans un certain nombre de cas, et son début peut quelquefois remonter au développement de la tumeur ; mais la coexistence des deux affections n'indique pas habituellement un rapport de dépendance mutuelle, ou l'existence d'une cause commune. Dans les premières périodes de l'affection pulmonaire, le dépôt du tubercule peut être au moins temporairement arrêté par l'enlèvement de la tumeur de l'ovaire, par suite de ce fait que la circulation pulmonaire s'en trouve moins gênée. Dans les périodes avancées de la maladie, on ne peut espérer aucun bénéfice d'un procédé opératoire quelconque au delà du soulagement de la respiration, et lorsqu'on peut l'obtenir par la ponction, il faut l'employer.

L'état des reins est une chose très importante dans l'ovariotomie, car de leur activité dépend même plus que d'habitude la terminaison favorable, à moins que la tumeur ne soit d'un caractère très simple. Tout trouble fonctionnel des reins sera soulagé par une augmentation de la sécrétion de la peau, et disparaîtra entièrement après l'enlèvement de la tumeur. Mais s'il existe une maladie organique avancée, il faut nous préparer à ce que, selon toutes probabilités, l'ovariotomie se termine par la mort. Je suis sûr d'avoir perdu une malade après l'enlèvement de la tumeur, par suite de maladie des reins, l'action de ces organes ayant été complètement arrêtée, du fait de l'effort qu'ils ont dû faire pour éliminer l'éther. Nous veillerons donc toujours à empêcher le surmenage des reins, et nous nous efforcerons de les soulager en augmentant l'action de la peau et de l'intestin.

Lorsque d'autres affections organiques compliquent la tumeur de l'ovaire, nous devons établir pour chaque cas l'opportunité de l'opération, et chercher à donner temporairement du soulagement à la malade et à prolonger son existence par la ponction.

Tumeur fibreuse de l'utérus.

Cette complication est rare. Je ne l'ai rencontrée que trois fois. Dans l'un des cas rapportés par le Dr Peaslee[1] il y avait ascite, et il fut nécessaire de

---

[1] Page 97 de son ouvrage.

ponctionner avant de pouvoir faire le diagnostic. Le Dr Peaslee dit que cela lui est arrivé plusieurs fois. Aussi longtemps que les deux tumeurs (ovarienne et utérine) ne sont que modérément développées, il n'est pas difficile en introduisant la sonde dans l'utérus de juger de leurs rapports réciproques. Si, en opérant, on fait la section abdominale suffisamment grande, la présence de la tumeur utérine n'augmentera pas beaucoup les difficultés d'enlèvement de la tumeur de l'ovaire. Si la tumeur utérine était une tumeur fibro-kystique au lieu d'une tumeur fibreuse, il y aurait des chances pour qu'elle se pédiculisât par suite de la pression exercée par la tumeur ovarienne, ce qui permettrait de l'enlever en même temps.

Maladie de l'autre ovaire.

Il est fréquent de trouver dans chaque ovaire une tumeur à un degré différent de développement. Kœberlé a trouvé les deux ovaires atteints dans environ un cinquième de ses cas, ce qui est une proportion un peu plus considérable que celle des autres opérateurs. Mais nous en avons tous rencontré un certain nombre, et on semble généralement reconnaitre que l'ovariotomie double n'augmente pas matériellement le danger de l'opération.

J'ai ouvert l'abdomen dans deux cas où la femme avait subi une opération antérieure. Sir Spencer Wells avait enlevé une tumeur de l'ovaire chez l'une des malades sept ans auparavant. Dans l'autre cas, je pratiquai les deux opérations. Dans ce dernier cas, on supposait que la tumeur était maligne. Les deux malades ont guéri.

CHAPITRE XLIV

GÉNÉRALITÉS SUR L'OVARIOTOMIE

Moment convenable pour opérer. — Traitement préparatoire. — Instruments. — Préparatifs de l'opération. — Manière de traiter le pédicule

Moment convenable pour opérer.

On ne peut établir de règle inflexible en ce qui touche le moment où il convient d'enlever une tumeur de l'ovaire. Cela varie avec chaque cas et il faut, pour déterminer ce moment, une grande expérience et un bon jugement. Il est des femmes qui souffrent davantage à une période jeune de la maladie

que d'autres à une période plus avancée, même alors qu'il y a un haut
degré de distension. Certaines femmes supportent mal l'incertitude, et leur
anxiété tend tellement à altérer leur état physique qu'on est forcé de les
opérer de bonne heure. En termes généraux, on pensait, il y a peu de
temps encore, que l'intervention chirurgicale devait être retardée jusqu'à ce
qu'il devînt évident que l'état général commençait à s'altérer, ce qu'indiquaient
l'amaigrissement autour du cou et à la partie supérieure de la poitrine, le
trouble de la digestion et la gêne plus ou moins grande de l'action du cœur
et des poumons. On a soutenu qu'un judicieux retard permettait au péritoine
de tolérer plus facilement l'irritation et de devenir moins susceptible de s'enflammer qu'il ne le serait si on enlevait la tumeur à une période jeune de
son développement. Mais, d'un autre côté, la malade perd toutes ses chances
de guérison si on retarde l'opération jusqu'au moment où sa force vitale se
trouve déprimée au point de ne plus pouvoir réagir contre le choc de l'opération. On pensa alors qu'on obtiendrait les meilleurs résultats en opérant la
malade lorsqu'elle aurait été bien préparée. Mais dans ces derniers temps,
de grands changements se sont produits dans le traitement de ces tumeurs,
et le taux de la mortalité a été abaissé d'une façon remarquable. Grâce à
une expérience plus grande de la méthode employée, on a déjà démontré,
comme nous le verrons plus loin, que tous les avantages sont en faveur de
l'opération pratiquée de bonne heure, avant que des adhérences se soient
formées.

Traitement préparatoire.

Il est très important d'obtenir la liberté du ventre et un bon fonctionnement
des reins avant d'opérer. La pression de la tumeur longtemps continuée
amène une accumulation plus ou moins grande de fèces qu'on doit faire disparaître, autant pour le bien-être de la malade, que pour le succès de l'opération. Le moyen employé pour enlever les scybales fera disparaître aussi les
gaz. Sans ce traitement préparatoire, l'opération devient plus difficile à
exécuter, et le succès définitif plus incertain. Lorsque l'intestin est très distendu par des gaz, il est presque impossible de le maintenir dans la cavité
abdominale pendant l'opération ; de plus, toute augmentation de son volume
par distension, peut gêner l'inspection qu'on peut avoir à faire pour découvrir la source d'une hémorragie. Le bien-être de la malade après l'opération
peut être également diminué par les gaz intestinaux, et si le pédicule est
court, et a été fixé dans la plaie par un clamp ou une suture, il peut être
déplacé au point de saigner, ou bien il peut se produire une telle irritation
qu'il s'ensuive de la péritonite.

Un bon état de la peau tend à assurer un bon fonctionnement de l'intestin,
des reins, du foie et des poumons, qui rendra la circulation dans les capillaires plus active et diminuera ainsi le danger d'inflammation et d'empoisonnement du sang. Mon expérience me porte à croire qu'un certain nombre
de malades sont atteintes de péritonite, et peut-être de septicémie après

l'opération, parce qu'on ne s'est pas occupé avant l'opération du fonctionnement de la peau.

L'influence exercée sur les autres organes par le bon fonctionnement de la peau est un fait trop bien établi pour que nous ayons besoin de le discuter davantage. Il est donc évident que si la peau est inactive, l'élimination des nouveaux matériaux septiques résultant de l'opération sera considérablement diminuée. Pendant le développement d'une tumeur de l'ovaire, la circulation tend à devenir si imparfaite dans les capillaires que, même dans les circonstances les plus favorables, la peau est d'habitude sèche et inactive. C'est pour cela que je m'occupe d'abord de la peau, et je trouve qu'il est beaucoup plus facile d'agir ensuite sur l'intestin.

Un bain de vapeur est ce qui produit le plus d'effet, et dans le cas où il n'agirait pas on pourrait obtenir ce résultat avec un bain d'eau chaude. Lorsque le corps a été bien lavé avec du savon et séché, la peau, surtout celle des extrémités, doit être frottée avec la main enduite de vaseline. Le corps doit être essuyé avec un morceau de flanelle, de façon à enlever l'excès de graisse, et la malade doit boire ensuite un peu de tisane, puis il faut la replacer dans son lit et la couvrir de manière à favoriser le fonctionnement de la peau, et à obtenir le repos par le sommeil. Il faut agir ainsi le soir des quelques jours qui précèdent l'opération, ou bien seulement deux ou trois fois par semaine si le cas n'est pas urgent.

Lorsque l'état de la malade le permettra, on administrera un cathartique actif, en vue de dégager le système porte. Le podophyllin remplira souvent le but, et ses effets irritants peuvent être neutralisés en le combinant à une petite quantité de belladone. Mais j'emploie une combinaison de calomel et de soda plus fréquemment que n'importe quel autre purgatif, et je le fais suivre de plusieurs doses d'huile de ricin, qui est le purgatif auquel on peut avoir le plus de confiance lorsque les forces de la malade sont très réduites.

En dehors de l'emploi du cathartique, il sera toujours bon de donner un ou plusieurs lavements d'eau chaude et de fiel de bœuf épais, la malade étant dans la position génupectorale, de la façon que j'ai déjà décrite. Ainsi donnés, les lavements distendent le côlon et constituent le moyen le plus efficace que nous possédions pour enlever les scybales et les gaz.

Ainsi que le recommandait le Dr Peaslee, l'alimentation de la malade pendant plusieurs jours avant l'opération doit consister principalement en potages au lait. On fait bouillir pendant une heure à parties égales du lait et de l'eau, qu'on fait épaissir avec de la farine, et on ajoute du sel de préférence au sucre. Ce régime ne donne pas naissance à des gaz et la malade, grâce à lui, souffre moins d'accumulation fécale. Lorsqu'il faut donner de la viande, on choisira une côtelette épaisse et tendre qu'on fera cuire bien à point, parce que c'est ce qui se digère le plus facilement après l'estomac de gibier. Il est utile que pendant les quelques jours qui précèdent l'opération, le régime de la malade soit très simple, juste suffisant pour soutenir les forces. Afin de mettre la malade dans le meilleur état possible pour l'opération, il sera absolument nécessaire qu'elle passe une bonne nuit, il faut qu'elle n'ait pas d'anxiété ; pour cela, on lui donnera un calmant. C'est vers midi que la malade est le mieux pour l'opération. Il faut qu'il se soit écoulé trois heures depuis qu'elle a pris de la nourriture avant de lui administrer l'anesthésique, et si pendant ce temps il est nécessaire de soutenir la malade, on lui injectera dans le rectum un peu de thé de bœuf et de brandy.

Au moment de l'opération, la malade doit être vêtue d'une chemise et d'un caleçon de flanelle, d'une robe de nuit et de bas. Enfin, avant d'entrer dans la chambre d'opération, la malade doit uriner.

Il est très important ici, comme dans toutes les opérations chirurgicales sérieuses, de choisir un jour clair et limpide, avec vent d'ouest. Le vent froid, dur, de l'est affecte d'une façon très notable le système nerveux lorsque la femme est faible. La dépression des centres nerveux pourrait rendre la réaction au choc opératoire plus difficile. Lorsque la malade est faible, je n'hésite jamais à remettre l'opération à un jour plus favorable, à moins qu'il n'y ait des raisons de ne pas retarder.

La meilleure chambre est celle dont les fenêtres sont tournées à l'ouest ou à l'est ; sa température doit être maintenue d'une façon continue à 28°.

Pour opérer, on emploiera la table qui sert pour les examens ordinaires, on la recouvrira de plusieurs draps et on placera par-dessus tout une toile de caoutchouc. Plusieurs oreillers sont nécessaires. La table d'opération doit être placée près de la fenêtre, de manière que les membres inférieurs de la malade soient dirigés vers elle, mais il faut laisser de la place pour une petite table qui servira à mettre les instruments, et qui permettra à l'élève chargé de l'appareil à spray de se placer.

Le nombre des instruments recommandés pour cette opération est très considérable, mais les instruments essentiels, outre ceux qui servent ordinairement pour la gynécologie, sont peu nombreux : un scalpel, quelques pinces à forcipressure, une sonde cannelée, un trocart muni d'un long tube de caoutchouc, une pince de Museux pour attirer le sac, un clamp pour fixer le pédicule si c'est nécessaire, un appareil à cautères, des éponges montées, des ciseaux divers, un tube à drainage en verre, des aiguilles et tout ce qu'il faut pour faire des sutures. Tous ces instruments doivent être soigneusement nettoyés et placés sur la table dans un plateau contenant un liquide désinfectant. On garnira d'une anse de fil à laquelle on attachera le fil d'argent un certain nombre de grandes aiguilles droites, analogues à celles dont on se sert pour le périnée. On préparera pour le pédicule un certain nombre de ligatures de soie assez forte, mais pas trop grosse, si on veut le fixer par cette méthode, ainsi qu'un certain nombre de ligatures pour lier les points qui saigneront. La plupart de ces ligatures doivent être réunies au point ponvenable et être placées sous la garde d'un aide. Un certain nombre de morceaux de toile dont les bords seront ourlés, ayant environ 20 centimètres carrés, doivent être préparés et placés dans une solution phéniquée. Ces morceaux de toile sont destinés à recouvrir les tissus qu'il faudra manier ; c'est Kœberlé qui s'en est servi le premier.

Il est important que l'opérateur examine lui-même soigneusement les ponges et voie si elles sont bien préparées. Nous n'avons pas de meilleure méthode à suivre que celle qui a été donnée par M. Tait [1] : « Les éponges à employer doivent être d'excellente qualité et différer un peu de volume et de forme ; elles doivent être absolument exemptes de fissures et de points déchirés dont les morceaux pourraient se détacher. Lorsqu'elles sont neuves, je les trempe pendant vingt-quatre heures dans une solution d'acide muriatique suffisamment forte pour qu'elles soient désagréablement âpres au toucher ; cet acide dissout les particules de chaux dont elles sont remplies et en dégage le sable qu'il faut faire entièrement disparaître. On les lave après chaque opération et on les trempe pendant quarante-huit heures dans une solution forte de lessive de soude et d'ammoniaque afin de dissoudre la fibrine ; on les lave ensuite à plusieurs reprises jusqu'à ce que l'eau qui en sort soit parfaitement propre. Après les avoir placées pendant une semaine dans une solution phéniquée à 5 pour 100, on les suspend enfin dans un sac de calicot dans une pièce chaude jusqu'à ce qu'elles soient sèches. J'ai toujours à ma disposition un grand stock d'éponges, je les surveille et les soigne constamment. »

Sir Spencer Wells dit [2] : « J'ai longtemps insisté sur la grande importance de se servir toujours d'éponges parfaitement pures, et je crois qu'on y arrive mieux en les trempant dans une solution phéniquée après les avoir lavées, qu'en se contentant de les laver seulement. Après une opération, je continue mon ancienne méthode de nettoyer les éponges dans une solution faible d'acide sulfureux. Pendant l'opération, outre le lavage à l'eau pure, l'éponge, avant qu'on s'en serve, est plongée dans une solution à 20 ou 30 pour 100 d'acide phénique ou de phénol pur. » « Les gardes doivent prendre la précaution de ne plonger les éponges dans la solution que quand elles ont été lavées, autrement l'albumine pourrait se coaguler et empêcher de les nettoyer. Comme les gardes font souvent cette erreur, il est bon d'avoir deux ou trois séries d'éponges, soigneusement comptées et séparées, pour servir successivement pendant l'opération. »

D'après l'avis de ces deux opérateurs, les éponges s'améliorent par l'usage lorsqu'on les soigne bien, et on m'en a montré, dans ma récente visite, qui servaient continuellement depuis deux ans.

Il est une sorte d'éponges, dont on se sert depuis peu à l'étranger, surtout en Angleterre, et qu'on appelle dans le commerce *éponges de potiers*. Ces éponges ont une texture fine, elles sont souvent aussi larges que les deux mains et très minces. Comme elles présentent une surface large et plate, les potiers les emploient pour lisser la vaisselle en terre avant la cuisson. En chirurgie abdominale, elles ont une grande valeur pour couvrir et protéger les intestins, après l'ouverture de la paroi abdominale, contre l'action de l'air et pour arrêter tout suintement de sang.

En ce qui concerne l'application complète du listérisme, comme on l'ap-

---

[1] Lawson Tait, *The Pathology and Treatment of the diseases of the ovaries*, p. 282. New York, 1884. Édition française du D' Ad. Olivier, p. 338.

[2] Spencer Wells, *On ovarian and uterine tumors, their diagnosis and treatment*, p. 219. London, 1882.

pelle, à la chirurgie abdominale, il s'est fait une révolution complète dans ces dernières années. Le Dr Keith, d'Édimbourg, ne veut plus se servir du spray phéniqué et beaucoup d'opérateurs sont de son avis. Il a été démontré qu'il n'avait aucun avantage dans cette branche de la chirurgie, et que de plus il pouvait être une cause de trouble pour la malade. Le Dr Keith, Lawson Tait, le Dr Savage, de Birmingham, et le Dr Bantock, du *Samaritan Hospital*, de Londres, l'ont depuis longtemps abandonné, et aux États-Unis je ne connais pas d'opérateur qui se serve encore du spray phéniqué. Ce qu'il y a de remarquable c'est que ce sont ceux qui ont laissé de côté le spray, en Angleterre, qui ont les meilleurs résultats. M. Thornton est le chirurgien qui a le plus préconisé l'emploi du spray, mais ses résultats ne sont certainement pas meilleurs que ceux de son collègue le Dr Bantock. Après la dernière opération que je vis pratiquer à M. Thornton, je me déterminai à ne plus jamais employer le spray. Je souffris pendant plusieurs heures de maux de tête et de douleurs dans les lombes, en même temps qu'il y eut suppression presque complète du fonctionnement des reins. Je fus alors convaincu que si je pouvais souffrir à ce point alors que mes reins étaient en bon état, au moins je le crois, il pourrait parfois en résulter pour la malade, dont l'état lui permet moins de résister aux effets toxiques, de très sérieuses conséquences.

La réaction a cependant été poussée trop loin. M. Tait représente un extrême, et il ne prend aucune précaution en dehors de la propreté et du soin de placer ses instruments dans l'eau pure pendant l'opération. M. Tait peut justifier sa manière de faire par ses observations d'opérations de chirurgie abdominale, qui le placent au-dessus de ses confrères, mais son exemple ne peut être suivi avec avantage. Grâce à son habileté indubitable et à sa grande expérience, les circonstances peuvent le favoriser, je crois, car il vit dans une ville manufacturière, où l'atmosphère est toujours chargée de charbon, qui pénètre partout sous forme de suie. Cet état de l'atmosphère existe cependant à un plus ou moins haut degré à Londres, et plus encore dans les grandes villes d'Angleterre et d'Écosse. Mais nous devons trop à sir Joseph Lister pour laisser complètement de côté son enseignement. La plupart des détails de sa méthode peuvent sembler superflus, ou d'une valeur douteuse, mais le principe doit rester debout, en raison des résultats qui ont été obtenus et qu'on ne peut attribuer à une autre source. J'ai soutenu, alors que je professais, l'opinion exprimée ailleurs dans cet ouvrage, que la mort de la malade était déterminée souvent par les ongles de l'opérateur. Dans les premières années, j'étais aussi propre et aussi soigneux dans la préparation de l'opération qu'aujourd'hui, et cependant j'ai remarqué un changement en mieux dans mes résultats, changement immédiat et notable, en adoptant la méthode antiseptique, et il en a été ainsi pour tout le monde.

Dans la pratique privée, on peut être souvent forcé par l'entourage à se relâcher plus ou moins dans les détails, mais dans la pratique hospitalière ils doivent être observés avec le plus grand soin.

En chirurgie générale, je crois que l'emploi du spray phéniqué, d'une force modérée, est plus important et plus utile dans tous les cas que pour la chirurgie abdominale. Il est préférable que l'atmosphère soit humide lorsque le péritoine est mis à nu, en sorte que l'appareil à spray peut être utilisé avec avantage pour maintenir l'atmosphère de la chambre dans un état d'humidité suffisante.

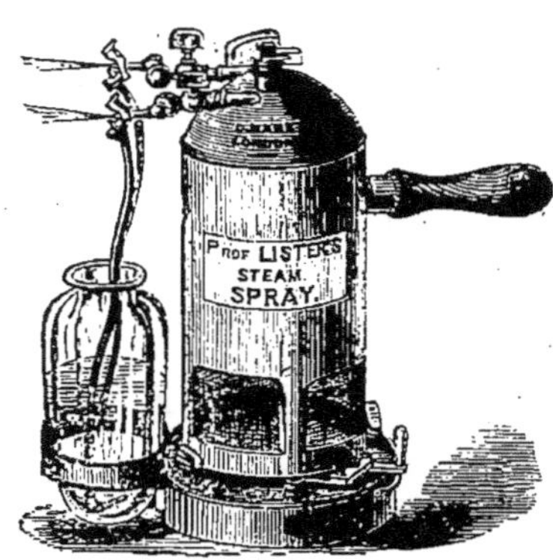

Fig 192. — Pulvérisateur à vapeur de Lister.

Il faut choisir l'appareil à pulvérisation assez grand pour qu'il puisse fonctionner deux heures sans avoir besoin d'être rempli. On en a inventé un certain nombre en Amérique, qui se rapprochent plus ou moins de celui de Lister. Les appareils modifiés de Weir, Thomas, Haucks, etc., sont d'un emploi général et chacun d'eux se recommande par un point spécial.

Il n'est pas nécessaire, pendant l'opération, de disposer le pulvérisateur de façon à envoyer la vapeur sur l'ouverture abdominale, comme lorsqu'on se servait de l'acide phénique ; il suffit qu'il soit placé dans une position élevée, mais la situation importe peu.

Il faut préparer soigneusement tous les instruments dont on aura à se servir pendant l'opération, et il est utile de les soumettre à une haute température après chaque opération. Cela est particulièrement nécessaire pour les couteaux ou les chas des aiguilles, et pour les parties des instruments qu'il est difficile d'atteindre pour les nettoyer. Pendant la durée de l'opération, on maintiendra les instruments dans un liquide antiseptique, dans un plateau plat et creux. Il est nécessaire d'avoir une solution de phénol absolument pur, à 1 partie pour 20 d'eau, pour purifier les éponges et pour tous les instruments pointus et coupants. On peut aussi se servir pour les éponges d'une solution à 2 pour 100 de bichlorure de mercure, et cela serait préférable, sous certains rapports, pour les instruments, si ce sel avait moins d'action sur le métal. Cette solution produit un dépôt qui émousse les bords du couteau et détruit la pointe de l'instrument.

La soie qui doit servir pour faire les ligatures doit être bouillie et placée dans de la cire fondue, puis on enlève la cire superflue avec les doigts; enfin il faut tordre et allonger la soie pendant qu'elle est encore chaude. On peut alors la placer dans du papier, mais il faut la tremper dans le bichlorure une demi-heure au moins avant de s'en servir.

C'est l'opérateur qui manie ses instruments et ses ligatures qui obtient les meilleurs résultats ; après qu'on les a placés dans la solution préparée pour l'opération, personne ne doit plus y toucher.

Le pansement qu'il faut appliquer après l'opération doit consister en un morceau de toile à fromage, saupoudrée d'iodoforme, qu'on plie en plusieurs doubles et qu'on recouvre d'un petit morceau de soie huilée ou de toile de caoutchouc mince ; en outre, il est nécessaire d'avoir de la ouate qui a été soumise à une haute température ; par-dessus tout il faut placer un bandage abdominal en coton épais, qui doit être chauffé en même temps que la ouate. Il est nécessaire d'avoir quatre aides ; il faut autant que possible limiter le nombre des spectateurs, et tous ceux qui sont à ce moment dans la pratique active ou qui sont étudiants en médecine doivent être exclus dans l'intérêt de la malade.

Il est une chose qui me surprend, c'est le peu de conscience qu'il y a à l'étranger, où un homme se rendra directement d'une salle de dissection ou d'une visite de malade à une opération de ce genre, et il le fera en pleine connaissance de cause et sans souci des conséquences. Il est moralement aussi responsable de la mort de la malade que s'il lui envoyait une balle dans la tête.

OBSERVATION LXXXI. — Il y a quelque temps je conseillai à une jeune fille, qui semblait en bonne santé, de se faire enlever un petit kyste de l'ovaire, qui récemment avait pénétré du bassin dans l'abdomen. Je l'engageai à se faire opérer, par devoir, parce qu'il était évident que l'opération serait simple, et le danger nul comparativement à celui qu'elle courrait si on tardait d'un an ou deux. Immédiatement avant l'opération, plusieurs médecins de la polyclinique et de l'École de médecine m'envoyèrent, avec des cartes d'introduction, plusieurs de leurs élèves demandant à assister à l'opération, et contrairement à mon habitude j'acquiesçai. Juste au moment où j'allais commencer l'opération, un de ces messieurs prit une pince ou des ciseaux dans le plateau placé en avant de lui pour les montrer à un ami. Je saisis sa main et le requis d'avoir à ne plus toucher aux instruments. Sans songer aux conséquences, je procédai à l'opération et je négligeai de désinfecter ma main qui avait touché son vêtement. L'incision abdominale fut juste assez grande pour laisser passer deux doigts, le sac fut vidé en un moment et extrait. Le pédicule était long et très petit ; je liai et je remis les choses en place ; je fermai enfin la plaie sans même avoir introduit un doigt dans la plaie.

Les éponges, les instruments et les ligatures avaient été préparés avec le plus grand soin, et je n'ai jamais pratiqué une opération où la malade semblait aussi peu exposée aux complications. En moins de vingt-quatre heures, cette pauvre fille était condamnée, et elle mourait le sixième ou le septième jour. Un abcès s'était formé autour du pédicule et elle était morte de péritonite septique. L'homme qui avait pris cet instrument est responsable de la mort de cette fille.

La matière septique est si facilement transportée qu'il est remarquable qu'il y ait des plaies qui y échappent.

OBSERVATION LXXXII. — Il y a quelques années, le Dr Jacobi m'envoya une femme assez âgée qui était atteinte de procidence. Au bout de trois semaines de traitement préparatoire dans mon hôpital privé, pendant lesquelles elle fut confinée dans sa chambre, je l'opérai une après-midi, le Dr Jacobi étant présent. Il fut nécessaire de dénuder une très large surface en forme de bouclier, et comme j'allais introduire la première suture, le Dr Jacobi plaça son doigt sur la surface prolabée afin de se convaincre qu'elle était extraordinairement dure. Deux jours après l'opération, je fus surpris de la trouver avec la température à 40°,5 et dans un tel état de faiblesse que je commençai à m'alarmer sur le résultat. La garde m'informa qu'il y avait un écoulement vaginal extrêmement abondant. Je supposai que les sutures avaient coupé les tissus, et afin d'enlever ce que je croyais être la source de l'irritation je les enlevai. A ma surprise, je trouvai toute la surface que j'avais avivée à nu recouverte d'un dépôt diphthéritique assez épais. J'appris du Dr Jacobi qu'il avait examiné la gorge d'un enfant atteint de dipthérie le matin de l'opération. Je n'en avais pas vu un cas depuis des années; le Dr Bache Emmet qui la soigna après l'opération n'en avait pas vu depuis six mois; les gardes ne pouvaient en avoir vu; et la malade n'en avait jamais vu et n'était pas sortie de la maison depuis plusieurs semaines. La malade mit un mois à guérir, non sans avoir eu la gorge prise.

On étendra à la partie inférieure de la table une couverture chaude avec laquelle on enveloppera les jambes et les pieds de la malade qui reposent sur une chaise. On roulera la robe de nuit et la chemise de façon qu'elles ne puissent être salies. On glissera sous le milieu du dos un petit oreiller pour le soutenir, et les autres oreillers devront être disposés de manière à rendre confortable la position de la malade. L'opérateur choisira le côté de la malade où il se tiendra, selon la direction de la lumière, ou selon sa préférence. Son aide principal se tiendra de l'autre côté de la table d'opération, sur la même ligne que l'opérateur, quand cela sera nécessaire. Une troisième personne peut se tenir à côté de l'aide principal, plus près de la tête de la malade, afin de maintenir fortement la pression quand la tumeur se videra. Cette personne le fera en appliquant ses mains ouvertes à plat de chaque côté de l'abdomen. Plus tard, il peut être nécessaire d'aider la personne qui donne l'éther, afin de surveiller l'état de la malade et de lui donner des injections hypodermiques de brandy si le besoin s'en fait sentir. La personne qui administre l'anesthésique doit être particulièrement adroite à le donner, et si familiarisée avec l'opération qu'elle ne négligera pas l'anesthésie pour voir opérer. Il faut que l'attention de l'opérateur ne soit pas attirée en dehors de ce qu'il fait. Le quatrième aide est chargé des éponges et doit les laver.

Pendant qu'on donne de l'éther à la malade, il faut placer entre ses genoux un drap plié, et les cuisses doivent être liées ensemble et fixées, si c'est nécessaire, au dos de la chaise ou à la table. Un large récipient doit être placé sous la table pour recevoir le contenu de la tumeur, et le long de ce récipient on placera un petit bassin à main qu'on pourra employer dans le même but s'il convient mieux. On mettra tout près un certain nombre de serviettes et un bassin contenant de l'eau chaude, dans laquelle l'opérateur pourra plonger ses mains de temps en temps, et une personne doit être chargée de changer fréquemment pendant l'opération l'eau qui a été phéniquée ou à laquelle on a ajouté du bichlorure de mercure. Avant de commencer l'opération, il faut s'assurer qu'on a placé devant le feu sur l'appareil à charbon plusieurs couvertures, un vêtement de rechange pour la malade dans le cas où cela serait nécessaire, et une quantité suffisante d'eau. Le lit de la malade doit être aussi convenablement préparé. Il doit être étroit, afin qu'on puisse aisément atteindre la malade ; le matelas doit être en crin, dur, protégé par une toile en caoutchouc, et recouvert par un drap de coton et une couverture sur lesquels reposera la malade. Le long du centre du lit il faut placer un certain nombre de boules d'eau chaude bien bouchées, et recouvertes par la couverture et le drap.

Tous les détails préliminaires étant remplis, le chirurgien doit se préparer lui-même pour l'opération. La partie la plus importante de cette préparation consistera dans le nettoyage de ses mains et de ses ongles. Il faut qu'il se serve de la brosse à ongles, d'eau chaude et de savon, puis après d'acide phénique et de térébenthine. En outre l'aide principal, celui qui est chargé de laver les éponges et tous ceux qui peuvent être appelés à manier les éponges ou les instruments, ou placer la main dans la plaie, doivent nettoyer et désinfecter leurs mains de la même manière.

Manière de traiter le pédicule.

Afin d'éviter les répétitions et de n'être pas arrêté dans notre description de l'opération, nous allons étudier tout d'abord les différentes manières de traiter et d'assurer le pédicule. Si l'opérateur n'a pas de préférence, il choisira entre le clamp et la ligature ou peut-être le cautère dans certaines circonstances. Quelquefois on énuclée la tumeur, lorsqu'il y a absence de pédicule. En termes généraux, on peut dire que le clamp doit être réservé pour le cas de pédicule long, et le cautère pour le pédicule étroit avec petits vaisseaux. La ligature est aujourd'hui le moyen le plus employé. Pendant quelques années j'ai employé exclusivement la ligature de soie dans ce but, et j'ai rentré le pédicule dans la cavité abdominale, bien que j'eusse été antérieurement opposé à cette pratique. Mon opposition à la ligature était entièrement basée sur des idées théoriques : je craignais que la soie n'agit comme corps étranger et n'amenât la formation d'abcès, mais l'expérience a prouvé le contraire.

Dans mes premières opérations, j'ai lié et fixé le pédicule à l'angle inférieur de la plaie, comme l'avait recommandé Langenbeck et plus tard le Dr H. B. Storer. J'employai ensuite pendant quelque temps le clamp, qui se montra entre mes mains la méthode de traitement du pédicule la moins satisfaisante. Plus tard, pendant plusieurs années, j'assurai le pédicule au moyen du fil d'argent en faisant le point de suture de cordonnier.

Le Dr Peaslee [1] fait honneur au Dr Murray du *Great Nothern Hospital* de Londres, d'avoir proposé, en 1865, l'application d'une ligature sur le pédicule en forme de 8 et il dit « que le Dr Emmet a publié sa manière de se servir du fil d'argent suivant la même méthode en 1870 [2] ». C'est une erreur, car je me suis rarement servi de la suture en 8 de chiffre, je faisais au moins trois sutures, et le nombre pouvait en être augmenté à volonté, comme les sutures de cordonnier, tandis que le but du Dr Murray était simplement d'assurer le pédicule avec la soie ou tout autre moyen, en deux sections.

Je me servais d'un fil métallique plus volumineux que celui qu'on employait généralement en chirurgie, et ayant 30 centimètres de long ; j'employais une grosse aiguille attachée à chaque extrémité, et le fil était tordu dans l'œil de l'aiguille.

Pendant qu'un aide tenait le pédicule de façon à permettre la transmission

[1] Page 442 de son ouvrage.
[2] *Amer. Journ. of Obstetrics.*

de la lumière, je choisissais un endroit sans vaisseaux, et j'y enfonçais une aiguille, puis de l'autre côté j'en enfonçais une autre le long du même trajet, mais en sens opposé. Je répétais cette manœuvre à de courtes distances et je comprimais les intervalles compris entre les sutures en serrant les fils. Le pédicule se trouvait ainsi être compris en trois ou quatre sections suivant le côté, et les extrémités des fils étaient tordues et coupées. A chaque section le fil était serré, mais avant de le tordre, l'opérateur saisissait le moignon du pédicule entre le pouce et l'index, et exerçait une traction d'abord sur un fil, puis sur un autre. Si on faisait la traction sur les deux extrémités à la fois, on ne comprimerait qu'une section, car la suture se lierait au point où les fils se croiseraient. Mais en tirant sur un fil à la fois on l'entraine droit, de telle sorte que les tissus peuvent alors être facilement réunis, ou comprimés entre les doigts, et on peut ensuite entraîner l'autre fil de la même manière. On tordait les extrémités, on les pliait à plat et on les coupait en laissant à la portion tordue une longueur de quelques millimètres. Ce fil restait ainsi enfoui dans les tissus et était recouvert par le moignon qui le cachait; il s'enkystait et ne déterminait pas d'irritation.

Je me suis servi d'un clamp temporaire, placé généralement près de l'utérus et qui n'écrasait pas les tissus; j'employais un clamp construit sur le principe de celui dont on se servait avec les sacs à glace en caoutchouc de Chapman, dans lequel on amène simplement en contact des surfaces arrondies et plates. Alors immédiatement avant de tordre les extrémités des fils, mais pendant que la pince les tient, le clamp doit toujours être soigneusement desserré. S'il se produit un écoulement de sang, on serre davantage les fils pendant qu'avec les doigts on arrête aisément l'écoulement de sang.

Si l'écoulement se produit en un point particulier après que les extrémités ont été assurées, il est facile de serrer cette portion en accrochant un ténaculum sous le fil et en le faisant tourner plusieurs fois sur lui-même. Cette suture doit être placée aussi près que possible de l'utérus sans faire de traction exagérée, et en s'arrangeant de façon à laisser au moignon une longueur de 3 à 4 centimètres au delà de la portion étreinte. Si on négligeait cette précaution et si on taillait les tissus trop près de la suture, la portion du pédicule qui est serrée par l'anse pourrait être refoulée par la traction, et la malade pourrait mourir d'hémorragie.

Je ne connais pas de moyen autre que le clamp pour fixer le pédicule, lorsque son volume est si petit qu'on ne peut se servir du point de savetier. J'ai fixé le pédicule dans quinze cas au moyen de cette suture, et dans tous les cas, sauf un, où j'ai coupé les tissus trop courts, j'ai été complètement satisfait de son action. Dans ce cas, on trouva après la mort que 500 grammes de sang s'étaient écoulés peu à peu pendant les trois jours qui avaient précédé la mort, par une portion du pédicule qui avait glissé de l'anse. Si l'hémorragie n'avait pas été la cause immédiate de la mort, ce qui fut probablement le cas, la conséquence en aurait été tout de même sérieuse si la malade s'était remise. Ayant suivi de près pendant quelque temps la pratique du Dr Peaslee, et trouvant que ses résultats étaient bons par l'emploi de la ligature de soie, j'abandonnai le fil d'argent. Cependant, dans certaines conditions, on pourra employer le point de savetier avec grand avantage pour réunir les surfaces hors du bassin, et lorsqu'on ne pourra appliquer avec exactitude une suture interrompue. On peut s'en servir dans les tissus vasculaires où il est plus sûr que n'importe quelle autre suture, même si le point venait à passer à travers le centre d'un gros vaisseau, car l'écoulement sanguin serait arrêté par suite de la compression exercée de tous côtés. Le fil d'argent s'enkyste si complètement que lorsque la mort survient au bout d'une semaine il est excessivement difficile de le trouver.

Sous certains rapports, le fil de fer, même d'un diamètre plus petit, est préférable en raison de sa force, et par suite de ce fait, que le fer peut, avec le temps, s'oxyder et être résorbé.

Le Dr Nathan Smith, de Connecticut, en 1821, fut le premier à lier les vaisseaux du pédicule, puis à couper courtes les extrémités des ligatures, à rentrer le moignon, et à fermer la plaie externe. Le Dr D. Rogers, de New York, en 1829, et Siebold, en 1846, employèrent la même manière d'opérer. Le Dr Tyler Smith, de Londres, en juin 1861, adopta la méthode, et c'est ce qui le mit en relief, aussi cette méthode porte-t-elle généralement son nom en Angleterre.

On a aussi lié le pédicule avec du catgut phéniqué, qui a été recommandé non seulement en raison de ses propriétés antiseptiques, mais par suite de ce fait qu'il est rapidement résorbé et qu'il disparait en quelques jours. Mais c'est dans cette propriété que gît le danger de son emploi, puisque la mort peut survenir par suite d'hémorragie lorsque la ligature a été résorbée avant que les vaisseaux se soient oblitérés. On ne peut avec le catgut serrer le nœud aussi fort qu'avec la soie, et il n'a aucun avantage, car la soie disparait aussi avec le temps.

C'est M. J. Hutchinson qui adopta le premier le clamp, en 1858, et son premier instrument fut un compas de menuisier qu'il améliora plus tard en enlevant les poignées. Cet instrument fut pendant un moment le moyen favori pour assurer le pédicule, mais on l'emploie rarement aujourd'hui. Il a toujours été cependant le moyen favori de M. Spencer Wells, et quand un homme qui a enlevé plus de neuf cents tumeurs de l'ovaire a accepté un instrument on doit lui consacrer plus qu'une courte notice.

L'emploi de cet instrument présente deux avantages : l'écoulement du sang par le pédicule ne peut se produire sans qu'on s'en aperçoive, et on ne laisse aucun corps étranger en rapport avec le pédicule dans la cavité abdominale. D'un autre côté, à moins que le pédicule ne soit long, la malade souffre par suite de la traction exercée lorsque l'abdomen se trouve distendu par des gaz. On peut attribuer à cette irritation l'apparition de la péritonite, ainsi que je l'ai fréquemment pensé. On a fait l'objection que cette fixation de l'utérus pourrait avoir de mauvais résultats s'il y avait grossesse. C'est là, cependant, une condition exceptionnelle, car j'ai vu souvent la grossesse marcher sans qu'une traction ait semblé être exercée sur l'utérus. On a aussi soutenu que l'intestin était exposé à venir s'étrangler sous cette bande.

M. Spencer Wells a modifié, de temps en temps, la forme du clamp ; la figure 193 représente celui dont il se sert actuellement, dont les manches peuvent être détachés, ne laissant qu'un anneau autour du moignon du pédicule. Kœberlé aussi se sert d'un constricteur circulaire, ou clamp, qui agit d'après le même principe que celui dont se sert Spencer Wells.

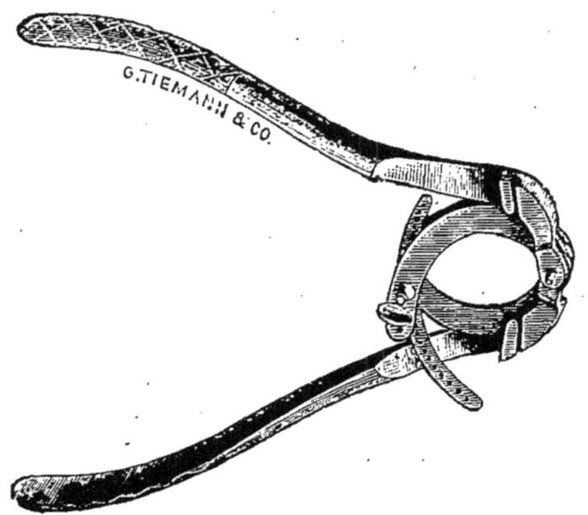

Fig. 193. — Clamp de Spencer Wells.

Les principaux instruments employés dans nos pays sont ceux de Wells,

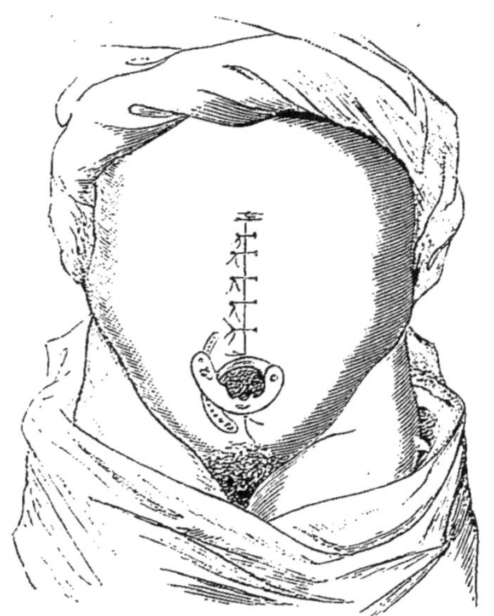

Fig. 194. — Réunion de l'incision abdominale et application du clamp d'après Spencer Wells.

de Thomas, de Dawson et d'Atlee; chacun de ces clamps se recommande par un caractère particulier. Je préfère celui de Thomas.

L'emploi du cautère actuel chauffé au rouge, pour diviser le pédicule, a été mis en pratique pour la première fois par M. Baker Brown, de Londres, bien que ce soit à M. John Clay, de Birmingham, qu'est dû le mérite de la conception, puisqu'il a employé le premier la méthode pour diviser les adhérences. On n'emploie plus ce procédé autant qu'autrefois, et actuellement il est principalement préconisé par le Dr Keith, d'Édimbourg. Comme le Dr Keith a réussi à sauver un nombre plus considérable de malades que n'importe quel autre opérateur du monde entier, ce mode de traitement acquiert une valeur qu'il n'aurait pas autrement. M. Baker Brown fut forcé

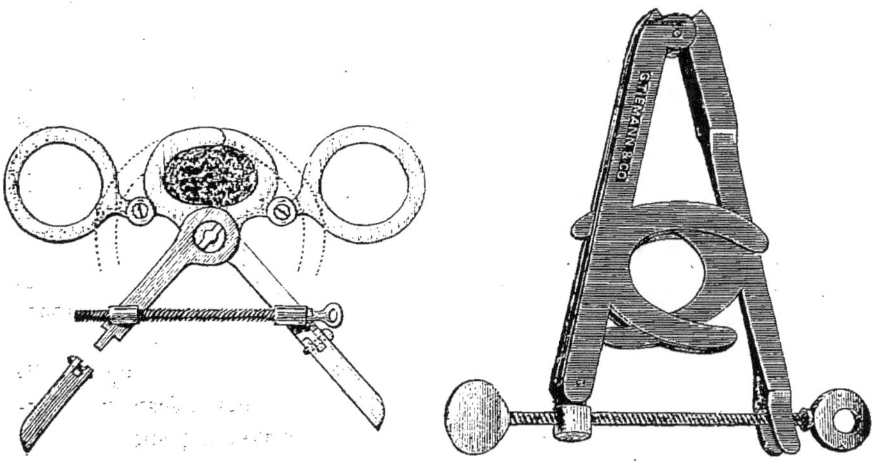

FIG. 195. — Clamp de Kœberlé.

FIG. 196. — Clamp de Thomas.

de recourir fréquemment à l'emploi de la ligature, tout en donnant au cautère le mérite d'avoir arrêté le suintement sanguin. Je ne sais si le Dr Keith se sert quelquefois de la ligature. D'après mon expérience du cautère, qui est limitée du reste, je dois confesser que je me méfie de sa sûreté. Mais, si on prend la précaution de lier séparément les gros vaisseaux, je crois que dans un grand nombre de cas l'emploi du cautère pour diviser le pédicule donnera de bons résultats.

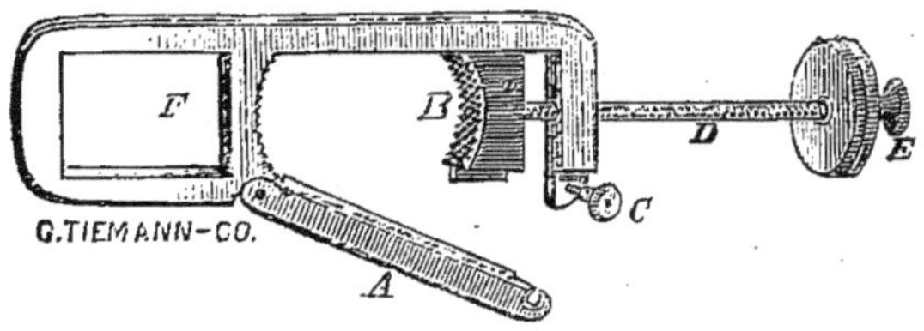

FIG. 197. — Clamp de Dawson.

Aux États-Unis, ceux qui ont opéré le plus grand nombre de malades sont encore divisés entre l'emploi de la ligature et du clamp. Le Dr Atlee, qui enleva un nombre de tumeurs de l'ovaire plus grand que n'importe quel autre opérateur, se servait presque toujours du clamp ; le Dr Peaslee, et je crois aussi le Dr Kimball, de Lowell, se servaient toujours de la ligature. Le Dr Thomas emploie toujours aujourd'hui la ligature après avoir été un chaud partisan du clamp.

Lorsqu'on se sert du cautère, sa valeur repose sur le degré de sa température qui doit être si fort au-dessous du rouge blanc, qu'il ne puisse couper les tissus que lentement, de façon que leur caractère puisse être modifié à une certaine distance au delà du point en contact avec le fer. Il n'y a pas de crainte de gangrène à avoir, ce procédé seul assure la destruction de tous ces tissus, sauf les vaisseaux les plus volumineux, qui, en général, doivent être liés.

A ce propos, il me faut parler du clamp protecteur de Storer, qui est un excellent instrument à employer comme clamp temporaire. Pour l'enlèvement de l'utérus, ou pour protéger les tissus profonds du bassin, nous ne possédons pas de moyen aussi bon.

Il y a certaines conditions, à savoir, l'absence de pédicule, un pédicule trop court, l'existence d'adhérences près du point d'attache qui peuvent rendre utile l'énucléation de la tumeur [1], ainsi que l'a préconisé et le premier pratiqué le Dr Miner, de Buffalo. Dans un cas où le kyste adhérait de tous côtés, il réussit à séparer les couches de la paroi kystique sur une si grande étendue qu'il libéra la tumeur.

Il recommande de faire tout autour de la tumeur une incision superficielle à une certaine distance du pédicule, et d'essayer ensuite d'écarter les tissus de façon à séparer la tumeur de ses connexions avec le pédicule jusqu'à ce qu'elle devienne libre.

Le Dr Miner prétend que « le pédicule était volumineux et s'étendait sur une large surface, mais que par des efforts doux et patients, il arriva à le séparer entièrement de la tumeur et à enlever cette grande masse sans avoir lié un seul vaisseau. Les branches terminales des vaisseaux du pédicule ne donnèrent pas plus de sang que les vaisseaux des points d'attache périphériques, et il ne lui sembla pas nécessaire d'appliquer des ligatures là plutôt qu'ailleurs.

Le Dr Miner a exécuté ce procédé dans un certain nombre de cas, ainsi que le professeur James P. Withe, de Buffalo, et d'autres. J'ai trouvé, dans certains cas, les parois kystiques dans un état tel qu'il était impossible de les séparer, tandis que dans d'autres on pouvait le faire avec facilité. Je n'ai jamais eu de cas où il me fut nécessaire de faire l'énucléation.

A la réunion de la section obstétricale de l'*American medical Association* de 1876, le Dr Alex. Dunlap, de Springfield (Ohio), proposa [2] ce qu'il appela la division du pédicule.

On libère tout d'abord la tumeur de toutes ses adhérences, puis on la soulève de son lit, et on fixe le pédicule d'une façon temporaire pour empêcher l'écoulement de sang. On fait alors une incision tout autour de la tumeur jusqu'à une profondeur et à une distance telle qu'il y ait assez de

---

[1] Miner, *Buffalo med. and surg. Journ.*, June 1869.
[2] Alex. Dunlap, *Med. Record*, July 8 1876.

péritoine pour former un long pédicule. Après avoir fait cela, on énuclée la tumeur d'après la méthode du Dr Miner. Le fond de la plaie ainsi formée a la forme d'une coupe et repose sur le ligament large de l'utérus. Après avoir lié les vaisseaux, on passe ensuite à travers le bord du péritoine et à égale distance cinq à six longues anses de soie. On introduit alors dans le vagin un

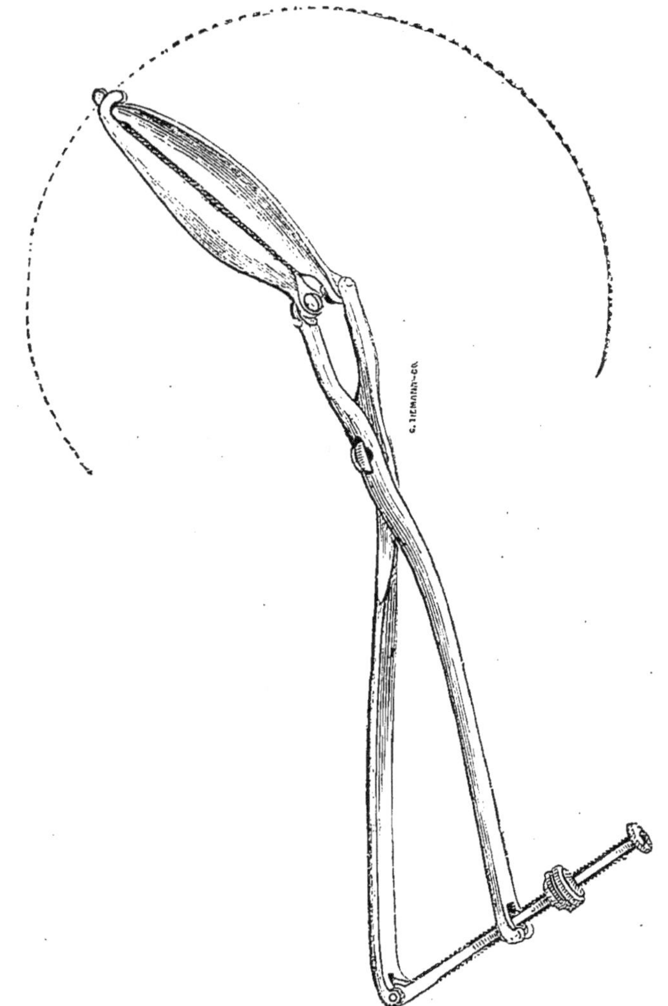

Fig. 198. — Clamp de Storer.

spéculum métallique courbe, presque sur le côté de l'utérus, jamais en avant ni en arrière, et lorsque l'instrument a été refoulé contre le fond de la plaie, on y fait une petite ouverture.

On passe alors à travers cette ouverture dans le vagin toutes les anses de fil et les ligatures des vaisseaux, puis on les amène à la vulve. On fait ensuite une traction sur ces anses, le péritoine détaché se retourne, et les surfaces sectionnées sont étroitement mises en contact.

Par ce moyen, aucun écoulement provenant du siège du pédicule ne peut pénétrer dans la cavité péritonéale, et les ligatures après qu'elles se sont détachées peuvent être entraînées à travers le vagin. Le Dr Dunlap a donné l'idée qu'on pourrait employer une méthode analogue pour enlever les tumeurs fibreuses.

Cette méthode ressemble beaucoup à celle qui a été adoptée par le Dr Freund, de Bréslau, pour l'enlèvement du cancer de l'utérus. Je ne puis dire à qui revient la priorité pour cette méthode de retournement du péritoine. Le Dr Freund recommande aussi le procédé pour l'enlèvement des tumeurs fibreuses.

CHAPITRE XLV

OVARIOTOMIE ABDOMINALE

Temps de l'opération. — Traitement consécutif. — Pansement antiseptique, fermeture de l'incision ; abaissement de la température (quinine, application d'eau froide. *Fever-col.*).

Temps de l'opération.

Il faut dans tous les cas laver la paroi abdominale avec du savon et de l'eau chaude, raser les poils si c'est nécessaire, et passer sur les parois abdominales une éponge imbibée d'une solution de bichlorure immédiatement avant le commencement de l'opération. On a quelquefois fait l'incision des parois abdominales à travers les muscles directement sur le siège de l'ovaire malade, mais cette incision ne parait pas avoir d'avantage particulier, et aujourd'hui on la fait presque toujours sur la ligne blanche. La position de cette ligne peut être aisément tracée par l'œil, de la symphyse pubienne à l'ombilic, et fréquemment dans les tumeurs de l'ovaire, la peau présente une ligne brune que marque le trajet de la ligne blanche située au-dessous.

La première incision doit être faite sur cette ligne entre les deux muscles droits, à peu près à égale distance de l'ombilic par une extrémité et des pubis par l'autre. Après avoir coupé la peau, le tissu connectif, une épaisseur plus ou moins grande de graisse, le fascia abdominal se trouvera sous les yeux ; on devra l'ouvrir sur la sonde cannelée, de même que le péritoine qui est immédiatement au-dessous. Celui-ci doit être ouvert soigneusement ; après l'avoir saisi avec une pince, on fait une petite ouverture pour l'introduction de la sonde cannelée, et on le divise avec un scalpel ou des ciseaux. L'incision doit avoir de 8 à 10 centimètres de long, et il faut opérer lentement de façon que chaque vaisseau qui saigne puisse être lié ou arrêté avec une pince à forcipressure avant d'ouvrir le péritoine. Aussitôt qu'on a mis à nu la surface du sac, on la reconnaîtra facilement, bien qu'elle soit humide, ainsi qu'on l'a dit, à sa teinte blanc de perle. Lorsque le sac est foncé et vasculaire et qu'il est recouvert de vaisseaux très volumineux, cela indique généralement un tumeur fibro-kystique de l'utérus.

Quand le sac adhère fortement aux parois abdominales, il est parfois impossible de reconnaître le péritoine. Si l'on essaye de séparer les adhérences, on peut arracher cette membrane sur une certaine étendue de la surface musculaire, et donner ainsi naissance à une hémorragie considérable avant qu'on ait reconnu quel est l'état véritable. Cela peut amener plus tard de grands désagréments, et si on veut les éviter il faut procéder avec soin jusqu'à ce qu'on ait atteint la tumeur, et si même on la ponctionnait accidentellement, il pourrait être bon de la vider avant de rompre les adhérences.

Dans les circonstances ordinaires, il est utile d'avoir quelque idée de l'étendue des adhérences avant d'évacuer le contenu du kyste. On peut s'en rendre compte en introduisant à travers la petite incision abdominale une volumineuse sonde en acier analogue à celle dont on se sert pour l'urètre chez l'homme, ou bien en étain plein, ce que je préfère, et en passant l'instrument soigneusement dans toutes les directions à la surface de la tumeur. Si on reconnaît qu'il existe des adhérences assez étendues, il sera nécessaire d'introduire entre la tumeur et les parois abdominales deux doigts pour servir de guide, et avec des ciseaux on agrandira l'incision en se portant en haut et à gauche de l'ombilic, ou en dehors si c'est nécessaire, et en bas vers les pubis, en prenant bien soin de ne pas blesser la vessie.

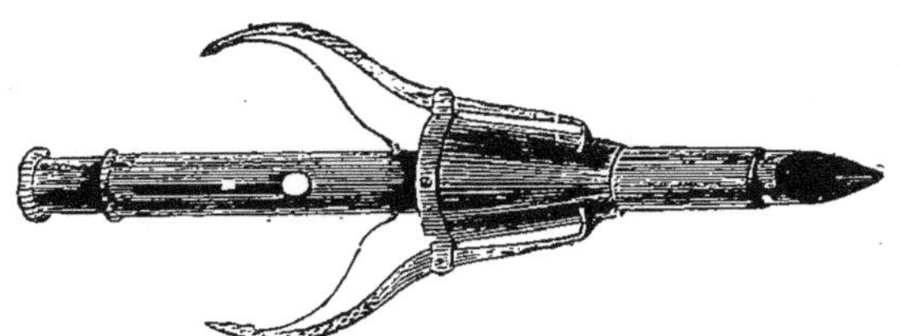

Fig. 199. — Trocart de Spencer Wells.

Des trocarts de formes variées ont été inventés pour retirer le contenu du sac. Le trocart de Wells est très employé. Il est disposé de façon à saisir les parois du kyste et à les attirer en dehors, à mesure qu'il se vide. Le trocart en dôme de Fitch a été agrandi dans ce but. Il est admirablement construit pour ponctionner la cavité pleurale ou péricardique sans blesser les poumons ou le cœur ; mais il ne possède aucun avantage spécial lorsqu'il s'agit de vider un kyste ovarien qu'on a sous les yeux. Je préfère un simple trocart courbe muni d'une canule, ayant 14 à 15 centimètres de long, que j'ai fait construire il y a plusieurs années, et dont je continue à me servir. (Voir fig. 200.)

L'opérateur choisira un point où il n'y a pas de vaisseaux dans le sac le plus volumineux (s'il y en a plus d'un) et il y plongera le trocart et la canule. À moins que la tumeur ne soit libre d'adhérences, et qu'elle puisse être entraînée au dehors de façon à empêcher l'écoulement du liquide dans la cavité abdominale, il faut la ponctionner, la malade étant couchée sur le côté, ainsi que l'a le premier recommandé M. Spencer Wells. La malade peut être même penchée sur le côté et maintenue dans cette position par les aides pendant que l'opérateur attire peu à peu le sac en dehors au moyen d'une forte pince ou d'une pince de Museux construite dans ce but. Il faut placer sous la tumeur et sur le bord inférieur de la plaie un morceau de

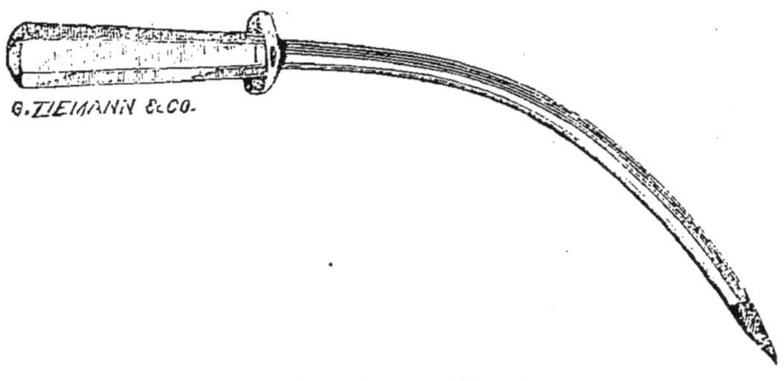

Fig. 200. — Trocart d'Emmet.

toile destiné à recevoir le liquide kystique qui pourrait accidentellement s'échapper le long de la canule, car sans cette précaution il pourrait pénétrer dans la cavité abdominale. Lorsque les parois abdominales se seront relâchées, il faudra également recouvrir d'un morceau de toile le bord supérieur de l'incision afin de protéger les parties et d'empêcher la main de l'aide d'entrer en contact direct avec l'intestin qui est susceptible de faire hernie.

Le siège le plus fréquent des adhérences est la paroi abdominale et ensuite l'épiploon qui recouvre la surface antérieure du kyste; on peut en trouver aux deux endroits.

Il faut prendre de grandes précautions et user d'adresse pour séparer les adhérences qui existent entre la tumeur et les parois abdominales. Cette séparation doit se faire, ainsi que je l'ai dit, en arrachant les adhérences de la surface de la tumeur, et jamais de la paroi abdominale, car dans ce dernier cas on mettrait à nu le tissu musculaire, ce qui retarderait et compliquerait la marche de l'opération. Lorsqu'on sépare les adhérences au niveau de la surface de la tumeur, il est rare qu'on rompe des vaisseaux volumineux, et les quelques capillaires qu'on déchirera seront faciles à fermer.

Si l'épiploon, qu'on reconnaîtra à son aspect, adhère à la tumeur au niveau de l'ouverture abdominale, il faudra prendre encore plus de soin quand on exercera une traction, de crainte de rompre les connexions de l'épiploon avec l'intestin. Il n'est pas nécessaire de s'attarder à séparer l'épiploon de la surface de la tumeur, il suffit d'appliquer au delà des adhérences deux

ligatures à quelques centimètres de distance autour de la masse, et de sectionner entre les deux ligatures avec des ciseaux ; on empêchera ainsi tout
écoulement de sang de la tumeur. On confiera alors l'extrémité de la ligature
appliquée sur l'épiploon à un aide, pendant qu'on rentrera momentanément
le moignon dans la cavité abdominale.

Il se forme parfois des adhérences avec la surface inférieure du foie, l'estomac et l'intestin grêle. Si on les arrache sans précautions, on peut déchirer la substance du viscère, ce qui serait suivi de mort ; lorsqu'elles sont
légères, elles peuvent être séparées de la surface de la tumeur ; mais la
méthode la plus sûre est de couper les adhérences tout autour, de façon à
laisser intacte la partie adhérente de la paroi kystique, puis d'enlever soigneusement la portion de membrane de revêtement. Si un vaisseau se trouve
divisé, on y fera une fine ligature de soie.

Le Dr Peaslee a prétendu qu'on ne trouvait jamais d'adhérences à l'estomac, bien que Kiwisch les ait admises. Après que le Dr Peaslee eut écrit
son ouvrage, il assista à une opération que je pratiquai au *Woman's Hospital*, où l'estomac et le côlon transverse adhéraient à la surface de la tumeur, ainsi que je l'ai décrit lorsque j'ai traité des injections d'iode dans
le sac.

Après avoir vidé un kyste, on peut introduire la main dans son intérieur
afin de briser les parois qui le divisent en plusieurs loges, de manière que
le contenu de tous les kystes puisse s'écouler par un orifice commun, ou
bien chaque kyste peut à son tour être vidé au moyen du trocart à mesure
qu'il se présente. Lorsque la tumeur a été ainsi suffisamment réduite de volume pour pouvoir être entraînée hors de la cavité abdominale, il faut l'envelopper dans une serviette afin de préserver sa chaleur et la circulation
jusqu'à ce que le pédicule puisse être divisé. On place alors la malade sur le
dos, et on maintient l'incision abdominale ouverte, de façon que l'intestin grêle et les parties du pédicule puissent être recouverts de morceaux de
toile qui ont été placés dans de l'eau chaude additionnée d'acide phénique,
et qu'on a tordus. Ces morceaux de toile protègent l'intestin contre le froid
et contre l'action continue du spray et absorbent le sang qui suinte des parois et du pédicule après qu'il a été divisé.

On passe ensuite un clamp ou une forte ficelle autour du pédicule, tout
contre la tumeur, à titre de ligature temporaire, et on divise la masse avec
des ciseaux à une certaine distance du point qui a été étreint. L'aide qui
tient la tumeur pendant qu'on applique la ficelle ne doit exercer aucune
traction.

Observation LXXXIII. — J'ai perdu une malade au *Woman's Hospital* parce
qu'on n'avait pas pris cette précaution. L'opération avait très bien marché, et je
n'avais pas remarqué que mon aide avait exercé une traction trop forte pendant que
je liai la ligature. Peu de temps après que la malade se fut remise des effets produits
par l'éther, des symptômes d'hémorragie se montrèrent. La cause de l'hémorragie
était si évidente que j'ouvris l'angle inférieur de la plaie croyant trouver que l'hémorragie provenait du moignon du pédicule ; mais, en faisant pénétrer une éponge
montée dans le cul-de-sac de Douglas, il fut évident que sa cavité ne contenait pas
la moindre quantité de sérum sanguin, ce qui était extraordinaire. Il me fut impos-

sible de me rendre compte de ce qui se passait, et la mort se produisit en quelques heures. A l'autopsie, on découvrit un thrombus dans le tissu connectif placé sous l'aponévrose qui avait disséqué le tissu pelvien et s'étendait au delà du rein gauche. Quelque vaisseau du tissu cellulaire placé sous le pédicule s'était rompu, et plusieurs litres de sang s'étaient écoulés déterminant une douleur intense par suite de la pression exercée sur l'uretère et sur le rein, douleur qu'on ne put soulager, même en donnant de l'opium à la malade.

Après avoir enlevé la tumeur et s'être assuré qu'il ne s'écoule plus de sang du moignon, on peut la laisser rentrer temporairement dans la cavité, mais l'aide doit continuer à tenir les extrémités de la ligature. La tumeur ayant été enlevée, il faut faire une inspection soigneuse et s'assurer qu'il n'y a pas de points qui saignent sur les parois abdominales et que les vaisseaux qu'on a liés ne donnent plus. On étend de nouveau des linges qui ont été trempés dans la solution chaude d'acide phénique et tordus, sur l'intestin grêle, afin de le protéger contre les effets refroidissants du spray, et on peut changer aussi ceux qui recouvrent les bords de l'incision et le péritoine qui tapisse la paroi abdominale.

Si les vêtements qui recouvrent la malade ont été mouillés par l'écoulement du contenu de la tumeur, il faut les enlever et placer sur la peau des serviettes sèches et chaudes.

On peut enfin traiter le pédicule. Si l'on doit se servir du clamp, le clamp temporaire qui a été appliqué au lieu d'une ligature né doit pas nécessairement être enlevée. S'il faut lier le pédicule, un aide doit soulever l'extrémité libre du moignon avec un ténaculum ou avec le clamp, si on en a appliqué un, en exerçant une traction aussi faible que possible. Pendant que le moignon sera ainsi maintenu, l'opérateur pourra choisir un point où il n'y a pas de vaisseaux à travers lequel il passera une aiguille entraînant un double fil formant une anse. C'est cette anse qui doit entraîner la ligature de soie à travers le moignon en deux portions d'égale longueur. A moins que le pédicule n'ait une épaisseur exceptionnelle, il sera suffisant de le lier en deux portions. Après avoir coupé la soie de façon à faire deux ligatures, on doit les passer l'une dans l'autre de manière que lorsqu'elles seront liées, elles se trouvent unies et ne lient pas les tissus isolément l'un de l'autre. Si l'on n'agit pas ainsi, le pédicule pourra glisser du point où on aura appliqué les ligatures et donner naissance à une hémorragie. Les extrémités des ligatures ne doivent être liées d'abord que simplement de chaque côté, mais assez sûrement, néanmoins, pour comprimer les tissus autant que la force de la soie le permettra. En outre, le pédicule étant maintenu avec un ténaculum que tient un aide, on enlève la ligature temporaire ou le clamp. Mais avant de le faire, il faut placer autour du pédicule un linge ou une éponge pour absorber le sang qui pourrait s'écouler. La quantité de sang qui s'écoulera sera si minime si l'on a déjà fait un demi-nœud de chaque côté, qu'il ne faudra à l'opérateur que quelques secondes pour serrer la première moitié et compléter ensuite ce que l'on a appelé un nœud carré en ajoutant un demi-nœud.

Il est toujours bon de libérer ainsi la ligature temporaire avant de faire la ligature définitive, de façon à permettre l'écoulement du sang contenu entre les deux ligatures, car sans cela une hémorragie pourrait se produire plus tard. Jusqu'à ce qu'on ait examiné l'état de l'autre ovaire, un aide continuera à tenir l'extrémité du pédicule avec un ténaculum, et jamais par les extrémités des ligatures. Si on trouve l'autre ovaire malade, il faut appliquer une double ligature sur le pédicule comme nous venons de le décrire, puis l'enlever. Les extrémités de toutes les ligatures doivent être coupées aussi près que possible du nœud, sans qu'il y ait danger qu'il se défasse, puis on détache toutes les parties inégales du moignon du pédicule jusqu'à environ 3 centimètres de la ligature. On coupe alors les extrémités des ligatures que tient l'aide, après s'être assuré qu'elles ont arrêté tout écoulement de sang. Tous les caillots sanguins doivent être enlevés, et le cul-de-sac de Douglas doit être vidé du liquide qui pourrait y être tombé. Pour faire cela, l'opérateur passe sa main gauche en arrière et contre l'utérus, la paume dirigée vers l'intestin, et les refoule en arrière ; on peut alors porter l'éponge montée au fond du cul-de-sac. Lorsque celui-ci a été vidé, on introduit au fond de la poche une éponge fine, bien propre, attachée à un fil, et on l'y laisse glisser ; on confie le fil à un aide. On change alors de nouveau le morceau de toile qu'on avait placé sur l'intestin grêle, et on enlève ceux qui recouvraient les bords de l'incision abdominale afin de fermer la cavité.

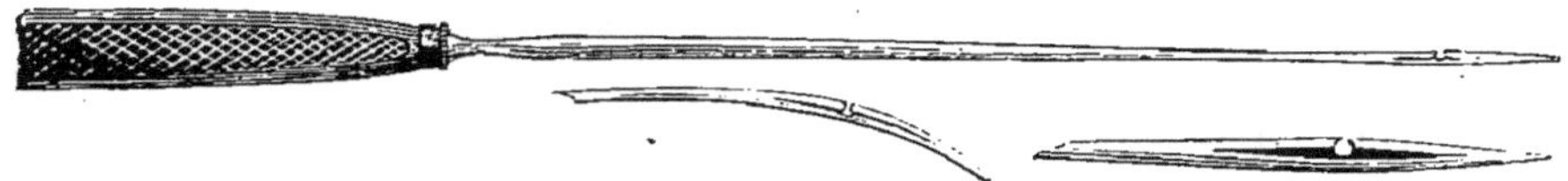

FIG. 201. — Aiguille de Skene pour les déchirures du périnée.

J'ai vu plusieurs fois une hernie ombilicale coexistant avec une tumeur de l'ovaire. Le premier cas que j'ai observé a été vu en consultation par le Dr Peaslee en 1868 ; l'anneau était assez large pour laisser passer deux doigts. Dans ce cas, comme dans les autres, j'étendis la section abdominale d'un côté, j'enlevai tout l'anneau ombilical avec des ciseaux et je réunis l'incision de la paroi abdominale sur toute sa hauteur.

On se sert généralement aujourd'hui aux États-Unis de sutures métalliques ; à l'étranger on se sert davantage de la soie. Les sutures peuvent être introduites de trois façons différentes. Le plus souvent, on se sert d'un instrument en forme d'alène, comme l'aiguille droite de Skene ou l'aiguille courbe du Dr Peaslee pour fermer les déchirures du périnée.

Près de la pointe de l'instrument se trouve un œil dans lequel on insère une anse de fil. Pendant qu'on passe l'instrument à travers des tissus, il faut saisir les deux extrémités de l'anse avec le manche et les maintenir jusqu'à ce que l'œil, accompagné du fil, ait traversé les deux lambeaux. Après avoir traversé un lambeau, il faut ajuster l'autre lambeau avec grand soin et le mettre en contact avec la pointe de l'instrument de façon à assurer une parfaite coaptation. On attache alors le fil métallique à l'anse du fil et on l'entraîne à travers les tissus en même temps que l'aiguille.

J'ai pour habitude de me servir dans ce but d'une grosse aiguille à coudre droite, ayant 5 centimètres de long, armée d'une anse de fil d'une longueur suffisante, à laquelle on a déjà attaché le fil métallique, et je passe l'aiguille au moyen de la pince à aiguille de la façon suivante : l'opérateur saisit un des lambeaux entre le pouce et les doigts, enfonce l'aiguille dans les tissus, et en fait sortir la pointe à environ 3 centimètres du bord. On saisit alors la lèvre opposée de la même manière, on la tourne un peu en dehors, de façon à bien voir la surface péritonéale, et on introduit la pointe de l'aiguille à une distance correspondante à sa sortie de l'autre lambeau.

Il est utile de réunir de cette manière une large bande de péritoine, lorsqu'on peut le faire. Les surfaces péritonéales adhèrent en quelques heures, quand on les maintient en étroit contact, et empêchent le pus et les autres liquides de passer de la plaie dans la cavité péritonéale. Les sutures doivent être introduites un peu selon l'épaisseur des parois, car, si elles sont épaisses, il n'y aura malheureusement qu'une portion limitée des surfaces péritonéales qui pourront être mises en contact. Les points d'émergence des sutures sur les lambeaux doivent être situés plus près des bords de l'incision sur la surface cutanée que sur la surface péritonéale, parce que cela assure une meilleure coaptation.

J'attache quelquefois une aiguille à chaque extrémité d'un bout de fil d'argent et je les passe dans les tissus de dedans en dehors.

Lorsque l'opérateur a introduit une suture à travers les lambeaux, il la passe à un aide, qui doit lui donner la longueur convenable et réunir les côtés de l'incision, en tordant une fois ou deux le fil, pendant qu'on passe la suture suivante. Les sutures doivent être introduites de haut en bas, à une distance de 1 centimètre et demi à 2 centimètres les unes des autres, jusqu'à ce qu'elles soient toutes introduites ; mais il faut en laisser quelques-unes non tordues à l'angle inférieur de la plaie afin de pouvoir enlever le morceau de toile placé sur les intestins et l'éponge qu'on a laissée dans le cul-de-sac de Douglas. Il sera nécessaire de passer plusieurs doigts entre les lambeaux, au-dessous de l'éponge, afin de maintenir les intestins en arrière pendant qu'on les enlèvera. Après leur enlèvement, on introduira une nouvelle éponge avant de retirer les doigts, afin d'être bien sûr que le cul-de-sac a été complètement vidé.

Si l'on a fixé le pédicule avec le clamp, il faut alors le placer à l'angle inférieur de la plaie où on le tiendra jusqu'à ce que toutes les sutures soient tordues. Lorsqu'il y aura eu des adhérences étendues, il sera utile d'appliquer un tube de drainage au fond du cul-de-sac de Douglas avant de retirer les doigts. L'aide doit le maintenir dans le tiers inférieur de l'incision jusqu'à ce que toutes les sutures aient été tordues. Je fais toujours exercer par le troisième aide une pression latérale avec les paumes des mains appliquées sur les côtés de l'abdomen jusqu'au moment de l'application du bandage parce que cela arrête le suintement en maintenant le côté de la paroi abdominale en étroit contact avec l'intestin. Lorsque les parois abdominales sont très relâchées, un aide peut maintenir les surfaces péritonéales qui bordent l'incision en étroit contact pendant l'introduction des sutures. Un autre avantage de cette pression c'est qu'elle fournit un soutien et empêche le sang qui vient de la surface péritonéale ou des piqûres des aiguilles d'entrer dans la cavité.

Il est utile de cesser graduellement les inhalations d'éther vers la fin de l'opération, de façon que la malade soit un peu consciente lors de l'in-troduction des dernières sutures. L'ajustement final des sutures exigera quelque soin. si on ne veut pas qu'elles deviennent une source d'irritation. Elles doivent être tordues comme on l'a fait à l'intérieur, et après qu'on les a pliées sur le plat, à la surface de la peau, suivant la manière que nous avons indiquée au chapitre de l'emploi de la suture d'argent, on doit en couper les extrémités à environ 1 centimètre.

J'ai déjà décrit le pansement qu'il faut placer sur la plaie et le tout doit être fixé au moyen d'un bandage obstétrical soigneusement épinglé et serré.

M. Spencer Wells décrit [1] dans ses leçons sa manière de faire le panse-ment, comme il suit : « La dernière chose que j'ai essayée me semble être préférable à tout autre. C'est de la gaze saturée de thymol, le dernier antiseptique qu'on a substitué à l'acide phénique. On mélange ensemble le thymol et du sperma ceti. On en charge la gaze, et on fait un pansement antiseptique très mou, qu'on place simplement sur la plaie réunie. On replie la gaze huit ou dix fois sur elle même et on soutient le tout au moyen de bandelettes de sparadrap et d'une bande de flanelle (qu'on aura soin de recou-vrir de toile ou de calicot pour diminuer l'action irritante de la flanelle sur la peau de la malade) qu'on applique par-dessus la gaze et qu'on fixe avec des épingles de sûreté. »

Lorsqu'il devient nécessaire de changer le pansement, il.faut le faire sans le spray. en prenant autant de précautions que pendant l'opération.

Traitement consécutif.

Comme un assez grand nombre de morts après l'ovariotomie sont dues au choc, il faut s'efforcer d'amener la réaction immédiatement après l'opéra-tion. Il faut entourer de chaleur le corps de la malade. sans tenir compte de la saison où on se trouve, et laisser la malade tranquille, dans une chambre bien ventilée, dont la température doit être maintenue à environ 18°. Il y a fort peu d'autres choses à faire à moins que des symptômes de prostration n'apparaissent; il est alors nécessaire de donner du brandy en injections hypodermiques, ou en lavement jusqu'au moment où il pourra être gardé par l'estomac. On peut aussi, si c'est nécessaire. donner par le rectum du thé de bœuf avec le brandy, et la garde appuiera sur l'anus avec une serviette afin d'empêcher que dans un effort de vomissement il ne soit expulsé. On ne doit avoir recours à la stimulation cutanée que lorsqu'il est nécessaire d'obtenir des effets immédiats, car elle donne assez fréquemment naissance à des abcès.

[1] Spencer Wells, *Brit. med. Journ.*, July 6 1878.

Afin de calmer les vomissements fatigants qui persistent quelquefois après qu'on a cessé de donner l'éther, on peut placer un sinapisme sur l'estomac avant que la malade reprenne conscience. On peut lui donner de petits morceaux de glace, ou encore un peu d'eau contenant de l'acide carbonique ou du champagne si c'est nécessaire. Le Dr Keith recommande de faire boire à la malade de l'eau chaude à petits coups, et cela est quelquefois très efficace. Si les nausées et les vomissements ne cessent pas au bout d'un temps raisonnable, il faut alors administrer une injection hypodermique de morphine pour empêcher une trop grande perte de force.

Lorsque la réaction s'est faite, l'estomac doit rester en repos pendant deux ou trois jours, et il ne faut lui donner que de petits morceaux de glace, et quelquefois une cuillerée de lait, coupé d'eau de chaux. Toute alimentation doit être donnée par le rectum et en troublant le moins possible la malade. Le Dr Keith ne donne aucun aliment avant que des gaz aient commencé à s'échapper par l'anus. Le Dr Clay, de Manchester, dit qu'on ne doit donner aucun aliment solide avant que la malade le demande.

Au bout de vingt-quatre heures, et pendant les six ou sept jours qui suivent l'opération, il peut y avoir une élévation de la température et une augmentation du pouls. En même temps, si la convalescence ne se fait pas bien, on peut voir survenir des vomissements, de la douleur dans l'abdomen, de la tympanite et, plus tard, de la diarrhée ayant un caractère très irritant. Ce sont les premiers symptômes de la péritonite, et ils peuvent être suivis à bref délai des symptômes de la septicémie et plus tard de la pyémie. Il y a une question qu'il faut encore établir; la septicémie n'est-elle pas au fond de ce changement défavorable? Un certain degré de suintement sanguinolent et séreux se fait toujours lorsqu'on a déchiré des adhérences pendant l'opération. Le plus souvent ces liquides sont rapidement résorbés sans produire le trouble le plus léger ; mais, sous l'influence de circonstances inconnues, ils peuvent être résorbés très lentement, et peuvent subir la transformation septique, qui empoisonne le sang. C'est un véritable problème que d'assurer le bon écoulement de ce liquide qui suinte, et de maintenir basse la température de la malade. L'abaissement de la température n'indique pas la disparition du poison du sang, mais il rend l'état de la malade moins critique. Plus la température s'élève au-dessus de la normale, plus l'organisme s'altère, et plus le fonctionnement des reins et des autres organes excrémentitiels sont sérieusement atteints ; cette altération peut même aller jusqu'à l'arrêt complet, ce qui amènera naturellement la mort. Lorsqu'il existe de l'empoisonnement du sang, il faut augmenter le fonctionnement des reins, de la peau, et des autres organes excrémentitiels. La réduction de la température à la normale (pourvu qu'elle ne soit pas le fait de l'épuisement) favorise l'activité fonctionnelle, assure une élimination plus rapide des matériaux septiques, et donne du temps, ce qui permet d'instituer des moyens de remédier au mal.

Parmi les prétendus antipyrétiques, la quinine est le seul qui soit digne de confiance. Dans la pratique hospitalière, il est bon de préparer la malade en lui donnant de faibles doses de quinine les quelques jours qui précèdent l'opération. On peut encore lui en donner après de petites quantités; mais si cela devient nécessaire, en raison de l'élévation de la température, il faut donner la quinine à hautes doses, de façon à obtenir un effet marqué. Lorsque l'estomac est dans un état trop irritable pour la garder, on peut la faire dissoudre et la donner en injections hypodermiques. On peut aussi se servir du rectum, suivant les circonstances, mais le pouvoir absorbant de la muqueuse est trop faible pour nous permettre d'espérer de grands résultats de l'introduction de médicaments par cette voie. L'application externe du froid, sec ou humide, a été hautement préconisée pour amener l'abaissement de la température, mais jusqu'ici les difficultés de l'application par cette voie en ont considérablement limité l'emploi.

Le Dr Richardson semble avoir été le premier ovariotomiste qui ait employé le froid au moyen d'un anneau de glace qu'il appliquait autour du cou, avec l'idée d'abaisser directement la température du sang qui se rend au cerveau et aux centres nerveux. Mais cette méthode ne pouvait convenir et on reconnut qu'il était impossible de maintenir en place l'anneau de glace.

M. Thornton, de Londres, a suggéré l'idée d'employer une calotte de glace sous forme d'une sphère constituée par un tube de caoutchouc, à travers lequel on fait couler un courant constant d'eau glacée. Cet appareil a été fortement approuvé par M. Spencer Wells et il prétend [1] qu'« il est très rare qu'en une heure on ne puisse reconnaître les effets produits sur la malade, au moyen du thermomètre, et je crois qu'en beaucoup de cas cet appareil a rendu de grands services ».

Je crois cependant, que pour abaisser rapidement la température du corps entier, l'application du froid sur la tête seule est limitée à une zone trop petite, bien que mon expérience ne se soit pas étendue au delà de l'emploi de la calotte froide et du refroidissement de la figure et des extrémités avec l'éponge. Nous devons au Dr T. G. Thomas le moyen le plus efficace pour appliquer le froid sur le corps [2], et ce moyen est pour l'ovariotomie un progrès qui vient immédiatement après l'introduction de la méthode de Lister.

Le Dr T. G. Thomas s'est servi au *Woman's Hospital* du lit à fièvre *(fever-cot)* du Dr Kibbee, qui est mort en faisant son devoir, comme volontaire pendant la récente épidémie de fièvre jaune (1878) à la Nouvelle-Orléans, ou il expérimentait son lit volant dans le traitement de cette maladie.

Le lit à fièvre est un lit bas, étroit et pliant, qu'on emploie communément comme lit temporaire. Un filet solide en coton élastique remplace la toile tendue, et au-dessous de lui, sur toute la longueur et d'un côté à l'autre pend une toile de caoutchouc. L'eau peut facilement s'écouler à travers le filet dans la toile de caoutchouc qui est au-dessous, qui pendant lâchement, forme une gouttière, et conduit l'eau à un seau ou à tout autre récipient placé au pied du lit.

Le Dr Thomas donne la description suivante de son procédé :

---

[1] Thornton, *Fifth lecture (Brit. med. Journ.*, July 13 1878).
[2] T. G. Thomas, *The most effectual method for controlling the high temperature decurring during ovariotomy (New York med. Journ.*, August 1878).

« On place sur ce lit une couverture pliée afin d'empêcher le corps de la malade d'être coupé par les cordes du filet, et à une des extrémités on place un oreiller recouvert d'une toile de caoutchouc, puis on étend sur le milieu du lit, environ sur les deux tiers de son étendue, un drap plié. La malade se couche sur ce drap, après qu'on a relevé les vêtements jusqu'aux aisselles, et qu'on a enveloppé le corps dans un drap plié qui s'étend des aisselles jusqu'un peu au-dessous des trochanters. Les jambes doivent être couvertes de caleçons de flanelle, et les pieds de chauds bas de laine ; ensuite on placera sous les pieds des boules d'eau chaude. On dépose alors au-dessus d'elle deux couvertures, et on fait l'application de l'eau. Après avoir écarté les couvertures et les avoir ramenées au-dessous du bassin, le médecin prend une grande cruche d'eau à 24° ou 26°. ; il en répand le contenu sur le drap. Celui-ci se sature, puis l'eau traverse le filet, tombe dans la toile de caoutchouc placée au-dessous, suit la gouttière qu'elle forme et se rend dans un baquet placé à son extrémité dans ce but. On peut se servir d'une eau à un degré de chaleur plus élevé ou plus inférieur que celle dont nous venons de parler. Règle générale, il est préférable de commencer à une température élevée, 30 à 33°, et de diminuer graduellement.

« La malade se trouve alors placée dans un drap complètement mouillé ayant à ses pieds des bouteilles d'eau chaude, et on la recouvre soigneusement de couvertures sèches. Ni la portion du thorax supérieure aux épaules ni les extrémités inférieures ne sont mouillées. L'eau n'est appliquée que sur le tronc. Le premier effet de l'affusion est souvent d'élever la température, fait qui a été noté par Currie lui-même, mais l'affusion suivante, pratiquée une heure après, la fait baisser presque sûrement. Il vaut mieux répandre de l'eau à un degré modéré de fraîcheur sur la surface pendant dix à quinze minutes que de l'eau plus froide pendant un temps plus court. L'eau répandue lentement soustrait de la chaleur au corps plus sûrement que lorsqu'on se sert d'un autre moyen. L'eau qui s'est collectée dans le baquet placé au pied du lit, après avoir passé sur le corps, a une température de 8 à 10° plus élevée que lorsqu'elle a été versée de la cruche. Dans un cas, le Dr Van Vorst, mon aide, m'a dit qu'elle avait monté de 12°.

« Au bout de chaque heure, le thermomètre indique le résultat de l'affusion ; et si la température n'est pas tombée, on pratique une autre affusion et on continue de la sorte jusqu'à ce que la température s'abaisse à 100° et même moins.

« Il faut bien remarquer que la malade repose constamment dans un drap mouillé froid, mais la température de ce dernier ne s'élève jamais, par la raison qu'aussitôt que le drap soustrait au corps une chaleur suffisante pour qu'il en soit ainsi, on le mouille de nouveau avec de l'eau froide, et on augmente ainsi son travail de soustraction de chaleur. J'ai maintenu des malades sur ce lit, enveloppées dans le drap mouillé pendant deux à trois semaines, sans qu'elles en soient incommodées, et j'obtenais de cette façon un abaissement constant de la chaleur animale. Habituellement, lorsque la température est tombée à 37 ou 38°, il s'écoule quatre à cinq heures avant qu'il soit nécessaire de faire une nouvelle affusion.

« Reconnaissant en cela une méthode qui permet d'appliquer le froid sur toute la surface du corps pendant un certain temps, sans fatigue et sans épuisement de la malade, et sans danger de refroidissement excessif, puisqu'on peut obvier à toute dépression considérable de la température par l'affusion d'eau chaude, je me suis déterminé à l'adopter après l'ovariotomie. »

Pendant les deux dernières années, il est devenu peu à peu d'une pratique courante au *Woman's Hospital* de se servir des spires en tube de caoutchouc que nous avons décrites lorsque nous avons traité de l'enlèvement de l'utérus. L'expérience a montré qu'on peut les appliquer avec moins de fatigue pour les malades que lorsqu'on les place sur le lit de Kibbee, et qu'elles sont aussi efficaces pour amener l'abaissement de la température.

L'abaissement de la température est une excellente chose; mais la malade mourra en dépit de cet abaissement si on n'enlève pas de la cavité péritonéale le sérum sanglant qui est en train de se décomposer.

Si on laisse un tube à drainage communiquant à travers l'incision abdominale avec le cul-de-sac de Douglas, on peut s'assurer s'il s'y est fait une accumulation de liquide. Ce tube doit être maintenu bien bouché jusqu'à ce qu'apparaissent les symptômes d'empoisonnement du sang ; il faut alors l'ouvrir fréquemment, de façon à permettre l'écoulement du liquide qui peut se trouver dans la cavité; et il faut introduire au fond du tube à drainage, de manière à enlever ce qui ne peut couler, la canule longue et étroite, d'une seringue en caoutchouc durci, garnie à son extrémité d'un petit tube de 3 centimètres de long, perforé d'un ou de plusieurs petits trous. On injecte ensuite avec le plus grand soin une solution faible d'acide phénique dans l'eau chaude, et on continue jusqu'à ce que le liquide revienne à travers le tube; on le retire alors avec la seringue, et on répète l'injection jusqu'à ce que l'eau sorte claire. On doit agir ainsi aussi souvent que c'est indiqué, car, lorsque la quantité est grande, il peut être nécessaire dans certains cas de laver la cavité toutes les heures ou toutes les deux heures, tandis que dans d'autre cas, il suffit de le faire deux fois par jour. On peut maintenir sur l'orifice du tube à drainage après le premier pansement une éponge en forme de cupule, saturée d'une solution d'acide phénique. Si on trouvait une portion quelconque du bandage humide et souillée par l'écoulement, ou si on découvrait une odeur, il faudrait changer le pansement, et toujours sous le spray.

L'enlèvement définitif de ce tube à drainage dépendra des circonstances, mais il doit être retiré le cinquième ou le sixième jour, si c'est possible. Il s'entoure bientôt de lymphe qui forme un canal au fond du cul-de-sac de Douglas, et la pression du tube de verre est plus ou moins irritante et détermine un écoulement qui autrement ne se produirait pas. Après le cinquième jour, si on ne peut pas s'en passer, il faudra en prendre un plus court ou un bout de tube de caoutchouc, et réduire le volume de jour en jour en longueur et en diamètre. Afin d'empêcher le tube de glisser dans la cavité abdominale, il faut fixer une anse de fil à son extrémité externe (fig. 191). Lorsqu'on ne s'est pas servi du tube à drainage, et que les symptômes d'empoisonnement apparaissent, il faut ouvrir l'angle inférieur de la plaie, sous le spray, avec une sonde et changer la position de la malade afin d'aider l'écoulement du liquide hors de la cavité. On fera aussi un examen vaginal, et, si on découvrait du liquide dans le cul-de-sac de Douglas, il faudrait l'évacuer par une ponction.

On peut aussi pallier la tympanite qui existe toujours plus ou moins même dans les cas les plus favorables, si elle est excessive. On pourra donner 10 à 20 gouttes de chloroforme, qu'on ajoutera à une dissolution de 40 à 50 centigrammes de camphre en poudre et qu'on administrera dans un peu d'eau de gomme ; on obtiendra parfois du soulagement si l'estomac est suffisamment tranquille pour tolérer les remèdes. L'application de chaleur sèche sur l'abdomen est toujours bienfaisante, et souvent on n'obtient du soulagement qu'en changeant la position de la malade. On peut le faire sans la troubler beaucoup en soulevant un côté du matelas et en plaçant au-dessous un oreiller ; cela changera suffisamment la position de la malade pour lui donner un soulagement temporaire.

Il faut sonder la malade pendant quatre ou cinq jours, puis on peut la faire uriner sur un bassin. Il est rarement nécessaire de faire aller à la garde-robe avant la fin de la première semaine, et alors il est préférable de lui donner un lavement d'eau chaude à laquelle on ajoutera un peu de savon de Castille.

Je suis absolument convaincu, d'après ce que j'ai vu, qu'on peut faire beaucoup de mal si l'on donne à tort et à travers de l'opium après l'ovariotomie. Dans certains cas, l'opium semble augmenter le fonctionnement des reins, mais règle générale, son effet secondaire, quand ce n'est pas son effet immédiat, c'est de diminuer la sécrétion, surtout de la peau. L'opium est indubitablement un médicament de valeur, et il faut s'en servir sans hésitation quand c'est nécessaire. Il sert souvent à économiser la force de la malade, en diminuant la douleur et en produisant le sommeil. Son usage est également essentiel pour arrêter les premiers vomissements de la péritonite, mais il ne faut jamais l'employer comme prophylactique contre son apparition. La méthode si souvent suivie de donner des doses élevées d'opium dès le commencement, et de maintenir complètement les malades sous son influence, en a tué un grand nombre en arrêtant les processus sécrétoires et éliminatoires.

Aussi longtemps que la malade semble aller bien, il ne faut pas toucher au bandage jusqu'au moment d'enlever les sutures, qui, si elles sont de soie, doivent être enlevées du quatrième au cinquième jour, et si elles sont en argent, au bout d'une semaine. Lorsque la marche de la convalescence est favorable, la malade est suffisamment bien pour se lever vers la fin de la seconde semaine, et au bout de la semaine elle peut être capable de retourner chez elle. Elle doit continuer à porter un bandage abdominal pendant plusieurs mois après l'opération. Ce bandage soutiendra les tissus qui ont longtemps été distendus outre mesure et empêchera la ligne d'incision de se séparer et l'apparition d'une hernie.

CHAPITRE XLVI

MALADIES DE L'URÈTRE

Le praticien général n'a guère de connaissances exactes sur les maladies de l'urètre de la femme. Nous pouvons dire qu'en somme, jusqu'à ce jour, le sujet est resté dans une aussi grande obscurité, pour les médecins en général, que celle qui enveloppait les maladies utérines il y a quarante ans, avant l'invention du spéculum de Sims. Il est des hommes qui ont sans doute acquis de la dextérité dans l'emploi de certains instruments, et ont été heureux dans le traitement ; mais en général, il a existé un profond degré d'ignorance.

Notre ignorance dans le passé a été sans doute due au manque de moyens d'exploration ; mais nous avons souffert surtout d'une absence de connaissance des troubles réflexes, et il en est par conséquent résulté beaucoup de dommage par suite de la confusion qu'on faisait souvent de la cause et de l'effet.

Il est à peine croyable qu'on ait héroïquement traité la vessie comme malade, alors que la cause de l'irritation était une fissure à l'anus. J'ai connu plusieurs cas, où avec une ténacité digne d'une meilleure cause, on a injecté dans la vessie des solutions de nitrate d'argent, de semaine en semaine, jusqu'à ce qu'il s'ensuive une cystite.

Beaucoup ont traité infructueusement une prétendue maladie de la vessie ou de l'urètre, alors que la maladie n'était autre qu'une inflammation non soupçonnée occupant les ligaments larges.

J'ai moi-même ouvert la vessie pour une prétendue maladie, en faisant une fistule vésico-vaginale et j'ai aussi soumis la malade pendant des mois à l'ennui résultant de l'écoulement de l'urine. Puis au bout d'un certain temps lorsque par le repos la maladie eut disparu, à ce que je supposai, j'ai fermé l'ouverture, mais sans guérir la malade. J'ai ouvert de nouveau la fistule, et j'ai encore laissé l'urine couler librement pendant plusieurs mois, dans l'espoir que la vessie recouvrerait un bon état de santé par un repos plus prolongé ; je finis par trouver que la cause de maladie était un polype de l'urètre, que l'emploi de l'endoscope ne m'avait pas permis de découvrir.

Plusieurs malades ont été admises au *Woman's Hospital*, chez lesquelles la fistule qui avait été faite pour guérir une prétendue cystite, pouvait être fermée, et chez lesquelles la cause première de l'irritation, au niveau du col de la vessie, avait été due à un prolapsus de l'utérus par manque de soutien au niveau de l'orifice vaginal. Nous savons aujourd'hui que lorsque l'utérus se fixe au-dessous d'un certain point, ou se trouve entraîné au-dessus de sa position normale, de telle sorte que le ligament sus-pubien exerce une traction en ligne directe, la malade présente les symptômes de l'irritation de la vessie.

Un degré modéré d'inflammation d'une partie quelconque du tissu connectif du bassin, mais surtout des ligaments utéro-sacrés, ou d'un des côtés du vagin en avant du ligament large, déterminera aussi beaucoup d'irritation, et des envies fréquentes d'uriner. Il peut exister des tumeurs de l'urètre ; un épaississement par suite d'inflammation de son tissu muqueux ou sous-muqueux ; le canal peut être dilaté d'avant en arrière et il peut y avoir plus ou moins prolapsus de la muqueuse vésicale le long de l'urètre ; la muqueuse urétrale peut être partiellement ou totalement malade ; il peut y avoir des fissures au niveau du col de la vessie ; et on n'a aucun moyen qui aide à faire le diagnostic. On passe souvent à côté de la maladie véritable et on est trop fréquemment trompé, ainsi que je l'ai dit, par les symptômes réflexes qui nous font localiser la maladie dans l'utérus ou les ovaires.

Il est aussi rare de trouver la muqueuse de l'urètre en parfait état de santé que la muqueuse du nez. Du moins, cela est vrai pour les femmes que j'ai observées et qui souffrirent d'une affection utérine quelconque. Je suis encore à en trouver la cause. Il est possible que cet état indique un état maladif général des muqueuses du corps, dû à une altération de la nutrition ; ou bien il se peut que l'état de la muqueuse urétrale ne soit que l'effet de l'obstruction de la circulation dans le bassin, résultat aussi de l'altération de la nutrition, analogue à celle qui se produit dans l'utérus.

Pour examiner l'urètre, le Dr Reeves Jackson de Chicago, recommande un tube de verre terminé en pointe[1], fermé à une extrémité et muni d'un rebord à l'autre extrémité. Il présente une fenêtre sur un côté, et ressemble comme forme au spéculum rectal bien connu, quoique beaucoup plus petit. Cet instrument a 8 centimètres de long et 1 centimètre et demi comme diamètre extérieur ; il serait utile d'en avoir de plusieurs calibres. On prétend qu'on peut faire avec ce spéculum un examen très soigneux de l'urètre. Il facilite considérablement les applications en des points spéciaux, et il est utile pour l'enlèvement de certaines tumeurs ; mais le champ d'inspection qu'il offre est très limité.

Le Dr Skene, de Brooklyn, emploie un instrument qui a à peu près la même forme, qu'il appelle l'endoscope urétral et qu'il décrit de la façon suivante[2] : « L'instrument consiste : 1° en un tube de verre, ayant la forme d'un tube à expérience, variant comme volume suivant le but qu'on se propose d'atteindre ; et 2° en une section de cylindre blanc présentant un miroir fixé à angle aigu à son extrémité la plus éloignée. On introduit d'abord le tube de verre dans le cylindre avec le miroir, puis avec un miroir ordinaire concave frontal, la lumière vient frapper sur le miroir placé dans le tube. On fait alors mouvoir le cylindre en avant et en arrière, ou on le fait tourner, ce qui permet à l'opérateur d'explorer les canaux ou les cavités dans lesquels

---

[1] Reeves Jackson, *Gynœcological Transactions*, vol. II, 1877.

[2] Skene, *Americ. Journ. of obstetrics*, Oct. 1878, p. 768.

on l'introduit. Les avantages de cet instrument seraient, qu'étant constitué par un tube fermé, on peut l'introduire dans la vessie sans que l'urine s'écoule; que l'opérateur n'est pas ennuyé par la condensation de vapeurs sur le miroir, le tube protégeant ce dernier; enfin que l'urètre peut être exploré avec la plus grande facilité. »

C'est indubitablement là un instrument utile, mais il faut que les yeux de l'opérateur s'habituent à l'apparence des tissus, car la muqueuse urétrale blanchit quand on introduit l'instrument cylindrique par suite de l'obstacle temporaire qu'il apporte à la circulation.

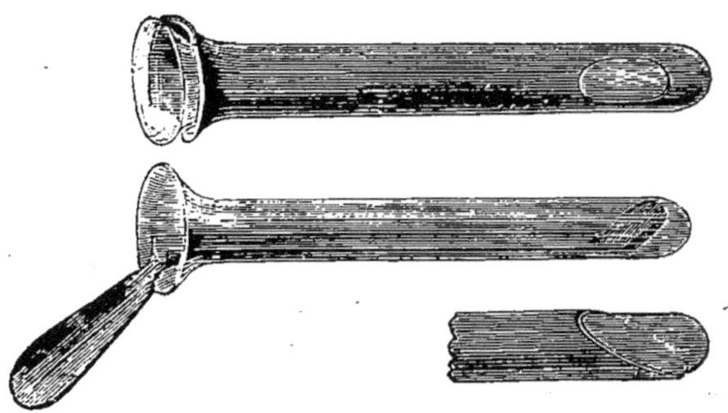

Fig. 202. — Endoscope de Skene.

J'ai l'habitude de me servir d'un instrument plus petit, ressemblant au spéculum de Sims, mais plus pointu, après avoir placé la malade sur le côté gauche. En entraînant l'urètre de dessous l'arcade des pubis, dans la même direction qu'on entraine le périnée, on voit bien la muqueuse près de l'orifice du conduit. Je me suis aussi servi dans ce but de la pince-curette. Ces deux instruments donnent de grandes facilités pour les applications locales, mais de même que d'autres instruments déjà inventés, ils ne nous permettent de voir qu'une petite partie de la muqueuse au niveau du col de la vessie. C'est l'endoscope qui nous offre le meilleur moyen d'exploration de cette région, mais cependant, en raison de sa portée limitée, il est loin d'être satisfaisant.

Il y a aujourd'hui six ans que j'ai inventé le procédé qui consiste à faire une ouverture en forme de boutonnière à l'urètre de la femme pour faire un diagnostic ou pour faciliter une opération.

Dans la première édition de ce livre publiée en mars 1879, je n'ai parlé du procédé que comme un procédé utile, mais je ne me suis pas cru autorisé à publier les résultats obtenus, même à ce moment. Dans la seconde édition, j'ai traité le sujet sur une grande échelle, mais depuis, et pendant les quatre dernières années, je l'ai étudié d'une façon toute particulière.

Je n'hésite pas aujourd'hui à dire que la méthode d'exploration de l'urètre de la femme que je vais décrire est la seule, à ma connaissance, qui remplisse toutes les indications : elle est sûre, simple, à la portée de tous ceux qui possèdent le moindre degré de dextérité chirurgicale.

Pour faire l'opération, il est nécessaire d'endormir la malade et de la placer sur le côté gauche ; on se sert du spéculum de Sims d'un calibre moyen pour mettre sous les yeux la surface vaginale qui recouvre l'urètre. J'ai inventé un instrument pour faire une ouverture à l'urètre. Il est construit sur le principe des ciseaux à couper les boutonnières, avec cette seule différence que la portion destinée à entrer dans l'urètre est arrondie, et a la forme de l'extrémité d'une grosse sonde utérine. La lame vaginale est plus courte, comme dans les ciseaux à boutonnières, de façon à commencer l'incision à environ 6 ou 7 millimètres de l'entrée de l'urètre, point à partir duquel l'ouverture doit être étendue, sur la ligne médiane, jusque près du col de la vessie. Cet instrument répond admirablement au but cherché.

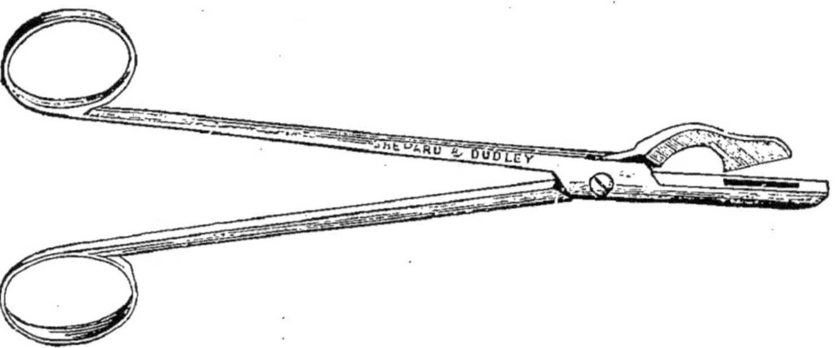

Fig. 205. — Ciseaux à boutonnières d'Emmet.

Lorsqu'on peut se servir du couteau ou des ciseaux, l'exécution de l'opération est considérablement facilitée par l'introduction préalable dans l'urètre d'une sonde en étain plein, d'un volume suffisant pour distendre les tissus du canal. On peut donner à l'instrument la même courbure courte que celle de la sonde d'homme. Alors, si on peut se dispenser de l'aide d'un assistant, il faut laisser la portion courbée dans l'urètre, tout en la faisant pénétrer un peu dans la vessie, la tige étant maintenue parce qu'elle repose en bas sur la cuisse et entre les jambes de la malade, qui sont convenablement fléchies. Après être ainsi entré dans le canal, il faut étendre l'incision avec des ciseaux droits pointus, sur la ligne médiane en arrière, vers le col de la vessie, et en avant jusqu'à peu de distance du méat urinaire. Il est nécessaire d'éviter de diviser l'orifice urétral, parce qu'il serait alors plus difficile de fermer ultérieurement l'ouverture. Il est encore plus important que l'incision s'arrête à une certaine distance du col de la vessie, sans le toucher, parce que la malade pourra continuer à garder son urine après l'opération. Je désire insister sur l'importance de cette précaution de ne pas étendre l'incision trop loin en arrière, car, en admettant même que cela n'eût pas d'autre conséquence que de ne plus permettre temporairement à la malade de garder ses urines, cela serait un inconvénient sérieux qu'on pourrait objecter à l'opération. Sur la surface vaginale, la ligne d'incision doit être d'un tiers plus longue que sur la muqueuse urétrale, et il est important que la différence porte principalement sur la partie postérieure au niveau du col de la vessie. Grâce aux angles taillés en biseau, nous pouvons beaucoup mieux examiner le trajet urétral. De plus, la ligne vaginale étant plus longue, nous dégageons l'angle inférieur de l'incision au niveau du col de la vessie, ce qui nous permet, si cela est nécessaire, d'introduire dans la cavité vésicale le doigt ou un petit spéculum, sans que nous ayons à craindre de faire une déchirure ou de mettre la malade dans l'impossibilité de garder ses urines. Aussi longtemps que la surface vaginale est intacte, les parties qui avoisinent le col de la vessie ne s'écartent pas, par suite de leur rapport direct avec le ligament sus-pubien et l'aponévrose pelvienne. Nous montrerons plus loin, que c'est juste en ce point, en avant du col de la vessie, que se font les plaies par déchirure accompagnées d'incontinence d'urine qui suivent la dilatation de l'urètre.

Si l'on désire simplement faire, par l'opération, une exploration du canal, on peut, après l'avoir pratiquée, unir les bords de la plaie sans plus de retard, en mettant en contact les bords récemment divisés au moyen de sutures d'argent interrompues, comme on le fait quand on ferme une fistule vésico-vaginale. Mais pour les réunir convenablement, les bords de l'urètre doivent être tournés en dehors, au moyen d'un ténaculum, afin de pouvoir passer les sutures de façon à comprendre la muqueuse, et à en amener les bords en étroit contact. Pour y arriver, les sutures doivent être introduites à quelque distance du bord, elles doivent traverser toute l'épaisseur des tissus jusqu'à la sonde en étain plein ; on porte ensuite l'aiguille en travers, on embroche l'autre lèvre de la plaie de la même façon et on tord. Sous ce rapport, nous ne suivons pas la règle qu'on observe quand on ferme une fistule vésico-vaginale, où la suture ne doit être passée qu'au bord sans entrer dans la vessie, de crainte d'établir un sinus le long duquel l'urine pourrait s'échapper. Mais les conditions sont très différentes dans l'urètre, où l'urine ne séjourne que fort peu de temps dans le canal, qu'elle ne fait que traverser, et qui nécessairement s'échappe plus facilement par son orifice naturel, et on est sûr que le trajet disparaîtra rapidement par rétraction après l'enlèvement des sutures d'argent.

Le traitement consécutif est simple. Il consiste à faire garder le lit à la malade pendant une semaine, jusqu'à ce qu'on ait enlevé les sutures, et à prendre des précautions durant quelques jours de plus. Pendant que la malade est au lit on peut lui permettre d'uriner quand elle veut, dans un bassin si c'est possible, et il ne faut se servir du cathéter qu'en cas d'urgence absolue.

Lorsqu'il est désirable de laisser l'orifice béant, afin de faciliter le traitement consécutif, il faut compléter l'opération en unissant les bords de la muqueuse urétrale divisée à la surface vaginale. On le fait au moyen de sutures interrompues, et la matière dont il est préférable de se servir est le catgut convenablement préparé, ou bien la soie fine qui a été soigneusement phéniquée. Comme la muqueuse de l'urètre est libre et n'est pas tapissée de tissu connectif, il est en général facile de l'entraîner, et de la mettre en contact avec la surface vaginale. En recouvrant ainsi les bords cruentés, l'union se fait rapidement, et les parties sont protégées contre le contact de l'urine.

Lorsqu'on laisse ces surfaces se cicatriser par granulation, comme cela se faisait autrefois, la malade éprouve de grands ennuis par suite de l'irritation déterminée par les dépôts salins qui résultent de l'évaporation de l'urine qui vient si fréquemment baigner les parties.

Il est également nécessaire de maintenir la malade au lit après l'opération et de l'empêcher de prendre la position verticale, car sans cela les sutures couperaient, laissant les surfaces se cicatriser par granulation, et il en résulterait plus tard un raccourcissement plus ou moins considérable du canal, par rétraction. Ce raccourcissement ne serait naturellement pas considérable, comme après une gangrène ; il serait cependant suffisant pour rendre plus difficile l'opération ultérieure, destinée à fermer l'orifice. Jusqu'au moment où l'union se sera faite, il sera nécessaire de maintenir les parties bien

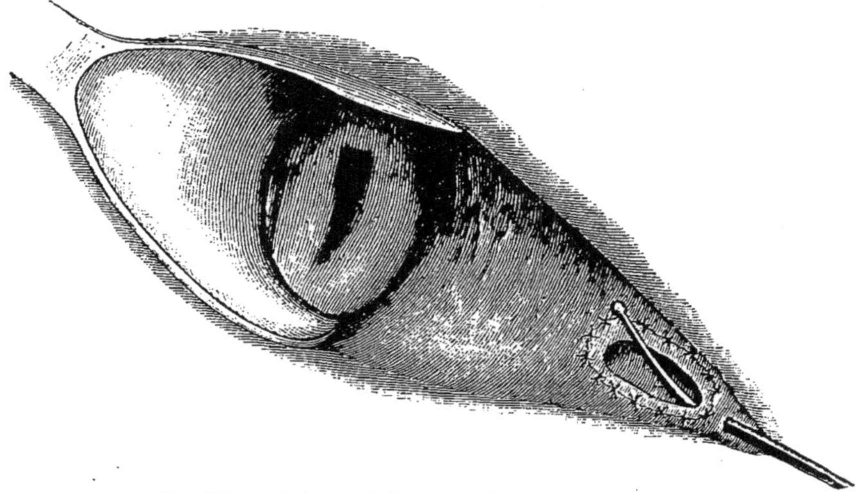

Fig. 204. — Opération de la boutonnière urétrale d'Emmet.

propres, et d'empêcher le gonflement, en plaçant la malade sur un bassin et en faisant couler de l'eau chaude sur les parties plusieurs fois par jour. On peut le faire en envoyant sur ces parties un jet d'eau au moyen d'une seringue, sans y mettre de force, ou bien en séparant les lèvres d'une main pendant que les cuisses de la malade sont relevées sur le bassin, de façon qu'on puisse faire tomber sur les surfaces un courant d'eau, en comprimant une éponge saturée. On doit ensuite les sécher soigneusement au moyen d'un morceau de toile douce, et les enduire de cérat de Turner ou d'un cérat contenant du carbonate de zinc impur ; ce cérat aide à maintenir fraîches les parties et sert aussi comme protection contre l'urine. Pour l'appliquer, il faut apprendre à la malade à introduire au moyen de son index un peu de ce cérat dans l'ouverture en forme de boutonnière avant d'uriner, car l'urine en s'écoulant doit nécessairement passer de l'urètre par cette fente. Même après que les parties se sont cicatrisées, il est utile de continuer l'usage de ce cérat afin de protéger les surfaces contre toute excoriation. Si, pendant la cicatrisation, des granulations se développaient en un point quelconque, le long de la ligne d'union formée par les bords des deux muqueuses, il faudrait les cautériser avec le crayon de nitrate d'argent, pour que les surfaces se cicatrisassent rapidement. On peut l'employer largement sans crainte de déterminer de l'induration, même si la cautérisation est étendue, car il faut plus tard enlever la ligne tout entière, lorsqu'on dénude les bords avant de fermer l'ouverture artificielle.

Ces points donnent parfois naissance à une grande irritation et les résultats causent souvent des désappointements. Ils siègent habituellement au niveau de l'angle le plus rapproché du col de la vessie. On notera qu'on produit de la douleur, lorsqu'on introduit dans leur voisinage une sonde d'un gros calibre. Pour arriver à les voir, après que la ligne s'est rétractée et recroquevillée au dedans, il est nécessaire d'exercer une pression sur le côté vaginal du canal quand on retire la sonde, on retournera ainsi la muqueuse ; ou bien pendant que la malade est endormie, on peut dérouler la surface au moyen d'un ténaculum. Lorsqu'on a sous les yeux le point rouge, il faut l'accrocher avec un ténaculum, le lier avec une ligature de soie et le couper, en ne laissant que juste ce qu'il faut de tissu pour maintenir la ligature. Il arrive parfois qu'on n'a pas enlevé une quantité suffisante de muqueuse urétrale à la première opération, il faut le faire avant de pouvoir remettre les parties en bon état.

Règle générale, ces cas ne demandent plus guère de soins quand les bords se sont cicatrisés. Il est nécessaire de donner matin et soir une abondante injection vaginale d'eau chaude et de continuer ainsi jusqu'à ce que l'ouverture soit complétement cicatrisée. On peut faire ces injections indistinctement dans tous les cas, car presque toujours on peut trouver, en un point quelconque du bassin, de la cellulite plus ou moins étendue. On découvrira tout au moins les produits de quelque attaque antérieure d'inflammation, qui peut avoir été la source primitive de l'irritation, et peut encore mettre obstacle à la circulation. Lorsqu'on fait l'opération pour guérir une inflammation siégeant sur le trajet de l'urètre, ou pour améliorer la nutrition des tissus environnants, le repos des parties et un simple effet révulsif succédant à l'opération, après division des tissus, seront suffisants d'habitude pour remettre les parties en bon état en l'espace de quelques mois. Mais s'il faut agir plus activement, s'il faut faire des applications locales, on pourra y arriver très facilement en passant par l'orifice, et atteindre toutes les parties du trajet urétral.

D'une façon générale, les maladies de l'urètre peuvent être classées de la manière suivante :

1º Inflammation de la muqueuse, ou urétrite ;

2º Tumeurs pédiculées, vasculaires et névromateuses ;

3º Prolapsus de la muqueuse et des tissus sous-muqueux ;

4º Urétrocèle ;

5º Fissures du col de la vessie ;

6º Déchirure de l'urètre par dilatation.

1° Inflammation générale de la muqueuse ou urétrite.

L'urétrite peut être causée par la propagation d'une inflammation gonorrhéique du vagin dans l'urètre, par suite de refroidissement, ou par violence directe. Lorsque la membrane qui tapisse l'urètre s'enflamme par une cause quelconque, il faut arrêter aussitôt que possible la marche de l'inflammation, sinon celle-ci se propagera à la vessie et donnera naissance à des complications sérieuses. Nous en avons déjà assez dit pour montrer qu'on obtiendra de grands avantages de la division large des tissus gonflés, comme on le fait dans l'opération destinée à ouvrir l'urètre. Cette ouverture nous fournira, dans les cas sérieux, le moyen le plus efficace d'appliquer le traitement nécessaire sur le siège de l'inflammation, et d'arrêter ainsi non seulement ses progrès dans le canal, mais sa marche vers la vessie.

Lorsqu'on ne peut faire l'ouverture, la malade doit être maintenue dans la position couchée, il faut donner des purgatifs salins, et lui rendre l'urine moins irritante en la faisant beaucoup boire. Il est nécessaire de donner des injections vaginales d'eau chaude et des bains de siège chauds. Lorsque cela est possible, il faut laver le trajet urétral plusieurs fois par jour avec de l'eau chaude. En plaçant la malade sur un bassin, on peut laver une grande partie de l'urètre en versant simplement l'eau sur l'orifice ; la majeure partie de cette eau entrera, puis ressortira. Si l'inflammation n'est pas trop grande, on peut introduire une longue pince à pansement et dilater largement le canal en ouvrant les branches. Il n'est pas utile que l'injection pénètre dans la vessie, ce serait le moyen de propager la maladie. Mais s'il est évident que la vessie est atteinte, il sera nécessaire de la laver également. On se servira d'un spéculum urétral en forme de cône, constitué par six lames métalliques placées à égale distance, et on l'ouvrira peu à peu, de façon à dilater graduellement le col. On pourra injecter de l'eau à travers ce spéculum, ou on pourra introduire dans la vessie un petit tube de caoutchouc fixé à la canule de la seringue de Davidson, mais il faudra laisser un espace suffisant pour que l'eau puisse s'écouler dans le bassin. Il faut introduire très soigneusement le spéculum et ne dilater le canal que juste ce qu'il faut, car on doit toujours avoir présent à l'esprit qu'on est exposé à déchirer le col de la vessie. Après avoir lavé l'urètre, on appliquera de l'extrait de *Pinus Canadensis*, auquel on aura ajouté un peu d'acide phénique impur. On jugera quelquefois utile d'appliquer une solution faible de nitrate d'argent, ou de l'acide phénique impur non mélangé. Alors, à mesure que la maladie s'améliore il suffit, pour protéger les parties, de vaseline ou d'un peu de tannin et de glycérine.

2° Tumeurs pédiculées, vasculaires et névromateuses de la muqueuse.

Ce sont là les affections les plus fréquentes de l'urètre. Les tumeurs folliculaires pédiculées peuvent siéger dans tous les points du canal, tandis que les autres variétés siègent plus fréquemment au niveau du méat, et les petites tumeurs vasculaires sont les plus fréquentes.

Ces tumeurs de l'urètre déterminent souvent beaucoup d'irritation réflexe, qui peut porter sur la vessie, l'utérus, le rectum, ou les autres organes, en même temps que la cause véritable peut longtemps ne pas être reconnue, et parfois n'être jamais découverte. J'ai vu des cas de vaginisme et d'autres névroses qui semblaient être dus à quelque affection utérine, alors que la cause première de l'irritation était localisée dans l'urètre. Sous ce rapport, il y a une ressemblance étroite entre les symptômes déterminés par une tumeur de l'urètre et ceux qui résultent parfois d'une fissure de l'anus, et dans tous les cas la véritable cause du trouble peut être masquée par l'affection utérine la plus évidente.

Je ne connais pas bien la véritable nature histologique de ces lésions qu'on a décrites sous le nom de tumeurs névromateuses. Ces tumeurs sont constituées par de petits corps vasculaires de couleur rouge, qui deviennent d'une sensibilité exquise et produisent une grande irritation réflexe. N'ayant pas de preuve directe du contraire, je puis donc affirmer, d'après les symptômes, que les fibres du sympathique, qui accompagnent les petits vaisseaux dans ces tumeurs, sont atteintes et subissent quelque changement. Mais quel est ce changement : est-ce l'altération des nerfs ou celle des vaisseaux qui produit ces tumeurs vasculaires? je suis incapable de le dire.

Pour toutes ces tumeurs, le traitement est identiquement le même que si elles siégeaient à l'extérieur. Il faut les détacher des tissus profonds, les enlever avec des ciseaux à bords plutôt émoussés, et en toucher le siège soit avec le cautère, soit avec l'acide nitrique. On peut encore se servir de la pointe d'un crochet mousse chauffé à la flamme d'une lampe à alcool. On peut appliquer l'acide nitrique au moyen d'une tige en bois, mais il faut prendre soin de le neutraliser immédiatement après en appliquant à la surface un peu de coton imbibé d'une solution de carbonate de soude.

C'est une erreur qu'on commet souvent, d'enlever beaucoup de tissu de façon à rétrécir sérieusement l'orifice, car cela amène toujours une irritation de la vessie, et plus tard de la cystite, lorsque le cours de l'urine est habituellement gêné. Nous donnerons plus loin un exemple remarquable du dommage considérable qu'on peut causer lorsqu'on enlève largement les tumeurs, ou le tissu prolabé, au niveau de l'orifice de l'urètre; il montrera aussi ce qu'on peut faire, grâce à l'ouverture faite à l'urètre. Lorsque la tumeur est volumineuse, et que l'affection n'est pas douteuse, il faut avoir recours à l'opération comme étant le seul moyen de faciliter et le diagnostic et le traitement. Si nous n'avions pas eu recours à l'opération, dans les cas que nous avons observés, nous serions resté dans l'ignorance du siège et de la cause de l'irritation. Le cas de polype de l'urètre, auquel j'ai déjà fait allusion, démontrerait à lui seul la nécessité de l'opération, même s'il n'y en avait pas eu d'autres.

OBSERVATION LXXXIV. — Mme H..., de Yonders, fut admise au *Woman's Hospital* le 9 février 1881; elle souffrait depuis plusieurs années d'une prétendue inflammation de la vessie pour laquelle on la traitait. Pendant ce temps, elle avait été soignée par plusieurs médecins qui avaient une grande expérience de ces sortes de maladies. On avait fait de temps en temps des examens avec l'endoscope, et on n'avait rien pu découvrir en dehors d'un certain degré d'inflammation de la muqueuse au niveau du col de la vessie. Mme H... était institutrice, et on supposa que son occupation, qui la forçait à être toujours debout, et à n'uriner qu'à de longs intervalles, était la cause qui avait déterminé l'inflammation. Ce diagnostic semblait rationnel, car il existait un épaississement inhabituel de l'urètre et des tissus avoisinants, accompagné d'une grande sensibilité lorsqu'on exerçait une pression contre l'arcade des pubis. Quelque temps après son admission à l'hôpital, elle avait été traitée pour cette prétendue inflammation par des injections et des applications sur le canal. A la longue, l'irritation augmenta à un tel point que je me déterminai à ouvrir l'urètre. Je reconnus la cause de l'irritation aussitôt que je l'eus ouvert. Il y avait un petit polype juste au niveau du col de la vessie, qui avait été refoulé hors de l'urètre par l'introduction de mon instrument dans la vessie, et qui était de nouveau refoulé dans l'urètre lorsque la malade urinait. Sa présence dans l'urètre déterminait un ténesme constant, et cela avait amené un épaississement inhabituel des tissus. Avec le temps une sérieuse maladie de la vessie se serait établie, qui eût été suivie de dilatation des uretères, et de mort par affection des reins. Rien ne fut plus simple que l'application du remède, j'enlevai la tumeur et le résultat fut excellent.

Observation LXXXV. — Pendant l'automne dernier, une dame un peu âgée me fut envoyée par le Dr West, de Rome; elle fut traitée dans mon hôpital privé. L'urètre avait été antérieurement dilaté, et une tumeur avait été enlevée par le Dr Marion Sims, et j'eus à la soigner parce qu'il était absent. Elle avait été temporairement soulagée après l'opération, mais au bout de quelques mois l'irritation de la vessie avait augmenté et son état général s'était altéré parce qu'elle ne dormait plus, étant forcée à tout moment de se lever pour uriner. Comme il n'existait qu'un degré modéré d'épaississement des parois de l'urètre, je fus tout d'abord disposé à mésestimer l'importance de la maladie en attribuant beaucoup au nervosisme, parce que je supposais que c'était là l'effet des habitudes d'impotente prises par la malade. Le seul symptôme important que je pus découvrir fut une sensibilité en introduisant la sonde utérine dans l'urètre, et cette sensibilité était limitée à un point très circonscrit, à mi-chemin entre l'entrée de l'urètre et le col de la vessie. Le canal de l'urètre fût ouvert le 3 décembre 1881. Je trouvai une masse développée sur la muqueuse, pas plus grosse que la tête d'une épingle, qui ressemblait aux restes d'un moignon ou d'un pédicule de la tumeur qu'on avait enlevée. J'accrochai cette petite tumeur avec un ténaculum; je la liai avec de la soie fine et la coupai. Les bords des surfaces muqueuses urétrales et vésicales furent alors réunis autour de l'ouverture en boutonnière, et je traitai ensuite la malade à la manière habituelle. Elle retourna chez elle aussitôt que les parties furent cicatrisées; elle avait été immédiatement soulagée après l'enlèvement de la masse. Je fermai plus tard l'ouverture, et depuis lors elle se porte fort bien.

On peut appliquer à ce cas les mêmes commentaires qu'au précédent, car le diagnostic n'aurait pas pu être posé, et on n'aurait pas pu guérir la malade si l'on n'avait pas eu recours à l'opération de l'ouverture de l'urètre. En outre, les conséquences de la cystite qui se serait bientôt produite auraient été inévitables.

3° Prolapsus de la muqueuse et des tissus sous-muqueux.

Il semble évident que cet état de prolapsus est une conséquence de l'accouchement, où les tissus ont été refoulés dans l'urètre d'arrière en avant, en amenant la dilatation du canal, qui peut avoir été partielle ou s'être étendue jusqu'à l'orifice ; dans ces conditions, les tissus sous-muqueux se fendent fréquemment ou se déchirent, suivant le grand axe du canal. Les tissus étant abondants et très libres au niveau du col de la vessie, peuvent être, dans des circonstances favorables, refoulés à la manière d'un tampon dans le canal, par pression de la tête de l'enfant, à mesure qu'elle s'avance d'arrière et avant, absolument comme le canal rectal se déroule en dehors de l'anus.

Il me semble naturel qu'on ait supposé que l'urètre, par suite de sa situation sous l'arcade des pubis, ne pouvait guère être lésé par pression pendant l'accouchement. Mais depuis que mon attention s'est portée sur ce sujet, je me suis aperçu que la déchirure de l'urètre est aussi commune que celle du périnée, et beaucoup plus fréquente que la déchirure du sphincter de l'anus. En somme, j'ai été surpris du nombre de cas que j'ai rencontrés où l'orifice urétral était trop béant, état qui était généralement dû à une déchirure placée de chaque côté et en bas, et donnait au méat une forme triangulaire à sommet dirigé en haut. Dans tous ces cas, il existait un prolapsus plus ou moins marqué de la muqueuse, qu'on reconnaissait à la coloration rouge foncé de la surface qui se présentait à l'orifice. Mais, comme au delà de l'orifice une portion du canal avait été lacérée, un certain degré de rétraction s'était produit à mesure que s'était faite la cicatrisation. L'effet, dans ce cas, était le même en principe, mais on ne pouvait arrêter le prolapsus au même degré que par l'opération que nous décrirons, où l'on entraîne à travers une fente en forme de boutonnière l'excès de muqueuse et de tissu sous-muqueux prolabé qu'on fixe.

Pendant un temps très long, après avoir subi le traumatisme, la malade peut n'éprouver aucun inconvénient, et lorsqu'ils apparaissent, les symptômes de malaise peuvent être pendant très longtemps attribués à un déplacement utérin ou à une autre cause que le traumatisme du canal urétral. Mais en la questionnant de près, la malade, règle générale, se rappellera l'existence d'une irritation du col de la vessie, survenue à la suite d'un accouchement et dont elle aura à ce moment plus ou moins souffert. Ce prolapsus se présente de lui-même à l'orifice de l'urètre, faisant saillie de la partie supérieure ou inférieure du passage, et occupant toute la circonférence du canal. L'écoulement de l'urine devient nécessairement gêné, et comme l'obstruction augmente, on voit survenir plus ou moins de ténesme qui, avec le temps, complique la difficulté. Plus tard, tout le canal de l'urètre se déploie, se porte en avant, et se déroule par prolapsus du tissu surabondant qui entoure le col de la vessie.

Le canal de l'urètre se dilate nécessairement, proportionnellement au degré du prolapsus, et comme la circulation est gênée, les tissus deviennent œdémateux. Lorsqu'on laisse pendant longtemps un état de ce genre sans y porter remède, on voit la cystite se produire comme conséquence inévitable, la malade prend l'habitude de l'opium et la mort survient par maladie des reins.

Lorsque le prolapsus est limité à la partie supérieure, et est constitué principalement par le tissu qui avoisine l'orifice de l'urètre, on peut le traiter

comme on traite les hémorroïdes, c'est-à-dire, le lier et le couper. Pour
y arriver, il faut accrocher les tissus avec un ténaculum, couper tout autour
de la base, à travers le tissu muqueux, lier en deux parties au moyen d'un
double fil, et couper le tissu tout contre la ligature. Il faut bien prendre
soin de limiter la traction au simple soulèvement des tissus. J'ai vu deux
fois se produire un thrombus parce que mon aide n'avait pas songé à prendre cette précaution, et, dans un des cas, l'accident prit un caractère sérieux.

OBSERVATION LXXXVI. — J'opérai une malade au *Woman's Hospital*, il y a
quelques années, chez laquelle un thrombus se forma par suite de la rupture d'un petit
vaisseau sanguin dans le tissu cellulaire. Ce thrombus sépara la vessie des pubis et
s'étendit jusqu'au-dessus de la symphyse, et en bas vers l'orifice urétral auquel il
donna un volume énorme. Afin d'empêcher une gangrène étendue et de soulager la
malade, il fut nécessaire d'ouvrir le thrombus et d'extraire le caillot; j'allai aussi loin
que je pus, et il resta une grande cavité qui devint bientôt une surface qui sécréta du
pus. Cette cavité se remplit graduellement par granulation, et le résultat fut la cure
radicale du prolapsus, mais après de grandes souffrances.

Les cas de ce genre doivent être traités comme lorsqu'il y a cystite, en
faisant une fistule vésico-vaginale, en vue de faire passer l'urine par une
autre direction, afin d'obtenir le repos des tissus hypertrophiés. Après avoir
fait la fistule, les tissus prolabés doivent être soigneusement retournés et
poussés en arrière dans la vessie, au moyen d'une sonde en acier assez volumineuse pour remplir le canal. L'instrument ne doit naturellement pas être
retiré en l'entraînant directement en dehors, car on reproduirait en même
temps l'état primitif. On peut le retirer sans reproduire le prolapsus, en lui
faisant exécuter un mouvement de rotation pendant que les doigts exercent
une forte pression en haut et en arrière le long du trajet de l'urètre. On
retournera ainsi les tissus de temps en temps et on amènera leur rétraction
au moyen d'applications de teinture d'iode forte. Un spéculum conique à
oreilles est le meilleur moyen à employer pour faire les applications sur
l'urètre, et il faut l'introduire aussi près que possible du col de la vessie.
Pour le retirer, on lui imprimera un mouvement de rotation, de façon à
permettre à l'excès d'iode de le suivre vers l'orifice, ce qui rend l'application plus complète. Lorsque les tissus ont été retournés, la circulation se
restaure et l'urètre revient graduellement à ses dimensions normales. Lorsque l'urètre est revenu à son état normal, on peut fermer la fistule qui avait
été faite pour le guérir. Mais, avant de le faire, il faut rechercher la cause
première du ténesme et s'il est dû à des hémorroïdes ou à une fissure du
rectum, à l'inflammation de la vessie, à une fissure de son col ou à tout
autre cause, il faut tout d'abord en amener la guérison afin de se mettre en
garde contre la récidive de la maladie.

Ces cas peuvent être guéris d'une façon permanente en faisant une boutonnière à l'urètre, à travers laquelle les tissus lâches peuvent être entraînés
du méat en arrière, fixés sur les bords et sectionnés; on termine l'opération
en fermant l'ouverture. Cette opération ressemble à l'entraînement d'une
portion de mouchoir à travers une boutonnière d'habit, dans lequel il n'y a
d'entraînée que la portion qui n'est pas contenue dans la main placée de

l'autre côté. Si l'on applique ce principe à l'urètre, on verra que lorsque la
fente a été convenablement faite, les tissus doivent être dirigés d'avant en
arrière. Pendant qu'un aide soulève l'excès de tissus, il faut introduire une
sonde de gros calibre, de façon à étaler la membrane qui tapisse l'urètre, à
l'amener vers le col de la vessie, et à distendre un peu le canal. Pendant
que cet instrument est en place, il faut introduire les sutures en traversant
les lambeaux jusque dans l'urètre, de manière à transfixer la muqueuse le long
des bords de la plaie ; on enlève ensuite l'excès de tissu avec des ciseaux, et
on ferme l'ouverture. Si l'on fait cette incision en avant du col de la vessie,

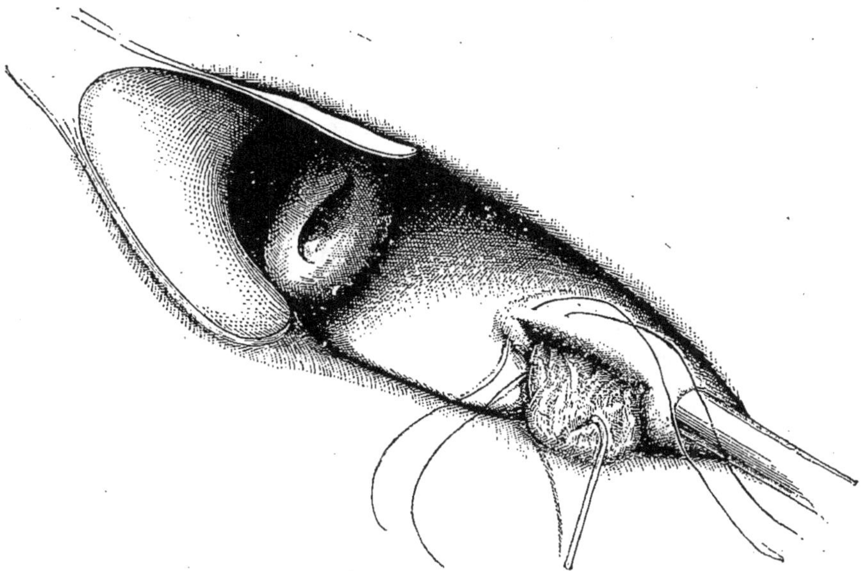

Fig. 205. — Opération du prolapsus de la muqueuse de l'urètre par le procédé d'Emmet.
(La malade est couchée sur le côté gauche.)

il n'est pas besoin de l'étendre vers le méat urinaire plus que ne le demande
la quantité de tissus à entraîner. La muqueuse doit adhérer d'une façon
permanente à cette ligne, ce qui forcera le tissu lâche à rester dans la vessie
et ne permettra plus à un prolapsus de se produire.

Pendant plusieurs années, j'ai suivi une malade chez laquelle toute la muqueuse du canal faisait prolapsus. Je fus convaincu que c'était là un bon cas
pour l'opération, qui ne peut être faite quand le prolapsus n'est que partiel.

Le cas suivant m'a fourni l'occasion que j'attendais depuis longtemps.

OBSERVATION LXXXVII. — Une malade âgée de trente-deux ans fut admise dans
mon hôpital privé au printemps de 1879. Depuis son mariage, elle était restée stréile ;
elle vivait comme une impotente depuis huit ans, époque à laquelle elle avait été
atteinte de prolapsus. Dans la tentative qui avait été faite pour la guérir, on avait
enlevé des portions de la masse, et la surface avait été cautérisée un certain nombre
de fois, dans le but d'en amener la rétraction. Elle avait été soignée par plusieurs
médecins qui s'étaient efforcés de guérir le prolapsus de l'urètre et l'irritabilité de

la vessie et qui ne s'étaient pas aperçus de l'existence d'une cellulite étendue qui durait depuis longtemps, et d'une fissure à l'anus. Elle s'était habituée peu à peu à user des calmants, elle était excessivement anémique, et présentait des symptômes nerveux sérieux.

D'après cela, je pensai qu'une cellulite avait été la cause de l'irritation de la vessie qui s'était produite graduellement après le mariage, et que le prolapsus de l'urètre et la fissure à l'anus étaient la conséquence du ténesme.

Après quelques semaines de traitement, la cellulite s'améliora, de même que l'état général; elle perdit l'habitude de l'opium, et j'opérai la fissure, ce qui amena une amélioration très sensible de l'état général et du système nerveux.

Le 17 juin, je pratiquai l'opération sur l'urètre, que j'ai déjà décrite, avec l'assistance du D' G. Harrison et du D' Bache Emmet. La muqueuse prolabée s'étant déroulée sur elle-même, l'urètre s'était suffisamment dilaté pour permettre de refouler en arrière jusque près de la vessie sur l'extrémité du petit doigt, l'excès de tissu. Celui-ci était excessivement douloureux au toucher et saignait à la moindre manipulation. La figure montre l'aspect présenté pendant l'opération au moment où l'excès de tissu a été entraîné à travers la boutonnière; les deux premières sutures sont passées afin de maintenir dans la plaie les bords de la membrane, après qu'on aura coupé l'excès de tissu. L'incision fut soigneusement faite sur une sonde en étain plein poli, jusqu'à ce que l'instrument pût être senti à travers les tissus, et aussi près que possible de lui sans ouvrir l'urètre. La membrane fut alors accrochée avec un ténaculum et on fit une traction dans un sens, puis dans l'autre jusqu'à ce qu'on eût entraîné l'excès du tissu à travers la fente. On introduisit ensuite les sutures, de la manière décrite, et les extrémités des fils d'argent furent arrêtées au moyen de plombs comprimés.

L'opération eut un plein succès et fit disparaître le prolapsus et l'irritation de la vessie. Au mois d'octobre, à la suite d'une imprudence, elle fut atteinte de cellulite qui amena de nouveau l'irritation de la vessie et des envies fréquentes d'uriner. Le 20 novembre, elle rentra dans mon hôpital privé; je trouvai le canal plus dilaté qu'à l'état normal, mais il n'y avait pas de prolapsus; la muqueuse adhérait étroitement à l'incision et ne pouvait être entraînée avec un ténaculum. Cinq ans plus tard, je la revis; elle se portait bien.

Il n'est pas de manière de faire qui se soit montrée plus pernicieuse en pratique et plus défectueuse dans sa pathologie que l'enlèvement de portions de tissu urétral qui se présentaient au méat, ainsi que le montre le cas suivant.

OBSERVATION LXXXVIII. — Mme J. M..., me fut envoyée par le D' Eddy, de Midlebury, et elle fut admise au *Woman's Hospital* le 25 avril 1884; elle était âgée de cinquante-huit ans. Mariée à dix-huit ans, elle avait quatre enfants et elle avait passé la ménopause depuis huit ans. Dix-huit ans auparavant, elle avait perdu un peu de sang et elle avait remarqué pour la première fois un gonflement au niveau du méat urinaire. Au mois de février suivant, on avait lié la masse et on l'avait enlevée; elle s'était reproduite et on l'avait retranchée de nouveau à plusieurs reprises. L'irritation de la vessie augmentait en même temps. Un an auparavant on avait pensé qu'il était nécessaire d'appliquer le cautère actuel, ce qu'on fit. Ce traitement guérit le prolapsus, mais l'irritation de la vessie augmenta et elle éprouva ensuite des douleurs continues au-dessus des pubis.

On trouva l'urètre considérablement épaissi, en même temps que le méat avait une forme d'entonnoir qui ne permettait que l'introduction d'une petite sonde d'argent. Il s'était produit une inversion du canal urétral, de telle sorte que le méat primitif de l'urètre avait été entraîné à mi-chemin de la vessie et formait la portion rétrécie de l'entonnoir. Ce cas avait été primitivement un cas de prolapsus de la muqueuse et du tissu sous-muqueux par le col de la vessie; le tissu qui se présentait à l'entrée et qui avait pu être entraîné avait été lié et enlevé. Cette surface s'étant cicatrisée et rétractée sous l'influence des cautérisations, la muqueuse vaginale avait été entraînée en arrière dans le canal et en obstruait le passage.

C'est là la conséquence et le résultat habituel du traitement employé d'une façon générale par les médecins. J'ai vu fréquemment le canal contracté et rétréci par le fait de ce mode de traitement; mais je ne l'avais jamais vu aussi marqué que dans ce cas. On ne se rend pas compte de l'état véritable, car j'ai fait des dissections, et je me suis convaincu qu'on a affaire à un déplacement du tissu vésical qui doit être le résultat de l'accouchement. L'opération habituelle ne donne pas de bénéfices permanents, car avec un peu de force et de temps, il est possible d'entraîner la plus grande partie de la vessie à travers de l'urètre. En somme, la seule limite, dans ce cas, est celle de la dilatabilité de l'urètre.

Cette femme passait une grande partie de son temps à faire des efforts pour uriner, en sorte que si l'on ne l'avait pas rapidement soulagée il se serait fait une rupture avant peu. Ma première idée fut de faire une fistule vésico-vaginale à la base de la vessie, mais après un soigneux examen, je la trouvai inutile.

Avec l'extrémité de la sonde, je pus m'assurer qu'il y avait une ligne de traction le long du côté vaginal du canal, du méat vers le col de la vessie, en même temps que les tissus du côté opposé du canal et sous les pubis semblaient relâchés. J'endormis la malade dans la position de la lithotomie, je saisis avec un ténaculum une partie du tissu vaginal, qui s'était roulée en dedans et formait un des côtés de l'entonnoir, et je commençai à séparer les tissus, avec des ciseaux à pointes tranchantes, en coupant vers l'entrée véritable de l'urètre. En tirant, je vis où je devais couper pour ramener le méat à sa place. Je dénudai une surface ayant 1 centimètre de large qui allait tout le long de la surface vaginale de l'urètre. Au milieu de cette ligne, je fis une boutonnière dans l'axe de l'urètre. Par cette ouverture, j'entraînai la muqueuse de l'urètre et je l'attachai le long de ses côtés au moyen de sutures interrompues de soie phéniquée. Je recouvris alors la surface dénudée, sauf entre l'angle externe de l'ouverture urétrale et l'entrée de l'urètre. En séparant les lèvres du méat, je pus aisément réunir les bords de la muqueuse au moyen de deux sutures de soie phéniquée. Je rendis ainsi à l'urètre sa longueur et son calibre normal; il permettait le passage des plus grosses bougies en étain dans la vessie sans la moindre difficulté.

La malade guérit bien et rentra chez elle, le 30 mai; elle pouvait dormir toute la nuit sans avoir besoin de se lever pour uriner, et elle pouvait rester, le jour, sept heures sans uriner, sans le moindre inconvénient.

Je ne sais qui a opéré dans ce cas, et je ne désire pas faire d'autre réflexion que condamner une pratique qui rencontre l'approbation générale. Quoi qu'il en soit, rien n'est plus certain que la rétraction de la muqueuse quand on se sert du cautère, et il est rare, si même cela peut quelquefois arriver, qu'on puisse empêcher un prolapsus de ces tissus par la ligature et l'extirpation.

L'épaississement de la muqueuse, et l'augmentation de la tumeur ne sont pas limités à la surdistension ou à la lacération du canal.

Observation LXXXIX. — Une malade me fut envoyée par le Dr Lewis Fischer, de New-York, en octobre dernier; elle perdait du sang par la vessie depuis plusieurs semaines, au moins le supposait-on. Pendant cette période, l'urine avait toujours contenu du sang, et lorsque la malade avait uriné, elle souffrait de ténesme et de douleurs fréquentes au-dessus des pubis et au haut des cuisses. On craignait, d'après l'examen de l'urine, et en raison du développement rapide des symptômes, qu'il n'y eût une affection maligne de la vessie. Elle avait donné naissance à deux enfants, et le dernier accouchement remontait à douze ans. Le premier accouchement avait été rapide, mais depuis ce moment elle avait toujours eu plus ou moins d'irritabilité de la vessie, qui s'accompagnait souvent de ténesme quand la malade prenait trop d'exercice.

On ne trouva pas de pierre dans la vessie, mais la sonde donna lieu à une hémorragie, à une contraction des parois et à de la douleur. Je résolus de l'endormir afin de faire le diagnostic et de pouvoir explorer la vessie à la recherche d'un calcul enchatonné. Je trouvai le méat plutôt plus petit que normalement et le canal ne me sembla pas être dilaté, mais les parois et le tissu environnant étaient épaissis, de telle sorte qu'il y avait de l'urétrocèle à un haut degré près du col de la vessie. Ne trouvant rien dans la cavité vésicale, je me déterminai à faire une ouverture à l'urètre. Une masse de muqueuse épaissie fut refoulée dans l'ouverture aussitôt que j'eus pénétré dans le canal. Elle ressemblait à une crête de coq, saignait au plus léger attouchement, et était si libre qu'on pouvait l'entraîner à une certaine distance hors du canal. En somme, la muqueuse épaissie semblait être détachée sur une grande étendue des tissus sous-muqueux. Elle était développée à un tel degré qu'elle formait de longs replis, s'étendant dans l'axe du cylindre creux. Ces replis n'étaient autres que les plis qu'on trouve normalement sur la paroi postérieure de l'urètre près du col de la vessie, mais considérablement augmentés de volume. Quand on avait introduit la sonde, elle avait passé entre deux de ces replis, c'est pour cela qu'on ne s'était pas aperçu que le canal avait été dilaté. Il était évident que l'emploi de l'endoscope ne nous permettrait que de découvrir une augmentation de la vascularité de la muqueuse. Après quelque difficulté, j'introduisis par le méat dans l'urètre et la vessie la sonde en étain plein numéro 12. Pendant qu'on la maintenait dans cette position, j'entraînai, à travers la boutonnière l'excès de tissu qui environnait le col, et qui entourait la sonde de chaque côté. Je le sectionnai avec des ciseaux, et je réunis ensuite les bords de la muqueuse et des surfaces sous-muqueuses et je fis quatre sutures interrompues de chaque côté. Quand l'opération fut terminée, l'urètre ressemblait à un tube volumineux dont on aurait enlevé une section longitudinale étroite, et à travers laquelle il était aisé de voir l'intérieur du canal. La couleur rouge sombre du canal disparut au bout de quelques jours. J'appliquai de temps en temps du nitrate d'argent sur les points qui granulaient, et on ne fit d'autre traitement que des injections d'eau chaude et des onctions avec la pommade au zinc. Je fermai la boutonnière le 18 février. L'épaississement dû à l'urétrocèle avait disparu, laissant les bords de l'ouverture si minces qu'il fut nécessaire de comprendre une bande de tissu vaginal dans les surfaces dénudées. Les sutures furent enlevées au bout d'une semaine; la réunion était complète.

4° Urétrocèle.

L'étude de cette affection vient naturellement après celle du prolapsus des tissus muqueux et sous-muqueux, qui n'en est qu'une suite, et dans lequel il se produit un degré plus grand d'épaississement à la suite de la distension exagérée des tissus de l'urètre accompagnée de déchirure de ses parois. Dans tous les cas, il se forme une poche plus ou moins considérable dans laquelle une certaine quantité d'urine séjourne après la miction, ce qui augmente l'irritation. On attribue fréquemment la formation de l'urétrocèle à une déchirure antérieure du périnée; mais cela n'est pas strictement exact, car le périnée est déchiré en même temps que l'urètre est blessé. En raison du manque de soutien convenable, l'état de l'urètre ne peut pas s'améliorer plus tard et s'aggrave par suite de l'état du périnée. Dans tous les cas d'urétrocèle, au début, je crois qu'il se produit une déchirure plus ou moins considérable des fibres musculaires longitudinales de l'urètre; je me rappelle un cas très net que j'opérai il y a douze ou quatorze ans, où je trouvai une fente qui se prolongeait sur presque toute la longueur de l'urètre, et qui s'étendait au tissu vaginal, formant ainsi une poche dans laquelle pouvaient s'accumuler 4 grammes au moins d'urine. Il me fut aisé de porter remède à cet état en enlevant avec des ciseaux l'excès de tissu et en dénudant ensuite les côtés de l'ouverture dans le trajet urétral à une profondeur suffisante, de telle sorte que lorsque les deux surfaces eurent été réunies par des sutures, le canal urétral avait repris son calibre normal. Par ce moyen, on peut arrêter tout prolapsus de la muqueuse de l'urètre et rendre aux parois de ce canal leur épaisseur normale.

A ce propos, je puis dire que l'affection opposée, à savoir le rétrécissement de l'urètre de la femme, est rare, excepté à la suite de violence. C'est près de l'orifice que se produit ordinairement le rétrécissement, et il est dû souvent à l'emploi de l'acide nitrique, des autres caustiques et du cautère ; ou bien il résulte de la section du tissu prolabé, ou d'une tumeur du méat. Toute obstruction sérieuse au libre écoulement de l'urine amène presque à coup sûr la production d'une cystite ; il faut donc se presser de la faire disparaître. Quand l'orifice est rétréci, il n'existe qu'un remède, c'est de le diviser en arrière suffisamment pour lui rendre ses dimensions normales ; mais, lorsqu'il existe un certain degré de rétrécissement, il sera nécessaire de faire une boutonnière immédiatement au-dessus de la portion rétrécie, et, quand les bords se seront complètement cicatrisés, il sera facile de rendre au canal ses dimensions normales, opération dont l'exécution est simple chez la femme, mais beaucoup plus difficile chez l'homme. Cependant, j'ai parfaitement réussi chez un homme à reconstituer un canal suffisamment large, dans un cas où l'on avait ouvert l'urètre, c'était avant l'invention de l'aspirateur, à travers un certain nombre de rétrécissements, pour faire disparaître la rétention et l'infiltration d'urine.

S'il se produisait une hypertrophie simple, à la suite d'une inflammation, ou par le fait d'un manque de soutien convenable, résultant de la présence d'hémorroïdes ou d'attaques répétées de ténesme dû à une autre cause réflexe, il suffirait de couper les tissus, comme je l'ai décrit, pour amener un changement dans la nutrition des parties, ce qu'on ne pourrait obtenir par aucun autre moyen.

Observation XC. — Minnie Beckerstoff, âgée de trente-neuf ans, fut admise dans le service du Dr C. Lee au *Woman's Hospital*, le 15 décembre 1880. Cette malade souffrait de cystite, et avait été traitée à *Bellevue Hospital* et dans d'autres institutions avant d'être admise dans le service du Dr Lee. Son état général était très mauvais ; son urine contenait beaucoup de phosphate et du pus, elle souffrait de ténesme, les parois de la vessie étaient épaissies, et elle présentait en somme tous les symptômes de la cystite chronique. Le Dr Lee fit une fistule artificielle à la vessie, et la traita pendant plus d'une année. Au bout de ce temps, la cystite avait complètement disparu, et les parois vésicales étaient revenues à leur état normal. La fistule fut alors fermée, mais l'ancienne irritation de la vessie reparut bientôt. On fit une nouvelle fistule, plus en arrière, vers le col de l'utérus, afin que le drainage pût être plus parfait, et je fus appelé en consultation par le Dr Lee. La vessie semblait être alors en bon état, et la seule lésion apparente était une volumineuse urétrocèle accompagnée d'une congestion veineuse générale des parties. Afin de pouvoir mieux l'étudier et de rechercher la cause de l'insuccès, je demandai qu'on la fît passer dans mon service. La fistule de la base de la vessie fut fermée le 20 janvier et je fis une boutonnière peu de temps après dans les tissus urétraux épaissis. Lorsque j'eus sectionné les tissus et diminué la tension, un des effets immédiats de l'opération fut de rendre à la circulation son état normal Je laissai les parties en repos pendant plusieurs mois, jusqu'à ce que les parois de l'urètre eussent repris leur épaisseur normale. Au commencement de mai 1882, je fermai la boutonnière urétrale, et les troubles vésicaux ne reparurent pas. Je fis voir la malade au Dr Lusk qui l'avait vue à *Bellevue Hospital*, et quelques jours plus tard, il opérait une malade de son service de la même façon, et il obtenait également un succès.

L'histoire de ce cas a une grande importance clinique. Les premiers symptômes ont commencé par un degré modéré d'irritation de la vessie, qui amenèrent un ténesme constant, symptôme indubitablement dû à une lésion de l'urètre, qui au bout d'un certain temps avait déterminé de la cystite avec ses conséquences. Tant que l'urine s'était écoulée librement par la fistule, l'affection de l'urètre ne pouvait donner lieu à une irritation sympathique. Cependant, bien que la vessie ait recouvré son état normal pendant sa longue période de repos, on vit se reproduire les effets de la source primitive d'irritation de l'urètre, aussitôt que la fistule fut fermée. Dès que la vessie eut été distendue de nouveau, l'irritation réflexe des fibres musculaires de la vessie et le ténesme reparurent et la cystite se rétablit dans sa forme la plus grave.

L'ouverture de l'urètre a été une bonne opération dans un grand nombre de cas. Je l'ai faite au moins dix fois, pour la guérison d'urétrocèles chez des femmes assez âgées, et dans tous les cas j'ai obtenu le soulagement désiré, et je ne dus pas faire d'autre traitement que l'incision, qui en libérant les parties et en restaurant la circulation, change entièrement la nutrition des parties.

J'ai eu deux cas remarquables de chorée guéris par l'opération, et dans un cas il y avait complication de convulsions épileptiformes. Nous avons devant nous un large champ d'observation dans l'étude des troubles réflexes dus à des causes irritantes localisées dans le tissu érectile du bassin de la femme. Que le neuro-physiologiste nous donne l'explication la plus convenable, car s'il en est incapable, nous serons forcés d'admettre les faits comme celui que nous allons rapporter et qui a trait à une dame occupant une position sociale élevée et que connaissent bien plusieurs médecins.

OBSERVATION XCI. — M. P... vint me consulter le 10 janvier 1877. Elle s'était mariée à dix-huit ans et avait eu deux enfants. L'aîné avait dix-sept ans et il était né à la suite d'un accouchement laborieux, mais qui s'était terminé spontanément. Depuis lors, elle ne fut jamais bien, elle devint très nerveuse et fut soignée pour une ulcération par le Dr Sabine, de New-York. Le second enfant était né cinq ans avant mon examen. Depuis sa naissance, l'état nerveux de la mère s'était aggravé, et s'accompagnait de troubles vésicaux. On trouvait l'utérus augmenté de volume, en subinvolution, ce qui était dû, à ce qu'on pensait, à une déchirure étoilée du col. Elle avait aussi une fissure à l'anus à laquelle on attribuait l'existence de la plupart de ses symptômes nerveux.

Après l'avoir traitée quelque temps sans grand résultat, j'opérai la fissure le 7 mai 1879, ce qui la soulagea un peu. Je continuai à la traiter et à chercher à diminuer les dimensions de l'utérus, à arrêter l'abondant écoulement utérin. Le 21 février 1881, elle entra dans mon hôpital privé, afin que je lui ferme le col, dans l'espoir de diminuer les attaques nerveuses, qui revenaient alors plusieurs fois par jour. On ne pouvait ni la toucher ni introduire le spéculum sans donner naissance à une attaque.

Je l'opérai le 27 février, mais les résultats ne furent pas bons, les attaques continuèrent. Le 14 avril, je divisai le col dans la direction de l'ancienne déchirure, croyant trouver du tissu cicatriciel que je pensais être la cause de l'irritabilité de la vessie et des symptômes nerveux. Je trouvai une masse cicatricielle, à gauche, au niveau de la jonction vaginale, je la disséquai, je l'enlevai et fermai ensuite le col. L'état général s'améliora et elle devint moins nerveuse. Mais les attaques réapparaissaient à la moindre provocation, et il restait de la sensibilité à l'ouverture du vagin et le long de l'urètre.

Comme il y avait une grande déchirure du périnée et que la vulve restait béante, je me déterminai à l'opérer dans l'espoir de donner un bon soutien aux parties qui environnent l'urètre. Le 4 décembre, je réduisis les dimensions de la vulve par l'opération en croissant que nous avons décrite dans un chapitre précédent. Le résultat de l'opération fut très bon. Elle retourna chez elle. Je ne la revis pas d'un an; elle revint alors dans un très mauvais état. Elle avait des attaques nerveuses dans lesquel·· les les pieds, les membres inférieurs, les membres supérieurs, les mains, étaient le siège de contorsions très violentes. Les attaques duraient jusqu'au moment où les muscles semblaient épuisés. L'utérus avait repris sa profondeur normale et on ne pouvait trouver qu'une augmentation de l'urétrocèle, qui était excessivement sensible, à ce point que la moindre pression contre les pubis produisait une attaque.

Pendant qu'elle était sur le côté gauche, un spéculum appliqué, j'introduisis dans l'urètre qui semblait tout à fait béant une volumineuse sonde d'étain, sans la prévenir. Avant que l'extrémité de l'instrument eût atteint le col de la vessie, elle poussa un grand cri et fut prise d'une attaque de convulsions épileptiformes. Elle resta quelque temps inconsciente et n'a jamais su qu'elle avait eu une convulsion. Je n'avais pas songé à un trouble urétral, et je ne sais pour quelle raison je n'avais jamais encore introduit une sonde dans la vessie. Après avoir retiré la sonde, il y eut un petit suintement de sang par l'urètre.

Le 22 janvier 1883, je fis une boutonnière à l'urètre, et je trouvai la muqueuse épaissie de couleur sombre et saignant facilement. Il y avait évidemment eu une déchirure profonde le long de l'urètre. La surface qui avait été déchirée était recouverte d'une masse de granulations très vasculaires. La muqueuse semblait beaucoup plus large que le calibre même dilaté de l'urètre. Je l'accrochai avec un ténaculum, tout près du col de la vessie, et je l'entraînai; elle se redressa instantanément bien qu'elle fût endormie et elle eut une attaque convulsive. Je sectionnai cette masse et tout l'excès de tissu qui comprenait le tissu lacéré et je fixai les bords des surfaces muqueuses de la façon habituelle. Je laissai le canal ouvert jusqu'à ce que l'urètre fût revenu à son état normal. Elle revint le 10 mars 1883, en bonne santé. On pouvait passer une sonde dans la vessie sans déterminer d'irritation, et elle est restée en bon état jusqu'à ce jour.

Nous avons déjà parlé de l'ouverture de l'urètre à propos de la cellulite. J'ai employé l'opération pour guérir l'irritation persistante de la vessie qui accompagne parfois l'inflammation pelvienne et je l'ai employée dans ce but plus que dans tout autre. Je regarde ce procédé, au point de vue de la guérison de ce symptôme si pénible, comme étant l'aide la plus efficace apportée au traitement de la cellulite quand ce symptôme existe, mais il est encore plus efficace lorsque l'inflammation siège dans les ligaments utéro-sacrés.

Je rappellerai brièvement certains points qui doivent être mis en relief, et qu'on peut avoir perdu de vue par suite de la variété des sujets que nous avons traités.

J'ai présenté un mode d'exploration de l'urètre de la femme dont les avantages ne sont pas appuyés sur des raisons théoriques, mais sur une expérience réelle et sur l'observation minutieuse s'étendant sur plusieurs années.

Je soutiens que les avantages obtenus pour l'exploration par l'opération sont plus grands que ceux qu'on pourrait obtenir par n'importe quelle autre opération connue des médecins, parce que tout le canal peut être mis sous les yeux, et qu'on peut appliquer aisément le mode de traitement suggéré par l'état des parties.

L'opération est parfaitement sûre et peut être exécutée sans difficulté par tout opérateur qui possède une habileté ordinaire ; elle peut certainement être pratiquée avec sécurité par tout chirurgien qui serait disposé à prendre la responsabilité de la dilatation forcée.

Si elle est bien pratiquée, et comme nous l'avons indiquée, la malade pourra parfaitement garder son urine, et uriner plus tard sans difficulté. Sous ce rapport, l'état est tout différent de celui dans lequel une fistule urétrale s'est produite à la suite de l'accouchement, où, règle générale, la malade ne peut plus garder son urine. Dans l'opération sur l'urètre, il ne faut jamais comprendre le col de la vessie, car une escarre se produit toujours en ce point, qui est le plus exposé à la pression, lorsque le traumatisme est le fait de la parturition, et ce n'est que lorsque la cicatrisation se sera faite que l'ouverture semblera à l'observateur superficiel limitée à l'urètre.

On n'éprouve aucune difficulté à fermer plus tard l'ouverture urétrale, opération qui a été pratiquée par les chirurgiens résidents du *Woman's Hospital* et qui leur a semblé une des opérations les plus simples. Lorsqu'on a fait une fistule et que sa fermeture semble plus tard d'une trop grande importance, ou bien qu'il ne paraît pas utile de la fermer, il n'y a aucun inconvénient à la laisser ouverte jusqu'à ce que l'occasion favorable se présente.

Sur ma demande, toutes celles qui avaient été opérées m'ont dit que lorsque les bords eurent été cicatrisés, elles étaient incapables de trouver une différence dans la miction, bien que la plus grande portion du liquide, sinon la totalité, dût s'écouler par l'ouverture. Une partie plus ou moins considérable de l'urine passe donc dans le vagin, et ce fait nécessite l'emploi journalier d'injections vaginales de propreté. Je pensais que le déroulement de la muqueuse urétrale à travers l'ouverture pouvait avoir des inconvénients pendant les rapports sexuels, mais en interrogeant les malades, j'ai appris qu'il n'en avait rien été lorsque les parties étaient cicatrisées.

Mon intention n'est pas de substituer cette ouverture faite à l'urètre à la formation de la fistule vésico-vaginale pour le traitement de la cystite, et pour l'enlèvement de la pierre de la vessie.

5° Fissures du col de la vessie.

Nous pouvons si rarement établir par la vue la présence de fissures au niveau du col de la vessie, que souvent on ne les remarque pas, et qu'on peut même ne pas les soupçonner. Elles ne présentent aucun symptôme caractéristique, qui ne puisse être dû aux premières périodes de la cystite, avec laquelle cette lésion est si étroitement associée dans ses relations causales et séméiologiques. L'emploi du microscope permet d'établir que les reins, de même que la vessie, sont en bon état. Ce n'est que par exclusion que nous pouvons soupçonner l'existence d'une fissure au niveau du col de la vessie, car tous les symptômes peuvent être purement réflexes et être dus à une maladie ayant son siège ailleurs. Il ne m'a jamais été possible de découvrir une fissure au moyen de l'endoscope, bien que le Dr Skene ait été plus heureux.

Je ne connais qu'un seul remède utile pour la classe de symptômes que nous étudions, quelle qu'en soit la cause. C'est le repos du tissu musculaire, qu'on ne peut assurer qu'en faisant une ouverture à l'urètre si les symptômes ne sont pas urgents, ou s'ils sont plus prononcés du côté de la vessie; il faut agir ici comme dans le cas de cystite, car si cette affection n'existait pas, elle ne tarderait pas à se produire. La cloison vésico-vaginale doit être ouverte de la façon que nous avons décrite, et aussi près du col de la vessie que possible sans le comprendre. Pendant que le spéculum est encore en place, les bords de l'incision doivent être largement ouverts au moyen d'un ténaculum double, qui doit être tenu ensuite par un aide. Il devient alors possible de découvrir ces fissures en écartant les plis qui existent autour du col sur la surface vésicale. On peut le faire au moyen d'un ténaculum, et l'examen en est grandement facilité par l'emploi du miroir laryngien fixé à un manche en cuivre qui peut être plié à volonté, et qu'on a soin de chauffer à la flamme d'une lampe à esprit de vin avant de s'en servir, sans quoi on ne verrait rien par suite de la condensation de l'humidité sur le miroir.

Après avoir ouvert l'urètre, un repos de quelques semaines et l'emploi d'injections d'eau chaude sont généralement suffisants pour amener la cicatrisation de la fissure, mais il est toujours d'une bonne pratique, et cela accélère la cicatrisation, de passer le bord d'un scalpel à travers la ligne ulcérée. Cela peut causer un écoulement de sang temporaire, mais ce n'est pas un désavantage, car on peut l'arrêter, s'il est trop abondant, au moyen d'une injection d'eau chaude.

6° Lacérations de l'urètre par dilatation.

On a prétendu que la dilatation de l'urètre offre des avantages supérieurs pour l'examen des tumeurs de la paroi utérine, et de l'état de la vessie elle-même. Les auteurs ne sont pas d'accord sur les avantages obtenus, mais en admettant qu'on démontre que la méthode a toute la valeur diagnostique qu'on prétend, les conséquences qui résultent parfois de la dilatation sont assez sérieuses pour faire douter de son opportunité. Il est certain, qu'en prenant de grandes précautions, la déchirure se produira quelquefois, et que dans un certain nombre de cas il restera après l'opération une incontinence permanente.

A la réunion de la *New York obstetrical Society*, du 5 mars 1878, je lus l'observation d'un cas de déchirure que je donne à la fin de cet article, observation qu'on discuta. Je soutins qu'on pouvait obtenir les renseignements par le toucher vaginal, ou au moyen de l'examen bi-manuel. En accordant même tout ce qui est réclamé pour la dilatation, les deux cas d'incontinence que j'ai eus, sur un total de onze cas opérés, pour faire le diagnostic démontrent la nature injustifiable de ce procédé. Je guéris plus tard un de ces cas en fermant une ouverture que j'avais faite pour m'assurer de l'état de l'urètre, et on en trouvera l'histoire détaillée dans un chapitre précédent ; l'autre resta dans la même condition pendant plusieurs semaines après l'accident, et fut renvoyée comme incurable. Le Dr Noeggerath qui a certainement plus d'expérience de cette opération que n'importe qui, a été assez heureux pour ne produire une incontinence permanente que deux fois sur soixante-quinze cas, ainsi qu'il l'a dit pendant la discussion. Je suis convaincu que pour tout autre opérateur moins habile, la proportion eût été plus grande. Mais en admettant même cette proportion de 2,66 pour 100 comme indiquant le danger auquel expose cette opération, je me crois encore obligé de dire que les avantages allégués ne les compensent en aucune façon, surtout depuis que l'ouverture artificielle faite à la base de la vessie donne d'égales facilités pour l'exploration et ne fait pas courir à la malade de semblables risques d'incontinence. Connaissant la manière dont le col de la vessie est fortement relié à l'arcade des pubis et son étroite connexion en ce point avec l'aponévrose pelvienne inflexible, il est absolument surprenant que la déchirure ne se produise pas dans tous les cas où l'on essaye de dilater l'urètre de la femme. Le doigt doit toujours rencontrer de la résistance le long du trajet du ligament sous-pubien, où la dilatation ne peut pas se produire aussi aisément que dans les autres portions du canal, et les parties doivent ici être distendues en les refoulant loin des pubis. Si la déchirure se produit alors, ce sera naturellement suivant la ligne qui offre le moins de résistance, c'est-à-dire en travers de l'urètre, au niveau du ligament sous-pubien, et dans le tissu connectif, de façon à séparer plus ou moins la paroi vésicale des pubis.

Dans la grande majorité des cas, lorsque, par le fait de l'excès de distention, le traumatisme est considérable, il se produit de l'incontinence d'urine. Voici la seule exception à la règle que je connaisse :

OBSERVATION XCII. — Lizzie Chatfield, âgée de vingt-deux ans, vint se faire soigner par le Dr Paul Mundé, parce qu'elle souffrait de rétention, conséquence d'une déchirure après dilatation, rétention telle que depuis six mois, on était forcé de se servir régulièrement du cathéter. Le docteur me la confia, et elle fut admise dans mon service, au *Woman's Hospital*, le 1er février 1878. Je fis une ouverture permanente à la base de la vessie, afin d'éviter la production de la cystite, comme conséquence de l'emploi continu du cathéter. Je doutai de l'existence d'une maladie locale lorsque j'eus appris qu'elle avait été malheureuse chez elle, et que tout s'était réuni pour développer l'élément hystérique qui était le caractère dominant dans son cas. Elle avait contracté l'habitude de l'opium. Après avoir fait la fistule, et n'avoir pu découvrir aucune maladie de la vessie ni de l'urètre, je fus convaincu que j'avais adopté le meilleur mode de traitement.

Au bout d'un mois, elle avait perdu l'habitude de l'opium et son état général s'était considérablement amélioré. Je l'engageai à aller faire un petit voyage, lui promettant de clore sa fistule dans six mois.

Quelques jours plus tard, elle alla se faire soigner par un autre médecin, qui s'empressa de l'engager à se faire fermer la fistule; l'ouverture fut fermée. Tous les anciens symptômes reparurent bientôt et s'accompagnèrent d'un développement plus grand qu'avant de l'élément nerveux.

Peu de temps après, comme son état ne s'améliorait pas, son médecin ouvrit l'urètre avec des ciseaux depuis le méat jusqu'à la base de la vessie. Cela fut une circonstance heureuse, comme on le verra plus loin.

L'urine s'écoulant librement, les symptômes hystériques s'amendèrent et l'état général s'améliora. Le 18 octobre 1879, elle rentra dans mon service en bonne santé, mais avec une incontinence complète. Après quatre opérations, elle commença à pouvoir garder ses urines, mais il fut nécessaire de sectionner l'urètre trois fois, l'urine s'échappant par un canal béant. La difficulté fut surmontée, comme nous le dirons plus loin, et le 8 avril 1880 elle sortit, pouvant retenir les urines pendant douze heures. Depuis lors, les accidents n'ont pas reparu et la malade se porte bien.

Ce cas est rapporté par le Dr Skene dans son ouvrage [1], avec l'autorisation du Dr Mundé, comme suit : « Ultérieurement la cystotomie vaginale fut pratiquée par le Dr Emmet, mais sans résultat ; et la malade après plusieurs mois de traitement inefficace fut finalement renvoyée non guérie. »

Nous étudierons à la fin du chapitre sur la cystite la valeur de la cystotomie vaginale. J'ai vu, selon toutes probabilités, plus de cas de cette affection que n'importe quel autre membre de la profession, et j'ai cherché pendant nombre d'années à la guérir sans l'aide de la chirurgie. Pendant les dernières années, j'ai eu, dans mon service au *Woman's Hospital*, presque continuellement de ces malheureuses malades à soigner. Après plusieurs années d'étude, et après avoir institué un grand nombre de procédés opératoires pour la guérison de cette lésion, je puis en citer un certain nombre que j'ai améliorées, mais je n'en ai guéri que trois. Jusqu'il y a quelques mois, j'avais supposé que mon succès était limité à un seul cas, celui que j'ai décrit (observ. CVI) où j'ai causé moi-même la déchirure. Dans le cas que je viens de donner en détail, on avait supposé que la malade n'était restée sans perdre que pendant sept mois, et qu'alors, par suite d'une cause inconnue, elle avait eu de l'incontinence. En conséquence, on avait regardé ce cas comme un insuccès, jusqu'à ce qu'on se fût assuré qu'elle allait fort bien depuis sa dernière opération. C'est un cas à noter. Après trois insuccès, le canal fut ouvert de nouveau pour s'assurer, si possible, de la cause. Je reconnus alors par hasard la lésion et le siège du traumatisme, il y avait une déchirure transverse de l'urètre, en avant du ligament sous-pubien. Je réussis, grâce à cette connaissance, dans le cas suivant, ce qui fait le troisième cas, qui fut aussi supposé être un insuccès au moment de la sortie de la malade.

OBSERVATION XCIII. — Agnès Cavanagh fut admise dans mon service au *Woman's Hospital* le 5 janvier 1880. A l'âge de six ans, on lui avait retiré une pierre de la vessie à travers l'urètre dilaté, on le supposa du moins, et il resta une incontinence d'urine. On avait essayé d'y porter remède dix fois, avant son entrée dans mon service.

On trouva à l'examen que toute la base de la vessie ainsi que la plus grande partie de l'urètre s'étaient gangrenées sauf une portion près du méat, qui était déchirée et distendue au point de ne pouvoir servir pour la guérison. Environ les deux tiers de l'ouverture vésicale avaient été fermés en réunissant les parois du vagin. Mais comme cette ligne ne pouvait être continuée en avant pour former l'urètre, ni en

[1] Skene, *Diseases of the Bladder, Urethra in Woman.* New York, 1878, 343.

arrière de façon à laisser le col dans le vagin, on jugea nécessaire de couper avec des ciseaux ce qu'avait fait l'opérateur précédent.

Tout le vagin fut remis dans son état normal par trois opérations. Les autres opérations furent pratiquées pour faire l'urètre et fermer les différentes fistules de la base de la vessie, qui servirent pour le drainage pendant qu'on faisait l'urètre. Deux surfaces parallèles furent dénudées le long des tissus avoisinants, en laissant entre elles une largeur suffisante, et ces surfaces furent réunies par des sutures interrompues pour former l'urètre. Celui-ci fut reconstitué huit fois et l'ouverture artificielle faite à la vessie fut fermée aussi souvent sans qu'on pût obtenir de faire garder à la malade ses urines.

Peu de temps après avoir découvert la cause de la maladie de Miss C..., je pus démontrer que la même lésion existait chez cette jeune fille, qui avait été déchirée dans la tentative faite pour ouvrir l'urètre avant d'atteindre la pierre. J'ouvris le canal de l'urètre, aussi largement que possible, et même au delà du col de la vessie, afin d'obtenir le plus d'espace possible. Je grattai complètement les côtés de la déchirure de l'urètre avec le bord d'un scalpel afin d'obtenir une surface cruentée, et les côtés correspondants furent réunis au moyen de trois sutures interrompues à droite et de quatre à gauche; je n'obtins qu'un succès partiel dans la réunion de ces surfaces. Je reconstituai alors le canal urétral pour la neuvième fois, et j'étendis le passage au delà de ses limites naturelles; je me servis dans ce but des petites lèvres. Afin de voir quel était le résultat obtenu, avant de réunir l'ouverture faite à la vessie, je la fermai temporairement au moyen de sutures, mais sans en dénuder les bords. A ma grande satisfaction, elle put retenir ses urines et n'uriner que toutes les trois heures. Je fermai alors l'ouverture artificielle d'une façon définitive, et elle put garder ses urines pendant dix jours; mais, par suite d'une négligence de la garde, elle resta toute une nuit sans uriner; l'incontinence se reproduisit. J'ouvris de nouveau le trajet urétral, et je dénudai les côtés avec le plus grand soin au niveau de la portion de l'urètre qui correspondait aux pubis, afin de donner au canal un calibre uniforme. Son état s'améliora tellement après cette opération qu'elle put garder ses urines, la nuit, pendant quelque temps. Quelques semaines plus tard, je m'aperçus que la partie moyenne du canal était trop dilatée. Pensant que cela pouvait être causé par une traction latérale, je fis de chaque côté de l'urètre avec des ciseaux une incision de 3 à 4 centimètres; puis je réunis les surfaces divisées, au moyen de cinq à six sutures, transversalement. Mais, après la cicatrisation, je m'aperçus qu'il n'y avait guère de changement. Son état général s'altérant, je l'engageai à quitter l'hôpital, le 10 avril 1884. Cette pauvre jeune fille avait subi trente-quatre opérations chirurgicales, sans bénéfice apparent, pendant plusieurs années.

J'appris quelques semaines plus tard, par lettre, qu'elle avait réussi à garder ses urines; de temps en temps elle était forcée de se lever une ou deux fois par nuit pour uriner, mais, règle générale, elle n'était pas obligée de le faire. Pendant le jour, elle pouvait garder ses urines, et son état général s'était considérablement amélioré.

Il existe une surabondance de tissus lâches au niveau du col de la vessie qui disparaît, portion par portion, à mesure que le viscère se développe par le fait de la distension. A la longue, lorsque ce tissu est allongé, la vessie au niveau du col prend la forme d'un entonnoir dont les parois sont inclinées vers le bec, et dont une portion se courbe sous les pubis pour former l'urètre. J'ai ouvert une fois largement la cloison vésico-vaginale chez une malade qui souffrait d'incontinence après une dilatation, et dans ce cas, je découvris au moyen de la lumière réfléchie et d'un miroir laryngien une ligne cicatricielle s'étendant au travers de plusieurs de ces plis, au niveau du col de la vessie, qui les empêchait de se rapprocher. Les parties avaient évidemment été déchirées dans ce cas, et j'ai supposé jusque tout récemment que c'était là l'accident habituel qui se produisait lorsque l'incontinence suivait la dilatation de l'urètre.

On peut laisser une ouverture à la base de la vessie pour permettre à l'urine de s'écouler librement pendant le temps nécessaire pour former un nouvel urètre ; lorsque les parties se sont bien réunies, j'ai pour habitude de fermer temporairement cette fistule vésico-vaginale, mais sans dénuder les bords, afin d'essayer par ce moyen le pouvoir de rétention de la vessie, et de dilater un peu cet organe qui peut être resté contracté depuis longtemps. Une fois, dans le cas de la jeune fille qui pendant quelque temps avait pu garder ses urines, trouvant que ce pouvoir de rétention n'avait pas été obtenu, bien que la ligne d'union de l'urètre fût parfaite le long de la surface vaginale, j'enlevai ces sutures temporaires, et j'introduisis mon doigt à travers la fistule dans la vessie. Pendant l'examen, je fus frappé de la forme inhabituelle des parties situées à l'entrée de la vessie dans l'urètre ; elles semblaient faire saillie dans la vessie. Quand on portait le doigt en bas vers le col, les tissus semblaient s'être déroulés et ressemblaient à la lèvre antérieure d'un col déchiré, mais dans des dimensions beaucoup plus petites. En passant la sonde le long du canal de l'urètre, celui-ci me parut si dilaté au delà d'un certain point que je supposai que l'absorption s'était faite sur une partie de la ligne, si bien que j'ouvris le trajet urétral. Je découvris alors que l'état de dilatation d'une portion du canal était dû à une déchirure transverse de l'urètre qui avait produit l'arrachement de dessous l'arcade pubienne d'une partie de la paroi antérieure de la vessie, et même d'une partie de la face interne des pubis. Jusqu'au moment où j'eus reconnu l'existence de cette déchirure, il était facile de ne pas remarquer une surface concave, lorsqu'on ne l'examinait que d'avant en arrière, mais il eût été très facile de la reconnaître si on l'avait examinée de profil. Il était également moins facile de reconnaître le traumatisme lorsqu'on avait distendu les parties par l'introduction du spéculum, de même que la dépression disparaissait entièrement lorsque les bords du canal étaient maintenus écartés pour l'examen au moyen d'un ténaculum appliqué de chaque côté. Mais aussitôt que la lésion fut soupçonnée et que les tissus placés au niveau du col de la vessie eurent été entraînés en avant dans leur position normale au moyen d'un ténaculum, on aperçut nettement une déchirure transverse étendue.

J'ai essayé plusieurs fois de réparer ce traumatisme en dénudant les côtés de la déchirure et en réunissant ensuite ces surfaces au moyen d'un certain nombre de sutures interrompues, placées suivant une ligne perpendiculaire à l'axe du canal de l'urètre, mais je n'ai jamais pu obtenir une réunion suffisante des bords pour oblitérer entièrement cette surface concave, et j'attribue mon insuccès aux rapports étroits qu'affectent ces parties avec les tissus musculaires qui entrent en jeu à chaque effort que fait la femme pour uriner et pour aller à la garde-robe. Afin de vaincre la difficulté et de remplir cet espace, j'ai avivé les surfaces qui devaient être réunies pour former l'urètre, sur une largeur beaucoup plus grande en ce point, de façon que, de profil, une ligne convexe remplace la concavité. En adoptant cette méthode, je supposai qu'une certaine quantité d'urine s'accumulerait avant de pouvoir s'écouler, et qu'avant qu'elle atteignît ce point la vessie s'élèverait suffisamment dans le bassin pour que l'urine puisse être retenue, en entraînant l'urètre en arrière et en comprimant ses côtés sous l'arcade des pubis.

Il ne faut pas oublier que dans le cas où la malade ne put retenir ses urines qu'au bout de sept mois après l'opération, l'urètre avait été complètement développé avant d'être déchiré, et que j'avais simplement rapproché les côtés du canal de l'urètre, qui avait été antérieurement ouvert depuis le méat jusque dans la vessie, dans un but que je ne connais pas. On peut donc supposer raisonnablement que dans ces circonstances on aurait rendu à la malade le pouvoir de garder ses urines, si l'opération avait été heureuse, en rétrécissant le canal au niveau de la déchirure transverse, et que le besoin normal d'uriner aurait existé, comme cela fut le cas plus tard.

Mais l'accident de la déchirure se produisit chez la malade pendant l'accouchement ; et s'accompagna plus tard de gangrène de toute la portion vaginale de l'urètre. Je crois donc que si l'on rendait à la femme le pouvoir de garder ses urines, après avoir fermé le canal urétral avec les tissus environnants, elle ne se rendrait pas compte du degré de la réplétion de la vessie, et n'aurait pas d'envies d'uriner ; on se trouverait donc forcé de vider la vessie avec le cathéter à intervalles réguliers, et de laver fréquemment la cavité afin de se mettre en garde contre l'accumulation d'une urine phosphatique. Ces idées ne sont pas théoriques, elles sont basées sur mon expérience antérieure, dans des cas où j'ai formé le canal de l'urètre avec des tissus éloignés, alors que les parties molles, sous les pubis, s'étaient escarrifiées jusqu'au périoste. Mais lorsque j'eus fermé temporairement pour quelques jours, la fistule artificielle, laissée après avoir fermé l'urètre dans le cas de la jeune fille, je fus surpris de trouver que le besoin d'uriner lorsque la vessie était suffisamment distendue, n'était guère affaibli. J'eus donc plus de confiance dans sa guérison ultérieure. Ce qui fait qu'elle éprouvait le besoin d'uriner, c'est évidemment que j'avais gardé une longue bandelette étroite qui avait formé cette portion du canal de l'urètre qui est en rapport direct avec les tissus sous-pubiens. Et, bien que la surface antérieure, ou les deux tiers du calibre total du canal aient été détruits, et qu'une déchirure profonde se soit produite perpendiculairement à la portion qui restait, il s'établit une communication indirecte entre le col de la vessie et le tissu urétral par l'intermédiaire d'un ganglion quelconque placé en avant du siège du traumatisme.

Ce cas est important, parce que nous pouvons en déduire que le besoin d'uriner chez la femme est dû à une impression exercée sur les fibres nerveuses situées dans cette partie du canal de l'urètre qui est en étroit contact avec les tissus sous-pubiens, entre le col de la vessie et le méat. Il semble donc que le long de ce trajet les fibres du sympathique se distribuent surtout aux ganglions environnants, et ne se répandent qu'en petit nombre sur la paroi vaginale du canal de l'urètre, où elles sont plus exposées au traumatisme.

En outre, cette supposition semble être confirmée par ce que j'ai observé dans d'autres circonstances, car je crois que dans tous les cas, que j'ai vus,

de tumeur, ou d'autres affections du canal de l'urètre, qui se sont accompa-
gnés de troubles réflexes, la maladie avait pour siège la portion la plus éloignée du canal, ou la partie qui se trouve en rapport direct avec les pubis.

CHAPITRE XLVII

CYSTITE

Cette affection est si insidieuse dans sa marche, et ses causes sont si variées
que bien souvent elle a déjà acquis un certain degré de gravité avant qu'on la
reconnaisse. Les principales causes efficientes sont :

Le refroidissement, donnant naissance à l'inflammation soit de la vessie
elle-même, soit des tissus pelviens environnants ; une violence directe ; la
négligence d'uriner pendant la parturition ; l'habitude de retenir longtemps
l'urine ; la fermeture trop prompte d'une fistule vésico-vaginale, avant que
les tissus soient revenus à leur état normal ; différents déplacements de l'utérus agissant comme sources mécaniques d'irritation ; la fissure à l'anus et les
hémorroïdes ; les polypes et autres tumeurs ; les maladies de l'urètre ; et
l'emploi de cathéters malpropres.

Il y a d'autres causes qui déterminent une irritabilité continue de la vessie
jusqu'à ce que la cystite chronique se soit établie, mais il n'est pas nécessaire
de les énumérer ici.

Lorsque la cystite est le résultat du refroidissement ou d'une violence,
toute la muqueuse peut s'enflammer dès le début de l'attaque et constituer un
catarrhe de la vessie.

Mais l'irritation débute, règle générale, au niveau du col de la vessie, et
la muqueuse proprement dite du viscère ne se prend qu'à une période relativement avancée de la maladie.

Une pauvre femme peut n'avoir pas été soignée par un médecin pendant un
accouchement prolongé, et il peut arriver qu'elle n'urine pas pendant plusieurs
jours. La vessie s'élève dans l'abdomen, à mesure que l'urine s'accumule, et
une traction continue se trouve être exercée sur le col de la vessie, à mesure
qu'il est entraîné de dessous l'arcade des pubis. L'inflammation s'établit, elle
ne tombe pas après qu'on a vidé la vessie, mais elle continue à donner naissance à de fréquents besoins d'uriner. Il en résulte que la malade doit faire
un effort pour chasser chaque goutte d'urine ; il se forme fréquemment une
fissure au fond d'un des replis de tissu lâche qui entourent le col de la
vessie.

Lorsque l'utérus est en rétroversion complète, le col presse d'une façon continue contre le col de la vessie, ou bien est entraîné en haut et en arrière. Si l'utérus est trop volumineux et s'enfonce dans le bassin, si la portion supérieure du vagin est relâchée, ou bien encore si le périnée n'existe plus et ne peut plus fournir de soutien, on verra survenir de l'irritation. Lorsque l'utérus est en antéversion et augmenté de volume au point de faire prolapsus, l'effet est le même. Nous avons montré, au chapitre des déplacements, que lorsque l'utérus atteint un certain point de prolapsus, tout son poids porte sur le col de la vessie. Dans ce cas, la malade éprouve continuellement le besoin d'uriner, mais comme, quand elle a uriné, elle n'est pas soulagée, les efforts continus qu'elle fait déterminent avec le temps un ténesme douloureux.

Quelle que soit la cause de l'affection, la malade peut souffrir pendant longtemps de la vessie sans pour cela devenir sérieusement malade. Au début, il se fait une abondante sécrétion locale, surtout si l'urine est notablement phosphatique, et le mucus ne tarde pas à s'accumuler. Tout d'abord, l'urine est en grande partie évacuée, mais, avec le temps, les efforts fréquents que fait la malade pour chasser le mucus déterminent de l'inflammation et de l'épaississement au niveau du col de la vessie, ce qui amène la rétention d'une certaine quantité d'urine altérée, et augmente l'irritation. A la longue, les parois vésicales s'épaississent, la muqueuse s'ulcère, il survient un certain degré d'infiltration d'urine, il se forme des abcès, et on voit fréquemment se produire de la cellulite pelvienne. Longtemps avant que ces phénomènes se produisent, les tissus œdémateux et épaissis ont si considérablement obstrué l'orifice des uretères que l'urine ne peut plus s'écouler librement dans la vessie. Souvent les uretères se distendent énormément, l'inflammation se propage par leur intermédiaire aux reins, ces organes se désorganisent à la longue, par suite de l'accumulation de l'urine, et la mort survient par empoisonnement urémique. Avant d'atteindre la dernière période de la maladie, la jeune femme a éprouvé, pendant nombre d'années, une somme de souffrances physiques et morales, que ne peut donner, je crois, aucune autre des infirmités qui peuvent atteindre l'humanité. Pour soulager ces souffrances, ces femmes s'adonnent bientôt à l'usage de l'opium, et le degré de tolérance pour ce médicament qu'elles peuvent atteindre est presque incroyable. J'ai fréquemment remarqué une tendance à une diarrhée muqueuse qu'on ne peut attribuer qu'à l'abus des opiacés ; et les besoins fréquents d'aller à la selle aggravent considérablement l'état de la vessie.

Avant d'étudier le meilleur mode de traitement, laissez-moi énumérer brièvement les principaux points anatomiques qu'il est important de bien connaître.

Si l'on regarde la vessie par en haut, on remarque que de toutes parts les parties convergent vers un espace au fond duquel se trouve la base de la vessie.

La base proprement dite de la vessie peut être représentée par un triangle; à chaque extrémité de cette base viennent s'ouvrir les uretères, et l'orifice vésico-urétral en occupe le sommet. Cet espace triangulaire indique la surface où la vessie et le vagin sont en étroit contact ; partout ailleurs, ils ne sont réunis que par un tissu cellulaire lâche. Immédiatement en dehors de la ligne des uretères, dans le sillon qui existe de chaque côté, courent des vaisseaux volumineux qui se portent à la partie inférieure de l'utérus et aux parties environnantes et en reviennent. J'ai examiné à l'autopsie un certain nombre de vessies saines, en place et après l'enlèvement des organes pelviens, et dans aucun cas, je n'ai trouvé la distance qui sépare les orifices d'entrée des uretères, ainsi que celle qui sépare ces orifices de l'orifice de l'urètre, supérieure à 3 centimètres ; l'espace qu'ils limitent forme un triangle équilatéral. Lorsqu'il y a eu maladie et que la vessie est restée longtemps contractée, il est probable que la distance qui sépare ces points diminue. Sur une coupe transversale, excepté à la base, le vagin et la vessie sont entre eux comme seraient deux corps cylindriques placés en contact. Il faut bien apprécier ce rapport anatomique en vue du mode d'opération qu'il faut pratiquer pour guérir la cystite.

La vessie de la femme n'a pas de sphincter proprement dit, et son pouvoir de retenir est principalement dû au tissu lâche surabondant qui entoure le col et qui forme un certain nombre de plis. A mesure que l'urine s'accumule, la vessie s'élève dans le bassin et le pouvoir de retenir augmente par suite de ce fait que l'urètre est entraîné en haut contre l'arcade des pubis. Lorsque la vessie se trouve très distendue, tous ses plis disparaissent par dilatation et l'urine s'échappe goutte à goutte, bien que la femme puisse être incapable d'uriner par suite de la traction exercée sur l'urètre sous les pubis. Lorsque la vessie saine n'est que modérément distendue, et soulevée dans le bassin, la partie inférieure prend la forme d'un entonnoir. L'action des muscles de la paroi abdominale a alors pour effet de concentrer la pression sur la colonne d'urine et de la refouler sur le col, et la cavité se vide rapidement sans effort notable. Lorsque l'inflammation s'est produite, cette grande mobilité des parties disparaît, et il faut de nombreux efforts pour vider la vessie. La forme du viscère change sous l'influence de la maladie ; elle ressemble davantage à celle de l'homme ; il se forme une poche à la partie postérieure dans laquelle une certaine quantité d'urine peut séjourner, s'y décomposer et aggraver la maladie.

Traitement.

Tant qu'il n'y a qu'une irritation de la vessie, due à quelque cause efficiente qu'on ne peut reconnaître, et que le microscope ne permet pas de découvrir du pus ou des moules des reins, nous pouvons retarder toute opération.

S'il existe une fissure ou des hémorroïdes, il faut commencer par les opérer. Si c'est nécessaire, on appliquera un pessaire pour soulever l'utérus du plancher du bassin, même si en agissant ainsi l'antéversion s'accentue, car la malade sera soulagée, lorsque l'utérus ne tirera plus sur le col de la vessie. Il faut en même temps donner au pessaire une forme telle, en avant, qu'il ne presse pas sur l'urètre. Si la portion supérieure du vagin est si

allongée qu'elle permet le prolapsus, on pourra obtenir du soulagement en
faisant l'opération de la procidence, en tournant en dedans l'excès de tissu et
en le laissant se rétracter. S'il existe une cystocèle ou une rectocèle partielle, il faudra faire l'opération appropriée sur la paroi vaginale, et fermer
le périnée s'il est nécessaire.

Le traitement local de la vessie repose principalement sur les lavages
fréquents et bien faits de la cavité. Le chirurgien doit les faire lui-même, si
c'est possible, en se servant simplement d'eau chaude en grande quantité,
qu'on introduira au moyen d'un siphon placé à une certaine hauteur ou qu'on
injectera soigneusement avec une seringue de Davidson, en se servant d'un
double cathéter quel que soit l'instrument employé. Après l'injection, si
la douleur est augmentée, on la diminuera sensiblement en injectant une
solution de morphine dans la vessie. Bien que le pouvoir d'absorption
de la vessie soit très limité à l'état de santé, il est cependant suffisant
pour être affecté d'une façon sensible par les calmants. Lorsque l'injection
d'eau ne peut être donnée sans augmenter l'irritation de la vessie, ou bien
quand il n'y a aucune amélioration notable de la maladie au bout d'un
temps raisonnable, il faut avoir recours à une opération chirurgicale. Cette
opération consiste à faire une ouverture dans la cloison vésico-vaginale à
travers laquelle l'urine puisse s'écouler dans le vagin aussi rapidement
qu'elle pénètre dans la vessie. On assure de la sorte le repos absolu de
l'organe et l'inflammation tombe. Il faut donner le choix à la malade et lui
montrer que si elle se soumet à l'opération, on a l'espoir raisonnable de
réussir à la guérir, et, que d'autre part, si elle refuse l'opération, la mort
est inévitable par extension de la maladie aux reins. On a fait dans ces cas
un grand nombre d'objections à l'intervention chirurgicale ; le danger principal est que les reins peuvent être atteints, et ce danger a été entièrement
méconnu, car les exceptions qu'on a citées n'étaient basées que sur des idées
théoriques. Les progrès qu'on fera dans l'avenir montreront la nécessité
d'avoir recours de bonne heure à l'opération avant de permettre à une affection relativement simple d'acquérir une gravité telle qu'elle arrive à être
au-dessus des ressources thérapeutiques connues.

OBSERVATION XCIV. — Pendant l'hiver de 1858, j'enlevai un calcul de la vessie
d'une femme du *Woman's Hospital*, à travers une ouverture artificielle faite à la
cloison vésico-vaginale[1]. Elle était restée dans cet hôpital plusieurs années auparavant, atteinte de fistule vésico-vaginale qui fut fermée avant sa sortie. Comme la
vessie était malade, sur l'avis du Dr Sims, l'ouverture artificielle fut laissée afin de
faciliter le traitement destiné à remettre l'organe en bon état. Cette idée était nouvelle pour moi à ce moment, et c'est au Dr Sims, je crois, que revient l'honneur
d'avoir indiqué le mode de traitement chez la femme de la cystite produite par la
pierre.

Pendant que j'étais chargé temporairement du *Woman's Hospital*, durant

---

[1] L'histoire de ce cas est extraite d'un Mémoire intitulé : *Chronic Cystitis in the
female and mode of treatment*. Lu à la *State medical Society* et publié dans
l'*American Practitioner* en février 1872.

l'été de 1861, je pratiquai cette opération en vue d'assurer du repos à la vessie, dans un cas de cystite qui durait depuis longtemps, qui était survenue à la suite d'un refroidissement et qui s'accompagnait de ténesme persistant. Je fus assisté par le professeur James White, de Buffalo, et à la réunion de la *New York obstetrical Society* en décembre 1870, à laquelle il assistait comme invité, le docteur exposa le fait. L'idée à ce moment fut regardée comme originale; c'était le premier cas de cystite chez la femme où l'on eût ouvert la vessie dans le but bien arrêté d'obtenir le repos de l'organe et comme procédé particulier de traitement. Mes idées étaient si nettes que jusqu'à ce jour je n'ai apporté aucune modification à la méthode que j'ai employée dans le premier cas.

Le Dr Villard Parker, de New York, lut à la réunion annuelle de la *New York State medical Society* de 1867, un Mémoire sur la *Cystite et la rupture de la vessie traitées par la cystotomie*[1]. Il dit que le 3 janvier 1846, il avait pratiqué la lithotomie sur un homme et qu'il n'avait pu enlever la pierre, mais que la cystite guérit par suite du libre écoulement de l'urine à travers l'ouverture. Au bout de trois mois, une nouvelle attaque de cystite s'était produite ; les reins avaient été atteints et le malade était mort. Ce cas semble avoir été utile en ce qu'il attira l'attention sur ce sujet. Le 23 novembre 1850, le professeur Parker opéra à *Bellevue Hospital* un cas de cystite chronique chez l'homme. Il dit [2] : « Mon but était d'ouvrir un canal qui permit à l'urine de s'écouler au fur et à mesure qu'elle serait sécrétée et de donner ainsi du repos à la vessie, repos qui est la première indication essentielle dans le traitement de l'inflammation. » La conception du traitement était parfaite et ne fit pas d'autres progrès dans la pathologie. Le malade mourut au bout de quelques jours et l'autopsie révéla le fait que le rein était dégénéré. Bien que le résultat n'ait pas été favorable, il est nettement établi que c'est au Dr Parker que revient la priorité de ce mode de traitement de la cystite chez l'homme.

Avant la lecture de ce Mémoire à la *State Society* en 1867, j'ignorais les idées du Dr Parker sur ce sujet, et il me fut impossible pendant plusieurs années d'obtenir une copie du journal dans lequel le cas avait été imprimé avant de devenir praticien à New-York.

En juillet 1868, je publiai mon ouvrage sur la *Fistule vésico-vaginale*, contenant les observations de plusieurs cas de cystite qui avaient été traités en faisant une ouverture pour le libre écoulement de l'urine. A la réunion de la *State Society* du 7 février 1871, le Dr Bozeman lut un Mémoire sur l'*Urétrocèle, le catarrhe et l'ulcération de la vessie chez les femmes*[3].

Le Dr Bozeman détaille l'histoire d'une opération suivie d'un résultat heureux, pour la guérison de la cystite, pratiquée en janvier 1861, l'ouverture artificielle ayant été fermée au mois de juin suivant. La malade guérit, et neuf ans plus tard, la maladie n'avait pas récidivé. Il ajoute : « C'est au

---

[1] Villard Parker, *Transactions*, 1867.
[2] *New York Journ. of medicine*, 1851, vol. VI, as reported by Stephen Smith.
[3] Bozeman, *Amer. Journ. of Obstetrics*, février 1871.

professeur Villard Parker qu'est due l'idée d'ouvrir la vessie chez l'homme pour guérir le catarrhe, et cela m'a encouragé à en étendre la pratique à la vessie de la femme, ainsi que je l'ai décrit. Le Dr Emmet et d'autres chirurgiens américains ont depuis adopté la pratique dans les cas de catarrhe vésical chez la femme, et, je n'en doute pas, avec un égal succès. » « Le retard apporté à la publication de mon cas d'ulcération est dû à la suspension de tous les journaux médicaux dans le Sud pendant la guerre », etc. Ce dire est malheureusement calculé pour faire croire que les chirurgiens américains qui ont pratiqué ce mode de traitement depuis 1861 en sont redevables au Dr Bozeman. Avec tout le respect dû à ses réclamations, cela n'est pas exact, car, jusqu'au moment où il publia son Mémoire, il n'avait donné aux médecins aucune occasion de savoir qu'il eût jamais opéré. Il s'est certainement fait tort à lui-même en retardant la publication de sa réclamation pendant dix ans, alors qu'il ne pouvait guère ignorer que cette opération avait été pratiquée au *Woman's Hospital* avant et depuis le moment où il est venu à New-York, immédiatement après la guerre,

Dans le cas que j'opérai en 1861, l'ouverture fut rapidement fermée, et par suite de cette fermeture, il ne se produisit aucune amélioration ultérieure dans l'état de la malade. Je fis un peu plus tard une ouverture plus large qui permit à l'urine de s'écouler librement. Dix mois plus tard, je fermai l'ouverture artificielle, l'état d'épaississement de la vessie ayant disparu. Je n'ai jamais vu un cas de maladie de la vessie aussi étendu que celui-là, sans coexistence d'affection des reins. La muqueuse vésicale n'existait plus sur une grande étendue, et les parois s'étaient tellement hypertrophiées, qu'on pouvait sentir une masse dure, rétractée derrière les pubis, qui était excessivement sensible à la pression. Ce cas était resté stationnaire nombre d'années, et les souffrances supportées par la malade l'avaient ruinée au moral et au physique. Elle guérit parfaitement et j'eus l'occasion de la voir plusieurs fois jusque vers 1869; depuis lors, je l'ai perdue de vue.

OBSERVATION XCV. — Pendant l'automne de 1862, peu de temps après son arrivée à New-York, une Anglaise, atteinte de cystite, fut admise au *Woman's Hospital*. Elle refusa toute opération et mourut peu après d'affection des reins. (Je mentionne le cas parce qu'elle avait été soignée pendant quelque temps par sir James Simpson avant de quitter l'Angleterre, et que la principale objection qui me fut faite, ainsi qu'aux autres, contre une opération, c'est qu'un homme aussi éminent que le professeur Simpson n'avait jamais donné à entendre qu'une opération fût nécessaire. L'honneur de ce mode de traitement a été récemment réclamé pour le professeur Simpson par M. Lawson Tait. Que cette idée lui soit venue après cette date, ou qu'il nous en soit redevable, cela est peu important. Mais ce cas démontre qu'avant l'été de 1862 il ne connaissait pas la méthode et qu'il traitait simplement ses cas par injection dans la vessie.

OBSERVATION XCVI. — En 1865, avec l'aide du Dr John Perry et dans mon hôpital privé, je fermai le périnée déchiré d'une femme qui à part cela paraissait en excellente santé; elle m'avait été envoyée, je crois, par le Dr Varick de Jersey City. On l'endormit avec l'éther, mais elle ne reprit jamais complètement conscience, et elle mourut avec tous les symptômes de l'empoisonnement urémique trente-deux heures après l'opération. Le Dr Delafield fit l'autopsie et trouva qu'elle avait une maladie de Bright; les deux reins étaient malades, en sorte que la sécrétion de l'urine était arrêtée, et on en trouva dans la vessie de 6 à 8 grammes.

Ce cas fut publié, et dans l'observation, j'attirai l'attention des médecins sur ce fait qu'il était plus nécessaire· d'examiner l'état des reins que celui du cœur. Depuis lors, j'ai vu survenir au moins cinq morts par empoisonnement urémique, dans la pratique publique et privée, et ces cas ne se seraient peut-être pas produits si mes aides avaient été capables d'examiner, ou avaient apprécié l'importance d'examiner l'urine convenablement, avant d'endormir la malade.

J'ai établi la règle, lorsque j'étais chargé du *Woman's Hospital*, d'examiner l'urine dans tous les cas avant d'administrer un anesthésique. Le résultat fut que dans un certain nombre de cas on découvrit une affection du rein qu'on ne soupçonnait pas et l'opération fut pratiquée avec l'aide de l'opium et sans anesthésie.

J'attribue aux effets de l'anesthésique le principal danger qui accompagne l'opération dans les périodes avancées de la cystite, bien qu'en raison de l'état de sensibilité excessive de la vessie, il soit presque indispensable ; lorsque les reins sont à peine capables de remplir suffisamment leurs fonctions pour préserver la vie, il est très dangereux de leur imposer un surcroît de travail, et lorsqu'ils y faillissent, la femme meurt rapidement d'urémie.

On a nié que les reins prissent une part.active à l'élimination de l'éther contenu dans le sang, mais je suis convaincu que cette opinion est inexacte. Plusieurs heures après avoir pratiqué une opération prolongée, j'ai souvent découvert dans ma propre urine l'odeur de l'éther qu'on avait employé. Je ne sais s'il en est de même avec les autres anesthésiques, mais théoriquement je considère l'emploi de l'oxyde nitreux comme au moins répréhensible, surtout lorsque l'opération est d'une durée· aussi courte. Malheureusement, nous ne pouvons juger dans tous les cas qui durent depuis longtemps quel est l'état réel des reins, en sorte que l'opérateur et la malade doivent se rendre un compte exact des conséquences possibles.

A ce propos, le cas suivant présente un intérêt particulier en ce qu'il montre combien cela est difficile, bien qu'on eût pris toutes les précautions raisonnables et tous les renseignements possibles.

OBSERVATION XCVII. — Jane Morton, âgée de quarante ans, célibataire, fut admise au *Woman's Hospital* le 27 septembre 1877.

La menstruation avait été normale depuis sa première apparition. Sans cause connue, une cystite s'était graduellement établie, six ans environ avant son admission. Pour la guérir, une fistule vésico-vaginale artificielle fut faite environ deux ans plus tard, à Brooklyn ; cela la guérit entièrement, mais l'ouverture fut fermée trop tôt, et la cystite revint. A cette époque, on dilata l'urètre, et depuis lors, elle a été incapable de retenir ses urines, et ses souffrances ont considérablement augmenté. Un examen physique permit de reconnaître une déchirure de l'urètre accompagnée d'un état d'irritation et de contraction de la vessie. L'utérus et le vagin étaient normaux ; l'examen de l'urine donna les signes d'une irritabilité de la vessie, mais ne firent connaître aucun signe d'affection rénale.

On essaya tout d'abord de remédier à la rétention de l'urine en exerçant une pression contre la symphyse avec un pessaire en caoutchouc mou, mais sans succès.

6 novembre. — On fait une fistule vésico-vaginale artificielle et on ferme la déchirure du méat. Par suite de l'épaississement et de la contraction de la vessie, l'urètre était entraîné en arrière et présentait l'aspect d'un trou de vrille fait à travers la cloison immédiatement en arrière des pubis. La déchirure fut non seulement fermée, mais le canal fut allongé en avant de 1 cent. 1/2.

Le 13, les sutures furent enlevées et on trouva l'union parfaite.

Le 4 décembre, on ferma la fistule avec de fines sutures. Quand cela fut fait, on n'avait pu découvrir aucun signe d'affection positive des reins, ni de la vessie, si ce n'est sur une petite étendue de la portion contractée, ce qui pouvait être le fait de l'écoulement constant de l'urine. Je fus désappointé cependant de trouver, après avoir fermé la fistule, que l'urine s'échappait de l'urètre comme auparavant.

7 décembre. — Le surlendemain de l'opération, la malade fut prise de vomissements, et la quantité d'urine rendue devint très faible. A l'examen de l'urine, on trouva une grande quantité de pus, sa réaction était alcaline, et son poids spécifique 1006. On trouvait des moules granuleux provenant des tubes et de l'épithélium à colonnes du bassinet.

8 décembre. — La malade vomit continuellement; la morphine seule arrête les vomissements momentanément. Il n'y a pas de phénomènes cérébraux; la vision est parfaite; pouls 110; température 38°,5. Pendant la nuit, la langue se sèche et l'aspect général est celui de la fièvre typhoïde. Pendant la soirée on note quelques symptômes de trouble cérébral; il y a de la diarrhée; la sécrétion urinaire est complètement supprimée; la malade tombe dans le coma et meurt dans la nuit, malgré le traitement énergique institué.

L'autopsie fut faite par le Dr Maxwell. Voici en résumé ce qu'on trouva : examen des organes génitaux urinaires seuls : pyonéphrite, rein droit encapsulé; occlusion et atrophie de l'uretère droit; dilatation et urétérite de l'uretère gauche. Cystite chronique catarrhale et interstitielle.

La mort dans ce cas fut indubitablement hâtée par l'anesthésique qui fut employé en l'absence de tout signe d'affection rénale, autant qu'on peut l'établir par le microscope. Ce cas m'a montré qu'il était nécessaire de se servir de l'ophtalmoscope pour aider au diagnostic. On peut découvrir avec cet instrument les changements qui se sont effectués dans la circulation de la rétine chez les individus atteints de mal de Bright, et c'est là le premier signe de la maladie qu'on puisse obtenir.

Dans les périodes avancées, il ne faut pas compter uniquement sur le microscope, car les portions sécrétantes du rein peuvent avoir été détruites à un tel degré, qu'on puisse ne pas trouver un plus grand nombre de moules que pendant la première période de la maladie. Il est toujours utile de faire un examen microscopique, mais avant de le faire il faut administrer des diurétiques dans le but d'augmenter temporairement l'action des reins. S'il est possible d'y arriver, les moules et autres signes de la maladie seront entraînés en quantités plus grandes sous l'influence de cette stimulation qu'ils ne le seraient si l'organe fonctionnait comme d'ordinaire. Il faut examiner plusieurs spécimens d'urine dans l'ordre de leur sécrétion. Si les reins sont sains, on ne trouvera aucune raison de soupçonner une affection rénale. Dans les premières périodes de la néphrite, les signes de la maladie diminueront sensiblement sous la même influence, tandis que, si la maladie est avancée, ils augmenteront.

Par cet examen, nous pouvons nous faire une opinion exacte sur l'état de la vessie, et dans un grand nombre de cas, l'examen microscopique indiquera que la maladie est plutôt limitée comme étendue. Dans ces circonstances, il peut être utile d'ouvrir d'abord l'urètre. Cela facilitera considéra-

blement le lavage complet de la vessie, en même temps qu'on parera à l'ennui et
au malaise qui accompagnent l'incontinence. Une fistule artificielle de l'urètre
peut être d'une grande utilité dans le traitement de la cystite, mais à elle
seule elle ne sera d'aucune valeur, et la vessie elle-même doit être ouverte
aussitôt qu'on a reconnu la maladie.

L'opération qu'on pratique pour la guérison de la cystite est simple en elle-
même, et si l'on y a recours avant que les reins soient atteints, elle est aussi
peu dangereuse que n'importe quelle opération de petite chirurgie; même
dans les circonstances les plus défavorables, le danger de l'opération est justifiable, car elle peut prolonger la vie et donner à la malade un certain degré
de bien-être en calmant les efforts continus pour uriner.

L'opération doit être pratiquée sous l'influence d'un anesthésique si c'est
possible; la malade doit être couchée sur le côté gauche, et la paroi antérieure
doit être mise bien en vue au moyen d'un spéculum de Sims de grand modèle.
On introduit dans la vessie une sonde courbée brusquement à 5 centimètres
de son extrémité, et on la donne à tenir à un aide. Pendant que l'extrémité
de l'instrument est fortement pressée sur la ligne médiane contre la base
de la vessie, un peu en arrière du col, il faut saisir avec un ténaculum le tissu
qui fait saillie sur la surface vaginale, et le diviser avec des ciseaux directement sur l'extrémité de la sonde jusqu'à ce qu'on puisse la passer dans le
vagin. La sonde restant dans l'ouverture comme guide, on introduit dans la
vessie une lame de ciseaux, et on divise la cloison en arrière sur la ligne
médiane. En employant ce procédé, surtout lorsque le vagin a des dimensions
normales, l'opération est extrêmement simple et est terminée en quelques
instants. Le but, en coupant sur l'extrémité de la sonde, est d'être sûr que la
vessie et la surface vaginale sont divisées suivant une même ligne, car
ces deux surfaces sont si mobiles l'une sur l'autre qu'il est excessivement
difficile d'entrer dans la vessie, si les surfaces ne sont pas transfixées.

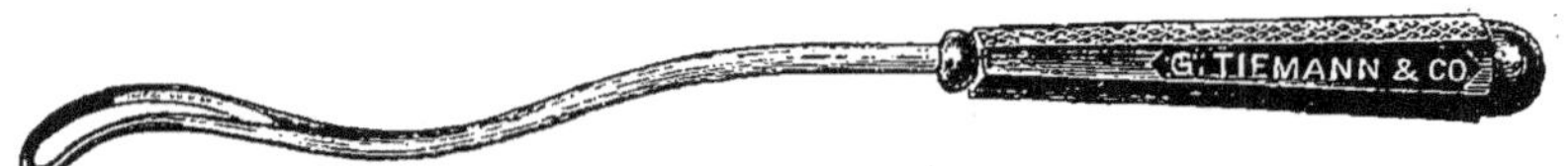

FIG. 206. — Tige fenêtrée de Harris.

Le Dr P. A. Harris, de Paterson, N. J., a inventé un instrument destiné
à être introduit dans la vessie, et qui rend l'exécution de l'opération sûre et
facile. En voici la description [1] : « On passe à travers l'urètre dans la vessie
une tige fenêtrée dont on peut voir la forme sur la figure 206. On applique
fortement la surface convexe de la portion fenêtrée de la tige contre le point
situé sur la ligne médiane qu'on choisit pour faire l'ouverture. Pendant que
les tissus vésico-vaginaux se trouvent ainsi distendus, on enfonce un ténaculum à travers tout dans la vessie. On fait alors exécuter un demi-tour au

---

[1] Harris, *An improved method of cutting the vesico-vaginal fistula for the
cure of chronic cystitis* (*Amer. Journ. of obst.*, N. Y., March 1883).

ténaculum et on en fait sortir la pointe à 6 ou 8 millimètres en arrière. La tige ayant rempli son rôle, qui est de faire la contre-pression, pendant qu'on transfixe les tissus avec le ténaculum, est alors retirée. Le point où l'on doit faire l'ouverture, étant solidement maintenu par le ténaculum qu'on tient dans la main gauche, est divisé d'un coup de ciseaux courbes tenus de la main droite. Avec un peu de pratique, l'opérateur arrive à faire un trou rond ou ovale à volonté. »

L'instrument que j'emploie pour faire la boutonnière de l'urètre, et que j'ai décrit à propos des maladies de l'urètre, peut aussi servir pour ouvrir la base de la vessie si on le construit assez long, pour que la lame vaginale commence l'incision en arrière au delà du col de la vessie. Toute l'opération peut alors être faite d'un seul coup.

La manière d'opérer que je viens de décrire ne peut guère être améliorée en raison de sa simplicité. On a choisi la ligne médiane pour faire les incisions, parce qu'on n'est pas exposé à atteindre un gros vaisseau, à moins d'étendre l'ouverture trop près du col utérin ou du col de la vessie. En théorie il n'est pas nécessaire de faire une ouverture plus large que l'ouverture des deux uretères; en pratique, cependant, on a trouvé qu'il fallait la faire plus grande, parce qu'en dépit de tout le soin qu'on prend à l'empêcher, une grande partie se fermera bientôt. En outre, il y a grand avantage à avoir une ouverture large à travers laquelle le mucus accumulé dans la vessie puisse aisément sortir. Il est très rare qu'il se fasse un écoulement de sang abondant pendant l'opération, à moins que, comme je l'ai dit, l'incision n'ait été étendue trop loin dans l'une ou l'autre direction. Lorsqu'on a divisé un gros vaisseau, c'est soit une branche de l'artère circulaire du col utérin, soit une branche fournie par l'artère sous-pubienne. On arrêtera facilement l'écoulement en plaçant une suture d'argent de façon à comprendre une certaine quantité de tissu au delà de l'angle de la plaie, et en la tordant suffisamment fort. La suture doit naturellement être pliée sur le plat d'après les conseils que nous avons donnés dans la première partie de cet ouvrage, de façon qu'elles ne soient pas une nouvelle source d'irritation.

Le Dr Bozeman recommande d'enlever un morceau circulaire, et cette méthode est bonne, car l'ouverture ne peut jamais alors se fermer d'elle-même entièrement; mais les dimensions du morceau qu'il recommande d'enlever sont trop grandes, car un homme habile seul est capable de le faire. L'opérateur doit bien se rappeler l'anatomie des parties et n'enlever qu'une portion de peu d'étendue, parce qu'autrement il pourrait comprendre dans l'incision les orifices des deux uretères et le col de la vessie, et ouvrir latéralement les gros vaisseaux qui circulent le long du vagin en dehors de la vessie.

Autrefois, il était nécessaire d'enfoncer le doigt dans l'ouverture artificielle une ou deux fois par jour, afin de la maintenir ouverte, et malgré les plus grands soins elle se fermait parfois si les bords n'étaient maintenus en bon état au moyen d'injections d'eau chaude. J'ai inventé une sorte d'œillet, qu'on applique dans l'incision, et il donne de bons résultats dans certains cas. Mais les différents moyens employés pour retarder la cicatrisation, et l'emploi journalier du doigt pour rompre l'union, augmentent considérablement les souffrances de la malade, et il est fréquent de voir ce surcroît d'irritation aggraver, momentanément du moins, la cystite. Les souffrances de la malade sont augmentées, par les dépôts phosphatiques qui se produisent sur les surfaces mises à nu. Ces dépôts arrêtent la cicatrisation des côtés de la fistule, de sorte qu'il est nécessaire de les enlever, et cela ne peut se faire que lentement et en déterminant de la douleur; il faut ensuite appliquer sur ces surfaces une solution de nitrate d'argent afin de les protéger.

Après avoir fait une ouverture en forme de boutonnière à l'urètre, et avoir constaté la nécessité de réunir les deux surfaces muqueuses, je fais à la vessie une ouverture, d'après le même procédé, dans le cas de cystite et je me sers de sutures de soie phéniquée interrompues. La muqueuse de la vessie est rattachée aux tissus sous-jacents aussi lâchement que celle de l'urètre et elle peut être aisément entraînée. En unissant ces surfaces muqueuses, on fait glisser la muqueuse vésicale dans le vagin de façon que les bords cruentés de la fistule soient parfaitement protégés contre l'action de l'urine. Ces surfaces se réunissent bientôt, et l'ouverture artificielle reste plus tard béante; au moyen de cette méthode simple, la fistule peut alors rester ouverte indéfiniment, et c'est ce qui a rendu l'opération parfaite.

« Le professeur Pallen recommande de faire l'ouverture de la vessie au moyen du thermocautère de Paquelin, ainsi qu'il suit [1] :

La principale difficulté jusqu'ici a été de maintenir l'incision ouverte lorsqu'on se sert des ciseaux ou du couteau; il faut avoir recours à des moyens artificiels comme de passer un tube en caoutchouc par l'urètre dans l'ouverture, ce qui est ennuyeux et douloureux, ou d'introduire un bouton de verre qui est difficile à maintenir en place et qui, lorsqu'il y reste, est susceptible de déterminer du ténesme vésical. Je crois que l'emploi du cautère actuel chauffé au rouge remplira le but. »

« Si on chauffe l'extrémité en platine du cautère au rouge blanc, il coupe aussi rapidement qu'un couteau, et on peut voir se produire l'hémorragie. En outre, la mince escarre produite par la chaleur blanche tombe et la réunion se fait. Afin d'éviter l'écoulement de sang et la rétraction, il faut ne chauffer la pointe qu'au rouge sombre, et passer lentement le long du point où on veut faire l'ouverture, en divisant d'abord la muqueuse vaginale et en y laissant le cautère un moment afin de permettre aux vaisseaux adjacents de se fermer et de se rétracter. On brûle ensuite le tissu connectif sous-muqueux, puis la paroi vésicale, ce qui doit être évité si l'on veut empêcher l'hémorragie, la rétraction et la réunion subséquente.

Je n'ai pas expérimenté ce mode de traitement, mais je suis convaincu que si on ne fait pas la manipulation avec habileté, il peut en résulter les plus sérieuses conséquences. Si la vessie est revenue sur elle-même, comme c'est habituellement le cas, le fond de l'organe peut être si rapproché du point

---

[1] *Kolpo-cystotomy, or artificial vesico-vaginal fistula,* by Montrose A. Pallen, A. M.; M. D. (*Amer. Journ. of obst.,* vol. XI, April 1878).

d'entrée du cautère qu'il soit atteint. On pourrait surmonter cette difficulté en plaçant la malade sur les coudes et sur les genoux, et en introduisant un cathéter dans la vessie, de façon qu'elle puisse être dilatée par la pression atmosphérique.

On a pour habitude, en général, de laver complètement la vessie tous les jours en plaçant la malade sur le dos, un bassin sous les cuisses. L'opérateur, avec deux doigts de la main gauche, refoule le périnée en arrière en même temps qu'il les fait pénétrer dans l'ouverture fistuleuse pour en écarter les bords. On injecte ensuite soigneusement de grandes quantités d'eau chaude dans la vessie au moyen d'une seringue de Davidson qu'on tient dans l'autre main. Il faut se servir de la petite canule de l'instrument, et l'introduire soit par l'urètre, soit directement par l'ouverture fistuleuse. On doit ensuite entrainer l'extrémité de la sonde le long des angles de l'ouverture afin de retarder leur fermeture.

Je donne les cas suivants en détail afin de montrer quelques-unes des difficultés et des complications qui accompagnent le traitement.

OBSERVATION XCVIII. — Mme B..., âgée de vingt-quatre ans, fut admise à l'hôpital le 27 octobre 1868; elle était atteinte de fistule vésico-vaginale datant de quatre mois, et qui s'était produite à la suite d'un accouchement qui avait duré trente heures. Il y avait une grande perte de tissu, et après trois opérations elle fut renvoyée le 31 mars 1869.

Quelques semaines plus tard, elle commença à souffrir d'irritation de la vessie. Cela augmenta, et l'urine se mêla de sang de temps en temps. Bref, tous les symptômes de la cystite apparurent bientôt. On ne pouvait introduire un double cathéter dans la vessie pour faire des lavages qu'en déterminant de grandes douleurs, et avec difficulté; les choses arrivèrent à ce point qu'on fut forcé de l'endormir pour pouvoir bien le faire. Comme il ne se produisait guère d'amélioration, je fis, le 21 avril, une ouverture transverse immédiatement au delà du col de la vessie, de 3 centimètres de long et ayant un peu la forme d'un croissant. Lorsque le doigt fut introduit dans la vessie, il trouva les parois très épaissies, la muqueuse détruite sur une grande étendue et recouverte d'un dépôt phosphatique abondant, qui lorsqu'on l'enleva donna lieu à un écoulement de sang. Ses souffrances étaient si grandes, même après l'opération qu'on fut forcé de l'endormir les autres jours pour faire le lavage de la vessie, et il fallait souvent 425 litres d'eau pour enlever le dépôt. Une semaine après l'opération, j'appliquai un œillet de verre dans l'ouverture pour l'empêcher de se fermer. Le 7 août, j'enlevai l'œillet, parce qu'il commençait à excorier la paroi postérieure du vagin. La santé générale s'était améliorée rapidement et elle ne souffrait plus, excepté pendant les lavages; on continua à faire des injections, en ajoutant au liquide un peu d'acide phénique, et de temps en temps, on fit une application d'une solution faible de nitrate d'argent sur les points dénudés afin d'empêcher les dépôts phosphatiques. Sans cause appréciable, elle eut un jour une rechute subite : douleur vive au niveau de l'hypogastre, fièvre... Il devint impossible d'introduire le doigt dans la vessie par l'ouverture artificielle. Par suite de l'action irritante de l'urine, le vagin et les grandes lèvres s'enflammèrent et devinrent si sensibles qu'il était impossible de faire le moindre examen; ce n'est qu'au bout de quelques jours qu'on put faire des lavages vaginaux et que la malade put prendre des bains de siège. On lui donna des calmants, des toniques et trois fois par jour 10 gouttes d'acide nitrique dilué. Quand l'irritation du vagin fut calmée, on put commencer à toucher la surface excoriée et les bords de la fistule avec une solution de nitrate d'argent dans une solution d'éther nitrique; l'amélioration marcha alors rapidement.

Le 14 novembre, la cystite étant disparue, je fermai la fistule au moyen de huit sutures, et en dénudant, j'enlevai largement les tissus environnants, ce qui détermina le succès de l'opération, parce que ces tissus avaient pris un caractère cicatriciel sous l'influence des cautérisations répétées au nitrate d'argent.

Le 22, j'enlevai les sutures et la guérison était complète. La malade resta encore quelque temps à l'hôpital ; son état général s'améliora considérablement et elle sortit de l'hôpital en avril 1872.

OBSERVATION XCIX. — Mme O'B..., âgée de trente-cinq ans, fut admise au *Woman's Hospital* le 8 novembre 1867 ; elle fut réglée pour la première fois à seize ans. Mariée à dix-sept ans, elle donna naissance à son unique enfant un an plus tard. Quatre mois après son mariage, son mari mourait. Depuis sa grossesse, sa santé générale avait été médiocre ; trois ans avant son admission, elle avait fait une chute grave, et depuis lors, elle avait toujours souffert d'une irritabilité de la vessie. Celle-ci augmenta graduellement, et la malade fut bientôt obligée d'uriner toutes les demi-heures nuit et jour. L'urine était parfois claire, mais généralement bourbeuse et fréquemment teintée de sang.

A l'examen, je constatai l'existence d'une cystite ancienne avec épaississement des parois de la vessie. L'utérus était en rétroversion et fixé par des adhérences. Au microscope, on reconnut que les reins étaient sains. J'essayai de corriger la position de l'utérus, dont le col pressait contre la base de la vessie, mais je ne réussis qu'en partie. Le col étant induré, ou le vésiqua avec la solution acétique de cantharides, on fit différentes applications médicamenteuses, puis on lui donna à l'intérieur une mixture contenant de l'acide benzoïque, etc. Le 10 mars 1868, s'étant légèrement refroidie, elle fut prise de péritonite pelvienne grave et elle perdit tout le bénéfice du traitement qu'elle avait subi. Elle mit plusieurs mois à guérir. Le traitement de la cystite ne donnant pas de résultat, je lui proposai une opération qu'elle accepta.

Le 2 juin, on l'endormit et je fis une ouverture artificielle. L'incision avait 5 centimètres de long et s'étendait du col de la vessie jusque près du col de l'utérus. Nous trouvâmes les parois vésicales épaissies et corrodées.

Le 18 juillet, elle quitta l'hôpital considérablement améliorée pour revenir en automne. Elle revint le 27 octobre : son état était toujours à peu près le même, et deux fois la fistule avait failli se fermer ; on avait dû rompre les adhérences pour permettre l'introduction du doigt. Pendant l'hiver, on la traita régulièrement ; la cystite s'améliora notablement, et les parois de la vessie devinrent plus molles ; il restait cependant beaucoup d'épaississement, de l'induration du col de la vessie, et de la sensibilité de l'urètre. Pendant plusieurs mois, après avoir lavé la vessie avec de l'eau chaude, on y injecta une solution de morphine à 4 pour 30 ; elle en éprouva un grand soulagement. Le 9 juin 1869, rechute sans cause apparente. L'examen de la vessie fait par le Dr Robert Newman avec l'endoscope montre qu'elle est en bon état ; cependant il découvre du côté gauche un petit point qui granule, qui est extrêmement rouge et douloureux au toucher. On y applique un peu de teinture d'iode de Churchill. Le 16, nouvelle application ; le 21, le 24 et le 28, on badigeonne le point avec une solution faible de nitrate d'argent ; la malade se plaint de beaucoup souffrir après chaque application, mais la surface se cicatrise graduellement. En décembre, la fistule fut fermée ; mais, quand on enleva les sutures, les bords se séparèrent immédiatement, parce que j'avais réuni des surfaces cicatricielles. Le 31 mai 1870, je fermai de nouveau la fistule, en ayant soin d'enlever toute la fistule et toute la partie cicatricielle des bords avec des ciseaux ; cette fois je réussis. Elle quitta l'hôpital le 18 juillet 1870, et depuis lors, elle s'est bien portée.

Ces deux cas que nous venons de détailler donnent une idée générale du traitement, et le lecteur n'en apprendrait pas plus si j'en rapportais d'autres. Mais, en ce qui touche à l'état des reins, le cas suivant est un bon exemple de l'aspect qu'on trouve généralement à l'autopsie lorsque la mort s'est produite après l'administration de l'éther.

Observation C. — Mme S... fut admise au *Woman's Hospital* le 22 juillet 1868 ; elle était âgée de trente-neuf ans, s'était mariée à vingt et un, et était stérile. Peu de temps après son mariage, elle avait eu une attaque de cellulite pour avoir mis les pieds dans l'eau froide, afin d'arrêter ses règles. Quatre ans plus tard, nouvelle attaque qui se termina par un abcès qui s'ouvrit dans le vagin. Quinze mois avant son admission, l'urine commença à s'écouler dans le vagin, avec soulagement partiel de la cystite. Le 23 juin, on l'endormit, dans le but d'élargir l'ouverture pour que l'urine puisse couler plus facilement. Je trouvai la vessie dure et revenue sur elle-même. L'ouverture pouvait laisser passer une grosse sonde dans la vessie, mais ne permettait pas à l'urine de s'écouler librement. J'élargis l'ouverture de 3 centimètres, ce qui était suffisant pour permettre le passage du doigt. Je reconnus alors que la muqueuse était détruite par une ulcération.

La malade mourut quarante-huit heures après, d'urémie, suite de l'administration de l'éther.

A l'autopsie, voici ce qu'on trouva : Il y avait de la péritonite tuberculeuse ; le rein gauche était augmenté de volume et dilaté ; la portion cervicale avait presque disparu et les tissus avaient subi la dégénérescence graisseuse. Le bassinet était assez dilaté pour contenir une centaine de grammes de liquide, et l'uretère était assez large pour admettre deux doigts. Le rein droit était détruit et ne fonctionnait plus depuis des années. Il était augmenté de volume, mais n'était composé que d'une capsule contenant 5 à 6 grammes d'un dépôt ayant l'apparence et la consistance du blanc de céruse. Le foie était gras et graisseux et il y avait du liquide dans le péricarde.

Au microscope, le Dr Delafield reconnut que le dépôt du rein droit était tuberculeux et que les tubercules étaient à l'état caséeux. A gauche, l'épithélium des calices et des tubes contournés avait subi la dégénérescence graisseuse.

Nos moyens de guérir la cystite sont limités à un seul procédé, celui de la cystotomie vaginale, et tous les autres moyens que nous connaissons ne sont que des adjuvants. Si cette ouverture du vagin est bien faite, de façon à permettre à l'urine de couler librement, et si la maladie est limitée à la vessie et à l'urètre, il n'est pas d'opération chirurgicale qui donne de meilleurs résultats. Lorsque la maladie s'est propagée le long des uretères jusqu'aux reins et que ceux-ci ont subi les altérations dont nous venons de parler, il serait déraisonnable d'espérer obtenir, quels que soient les moyens employés, plus qu'un résultat palliatif ; c'est tout ce qu'on peut demander dans ces circonstances.

Le Dr Skene, à la page 205 de son ouvrage dont nous avons déjà parlé, dit ce qui suit : « Au *Woman's Hospital* de New-York, qui possède les meilleurs opérateurs, des gardes habiles, et où l'on donne aux malades des soins constants, voici les résultats qui ont été obtenus : La cystotomie a été pratiquée pour guérir la cystite dans dix-sept cas, sur lesquels il y a eu quatre guérisons et treize morts. » Il m'est impossible de conjecturer quelle est la source qui l'a si mal informé, et je n'en parlerais pas, surtout que cela m'est quelque peu personnel, si le Dr Skene n'était pas une autorité trop haute pour laisser passer ce dire sans le corriger.

Dans le vingt-deuxième rapport du *Woman's Hospital* pour 1877, on trouvera la seule statistique qui provienne de cette institution, et elle a été publiée un an avant l'ouvrage du Dr Skene. Le Dr John Beekman fut chargé par le conseil des gouverneurs de préparer ce relevé à la fin de l'année 1876, et comme il n'est pas complet, parce que quelques livres ont été perdus, il ne donne

que le nom des malades en traitement. A la page 49, on trouvera ce qui suit
à propos de la cystite :

```
Nombre des malades guéries.  . . . . . . .    6
     —             —      améliorées. . . . . . .   20
     —             —      non améliorées.  . . . .    1
Résultat inconnu.  . . . . . . . . . . . .    1
Morts.   . . . . . . . . . . . . . . . .    1
                                  ___________
                          TOTAL.  . . . .   29
```

Le Dr Beekman, pour la première édition de ce livre, m'a indiqué le nombre des malades que j'avais soignées. Je puis montrer par mon registre particulier que cinq des malades classées dans la catégorie améliorées sont revenues
plus tard à l'hôpital et que j'ai fermé leurs fistules. Ce relevé du Dr Beekman
jusqu'au 24 octobre 1877 est donné à la page 720 de la seconde édition de ce
livre, mais il a été omis dans celui-ci, en même temps que l'extrait des cas
de fistules vésico-vaginales. Voici le relevé des malades atteintes de cystite
que j'ai soignées :

```
Nombre des malades guéries.  . . . . . . .   10
     —             —      améliorées. . . . . . .    2
     —             —      non améliorées. . . . .    1
Mort.   . . . . . . . . . . . . . . . .    1
Résultat inconnu.  . . . . . . . . . . .    2
                                  ___________
                          TOTAL.  . . . .   16
```

Ce tableau n'est pas exact en ce qui touche aux avantages qu'on peut obtenir par ce mode particulier de traitement, car toutes les malades qui sont
marquées comme améliorées furent guéries, sauf dans les cas où les reins
étaient malades. La fermeture de la fistule a été le seul témoignage de la guérison inscrite sur les relevés, et bien qu'une personne puisse être restée en
parfaite santé pendant plusieurs années après sa sortie, elle ne comptera que
parmi les améliorées. Je connais une malade qui ne fut renvoyée qu'améliorée, qui fut employée comme domestique à l'hôpital pendant des années,
et qui fut très bien portante, bien qu'on ne lui eût jamais fermé sa fistule.
Je connais deux femmes qui habitent cette ville et qui se portent bien
depuis dix ans qu'on leur a fait l'ouverture, et cependant elles sont indiquées
à leur sortie comme améliorées, et l'indication est encore telle aujourd'hui
sur les registres de l'hôpital. Il m'est rarement arrivé de voir revenir une
femme, si ce n'est parce qu'elle désirait voir fermer sa fistule. Le soulagement
obtenu était si grand qu'elles craignaient de courir le risque de voir repa-
raitre leurs souffrances, et regardaient l'écoulement de l'urine comme n'étant
qu'un inconvénient relativement minime.

Je pense que je puis dire, avec justes raisons, qu'il est exceptionnel de
voir la cystite chez la femme ne pas guérir lorsque la maladie ne s'est pas
compliquée, et lorsque le traitement consécutif a été bien fait.

CHAPITRE XLVIII

LA PIERRE DANS LA VESSIE ET LES URETÈRES

Il est une croyance commune, c'est que la résidence dans un pays à chaux favorise le développement de la pierre dans la vessie.

La formation de la pierre dans la vessie est moins fréquente chez la femme que chez l'homme. Cela est dû à ce fait que l'urètre de la femme est court, d'un calibre assez grand, et permet le passage facile des particules sableuses.

Dans cette partie des États-Unis, la pierre est excessivement rare en dehors des cas où elle accompagne la cystite; ou bien où elle se produit après une opération de fermeture d'une fistule vésico-vaginale; ou comme conséquence de l'introduction d'un corps étranger dans la vessie par la malade elle-même.

La pierre est donc presque toujours phosphatique, étant le résultat de quelque cause irritante, tandis que les formations d'acide urique qu'on trouve si communément chez l'homme et qui dépendent d'un état constitutionnel, ne se rencontrent que rarement chez les femmes. Il est probable que les dépôts d'acide urique sont aussi fréquents chez les femmes que chez les hommes, mais qu'ils sont rejetés avant d'avoir pu se loger. Le développement des calculs phosphatiques est rapide, les phosphates se précipitant rapidement sur les corps étrangers qui peuvent exister et formant des incrustations qui sont aisément délogées.

J'ai vu deux cas de pierre dans la vessie dues à un traumatisme médullaire qui amena une perte du mouvement et de la sensibilité.

OBSERVATION CI. — En 1868 je fus consulté par une dame de Norfolk, qui était atteinte de paralysie des membres inférieurs, suite de chute. Quatre mois après la chute l'urine avait commencé à s'écouler par le vagin, et en quelques jours un nombre de calculs suffisant pour remplir un grand verre à boire étaient sortis. Je trouvai à l'examen que toute la base de la vessie avait disparu, de même que l'urètre et les tissus sous-pubiens jusqu'au périoste; le vagin était presque fermé. La malade avait laissé l'urine s'accumuler dans la vessie après le traumatisme, ayant sans doute perdu toute sensation dans ces parties, et depuis lors la vessie n'avait jamais été vidée complètement. L'urine devenant hautement phosphatique avait donné naissance à la formation de calculs, qui par pression sur la cloison vésico-vaginale avaient produit une escarre, par suite de l'altération de la vitalité des parties. On ne fit aucune tentative pour la guérir, la paralysie ne disparaissant pas, et, même s'il eût été possible de fermer l'ouverture il est certain que l'escarre se serait reproduite. Je ne sais ce qu'est devenue cette malade.

L'autre malade recouvra peu à peu la sensibilité et la motilité, et la pierre fut reconnue et enlevée.

Dans la cystite, les calculs se forment fréquemment dans une poche où séjourne l'urine jusqu'à ce qu'elle se décompose et dépose des phosphates.

Dans le plus grand nombre des cas que j'ai observés, les calculs s'étaient formés en un ou deux ans après la fermeture de la fistule vésico vaginale, et généralement lorsque ce n'était pas moi qui avait pratiqué l'opération. La formation des calculs a plus fréquemment suivi les opérations faites au niveau du col, et surtout lorsque la déchirure s'était produite à travers la lèvre antérieure dans la base de la vessie. Dans plusieurs cas, j'ai trouvé que le noyau du calcul était constitué par un petit morceau de fil métallique provenant de l'extrémité d'une suture coupée. Mais, règle générale, je crois que le noyau est fourni par quelque surface dénudée qui a été retournée dans la vessie, ou qui y a été laissée par manque de soin lorsqu'on a mis en contact les bords de la fistule. Le Dr H. F. Campbell, d'Augusta, a donné plusieurs explications de l'origine des calculs après l'opération de la fistule vésico-vaginale [1]. « En raisonnant d'après mon cas personnel et d'après les autres dans lesquels on a trouvé des calculs d'un volume considérable dans la vessie, peu de temps après avoir fermé la fistule, je conclus : 1° que dans ces cas la pierre existait antérieurement à la fistule, et qu'elle a peut-être causé l'escarre durant le travail pendant lequel elle s'est produite; 2°, que, comme pour la pierre dont nous venons de parler, elle est saisie par la vessie vide, et reste enfouie pendant toute la période de l'existence de la fistule ; et, 3°, que lorsque la fistule a été fermée par l'opération, l'urine peut de nouveau se collecter dans la vessie, ce qui amène la libération de la pierre ; le calcul n'est donc pas en voie de formation dans la vessie à ce moment, il n'est que mis on liberté après la fermeture de la fistule. »

L'explication est originale, et je ne doute pas qu'elle soit exacte pour un certain nombre de cas. Je me rappelle plusieurs cas que j'ai vus, où il me fut impossible de m'expliquer comment le calcul avait pu se développer aussi rapidement en quelques semaines après la fermeture de la fistule. Mais d'un autre côté, je sais plusieurs cas où la perte de tissu était trop considérable, où une trop grande portion de la vessie avait été constamment renversée pour qu'une pierre pût s'y loger. Je reconnais l'importance de l'explication du Dr Campbell, et la nécessité, par conséquent, d'introduire le doigt dans la vessie avant de fermer la fistule. Mais je suis également certain qu'une surface dénudée laissée dans la vessie peut être le point de départ d'un calcul, et qu'une pierre peut se développer en un temps assez court après la fermeture de la fistule.

Les symptômes de la pierre ressemblent étroitement à ceux de la cystite, et à moins d'introduire une sonde dans la vessie, il n'est pas facile de faire cet examen la malade étant couchée sur le dos, les cuisses fléchies sur l'abdomen et tenues par un aide de chaque côté. Il sera généralement nécessaire de donner de l'éther, et il sera bon de distendre modérément la vessie avec de l'eau chaude avant de faire l'examen.

---

[1] Campbell, *Origine and history of calculi found in the bladder, after the cure of vesico-vaginal fistula by operation (Amer. gynæc. Transactions*, vol. I, 1876).

On peut employer deux méthodes pour extraire la pierre de la vessie : à travers l'urètre, ou à travers une ouverture faite à la base de la vessie par le vagin. L'extraction par l'urètre est la méthode la plus ancienne. Lorsque la pierre est molle, et de dimensions modérées, on peut aisément l'écraser avec un lithotriteur, et si elle est complètement brisée, les débris passeront rapidement par l'urètre. Comme la femme, relativement à l'homme, est plus exposée à l'inflammation, la pierre doit être écrasée à plusieurs reprises et complètement, et il faut le faire en une seule séance. Mais il ne faut l'entreprendre que si l'opérateur a acquis une certaine adresse. Le principal danger est de blesser et de déchirer la muqueuse et le col de la vessie. On peut éviter de blesser la vessie, mais on ne peut toujours le faire sans déchirer le col, et c'est là en réalité le principal danger et l'objection qu'on peut faire à ce mode d'opérer. La vessie doit être remplie d'eau, et en cueillant la pierre il faut toujours prendre la précaution de tourner l'instrument d'un côté, puis de l'autre, et de l'amener un peu en avant; on est alors certain de n'avoir pas saisi en même temps que la pierre une partie du viscère.

Lorsque la pierre a été brisée, il est de la plus grande importance d'enlever les fragments aussi vite que possible, puisque la présence de ces fragments, cela est bien connu aujourd'hui, cause habituellement plus d'irritation qu'il n'en résulterait des manipulations ordinaires. En injectant une certaine quantité d'eau, à travers un cathéter double de gros calibre, on peut généralement entraîner les fragments; mais le procédé n'est pas toujours satisfaisant, et je préfère enlever la pierre tout d'une pièce à travers [une incision faite au vagin.

Le Dr Henry J. Bigelow [1], de Boston, a inventé une méthode excellente pour écraser la pierre dans la vessie de l'homme, et pour extraire les fragments, qui me paraît encore plus applicable à la femme. Son appareil évacuateur consiste en une poche élastique, munie d'un tube en verre pour recevoir les fragments de pierre. La poche communique au moyen d'un tube en caoutchouc avec la canule introduite dans la vessie. Il faut être assez habile pour porter la fenêtre de l'instrument aux points les plus déclives, et pour l'empêcher de s'empêtrer dans les parois de la vessie. On injecte 90 à 100 grammes d'eau dans la vessie après avoir évacué l'urine. On remplit alors la poche d'eau chaude, et on la vide dans la vessie en la comprimant lentement. On la laisse ensuite se dilater, et l'eau y pénètre de nouveau venant de la vessie, en entraînant une quantité plus ou moins grande de fragments brisés, qui restent dans le tube de verre, et ne sont pas refoulés dans la vessie quand on comprime de nouveau la poche. Un certain nombre de morceaux plus gros restent et doivent être de nouveau brisés, jusqu'à ce que tous les fragments aient été réduits à un volume suffisamment petit pour pouvoir passer par la canule évacuatrice.

Le Mémoire du Dr Bigelow est d'une importance pratique considérable en ce qu'il réfute une doctrine admise depuis longtemps que pour briser une

---

[1] J. Bigelow, *Lithotrity by a single operation (Amer. Journ. of the med. sciences).* Philad., Jan. 1878.

pierre avec sûreté il faut le faire en un grand nombre de séances. Il démontre que cette méthode peut être très favorablement comparée avec les meilleures qui ont été inventées pour extraire la pierre.

Lorsque les parois vésicales se sont épaissies, et lorsqu'il existe une cystite marquée, ce qu'il y a de mieux à faire c'est d'extraire la pierre à travers une ouverture artificielle faite à la cloison vésico-vaginale. On peut par ce moyen extraire une pierre avec sûreté alors qu'on ne posséderait pas la dextérité nécessaire pour la briser convenablement. C'est l'opération *par excellence* lorsque la vessie est devenue si malade qu'elle exige le repos le plus absolu, et ce repos ne peut être obtenu qu'en permettant à l'urine de s'écouler aussitôt qu'elle pénètre dans la vessie. Je ne sais à qui nous sommes redevables de ce procédé, mais le succès qui accompagne la fermeture des fistules vésico-vaginales le rend pratiquable. L'opération ne diffère pas essentiellement de celle que nous avons décrite pour la guérison de la cystite en ouvrant la base de la vessie. Lorsque la pierre a été extraite, la malade doit être placée sur le dos, reposant sur un bassin; puis on introduira la canule de la seringue dans l'urètre, et on lavera soigneusement la vessie, pendant que les bords de la fistule seront maintenus écartés au moyen de l'index introduit dans le vagin. Après l'enlèvement de la pierre, l'ouverture ainsi faite doit être fermée de la même manière que pour les fistules vésico-vaginales en général, et on doit le faire immédiatement, à moins qu'on ne trouve la muqueuse malade. Dans ce cas, il faut traiter la patiente comme si elle avait une cystite, et laisser l'ouverture pour le libre écoulement de l'urine, jusqu'à ce que les parties, par le repos, recouvrent graduellement leur tonicité.

OBSERVATION CII. — Miss E..., de Jeneseo, N. Y., âgée de quarante-quatre ans, fut admise au *Woman's Hospital* dans mon service le 3 décembre 1879. Depuis cinq ans, elle souffrait avant et pendant la miction. Elle était soulagée pour quelque temps après avoir uriné. Mais depuis un an elle souffrait d'une manière continue, de telle sorte que l'opium pris à hautes doses la soulageait à peine. Depuis plusieurs mois, la miction était non seulement douloureuse mais aussi difficile, et depuis peu l'urine s'échappait involontairement.

Par la palpation bimanuelle, on pouvait sentir une pierre faisant saillie au-dessus des pubis et qui remplissait tout l'espace compris entre les pubis et l'utérus qui était refoulé en arrière vers le sacrum. On lui donna de l'acide benzoïque et on s'efforça d'améliorer l'état général. La malade était extrêmement émaciée. Le 9 décembre, on l'endormit et on la plaça sur le côté gauche. La cloison vésico-vaginale fut ouverte sur la ligne médiane, du col vésical jusqu'au voisinage du col utérin, par le procédé décrit à propos de la cystite. La malade fut mise sur le dos, et en introduisant le doigt dans l'orifice on reconnut que la pierre remplissait la vessie dans laquelle elle était comme enkystée. C'est à peine si on pouvait passer le doigt entre la pierre et la vessie, et quand on tenta de les séparer il s'écoula du sang. La pierre était trop volumineuse pour pouvoir passer par l'ouverture, même en la divisant, et il me fut impossible d'ouvrir suffisamment le lithotriteur pour la saisir. J'introduisis alors deux doigts dans la vessie, et au moyen des ciseaux avec lesquels je coupais autrefois le col en arrière, je réussis à en détacher un morceau, puis un autre, etc. Pour ne pas blesser la vessie, je coupais entre mes deux doigts. La malade reposait sur un bassin, et pendant toute l'opération un aide envoyait de l'eau dans la vessie, par l'urètre. En une heure je réussis à entraîner toute la pierre, sauf sa coque. Lorsque je voulus la briser, il se fit une hémorragie considérable, et j'étais fort exposé à déchirer la vessie.

A la longue cependant, j'y arrivai et j'arrêtai l'hémorragie avec de l'eau chaude, sauf en un petit point de l'ouverture près du col de l'utérus. J'appliquai une suture sur ce point et l'écoulement s'arrêta. Je fis alors un badigeonnage de vaseline avec une éponge montée, sur la paroi vésicale, pour protéger les surfaces dénudées contre les dépôts phosphatiques de l'urine. Cette opération affaiblit considérablement la malade et on fut forcé de lui faire des injections hypodermiques de brandy et d'éther.

Les débris de la pierre pesaient 120 grammes, sans compter ce qui avait été entraîné par les injections; comme elle était constituée par du phosphate triple, elle était énorme. Le noyau était formé par de l'acide urique. On fit des irrigations continues de la vessie pendant plusieurs jours afin d'empêcher l'inflammation. L'amélioration fut assez rapide et la malade quitta l'hôpital le 11 février. Elle revint le 18 janvier 1880, je fermai la fistule au moyen de sept sutures interrompues; je les enlevai le neuvième jour, la réunion était complète.

Le cas suivant où l'on fit une erreur de diagnostic est intéressant en même temps qu'il peut être utile.

OBSERVATION CIII. — Miss L..., âgée de trente et un ans, de Great Barington, Mass., fut admise dans mon service au *Woman's Hospital* le 2 janvier 1882. Elle était impotente depuis dix ans. Elle disait avoir uriné du sang plusieurs fois au début de sa maladie. Depuis plusieurs années, elle avait beaucoup d'irritation de la vessie et elle avait fréquemment de la difficulté à uriner. Elle se plaignait surtout d'être réglée trop souvent et trop abondamment. Pour y remédier, on avait dilaté l'utérus et on y avait fait des injections, mais sans succès.

L'utérus était en rétroversion et fixé par le fait d'une inflammation pelvienne généralisée, qui était si étendue qu'elle suffisait à rendre compte de son état; aussi me suis-je occupé immédiatement de la traiter.

Au bout de deux mois, comme elle souffrait toujours de la vessie et qu'elle avait des envies fréquentes d'uriner, je me déterminai à lui faire une fistule à la base de la vessie. Comme il y avait du pus et des moules dans l'urine, je lui donnai du chloroforme au lieu d'éther; elle le supporta mal. Aussitôt que j'eus introduit le cathéter dans la vessie, je reconnus la présence d'une pierre enkystée dans la paroi postérieure juste en avant de l'utérus. Après avoir fait la fistule, j'allai déloger la pierre avec le doigt et la retirai sans difficulté. Sa surface était rugueuse; elle était très dure, et elle pesait 45 grammes environ. C'était là la cause de la maladie et de la cellulite, qu'on avait augmentée en dilatant et en injectant l'utérus.

Elle fut deux ans en traitement avant que la cellulite et la cystite aient guéri et que l'utérus se soit replacé.

Voici un cas où la pierre occupait une position remarquable.

OBSERVATION CIV. — Miss B..., âgée de quarante-trois ans, de Rhode Hall, fut admise le 11 juin 1883. Elle avait été pensionnaire de la maison de 1876 à 1878, et pendant cette période on l'avait opérée neuf fois pour fermer la fistule vésico-vaginale et restaurer le vagin. En décembre 1882, la vessie devint irritable et la malade eut des envies fréquentes d'uriner accompagnées de douleurs dans les reins s'irradiant de l'entrée de la vessie. Ces symptômes avaient acquis rapidement une grande violence.

Par le toucher, on sentait dans le vagin une masse dure le long du côté droit de l'urètre. Je crus que c'était un sarcome. Cependant c'était là un siège très inhabituel pour un sarcome. Il me semblait s'étendre à peu de distance du col, et quand on introduisait une sonde dans la vessie, elle semblait empiéter sur l'urètre. Après des manœuvres soigneuses, le bec de la sonde arriva au contact de ce que je reconnus pour une pierre; c'était une pierre enkystée. Je fis une incision parallèle à l'urètre et directement au-dessous de la pierre; on put alors la sortir aisément de son lit. C'était un calcul phosphatique, lisse, très dur, et dont l'extrémité seule qui faisait saillie dans la vessie était friable et de formation récente. Il est possible que le lit de la pierre ait été primitivement le siège d'un abcès qui se sera vidé dans l'urètre; l'urine s'y serait accumulée, y aurait séjourné et il s'y serait formé une pierre qui aurait grossi au fur et à mesure que l'ouverture urétrale se fermait. J'enlevai toute la muqueuse qui tapissait la cavité et je réunis les surfaces au moyen de sept sutures. Le 28 juin 1883, elle sortit guérie.

Enlèvement de la pierre des uretères.

Des calculs se forment fréquemment dans le bassinet, et lorsqu'ils sont encore petits traversent les uretères et arrivent dans la vessie où ils fournissent les noyaux de calculs plus gros, à moins que par bonheur ils ne s'échappent par l'urètre.

J'ai vu trois cas où le calcul ne put passer dans la vessie, et était resté au niveau de l'orifice de l'uretère agissant comme une valvule boule. Cet état amène une dilatation plus ou moins considérable de l'uretère, détermine des douleurs lombaires, une irritabilité de la vessie, une sensation de poids dans le bassin et d'autres symptômes qui malheureusement ne sont nullement pathognomoniques de cet état. Tous les symptômes indiquent l'existence d'une pierre dans la vessie, mais ils deviennent obscurs lorsqu'on ne l'y trouve pas. Pour ajouter à la difficulté, la sonde passe parfois sur la pierre en donnant la sensation caractéristique, mais, après un certain nombre d'examens soigneux, elle ne peut pas donner d'autres renseignements. Dans deux cas, j'avais découvert la présence d'une pierre, et j'avais invité plusieurs messieurs à venir assister à l'opération; mais à ma grande mortification, je ne pus la sentir de nouveau et l'opération fut ajournée. Dans un de ces cas, j'ouvris plus tard la vessie, à la recherche de la solution du mystère, et je découvris la pierre avec le doigt dans l'orifice de l'uretère. J'introduisis alors l'instrument que j'ai décrit sous le nom de pince-curette, le long de mon doigt dans l'uretère, et je retirai la pierre sans grande difficulté.

Dans un autre cas, ayant toujours senti le choc de la sonde au même point, je fus conduit à supposer que la pierre était dans l'uretère, et en exerçant une légère pression en arrière, dans la vessie, avec une sonde volumineuse, il me fut possible de la sentir avec le doigt, et par le vagin et par le rectum.

La malade étant couchée sur le côté, après avoir introduit un spéculum, je fis une section sur la pierre avec des ciseaux, pendant qu'un aide faisait saillir les parties en exerçant une pression en arrière et en haut dans la vessie, avec une sonde.

Aussitôt que j'eus atteint la pierre, j'agrandis l'ouverture en avant, vers le col de la vessie, cette direction étant la seule qui me permit d'éviter à coup sûr d'entrer dans la cavité péritonéale. Après de grandes difficultés, je réussis à saisir la pierre sans être entré dans la vessie ou dans la cavité péritonéale.

Cette pierre est dans la collection du Dr Edward Keyes, de New-York, qui m'en a donné la description suivante : « La forme générale et le volume sont ceux d'une portion du petit doigt; la surface est lisse et légèrement bosselée. Son grand diamètre mesure 4 centimètres, mais il manque une petite portion; le petit diamètre a 15 millimètres. La grande circonférence a 11 centimètres et la plus petite 4 centimètres. Le poids est de 45 grammes, douze ans après son enlèvement. Elle se compose principalement de carbonate, d'un peu de phosphate de chaux, de traces d'urate amorphe et d'un peu de matière organique. »

Je fermai l'ouverture au moyen de sutures interrompues, et je pris grand soin que leurs points de sortie et d'entrée fussent disposés le long de la surface externe de l'uretère, de façon que la ligne fût rapprochée avec le plus grand soin. La malade guérit.

CHAPITRE XLIX

HISTOIRE STATISTIQUE DE LA FISTULE VÉSICO ET RECTO-VAGINALE

J'ai eu à soigner près de quatre cents cas de fistules vésico-vaginales, soit à l'hôpital, soit dans ma clientèle ; malheureusement les notes que je possède sur le plus grand nombre de ces cas ne peuvent être utilisées. Le vingt-deuxième relevé annuel du *Woman's Hospital* contient un tableau de toutes les maladies, on le suppose du moins, qui ont été traitées dans l'institution depuis son organisation en avril 1855 jusqu'à la fin de l'année 1875. Ce relevé a été préparé par le Dr John Beekman qui était à ce moment un des anatomo-pathologistes de l'institution, et c'est grâce à ses notes que je puis aujourd'hui parler de ce sujet. D'après le relevé, deux cent quatre-vingt-neuf cas de fistules vésico et recto-vaginales résultant de l'accouchement ont été traités dans l'institution pendant la période indiquée plus haut.

Ce nombre, je crois, contient tous les cas qui ont été traités à l'hôpital. J'ai eu en ma possession les registres du Dr Sims, lorsque je fus devenu chirurgien adjoint ; mais avant cette période, je n'ai que le registre de la garde qui ne donne que le nom et la maladie, ce qui ne peut être utile. Mais les premiers relevés d'une portion des cas qui furent traités par moi, alors que j'étais chirurgien en chef, n'ont jamais été copiés sur les registres par le chirurgien résident et ont été ainsi perdus ; je suis sûr, d'après le livre de la garde, que les observations d'au moins cinquante-sept cas de fistules ont été laissées de côté, en partie par suite de la négligence du chirurgien résident, et en partie en raison de l'état d'incertitude des affaires de l'institution avant l'installation des malades dans les bâtiments actuels.

Le Dr Beekman m'a fourni des notes sur les cas que j'ai opérés après le 1er septembre 1862, où je fus chargé de l'institution, et ainsi qu'on peut le voir par le relevé, j'ai traité près de 60 pour 100 des cas. Cet extrait qui fut publié dans les éditions antérieures de cet ouvrage a été exclu de celui-ci afin de faire de la place pour d'autres matières ; mais la liste du Dr Beekman ne comprend pas ceux dont les observations ont été perdues, ni les malades qui avaient été admises alors que le Dr Sims était chargé du service, mais qui furent traitées par moi plus tard. Un nombre important de cas a été également exclu où l'on n'avait obtenu que des bénéfices partiels, ou bien dans lesquels la malade n'avait pas reçu de traitement préparatoire pendant la période à laquelle j'ai fait allusion, et qui furent cependant soignées par moi les années suivantes, et guéries. Ces malades ne figurent pas sur les registres de l'hôpital comme malades nouvelles, et leurs observations ont été continuées à partir de la date de leur première admission. On n'a pas non plus porté à mon compte les cas que j'ai traités pendant la plus grande partie de l'année où je fus chargé de l'institution, durant le voyage du Dr Sims en Europe et avant son départ. Je crois que 80 pour 100 des cas qui ont été traités au *Woman's Hospital* avant la confection de ce relevé ont été soignés par moi.

Si je voulais examiner de près les relevés et séparer d'après la date d'admission de chaque malade, celles que j'ai soignées, cela demanderait un travail personnel par trop considérable et qui me paraît inutile. De plus, les malades qui étaient encore en traitement ont été exclues, bien que je croie qu'elles aient toutes guéri depuis cette date. Je me servirai aussi des matériaux utiles, qui sont nécessaires, que je puis avoir déjà publiés dans mon ouvrage sur la fistule vésico-vaginale. Dans mon hôpital privé, j'ai traité un certain nombre de cas, mais lorsqu'ils eurent cessé d'être une nouveauté, l'observation de l'opération et du traitement consécutif n'a pas été continuée avec exactitude, à moins que le cas ne présentât un intérêt particulier.

Voici les causes qui ont été attribuées aux fistules qui se sont ouvertes dans le vagin ou le rectum, chez les malades admises au *Woman's Hospital* et que j'ai soignées.

Accouchement.	171
Gangrène syphilitique de la vessie.	1
Ouverture faite à la vessie par un pessaire.	1
Plaie par coup de feu entre la vessie et le vagin.	1
Abcès ouvert dans la vessie et le vagin.	1
Cassure d'une seringue en verre qui a coupé la vessie.	1
Plaie accidentelle par incision.	3
Cystotomie pour extraire une pierre.	7
Cystotomie pour guérir la cystite.	16
Total.	202

La proportion pour les fistules recto-vaginales qui furent le résultat de l'accouchement est de 5,84 pour 100. Pour le moment, il est inutile d'entrer dans plus de détails sur les causes de fistules que nous venons de donner, à moins de dire quelques mots des fistules qui ont été le résultat d'incisions.

TABLEAU LIII — RÉSUMÉ DES CAS DE FISTULE VÉSICO-VAGINALE PRODUITE PAR L'ACCOUCHEMENT

ACCOUCHEMENT DANS LEQUEL S'EST PRODUITE LA LÉSION	1	2	3	4	5	6	7	8	9	10	11	15	INCONNU	MOYENNE
Nombre des femmes.	35	24	11	16	7	8	4	4	1	3	3	1	4	
Proportion pour chaque accouchement.	50.71	14.04	6.43	9.36	4.09	4.68	2.34	2.34	.58	1.75	1.75	.58	2.34	
Durée moyenne du travail en heures.	67.34	49.69	39.88	45.00	44.66	54.25	41.25	65.50	42.00	59.66	54.66	133.00	....	58.61
Nombre des enfants nés avant la production de la lésion.	93	53	34	65	35	48	29	32	9	30	35	15	....	2.70
Nombre des enfants nés après la production de la lésion.	8	4	....	1	....	....	1	....	....	....	2	....	....	
Age moyen au moment du mariage.	23.33	24.50	22.84	23.92	22.14	21.42	19.00	18.50	20.00	21.66	17.66	18.00	....	22.99
Age moyen au moment de l'admission.	28.44	31.26	32.27	32.00	35.83	32.55	31.75	34.50	40.00	46.33	43.00	44.00	....	31.24

Ces malades ont été admises à l'hôpital après avoir subi leur traumatisme accidentel. Dans un cas, on avait fait une tentative pour atteindre l'utérus, il y avait absence congénitale du vagin. La vessie fut ouverte, et on trouvera l'observation détaillée au chapitre qui traite de l'*absence du vagin*. Dans le second cas, on avait sectionné une portion de la cloison recto-vaginale pendant une opération destinée à guérir le vaginisme. Dans le troisième cas, la vessie fut ouverte dans une tentative faite pour diviser des bandes cicatricielles qui fermaient en partie le vagin.

Je me limiterai maintenant à l'étude de ce traumatisme comme résultat de l'accouchement.

On voit sur le tableau LIII que cent soixante et onze femmes ont été blessées du premier au quatorzième accouchement ; il indique aussi le tant pour cent pour chaque accouchement. Il en ressort ce fait important qu'environ la moitié des femmes ont été blessées lors de leur premier accouchement et que plus le nombre des grossesses augmente moins les femmes y sont exposées. La durée moyenne du travail, supputée à partir de la rupture des membranes, qui est le signe le plus certain que le travail a commencé, a été de 58 heures 69 pour le nombre total, et le premier accouchement a été en moyenne plus long que les autres. L'âge moyen au moment de l'admission a été 31 ans 34, ce qui indique que ce traumatisme est généralement subi à une période relativement jeune de la vie. L'âge moyen au moment du mariage pris sur le nombre total ne dépasse guère la moyenne générale prise sur toutes les femmes. Mais pour celles qui ont été atteintes lors de leur premier ou de leur second accouchement, il la dépasse suffisamment pour qu'il y ait quelque rapport avec l'accident. Nous pouvons interpréter ces moyennes en disant qu'elles indiquent que le premier accouchement, sans s'être produit à un âge assez avancé pour avoir sérieusement mis en danger la vie de la femme, s'est néanmoins produit pour beaucoup de femmes, à un âge assez tardif pour amener un retard dans la marche de l'accouchement par manque d'élasticité des parties molles.

Ces femmes n'ont donné naissance après la réception du traumatisme qu'à seize enfants, et il y a eu quelques fausses couches. Bien que l'âge moyen de ces femmes au moment de la production de la fistule ait été relativement peu avancé, elles avaient donné naissance à quatre cent soixante-dix-huit enfants, et comme, règle générale, elles ont été stériles plus tard, il est évident que cet état a été le résultat de cet accident, puisque la moyenne était déjà de 2 enfants 79 pour chaque femme.

Le tableau LIV contient le nombre des femmes, le mode d'accouchement, la durée moyenne du travail, ainsi que le tant pour cent des femmes accouchées par les différents procédés. Environ 46,19 pour 100 ont été accouchées par le forceps, et la durée moyenne de l'accouchement a été de 68 heures 55. Ces femmes ont été beaucoup plus longtemps en travail que celles qui ont accouché par n'importe quel autre moyen ; il n'y a qu'une seule exception, qui est sans doute due au nombre relativement petit des accouchements qui ont été terminés par traction après la sortie de la tête et la cessation des douleurs. J'attire tout particulièrement l'attention sur ce fait et

TABLEAU LIV — NATURE DU TRAVAIL ET MODE D'ACCOUCHEMENT QUI A EU POUR RÉSULTAT LA PRODUCTION D'UNE FISTULE VÉSICO-VAGINALE

ACCOUCHEMENT DANS LEQUEL S'EST PRODUITE LA LÉSION		1	2	3	4	5	6	7	8	9	10	11	15	INCONNU	NOMBRE TOTAL	DURÉE MOYENNE DE TRAVAIL	POUR CENT
Accouchement par le forceps	Nombre des femmes.	41	12	6	8	3	2	1	2	...	1	3	...	...	79	...	46.19
	Durée moyenne du travail.	82.41	50.03	43.60	55.37	63.00	68.50	17.00	84.00	...	60.00	54.66	...	...	...	68.55	...
Ergot.	Nombre des femmes.	3	...	...	1	...	...	...	...	...	2	...	...	...	6	...	3.27
	Durée moyenne du travail.	67.66	...	...	44.00	...	...	...	...	...	59.50	...	...	...	...	61.00	...
Ergot et forceps.	Nombre des femmes.	3	1	...	1	...	...	...	1	1	...	...	...	...	7	...	4.09
	Durée moyenne du travail.	42.10	48.00	...	...	...	...	...	60.00	42.00	...	...	...	...	...	46.00	...
Craniotomie.	Nombre des femmes.	9	1	...	...	...	3	1	...	...	...	...	...	...	14	...	8.18
	Durée moyenne du travail.	48.57	49.00	...	...	...	70.00	48.00	...	...	...	...	...	...	...	53.91	...
Version et craniotomie.	Nombre des femmes.	...	1	...	...	1	...	...	...	...	...	...	...	...	2	...	1.16
	Durée moyenne du travail.	...	28.00	...	...	17.00	...	...	...	...	...	...	...	...	...	22.50	...
Version.	Nombre des femmes.	...	...	...	1	1	1	...	...	...	...	...	...	...	3	...	1.75
	Durée moyenne du travail.	...	...	...	1.00	8.00	18.00	...	...	...	...	...	...	...	...	9.00	...
Version et forceps.	Nombre des femmes.	1	...	1	...	...	...	...	...	...	...	...	...	...	2	...	1.16
	Durée moyenne du travail.	44.00	...	48.00	...	...	...	...	...	...	...	...	...	...	...	46.00	...
Embryotomie.	Nombre des femmes.	2	...	...	...	...	...	...	...	...	...	...	...	...	2	...	1.16
	Durée moyenne du travail.	23.50	...	...	...	...	...	...	...	...	...	...	...	...	...	23.50	...
Traction.	Nombre des femmes.	4	1	1	1	...	1	...	...	...	...	...	1	...	9	...	5.26
	Durée moyenne du travail.	98.50	78.00	30.00	48.00	...	12.00	...	...	...	...	...	133.00	...	...	78.22	...
Accouchement spontané.	Nombre des femmes.	17	6	2	4	1	1	2	1	...	...	...	...	...	34	...	19.88
	Durée moyenne du travail.	45.82	48.50	31.50	34.75	56.00	48.00	50.00	34.00	...	...	...	...	...	...	44.44	...
Le mode d'accouchement n'a pas été donné.	Nombre des femmes.	5	2	1	...	1	...	...	...	...	...	...	...	4	13	...	7.00
	Durée moyenne du travail.	57.33	48.00	...	...	...	...	...	...	...	...	...	...	...	...	55.00	...
NOMBRE TOTAL.		85	24	11	16	7	8	4	4	1	3	3	1	4	171	56.61	...

TABLEAU LV — FISTULES VÉSICO-VAGINALES : NOMBRE DES OPÉRATIONS QU'ELLES ONT EXIGÉES, CONSIDÉRÉ DANS SON RAPPORT AVEC L'ÉTAT DE LA VESSIE PENDANT L'ACCOUCHEMENT DANS LEQUEL LE TRAUMATISME A EU LIEU

— La durée du travail est donnée en heures. —

NOMBRE DES OPÉRATIONS PRATIQUÉES APRÈS LE TRAUMATISME	1	2	3	4	5	7	8	10	14	20	INCONNU	NOMBRE TOTAL	DURÉE MOYENNE	POUR CENT
La vessie a été vidée régulièrement	13	8	3	2	2	. . .	. . .	. . .	. . .	. . .	. . .	28	. . .	16.37
La vessie n'a pas été vidée { Nombre des cas	30	10	. . .	1	. . .	. . .	. . .	. . .	1	1	2	45	. . .	26.31
Durée moyenne du travail	58.90	67.80	. . .	26.00	. . .	. . .	. . .	. . .	24.00	34.00	23.50	. . .	57.24	
Il y a doute { Nombre des cas	3	1	. . .	1	. . .	. . .	. . .	. . .	. . .	. . .	. . .	5	. . .	2.92
Durée moyenne du travail	109.60	48.00	. . .	72.00	. . .	. . .	. . .	. . .	. . .	. . .	. . .	. . .	89.40	
Aucune mention	34	20	11	2	1	1	1	1	1	. . .	1	93	. . .	54.37

TABLEAU LVI — FISTULES VÉSICO-VAGINALES : NOMBRE DES OPÉRATIONS QU'ELLES ONT EXIGÉES, CONSIDÉRÉ DANS SON RAPPORT AVEC LE TEMPS QUI S'EST ÉCOULÉ DEPUIS L'ACCOUCHEMENT JUSQU'AU MOMENT OU L'URINE A COMMENCÉ A COULER PAR LA FISTULE

NOMBRE DES OPÉRATIONS PRATIQUÉES APRÈS LE TRAUMATISME	1	2	3	4	5	7	8	10	14	20	INCONNU	NOMBRE TOTAL	DURÉE MOYENNE	POUR CENT
Nombre des cas où l'urine s'est écoulée dès le moment de l'accouchement	18	18	9	1	1	. . .	1	1	1	. . .	. . .	50	. . .	29.24
Elle s'est écoulée après l'accouche-ment { Nombre des cas	51	12	2	1	2	. . .	. . .	. . .	1	. . .	1	70	. . .	40.93
Durée moyenne du temps écoulé après l'accouchement	11.80	9.00	10.00	4.00	5.00	. . .	. . .	. . .	. . .	3.00	2.00	. . .	10.79	
Nombre des cas où on n'a pas donné d'indications	31	9	3	4	. . .	1	. . .	. . .	. . .	1	2	51	. . .	29.82

sur sa signification par rapport à la croyance populaire que la fistule est le résultat de l'accouchement par les instruments. On remarquera aussi combien grande est la proportion des cas qui se sont terminés sans que les efforts de la nature aient été aidés ; et en particulier que la durée moyenne du travail a été beaucoup moindre par ce mode d'accouchement. On notera deux exceptions où l'accouchement s'est fait très rapidement, mais le nombre en est trop petit pour avoir de l'importance. On peut admettre qu'ils indiquent que la production et l'étendue du traumatisme ne sont pas dues seulement à la longueur du travail.

Il nous faut donner une explication au sujet d'un point qui peut paraitre au premier coup d'œil être une erreur dans ce tableau. Sur les quatre-vingt-cinq femmes qui ont été blessées lors de leur premier accouchement, trois femmes ont été accouchées par le forceps, et dans deux cas on a fait la craniotomie sans qu'on ait noté la durée du travail. La durée moyenne du travail a été prise sur le nombre réel, mais nous avons donné le nombre total pour éviter toute confusion. S'il était démontré que des médecins ont été chargés de ces femmes, le tableau précédent indiquerait une grande négligence ou une grande ignorance. Mais pour l'honneur de la profession, je suis heureux de dire que mes recherches sur ce point sont très satisfaisantes. Que le traumatisme ait été subi en Europe ou dans ce pays, un petit nombre de femmes seulement avaient reçu les soins d'un médecin. L'histoire d'un grand nombre de ces femmes montre qu'elles étaient assistées par des femmes irresponsables, ou bien qu'elles n'avaient personne près d'elles jusqu'au dernier moment où un praticien a été appelé pour terminer l'accouchement. Dans les cas où la malade avait été assistée par un médecin pendant la durée du travail, ce n'est que tout à fait exceptionnellement que je n'ai pu trouver quelque cause raisonnable au traumatisme. Il m'est arrivé cependant, de reconnaitre qu'il y avait eu quelque grosse négligence ou une ignorance impardonnable. Il n'est pas douteux que dans la majorité des cas on a négligé de vider la vessie, ce qui en retardant la marche du travail a été une cause indirecte de fistule vésico-vaginale.

Le tableau LV comprend un certain nombre de cas où la vessie avait été vidée pendant la durée du travail. Dans d'autres cas, la vessie n'avait pas été évacuée et nous donnons en heures la moyenne du temps qu'a duré la rétention. Pour un petit nombre de ces femmes, il y a doute par suite du fait qu'elles étaient atteintes de fièvre puerpérale, ou qu'elles ont été inconscientes pendant un certain temps; mais toutes les probabilités sont en faveur de la supposition que la rétention existait. Dans un grand nombre de cas, on n'avait rien noté sur ce point.

Après avoir jeté un coup d'œil sur les moyennes données sur le tableau LV, si on considère la durée de la rétention, on peut être étonné de la capacité de la vessie de la femme. Ce qu'on dit si souvent que l'urine s'est échappée aussitôt que la tête a été extraite par le forceps, n'indique pas nécessairement qu'on a fait quelque mal avec l'instrument; cela prouve tout simplement la négligence de l'opérateur à vider la vessie; tandis qu'il ne peut résulter aucun mal pour la mère du fait de cette négligence, il est évident que la vie de l'enfant est plus exposée par suite du retard apporté à l'accouchement, et de l'augmentation des difficultés de cet accouchement, en raison de l'espace occupé par la vessie distendue outre mesure. L'objet du tableau LV est d'attirer l'attention sur l'état de ce viscère. Les chiffres sont dignes de confiance, mais ils ne peuvent être acceptés comme une indication de la fréquence avec laquelle on a laissé l'urine s'accumuler dans la vessie. Dans presque tous les cas donnés dans le tableau, lorsqu'une information positive a été obtenue, j'ai fait moi-même le relevé, et, excluant les quatre-vingt-treize cas dans lesquels mes assistants ont négligé de prendre des informations sur ce point, il semble probable que dans au moins la moitié des cas, on n'a pas vidé la vessie pendant la durée du travail. Il est même très probable que cette proportion est au-dessous de la moyenne.

Sur le tableau LVI, on peut voir que dans un grand nombre de cas, il n'y a pas eu de perte d'urine pendant plusieurs jours après l'accouchement. Il est donc évident que dans ces cas une mortification des parties molles se produit et qu'il se forme une escarre qui exige un certain temps avant qu'elle se sépare du tissu sain. C'est ce qui me fait croire que si la vessie était toujours vidée avant l'accouchement la femme ne perdrait jamais ses urines qu'après la chute de l'escarre et jamais au moment de l'accouchement, à moins qu'il ne soit fait une déchirure. Il est même probable qu'on limiterait notablement l'étendue de l'escarre si on se mettait en mesure de faire disparaître cette source additionnelle d'irritation.

On voit sur le tableau LVI que dans 29,24 0/0 des cas l'urine s'est écoulée à partir du moment de l'accouchement. Dans 40,93 0/0 des cas, la perte d'urine ne s'est produite que longtemps après la terminaison du travail, tandis que dans 51 cas, soit 29,82 0/0, on a négligé d'indiquer le moment où l'écoulement s'est produit.

D'après une recherche ultérieure, la proportion peut varier un peu quant au nombre des cas, où l'écoulement de l'urine s'est fait au moment de l'accouchement ou au bout d'un certain temps. Mais on voit que, dans soixante-dix cas, la chute de l'escarre s'est faite après le dixième jour.

Si l'on peut avoir confiance au témoignage de ces femmes en ce qui touche à la négligence fréquente qu'on a mise à se servir du cathéter avant de terminer l'accouchement avec un instrument, le rapport qui existe entre la cause et l'effet saute aux yeux. *La durée moyenne du temps qui s'écoule avant la séparation de l'escarre est si longue qu'il n'est pas improbable que dans un grand nombre de cas, la cause efficiente de l'inflammation, qui se termine par l'escarre, ait son origine dans le surcroît de force nécessaire pour effectuer l'accouchement exigé par la distension exagérée de la vessie.*

Il semble presque incroyable qu'on néglige de prendre une précaution aussi nécessaire, avant de tenter l'opération de l'accouchement artificiel. J'ai constaté cependant que cette omission était aussi commune à l'étranger que dans notre pays, et elle a été commise par un très grand nombre d'hommes qui n'auraient jamais négligé une semblable précaution dans la pratique privée. La seule explication, si toutefois on peut admettre que c'en soit une, c'est la hâte avec laquelle on rend souvent un service gratuit, sans avoir suivi l'accouchement et avec le désir de le terminer le avec le moins de perte de temps possible. Nous devons aussi nous rappeler combien souvent les femmes de cette classe nous trompent par suite de leur manque d'intelligence. Enfin, après l'accouchement, il arrive souvent que la femme ne peut que vider partiellement sa vessie et se tromper elle-même sur son état véritable. Par conséquent, il n'y a qu'une chose sûre, c'est de sonder la malade dans tous les cas, sans tenir compte de ses dires.

Mais, dans certains cas, la tête peut remplir si complètement le bassin qu'il est impossible de sonder la malade, à moins d'y mettre tant de force qu'on s'expose à faire fausse route, et à déterminer l'inflammation de l'urètre. Si le forceps peut être appliqué, il est facile de surmonter cette difficulté, la tête pouvant être soulevée ou tournée d'un côté suffisamment pour permettre l'introduction du cathéter. Il ne faut donc jamais tenter d'accoucher une femme sans avoir vidé la vessie, car on s'expose à perdre l'enfant et à déchirer le col de la vessie. S'il est impossible d'appliquer le forceps ou d'introduire le cathéter, il faut faire l'aspiration de la vessie. On a fréquemment pratiqué cette opération chez l'homme, en enfonçant un fin trocart immédiatement au-dessus du pubis, de façon à entrer dans la vessie au-dessous du cul-de-sac du péritoine. Je soutiens que c'est là le traitement convenable, tant que l'enfant est vivant, et même, s'il faut ensuite pratiquer la craniotomie, car l'espace qu'on obtient en vidant la vessie peut être avantageux. Mais nous n'avons aucun droit de sacrifier la vie de l'enfant, même si la mère est en danger, aussi longtemps qu'il y a possibilité de sauver les deux existences en augmentant un peu le danger que court la mère. Il faut donc commencer par vider la vessie, puis on peut retirer le forceps avant de prendre une décision définitive. Dans les circonstances ordinaires, telle est la conduite à tenir, car la marche du travail est fréquemment retardée, et même arrêtée, lorsque la vessie est distendue, et l'on voit l'accouchement se terminer rapidement et spontanément quand on a évacué la vessie.

Nous donnons dans le tableau LVI l'état de la vessie, dans ses rapports avec la rétention de l'urine, le temps mis par l'escarre pour tomber et le nombre des opérations qui furent nécessaires ensuite pour remédier à la lésion. Il est un point difficile à établir, c'est qu'il y a un rapport entre le nombre des opérations et la durée de la rétention, car un grand nombre de cas, ainsi qu'on le verra, ont été guéris par une seule opération, quelle qu'ait été la perte réelle de tissu. La rétention d'urine, ainsi qu'on l'a suggéré, peut, au moment de l'accouchement, forcer l'opérateur à déployer une grande force, et causer la mort de l'enfant; mais selon toutes probabilités, la rétention en elle-même ne doit pas être la cause d'un traumatisme étendu de la mère. C'est surtout sur le col de la vessie que porte la pression au moment de l'accouchement, et une déchirure peut alors se produire, s'il ne se fait pas d'escarre; mais le danger d'extension de la lésion cesse aussitôt que la plus petite ouverture permet à l'urine de s'écouler.

Après avoir étudié la valeur de la distension exagérée de la vessie comme facteur dans la production de la fistule vésico-vaginale, ainsi que le degré de la lésion par rapport au pouvoir de rétention, nous passons naturellement à l'étude des différents modes d'accouchement employés après un délai plus ou moins grand.

Les faits indiqués sur le tableau LVII montrent évidemment que l'accouchement où on s'est servi d'instrument n'a que peu de choses à voir avec la formation de la fistule. A première vue, il semble que l'étendue de la lésion soit due à la durée du travail. Cela paraît démontré, lorsqu'on prend, par exemple, les cas terminés par le forceps, où la durée du travail est plus considérable et le nombre des opérations plus grand. Il est possible que, dans certaines circonstances, plus longtemps la femme sera restée sans être accouchée, plus grand sera le risque d'un traumatisme étendu des parties molles. Mais, règle générale, je ne pense pas que l'étendue de la lésion affecte un rapport quelconque avec la longueur du travail. Il suffit pour en être sûr de jeter un coup d'œil sur l'extrait du tableau des cas de fistule vésico vaginale qui a été publié dans les éditions antérieures de cet ouvrage. Pour commencer, voyez le premier cas du relevé ; le travail n'a duré que vingt-quatre heures, et cependant la destruction du tissu a été si étendue qu'il a fallu vingt opérations et trois ans de traitement pour achever la restauration des parties. Dans le cas n° 76 du même tableau, le travail n'a duré que 8 h. 1/2, et cependant l'escarre a été très étendue ; d'un autre côté, dans le cas n° 148, la malade ne fut accouchée qu'au bout de huit jours, et les lésions n'ont été que relativement légères. Je pourrais citer d'autres cas.

Il est très important, au point de vue médico-légal, d'établir d'une façon indiscutable comment les choses se passent dans l'accouchement avec les instruments lorsqu'il y a fistule, car on a institué des peines pour cause de maladresse dans des cas où on avait fait un procès en dommage dans lequel on soutint qu'il y avait eu manque d'habileté de la part du médecin qui assistait la malade. Un procès de cette sorte a été intenté avec succès parce qu'on a fait la preuve que l'urine ne s'était écoulée qu'au moment de l'accouchement ; bien que la preuve ait été décisive pour un jury, il n'existe en réalité aucun rapport entre la cause supposée et l'effet.

Le dommage résulte habituellement de l'enclavement de la tête de l'enfant qui amène un arrêt de la circulation dans les parties molles de la mère. Il suffit que cet arrêt dure une demi-heure pour qu'il en résulte une perte de tissu très étendue par escarre. Lorsque l'urine s'est écoulée au moment de l'accouchement, le mal, et il n'existe guère d'exception à cette règle, était déjà fait, et une escarre s'était formée qui ne tombait que lorsque la tête était extraite.

Je n'hésite pas à dire que je n'ai jamais rencontré un cas de fistule vésico-vaginale où on put démontrer d'une façon indubitable qu'elle avait été le résultat d'un accouchement instrumental. Au contraire, tout tend à prouver que la lésion est le résultat du retard apporté à l'accouchement.

Puisque la perte de tissu n'est pas proportionnelle à la longueur du travail, comme on l'a prétendu, et que nous pouvons juger du degré d'enclavement, il n'y a qu'un seul moyen à adopter qui soit sûr, c'est de terminer rapidement l'accouchement. J'ai pensé pendant des années qu'aussi longtemps que la

TABLEAU LVII — FISTULES VÉSICO-VAGINALES : MODE D'ACCOUCHEMENT, NOMBRE D'HEURES DU TRAVAIL, NOMBRE DES OPÉRATIONS NÉCESSAIRES, RÉSULTATS.

NOMBRE DES OPÉRATIONS		1	2	3	4	5	7	8	10	14	20	INCONNU	IL Y A EU GUÉRISON	IL Y A EU AMÉLIORATION	IL N'Y A PAS EU D'AMÉLIORAT.	MORT	RÉSULTAT NON INDIQUÉ	NOMBRE TOTAL
On a employé le forceps	Nombre des cas	47	18	6	2	2		1		1		2	70	5	1		3	79
	Heures de travail	62.65	71.60	85.20	48.00	153.00		56.00		112.00		30.00	69.29	63.50	48.10		36.00	68.55
L'ergot	Nombre des cas	3	1	1							1		6					6
	Heures de travail	73.10	81.00	24.00							24.00		61.66					61.66
L'ergot et le forceps	Nombre des cas	4	3										7					7
	Heures de travail	53.00	39.00										46.00					46.00
La craniotomie	Nombre des cas	10	3	1									11	2		1		14
	Heures de travail	49.25	61.33	60.00									47.77	57.00		103.00		62.25
La version et la craniotomie	Nombre des cas	2											2					2
	Heures de travail	22.50											22.50					22.50
La version	Nombre des cas	2	1										3					3
	Heures de travail	13.00	1.00										9.00					9.00
La version et le forceps	Nombre des cas			1	1								1		1			2
	Heures de travail			48.00	44.00								48.00		44.00			46.00
L'embryotomie	Nombre des cas											1					2	2
	Heures de travail		27.00									20.00					23.50	23.50
La traction	Nombre des cas	5	3			1							9					9
	Heures de travail	97.00	60.00			40.00							77.22					77.22
L'accouchement s'est fait spontanément	Nombre des cas	21	6	3	2				1	1			27	4	2		1	34
	Heures de travail	42.81	62.33	27.00	20.00				48.10	48.00			50.91	39.00	26.00		48.00	44.44
Le mode d'accouchement n'a pas été indiqué	Nombre des cas	6	3	2	1		1						13					13
	Heures de travail		48.00	96.00	26.00		50.00						55.00					55.00
NOMBRE TOTAL POUR CHAQUE OPÉRATION		100	39	14	6	3	1	1	1	2	1	3	149	11	4	1	6	171

tête reculait après une douleur, la malade ne courait guère de dangers, quelque prolongée que pût être la durée du travail. Le danger pour la malade commence à partir du moment où la tête devient stationnaire; il faut alors extraire l'enfant aussi rapidement que possible. Lorsque la tête a quitté l'utérus, et que le cou est encore entouré par le col utérin, pendant un moment il n'y a naturellement pas de recul; mais, dans cette position, la tête est trop basse pour pouvoir produire une lésion, étant donné qu'elle n'a pas encore atteint le détroit inférieur. La règle n'est applicable que lorsque la tête et les épaules ont franchi le col de l'utérus et que la partie qui se présente a commencé à toucher le plancher du bassin. A cette période, où la tête ne recule plus après chaque douleur, il est évident que les parties molles de la mère ont perdu leur élasticité et qu'il faut terminer rapidement l'accouchement. Je ne prétends pas formuler une règle fixe pour les accoucheurs expérimentés en ce qui touche au moment où il est utile de terminer l'accouchement, et je ne désire pas préconiser un usage plus fréquent des instruments. C'est au médecin qui assiste la parturiente de juger quand il y a lieu d'intervenir; mais il est bon d'établir une règle générale pour guider ceux dont l'expérience est plus limitée, et je crois qu'on trouvera que les indications que je viens de donner sont applicables à la grande majorité des cas où le travail se prolonge.

TABLEAU LVIII — MODE D'ACCOUCHEMENT; TEMPS PENDANT LEQUEL LA MALADE A ÉTÉ EN TRAITEMENT ET RÉSULTAT

MODE D'ACCOUCHEMENT		GUÉRISON	AMÉLIORATION	PAS D'AMÉLIORAT.	MORT	RÉSULTAT INCONNU	TOTAL
On a employé le forceps	Nombre des cas	67	5	1	. .	1	74
	Durée moyenne du traitement (en semaines)	16.82	25.3o	8.oo	. .	4.co	17.13
L'ergot	Nombre des cas	6	. .	. .	. .	. .	6
	Durée moyenne du traitement (en semaines)	34.83	. .	. .	. .	. .	34.83
L'ergot et le forceps	Nombre des cas	7	. .	. .	. .	. .	7
	Durée moyenne du traitement (en semaines)	12.42	. .	. .	. .	. .	12.42
La craniotomie	Nombre des cas	11	2	. .	1	. .	14
	Durée moyenne du traitement (en semaines)	14.45	16.co	. .	6.oo	. .	14.o7
La version et la craniotomie	Nombre des cas	2	. .	. .	. .	. .	2
	Durée moyenne du traitement (en semaines)	9.oo	. .	. .	. .	. .	9.oo
La version	Nombre des cas	3	. .	. .	. .	. .	3
	Durée moyenne du traitement (en semaines)	7.33	. .	. .	. .	. .	7.33
La version et le forceps	Nombre des cas	1	. .	. .	. .	. .	1
	Durée moyenne du traitement (en semaines)	36.oo	. .	. .	. .	. .	36.oo
La traction	Nombre des cas	9	. .	. .	. .	. .	9
	Durée moyenne du traitement (en semaines)	8.33	. .	. .	. .	. .	8.33
L'accouchement s'est fait spontanément	Nombre des cas	27	2	2	. .	1	32
	Durée moyenne du traitement (en semaines)	19.63	34.00	4.00	. .	78.00	21.37
Le mode d'accouchement n'a pas été indiqué	Nombre des cas	13	. .	. .	. .	. .	13
	Durée moyenne du traitement (en semaines)	14.92	. .	. .	. .	. .	14.92
RÉSULTAT DU TRAITEMENT. TOTAL		146	9	3	1	2	161

J'ai soutenu que celui qui connait bien le mécanisme de l'accouchement, quoique manquant d'expérience pratique, causera moins de dommages en appliquant le forceps dans un cas de ce genre qu'il n'en résulterait probablement si on laissait l'accouchement se faire spontanément. On verra que les femmes qui ont été accouchées au moyen des instruments après enclavement de la tête ont subi beaucoup moins de dommages du côté des parties molles que celles chez lesquelles le travail a été hâté au moyen de l'ergot, ou chez lesquelles on a laissé le travail se terminer spontanément. Si l'on se reporte de nouveau au tableau LVIII, on voit que la durée moyenne du travail pour les femmes qui ont été accouchées au moyen des instruments a été plus longue que celle des femmes chez lesquelles l'accouchement a été laissé à la nature. Le nombre est plus grand pour les primipares ; en fait, c'est pendant le premier accouchement que les lésions se sont produites dans près des deux tiers des cas. On voit aussi que ces accouchements dans lesquels on s'est servi du forceps ont été près de trois fois aussi longs que ceux dans lesquels on n'est pas intervenu. En raison de la différence si considérable qui existe dans la durée moyenne du travail pour les deux classes de cas, il serait naturel de supposer que la destruction du tissu dût être relativement légère, et que la durée du traitement dût être moindre pour les femmes qui accouchèrent sans aide. Il n'entre pas dans mes attributions de discuter les avantages relatifs du forceps et de la non-intervention dans la terminaison des accouchements laborieux ; mais il est un fait indubitable et qu'on ne saurait trop répéter, c'est que lorsque l'enclavement s'est produit il est plus dangereux de laisser à l'utérus le soin de faire sortir la tête que de terminer l'accouchement artificiellement d'une façon quelconque. Le tableau LVIII le démontre d'une manière très nette, si nous acceptons comme indication de l'étendue de la lésion la durée moyenne du traitement qui a été nécessaire pour la réparer. On le voit encore plus nettement sur le tableau LIX qui ne comprend pas les cas où on a donné de l'ergot, ceux où on a abandonné l'accouchement à la nature, ni ceux pour lesquels de mode d'accouchement n'a pas été donné. Nous avons ainsi cent dix femmes chez lesquelles le travail a été terminé d'une façon artificielle ; on y trouve aussi le nombre de semaines qu'a duré le traitement. La durée moyenne du traitement pour cent femmes guéries a été de 15 semaines 24, et pour le nombre total, sans tenir compte du résultat, il a été de 15 semaines 48. Si l'on se reporte de nouveau au tableau LVIII, on voit que la durée moyenne du traitement pour les femmes qui ont été guéries après être accouchées par les seuls efforts de la nature a été de 19 semaines 63, et de 21 semaines 37 pour toutes les femmes de cette classe qui ont été traitées. Les femmes qui ont accouché par les seuls efforts de la nature ont été en traitement environ six semaines de plus que celles qui ont été accouchées d'une façon artificielle. Bien que le nombre des femmes qui ont été accouchées en employant l'ergot soit très petit, ainsi qu'on peut le voir sur le tableau LVIII, et que les moyennes obtenues dans ces cas soient de peu de valeur, elles ne sont pas cependant sous ce rapport dénuées de toute importance. S'il y a un danger plus grand à laisser l'accouchement, après l'enclavement, se faire par la force des contractions utérines, on voit qu'il est encore beaucoup plus grand lorsqu'on les a augmentées par l'emploi de l'ergot. Il y a eu six cas de ce genre et ils ont été en traitement pendant une moyenne de plus de trente-quatre semaines, ce qui contraste avec les quinze semaines en chiffre rond qu'ont mis à guérir les cas où l'accouchement a été terminé d'une façon artificielle. En d'autres termes, les patientes auxquelles on a administré de l'ergot ont été en traitement pendant près de cinq mois de plus que celles qui ont été accouchées au moyen d'instruments et plus de trois mois de plus que celles qu'on a laissées accoucher spontanément.

Ces faits doivent servir à faire disparaitre la plupart des préjugés qui existent encore contre l'accouchement instrumental. S'il peut être vrai qu'on a souvent recours aux instruments sans nécessité urgente, il faut encore moins ignorer les conséquences qui peuvent résulter d'un travail trop prolongé. La fistule vésico-vaginale ne peut survenir comme conséquence d'une escarre, si l'on termine l'accouchement aussitôt que la tête ne recule plus après chaque douleur.

TABLEAU LIX — DONNANT LA DURÉE MOYENNE DU TRAITEMENT ET LE RÉSULTAT
POUR TOUTES FEMMES ACCOUCHÉES AU MOYEN D'INSTRUMENTS

	GUÉRISON		AMÉLIORA-TION		PAS D'AMÉ-LIORATION		MORT		RÉSULTAT NON INDIQUÉ		TOTAL	
	NOMBRE DES FEMMES	DURÉE DU TRAITE-MENT EN SEMAINES	NOMBRE DES FEMMES	DURÉE DU TRAITE-MENT EN SEMAINES	NOMBRE DES FEMMES	DURÉE DU TRAITE-MENT EN SEMAINES	NOMBRE DES FEMMES	DURÉE DU TRAITE-MENT EN SEMAINES	NOMBRE DES FEMMES	DURÉE DU TRAITE-MENT EN SEMAINES	NOMBRE DES FEMMES	DURÉE DU TRAITE-MENT EN SEMAINES
Forceps..	67	1127	5	129	1	8	..	...	1	4	74	1268
Ergot et forceps.	7	87	..	...	..	...	..	...	..	...	7	87
Craniotomie.	11	159	2	32	..	...	1	6	..	...	14	197
Version et craniotomie.	2	18	..	...	..	...	..	...	..	...	2	18
Version.	3	22	..	...	..	...	..	...	..	...	3	22
Version et forceps.	1	36	..	...	..	...	..	...	..	...	1	36
Traction.	9	75	..	...	..	...	..	...	..	...	9	75
NOMBRE TOTAL DES FEMMES.	100	...	7	...	1	...	1	...	1	...	110	
NOMBRE TOTAL DES SEMAINES DU TRAITEMENT.	..	1524	..	161	..	8	..	6	..	4		1703
DURÉE MOYENNE DU TRAITE-MENT (EN SEMAINES).	15.24		22.85		8.00		6.00		4.00		15.48	

Environ 50 pour 100 des enfants sont mort-nés dans les accouchements qui ont été suivis de fistule vésico-vaginale. On puut le voir sur le tableau LX; on peut remarquer aussi que la proportion des morts est à peu près la même, lorsque les enfants ont été extraits avec le forceps ou lorsque l'accouchement a été spontané. La durée moyenne pour ces cas a été de 63 heures 39. La durée moyenne du travail pour les femmes qui ont accouché spontanément a a été de 46 heures 73, et de 66 heures 07 pour les femmes chez lesquelles on a terminé artificiellement l'accouchement. Nous donnons la moyenne de la durée du traitement pour chaque mode d'accouchement de façon qu'on puisse facilement comparer.

On a noté que trente des enfants mort-nés avaient un volume remarquable, et que deux d'entre eux pesaient 14 livres et demie. La moyenne pour le nombre total, où le poids a été établi, dépasse 12 livres, ce qui est indubitablement erroné et exagéré. La plupart de ces enfants, il est vrai, étaient des garçons, qui généralement sont plus forts que les filles.

On peut comparer les tableaux LX et LV, où l'état de la vessie pendant le travail est noté. Il est évident, bien que le relevé soit défectueux, que la vessie n'a pas été vidée chez la plupart des femmes qui ont donné naissance à des enfants mort-nés. Comme la vessie a été distendue d'une façon exagérée pendant plus de 66 heures 33 en moyenne, il nous est aisé de concevoir que la mort de l'enfant ait été la conséquence de la force plus grande qui a été nécessaire pour terminer l'accouchement. Le tableau LVI montre que l'urine s'est écoulée au moment de l'accouchement dans 29,24 pour 100 des cas, et au bout d'un certain laps de temps dans 40,93 pour 100 des cas où les femmes ont été atteintes de fistule vésico-vaginale. Parmi les femmes qui ont donné naissance à des enfants morts, il y en a eu 34,88 pour 100 chez lesquelles la perte d'urine s'est produite au moment de l'accouchement. D'un autre côté, dans 50 pour 100 des cas, la femme n'a pu garder ses urines qu'en moyenne pendant 9 jours 87 après le travail, moment ou l'escarre est tombée.

Les femmes qui ont donné naissance à des enfants mort-nés ont été guéries, en moyenne, en 15 semaines 45, ce qui est moins que la moyenne prise sur le nombre total des femmes atteintes de fistule. En laissant de côté celles à qui on a donné de l'ergot, ces moyennes ont été toutes inférieures aux moyennes correspondantes des femmes qui avaient donné naissance à des enfants vivants. Nous avons déjà fait cette comparaison, et nous avons vu que les femmes chez lesquelles le travail s'est terminé par les seuls efforts de la nature ont été en travail moins longtemps, mais ont été en traitement beaucoup plus longtemps, que celles qui ont été accouchées artificiellement.

Si cela n'est pas dû uniquement au petit nombre de cette classe, le fait est presque inexplicable.

Le tableau LX montre que le temps moyen nécessaire pour le traitement d'une femme, lorsqu'elle a donné naissance à un enfant mort par les seuls efforts de la nature, a été de neuf semaines inférieur à celui qui serait nécessaire si elle avait donné naissance à un enfant vivant sans aide.

On peut aisément comprendre que le risque de lésion couru par la mère est beaucoup moindre dans l'accouchement artificiel d'un enfant mort que lorsqu'il est vivant, parce qu'on peut comprimer davantage le premier et le réduire en une masse plus petite.

Mais il est important d'établir la période du travail où la mort de l'enfant s'est produite, car on ne peut guère supposer que l'utérus puisse expulser, si on ne l'aide pas, un enfant mort avec moins de dommage pour les parties molles de la mère que si l'enfant était vivant.

TABLEAU LX — MODE D'ACCOUCHEMENT ET DURÉE MOYENNE DU TRAITEMENT DANS LES CAS OU L'ENFANT ÉTAIT MORT-NÉ

	NOMBRE DES CAS	TOTAL DES HEURES DE TRAVAIL	NOMBRE MOYEN DES HEURES DE TRAVAIL	ENFANTS D'UN VOLUME EXCEPTIONNEL	NOMBRE DE CAS OU ON A VIDÉ LA VESSIE	NOMBRE DES CAS OU ON N'A PAS VIDÉ LA VESSIE	DURÉE EN HEURES DE LA RÉTENTION D'URINE	NOMBRE DES CAS OU L'ÉTAT DE LA VESSIE N'A PAS ÉTÉ INDIQUÉ	NOMBRE DES CAS OU L'URINE S'EST ÉCOULÉE AU MOMENT DE L'ACCOUCHEMENT	NOMBRE DES CAS OU L'URINE S'EST ÉCOULÉE PLUS TARD	DURÉE MOYENNE DU TEMPS QUI S'EST ÉCOULÉ ENTRE L'ACC. ET LE MOMENT OU L'URINE A COMMENCÉ A COULER (EN JOURS)	DURÉE MOYENNE DU TRAITEMENT EN SEMAINES
Forceps	34	2603	76.64	12	8	6	67.50	20	13	16	8.57	15 58
Ergot	5	320	64.00	4	. .	4	86.25	1	3	1	2.00	41.00
Ergot et forceps	6	259	43.20	2	2	. .	. . .	4	3	2	11.50	13.50
Craniotomie	13	695	53.33	4	2	4	57.25	7	6	6	10.16	15.00
Version et craniotomie	1	28	28.00	. .	. .	. .	. . .	1	. .	. .	. . .	9.00
Version	2	26	13.00	. .	1	. .	. . .	1	2	. .	. . .	7.50
Version et forceps	2	46	36.00	. .	. .	. .	. . .	2	. .	. .	. .	. . .
Traction : extraction du tronc après la sortie de la tête	8	624	78.00	1	1	3	71.33	4	3	5	11.00	8.75
Accouchement spontané	15	701	46.73	7	.3	4	50.25	8	. .	13	10.84	12.21
Total	86	. .	62.39	30	17	21	66.33	48	30	43	9.87	15.45

Le tableau LXI est destiné à montrer, dans ses rapports avec le travail, le nombre de semaines pendant lequel les femmes atteintes de fistule vésico-vaginale ont été en traitement. Ainsi six femmes atteintes lors de leur premier accouchement ont été trois semaines en traitement. A l'autre extrême, une femme a été deux cent soixante semaines, ou plus de cinq ans, en traitement avant de guérir. Sur le total de cent soixante et onze cas, le nombre le plus grand pour une période quelconque a été trente femmes, qui ont été chacune quatre semaines en traitement.

Nous arrivons à l'étude des rapports qui existent entre la durée du travail, le nombre d'opérations qui furent nécessaires, la durée du traitement et le résultat. Sur le tableau LXII, on voit que cent femmes n'ont été opérées qu'une fois.

Quatre-vingt-dix de ces femmes purent donner exactement la durée du travail (leur moyenne a été 57 heures 05), dix ne purent la donner.

La durée moyenne du traitement pour cent femmes a été 8 semaines 38. Sur ces femmes, quatre-vingt-douze furent guéries en 8 semaines 30 ; quatre furent améliorées au bout d'un certain temps ; deux n'obtinrent pas de bénéfice ; une mourut ; dans un cas, le résultat du traitement n'est pas donné ; 58,53 pour 100 n'ont été opérées qu'une fois.

TABLEAU LXI — INDIQUANT L'ACCOUCHEMENT DANS LEQUEL LE TRAUMATISME S'EST PRODUIT, ET LE NOMBRE DE SEMAINES QU'A DURÉ LE TRAITEMENT

ACCOUCHEMENT DANS LEQUEL LE TRAUMATISME S'EST PRODUIT	NOMBRE DE SEMAINES QU'A DURÉ LE TRAITEMENT																													LA DURÉE N'A PAS ÉTÉ INDIQUÉ	NOMBRE POUR CHAQUE ACCOUCHEMENT
	3	4	5	6	7	8	9	10	11	12	13	14	16	17	18	20	22	23	26	28	32	36	52	60	78	84	104	156	260		
Premier	6	13	5	5	4	9	1	..	..	7	..	..	2	1	2	2	1	1	6	..	3	2	1	1	4	1	..	1	1	6	85
Deuxième	..	6	2	2	1	..	2	2	..	3	..	1	..	..	..	..	..	..	1	..	..	..	1	..	..	..	1	..	..	2	24
Troisième	2	3	..	1	..	1	..	..	..	1	..	..	1	..	..	1	..	..	..	..	..	1	..	..	..	..	..	..	..	..	11
Quatrième	..	2	1	..	1	2	..	1	..	1	3	..	1	..	..	1	..	..	1	..	..	..	2	..	..	..	..	..	..	..	16
Cinquième	..	1	..	1	1	1	2	1	..	..	..	..	..	..	..	..	..	..	..	..	..	..	..	..	..	..	..	..	..	..	7
Sixième	..	3	..	..	..	..	1	2	..	..	..	..	1	..	..	1	..	..	..	..	..	..	..	..	..	..	..	..	..	..	8
Septième	..	2	..	..	..	1	..	..	..	..	..	..	1	..	..	..	..	..	..	..	..	..	..	..	..	..	..	..	..	..	4
Huitième	..	..	..	1	1	..	..	..	..	..	..	..	1	..	..	..	..	..	..	..	..	..	..	..	..	..	..	..	..	1	4
Neuvième	..	..	..	..	..	1	..	..	..	..	..	..	..	..	..	..	..	..	..	..	..	..	..	..	..	..	..	..	..	..	1
Dixième	..	..	1	..	..	..	..	..	..	..	..	..	1	..	..	1	..	..	..	..	..	..	..	..	..	..	..	..	..	..	3
Onzième	..	..	..	..	..	..	..	..	1	..	..	..	1	..	..	..	1	..	..	..	..	..	..	..	..	..	..	..	..	..	3
Quinzième	..	..	..	..	..	..	..	1	..	..	..	..	..	..	..	..	..	..	..	..	..	..	..	..	..	..	..	..	..	..	1
Non indiqué	..	..	1	..	1	..	..	..	1	..	..	..	..	..	..	..	..	..	..	1	..	..	..	..	..	..	..	..	..	..	4
NOMBRE DE CAS POUR CHAQUE PÉRIODE DE TRAITEMENT	8	30	10	10	9	15	6	7	2	12	3	1	9	1	2	6	2	1	8	1	3	3	4	1	4	1	1	1	1	9	171

TABLEAU LXII — INDIQUANT LE NOMBRE DES CAS OPÉRÉS; LE NOMBRE DES OPÉRATIONS; LA DURÉE MOYENNE DE L'ACCOUCHEMENT DANS LEQUEL LE TRAUMATISME S'EST PRODUIT; LA DURÉE MOYENNE DU TRAITEMENT, ET LE RÉSULTAT

NOMBRE DES OPÉRATIONS	1	2	3	4	5	7	8	10	14	20	INCONNU	NOMBRE TOTAL
Cas dans lesquels la durée du travail était donnée.	90	36	12	6	3	1	1	1	2	1	3	156
Durée moyenne du travail (en heures).	57 o5	63.27	61.25	37.66	110.66	50.00	96.00	48.00	70.00	24.00	26.66	58.61
Cas dans lesquels la durée du travail n'a pas été donnée.	10	3	2	. . . . .	. . . .	. . . .	. . . .	. . . .	. . . .	. . . .	. . . .	15
Nombre des femmes opérées.	100	30	14	6	3	1	1	1	2	1	3	171
Tant pour cent sur le total.	58.53	22.80	8.18	3.5o	1.75	o.58	o.58	o.58	1.16	o.58	1.75	. . . .
Durée moyenne du traitement (en semaines).	8 38	16.o2	28.23	85.2o	34.66	. . . .	8o.oo	. . . .	91.oo	156.00	. . .	17.32
Femmes guéries	92	33	13	5	2	1	1	. . . .	1	1	. . . .	149
Tant pour cent.	. . . .	. . . .	. . . .	. . . .	. . . .	. . . .	. . . .	. . . .	. . . .	. . . .	. . . .	87.13
Durée moyenne du traitement (en semaines).	8.3o	15.66	26.25	85.2o	26.00	6a.oo	8o.oo	. . . .	1o4.oo	156.oo	. . . .	16.82
Femmes améliorées	4	4	1	. . . .	1	. . . .	. . . .	1	. . . .	. . . .	. . . .	11
Tant pour cent.	. . . .	. . . .	. . . .	. . . .	. . . .	. . . .	. . . .	. . . .	. . . .	. . . .	. . . .	6.43
Durée moyenne du traitement (en semaines).	14.25	22.66	52.oo	. . . .	52.oo	. . . .	. . . .	. . . .	. . . .	. . . .	. . . .	25.44
Femmes non améliorées.	2	1	. . . .	1	. . . .	. . . .	. . . .	. . . .	. . . .	. . . .	. . . .	4
Tant pour cent.	. . . .	. . . .	. . . .	. . . .	. . . .	. . . .	. . . .	. . . .	. . . .	. . . .	. . . .	2.33
Durée moyenne du traitement (en semaines).	4.oo	8.oo	. . . .	. . . .	. . . .	. . . .	. . . .	. . . .	. . . .	. . . .	. . . .	5.33
Femmes mortes.	1	. . . .	. . . .	. . . .	. . . .	. . . .	. . . .	. . . .	. . . .	. . . .	. . . .	1
Tant pour cent.	. . . .	. . . .	. . . .	. . . .	. . . .	. . . .	. . . .	. . . .	. . . .	. . . .	. . . .	o.58
Durée moyenne du traitement (en semaines).	6.oo	. . . .	. . . .	. . . .	. . . .	. . . .	. . . .	. . . .	. . . .	. . . .	. . . .	6.oo
Résultat inconnu.	1	1	. . . .	. . . .	. . . .	. . . .	. . . .	. . . .	1	. . . .	3	6
Durée moyenne du traitement (en semaines).	4.oo	. . . .	. . . .	. . . .	. . . .	. . . .	. . . .	. . . .	78.oo	. . . .	. . . .	41.00

On voit donc que cent quarante-neuf malades, soit 87,13 pour 100 ont été guéries, très améliorées, non améliorées, etc. Finalement, pour le nombre total de cent soixante et onze cas de fistule vésico-vaginale, la durée moyenne du traitement a été pour chaque femme de 17 semaines 32.

Je n'ai aucune raison de n'être pas satisfait de ce résultat. Un grand nombre de femmes avaient été opérées sans succès avant leur admission, et, pendant nombre d'années on n'a guère envoyé au *Woman's Hospital* que les cas les plus mauvais, ce qui est dû à la connaissance universelle de cette opération. Je pense, cependant, que nous pouvons espérer des résultats meilleurs de 10 pour 100, l'opération dans tous ses détails se perfectionnant tous les jours. 2, 33 pour 100 seulement des femmes n'ont pu être guéries.

Deux de ces femmes avaient fait une trop grande perte de tissu ; l'utérus, tout le vagin et tous les tissus jusqu'au périoste en arrière des pubis et des branches descendantes s'étaient gangrénés.

Une troisième malade, une négresse, me fut envoyée au *Woman's Hospital* par le D^r Wm. Thomas, de Wilmington. Il existait une volumineuse exostose derrière les pubis, et un peu sous l'arcade, en sorte que l'urètre se trouvait refoulé de côté. Cette tumeur avait été la cause du retard du travail, ce qui avait amené la disparition de l'urètre tout entier et des tissus jusqu'à l'arcade des pubis. Il existait une fistule transverse au niveau du col de la vessie, qui aurait pu être fermée, mais alors il était impossible de lui donner le pouvoir de retenir l'urine. Dans le quatrième cas la fistule était très grande, mais on aurait pu la fermer si la femme n'avait pas été excessivement grasse et s'il n'avait pas été impossible de mettre les parties sous les yeux.

Les onze malades qui sont signalées comme simplement améliorées ont été guéries, ou auraient pu l'être, après leur sortie de l'hôpital, par une nouvelle opération. Les ouvertures furent produites par la section des tissus par certaines sutures, et dans tous les cas je suis convaincu que l'ouverture s'est fermée par rétraction. Enfin la seule mort a été causée par une affection avancée des reins, et l'opération pratiquée pour fermer la fistule n'a été que la cause accidentelle.

CHAPITRE L

FISTULES VÉSICO ET RECTO-VAGINALES

Historique et description de l'opération. — Sutures d'argent. — Sutures à bouton.
Traitement préparatoire. — Manuel opératoire.

On peut définir les fistules vésico et recto-vaginales de la façon suivante : ce sont des ouvertures anormales, accidentelles, entre la vessie et le vagin ou entre le rectum et le vagin, à travers lesquelles le contenu de ces organes peut s'échapper.

Ce n'est guère le lieu dans un ouvrage pratique comme celui-ci de donner l'historique des premières tentatives qui ont été faites pour fermer ces ouvertures. Bien qu'il y a plus de deux cents ans, en Hollande, une fistule vésico-vaginale ait été mise sous les yeux au moyen d'un spéculum, et qu'on y ait appliqué des sutures, les méthodes de traitement ont fait peu de progrès. En France, avant l'achèvement du premier quart de ce siècle, le problème restait sans solution ; cependant il avait attiré l'attention des grands esprits chirurgicaux du jour.

C'est le Dʳ Marion Sims qui le premier a suggéré et perfectionné les moyens de guérir d'une façon certaine une affection qui autrefois était absolument incurable. Il est vrai de dire que pour quelques-unes des particularités de l'opération dont dépend son succès, le Dʳ Marion Sims avait été devancé. Le Dʳ H. S. Levert, de Mobile, Alabama, avait publié [1] ses expériences sur l'emploi du fil d'argent. M. M. Gosset, dans une lettre à la *Lancet*, du 21 novembre 1834, donnait une description de sa méthode et réussissait à fermer une fistule vésico-vaginale, qui était le résultat d'une section faite à la vessie par une pierre. Il s'était servi de sutures interrompues en fil d'argent doré, qui furent tordues, et il définit les avantages des sutures métalliques aussi clairement que le fit le Dʳ Sims lui-même. La méthode de Metzler fut publiée en Allemagne, en 1846, et dans l'article, non seulement le spéculum de Sims se trouve décrit, mais aussi l'emploi des sutures-clamp, et la manière de dénuder les bords de la fistule avec des ciseaux, la malade étant dans la position génu-pectorale.

Cela prouve ce que j'ai souvent soutenu, c'est que les idées et les principes peuvent être nouveaux, mais que les procédés mécaniques le sont rarement. Lorsqu'une invention a été faite il est rare qu'elle ne se répande pas, mais elle peut ne plus être employée et même être oubliée ; or il arrive parfois qu'elle reparaît, ou qu'on la réinvente lorsqu'elle redevient nécessaire.

[1] H. S. Levert, *American Journal of the medical sciences*, May 1829.

Aux États-Unis, Hayward, de Boston, a eu un succès, entre 1836 et 1840, avec la suture de soie, pendant que le Dr Mettauer, de Virginia, en 1847, se servait de la suture de plomb, et dans le compte rendu de son opération exprimait la conviction qu'on pouvait guérir tous les cas de fistule vésico-vaginale. Cependant, en admettant même que nous fussions persuadé que le Dr Sims connaissait aussi bien que nous connaissons aujourd'hui ce qui avait été fait avant lui, cela ne diminuerait en rien l'honneur qui lui revient. Ce qui avait été fait était tombé sur un sol stérile, n'avait pas porté de fruits, n'avait pas été apprécié, et était destiné à être oublié. De la main du Dr Sims l'opération fut acceptée par les médecins ; elle devint immédiatement une pratique heureuse, et jusqu'à ce jour elle n'a pas été modifiée en mieux, soit dans ses principes soit dans son mode d'exécution. Son premier article sur ce sujet a été publié dans l'*American Journal of the medical sciences*, en 1872, et on peut regarder cet article avec son adresse à la *New York Academy of medicine* en 1857 sur les *sutures d'argent* en chirurgie, comme un résumé de son expérience, car depuis cette dernière date il n'a rien publié sur ce sujet.

Dans la période qui sépare ces deux Mémoires, il modifia la manière de fixer les bords de la fistule. Il se servit tout d'abord de la suture-clamp, qui n'était autre que la suture enchevillée, à travers laquelle on passait le fil, dont on arrêtait l'extrémité avec un plomb perforé qu'on comprimait au point convenable. Finalement, il adopta la suture métallique interrompue simple qu'on fixe en la tordant comme Mettauer et Gosset l'avaient fait avant lui.

Mon association avec le Dr Sims commença si peu de temps avant qu'il eût adopté la suture interrompue qu'il m'est impossible de juger en connaissance de cause des mérites de la controverse qui s'est élevée entre lui et le Dr Bozeman en ce qui touche à leur réclamation respective de priorité. Je ne puis qu'affirmer la valeur de la méthode trouvée par le Dr Sims ; mon jugement étant basé sur mon expérience, aujourd'hui plus grande que la sienne propre et qui n'a probablement été surpassée par celle d'aucun autre opérateur.

Un des traits caractéristiques les plus importants de la pratique du Dr Sims, c'était le soin qu'il apportait à la préparation des malades avant l'opération, préparation qu'on avait coutume de faire lorsque je fus attaché pour la première fois au *Woman's Hospital* en 1855.

Le Dr Bozeman a prétendu que cette pratique lui appartenait en propre et qu'il avait le premier fait remarquer sa nécessité. Il a soutenu par différents articles publiés dans les journaux médicaux qu'il avait inventé la suture à bouton et institué la pratique de diviser largement les bandes cicatricielles et de dilater le vagin, dans le but de libérer les tissus avant d'essayer de fermer la fistule.

Dans certains cas où le col utérin avait été déchiré jusqu'à une certaine distance dans le canal jusqu'au-dessus de la fistule, le Dr Bozeman semble avoir été le premier à réparer cette lésion. Il s'arrangeait de façon à fermer la fistule tout en laissant l'utérus dans sa situation normale dans le vagin, au lieu de renverser le col dans la vessie comme on le faisait quelquefois. J'ai toujours suivi la même méthode, lorsqu'elle était indiquée, et je l'ai fait sans connaître les réclamations de priorité du Dr Bozeman qui sont certainement justes. Depuis 1855, il a continué à se servir de ce qu'il appelle la suture à bouton *(button suture);* cette suture se fait au moyen d'un disque perforé en métal, légèrement concave et qui s'adapte exactement à la surface vaginale au niveau des bords de la fistule. On passe réunies les deux extrémités de la suture à travers un des trous placés au centre et on les fixe au moyen d'un plomb perforé qu'on comprime alors au point néces- saire. Le Dr Bozeman a depuis longtemps atteint un degré de dextérité et d'habileté dans cette opération qui fait qu'il guérit presque toutes les malades qu'il a à soigner, si l'état des tissus permet de le faire sans sacri- fier les fonctions génératrices. Je crois que ce résultat est dû à son habileté plutôt qu'à une manière particulière de fixer les bords de la fistule, car les résultats sont également bons avec la simple suture interrompue. En fait, je crois que pour le praticien général, la suture interrompue doit être préférée à la suture à bouton, car celle-ci exige certainement plus de pratique pour les appliquer avec succès. Lorsque le Dr Bozeman prétendit avoir été le pre- mier à employer le système de traitement préparatoire aujourd'hui généra- lement en usage, il s'attribuait beaucoup plus d'honneur qu'il n'en pouvait obtenir par l'invention d'une suture spéciale. Quand une malade a été conve- nablement préparée pour une opération; que les bords de la fistule ont été libérés de toute tension et bien dénudés, il est bien peu important qu'on se serve de la suture de soie, de la suture interrompue ou du bouton. Un morceau d'emplâtre collant, si on y tenait, pourrait répondre au but, car sans tenir compte des sutures, toutes les méthodes manquent, règle générale, si l'opérateur n'exécute pas d'une façon convenable les premiers temps.

Je ne puis entrer dans la controverse qui s'est élevée entre le Dr Simon, d'Heidelberg, et le Dr Bozeman, mais certaines particularités de la pratique du Dr Simon sont d'un trop grand intérêt général pour être passées sous silence. En admettant que les succès indiqués par le Dr Simon aient été plus nombreux que les nôtres, notre expérience grandira peu, car nous verrons que les points les plus essentiels de sa méthode ne donnent que des résul- tats peu importants. Il n'admettait pas la nécessité d'un traitement prépa- ratoire spécial, il se servait de soie au lieu de suture métallique; il permet- tait à ses malades de se lever et de se promener, il ne voulait pas se servir du cathéter et permettait à la malade d'uriner quand elle voulait. Il opé- rait toujours la malade étant couchée sur le dos, les cuisses fléchies sur l'abdomen, en même temps que, d'après le nombre d'instruments qu'il trouvait nécessaires pour amener les parties sous les yeux, il est évident qu'il n'appréciait qu'en partie l'efficacité et la simplicité du spéculum de Sims. Je me trouve placé entre deux alternatives pour expliquer ces par- ticularités. Ou bien la destruction du tissu n'est pas aussi grande en Alle- magne que dans la plupart des cas observés au *Woman's Hospital;* ou bien le professeur Simon ne réussissait pas en général à réunir les bords de la fis- tule. Je fais cette assertion parce que j'ai démontré que sa méthode de traitement ne pouvait être employée avec succès que dans les cas où la fistule était très petite et les tissus voisins surabondants. Il n'est pas possible non plus dans les circonstances les plus favorables de guérir un nombre de cas aussi considérable qu'il prétend, par une seule opération. L'explication, selon toutes probabilités, repose dans l'assertion faite par le Dr Bozeman [1] que dans un grand nombre des cas du professeur Simon, la fistule ne fut pas fermée, mais que la rétention d'urine fut guérie par l'opéra-

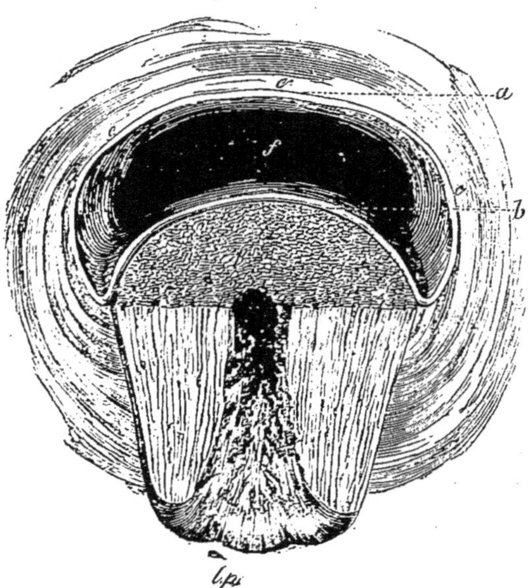
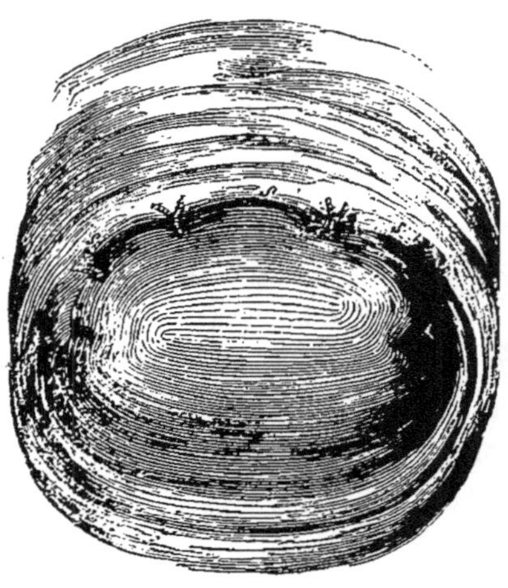

FIG. 207. — Fistule vésico-utéro-vaginale. État des parties; on a supprimé sur le col utérin et sur la vessie à l'état normal une portion de cet organe.

e, c, r, pourtour de la cloison vésico-vaginale; f, ouverture vésicale faite avec le bistouri; lp, lèvre postérieure du museau de tanche qui doit contribuer à fermer l'ouverture anormale (Jobert de Lamballe, *Traité des fistules*).

FIG. 208. — Fistule vésico-utéro-vaginale après la suture, le col dans la vessie. Fusion du col, qui fait désormais partie du vagin et de la vessie.

Union des restes de la cloison sur la lèvre postérieure du col de l'utérus (Jobert de Lamballe).

tion de la kolpokleisis, ainsi qu'il l'a appelée. Cette opération consiste à fermer le vagin en partie ou en totalité; on avive la lèvre postérieure et le bord de la fistule de façon que l'ouverture de l'utérus se fasse dans la vessie qui sert à l'écoulement des règles. Il y a donc alors abouchement de l'utérus dans la vessie et cloisonnement du vagin à sa partie supérieure (fig. 207 et 208). Nous reviendrons sur ce sujet quand nous étudierons les différentes formes de fistules et les manières de les fermer.

[1] Bozeman, *On Kolpokleisis (Richmond and Louisville med. Journ.,* oct. 1867).

Traitement préparatoire de l'opération de la fistule vésico-vaginale.

A moins qu'elle ne prenne de grands soins de propreté, la femme devient très souffrante et un objet de répugnance quelques semaines après la production de la lésion. Les organes externes de la génération s'excorient et deviennent œdémateux par suite de l'irritation causée par l'urine, et l'irritation s'étend aux fesses et aux cuisses. Les grandes lèvres sont fréquemment le siège d'ulcérations profondes et parfois d'abcès. La muqueuse du vagin est en partie détruite et la surface mise à nu se recouvre rapidement de dépôts phosphatiques sablonneux et irritants. Si la perte de tissu a été considérable, la paroi antérieure de la vessie inversée fait saillie à moitié étranglée, est plus ou moins incrustée des mêmes dépôts et saigne facilement. Ce dépôt s'accumule fréquemment à un tel degré dans le vagin que la femme est incapable de marcher et même de se tenir debout sans souffrir atrocement.

La première indication est d'enlever soigneusement ce dépôt, aussi complètement que possible, au moyen d'une éponge molle, et de badigeonner les surfaces mises à nu avec une solution faible de nitrate d'argent. Si on ne pouvait tout d'abord enlever le dépôt en un point, sans donner lieu à un saignement trop marqué, il faudrait toucher le dépôt lui-même avec la même solution ou appliquer dessus le crayon de nitrate d'argent. De fréquents bains de siège chauds augmenteront le bien-être de la malade. Le vagin doit être lavé plusieurs fois par jour avec de grandes quantités d'eau chaude. Cette partie du traitement est indubitablement le moyen le plus important que nous possédions pour remettre les parties en bon état. La difficulté de maintenir ouverte une fistule artificielle faite pour guérir la cystite est due aux mesures de propretés employées, ce qui nous donne une leçon pour le traitement des fistules accidentelles. Dans les fistules artificielles, les bords mis à nu sont maintenus en bon état par l'emploi fréquent des injections, et exempts de l'irritation que causent toujours les dépôts urinaires. Lorsqu'on agit ainsi, les ouvertures artificielles les plus étendues se ferment souvent rapidement d'elles-mêmes. On n'a admis au *Woman's Hospital* qu'un très petit nombre de cas où la fistule ne datait pas de plusieurs mois. Je ne me rappelle que deux cas où les femmes me furent envoyées immédiatement après la production de la lésion pendant l'accouchement. Dans deux de ces cas, la fistule vésico-vaginale se ferma en un mois, sans qu'on ait fait autre chose que des injections d'eau chaude, et cependant les ouvertures étaient assez larges pour me permettre d'introduire l'index dans la vessie. Une de ces malades avait été accouchée, je crois, par le Dr Emily Blackwell, appelé en consultation, après un travail laborieux dû à un bassin rétréci. L'observation de l'autre cas a été perdue, et je n'ai pu la retrouver sur les registres de l'hôpital. Le Dr Blackwell fut appelé en consultation et accoucha la femme avec le forceps après un travail qui avait duré cinq jours. Dix jours après l'accouchement, elle fut admise au *Woman's Hospital*, ayant au centre de la base de la vessie une ouverture assez large pour admettre l'index et une fistule recto-vaginale un peu plus étendue. On lui donna des injections vaginales d'eau chaude; à notre surprise, l'ouverture vésicale se ferma en trois semaines, et la malade avait retrouvé le pouvoir de garder ses urines, alors qu'on ne s'y attendait guère.

Elle fut plus tard admise pour guérir la fistule rectale, qui exigea plusieurs opérations et qui, par sa position, n'avait pas autant bénéficié des injections vaginales.

Ces cas renferment une importante leçon, et mon expérience de l'emploi des injections d'eau chaude me conduit à croire que si on les employait convenablement, la plupart de ces ouvertures se fermeraient spontanément et que dans tous les cas, la marche de la gangrène s'arrêterait. Cette remarque s'applique à toutes les autres lésions qui sont le fait de l'accouchement, et particulièrement aux déchirures du col dont un grand nombre se cicatriseraient par l'emploi judicieux de l'eau chaude.

Après les bains de siège et les injections, les parties doivent être soigneusement séchées et la malade doit être protégée contre les effets de l'urine en appliquant largement sur l'orifice du vagin et les surfaces avoisinantes une pommade de consistance convenable. Il est nécessaire que les serviettes soient bien lavées lorsqu'elles sont saturées d'urine et non simplement séchées avant de s'en servir de nouveau. C'est en faisant attention aux détails de ce genre qu'on fera gagner du temps à la malade et qu'on augmentera son bien-être.

L'urine est presque toujours phosphatique et doit être maintenue acide, ou bien il ne se fera pas d'amélioration locale. Dans ce but, on emploie généralement les agents suivants : 8 grammes d'acide benzoïque et 12 grammes de borax dans 350 grammes d'eau dont on donne trois ou quatre fois par jour une cuillerée à soupe dans une certaine quantité d'eau. Lorsque l'urine est devenue acide, on peut réduire la dose à la plus petite quantité nécessaire pour maintenir l'acidité, de façon à éviter de déranger la digestion. Il faut employer en même temps largement les diluants, de façon à rendre l'urine moins irritante.

Tous les cinq jours environ, les surfaces excoriées qui sont déjà cicatrisées doivent être protégées par une application de la solution de nitrate d'argent. Il est souvent utile de continuer ce traitement pendant nombre de semaines avant de mettre les parties en bon état. On n'atteint ce but que quand les parois vaginales et les bords hypertrophiés et indurés de la fistule ont pris une densité et une couleur normales. C'est là le secret du succès, mais c'est un secret qu'on apprécie rarement, et cependant sans lui l'opération la plus habilement pratiquée manquera à coup sûr.

Lorsque les parties sont dans l'état voulu, le chirurgien décidera le choix du procédé qu'il compte employer pour clore la fistule. Après avoir placé la malade sur le côté et avoir introduit le spéculum, les bords de l'ouverture doivent être saisis en des points opposés avec un ténaculum tenu de chaque main, puis il faut juger du degré de tension en les rapprochant dans différentes directions. Si en un point quelconque on ne peut réunir facilement les bords, le doigt cherchera à découvrir le siège de la résistance pendant que les parties seront maintenues tendues au moyen d'un ténaculum. Lorsque les bandes cicatricielles sont relativement étroites et superficielles, ou peuvent être bien rapprochées par traction, il suffit généralement de les diviser avec des ciseaux au moment de l'opération de la fermeture. Mais au contraire, lorsque la tension est due à une escarre étendue, ou lorsque le cul-de-sac postérieur a été détruit, on peut rarement libérer convenablement les parties sans produire plus ou moins d'hémorragie, et il sera nécessaire de faire une ou plusieurs opérations préparatoires.

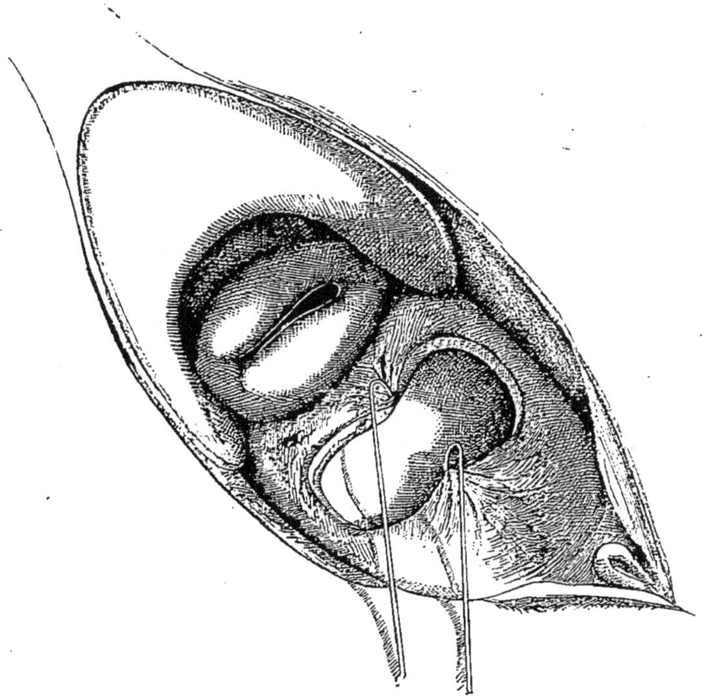

Fig. 209. — Fistule vésico-vaginale vue au spéculum de Sims.

En plaçant la malade sur le dos, avec deux doigts de la main gauche comme guide, introduits dans le rectum, et le pouce ou l'index de la même main dans le vagin pour faire la contre-pression, il faut couper point par point avec des ciseaux à pointes mousses. Cela peut être fait sur une certaine étendue sans spéculum et sans crainte d'ouvrir soit le rectum, soit la vessie, si la position de l'utérus peut être reconnue, mais il faut se servir, comme guide, des doigts placés dans le rectum, et une sonde doit être tenue dans la vessie par un aide si c'est nécessaire. Lorsqu'on ne peut découvrir la position exacte de l'utérus, le cul-de-sac de Douglas peut être facilement ouvert. Cet accident m'est arrivé plusieurs fois, mais sans mauvaises conséquences. Lorsque cela se produit, j'introduis le nombre de sutures nécessaires pour fermer la plaie, et je place alors la femme dans son lit pour être traitée comme si une fistule avait été fermée.

Après avoir ouvert le vagin, aussi largement qu'il peut paraitre prudent de le faire à ce moment, il faut introduire un tampon vaginal, en verre, de Sims (fig. 210) et le fixer au moyen d'un bandage en T. Il ne doit être que juste assez long pour distendre le canal, mais insuffisant pour produire une escarre ou une inflammation pelvienne. Le saignement est parfois excessif, mais il est généralement arrêté par le tampon, et comme l'instrument est

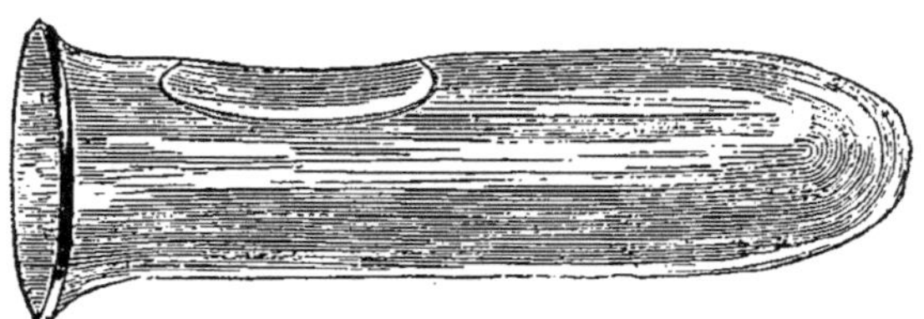

Fig. 210. — Tampon vaginal en verre de Sims.

creux et transparent, il possède les avantages d'un spéculum et permet de voir les parties. Si le sang continuait à s'écouler, on pourrait l'arrêter en introduisant avec une pince à pansement des morceaux de coton humide le long de la dépression faite au tampon pour l'urètre : on peut alors faire tourner l'instrument jusqu'à ce que l'orifice du vagin ait été entouré par un tampon. Il est remarquable de voir combien la résorption du tissu cicatriciel se fait en quelques semaines, lorsqu'on a maintenu une judicieuse pression au moyen de cet instrument. Les ciseaux sont de beaucoup préférables au couteau pour diviser ces bandes. Le tissu cicatriciel peut être lacéré ou divisé par les ciseaux avec moins de risques d'inflammation et certainement moins d'hémorragie que quand on se sert du couteau, et les parties ne se cicatrisent pas aussi rapidement lorsqu'on se sert des ciseaux, en sorte qu'on gagne du temps tout en amenant la résorption.

Après une opération de cette sorte, la malade doit être confinée au lit, où elle restera pendant huit à dix jours. Il faut maintenir les pieds chauds, administrer de l'opium largement si c'est nécessaire, et faire des applications chaudes sur l'abdomen à la moindre menace d'inflammation. Il est nécessaire au début de sonder la malade, sans enlever le tampon de façon à ne pas produire d'hémorragie. La malade étant couchée sur le dos, les cuisses doivent être fléchies sur l'abdomen et écartées pour mettre à nu l'orifice de l'urètre, et le cathéter peut être aisément passé le long du canal sans être gêné. Aussitôt que la suppuration commence, le tampon devient plus libre et on peut alors l'enlever avec sûreté. On fera des injections avec de l'eau chaude à laquelle on ajoutera un peu de savon de Castille, et on les donnera fréquemment si l'écoulement devient abondant. Après que les parties se sont convenablement cicatrisées, on peut, si c'est nécessaire, recommencer l'opération destinée à élargir le vagin, jusqu'à ce qu'on ait atteint le but qu'on se propose.

Opération pour fermer une fistule.

Immédiatement avant l'opération, on fera aller la malade à la garde-robe au moyen d'un cathartique, et si c'est nécessaire d'un lavement.

La malade doit être revêtue de sa chemise de nuit et de son caleçon, et avoir l'abdomen libre de toute constriction au niveau de la ceinture.

On a l'habitude d'endormir la malade, bien qu'une dose d'opium soit tout à fait suffisante pour faire disparaître toute douleur, si le vagin est libre de tissu cicatriciel.

Le Dr Simon opérait la malade sur le dos, en se servant généralement de trois rétracteurs; un, pour tirer le périnée en arrière, et deux pour agrandir latéralement l'orifice du vagin. Il avait aussi un aide de chaque côté. Le Dr Bozeman emploie un appareil sur lequel la patiente est dans la position génu-pectorale. Cet appareil a cet avantage de permettre à l'opérateur d'opérer parfois avec moins d'aides. Lorsqu'on doit fermer la fistule derrière une branche ischio-pubienne, ou chez un sujet gras, il est presque impossible de mettre les parties sous les yeux à moins que la femme ne soit placée sur les coudes et sur les genoux. Comme cette position est excessivement fatigante, la malade sera considérablement soulagée par l'appareil de Bozeman. Mais m'étant accoutumé à une autre méthode, je trouve qu'elle est fatigante.

Je préfère la table qui sert pour les examens ordinaires. La position sur le côté gauche permet à l'opérateur de s'asseoir, et il est très rare qu'il soit nécessaire de mettre la femme dans une autre position. Si la malade est recouverte par un drap, un caleçon, une chemise de dessous, on peut rouler sa toilette de nuit autour de la ceinture, afin de l'empêcher d'être souillée, et cela doit être arrangé d'avance par la garde.

Nous avons décrit ailleurs la position convenable que doit prendre la malade.

Après avoir décidé la direction suivant laquelle on fermera la fistule, et avoir complètement libéré les lambeaux, ses bords doivent être avivés ou dénudés. On accroche le bord au point le plus déclive avec un ténaculum, et on détache tout autour de la fistule une bande continue. Pour enlever ce lambeau d'une seule pièce, cela n'exige qu'un peu de pratique. Si on trouvait qu'on n'a pas dénudé la surface sur une largeur suffisante, on enlèverait un nouveau lambeau immédiatement en dehors du premier. La surface avivée doit être étendue aussi près que possible de la muqueuse vésicale, mais sans la comprendre.

Le professeur Simon avait pour pratique de comprendre largement la muqueuse vésicale dans l'avivement. Lorsqu'on agit ainsi, même accidentellement, il se fait toujours un écoulement de sang abondant. Dans ma pratique, cet accident s'est produit deux fois, et dans les deux occasions la vessie se remplit tellement de caillots qu'il fut nécessaire d'enlever les sutures pour arrêter le saignement. Le Dr Peaslee, peu de temps avant sa mort, perdit une

malade au *Woman's Hospital* par suite de cet accident. La surface s'était
rétractée et il lui fut impossible de découvrir le point qui saignait et de
l'arrêter par l'injection. Je n'ai pas vu ce cas qui est évidemment exceptionnel. On peut exercer dans les circonstances ordinaires une pression suffisante en enfonçant dans la fistule le centre d'un mouchoir fin disposé en
doigt de gant, dans lequel pendant qu'on en tient les extrémités, on fait
pénétrer une certaine quantité de coton ; cela forme une masse qui ressemble à un bouton de porte fixe qui presse contre la surface qui saigne lorsqu'on
exerce une traction sur la partie du mouchoir placée en dehors de la fistule.
Mais ordinairement l'écoulement sanguin peut être arrêté en mettant en
contact les deux bords de la fistule au moyen d'une suture comprenant une
certaine quantité de tissu vaginal. De cette façon, le vaisseau sanguin qui
vient du col de l'utérus ou du col de la vessie se trouve pris dans le pli que
forme le tissu, et l'écoulement s'arrête. Il faut cependant prendre une précaution, c'est d'éviter de comprendre les uretères dans la suture, ce qui peut
arriver quand on la passe à moins de 1 cent. 1/2 de la ligne médiane de
chaque côté. Il est presque aussi important que la surface d'union soit large
que de libérer les parties de toute traction.

J'ai trouvé que c'était une bonne pratique de laisser aussi peu de tissu va
ginal que possible se cicatriser par granulation ; en conséquence, je me
sers moins qu'autrefois du tampon de verre, et je donne moins de temps à
l'élargissement des parties avant une opération. J'ai pour règle, après avoir
libéré et fermé les bords de la fistule, de faire glisser, lorsque cela est possible, le tissu vaginal sur la surface avivée, et, au moyen de sutures superficielles, de former une seconde ligne d'union ayant la même direction que
celle suivant laquelle la traction s'exerçait. Par exemple, si une fistule se
trouve placée au centre de la base de la vessie, et s'il est nécessaire de libérer
ses bords en faisant de chaque côté une incision le long de l'axe du vagin, il
est aisé de couvrir la nouvelle surface en réunissant les bords du tissu dans
une direction opposée. Par cette méthode, on diminue la traction sur les bords
réunis de la fistule, en augmentant la quantité du tissu au niveau de la fistule.
La force de la traction se trouve ainsi réduite non seulement au début, mais
surtout après que les sutures ont été retirées, car alors il y a toujours grand
danger que les bords récemment unis soient séparés par la traction exercée
par la surface en train de se cicatriser.

Lorsque les tissus ont été détruits par gangrène et que les bords d'une
fistule sont trop minces, il est nécessaire d'étendre la surface d'avivement sur
la paroi vaginale, ou de fendre les bords sur une certaine profondeur. La
meilleure méthode est celle qui est généralement adoptée. Pour que ces
surfaces puissent se réunir en formant un pli, il est absolument nécessaire
d'avoir délivré les parties de toute tension. Lorsqu'on suit cette méthode,
on prétend que les bords s'enroulent dans la vessie, mais cela n'est pas vrai,
car les sutures sont toujours introduites au niveau du bord de la muqueuse
vésicale, de façon que les surfaces soient amenées en contact, et qu'aucun
tissu ne puisse se retourner en dedans. L'opération n'est jamais que partiellement heureuse, à moins qu'on ne prenne la précaution d'étendre l'avi-

vement à quelque distance au delà de chaque angle de la fistule de façon
que les plis formés viennent se perdre à la surface libre du vagin. Lorsqu'on
pince deux petits replis d'une serviette ensemble, il est facile de voir que
ces plis se sont étendus à quelque distance avant de s'aplatir et de se mettre
de niveau avec la surface commune. Lorsqu'on ne s'est pas bien rendu compte
de la nécessité d'étendre ces plis, l'opération a toujours de grandes chances
de manquer, parce qu'il reste une petite ouverture au niveau de chaque
angle.

J'ai déjà décrit la manière d'introduire les aiguilles, armées chacune d'une
anse de fil, à laquelle se trouve accroché le fil métallique. J'ai aussi donné
la manière de tordre ces sutures et de réunir les parties. Ces règles sont
applicables à l'emploi des sutures d'argent en général; et, en ce qui concerne ce sujet, le lecteur fera bien de se reporter au chapitre où nous avons
décrit leur mode d'emploi.

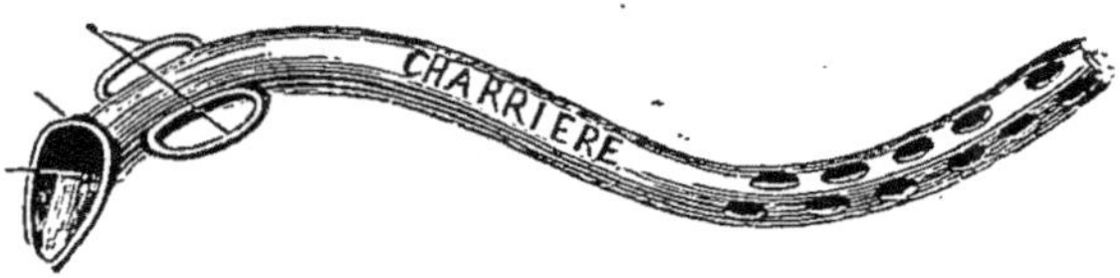

FIG. 211. — Cathéter de Sims tenant de lui-même en place ou cathéter sigmoïde.

Après avoir achevé l'opération, la malade doit être placée doucement sur
le dos, et il faut introduire un cathéter. Si l'urine est pâle, il faut injecter une certaine quantité d'eau chaude dans la vessie afin de faire sortir
le sang qui peut s'y être accumulé. Je suis convaincu que nous sommes grandement redevables du succès que nous obtenons par l'opération au cathéter
sigmoïde de Sims, ou cathéter pouvant tenir de lui-même en place; il donne
à la malade un grand bien-être. Il doit être fait en étain, de façon qu'on
puisse en changer la courbure selon les cas. Il ne doit pas toucher le fond de
la vessie, mais cependant il doit avoir une longueur suffisante pour se tenir
en équilibre dans l'urètre, et reposer immédiatement en arrière et tout contre les pubis. Si le fond de la vessie repose sur l'extrémité du cathéter,
comme cela arrive souvent lorsque l'instrument n'a pas été convenablement
courbé, il a de la tendance à se tourner d'un côté. Par le toucher on reconnaîtra que l'instrument n'est pas bien adapté, à ce qu'il ne peut être mobilisé avec la même liberté que lorsqu'il repose immédiatement en arrière des
pubis. Il faut alors le retirer et changer sa forme jusqu'à ce qu'on lui ait
donné la courbure convenable. Si on ne fait pas attention à ce point, on
verra survenir de l'irritation de la vessie, qui amènera l'insuccès de l'opération. La perforation de la vessie et la mort peuvent être le résultat de cette
négligence, je sais que cela est arrivé une fois.

On donne généralement au cathéter une longueur de 12 à 13 centimètres, alors qu'il est redressé; il faut cependant qu'il soit plus long si la
femme est très grasse. Comme réceptacle pour l'urine, il faut se servir d'un

vase ovale assez grand, comme ceux qu'on trouve dans les cages d'oiseaux, ou de tout autre vase convenable, ayant un fond trop grand pour pouvoir se renverser. Le cathéter doit être enlevé plusieurs fois par jour, pour être nettoyé; on y arrive en envoyant dans son intérieur un courant d'eau avec une grosse seringue, et en le brossant avec une brosse métallique pour enlever le dépôt phosphatique.

Il faut apprendre à la malade à remarquer si l'urine s'écoule toujours librement. Il est bon d'avoir deux cathéters, de façon à pouvoir en introduire un aussitôt qu'on a retiré l'autre.

La malade doit rester sur le dos la plus grande partie du temps, et si c'est possible, garder cette position jusqu'à ce que les sutures aient été enlevées. On augmentera beaucoup son bien-être, en ayant un double plan incliné, bien rembourré, pour supporter les membres inférieurs lorsqu'ils sont relevés, qu'on peut enlever de temps en temps pour permettre aux jambes de s'allonger et de changer de position. Le support doit présenter en un point une ouverture de façon à ne pas gêner le cathéter.

Il faut administrer chaque jour une certaine quantité d'opium, afin de maintenir la malade constipée jusqu'à ce qu'on ait enlevé les sutures, et le régime doit être généreux, mais réglé de manière à ne pas troubler l'intestin.

On enlève généralement les sutures du huitième au dixième jour et de la manière déjà décrite. Douze heures plus tard, il faut donner une dose d'huile de ricin. On continuera à se servir encore du cathéter pendant quelques jours, selon les cas, et du quatorzième au vingtième jour la malade pourra se lever.

CHAPITRE LI

DIFFÉRENTES ESPÈCES DE FISTULES

Fistules vésico-vaginales; — urétro-vaginales. — Absence congénitale de l'urètre.
Fistules urétéro-vaginales et recto-vaginales.

Mon but est d'étudier ici les lésions qui résultent de différents traumatismes, et en même temps de parler des affections congénitales qui les simulent. J'ai établi la classification d'une façon générale d'après le siège des fistules, en tenant compte, cependant, de leur fréquence; les voici dans l'ordre:

1° Pertes de tissu limitées à la base de la vessie;

2° Lésions du col de l'utérus et du cul-de-sac postérieur, la fistule occupant généralement la partie supérieure du vagin, bien que parfois elle comprenne la totalité de la base de la vessie;

3° Pertes de tissu au niveau de la portion inférieure du vagin s'étendant vers l'une ou les deux branches ischio-pubiennes;

4° Escarre ou déchirure du col de la vessie;

5° Lésions de l'urètre et développement imparfait;

6° Fistules uretéro-vaginales résultant d'un traumatisme ou d'un défaut congénital.

7° Fistules recto-vaginales;

8° Fistules vésico-vaginales par cause accidentelle.

1° Pertes de tissu limitées à la base de la vessie.

Une perte de tissu limitée à la base de la vessie constitue la forme de fistule la plus simple. On en voit un exemple très net, figure 209, qui repré-sente un cas dans lequel la cloison est perforée près du col de l'utérus. Dans un cas de ce genre, lorsque l'escarre s'est limitée simplement aux tissus perdus, il est généralement facile de rapprocher les bords de la fistule dans n'importe quelle direction. Lorsqu'on a le choix, la ligne d'union doit tou-jours s'étendre suivant l'axe du vagin et non transversalement, parce que cela aurait pour effet d'entraîner l'utérus plus ou moins en bas. Il pourrait en résulter une rétroversion très difficile à corriger. Dans d'autres circons-tances, où il y a une grande perte de tissu, il devient parfois nécessaire d'entraîner l'utérus en bas, et il reste en rétroversion d'une façon défi-nitive, mais il n'en résulte pour cela aucune difficulté spéciale, parce que l'utérus occupe la place du tissu perdu. Le traitement de ces cas simples ne demande pas d'indications particulières; nous avons déjà donné les renseignements nécessaires dans la description générale.

2° Lésions du col de l'utérus et du cul-de-sac postérieur, la fistule occupant généralement la partie antérieure du vagin, bien que parfois elle comprenne la totalité de la base de la vessie.

Une lésion de ce genre est le résultat d'une déchirure ou d'une escarre produite par la partie fœtale qui se présente, alors qu'elle est encore au-dessus du détroit supérieur. Les déchirures antérieures du col siégeant sur la ligne médiane et s'étendant à la vessie sont les variétés qu'on rencontre le plus fréquemment. Il semble parfois qu'il s'est fait une déchirure latérale du col qui s'est étendue à la vessie. Mais je suis porté à penser que ces déchirures se produisent d'abord sur la ligne médiane et se déplacent ensuite vers un côté par rétraction des tissus à la suite d'une inflammation ou d'une gangrène qui a envahi le cul-de-sac. Cette complication dans laquelle le col est com-pris survient beaucoup plus fréquemment chez les femmes qui ont donné nais-sance à un certain nombre d'enfants et dont les parois abdominales se sont relâchées que chez les primipares. On peut donc supposer que les causes de cette lésion sont la rigidité de l'orifice et l'obliquité antérieure de l'utérus.

Dans ces cas, la nature fait presque toujours un effort pour réparer la lésion ; généralement la déchirure de la base de la vessie s'est en partie fermée par granulation, et celle du col utérin a complètement disparu. On trouve parfois toute la ligne cicatrisée, sauf un trajet fistuleux placé au fond de la fissure primitive, s'ouvrant dans le canal cervical un peu au-dessus de la ligne de jonction avec le vagin, ainsi qu'on peut le voir sur la figure 212, de A à B. Parfois la déchirure s'étend non seulement de la lèvre antérieure à la base de la vessie, mais en arrière à travers la lèvre postérieure. Dans ces cas, l'ouverture vésicale peut se fermer en ne laissant qu'une petite fistule contre la paroi utérine, les lèvres de la déchirure du col ne se réunissant pas. Quelquefois, la déchirure du col et celle de la cloison vésico-vaginale se ferment à chaque extrémité, laissant ainsi une petite ouverture en avant du col, comme on peut le voir sur la figure 213.

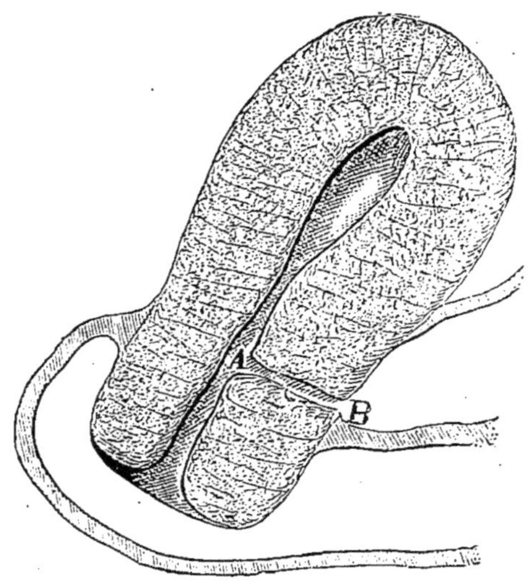

Fig. 212. — Trajet fistuleux persistant après la cicatrisation d'une déchirure du col.

On ne peut faire disparaître le trajet par lequel l'urine s'écoule de la vessie dans le canal utérin, ainsi qu'on le voit sur la figure 212, qu'en reproduisant l'état primitif de la lésion. On a depuis longtemps reconnu cette nécessité, mais personne à ma connaissance n'avait encore indiqué la véritable cause de la lésion avant que j'eusse montré qu'elle était le résultat d'une déchirure du col qui s'était cicatrisée en laissant un trajet fistuleux entre le canal utérin et la vessie. On avait pensé qu'il s'était fait une escarre, mais cela est impossible, car dans tous les cas la paroi de la vessie est soumise au même degré de pression et devrait être également lésée. La vessie s'interpose nécessairement entre la partie fœtale qui se présente et les parois osseuses du bassin, de sorte que les tissus utérins ne peuvent être blessés sans que les parois vésicales soient lésées, à un haut degré.

Il m'est arrivé parfois de rencontrer des cas dans lesquels on pouvait passer une sonde de la vessie dans le trajet A B (fig. 212) et la mettre en contact avec une sonde placée dans le canal utérin ; mais ces cas sont exceptionnels. Le meilleur mode de traitement est de diviser le col sur la ligne médiane avec des ciseaux à travers le point d'attache du vagin à l'utérus ; puis, au moyen d'un crochet mousse, de chercher l'orifice du trajet en A ; lorsqu'on l'a trouvé, l'achèvement de l'opération devient simple. Il faut ouvrir tout le trajet fistuleux et l'enlever d'un seul lambeau de A à B, ce qu'on peut faire avec des ciseaux ou avec un petit scalpel, en accrochant d'abord une extrémité du trajet avec un ténaculum. On se sert d'une longue aiguille droite pour porter la suture, et pendant que les lambeaux sont maintenus largement séparés, il faut l'introduire de façon à passer sous le trajet ; la séparation des lambeaux facilite considérablement le passage de l'aiguille. Ce n'est pas une chose facile que de l'introduire, car si on ne prend pas de grands soins, on la brise et on en laisse une partie dans les tissus utérins. Le point où il faut introduire l'aiguille doit être accroché au moyen d'un long ténaculum, afin de fixer les parties, et l'aiguille à mesure qu'on l'enfonce, doit être saisie et poussée tout contre le point d'entrée dans les tissus. Lorsque les tissus sont plus denses que d'habitude, il est souvent nécessaire d'employer une aiguille à pointe de lance ou une aiguille à bords coupants. L'aiguille droite ou presque droite est la seule qui puisse être dirigée avec une certaine certitude. Chaque suture doit passer au-dessous du trajet fistuleux, sans quoi l'urine se frayera de nouveau une route dans le canal utérin. L'opération et le traitement consécutif sont sous tous les rapports les mêmes que pour la déchirure du col.

Lorsqu'une petite fistule siège en avant du col, il est souvent difficile de rapprocher les bords sans enlever une portion du col. Il peut être nécessaire d'en retrancher une portion en forme de V sans aller jusqu'au canal utérin, et d'aviver ensuite les bords de la fistule en même temps que la surface vaginale sur un espace égal à celui qui est figuré à l'intérieur des lignes ponctuées (fig. 213). La nécessité d'étendre la surface d'avivement à une telle distance de l'angle de la fistule a déjà été expliquée, et ce qui la rend encore plus pressante en ce point, c'est qu'il y a de très grandes chances pour qu'un trajet fistuleux se forme à chaque extrémité. Les sutures doivent être introduites perpendiculairement à l'axe du vagin, et s'il est nécessaire de faire disparaître la tension, on libérera les tissus en les coupant avec des ciseaux à une profondeur convenable, de chaque côté dans la direction indiquée par les lignes ponctuées A B et A' B'.

Lorsque la gangrène a détruit le col, il est rare que le cul-de-sac postérieur ne soit pas atteint sur une grande étendue. Si la fistule est petite et située sur la ligne médiane, il peut ne pas être nécessaire de faire une autre opération après avoir fermé l'ouverture, mais la femme peut souffrir indirectement. Lorsque le col s'est gangréné, très fréquemment l'utérus a été endommagé au point que la menstruation cesse et que l'atrophie se produit. C'est absolument comme si la ménopause s'établissait, et cela arrive quel que soit l'âge de la femme. Je connais plusieurs cas où cet état s'est établi après la naissance d'un premier enfant, et toutes les femmes avaient moins de trente ans.

Lorsque l'escarre se produit à la partie supérieure du vagin, l'inflammation s'étend fréquemment au fond du cul-de-sac de Douglas, ce qui amène la rétroversion de l'utérus, et même sa rétroflexion. Nous avons vu que la présence du tissu cicatriciel dans le voisinage, et dans le col, produit plus ou moins de troubles du système nerveux, qui agissent fréquemment d'une façon pernicieuse sur la nutrition et détermine de l'anémie. Lorsqu'il y a une grande quantité de tissu cicatriciel, c'est une complication sérieuse pour le procédé chirurgical. Lorsque le cul-de-sac est rempli par du tissu cicatriciel, celui-ci exerce une traction sur les bords de la fistule lorsqu'il s'étend dans l'épaisseur du col. Il en résulte que l'un ou les deux angles sont entraînés en haut, ce qui donne à la fistule la forme d'un croissant et exerce une traction si considérable sur la portion centrale qu'il est excessivement difficile d'en rapprocher même les bords.

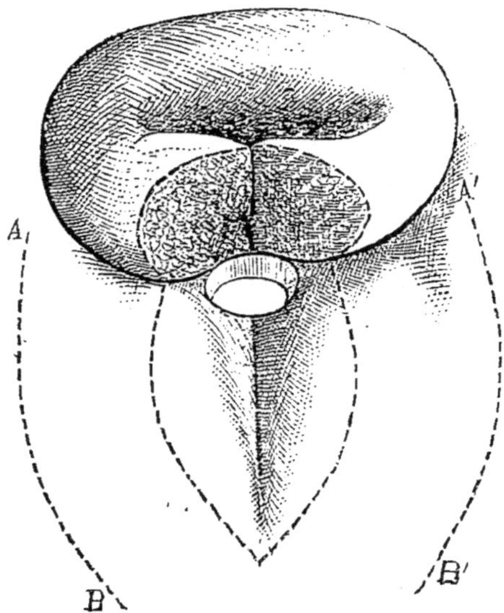

Fig. 213. — Petite fistule placée en avant du col, vue la malade étant dans la position génu-pectorale.

Parfois, même après les plus grandes destructions de tissu, les bande cicatricielles entraînant les bords en arrière dans l'angle que forment de chaque côté les restes du col peuvent être aisément divisées au moment de l'opération. J'ai eu un certain nombre de cas où après avoir sectionné ces bandes, les bords purent être réunis sur la ligne médiane sans raccourcissement du vagin. Dans certains cas, on peut faire la ligne d'union oblique; mais le procédé le plus habituel est de diviser largement les tissus qui remplissent le cul-de-sac et de chercher à produire un effet modificateur par l'emploi d'un tampon de verre. On peut avoir à répéter cette opération, et il faut continuer l'emploi du tampon jusqu'à ce que le col de l'utérus devienne mobile. On ferme alors la fistule en entraînant en bas le col de l'utérus et en l'unissant au col de la vessie. Il en résulte que le vagin se trouve considérablement raccourci et que l'utérus est en rétroversion ; mais cette dernière condition, en raison de la grande perte de tissu, ne cause que peu d'inconvénients, si même elle en cause.

Le tissu cicatriciel peut parfois être utilisé comme dans le cas suivant :

OBSERVATION CV. — Mme W... fut admise au *Woman's Hospital* le 11 octobre 1864 ; elle était âgée de trente et un ans, s'était mariée à vingt et un ans et avait eu quatre enfants. Son dernier accouchement remontait à trois ans et demi ; on l'avait endormie et on l'avait accouchée avec le forceps après un travail de vingt et une heures. L'enfant pesait 14 livres et était mort. Il y eut un écoulement d'urine au moment de l'accouchement. Elle dut ensuite garder le lit pendant plusieurs mois.

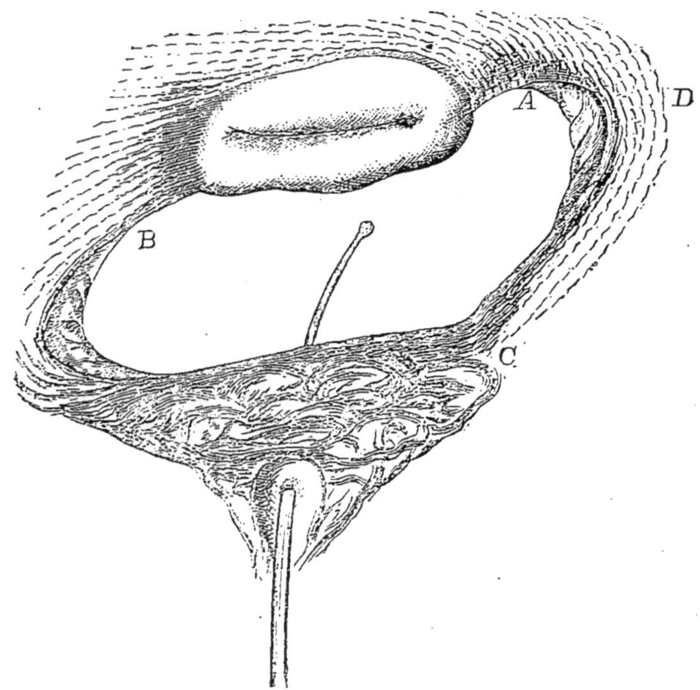

FIG. 214. — Fistule comprenant toute la base de la vessie, vue, la femme étant dans la position génu-pectorale.

Étendue de la lésion. — Toute la base de la vessie avait disparu à partir du col, ainsi qu'une partie de la lèvre antérieure de l'utérus, comme on le voit figure 212. La paroi postérieure et le fond de la vessie faisaient hernie à travers l'orifice fistuleux dans le vagin. Le col était entouré par du tissu cicatriciel, et sa lèvre postérieure était remplie par une masse de même nature qui remplissait le cul-de-sac. Les bandes étaient plus denses du côté droit, et, se répandant sur la paroi latérale du vagin, s'étendaient en avant le long du sillon de façon à comprendre une portion de la lèvre antérieure de la fistule. Par suite de la tension exercée par ces bandes, la fistule était attirée obliquement en travers de l'axe du vagin, amenant l'angle du côté droit dans le cul-de-sac un peu en arrière du col de l'utérus. Lorsqu'on plaçait la malade dans la position génu-pectorale, la fistule présentait l'aspect qu'on peut voir sur la figure 214 ; et elle avait plus de 8 centimètres de long et 3 centimètres de large dans son diamètre le plus large entre le col de l'utérus et le col de la vessie. A chaque extrémité de la fistule, les bords étaient en pente, ce qui rétrécissait un peu l'ouverture du côté de la vessie. On pouvait voir de chaque côté sur le bord de la fistule en A et B l'ouverture des uretères. L'utérus était presque immobile, tandis que la lèvre antérieure de la fistule au voisinage du col de la vessie était absolument libre. L'urètre n'était pas atteint.

Au moment de l'opération, le col fut libéré de ses adhérences en arrière, de sorte qu'il put être facilement entraîné en bas jusqu'au col de la vessie ; la division fut étendue en arrière du col vers A, et dans la direction B près de l'angle de la fistule de ce côté. Il ne fut cependant pas, à dessein, entraîné entièrement en travers du vagin afin que la portion restante de la bande qui partait du-cul-de-sac postérieur et se rendait à la lèvre antérieure D C pût, par sa traction, maintenir les bords de la fistule réunis, libres de tension après la torsion des sutures ; mais avant de pouvoir mettre cette force en action, il fut nécessaire de séparer l'attache de cette bande dans la direction C D du tissu cicatriciel environnant sur la paroi latérale du vagin. Aussitôt que cela fut fait, ce côté de la fistule fut entraîné presque au-dessus du col de l'utérus, et les bords opposés purent être réunis sans éprouver la moindre tension. Comme la vessie faisait hernie à travers la fistule, et la masquait entièrement lorsque la malade était placée sur le côté gauche, il fut nécessaire de pratiquer tous les temps de l'opération dans la position génu-pectorale, et il fallut près de deux heures. A l'exception de la portion inclinée au niveau de chaque angle de la fistule, aucune autre partie de son bord ne fut comprise dans la ligne d'avivement ; elle s'étendait un peu en dehors sur la surface du vagin et à travers le col de l'utérus, en avant de l'orifice. On obtint ainsi une ligne plus uniforme et plus régulière, et les bords cicatriciels de la fistule furent évités. Le col de l'utérus fut fixé un peu à droite du col de la vessie, et lorsque l'opération fut terminée, par suite de la traction exercée par la portion non divisée de la bande qui s'étendait du cul-de-sac jusqu'au delà et dans la direction du point D, la ligne d'union se trouvait un peu oblique, mais en même temps presque dans l'axe du vagin.

Dix jours plus tard, à l'examen, on trouva toute la ligne parfaitement réunie, mais par suite de sa grande longueur, il sembla utile de laisser les sutures pendant quelques jours encore. Durant la nuit, la femme se grisa avec quelques amis du dehors, et fut sur pieds pendant plusieurs heures ; dans la matinée, on s'aperçut que l'urine s'écoulait librement par une ouverture formée par la déchirure de la dernière suture, à l'angle du côté droit. Elle fut renvoyée pour conduite désordonnée, mais elle fut réadmise ultérieurement et guérie.

Ce cas montre bien le procédé dont je me sers toujours lorsque c'est possible ; il vise à utiliser la tension exercée par le tissu cicatriciel, de façon qu'elle contribue directement à rapprocher les bords de la plaie, et aide ainsi à diminuer une traction qui autrement ne pourrait être supportée par les sutures. Je suis convaincu que ce cas n'aurait pas guéri par une autre méthode. Cette observation présente un autre point intéressant, c'est que les bords exigeant dix-huit sutures, présentaient la ligne d'union continue la plus longue que j'aie jamais vue dans le vagin, à la seule exception d'un cas que j'ai opéré à l'hôpital où la tête de l'enfant avait passé dans le rectum, déchirant toute la cloison recto-vaginale à partir du cul-de-sac postérieur, ainsi que le sphincter de l'anus et le périnée. La déchirure fut fermée au moyen de trente-trois sutures vaginales et de cinq sutures périnéales ; la réunion se fit. Mais, dans ce cas, il n'y avait pas eu gangrène et les bords du côté du vagin étaient presque en contact.

J'ai dans deux cas fermé l'orifice, alors que la lésion ressemblait à celle

qui est représentée sur la figure 212 ; le sang menstruel pénétrait dans le
sinus A, B, s'écoulait dans la vessie et s'échappait au dehors sans difficulté.

Dans un cas, l'ouverture dans le canal utérin était si élevée, qu'il me
parut téméraire de tenter une opération pour atteindre le trajet fistuleux. Afin
d'empêcher la grossesse, l'orifice fut fermé chez l'une des femmes parce que
j'avais trouvé le bassin très rétréci, et que j'avais appris qu'un accouchement
avait déjà été si difficile que la vie de la malade avait été mise en danger.

La figure 215 représente un cas dans lequel l'utérus est en rétroversion et
fixé en bas par des adhérences. La lèvre antérieure s'est gangrenée, et par
suite de l'extension de l'inflammation à la cloison vésico-vaginale, une fistule
s'est formée en avant du col.

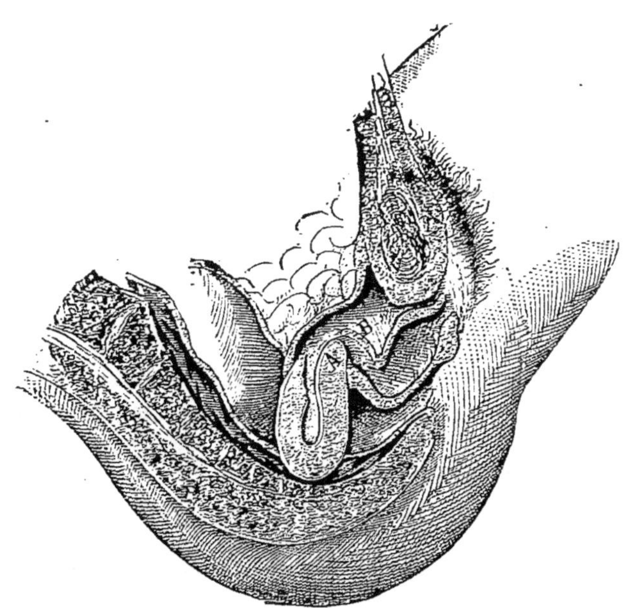

Fig. 215. — Fistule vésico-vaginale avec perte de la lèvre antérieure du col,
l'utérus étant en rétroversion.

Dans ce cas, une cellulite étendue survint aussi suivie de gangrène du
cul-de-sac et des parois latérales du vagin. Comme conséquence, le vagin
se raccourcit et la cloison vésico-vaginale se doubla sur elle-même. Lorsque
la femme était couchée sur le dos, on pouvait passer le doigt dans la vessie
avec plus ou moins de difficulté ; mais les parties étaient immobilisées par
suite de l'inflammation et de la rétraction au point qu'il était impossible
d'amener la fistule sous les yeux, si ce n'est au moyen d'une glace à main
ou d'un miroir frontal et d'un petit miroir laryngien. Bien qu'on pût voir
ainsi la fistule, en plaçant le petit miroir en A, il était impossible de se servir de la lumière réfléchie, soit pour dénuder les bords, soit pour introduire
les sutures. Le pli qui existait en avant de B était immobile, mais j'essayai
de surmonter la difficulté en faisant une section au niveau du col de la ves-

sie, et avec des ciseaux je divisai la cloison en arrière sur la ligne médiane jusqu'à la fistule. Mais par suite de l'hémorragie, du prolapsus du fond de la vessie à travers l'ouverture, et du rapprochement des bords, je ne pus arriver, quelle que fût la position que je prisse, et quel que fût l'instrument dont je me servisse, à bien voir l'état des choses.

Dans deux cas où je coupai ainsi la base de la vessie, lorsque l'incision se fut cicatrisée, je fermai le canal vaginal à sa partie supérieure. Pour y arriver, j'avivai toute la partie du canal que je pus mettre en vue en plaçant la malade dans la position génu-pectorale, et j'introduisis des sutures de façon à réunir les côtés du canal en A B. Je laissai ainsi le canal utérin en communication directe avec la vessie, procédé qui ne peut être suivi d'aucun mal si le canal a été bien fermé, c'est-à-dire de telle façon qu'il ne reste aucun réceptacle, ou poche, où l'urine pût se collecter et séjourner, ou un sac dans lequel une pierre pût se former. C'est assurément reconnaître un échec, ou admettre qu'il y a une limite à nos ressources, que d'avoir recours à un pareil procédé; cependant, parfois il n'y a pas d'alternative. Nous devons, toutefois, admettre comme un principe la nécessité d'oblitérer, autant que possible, toute cavité dans laquelle l'urine peut séjourner et devenir alcaline, puis phosphatique. Lorsqu'il faut laisser une poche, l'orifice doit en être large et être disposé de telle sorte qu'elle se vide complètement lorsque la vessie est évacuée. Si on n'observe pas ce principe, il n'en résultera pas de bénéfice permanent pour la malade ; au contraire, la maladresse du chirurgien pourra avoir de sérieuses conséquences. Parfois on peut retarder l'apparition des mauvais effets si on arrive à convaincre la malade de la nécessité de faire de fréquents lavages de la vessie avec une double canule; mais même en prenant un soin permanent, elle ne peut espérer être exempte de tout accident.

Lorsqu'on laisse l'urine séjourner longtemps dans la vessie, elle se décompose et devient phosphatique, et il en résulte invariablement de la cystite, qui conduit à l'œdème des tissus sous-muqueux et à l'obstruction de l'orifice des uretères. Lorsque cet état se trouve établi, les uretères se dilatent peu à peu, et ce n'est plus qu'une question de temps pour que les reins se prennent et amènent la mort par urémie. C'est souvent pour la malade une bonne fortune lorsqu'il se forme une pierre enkystée. Celle-ci coupe les tissus et arrive dans le vagin par un processus ulcératif, apportant ainsi le soulagement nécessaire, ou bien il s'ensuit tant d'irritation, et cela très rapidement, que le chirurgien est forcé d'intervenir.

On ne peut faire de plus grande erreur en chirurgie que d'employer le procédé qui, m'a-t-on dit, était pratiqué par le grand maître, le professeur Simon, d'Heidelberg. Il n'appréciait pas l'importance du principe que je m'efforce maintenant de faire bien comprendre au lecteur. Il fermait sans hésitation le vagin lorsqu'il éprouvait des difficultés à rapprocher les bords d'une fistule, comme si le seul but était de donner à la malade le pouvoir de garder ses urines sans s'occuper des conséquences que cela pouvait avoir. D'après ce que j'ai observé, je sais que ce n'est qu'une question de quelques mois, d'un an ou peut être de deux ans pour que de sérieuses con-

séquences se produisent lorsqu'on a laissé un réceptacle comme une portion
du vagin dans lequel l'urine peut stagner. Le pouvoir de retenir ses urines pendant un certain temps ne compense pas suffisamment les souffrances
et les conséquences qui en seront la suite. D'après mon expérience, je dirai
qu'on ne doit jamais avoir recours à cette opération, quelles que soient les
circonstances. Actuellement, il n'y a plus guère que deux ou trois cas pour
cent où les ressources du chirurgien ne peuvent surmonter les difficultés
qui se présentent dans la fermeture d'une fistule vésico-vaginale. Il est
possible que dans l'avenir on puisse faire quelque chose de plus pour ces
malades, mais quant à présent, il est préférable que ces malheureuses incurables soient privées du pouvoir de rétention que de l'obtenir par la méthode
de Simon. Le chirurgien s'efforcera d'amener la cicatrisation complète des
parties et il apprendra à la malade à prendre soin d'elle-même. Il peut faire
de la sorte beaucoup plus pour rendre son état confortable que même en
lui rendant le pouvoir de garder ses urines.

Lorsque la destruction des tissus a été assez étendue pour permettre à la
vessie inversée, remplie d'intestins, de faire hernie à travers les grandes
lèvres et de s'étrangler presque, il faut intervenir chirurgicalement. Dans
les cas de ce genre, je n'hésite pas, avec le consentement du mari, à réunir
les côtés du vagin en un point du canal où je puis obtenir le soutien qui est
nécessaire à la vessie. J'agis ainsi pour soulager les souffrances produites
par le prolapsus de la vessie, et ce procédé est très efficace ; mais je laisse
toujours à la partie la plus inférieure, ainsi qu'à la partie supérieure, une
ouverture de façon à ce que l'urine ne puisse s'accumuler, et on peut de
temps en temps faire des lavages des parties, si c'est nécessaire. Lorsque les
surfaces se sont cicatrisées et que la femme a appris à ne pas laisser se produire des excoriations, sa santé reste bonne, et l'écoulement de l'urine n'est
qu'un inconvénient relativement léger. On ne peut certainement établir
aucune comparaison entre le bien-être d'une femme qui peut retenir ses urines au prix d'une cystite et de ses conséquences, et celui d'une autre femme
bien portante dont l'urine s'écoule dans une serviette ou dans quelque
réceptacle approprié.

**3º Pertes de tissu à la partie inférieure du vagin
s'étendant vers l'une ou vers les deux branches
ischio-pubiennes.**

Il est exceptionnel de trouver une petite fistule tout contre l'os. Cela arrive
d'habitude lorsqu'il y a eu destruction d'une grande portion de la base de la
vessie qui a mis à nu la face interne de l'une ou des deux branches ischio-
pubiennes, de telle sorte que la surface de l'os recouverte uniquement par
son périoste forme une partie du bord fistuleux. Il peut paraître facile de
libérer les bords d'une large fistule, de façon qu'ils puissent être amenés en contact dans toutes les directions ; mais la ligne d'union doit se terminer en une ouverture triangulaire dont la base est formée par la branche

ischio-pubienne. Il devient alors impossible de fermer une semblable fistule sur une ligne droite au delà d'un certain point, même s'il y a surabondance de tissu. Habituellement on réunit les bords de la fistule par une opération, en s'efforçant de s'approcher aussi près que possible de la branche ischio-pubienne, et on laisse l'espace triangulaire pour une opération ultérieure. Fermer une ouverture de ce genre contre la face interne de la branche ischio-pubienne, est, même chez un sujet maigre, où on ne peut arriver à la voir qu'avec difficulté, une des preuves les plus belles qu'un opérateur puisse donner de son habileté. Mais comme il n'y a pas concordance entre la direction de la branche ischio-pubienne et celle du bord de la fistule, une fistule de ce genre doit être incurable.

On peut suivre deux méthodes pour fermer une ouverture ainsi placée. On peut disséquer sur le vagin un lambeau qu'on amènera sur l'orifice, en tournant la muqueuse du côté de la vessie. On peut encore disséquer les tissus au niveau de la base, de façon qu'à mesure qu'ils se rétracteront, les bords de la fistule deviennent libres, et qu'on puisse gagner un espace suffisant entre la fistule et la branche ischio-pubienne pour permettre d'appliquer les sutures. Cette méthode est la meilleure pour l'opérateur et celle qui est applicable au plus grand nombre des cas. Mais le principal danger, c'est l'hémorragie, qui peut être grave si une grosse branche de l'artère sous-pubienne qui court le long du bord interne de la branche ischio-pubienne vient à être blessée. Cet accident peut être évité en se servant de ciseaux pour libérer les tissus de leur union étroite avec l'os, pendant qu'on maintient les parties tendues au moyen d'un ténaculum. Lorsqu'il est nécessaire de faire une dissection étendue, les tissus doivent être libérés avec le manche d'un scalpel lorsqu'on approche du bord interne de la branche ischio-pubienne. La ligne d'incision doit être généralement plus longue que profonde, parce que, lorsque la muqueuse a été largement divisée, l'élasticité du tissu cellulaire sous-jacent permet une grande mobilité. Il est rare qu'on puisse pratiquer l'opération dans une position autre que la position génu-pectorale. Mais dans tous les cas, il est excessivement difficile d'introduire les sutures. Par suite de l'étroite proximité de l'os, l'aiguille n'a que peu d'espace pour tourner, et on en brise un certain nombre avant d'achever l'opération. En introduisant deux anses de soie, de dedans en dehors, à travers les bords de la fistule, en des points opposés, on peut passer les anses les unes dans les autres de façon à faire, en tirant, une suture continue, comme si on n'avait passé qu'un seul fil, et il sera alors facile d'attacher le fil métallique et de le passer de la manière habituelle.

4° Escarre ou déchirure au niveau du col de la vessie.

La lésion qu'on observe le plus fréquemment au niveau du col, c'est la déchirure, qui est, selon toutes probabilités, la conséquence de la traction exercée par la vessie lorsqu'elle est distendue outre mesure. Non seulement l'urètre est déchiré, mais aussi les parties molles avoisinantes, en sorte que généralement la déchirure s'étend d'une branche ischio-pubienne à l'autre. La portion de l'urètre qui touche au col de la vessie se dilate bientôt, au point qu'on peut y introduire le doigt jusqu'à quelque distance dans le canal. La muqueuse qui est en avant du col fait hernie sous forme de masse hypertrophiée qui ressemble à un anus prolabé. Au centre du prolapsus, on voit l'orifice vésical de l'urètre non dilaté, et correspondant comme diamètre à la portion du canal qui fait partie du lambeau antérieur. Lorsqu'on veut fermer cette déchirure, il est toujours difficile d'aviver les surfaces, par suite de la présence de la masse prolabée qui remplit l'ouverture ; on peut la rentrer facilement, mais elle ressort de nouveau. Les parties doivent être rapprochées sur une sonde de gros calibre, qui dilate un peu le canal, et c'est le meilleur moyen de maintenir en arrière les tissus prolabés pendant qu'on applique les sutures. Pour fixer ces dernières convenablement de chaque côté de l'urètre, il faut nécessairement rapprocher les bords parallèlement et les mettre en rapport l'un avec l'autre ; en agissant ainsi, on refoule dans la vessie l'excès de tissu. Néanmoins l'orifice dilaté se plisse un peu sur lui-même entre les sutures qui embrassent le diamètre de l'urètre, mais si elles sont passées de façon à amener les bords du canal en contact étroit sur toute la ligne, le cathéter ne rencontrera aucun obstacle et l'excès de tissu se rétractera bientôt.

De même que la plus grande portion de la paroi vésico-vaginale, le col de la vessie peut aussi se gangrener. Pour donner à la malade, dans ces cas, le pouvoir de garder ses urines, il faut attirer en bas le col de l'utérus et le réunir au col de la vessie. Par ce moyen, l'utérus se place en rétroversion et l'ancienne paroi antérieure vient alors former le fond ou la base de la vessie. C'est l'excès de tissu lâche qui entoure le col qui donne à la femme le pouvoir de garder ses urines, car il n'y a pas en ce point de véritable sphincter. Ce tissu est généralement détruit sur une grande étendue lorsqu'il se produit une gangrène dans son voisinage, et on ne réussit pas toujours à rendre à la femme le pouvoir de garder ses urines en fermant la fistule. Lorsque la perte de tissu a été étendue et a nécessité l'entraînement en bas du col de l'utérus, la traction ainsi exercée a pour effet de refouler le reste de l'urètre si loin en arrière sous l'arcade du pubis que l'urine s'échappe. Souvent toute l'urine s'écoule par l'urètre, mais parfois elle ne s'écoule qu'en petite quantité et seulement sous l'influence d'un effort subit d'impulsion. Dans les cas extrêmes, lorsque le moignon de l'urètre a été entraîné en arrière, la vessie communique aussi directement avec le vagin que si on avait fait un trou de vrille dans la base de cet organe. Dans un grand nombre de cas, on peut augmenter le pouvoir de rétention en utilisant le col de l'utérus, tandis que dans d'autres cas, il peut être nécessaire d'allonger l'urètre, comme nous le décrirons plus loin.

A mesure que l'urine s'accumule, la vessie s'élève dans le bassin, et si on peut unir le col de l'utérus au col de la vessie, de façon qu'il soit entraîné en haut et vienne presser derrière les pubis, le pouvoir de rétention sera assuré. L'urètre doit être uni au col immédiatement en avant de l'orifice externe, comme on le voit sur la figure 216 ; et plus l'utérus sera

entraîné en haut, plus la lèvre antérieure viendra presser contre les pubis.
Dans un grand nombre de cas, après une gangrène étendue, la malade n'é-
prouve plus le besoin d'uriner et n'en apprécie pas la nécessité, et cependant
l'art a pu lui rendre le pouvoir de garder ses urines. Il devient alors nécessaire de vider la vessie à des intervalles réguliers, et bien qu'un grand nom-

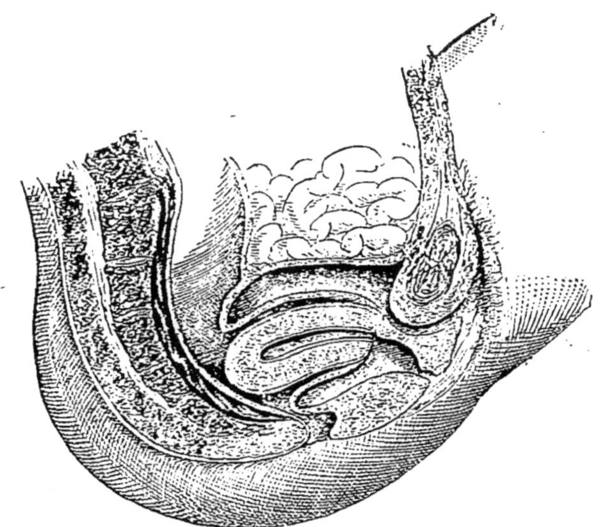

Fig. 216. — Col de l'utérus réuni au col de la vessie pour permettre à la femme
de garder ses urines.

bre de femmes soient capables d'y arriver par l'action des muscles abdominaux, il est préférable que la femme se sonde elle-même. La position génu-
pectorale est celle qui assure l'évacuation complète de l'urine qui remplit
la grande poche placée derrière l'utérus, et selon les difficultés du cas, il
sera absolument nécessaire de faire plus ou moins souvent des lavages de
la vessie.

5° Lésions de l'urètre et développement imparfait.

On trouve parfois de petites ouvertures sur le trajet de l'urètre ; elles sont
généralement le résultat de déchirures. On les ferme facilement sur un
cathéter de grand volume, et il faut faire la réunion suivant le grand axe du
vagin, afin d'empêcher la formation d'une bande en travers du trajet de
l'urètre. Les bords de la fistule sont généralement trop minces pour être
unis seuls, de sorte qu'il est presque toujours nécessaire d'aviver une certaine portion de tissu vaginal. Lorsqu'on l'a fait, il est prudent, je dirai
même qu'il est essentiel, d'empêcher les tractions en faisant avec des ciseaux
une incision parallèle de chaque côté de l'urètre. Il faut se servir pour l'opération d'un fil métallique très fin, et lorsqu'on tordra les sutures, il faudra
bien veiller à ce que les parties à réunir soient exactement mises en contact,

mais pas davantage. Les tissus sont d'une nature érectile, et en raison de l'œdème et du gonflement concomitants des parties, les sutures sont susceptibles de couper, même si on a pris toutes les précautions voulues. On peut faire pénétrer les sutures dans l'urètre; lorsqu'il est utile d'agir ainsi, c'est que la quantité de tissu est peu abondante. Il n'en résulte aucun mal, pourvu qu'elles ne coupent pas par suite de la traction, car le petit passage occupé par le fil se rétracte bientôt et disparait après qu'il a été enlevé. Ces sutures peuvent être fixées par torsion, ainsi qu'on le fait habituellement ; mais il faudra alors les plier convenablement à plat sur la surface vaginale où elles ne détermineront pas d'irritation. Lorsque l'opérateur est suffisamment expert pour juger du point convenable où, dans un tissu de cette nature, les sutures doivent être fixées, ce qu'il y a de mieux, c'est d'employer un plomb comprimé. Il faut passer à travers un trou placé au centre d'un plomb à canard les deux extrémités du fil, et pendant qu'on tient ces fils d'une main, on fait glisser de l'autre le plomb qu'on a saisi avec une pince jusqu'au point convenable, et on le comprime alors. Cela est suffisant pour fixer les extrémités du fil, et, lorsqu'il a été coupé tout contre le plomb, il est moins tiraillé et donne lieu à moins d'irritation. C'était la méthode adoptée par le Dr Sims pour fixer les sutures dans ses dernières opérations, et elle est admirable pour les tissus vasculaires et érectiles, puisque, grâce à elle, on évite l'étranglement des parties.

J'ai réussi à restaurer l'urètre tout entier au moyen d'une opération plastique dans six ou sept cas, et je n'ai réussi que partiellement dans quelques autres. L'opération peut être regardée comme une des curiosités de la chirurgie exigeant un temps très long et une patience illimitée pour en venir à bout. L'urètre peut être allongé ; c'est une opération à laquelle il faut avoir souvent recours. Mais il ne faut jamais essayer de refaire l'urètre entier si la malade n'est pas extraordinairement intelligente, et si malade et chirurgien n'apprécient pas pleinement la grandeur de l'entreprise avec tous ses désappointements possibles.

J'ai vu les résultats d'un travail de plus de trois ans détruits en un moment par une femme qui essaya le tour absurde de gymnastique de se laisser tomber sur le parquet en écartant les jambes autant que possible, désirant follement montrer qu'elle était guérie et qu'elle comptait bientôt quitter l'hôpital. J'ai vu l'urètre tout entier perdu par l'emploi maladroit d'un cathéter, et ce même résultat se produit parfois par manque de vitalité suffisante. Mais après qu'on a ainsi dépensé des années à ouvrir un vagin, à fermer une fistule ou à former un urètre, il n'est pas rare d'apprendre que tout a été perdu en quelques semaines après le retour de la malade chez elle, parce qu'elle a négligé de vider convenablement sa vessie ou d'y faire des lavages. Aussi, plus j'avance dans la vie et plus je crois qu'est minime la quantité de sens commun que possède la moyenne des individus, et moins je suis disposé à dépenser mon énergie sur les faibles chances de succès ou de bénéfice permanent que peuvent donner de semblables procédés.

Autrefois je pensais qu'il n'était pas possible de donner à la femme le pouvoir de retenir ses urines lorsque le col de la vessie avait disparu, à moins de ne faire entrer dans la vessie le nouveau canal qu'en un point aussi élevé que possible. Je croyais, ainsi que je l'ai dit, qu'à mesure que l'urine s'accumulait, la vessie devait s'élever dans le bassin, et qu'en s'élevant, le passage béant se trouvait entraîné fortement sous l'arcade des pubis, ce qui assurait le pouvoir de rétention jusqu'au moment ou l'urine atteignait le niveau de l'ouverture. J'avais coutume de faire un faux passage dans la vessie, à travers le ligament sous-pubien ou à travers les tissus placés derrière les pubis, et lorsque ce trajet s'était cicatrisé, le nouveau canal qui devait servir d'urètre était réuni à celui-ci.

Je me rendais bien compte du danger que faisait courir à la malade la stagnation de l'urine dans la vessie, et on ne pouvait l'éviter que lorsqu'on avait convaincu la malade de la nécessité de laver la vessie tous les jours. Le résultat de mon expérience ultérieure m'a conduit à rechercher un autre expédient pour obvier au danger qu'il y a à avoir confiance dans le jugement de la malade.

A la réflexion, il me vint à l'idée qu'en faisant l'entrée de la vessie à la partie la plus déclive, mais avec un canal s'étendant en haut, en avant du siège normal de l'ouverture, on pourrait régler la traction du tissu cicatriciel de façon à obtenir le pouvoir de garder les urines. Je fis donc un nouveau canal ayant un peu la forme d'une trompette avec l'idée que si la traction se montrait suffisante pour procurer le pouvoir de rétention, lorsque la pression des parois abdominales entrerait en action pour expulser l'urine, la première portion de l'urine, refoulée dans l'extrémité en entonnoir ouvrirait aisément le canal. Je pensais aussi que le courant une fois lancé continuerait par suite de l'effort agissant d'arrière en avant, et que le pouvoir de rétention qui avait augmenté par suite de l'accumulation diminuerait au fur et à mesure que la vessie se viderait.

Je fis donc diverger les incisions de dedans en dehors et directement en bas, au lieu de passer obliquement derrière les lambeaux, parce qu'on a remarqué que lorsque les lambeaux étaient disséqués en haut, le tissu cicatriciel ne pouvait exercer qu'une faible traction latérale sur le diamètre du canal, parce qu'elle se perdait tout entière en arrière et sous l'arcade des pubis. En séparant les lignes d'incision, la force latérale mise en action est très grande vers l'orifice et suffisante au début pour arrêter l'écoulement de l'urine, à moins qu'il ne soit maintenu ouvert par le courant chassé par la pression des muscles abdominaux.

Par suite de l'accumulation, la femme peut mieux garder ses urines lorsque le canal est redressé, et en même temps elle peut uriner aisément à volonté. En d'autres mots, en obtenant la plus grande somme de traction qui peut être exercée par le tissu cicatriciel, la surface triangulaire comprise entre les deux incisions est tendue, et cela a pour effet de rapprocher les deux côtés du canal en bas. En outre, la base du triangle étant dirigée vers la vessie, toute force exercée dans cette direction se répandra uniformément le long de toute la longueur du canal et augmentera avec la traction.

Les défauts congénitaux de développement sont un état de béance du canal et la fente de l'urètre comme dans le bec-de-lièvre. Lorsqu'on rencontre le premier état, il accompagne une absence congénitale de l'utérus et du vagin, et nous en avons déjà parlé lorsque nous avons traité ce sujet. L'urètre fendu ressemble au défaut congénital qui s'étend à travers l'anus et le périnée, état dont nous avons déjà parlé. Je n'ai vu qu'un seul cas d'absence congénitale de l'urètre. La malade n'avait pas pu retenir ses urines depuis sa naissance, et je l'avais observée pendant douze ans avant de la recevoir au *Woman's Hospital* pour lui faire un urètre. Je dois au premier chirurgien résident, le Dr F. H. Hoadley, qui fut chargé de la malade, la description suivante de l'état des parties et des opérations qui furent pratiquées pour la guérir, ainsi que les dessins.

OBSERVATION CVI. — Miss S .., âgée de vingt ans, fut admise au *Woman's Hospital* le 19 octobre 1878. A l'examen des parties, on aperçut une fente là où devait se trouver l'urètre. Les parties situées au-dessous des pubis ayant la forme d'un triangle de 6 centimètres de la base au sommet, dont la base regardait les pubis et dont le sommet se terminait au niveau du col de la vessie, étaient planes et déprimées à une

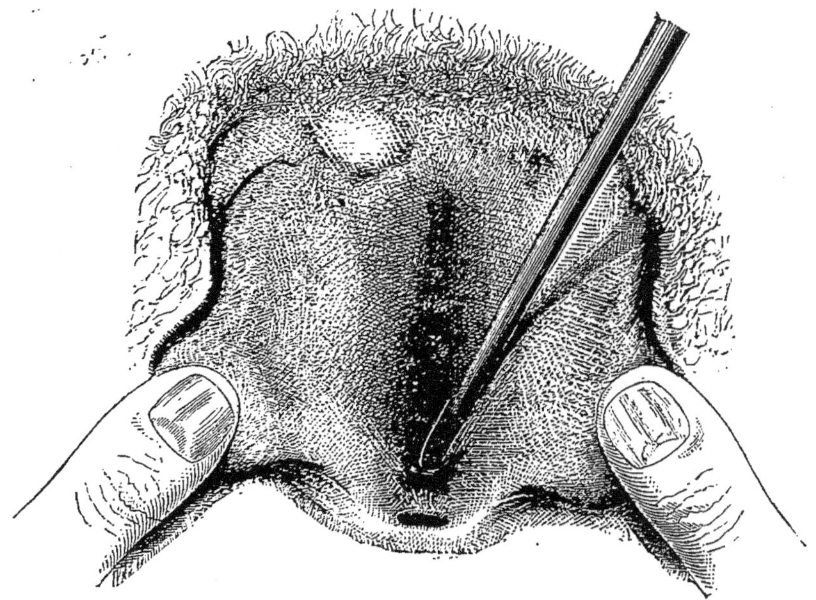

FIG. 217. — Absence congénitale ou fente de l'urètre.

profondeur d'environ 1 centimètre au-dessous des tissus voisins, et elles s'inclinaient de tous côtés vers le centre. L'ouverture vésicale était libre et de dimensions suffisantes pour permettre l'introduction de l'index. Le mont de Vénus était absent; les grandes lèvres étaient hypertrophiées et avaient un aspect œdémateux; les petites lèvres étaient rudimentaires et écartées en haut de 2 centimètres; le clitoris un peu plus volumineux qu'à l'état normal était divisé en deux moitiés latérales. La partie supérieure de l'orifice vésical présentait un aspect plissé, comme si elle était tendue; la vessie était petite et du volume de la boule nº 1 de la seringue de Davidson; le vagin et l'utérus étaient normaux.

Le Dr Emmet proposa, afin de remédier à l'absence de l'urètre, d'enlever un lambeau de muqueuse de chaque côté de la ligne médiane à partir de l'orifice vésical jusqu'au pubis, et en réunissant les surfaces dénudées, au moyen de sutures d'argent interrompues, de former un canal de 7 à 8 centimètres de long, qui aurait avec la vessie les mêmes rapports que le goulot avec une théière.

La vessie pourrait alors se distendre jusqu'au niveau de l'orifice urétral, et en s'élevant dans l'abdomen, elle entraînerait les parties qui avoisinent le col et les appliquerait contre l'arcade des pubis en produisant une pression suffisante pour permettre à la malade de retenir ses urines. Naturellement il faudrait apprendre à la malade à vider sa vessie par regorgement, ou bien elle serait toujours obligée de se sonder à intervalles réguliers.

Le 22 octobre, on pratiqua une opération préliminaire en faisant une ouverture à la base de la vessie pour permettre à l'urine de s'écouler pendant le temps nécessaire pour faire l'urètre. On y inséra un œillet de verre, afin de maintenir ouverte la fistule artificielle. On ordonna à la malade de la mixture d'acide benzoïque à prendre quatre fois par jours, on fit appliquer sur les parties génitales externes de la pommade à l'oxyde de zinc, et on fit faire des injections vaginales d'eau chaude trois fois par jour.

Le 22 novembre, on pratiqua la première opération pour former l'urètre. On enleva un lambeau de muqueuse de chaque côté de la ligne médiane, ayant environ 1 centimètre de large ; ils étaient écartés de 2 centimètres et demi environ, et s'étendaient du col de la vessie jusqu'aux pubis. On réunit les surfaces dénudées au moyen de sutures interrompues ; on fit donner à la malade de fréquentes douches d'eau chaude afin d'empêcher la production de l'œdème. Après avoir essuyé les parties, on les enduisit de vaseline.

Trente-six heures après l'opération, une petite quantité d'urine passa par le nouveau canal, et douze heures plus tard, l'urine s'écoula abondamment. Lorsque les tissus se gonflèrent, la malade souffrit considérablement par suite de la tension des sutures ; on lui donna quelques gouttes d'une solution de morphine. Les sutures furent enlevées le 4 décembre ; la réunion était parfaite, sauf en un point où une suture avait coupé. En se cicatrisant, l'ouverture devint plus petite, et on vit que la malade pouvait garder ses urines. Le 31 décembre, on aviva les bords de la petite ouverture ; on les rapprocha et on appliqua six sutures ; on ferma ainsi l'ouverture, mais en même temps on rétrécit les parois de l'urètre. Le 9 janvier 1879, on enleva les sutures, mais on trouva encore une petite ouverture. L'orifice artificiel fait à la base de la vessie étant presque fermé, on l'ouvrit de nouveau et on y appliqua un tube à fistule en verre.

Le 11 février, on répéta l'opération du 31 décembre, et cette fois on réussit. La malade quitta l'hôpital et y revint le 1er mai : on ferma la fistule artificielle faite à la vessie au moyen de six sutures interrompues et on sonda la malade toutes les trois heures. La réunion se fit, mais on s'aperçut que l'urine coulait par un très petit orifice situé au commencement de l'urètre. Le 3 juin, on décida, tout en fermant la fistule, d'allonger en même temps toute la ligne de l'urètre. On dénuda donc un lambeau de tissu, large de 2 centimètres, de chaque côté du canal de l'urètre, au delà de l'extrémité supérieure de l'urètre ; on réunit les deux lambeaux et on les sutura. Comme les sutures tordues avaient, dans les opérations précédentes, déterminé de l'irritation, on fixa les fils avec des plombs. Le 4 juin, l'urine s'écoula par l'urètre et s'échappa à certains intervalles par le méat ; mais on continua à la sonder. On trouva un dépôt phosphatique dans le cathéter et dans l'urine ; on fit alors un lavage de la vessie plusieurs fois par jour avec de l'eau chaude additionnée de quelques gouttes d'acide nitrique. Le 10, on enleva huit sutures ; les parties paraissaient bien réunies. Les jours suivants, on retira les sutures deux par deux et on continua à faire des lavages de la vessie ; la réunion était définitivement parfaite. La vessie pouvait contenir 100 grammes d'urine. La malade quitta l'hôpital le 23. La figure du Dr Hoadley, prise au moment de la sortie, représente bien l'état des parties. Le 14 novembre, elle fit savoir qu'elle pouvait toujours garder ses urines.

Peu de temps après, elle épousa un jeune médecin d'une ville de l'Est. En août 1882, et plusieurs mois après la naissance de son enfant, je reçus la lettre suivante : « En jetant les yeux sur votre lettre, je vois que vous me demandez de vous donner des renseignements complets sur mon état en ce qui touche aux anciens troubles vésicaux. Je ne puis que vous dire que je suis un peu mieux que lorsque j'ai quitté New-York ; je ne puis pas retenir

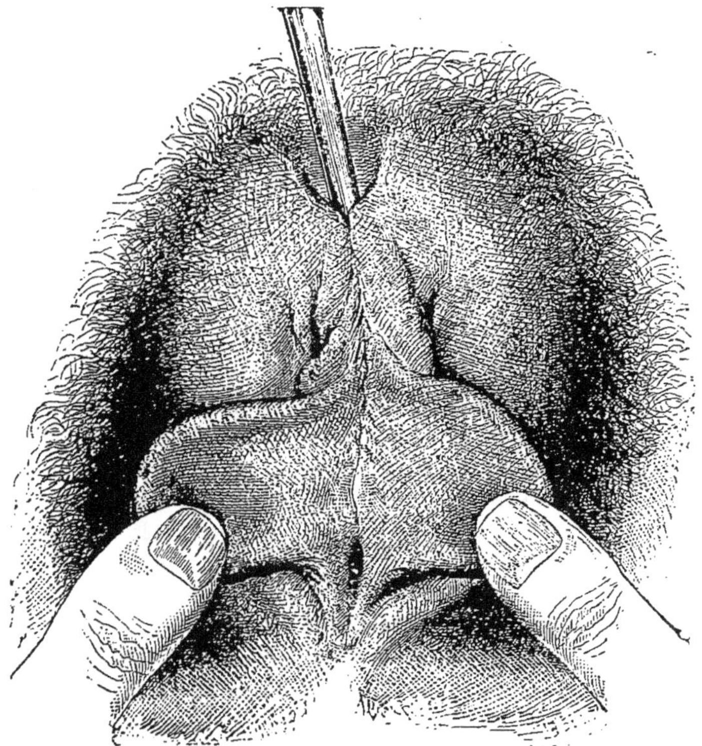

Fig. 218. — Aspect du nouvel urètre au moment de la miction.

complètement mes urines ; mais la nuit je suis entièrement exempte de troubles si je me lève une fois ou deux. Pendant le jour, et lorsque je prends de l'exercice, cela ne va pas aussi bien. Pendant le mois qui précéda mon accouchement, j'ai éprouvé beaucoup d'ennuis qui étaient dus, je suppose, à mon volume et à la pression exercée sur la vessie. Aujourd'hui, je vais mieux de nouveau, aussi bien que je puis le désirer. Mon mari a écrit il y a quelque temps un récit de mon accouchement. »

C'était une question, douteuse au début, de savoir s'il était possible de dilater une vessie qui n'avait jamais été développée, et sous ce rapport, ce cas fut une expérience, mais j'étais certain d'être capable de lui donner un pouvoir de rétention au moins égal à la capacité de sa vessie à ce moment. J'ai vu la vessie rester rétractée durant près de quarante ans, pendant l'existence d'une fistule vésico-vaginale, et cependant retrouver toute sa puissance en peu de temps après avoir fermé la fistule.

La nécessité d'introduire fréquemment le cathéter et de faire souvent des lavages de la vessie peut être ennuyeuse et assujettissante, mais l'état de la malade en fut considérablement amélioré et c'est vraiment une compensation que de pouvoir se maintenir sèche et propre.

6° Fistule uretéro-vaginale résultant d'un traumatisme ou d'un défaut congénital.

Il est à peine possible que l'uretère puisse communiquer directement avec le vagin à la suite de l'accouchement, mais lorsque la perte de tissu a été très considérable, et comprend l'uretère dans le bord de la fistule, il arrive parfois que celui-ci se déploie sur la paroi vaginale pendant la marche de la cicatrisation.

Il n'est pas rare de trouver l'urine s'écoulant de l'uretère dans le cul-de-sac, un peu en arrière du col, mais la lésion est toujours, à mon avis, liée à une attaque de cellulite. A l'état normal, le point d'entrée des uretères dans la base de la vessie est au moins à 3 centimètres au-dessous du niveau du point où on en trouve habituellement l'ouverture dans le vagin, et environ à la même distance en avant de ce point. En fait, les uretères n'ont aucun rapport direct avec les côtés du vagin, et ils n'en ont que d'indirects par l'intermédiaire du tissu connectif du bassin. Il semble non seulement nécessaire qu'une cellulite ait existé antérieurement, mais encore qu'elle se soit terminée par un abcès pelvien pour déterminer la production de cet état. Par l'intermédiaire de l'abcès, l'uretère est entraîné au-dessus du niveau du vagin en un point où il se fixe par inflammation adhésive. Comme l'uretère doit être plus ou moins plié angulairement, le passage de l'urine dans la vessie s'obstrue en partie. Avec le temps, cet état détermine de l'inflammation et amène la production d'une ouverture dans la paroi vaginale à travers laquelle l'urine s'écoule de l'uretère. Lorsque cet accident se produit après l'accouchement, je suis convaincu que l'explication que je donne des rapports de cet accident avec une attaque d'inflammation pelvienne est exacte.

Il y a nombre d'années, j'observai un cas où un abcès pelvien était venu s'ouvrir dans le cul-de-sac du vagin, et où l'urine d'un des reins s'écoula ensuite par cette route. Je ne pus alors tenter une opération pour la guérir, et je ne sais ce qu'est devenue la malade. Depuis ce moment, j'ai vu deux cas où l'uretère avait été sectionné à peu près en ce même point par un chirurgien en essayant d'évacuer dans le vagin le contenu d'un abcès pelvien. Lorsque l'abcès occupe l'épaisseur du ligament large, c'est ce point qu'il faut naturellement choisir pour l'évacuer en raison de sa position déclive, et parce que la fluctuation y est toujours plus marquée. Comme l'uretère ne siège pas en ce point normalement, et qu'il est difficile d'établir avec exactitude s'il y siège d'une façon anormale, on ne peut guère se mettre en garde contre l'accident lorsqu'on se sert d'un bistouri. Il doit être rare nécessairement, et on peut encore diminuer le danger en vidant tout d'abord en partie l'abcès au moyen d'un aspirateur. On peut faire ensuite une plus large ouverture, et la distension étant disparue, cela permet à l'uretère de siéger au-dessous du niveau du vagin. Naturellement, si des adhérences s'étaient formées entre l'uretère et les côtés du vagin, on ne pourrait se mettre en garde contre l'accident.

Afin de guérir un de ces cas, je fermai l'ouverture du vagin, espérant que l'urine trouverait sa voie dans la vessie, mais l'opération manqua, car au bout d'une heure ou deux l'urine se fraya un chemin entre les sutures. La femme mourut subitement six mois plus tard environ et j'en fis l'autopsie. Je trouvai les deux reins atteints de mal de Bright avancé, résultat de l'obstruction des uretères par une vieille cellulite ; l'uretère que j'avais opéré adhérait aux côtés du vagin, et son trajet jusqu'à la vessie, au delà de ce point, était dilaté, mais l'uretère l'était encore bien plus jusqu'aux reins.

OBSERVATION CVII. — Mme B..., de New Orleans, âgée de vingt-cinq ans, admise au *Woman's Hospital*, s'était mariée à vingt et un ans; elle n'avait pas d'enfant. Depuis deux ans, à la suite d'une chute, elle était impotente. Elle avait eu un abcès pelvien qui s'était ouvert il y a quelques mois, et depuis lors il s'écoulait continuellement par le vagin du pus et de l'urine. Toute l'urine ne s'écoulait pas cependant par le vagin, car de temps en temps elle était obligée d'uriner naturellement. Peu de temps après son entrée, on essaya d'agrandir l'ouverture entre l'abcès et le vagin, mais l'hémorragie fut si grande qu'on fut forcé de s'arrêter et de remplir la cavité de coton imbibé de fer. Il y eut à la suite une attaque de cellulite. Peu de temps après, on la passa dans mon service; elle avait de la fièvre et des sueurs nocturnes; tous les jours il s'écoulait par le rectum et le vagin 4 à 500 grammes de pus, et la cavité de l'abcès était remplie de dépôts sableux. Au bout de trois semaines, son état général s'étant amélioré, j'enlevai les dépôts phosphatiques avec une pince; il me fallut plus d'une heure. J'ordonnai ensuite des injections nombreuses et j'engageai la malade au bout de quelque temps à aller chercher un climat plus doux.

Un an plus tard, sa santé s'étant très notablement améliorée, elle entra dans mon hôpital privé afin de me permettre de chercher à lui rendre le pouvoir de garder ses urines. Elle ne perdait plus de pus ni par le vagin ni par le rectum.

Je ne croyais pas obtenir un succès en fermant l'ouverture de l'uretère dans le vagin. Jusqu'à ce que je me fusse assuré de l'état du canal entre le siège de sa division et son entrée dans la vessie, je ne voulus entreprendre aucune opération. Bientôt je remarquai que lorsqu'on injectait de l'indigo dans la vessie vide, l'urine qui passait par le vagin restait claire pendant un certain temps, mais que plus tard elle se colorait subitement et doublait en quantité. Cela démontrait que l'urine d'un rein s'écoulait dans le vagin sans pénétrer dans la vessie; mais qu'au bout d'un certain temps la vessie se remplissait au point de refluer et de s'écouler par l'uretère qui s'ouvrait dans le vagin. On pouvait passer une sonde en arrière et en haut jusqu'à une profondeur de 15 à 20 centimètres le long du trajet de l'urètre, à ce qu'on supposait; puis à 2 ou 3 centimètres à gauche assez difficilement, mais on ne pouvait pénétrer dans la vessie. Je me déterminai à dilater l'urètre afin d'examiner la vessie à l'aide du spéculum cylindrique que j'ai inventé dans ce but. On endormit la malade, je dilatai le canal, mais il me fut impossible de voir l'intérieur de la vessie et les orifices des uretères, comme je l'espérais. L'incontinence d'urine persista pendant plus de vingt-quatre heures, à mon grand désappointement. Je reconnus qu'en dépit de tous mes soins, j'avais déchiré le col de la vessie qui permettait à l'urine de couler. Je remis à un mois tout examen. Je me déterminai alors à ouvrir la vessie afin de voir la lésion et de m'assurer jusqu'où l'uretère divisé était perméable. Je le fis le 6 novembre 1875; on éthérisa la malade; j'introduisis le spéculum de Sims et j'ouvris la vessie par le procédé déjà décrit; j'agrandis mon incision en avant et en arrière; je pus alors voir l'intérieur de la vessie. La sonde, passée le long du trajet de l'uretère droit, pénétra à une distance suffisante pour indiquer qu'il était à l'état normal. De l'autre côté, elle ne put pénétrer que de 10 centimètres et demi, et là fut arrêtée par une cloison solide. En introduisant une autre sonde dans l'autre partie de l'uretère vers le rein, on reconnut que les deux portions du canal n'avaient pas la même direction.

Je réussis avec quelque difficulté à trouver l'orifice par où l'abcès s'était vidé dans la vessie. Il était situé à gauche et immédiatement au-dessous du péritoine, au point où celui-ci s'enfonce entre le ligament large et le côté de la vessie. En introduisant le doigt dans la vessie, je pus faire passer une sonde par le vagin le long du trajet de l'ancien abcès jusqu'à ce qu'elle eût pénétré dans la vessie à travers l'ouverture que j'ai décrite plus haut. Passant la sonde d'argent par la vessie le long du trajet du vieil abcès dans l'uretère, je pus le reconnaître au moyen d'une sonde introduite à travers l'ouverture vaginale. Cela me convainquit pleinement que je pouvais avec sûreté fermer l'orifice vaginal et envoyer dans la vessie l'urine du rein gauche à travers le trajet du vieil abcès. Je reconnus ensuite le siège de la fissure que j'avais produite; j'avivai les côtés de la déchirure et je passai une suture de façon à réunir les bords le long de la muqueuse. Lorsque cette suture fut tordue, elle réunit les bords de la déchirure ainsi que les tissus divisés au niveau du col de la vessie, sans empiéter sur la capacité de l'urètre. Je laissai la fistule vésico-vaginale ouverte pour que l'urine pût couler librement. L'opération fut heureuse; on enleva les sutures le huitième jour.

Le 5 décembre, on donna de l'éther à la malade et je fermai la fistule vésico-vaginale et l'ouverture urétérale. Au bout de six semaines, elle rentra chez elle en très bonne santé; elle retenait parfaitement son urine.

Le résultat obtenu dans ce cas est unique, et bien qu'on aura rarement à exécuter un procédé de ce genre, on peut en tirer plusieurs leçons importantes et pratiques. Il y a un grand nombre d'états de la vessie où il serait d'une bonne pratique d'ouvrir largement la cloison, comme on l'a fait dans ce cas, et au moyen de deux instruments, d'établir clairement le diagnostic et d'appliquer le traitement nécessaire. Il est absolument certain qu'une incision de ce genre se fermera rapidement, ou du moins diminuera considérablement d'étendue si les bords en sont maintenus propres et si la malade est convenablement soignée. S'il n'y a aucune indication spéciale de maintenir l'incision ouverte, on peut introduire les sutures et fermer toute la ligne immédiatement après avoir fait l'examen. Je ne préconise pas cependant cette manière de faire dans la pratique privée où il est toujours difficile d'assurer à la malade le traitement consécutif convenable. L'opération ne peut jamais être simple, que dans les circonstances les plus favorables.

Avant l'opération, dans le cas que je viens de citer, j'étais déterminé à fermer en dedans de la vessie l'ouverture du vieil abcès si je trouvais l'uretère perméable. Dans ce cas, je n'eus pas l'occasion d'agir ainsi, car le canal devait servir pour le passage de l'urine dans la vessie ; mais je vis qu'il était possible de fermer une semblable ouverture dans la vessie aussi facilement que si elle était située à la partie postérieure du vagin. Les cas ne sont pas rares où, après un abcès pelvien, les matières fécales et les gaz ont continué à passer dans la vessie, ou réciproquement l'urine dans le vagin ou le rectum longtemps après que l'état primitif a disparu. Je suis maintenant convaincu que l'extrémité vésicale d'une ouverture de ce genre peut être fermée dans cette cavité sans aucun danger, car il doit toujours y avoir des restes de tissu épaissi en arrière de cette ouverture pour recevoir la suture. Je suis de plus très confiant en raison de ma connaissance de ce fait que les femmes, comparativement aux hommes, supportent bien de semblables opérations. C'est une mesure de prévoyance de la nature que la vessie de la femme soit très tolérante pour les traumatismes, car sans cela les dangers de la parturition seraient bien plus grands. On ne peut établir aucune comparaison entre les deux sexes quant à ce degré de tolérance, car un homme mourrait si on le soumettait à certaines opérations ou à certains traumatismes qui ne causent que peu d'irritation chez la femme.

Les défauts congénitaux dans la position de l'ouverture des uretères sont très rares ; je n'en ai vu qu'un cas dans lequel l'ouverture de l'uretère dans le vagin existait dès la naissance. Le Dr W. II. Baker, de Boston, premier chirurgien résident au *Woman's Hospital*, a guéri un cas de ce genre où l'uretère venait s'ouvrir tout près du méat de l'urètre. Sur mon conseil, il disséqua une portion de la terminaison de cet uretère, fit une ouverture sur son trajet près du col de la vessie, fit pénétrer ensuite le moignon dans l'ouverture et ferma la surface vaginale par-dessus lui. Le résultat fut un succès et on n'en a pas publié de cas semblable à ma connaissance.

Je songeai à employer un procédé analogue dans mon cas pour conduire l'urine dans la vessie, mais, comme l'orifice de l'uretère siégeait juste au niveau de l'orifice utérin, je ne pouvais naturellement disséquer une portion du canal ni ouvrir la vessie en ce point sans danger. Je me déterminai donc à faire un canal le long de la surface vaginale jusqu'à ce que j'eusse atteint la base de la vessie où la cloison était le plus mince et où les deux cavités affectaient les rapports les plus étroits. Je comptais alors enlever une petite portion de la cloison, juste en avant du point où le faux passage se terminait, et après la cicatrisation, recouvrir l'extrémité vaginale avec un lambeau disséqué et tourné dans ce but. Je réussis à former un canal, je fis un nouvel urètre en appliquant l'un contre l'autre les tissus vaginaux, urètre qui s'étendait depuis l'orifice de l'uretère jusqu'au point où je comptais ouvrir la vessie. A ce moment, pendant un séjour temporaire de quelques mois qu'elle fit chez elle, la malade mourut de pneumonie, d'après ce que j'appris de ses amis.

Environ un an après l'opération, dans le cas du Dr Baker, il fut nécessaire d'ouvrir la vessie de nouveau pour extraire un calcul volumineux ; ce calcul s'était sans doute formé, comme cela arrive souvent, au niveau de la surface mise à nu dans la vessie, sur laquelle les dépôts phosphatiques se forment parfois avec une grande rapidité. La leçon pratique qu'il faut tirer de ce cas, c'est la nécessité de disséquer dans une opération préalable la portion du canal qu'on doit faire pénétrer dans la vessie et de laisser les surfaces se cicatriser avant de les introduire dans la vessie.

Le Dr Theophilus Parvin, de Philadelphie, publia [1] et décrivit le premier cet état comme une lésion primitive, résultat du travail et non d'une tentative faite pour fermer une fistule vésico-vaginale. Dans le cas du Dr Parvin, l'ouverture était située en avant de l'utérus et si près de la ligne médiane

---

[1] Th. Parvin, *The Western Journ. of medicine.* Indianopolis, Oct. 1867.

qu'on ne put établir quel était l'uretère atteint jusqu'à ce qu'on y eût introduit une sonde. La fistule existait depuis quatorze ans et était le résultat du neuvième accouchement. La femme était âgée de quarante ans. L'accouchement fut terminé au moyen du perforateur et avec l'aide du crochet mousse. La patiente dut garder le lit pendant plusieurs semaines ; mais après avoir recouvré ses forces les règles ne revinrent jamais. Le col avait été détruit par une escarre qui devait même avoir endommagé notablement l'utérus, car la menstruation ne reparut plus. Il est évident que l'escarre s'était étendue à la surface vaginale, et dans les tissus à une profondeur suffisante pour atteindre l'uretère. Et lorsque cette surface se rétracta après la cicatrisation, l'ouverture de l'uretère persista et fut entraînée vers la ligne médiane.

Le succès de l'opération finale fut un triomphe pour la chirurgie quand on se rend compte des difficultés d'un cas de ce genre, d'autant plus qu'à une date aussi récente, les médecins n'avaient que des connaissances pratiques très limitées sur l'heureuse exécution d'une semblable opération.

7° Fistules recto-vaginales.

Au point de vue pratique, nous pourrions nous limiter à l'étude de cette lésion particulière, suite de l'accouchement. Je parlerai cependant brièvement des autres cas dans lesquels la fistule fut due à une ulcération cancéreuse ou à un abcès syphilitique. Lorsque le cancer est assez avancé pour atteindre la vessie et le rectum, il n'y a rien à faire pour réparer la lésion. En fait de traitement, il faut s'appliquer à faire prendre à la malade de grands soins de propreté et à lui donner le plus de bien-être possible.

Nous rencontrons des cas de fistule recto-vaginale où, à première vue, il est difficile d'établir la cause. La difficulté sera surtout très grande, lorsque la malade sera syphilitique, car elle s'efforcera probablement de cacher le fait.

La coexistence de la syphilis avec la lésion est très importante à établir pour le chirurgien, puisqu'il ne peut espérer obtenir un bénéfice par n'importe quel procédé plastique, au niveau du vagin, lorsque les parties ont été détruites par gangrène syphilitique. Généralement l'escarre se produit tout d'abord au niveau de l'urètre ou du col de la vessie, et la lésion rectale n'apparaît qu'en dernier lieu, parce qu'elle est le résultat de l'écoulement qui se porte vers l'anus où il détermine une inflammation qui se termine par la formation d'un abcès entre les parois rectales et vaginales. L'abcès s'ouvre dans le vagin, généralement immédiatement en arrière du sphincter de l'anus, et l'ouverture dans le rectum est habituellement oblique et se complique de rétrécissement, à un degré plus ou moins marqué en avant de lui.

D'après ce que j'ai observé, je puis dire que la présence du rétrécissement immédiatement en dedans de l'anus est toujours un signe probable, sinon une preuve de syphilis. Le cancer peut s'étendre de haut en bas et produire un rétrécissement au même point, mais quand cela a lieu, on ne peut douter qu'on se trouve en présence d'un cancer, et on constate que le rétrécissement porte sur la totalité du rectum.

Lorsqu'une fistule recto-vaginale est située directement contre le sphincter, il est toujours difficile d'obtenir une bonne réunion, parce que le muscle se contracte continuellement. Dans un cas de ce genre, il est nécessaire de diviser le périnée et le sphincter jusqu'à la fistule avec des ciseaux. Les bords de la fistule doivent être avivés, et le cas doit alors être traité comme s'il s'était fait une déchirure du périnée; c'est là la seule méthode qui nous permette d'être sûr que les bords ont été complètement avivés. Si l'opération manquait en partie, une seconde opération réussirait. Mais, si on divise de la sorte des tissus qui ont plus ou moins subi la gangrène syphilitique, l'état de la patiente deviendra beaucoup plus mauvais. Je n'ai jamais réussi à obtenir la réunion du sphincter et du périnée dans un cas de ce genre.

Je recommanderai de faire subir à la malade un traitement constitutionnel complet avant de tenter la moindre opération, et de faire disparaître tout d'abord le rétrécissement avant d'essayer de fermer la fistule par une méthode quelconque. Si on agissait autrement, sa situation forcerait les gaz à passer par la fistule, si on la fermait, et amènerait leur sortie entre les sutures.

Il est toujours plus difficile de fermer une fistule recto-vaginale, du côté du vagin, que de fermer une fistule vésico-vaginale. La difficulté provient de ce que nous n'avons que des moyens limités pour voir les parties sans les entraîner en bas.

Pour faire un examen par le vagin, il est nécessaire que la malade soit couchée sur le dos, les cuisses fléchies sur l'abdomen; il faut se servir du spéculum de Sims, placé sous l'arcade des pubis, et d'un tracteur tenu de chaque côté par un assistant, si c'est nécessaire, pour mettre les parties sous les yeux. Si l'examen doit être fait par le rectum, il faut anesthésier la malade et dilater modérément le sphincter avant de placer la femme sur le côté gauche; alors, avec un spéculum tenu comme dans le vagin, on peut arriver facilement à voir la fistule. Avant de faire un semblable examen, il est toujours bon de nettoyer le rectum au moyen d'un lavement, et on se trouvera bien d'avoir une grosse éponge à pansement, fixée sur une tige qu'on placera au-dessus du coude que fait le rectum.

La fistule recto-vaginale est généralement beaucoup plus large du côté du vagin que du côté du rectum; ses bords sont taillés en biseau, et ils sont habituellement plus difficiles à mettre en contact. Il est donc beaucoup plus important encore de libérer préalablement les bords que dans la fistule vésico-vaginale. Lorsque les bords d'une fistule rectale peuvent être réunis, les temps de l'opération qui suivent sont essentiellement les mêmes que pour la fistule vésico-vaginale, et l'étendue sur laquelle il faut diviser les tissus doit être estimée de la même façon en faisant des essais de traction avec le ténaculum. On rencontre parfois des cas où, malgré une division très étendue des tissus sur la surface du vagin, on ne pourra rapprocher les bords de la fistule. Si on essaye la traction dans un cas de ce genre, on reconnaîtra qu'on ne peut faire faire des plis aux parties, et que les parois vaginales et rectales sont fortement adhérentes. Il est alors nécessaire de fendre les bords de la fistule de chaque côté à une profondeur suffisante pour permettre aux bords de la paroi rectale d'être réunis au-dessous en laissant l'ouverture vaginale se remplir par granulation. Un rétrécissement du rectum semble devoir être une conséquence inévitable de cette méthode, mais les tissus du rectum sont si élastiques qu'on ne voit se produire aucune constriction appréciable quand on a employé cette méthode.

Observation CVIII. — Le 28 mai 1870, je fermai une fistule recto-urétrale chez un gentleman du Kentucky, à la demande du Dr Nott. Le cas fut publié, mais sans donner les détails de l'opération. Je vais les donner ici, parce qu'ils me semblent bien faire voir la manière de fermer la fistule par le rectum lorsqu'il y a des ouvertures analogues des organes chez la femme.

« Le 1er décembre 1868, une volumineuse pierre, de forme irrégulière, pesant 150 grammes, avait été enlevée par l'opération latérale qui laissa une ouverture fistuleuse dans le rectum, à travers laquelle l'urine passait. » — « Une partie de l'urine continuait à s'écouler par le rectum au moment de son arrivée à New-York, et on n'avait fait aucune tentative pour fermer l'orifice. Non seulement une partie de l'urine passait par le rectum, mais des gaz et des matières fécales s'échappaient fréquemment avec l'urine par l'urètre. Cela amenait parfois de l'obstruction du pénis. Le malade était forcé d'uriner fréquemment et le rectum était également irritable. Je n'avais pas pu voir le malade avant de l'opérer. Lorsque j'eus mis les parties sous les yeux, en appliquant un spéculum tenant en place de lui-même dans le rectum, j'aperçus deux ouvertures ovales à deux centimètres et demi de distance l'une de l'autre, l'une conduisant dans la vessie, et l'autre dans l'urètre.

Entre ces deux ouvertures, il n'y avait qu'un étroit lambeau de muqueuse urétrale qui représentait tout ce qui restait de la portion membraneuse de l'urètre. La facilité avec laquelle je réussis à fermer cette ouverture en réparant la perte au moyen du tissu rectal m'a conduit ultérieurement à employer la même méthode pour fermer certaines fistules recto-vaginales ; le rectum dans ce voisinage forme une double surface concave due à sa direction, à son long diamètre et à sa forme cylindrique.

C'est sur une appréciation exacte de ce fait que reposait le succès de cette opération. Je m'assurai aussitôt en expérimentant avec le ténaculum que si je dénudais une portion de la surface rectale d'une profondeur uniforme en deux lignes parallèles, d'une ouverture à l'autre, je ne réussirais pas à former un canal urétral. C'était là sans doute la manière de procéder la plus évidente, mais il était également évident que, si je retournais les surfaces avivées et les amenais en contact, il en résulterait au centre un rétrécissement en forme de sablier (hour-glass). Afin de reconstituer la portion membraneuse de l'urètre dans ce cas, il fut donc nécessaire d'enlever la muqueuse de la surface rectale, en lui donnant la forme d'un espace elliptique, ainsi qu'on peut le voir sur le diagramme, figure 219. On trouve représentées quatre sutures qui ont été introduites dans le but de montrer que lorsqu'elles seront serrées, les espaces non avivés A B, figure 219, formeront un canal d'un calibre uniforme, et que la ligne d'union se dirigera suivant C D, dans le grand axe.

La figure 220 est supposée représenter une fistule recto-vaginale, vue par le rectum. La muqueuse de la surface rectale a été dénudée en forme d'ellipse, comme dans la figure 219, mais le grand diamètre de l'ellipse est transversal.

La direction de l'ellipse, représentée sur la figure 219, était exigée par les nécessités de ce cas spécial, mais elle est exceptionnelle. Lorsqu'on a une fistule rectale circulaire, l'ellipse doit toujours s'étendre en travers du grand diamètre du rectum, ainsi qu'on le voit sur la figure 220, dans laquelle les sutures sont représentées introduites de la même manière que dans la figure précédente. Il est évident que dans la figure 220 les deux surfaces A B seront tournées en haut et deviendront une portion de la surface vaginale lorsqu'on aura fixé les sutures suivant la ligne C D. Il faut avoir soin de plier les sutures convenablement, de façon qu'elles reposent à plat sur

les surfaces du rectum leurs extrémités libres dirigées un peu vers l'orifice de manière à éviter qu'elles accrochent les matières fécales, ce qui serait
une source d'irritation. En outre, en pliant leurs extrémités dans cette direction on permet de retirer, sans les bouger, l'éponge qui a été placée au coude
du rectum. Les sutures doivent rester en place huit jours, et il n'est pas

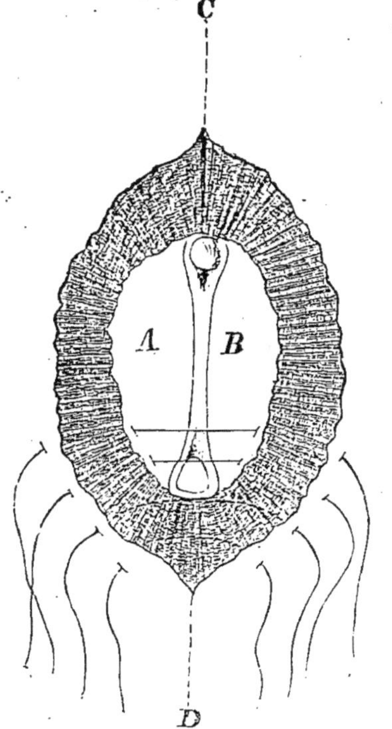

Fig. 219. — Fistule recto-urétrale chez
un homme (vue par le rectum).

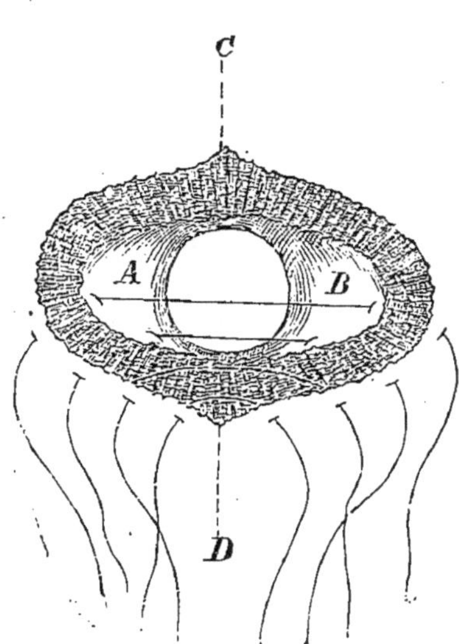

Fig. 220. — Fistule recto-vaginale.
(surface rectale).

nécessaire de prendre des moyens spéciaux pour constiper la malade, d'une
nourriture concentrée qui ne fournit que peu de résidus. Si on trouve le
rectum occupé par des fèces lorsqu'on veut enlever les sutures, la masse
doit être soigneusement épongée et nettoyée au moyen d'un jet d'eau envoyé
avec une seringue, de façon à bien apercevoir les sutures. Si avant ce moment
la malade a besoin d'aller à la selle, il vaut mieux la purger légèrement
que de lui donner un lavement qui distendrait le rectum.

Cette manière de fermer une fistule du côté du rectum n'est applicable qu'aux
fistules peu étendues dont les bords sont coupés en biseau dans la direction
opposée, ce qui indique que la destruction de tissu a été plus grande sur la
surface vaginale. Lorsque les côtés de la fistule peuvent être rapprochés,
l'ouverture doit toujours être fermée par le vagin. C'est la plus simple des
deux méthodes, et celle qui a le plus de chances de réussir, puisqu'il y a plus
de danger d'hémorragie et que les sutures sont plus susceptibles de couper
du côté du rectum que du côté du vagin. En faisant une incision dans le vagin,
de chaque côté de l'ouverture, et parallèlement à l'axe du vagin, les bords

de la fistule peuvent souvent être rapprochés facilement sur la surface vaginale et sans tension ultérieure, si les surfaces coupées sont recouvertes par le tissu vaginal suivant une ligne d'union perpendiculaire, comme nous l'avons déjà décrit.

J'ai vu plusieurs cas où, pendant la parturition, on avait laissé la tête de l'enfant appuyée sur le périnée si longtemps qu'une escarre s'était formée tout autour de l'orifice vaginal, détruisant le col de la vessie et une partie de l'urètre, et laissant une fistule rectale immédiatement en arrière du sphincter de l'anus. Après une gangrène aussi étendue, il se forme souvent une bande cicatricielle autour du canal et en travers des restes de l'urètre. Dans ces cas, bien qu'il puisse être facile d'amener la fistule vésico-vaginale sous les yeux et de la fermer, la fistule rectale est située si près et en arrière de la bande, qu'à moins de diviser celle-ci il est parfois impossible d'apercevoir l'orifice. Il ne faut cependant pas la couper si le col de la vessie n'existe plus, car il ne reste que cette bande pour permettre à la malade de garder ses urines, et cette bande agit en maintenant en étroit contact les côtés de l'urètre. Dans un cas de ce genre, l'ouverture doit être fermée par le rectum, ou, si cela est impossible, il faut s'en rapporter au sens du toucher pour le faire du côté du vagin. J'ai été obligé dans plusieurs cas, par crainte de faire perdre à la malade le pouvoir de retenir ses urines, de fermer une ouverture de ce genre, en ne voyant que partiellement l'orifice ; dans les cas suivants, j'ai réussi à aviver les bords et à fixer les sutures sans voir la fistule.

Observation CIX. — Mme A..., de Cuba, me fut confiée au commencement de 1865. Après un travail très laborieux et prolongé, on fut forcé de terminer l'accouchement en faisant la craniotomie. C'était son premier enfant et cela se passait un an avant mon premier examen. Je trouvai qu'elle avait perdu la plus grande portion de la base, ainsi que le col de la vessie, mais par suite de la rétraction de bandes cicatricielles, s'étendant sur toute la longueur du vagin, le canal s'était raccourci de telle sorte que les deux côtés de la fistule étaient presque en contact au fond d'un sillon profond. Immédiatement à l'entrée du vagin, une escarre superficielle avait entouré l'orifice, s'étendant en travers de l'urètre en bas et en arrière et se prolongeant sur la portion inférieure de la cloison rectale. Par suite de la rétraction de cette surface, la partie inférieure de la cloison recto-vaginale était entraînée en avant et formait un pli qui fermait presque l'entrée du vagin. Immédiatement en arrière de ce pli, dans l'axe du vagin, il existait une fistule ovale, ayant une longueur de 4 centimètres, et de 2 centimètres de largeur, dont les bords étaient minces et tendus. Son bord postérieur était occupé en partie par les restes du col de l'utérus, le cul-de-sac ayant été entièrement détruit et le vagin se terminant en ce point. Lorsqu'elle était placée sur le côté gauche, au moyen du spéculum de Sims, on pouvait rétracter suffisamment ce pli, pour voir l'ouverture située au niveau du col de la vessie, mais il était impossible de voir plus qu'une partie du bord postérieur de la fistule rectale.

Je réussis, sans grande difficulté, à fermer au moyen de neuf sutures l'ouverture vésicale, après avoir dénudé les côtés du sillon au-dessous des bords de la fistule. Lorsque la ligne eut été fixée par les sutures, elle s'étendait presque d'une branche ischio-pubienne à l'autre. Les sutures furent enlevées le neuvième jour et l'opération réussit. Deux semaines plus tard, le 24 mars 1865, je procédai avec l'aide du Dr John Perry à la fermeture de la fistule rectale.

En raison de la disparition du col de la vessie par gangrène, je me décidai à ne pas diviser les bandes qui doublaient la paroi postérieure sur elle-même, car la présence de ce pli en travers de l'urètre et sur presque toute son étendue maintenait les côtés de l'urètre, par sa tension, appliqués l'un contre l'autre et contre les pubis et c'était cela qui permettait à la malade de garder ses urines.

Je plaçai la malade sur le dos, les cuisses fléchies sur l'abdomen, et on l'endormit. Je commençai par ouvrir le cul-de-sac suffisamment pour libérer le bord postérieur de la fistule, de façon à pouvoir l'attirer vers le bord antérieur qui en raison du pli placé en avant était immobile. Je saisis avec un ténaculum les restes de la lèvre postérieure de l'utérus et je les fis tenir tendus par un aide. J'accrochai ensuite avec un ténaculum le bord postérieur de la fistule près de la surface rectale, et je le tins avec l'index et le pouce, pendant que le médius introduit par le rectum dans la fistule jugeait des progrès faits dans la libération du lambeau postérieur par les ciseaux tenus de l'autre main.

Je coupai d'abord la surface vaginale le long du bord externe de la fistule, perpendiculairement à l'axe du vagin. Pendant que je tenais tendu le lambeau inférieur et que l'aide tirait sur l'autre, je pouvais avec le doigt placé dans la fistule me rendre compte des points qui résistaient et les diviser. Heureusement l'écoulement de sang fut peu abondant, et cessa rapidement. J'arrivai à la longue à libérer assez le lambeau postérieur pour en mettre le centre en contact avec le lambeau antérieur, de telle sorte que la ligne prit la forme d'un croissant dont les cornes étaient dirigées vers l'utérus. Je dénudai alors le bord postérieur de la fistule avec assez de difficulté.

Pour la lèvre antérieure, je dus entièrement me guider par le toucher pour faire l'avivement. J'introduisis ensuite treize sutures, toujours par le toucher, et en les faisant converger vers le col de l'utérus comme centre.

Le 5 avril, on enleva les sutures, la réunion était parfaite.

8° Fistules vésico-vaginales de cause accidentelle.

Sous ce titre, nous ne donnerons que l'histoire de deux cas que nous ne pouvons classer ailleurs.

OBSERVATION CX. — Fistule vésico-vaginale située derrière la branche ischio-pubienne gauche par pression d'un pessaire porté pendant cinq ans.

Miss M..., âgée de quarante-sept ans, de Rush, vint me consulter le 19 mai 1866. Le Dr Hammond la soignait depuis deux ans pour une incontinence d'urine. Il avait enlevé du vagin un pessaire *en fer à cheval* corrodé, dont le bord était entré dans la vessie. Elle ne savait pas qu'on lui avait appliqué un instrument, et il y avait cinq ans qu'on ne l'avait examinée quand on le lui enleva. On essaya de fermer l'ouverture au moyen de caustiques, mais sans succès. Le docteur l'avait alors opérée, mais n'avait obtenu qu'un succès partiel.

Il y avait derrière la branche ischio-pubienne gauche, au fond du sillon formé de ce côté entre la paroi latérale et la base de la vessie, une petite fistule. Les bords étaient minces et tendus, ils étaient formés de tissu cicatriciel, et c'est à cela qu'était dû sans doute l'insuccès de l'opération.

Le 22 mai, mon ouverture fut fermée par neuf sutures. J'avivai de chaque côté du sillon du vagin, dans la direction et à quelque distance de l'ouverture, mais aussi près que possible du bord, sans comprendre le tissu cicatriciel. La surface avivée avait la forme d'un ovale ayant 4 centimètres de longueur sur 2 de large. Quand les sutures furent tordues un pli de la paroi latérale doublait la base de la vessie. Ce pli enfermait la fistule dans une longue poche placée au-dessous, mais par suite de la position et de la cavité, il était impossible qu'une goutte d'urine y restât après l'évacuation de la vessie.

Le 1er juin cinq, sutures furent enlevées et les autres le 9 ; la malade se leva le 12 et rentra chez elle le 19, guérie.

OBSERVATION CXI. — Fistule vésico-vaginale produite par une balle de pistolet, qui était entrée par la cuisse, avait pénétré dans le vagin puis dans la vessie et l'abdomen; trois opérations successives, sans succès, par suite l'apparition d'une cystite. — Quatrième opération, succès.

Miss H..., âgée de vingt-cinq ans, fut admise au *Woman's Hospital*, le 8 novembre 1866. En mars 1865, elle reçut une balle de pistolet accidentellement. On la coucha et on s'aperçut qu'elle perdait ses urines. La plaie se cicatrisa, mais l'incontinence persista. Plusieurs mois plus tard, le Dr Fischer, de Warrenton, tenta de fermer la fistule vésico-vaginale, mais sans succès.

Je trouvai la base de la vessie perforée sur la ligne médiane à égale distance du col vésical et du col de l'utérus. Avec une sonde, je sentis sur la paroi postérieure un pli saillant, tendu transversalement et siégeant au niveau du point de réflexion du péritoine de la vessie sur l'utérus. C'est par ce point qu'était sortie la balle. La fistule était presque circulaire et assez large pour admettre l'index.

Le 9 novembre je l'opérai, assisté du Dr Fischer. On n'endormit pas la malade; j'appliquai neuf sutures d'argent interrompues. Le troisième jour l'urine devint phosphatique, le cathéter se remplissait continuellement de mucus qui gênait le passage de l'urine. Le sixième jour, l'urine commença à s'écouler par le vagin. Le huitième jour on enleva les sutures, la réunion ne s'était pas faite. J'attribuai cet insuccès au long et fatigant voyage que venait de faire la malade. Le 26 décembre, nouvelle opération, treize sutures. Le neuvième jour, on applique le spéculum pour enlever les sutures et on remarque une légère humidité au centre de la ligne d'union. On juge à propos de les laisser quelques jours encore.

Le 9 janvier 1867. On enlève les sutures, la réunion semble parfaite.

Le 15, on l'examine, on la trouve guérie, et elle fait ses préparatifs de départ. Quelques jours plus tard, l'urine recommence à passer par le vagin, les bords cèdent et la fistule se reproduit.

Le 31 mars, nouvelle opération, treize sutures. Cystite au bout de quelques jours. On enlève les sutures le 9 avril, la fistule est réduite de moitié. Il est évident que ces insuccès sont dus à ce qu'il y a en un point de la vessie de l'inflammation qui dort tant que l'urine s'écoule facilement. On dirige le traitement dans ce sens, lavages fréquents de la vessie.

Le 25 mai, l'état local semblant bon, je recommençai l'opération. J'enlevai tout autour de la fistule le tissu cicatriciel d'une seule pièce. Je ne touchai pas à la muqueuse vésicale, parce que je crois qu'on est moins exposé à l'hémorragie et que la muqueuse tendant à se rétracter des bords du tissu vaginal, rend plus difficile l'introduction des sutures.

Pour empêcher toute tension, les bords de la fistule furent tendus de chaque côté avec un ténaculum, et je fis une incision le long du tissu vaginal suivant une ligne parallèle avec des ciseaux; ces incisions étaient un peu plus longues que l'ouverture et siégeaient à 1 centimètre et demi des bords. J'appliquai onze sutures d'argent interrompues de façon à comprendre une grande portion de tissu. L'opération fut terminée en trois quarts d'heure, et il n'y eut que peu d'écoulement de sang grâce à l'emploi des ciseaux. Les sutures furent enlevées le dixième jour. Deux jours plus tard, la malade se levait et elle rentrait chez elle, guérie, le 18 juin.

Il existe, épars dans la science, des observations se rapportant à d'autres formes exceptionnelles de fistules, mais n'en ayant pas vu de cas, nous n'avons pas cru devoir en parler.

F I N

TABLE DES MATIÈRES

FIN DE LA TABLE GÉNÉRALE DES MATIÈRES

TABLE ALPHABÉTIQUE

EMMET.

TRAITÉ PRATIQUE DES MALADIES DES FEMMES
HORS L'ÉTAT DE GROSSESSE
PENDANT LA GROSSESSE ET APRÈS L'ACCOUCHEMENT
PAR

FLEETWOOD CHURCHILL | **A. LEBLOND**
Professeur de gynécologie à Dublin· | Médecin de Saint-Lazare, à Paris.

Troisième édition, revue et corrigée
CONTENANT L'EXPOSÉ DES TRAVAUX FRANÇAIS ET ÉTRANGERS LES PLUS RÉCENTS

1 vol. in-8 de 1152 pages avec 365 figures. . . . . . 18 fr.

Pour conserver à cet ouvrage l'estime et la faveur des patriciens, pour mettre cette 3ᵉ édition au courant des progrès de la science et de la pratique, il é'ait nécessaire de remanier un certain nombre de chapitres, d'écrire quelques chapitres nouveaux, et de faire dans tous de nombreuses additions. Ce travail de revision complète et de refonte partielle a été confié à M. le Dr A. Leblond, qui avait déjà donné ses soins à la publication de la deuxième édition française, et que recommandaient ses précédents travaux sur des questions de gynécologie, son expérience spéciale, ses fonctions de médecin de Saint-Lazare, et son titre de rédacteur en chef des *Annales de gynécologie.*

MANUEL PRATIQUE DES MALADIES DES FEMMES
MÉDECINE ET CHIRURGIE
Par le docteur G. EUSTACHE
Professeur de clinique chirurgicale à la Faculté de médecine de Lille
Chirurgien de l'hôpital Sainte-Eugénie.

1 vol. in-18 jésus de 748 pages. . . . . 8 fr.

I. Moyens de diagnostic. — II. Maladies des organes génitaux externes (1º maladies. de la vulve; 2º maladies du vagin; 3º maladies de l'urètre et de la vessie; 4º déchirures du périnée; 5º maladies vénériennes des organes génitaux de la femme). — III. Maladies de l'utérus (1º lésions vitales; 2º changements de situation; 3º lésions organiques; 4º lésions fonctionnelles). — IV. Maladies des organes génitaux internes et de leurs dependances (1º maladies des trompes de Fallope; 2º maladies des ovaires; 3º maladies des ligaments larges et du péritoine pelvien). — V. Maladies du sein. — VI. Traitement de la stérilité.

TRAITÉ D'EMBRYOLOGIE ET D'ORGANOGÉNIE COMPARÉES
Par Francis BALFOUR
Professeur de morphologie animale à l'Université de Cambridge,
membre de la Société royale de Londres.

2 vol. in-8, ensemble 1200 pages, avec 600 figures. . . . . . . 30 fr.

ICONOGRAPHIE PATHOLOGIQUE DE L'ŒUF HUMAIN FÉCONDÉ
EN RAPPORT AVEC L'ÉTIOLOGIE DE L'AVORTEMENT
Par le docteur J.-G. MARTIN-SAINT-ANGE

1 vol. in-4, viii-188 p. avec 19 pl. dessinées d'après nature et chromolithographiées, cartonné. . . . . 35 fr.

THÉORIE POSITIVE DE L'OVULATION SPONTANÉE
ET DE LA FÉCONDATION DANS L'ESPÈCE HUMAINE ET LES MAMMIFÈRES
Basée sur l'observation de toute la série animale
Par F.-A POUCHET
Professeur au Muséum d'histoire naturelle de Rouen.

1 vol. in 8, avec atlas in-4 de 20 pl. col. . . . . 36 fr.

TRAITÉ PRATIQUE DES ACCOUCHEMENTS
Par A. CHARPENTIER
Professeur agrégé à la Faculté de médecine de Paris.
2 vol. gr. in-8, ensemble 2050 pages, avec 752 figures et 1 planche. . . . 30 fr.

L'auteur n'a rien négligé pour faire de son Traité l'œuvre la plus complète sur l'art des accouchements, au point de vue théorique comme au point de vue pratique. Les résultats des travaux publiés pendant ces vingt dernières années en France comme à l'étranger s'y trouvent consignés. Sans entrer à fond dans les discussions purement scientifiques, l'auteur s'est attaché à signaler et à analyser tout ce qui pouvait intéresser le praticien soucieux de se tenir au courant des progrès de la science. Le côté véritablement pratique a reçu plus de développements encore, sans que l'abondance enlève rien à la simplicité de l'exposition. Enfin, rien n'a été négligé au point de vue de l'illustration : c'est un luxe et une véritable profusion de figures.

GUIDE PRATIQUE DE L'ACCOUCHEUR ET DE LA SAGE-FEMME
Par Lucien PENARD
Professeur d'accouchements à l'École de médecine de Rochefort.
Sixième édition revue et augmentée.
1 vol. in-18 de 700 pages, avec 200 figures. Cartonné. . . . . 6 fr.

MANUEL DE LA SAGE-FEMME
ET DE L'ÉLÈVE SAGE-FEMME
Par le docteur Ern. GALLOIS
Professeur à l'École de médecine de Grenoble, Chargé du Cours départemental d'accouchements.
1 vol. in-18 jésus, de 650 pages avec figures. . . . . 6 fr.

TRAITÉ PRATIQUE DE L'ART DES ACCOUCHEMENTS
PAR LES PROFESSEURS
NÆGELÉ | **GRENSER**
Professeur l'Université de Heidelberg. | Directeur de la Maternité de Dresde.
Deuxième édition française
TRADUITE SUR LA HUITIÈME ET DERNIÈRE ÉDITION ALLEMANDE
ANNOTÉE ET MISE AU COURANT DES DERNIERS PROGRÈS DE LA SCIENCE
Par G.-A. AUBENAS
Professeur agrégé à l'ancienne Faculté de médecine de Strasbourg.
OUVRAGE PRÉCÉDÉ D'UNE INTRODUCTION
Par J.-A. STOLTZ
Doyen de la Faculté de médecine de Nancy.
1 vol. in-8 de 850 pages, avec 1 planche et 227 figures. . . . . . 12 fr.

TRAITÉ PRATIQUE DE L'ART DE L'ACCOUCHEMENT
Par le docteur CHAILLY-HONORÉ
Sixième édition
1 vol. in-8 de xx-1036 pages, avec 282 figures et 1 planche. . . . . 10 fr.

LA PRATIQUE
DES ACCOUCHEMENTS CHEZ LES PEUPLES PRIMITIFS
ÉTUDE D'ETHNOGRAPHIE ET D'OBSTÉTRIQUE
Par G.-J. ENGELMANN
ÉDITION FRANÇAISE REMANIÉE ET AUGMENTÉE PAR P. RODET
Avec une Préface par A. CHARPENTIER
1 vol. in-8 de XVI-388 pages avec 83 figures. . . . . 7 fr.

MANUEL PRATIQUE DES MALADIES DE L'ENFANCE

PAR

A. DESPINE
Professeur de pathologie interne
à l'Université de Genève.

C. PICOT
Médecin de l'infirmerie du Prieuré
à Genève.

Troisième édition, revue et augmentée

1 vol. in-18 jésus de 656 pages. . . . . fr.

E. BOUCHUT
Professeur agrégé à la Faculté de médecine, médecin de l'hôpital des Enfants-Malades.

TRAITÉ PRATIQUE DES MALADIES DES NOUVEAU-NÉS

DES ENFANTS A LA MAMELLE ET DE LA SECONDE ENFANCE

Huitième édition, corrigée et considérablement augmentée

OUVRAGE COURONNÉ PAR L'INSTITUT DE FRANCE

1 vol. gr. in-8 de 1130 pages, avec 179 figures. . . . . 18 fr.

HYGIÈNE DE LA PREMIÈRE ENFANCE

GUIDE PRATIQUE POUR L'ALLAITEMENT, LE SEVRAGE ET LE CHOIX DE LA NOURRICE

Huitième édition.

1 vol. in-18 jésus, 460 pages avec 53 figures. . . . . 4 fr.

CLINIQUE DE L'HOPITAL DES ENFANTS MALADES

1 vol. in-8 de 700 pages.. . . . . 8 fr.

THÉRAPEUTIQUE DES MALADIES CHIRURGICALES DES ENFANTS

Par T. HOLMES
Chirurgien de l'hôpital des Enfants-Malades.

OUVRAGE TRADUIT SUR LA SECONDE ÉDITION ET ANNOTÉ SOUS LES YEUX DE L'AUTEUR

Par le docteur O. LARCHER

1 vol. in-8 de 918 pages, avec 330 figures. . . . . 15 fr.

Ouvrage le plus complet, embrassant toutes les affections chirurgicales qui s'observent dans l'enfance et l'indication des procédés opératoires pour y remédier, formant un complément au *Traité des maladies des nouveau-nés* du docteur Bouchut.

CONSEILS AUX MÈRES

SUR LA MANIÈRE D'ÉLEVER LES ENFANTS NOUVEAU-NÉS

Septième édition.

Par le docteur AL. DONNÉ

1 vol. in-18 jésus de 378 pages. . . . . 3 fr.

A. CORIVEAUD

HYGIÈNE DE LA JEUNE FILLE

1 vol. in-18 jésus de 244 pages. . . . . 3 fr.

LE LENDEMAIN DU MARIAGE

ÉTUDE D'HYGIÈNE

1 vol. in-18 jésus de 268 pages. . . . . 3 fr.